全国高等中医药院校成人教育教材

针 灸 学

国家中医药管理局科技教育司委托修订

主编单位： 长春中医学院
主　　编： 刘冠军
副 主 编： 李　杰　刘　红
编　　者： 刘　洋　刘　芳　刘冠军
刘　红　李　杰　李　磊
纪青山　李　影　李一清
张　志　张颖新
主　　审： 王启才
参　　审： 东贵荣

湖南科学技术出版社

《全国高等中医药院校成人教育教材》编审小组

出版说明

根据中医事业发展需要，为促进中医人才的培养，进一步提高全国中医院校函授教育的质量，1983 年，原卫生部中医司指定成都、湖南、湖北、江西、浙江、长春、辽宁、陕西、南京、黑龙江、河南等 11 所中医院校联合编写《全国高等中医院校函授教材》，并确定了教材编审组成员。1984 年元月，各参编单位在长沙举行了第一次编写会议，会议讨论了教材的编写原则和编写体例。会议一致认为，教材的编写要根据中医高等函授教育的目标，切实做到“体现中医特色，确保大专水平，突出函授特点”。为此，在内容分配上要和全日制大专教材相当；在编写过程中要坚持“一家编，多家审”的原则，广泛征求意见，力求重点明确，通俗易懂。为方便函授教学，教材统一设置了一些指导函授教学的栏目，如“自学指导”、“复习思考题”，考虑基层学员查阅文献有所不便，教材各章附有“参考文献摘录”，将与教学内容密切相关的经典著述附录在课文后，供学员借鉴，加深对课文理解。会议确定全套教材共设 19 门课程，按函授教学需要的先后顺序，于 1985 年陆续出版，1988 年 2 月出齐。尔后，根据中医临床的需要和函授师生的反映，经国家中医药管理局同意，决定在 19 门中医课程教材的基础上，增设 5 门西医课程教材，分别由北京、广州、南京、河南、湖南 5 所中医院校主编，并于 1988 年 4 月在长沙举行了编写会议，在坚持整套教材编写原则和体例风格的基础上，会议商讨了有关中医学习西医知识教材编写出版事宜。西医课程教材于 1990 年全部出版。

《全国高等中医院校函授教材》的出版对规范函授中医专业教学内容及人才知识结构起到十分重要的作用。因其有重点突出，内容丰富，编写形式适合在职中医人员业余学习等优点，多年来一直被多数中医院校选用。1995 年全国普通高等院校函授部、夜大学教材评估时，对这套教材的编写质量有较高的评价。

10 多年来，随着医药科学的发展，知识更新，医学模式转变和中医药教育改革的不断深入，教材内容也需要作相应的修订和完善。1999 年 12 月在成都召开的全国中医药成人教育学会理事会四届一次会议上，全体理事讨论了湖南科学技术出版社提出的《关于修订〈全国高等中医院校函授教材〉的报告》；2000 年 5 月，国家中医药管理局本着政府职能转变的原则要求，为充分发挥学会和中介组织作用，决定委托全国中医药成人教育学会高等教育研究会负责组织《全国高等中医院校函授教材》的修订和编写工作。同时，为适应中医药成人教育的需求，决定将教材更名为《全国高等中医药院校成人教育教材》。根据国家中医药管理局的决定，全国中医药成人教育学会高等教育研究会2000年6月在长沙举行了教材修订主编会议，成都、广州、南京、北京、山东、湖南、河南、辽宁、浙江、黑龙江、湖北、长春、陕西、江西等14所中医药院校的主编出席了会议。会议进一步明确了《全国高等中医药院校成人教育教材》是在1983年编写的《全国高等中医院校函授教材》基础上的修订和补充编写，要求这次修订编写在原函授教材的基础上保持基本架构不变，重在充实完善，要根据教学实践中发现的问题和新形势下成人教育的需要来修订编写。考虑到成人教育主要是培养基层实用型人才，编写教材要求做到“理论够用为度，便于自学，重在实用”。

修订新版的《全国高等中医药院校成人教育教材》由国家中医药管理局人事教育司（原科技教育司）委托组织编写（修订），实行主编负责制，坚持“一家编，多家审”的原则，强调质量第一。修订后的教材保留适应成人教育、方便业余学习的体例形式，同时结合中医药成人教育改革与发展的趋势，作了进一步改进和完善。为适应当前中医药事业的发展，在课程设置上新教材增设了《推拿学》、《医学心理学》、《药理学》、《预防医学》、《急诊医学》、《卫生法规》等6门课程。为了满足不同层次的教学需要，修订新版教材采用“一书两纲”的形式，即一本教材内容定位在本科教学水准，同时考虑专科教学需要，两本大纲分别指导本科、大专两个层次的教学。教学时数分配，本科部分在中医本科成人教育教学计划未发布以前，暂时参照全日制本科教学计划安排；专科部分按国家中医药管理局确定的成人高等专科教育中医学专业教学计划安排。

中医药成人教育是中医人才队伍建设的一个重要组成部分，尽管我们已取得了相当的成绩，积累了许多宝贵经验，前进的道路仍十分漫长，还有许多课题需要我们去探索，还有许多困难有待我们去克服。教材编写是教育事业的一项基础工作，直接关系到教学质量的提高，编好教材不仅需要作者们呕心沥血，更需要教学师生的关心和支持，诸如课程体系设置是否合理、教学内容详略是否恰当、大纲安排是否切合实际等等，都有待广大师生提出批评和建议，以便今后修订再版时更臻完善。

最后，我们要感谢参编院校的领导和各位主编，他们为教材的编写、修订作出了无私的贡献和积极的努力；感谢使用教材的院校领导和师生，他们一直关心教材的编写、修订，并提出了许多宝贵的建议。我们深信，有编者、读者和出版者的共同努力，《全国高等中医药院校成人教育教材》必将成为中医药园地中一朵绚丽的奇葩。

湖南科学技术出版社

前　言

针灸学是中国医药学宝库中的重要组成部分，它不仅历史悠久，且内容丰富，自建国后，在党中央的关怀重视下，阐古启新，中外重视，为人类保健事业做出了一定的贡献。

全国高等中医药院校成人教育教材《针灸学》是由国家中医药管理局科技教育司委托全国中医药成人教育学会高等教育研究会组织修订和审定的，供全国高等中医药院校成人教育中医药学专业（本科、专科）使用。

本教材是根据国家教育部、国家中医药管理局《关于中医药教育改革和发展的若干意见》和全国高等中医药院校成人教育教材《针灸学》教学大纲（本科、专科），在全国高等中医院校函授教材《针灸学》（第1版，1984）的基础上进行修订、补充而编写的。

为适应中医药现代化，培养面向21世纪具有创新意识、创新思维、创新知识和创新能力的基层实用型中医药人才，以及执业中医师考试的需要，本教材的修订编写坚持“确保本科水平，理论够用为度，突出成教特色，重在实用，便于自学”的原则，在认真总结全国高等中医院校函授教材和全日制统编教材的编写经验的基础上，充分吸收当今学术界关于课程改革和教材建设研究的优秀成果，尽量反映中医针灸学学术发展的最新动态，力求体现出思想性、科学性、先进性、启发性和实用性。

本教材分上、中、下三篇及附篇，分别论述经络腧穴、针法灸法、各科常见病的针灸疗法，以及子午流注、灵龟八法和经文节录等。每章之前，均首列“目的要求”，指出学习本章应掌握、熟悉及了解的内容。每章之后，均设有“自学指导”，分别提出学习本章的重点、难点、疑点以便于学习时加深理解。

本教材的修订编写，参考了近几年来各地出版的《针灸学》教材。在此，谨向这些教材的主编和编者表示衷心的感谢。

根据全国高等中医药院校成人教育教材主编会（2000，长沙）的精神，本教材采用“一书两纲”的形式，即一本以本科水平为准的教材，与本科、专科两种教学大纲配套使用。在用于专科教学时，请按专科教学大纲对教材的内容进行取舍。

本教材内度量单位“寸”，均为“同身寸”。

本教材由南京中医药大学王启才教授主审，由黑龙江中医药大学东贵荣教授参审，在此表示衷心的感谢。

教材建设是一项长期艰巨的任务，需经教学实践，不断改进和提高，所以编者虽经努力，多次易稿，但限于水平，不当之处恳请在使用后提出修改意见，经便再版时修订。

刘冠军

目　录

第二篇　针法灸法

第三篇　针灸治疗

附　　录

附　　篇

绪　论

【目的要求】

1. 了解针灸学的定义。
2. 了解针灸学的起源与发展概况。熟悉晋、唐、宋、元、明清时期的针灸代表作及主要贡献。
3. 熟悉针灸的适应范围。
4. 掌握针灸学的特点及应用。

【自学时数】

1 学时。

针灸学是中医学的重要组成部分，是研究用针刺和艾灸及其他作用于腧穴的治疗方法，来调整经络、脏腑、气血，用以防治疾病的一门学科。针灸由针刺和艾灸两种治法组成，它是我国人民和医学家在长期的医疗实践中创造、总结出来的一种医疗方法。针灸学的内容包括经络腧穴、刺灸方法及临床治疗三部分。

一、针法与灸法

用金属制成各种不同形状的针具，依据穴位，施以适当的手法，激发经络之气，达到通经活络、祛邪扶止的治疗目的，称为针法。

用艾绒或配合其他药物制成的艾炷或艾条，点燃后置于穴位上熏灼，通过温热刺激，以通经活络，回阳救逆，从而达到治疗和预防疾病的目的，称为灸法。针法与灸法，同属外治法，操作方法虽然不同，但都是通过经络、腧穴的调整作用，恢复生理上的平衡，达到扶正祛邪的目的。

二、针灸的应用及特点

针与灸经常配合使用，故合称为针灸。“针所不为，灸之所宜”，即说明了二者在治疗上是互为补充的。

（一）针灸的临床应用

近年来，针灸已被国内外所重视。随着科学的发展，对针灸医学的研究不断深入，临床应用越来越广泛。如内科的中风、头痛、感冒、泄泻、胃痛、腰痛；妇科的月经不调、痛经、乳少、胞衣不下；儿科的急惊风、遗尿、疳积；外科的丹毒、风疹、疔疮、乳痈；五官科的牙痛、咽喉肿痛、聋哑等，皆有较好疗效。目前针灸已能治疗 200 余种疾病，其中疗效显著者有60余种。

（二）针灸学的基本特点

针灸学属中医学范畴，它是在经络学说指导下，从整体观念出发，进行辨证论治的一门独特学科。

1. 明辨经络：经络学是学习针灸的基础。《黄帝内经·灵枢》说："凡刺之理，经脉为始，营其所行，知其度量"，指出了经络的重要性。针灸的作用在于得气、行气，调理气血，扶正祛邪，所以必须明辨经络的分布及其与机体的内在联系。

2. 审察形神：形，是形态、体质；神，是精神、气质。《黄帝内经·素问·保命全形论》说："凡刺之真，必先治神。"《黄帝内经·灵枢》说："神者正气也。"《黄帝内经·素问》说："故养神者，必知形之肥瘦，营卫血气之盛衰。血气者，人之神，不可不谨养。"张景岳注说："形者神之体，神者形之用，无神则形不可以活，无形则神无以生。"说明形与神不能分割，即"形与神俱"，临证时不可不察。《黄帝内经·灵枢》以"粗守形，上守神"论医生技术的高低。"用针之要在于调气"，"用针之要，勿忘其神"。都说明整体观念是针灸治病的指导思想。

3. 辨证论治：针灸治疗是根据脏腑、经络学说，运用"四诊"、"八纲"的辨证方法，将临床所见各种证候加以分析归纳，明确疾病的部位是在经在络、在腑在脏、在表在里，病性是寒是热，病体属虚属实。在此基础上，进行相应的配穴处方，或针或灸、或补或泻，通其经脉，调其气血，使阴阳趋于平衡，达到防治疾病的目的。

三、针灸的起源与发展

（一）针灸的起源

针灸的起源与形成经历了一个漫长的历史过程。早在新石器时代，我们的祖先，为了自卫自治，常常在患病后，用锐利的小石片发溃决脓，或刺割某一部位来缓解疼痛，人们由无意识的发现到有意识的运用，通过实践、认识、再实践、再认识，久而久之形成了以石治病，这种锐利的石片，称为"砭石"。《说文解字》记载："砭，以石刺病也。"这是针法萌芽阶段的"砭术"。《山海经》说："高氏之山，其上多玉，其下多箴石。"又说："有石如玉，可以为针。"这是关于石针治病的较早记载。总之，砭石（即针石、镵石）的应用，是在冶炼术发明以前。《帝王世纪》中提到"伏羲制九针"的传说，反映了古代有各种针具的史实。关于针术的发源地，《黄帝内经·素问》说："砭石者，亦从东方来"，是有根据的。近年，山东微山县两城山出土的东汉画像石上的"扁鹊针灸行医图"，为针术起源于我国东部提供了历史证据。随着人类智慧和生产的发展，又出现了骨针、竹针等针具。

灸法的产生是在火的发现和应用之后，人们在熏烤食物时，由于温热刺激了皮肤而感觉舒适，或因此而减轻了疼痛，从而给人们留下灼热也能治病的印象。通过长期的摸索、观察、总结，找到了易燃而不焰，火力温和，渗透力强，具有温通血脉的灸料"艾"，进而形成了传统的"艾灸术"。《黄帝内经·素问》说："脏寒生满病，其治宜灸焫"，即指此而言。

（二）针灸的发展

由于人们不断实践，医疗经验也不断丰富起来，腧穴也由"以痛为腧"、"砭灸处"，逐步有了穴名，固定了位置。在腧穴不断增多的基础上，前人便按照腧穴的主治作用，结合针刺感应与解剖知识等，把那些有相同或类似作用的散在腧穴进行归类总结，形成了经络理论。长沙马王堆汉墓出土的《帛书》载有“十一脉灸经”，而且都用灸法治疗。春秋时期，医缓提出了“攻（灸）、达（针）”法，说明针灸有了进一步发展。

到了战国时代，名医扁鹊取“三阳五会”用砭石治愈了虢太子的尸厥。《黄帝内经》的问世，标志着针灸理论已经形成。书中对经络、腧穴、针灸方法及针灸禁忌等，都做了较为详细的论述，其中尤以《黄帝内经·灵枢》所载针灸理论更为丰富而有系统，故《黄帝内经·灵枢》又称“针经”。它的历史作用已引起世界各国的重视。

秦汉三国时代，经济、文化、卫生等方面有了良好开端。1968 年在河北满城发掘的西汉刘胜墓中，内有金针、银针 9 根，这一发现证明了早在 2000 年前已经使用金银制造针具，而且工艺高超，这些汉代金针直到现在，有的还完好如新。《难经》记载了五输穴与八会穴，重视押手的作用。东汉末年张仲景著的《伤寒杂病论》以及华佗的医事活动等，对针灸皆有一定贡献。

最早的针灸专著继《十一脉灸经》后，较完整的是晋代皇甫谧编著的《针灸甲乙经》（公元 259 年左右），该书把《内经》有关针灸部分加以系统整理，分类汇编，并参考《明堂孔穴针灸治要》（已佚）依照部位记述腧穴，条理清晰。统一了取穴方法，明确了腧穴定位，确定了 349 个穴名，提出了不同疾病的选穴规律。对于针灸手法、宜忌、顺逆作了较为全面的论述。这是继《内经》以后，对针灸医学的再次总结，为针灸学的发展起了承前启后的作用。唐代是我国历史上的兴盛时期，太医院设针灸科，并有针师、针博士等职称。孙思邈著有《备急千金要方》、《千金翼方》，绘制了三幅彩色针灸图谱，首创阿是穴，收集了 187 个奇穴，提出了用灸法预防疾病的方法。他医术高超，提倡医德，为后世培养德才学识兼备的医生产生了重要影响。王焘著《外台秘要》（公元 752 年），书中重视灸法，为推广灸法做出了贡献。

宋金元时期，是针灸的发展与争鸣时期。北宋王惟一撰《铜人腧穴针灸图经》（1026 年），考证 354 个腧穴，这部书当时曾刻在石碑上，供学习者拓印和阅读。次年，王氏还铸造了两具针灸铜人模型，用铜人对医生进行考试的方法一直沿袭到明代。铜人作为直观针灸教具，促进了针灸的发展，是中外教育史上的创举。其后，王执中著《针灸资生经》（1220 年），取“资胃气以生”而命名，书中重视灸术和压痛点取穴。窦汉卿的《标幽赋》是针灸歌赋中的名篇，几百年来一直脍炙人口，尤其对针刺“得气”的描述更形象具体。到了元代，滑寿著《十四经发挥》（1341 年），系统阐述了十四经循行及有关腧穴。

明代是中国历史上针灸的兴盛时期。主要著作有陈会《神应经》、徐凤《针灸大全》（1439 年）；高武《针灸聚英》、汪机的《针灸问对》、李时珍的《奇脉八脉考》（1577 年）。本时期的代表作是《针灸大成》（l601 年），该书是杨继洲在家传《卫生针灸玄机秘要》的基础上，汇集历代诸家学说，并结合自己实践经验总结的。其特点在于针灸辨证论治，把经穴发展到 359 个，附有针灸医案，名医治法，杨氏八法等内容。该书现存 40 余种版本，译成多国文字，内容丰富系统，自刊行以来就受到针灸医家的重视，直到目前仍是学习、研究针灸的重要参考文献。

清代针灸不如明代兴盛，在医界重药轻针的情况下，李学川认为针灸与方脉同等重要，可以左右逢源，故撰《针灸逢源》。本时期还有《医宗金鉴·刺灸心法》，该书通俗易懂，临床实用，便于初学者朗诵记忆。可是到了 1822 年，腐败的清政府竟以“针刺火灸，究非奉君所宜”为理由，废止了太医院的针灸科。鸦片战争以后，中医学更加受到歧视，使针灸医学受到严重摧残。

（三）针灸的传播

针灸医学不仅对我国人民的医疗保健事业起过重要的作用，而且很早就传播到国外，为其他国家人民的医疗保健事业也做出了一定贡献。约在公元6世纪，针灸医学传入朝鲜，并以《针灸甲乙经》等书为教材。公元552年我国以《针经》赠给日本钦明天皇，公元562年我国吴人知聪携带《明堂图》、《针灸甲乙经》东渡，把它介绍到日本。公元701年，日本在医学教育中开始设置针灸科，针灸疗法受到日本人民的欢迎。公元16世纪末叶，针灸医学又传到欧洲。近年来，有些国家除医院设有针灸科外，还成立了针灸医学的专门研究和教学机构，并多次召开国际性针灸学术会议。

（四）针灸的振兴

中华人民共和国成立以来，针灸受到充分的重视，开辟了经络腧穴、针刺手法、针刺麻醉等大量临床研究和实验研究，并取得一定成果。对腧穴的定位、穴名的拼音趋向标准化、规范化。编撰出版了大量针灸著作。六次修订了全国高等中医药院校使用的《针灸学》统编教材，进行了对《黄帝内经》、《难经》、《针灸甲乙经》、《针灸大成》的校释工作，国内各报刊发表的针灸论文、资料不下万篇。临床实践表明，针灸对内、外、妇、儿等科200多种病证的治疗有明显疗效。通过大量的测查研究，不仅肯定了循经感传的客观存在，而且从循经感传现象出现的规律、客观指标及测定方法等方面进行了研究，为经络实质的探讨提供了重要线索。近年我国为百余国家培训了针灸医生，至目前为止已有120多个国家和地区开展了针灸治疗、科研和教育。联合国世界卫生组织向世界各国推荐针灸治疗64种疾病。这些事实表明针灸医学已成为世界医学的重要组成部分，显示了它是一门古老而又方兴未艾的学科，必将为人类的健康幸福，丰富世界医学做出更大贡献。

自 学 指 导

【重点难点】

学习绪论，首先要了解什么是针灸学。针灸学理论体系的形成和发展是本节的重点内容。应从针灸学的起源、发展，各个历史阶段的代表著作及其贡献，作全面系统了解，借以对针灸学独特的理论体系、治病的特点有较深的认识。

针灸的理论体系形成于战国至秦汉时代，以《帛书·十一脉灸经》为萌芽，以《黄帝内经》为主要标志。晋代皇甫谧著《针灸甲乙经》，是继《黄帝内经》之后对针灸学的再次总结，标志着针灸学已进入了一个新的历史阶段。唐代经济文化空前发展，出现了著名的针灸、医药学家孙思邈，他的高尚医德一直为后人所崇敬。

宋金元时期，医家不断产生，针灸医学的争鸣，促进了学术思想的发展。如王执中重视脾胃论；王惟一重视针灸教育，《铜人腧穴针灸图经》对辨认经穴与教学起了很大作用；滑寿著《十四经发挥》完整了经络学说理论体系。

在我国历史上明代针灸著述最多，医学影响最大，其代表作是《针灸大成》。该书确立了辨证论治的基本准则，是对明代以前针灸的总结，第三次总结了针灸学，为针灸医学的发展做出了巨大贡献。中华人民共和国成立后，针灸发展较快，不论是基础、临床，还是实验研究都取得了显著成果。总之，针灸学历史悠久，内容丰富，疗效卓著，它是以经络论、气化论为基础，以整体观念为指导思想，以辨证论治为特点的一门独特医学。

【学习思考题】

1. 试述针灸学的定义及其适应范围。
2. 针灸医学的基本特点是什么？
3. 自晋唐到宋金元时期有哪几位著名针灸医家？其代表著作及贡献是什么？
4.《针灸大成》一书主要贡献及影响有哪些？
5. 针灸医学于何时传到国外？有什么影响？
6. 简述新中国成立后针灸医学的发展。

第一篇　经络腧穴

第一章　经 络 总 论

【目的要求】

1. 在了解经络概念的基础上，掌握经络系统的内容。
2. 掌握十二经脉的分布、交接规律、表里属络关系及流注次序。
3. 了解十二经脉的体表循行概况。
4. 熟悉奇经八脉的概念、特点与应用。
5. 了解任、督、冲、带脉的循行与作用。
6. 了解络脉、经别、皮部的分布特点及作用。
7. 了解标本、根结、气街、四海的意义及应用。
8. 掌握经络系统的生理功能和病理反应。
9. 掌握经络学说在诊断、治疗上的应用。

【自学时数】

4 学时。

经络学说是阐述人体经络系统的循行分布、生理功能、病理变化及其与脏腑相互关系的学说，是中医理论体系的重要组成部分。经络学说不仅是针灸、推拿、气功等学科的理论基础，也是中医各学科的理论基础。几千年来它一直有效地指导着中医各学科的临床实践。

近年来，针刺麻醉用于临床，开创了针刺麻醉史上的新纪元。因此，针灸针麻原理和经络实质的研究，已经引起了国内外医学界广泛重视，这说明学习、研究经络有着重要的意义。

第一节　经络的概念与组成

一、经络的基本概念

经，指经脉，直行者为经，是主干，在里，较大。《医学入门》说："脉直行者为经。"络，指网络，是旁支，在表，较小。《黄帝内经·灵枢·脉度》说："支而横者为络。"经与络关系密切，经脉、络脉，合称经络。《黄帝内经·灵枢》说："夫十二经脉者，内属于府脏，外络于支节。"指出经络是能沟通内外，贯穿上下，把人体的脏腑、肢体、五官九窍及皮肉筋骨等组织联系成为一个有机的整体，借以运行气血，联络脏腑肢节，调节体内各部组织的一种特殊联络系统。

二、经络学说的形成和发展

（一）经络学说的形成

经络现象的发现及经络学说的形成，既根源于经气的传导和腧穴功效的总结，又与病理现象的推理密切相关，并与当时所能观察到的人体解剖、生理知识结合起来，共同构成了经络学说的基础。经络学说形成的依据，从文献资料分析，主要有以下几个方面。

1. 对针感和传导的观察：在针刺腧穴或某一部位时，患者会产生酸、麻、胀、重等感觉，这种感觉有时沿着一定的径路向远部传导，因而为临床经络的循行提供了依据。

2. 腧穴临床功效的总结：人们通过长期的针灸实践，发现治疗作用相似的穴位往往是有规律地排列在一条路线上，从而说明了经络的形成与穴位功效的总结有不可分割的关系。

3. 体表病理现象的推理：当体内某一脏腑发生疾病时，在体表相应部位可出现一些相应的病理现象，如压痛、结节、皮疹、色泽等异常反应。正如《黄帝内经·灵枢》记载："欲得而验之，按其处，应在中而痛解，乃其腧也。"就是说在某脏腑患病时，按压体表相应部位，出现反应点，病痛也随之缓解。故体表病理现象的推理，也是经络学说形成的依据之一。

4. 解剖生理知识的启发：古代医家通过对人体血脉、筋肉、骨骼、内脏的人体解剖和生理现象的观察中得到启发。如《黄帝内经·灵枢》记载："若夫八尺之士，皮肉在此，外可度量切循而得之，其死可解剖而视之。其脏之坚脆，腑之大小，谷之多少，脉之长短，血之清浊，气之多少……皆有大数。"说明古人在当时已对血脉、筋肉、骨骼和内脏等，通过直观方法都有了一定程度的了解。总之，经络现象的发现与经络学说的形成，既来源于经气的传导和腧穴功效的总结，又与病理现象的观察密切相关，并与当时所能观察到的人体解剖、生理知识结合起来，从而为经络学说的形成奠定了基础。

（二）经络学说的形成和发展

经络学说的发展经历了一个漫长的历史过程，在人们不断的医疗实践中逐步系统化、完整化。

1. 马王堆出土的帛书中关于经脉的记载：经络学说的内容，从现有的出土文献资料中，最早见于1973年湖南长沙马王堆汉墓出土的帛书。书中记载了十一条脉的循行与主病。其中只提及了十一条脉，其循行均由四肢末端（手部或足部）起始，止于胸腹或头部。与《黄帝内经·灵枢》比较，帛书记载的脉没有互相衔接的联系，也无全身的循环流注，且循行路线和分支短少。由此可以推断，马王堆帛书中所载的内容是经络学说的雏形，尚不完善。

2.《黄帝内经》关于经络学说的论述：《黄帝内经》分为《黄帝内经·灵枢》、《黄帝内经·素问》。该书总结了秦汉以前医学的成就，对经络的论述颇为详尽，说明此时经络学说已基本形成。《黄帝内经》论述了十二经脉在人体的循行分布、与脏腑器官的联系，经脉流注次序及交接规律。阐述了十二经脉功能失调时发生的病候。分别论述了奇经八脉、十二经别、十五络脉、十二经筋、十二皮部的分布与作用。阐述了十二经脉的标本、根结及人体中营、卫、气、血在经脉内外运行、散布的情况，以及对机体、组织、器官的营养和卫外作用。

三、经络系统的组成与作用

经络系统是由十二经脉、奇经八脉、十五络脉和十二经别、十二经筋、十二皮部，以及许多孙络、浮络所组成。其中以十四经脉为主体（表1-1-1、图1-1-1）。

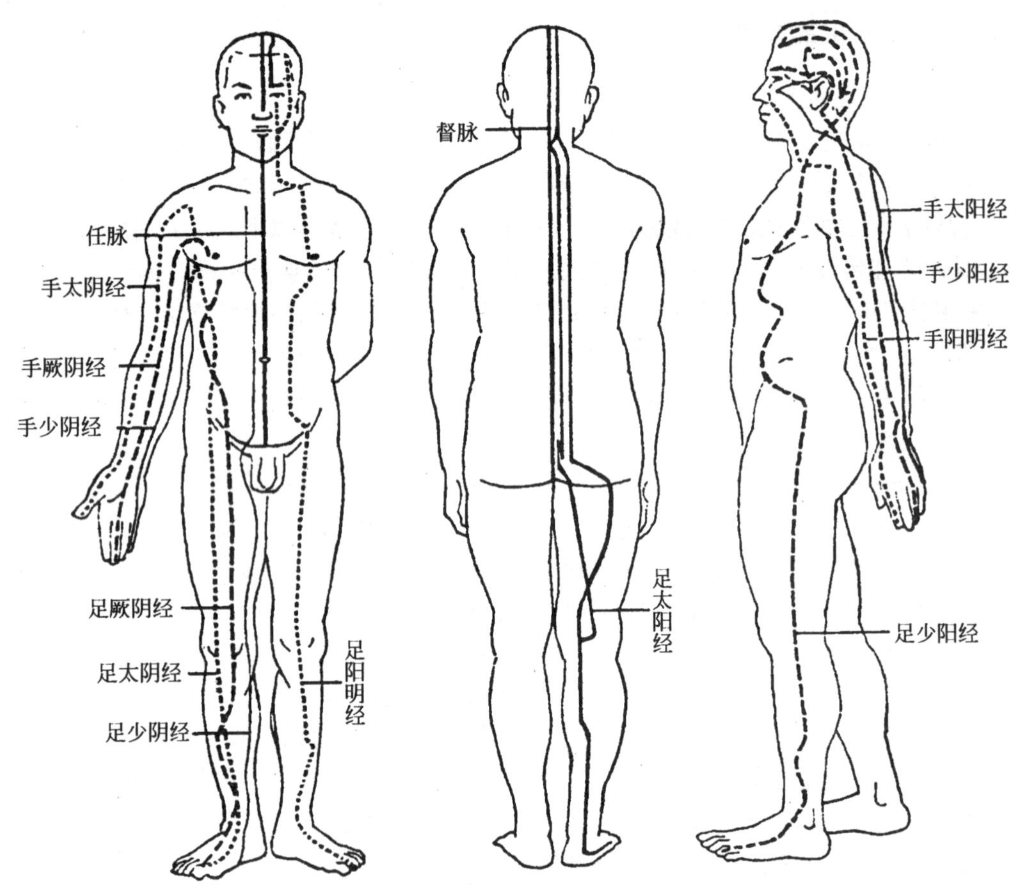

图1-1-1　十四经循行分布示意图

（一）十二经脉

十二经脉是经络系统的主体。“十二经脉者，内属于府脏，外络于支节”概括地说明了十二经脉的分布特点。经脉是运行血气的，循行流注有一定方向。各经脉之间还通过分支，互相联系，即“外内之应，皆有表里”。

表 1-1-1　　　　　　　　经络系统表

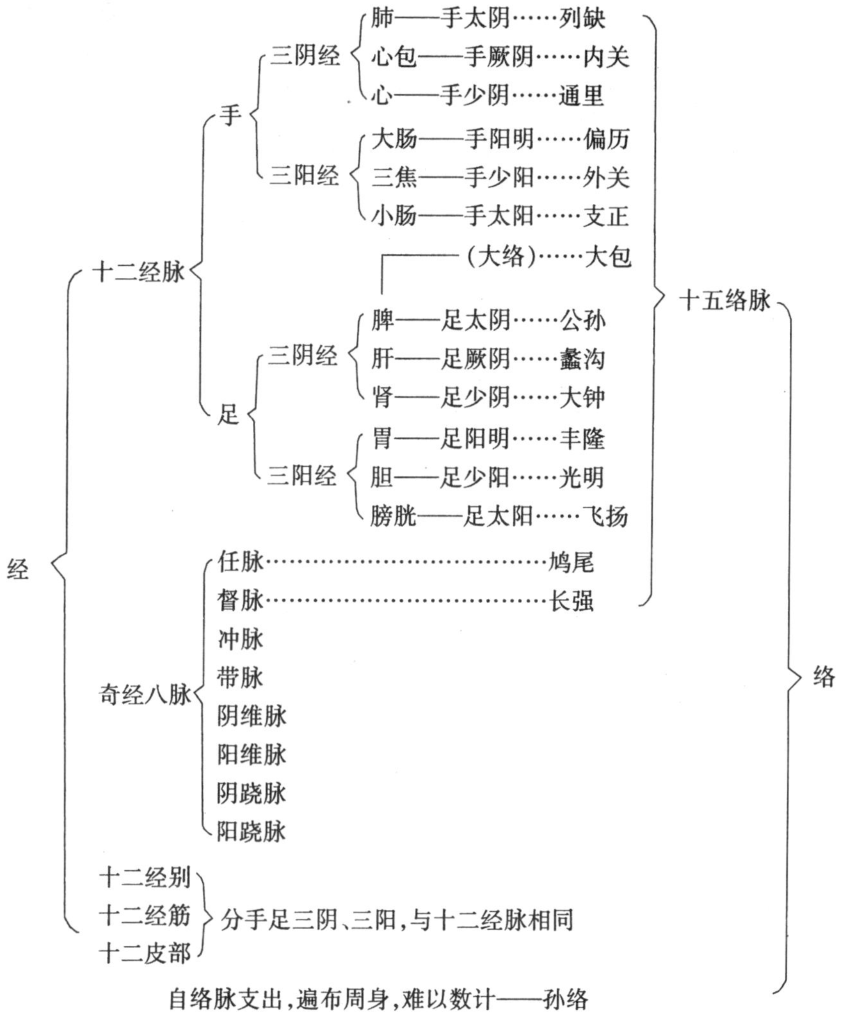

1. 属络脏腑：十二经脉的内行部分，每一条经脉都和与之相关的一个脏或一个腑发生联系，这种联系是，属于本脏腑，络于相表里的脏腑。即手太阴肺经与手阳明大肠经相表里，足阳明胃经与足太阴脾经相表里，手少阴心经与手太阳小肠经相表里，足太阳膀胱经与足少阴肾经相表里，手厥阴心包经与手少阳三焦经相表里，足少阳胆经与足厥阴肝经相表里。互为表里的阴经与阳经在体内有属络关系，即阴经属脏络腑，阳经属腑络脏，如手太阴肺经属肺络大肠，手阳明大肠经属大肠络肺等。这样由于十二经脉通过支脉和络脉沟通，在脏与腑之间形成了六组“属络”关系。

2. 外络肢节：十二经脉“外络于肢节”，是指十二经脉的外行部分。肢，指四肢；节，指关节，又指穴位。《黄帝内经·灵枢》说：“身形支节者，脏府之盖也。”说明体表穴位能反映脏腑的功能活动。

3. 十二经脉的分布规律：属于脏的阴经，循行于四肢内侧及胸腹；属于腑的阳经，循行于四肢外侧及头面、躯干。十二经脉在四肢的分布规律是太阴、阳明在前，厥阴、少阳居中，少阴、太阳在后。但是，下肢内踝上八寸以下，是厥阴在前，太阴居中，少阴在后。

4. 气血流注：十二经的循行和交接，是本着阴升阳降的规律进行的。《黄帝内经·灵枢》指出了“手之三阴从藏走手，手之三阳从手走头，足之三阳从头走足，足之三阴从足走腹”的经脉循行规律。十二经脉的衔接规律是：①相表里的阴经与阳经在手足衔接；②阳经与阳经（同名经）在头面部衔接。③并各手足阴经与阴经在胸腹部衔接（表 1－1－2）。

表 1－1－2　　十二经脉脏腑表里衔接走向

阴		脏(里)	腑(表)			阳
		胸腹衔接	四肢衔接	头面衔接		
太阴	手	胸 → 肺	手次指端(商阳) →	大肠 ↓ 鼻孔旁(迎香)	手	阳明
	足	脾 ↓	← 足大趾内端(隐白)	胃	足	
少阴	手	心	手小指端(少冲、少泽) →	小肠 ↓ 内眼角(睛明)	手	太阳
	足	肾 ↓	← 足小趾端(至阴)	膀胱	足	
厥阴	手	腹 心包	手无名指端(关冲) →	三焦 ↓ 外眼角(瞳子髎)	手	少阳
	足	→ 肝	← 足大趾外端(大敦)	胆	足	

5. 表里相合：经络能沟通人体内外，内脏有病可反映于体表，这是内应于外；在体表腧穴处进行针灸、按摩，治疗内脏疾病，这是外应于内。经脉的走行是说明气血运行互相连贯的道理，不能看成经脉的单向循行。阴与阳、表与里不能截然分开，这就是阴阳经之间形成的六组“表里相合”关系。

（二）奇经八脉

“奇”有“异”的含义，说明奇经不同于十二正经。因“别道奇行”的经脉有八条，故名奇经八脉。即任脉、督脉、冲脉、带脉、阴维脉、阳维脉、阴跷脉、阳跷脉。

奇经八脉的特点主要在于无脏腑属络，无阴升阳降的规律，亦无表里相合的配合关系，而“别道奇行”，但与奇恒之腑（脑、髓、骨、脉、胆、女子胞）有密切关系。其生理功能主要是对十二经脉的气血运行起溢蓄、调节作用。

奇经八脉的循行与作用：

1. 任脉行于腹胸正中线，上抵颏部。诸阴经均与之交会，故称“阴脉之海”。任脉具有调节全身诸阴经经气的作用。

2. 督脉行于脊背的正中线，上至头面。诸阳经均与之交会，故称“阳脉之海”。督脉具有调节全身诸阳经经气的作用。

3. 冲脉与足少阴肾经并行，上至口唇。十二经脉均来汇聚，故称“十二经脉之海”，亦称“血海”。冲脉具有涵蓄十二经气血的作用。

4. 带脉起于胁下，环行腰间一周，状如束带。有约束诸经之功能。

5. 阴维脉起于小腿内侧筑宾，并足太阴、厥阴上行，合于任脉，与六阴经相联系。

6. 阳维脉起于足跟外侧金门，并足少阳等经上行，合于督脉，与六阳经相联系。阴阳二维脉以维持阴阳经之间的协调和平衡。

7. 阴跷脉起于足跟内侧照海，随足少阴经上行。

8. 阳跷脉起于足跟外侧申脉，伴足太阳经上行。二跷分别循行，交会于目内眦，共同调节肢体的运动和眼睑的开合功能（表1-1-3）。

表1-1-3　奇经八脉循行分布和功能

脉　名	循行分布概况	功　　能
任　脉	腹、胸、颏下正中，总督六阴经	调节全身阴经经气，故称“阴脉之海”
督　脉	腰、背、头面正中，总督六阳经	调节全身阳经经气，故称“阳脉之海”
带　脉	起于胁下，环腰一周，状如束带	约束纵行躯干的诸条经脉
冲　脉	与足少阴经相并上行，环绕口唇，且与任、督、足阳明等有联系	涵蓄十二经气血，故称“十二经之海”或“血海”
阴维脉	小腿内侧，并足太阴、厥阴上行至咽喉合于任脉	调节六阴经经气
阳维脉	足跗外侧，并足少阳经上行，至项后会合于督脉	调节六阳经经气
阴跷脉	足跟内侧，伴足少阴等经上行，至目内眦与阳跷脉会合	调节肢体运动，司眼睑开合
阳跷脉	足跟外侧，伴足太阳等经上行，至目内眦与阴跷脉会合	

十二经与任督二脉合称十四经，它是针灸学科内容的重点部分，它们均有一定的循行路线、病候及专属腧穴与主治。十四经循行分布如图1-1-1。

（三）十五络脉

十二经脉和任督二脉各自别出一络，加上脾之大络，称为“十五络脉”。

十五络脉的分布特点是：十二经脉的别络从本经的络穴别出后，均走向其表里的经脉，即阴经别络于阳经，阳经别络于阴经。其作用主要是沟通表里两经，以补充经脉循行之不足。任脉的别络散布于腹部，以沟通腹部经气；督脉别络散布于头，别走足太阳经，以沟通背部经气；脾之大络散布于胸胁，以沟通侧胸部经气。

此外，还有从络脉分出的孙络和浮络，遍布全身，其作用主要是联系全身和输布气血于各部。络脉与经别二者都能加强表里两经之间的联系，所不同之处在于：经别在内，无所属穴位及主治病证；而络脉在外，各有一络穴及所主治病证。

（四）十二经别

十二经别是从十二经脉分出，分布于胸腹和头部，起沟通作用的支脉。其间有“离”、“入”、“出”、“合”的关系。十二经别从四肢肘膝关节以上的正经分出称“离”（别），进入胸腹腔称“入”，于头项部出来称“出”，阳经经别合于本经的经脉，阴经经别则合于其相表里的阳经经脉称“合”。十二经别汇合成6组，称为“六合”。

十二经别，是从十二经脉分出，分布于胸腹和头部，补充了正经循行的不足。由于经别生理功能与正经相同，因此在病理方面所表现的症候也就包括在正经之内，故不单列病候。经别对某些腧穴的主治作用有一定影响。例如，手厥阴经“大陵”穴主治喉痛，该经循行虽不到咽喉，之所以能治咽喉病，就是因为手厥阴之经别“别属三焦，出循喉咙”的道理。偏正头痛，可取太渊、列缺治疗，《席弘赋》说：“列缺头痛及偏正，重泻太渊无不应”。《通玄指要赋》说：“牙齿痛，吕细（太溪）堪治”，皆说明阴经穴位之所以能治头面、五官疾病，是和经别的作用分不开的。经别的分布概况如表1－1－4。

表1－1－4　　十二经别分布部位简表

分布 经别	别　入	胸　腹　部	出	合
足太阳 足太阴	入腘中、入肛 至腘中、合太阳	属膀胱、散之肾 系舌本	出于项	足太阳
足少阳 足厥阴	入毛际，入季胁间 至毛际，合少阳	属胆，散肝，贯心，夹咽 与别俱行	出颐颔中	足少阳
足阳明 足太阴	至髀，入腹里 至髀，合阳明	属胃散脾，通心，循咽与 别俱行，结于咽，贯舌本	出于口	足阳明
手太阳 手少阴	入腋 入渊腋	走心，系小肠 属心，走喉咙	出于面	手太阳
手少阳 手厥阴	入缺盆 下腋三寸，入胸中	走三焦，散胸中 属三焦，循喉咙	出耳后	手少阳
手阳明 手太阴	入柱骨 入渊腋	走大肠，属肺 入走肺，散大肠	出缺盆	手阳明

（五）十二经筋

十二经筋，是指十二经脉之气所濡养的筋肉，随同经脉结聚散布于四肢、头身。“筋”《说文解字》解作“肉之力也”，即指坚而有力的肌肉而言；“腱”是“筋之本”，是附着于骨骼的部分。

十二经筋的分布特点是：它们联属于十二经脉，起于四肢末端，走向头身，结聚于关节和骨骼部，有的散布于浅部，有的进入胸腹内，但不像经脉那样络属于脏腑。经筋的分布规律是：足三阳经筋起于足趾，循股外上行结于頄（面部）；足三阴经筋起于足趾，循股内上行结于阴器（腹部）；手三阳经筋起于手指，循臑外上行结于角（头部）；手三阴经筋起于手指，循臑内上行结于贲（胸部）。它们之间的联系除在头、面、胸、腹部结合外，还在各经循行于踝、腘、膝、股、髀、臀、腕、肘、腋、臂、肩、颈等关节或筋肉丰满处，与邻近的他经相连结，尤其是足厥阴经筋，不仅结于阴器，并能总络诸筋。

从经筋的分布和联结的情况来看，经筋同肌肉系统的关系是很密切的。《黄帝内经·素问》说：“宗筋主束骨而利机关也。”说明经筋的作用是联结筋肉，约束骨骼，利于关节的屈伸，保持人体正常的运动功能。

经筋发生病证，是以筋肉痹痛掣引、转筋、运动不利为主要内容。

（六）十二皮部

皮部是经络系统在体表的分部，也是络脉之气所散布的部位。皮部有广义和狭义之分。

1. 广义的皮部是指人体体表部位而言，是机体的卫外屏障，起着保卫机体，抗御外邪的作用。当机体卫外功能失常时，病邪可以通过皮→络→经→腑→脏，成为疾病传变的层次。《黄帝内经·素问》说：“邪客于皮则腠理开，开则邪入客于络脉，络脉满则注于经脉，经脉满则入舍于府脏也。”这是外邪由表入里的一个方面。反之，当机体内脏有病时，也可反应于皮部，说明皮部与内脏相关。

2. 狭义的皮部是指十二经脉在皮肤上的分属部位。《黄帝内经·素问》说：“皮有分部”，“欲知皮部以经脉为纪。”说明经络系统在体表的分布是以十二经脉循行为依据，各经皮部也就是该经在皮肤表面的反应区，是该经濡养的皮肤区域，“凡十二经络脉者，皮之部也”就包含了这个意思。

第二节　标本　根结　气街　四海

经络分布到全身各部，《黄帝内经》在分析各部的关系时，有标本、根结、气街与四海等理论，这对于理解特定穴有重要意义。

一、标本

1. 标本的意义：中医学里的“标本”有很多含义，如发病的先后，先病称“本”，后病称“标”；人体正邪相峙时，称正气为“本”，而病邪为“标”。

在经络的分部中，标本的概念主要是指经脉腧穴分布的上下，并阐明这些上下部位具有相应性。“标”有上的含义；“本”有下的含义。头、面、胸、背位置较高，在上，其部位为标；四肢末端位置较低，在下，其部位为本。

2. 标本的内容：十二经脉均有本部与标部。兹将《黄帝内经·灵枢》篇所载的标本部位，结合相应腧穴列表如下（表 1－1－5）。

表 1－1－5　　十二经标本表

本		十二经脉	标	
部位	相应腧穴		部位	相应腧穴
跟以上五寸中	跗阳	足太阳	两络命门（目）	睛明
窍阴之间	足窍阴	足少阳	窗笼（耳）之前	听会
厉兑	厉兑	足阳明	颊、挟颃颡	人迎
外踝之后	养老	手太阳	命门（目）之上一寸	攒竹
小指次指之间上二寸	中渚	手少阳	耳后上角，目外眦	丝竹空
肘骨中上至别阳	曲池	手阳明	颜下合钳上	迎香
寸口之中	太渊	手太阴	腋内动脉	中府
锐骨之端	神门	手少阴	背俞	心俞
掌后两筋之间二寸中	内关	手厥阴	腋下三寸	天池
内踝下、上三寸中	交信，复溜	足少阴	背俞与舌下两脉	肾俞，廉泉
行间上五寸所	中封	足厥阴	背俞	肝俞
中封前上四寸中	三阴交	足太阴	背俞与舌本	脾俞，廉泉

3. 标本的应用：标本理论在诊断和辨证取穴中有重要价值。《黄帝内经·灵枢》说：“下虚则厥”、“上虚则眩”，意思是指四肢厥冷和头目眩晕，并说明治疗原则是“石（同实）者绝而止之，虚者引而起之”。就是说当本虚损时出现厥逆，标虚可以表现为头晕目眩，针灸应分标本进行治疗。

《标幽赋》说："更穷四根三结，依标本而刺无不痊"。说明标本配合根结应用，在治疗上的重要作用。针灸配穴原则中的上病下取，下病上取；标病取本，本病取标的治疗法则，都丰富了经络学说。

二、根结

1．根结的意义：根，根本、开始；结，结聚、归结。经脉的根结和标本有着一致性。根，即本意，而结有标意。在分布上，根在四肢末端的井穴，结在头胸腹部。窦汉卿在《标幽赋》中进一步将十二经脉根结的分布规律概括为"四根三结"。

2．根结的内容：十二经的根，即五输穴的井穴；结，均分布在头、面、胸、腹部（表1－1－6）。

表1－1－6　足六经根结表

六经	足太阳	足少阳	足阳明	足太阴	足厥阴	足少阴
根	至　阴	窍　阴	厉　兑	隐　白	大　敦	涌　泉
结	命门（睛明）	窗笼（听宫）	颡大（大迎）	太仓（中脘）	玉英（玉堂）	廉　泉

从表1－1－6可以看出，足三阳经的"结"均分布在头面；足三阴经的"结"分布在胸和腹部。《黄帝内经》中仅叙述了足六经的根结，而没提及手六经，可能是属脱简。

3．根结的应用：四末是阴阳经经气流注交接的重要部位。根穴即井穴，位于四末，主治全身性疾病。如"头面之疾针至阴"就是源于太阳经结于头面，而根于小趾的道理。此为上病下取之意。反之，当四肢有病时，也可根据标本根结理论"下病上取"，选择头面、躯干的腧穴来治疗。如《备急千金要方》中用神庭治下肢瘫痪；用中冲治昏厥等。《外台秘要》用浮白治疗腿足痿软，以及大敦治崩漏等，都是根结理论在临床上的具体应用。

4．标本根结配合应用：例如（表1－1－7）：

表1－1－7　标本（根）结应用表

属经	主证	配穴		
		本	结	标
少阳	偏头痛、目疾	中渚	听会	丝竹空
太阴	腹胀、嗳气	三阴交	中脘	脾俞
厥阴	心痛、心烦	内关	玉堂	天池

三、气街

1．气街的意义：气街是经气聚集通行的共同径路。人体从上至下横分为头、胸、腹、胫四气街。《黄帝内经·灵枢》说："四街者，气之径路也。"张景岳说："此四街者，乃胸腹头胫所聚所行之道，故谓之气街"。

2．气街的内容：《黄帝内经·灵枢》说："胸气有街，腹气有街，头气有街，胫气有街。"其大体位置是："气在头者，止之于脑"、"气在胸者，止之膺与背俞"；"气在腹者，止之背俞与冲脉"；"气在胫者，止之于气街（此指气冲部）……"。

3．气街的应用：气街的理论，是说明头、胸、腹、背、下肢各经穴，在前后、内外之间均有联系通路，因而有类似的治疗作用，其中以脏腑背俞穴和募穴的相应关系最为明显。例如头部的风池、风府穴，主治头面五官疾病；下腹部的气冲穴，主治奔豚、腹痛、阳痿及胎产诸病，也是通过这种联系来实现的。

四、四海

1. 四海的意义：海，是水流归聚之所，十二经气血像百川归海一样汇集到一定部位，由此形成了“海”的概念。《黄帝内经·灵枢》把水谷、气、血、髓四者的汇集所在称为四海。

2. 四海的内容：《黄帝内经·灵枢》说：“胃者水谷之海，其输上在气街，下至三里；冲脉者，为十二经脉之海，其输上在于大杼，下出于巨虚之上下廉；膻中者为气之海，其输上在于柱骨之上下，前在于人迎；脑为髓之海，其输上在于盖，下在风府。”详见表1-1-8。

表1-1-8　　四海部位、名称、上下腧穴、气街表

上输穴		盖（百会）	哑门、大椎	气冲	大杼
四海	部位 名称	头 脑为髓海	胸 膻中为气海	上腹 胃为水谷海	下腹 冲脉为血海
下输穴		风府	人迎	足三里	上、下巨虚
气　街		头气之街	胸气之街	腹气之街	胫气之街

3. 四海的应用：四海的划分与气街相似，当经络运行的气血精微汇集在一起时，就形成了四海，而它们在头、胸、腹、胫的通行径路就是气街。二者的部位基本一致。脑为元神之府，脑为髓之海，位于头部，与头之气街相合；膻中为气海，为宗气所聚，位于胸部，与胸之气街相合；胃为水谷之海，居上腹部，产生谷气，化为营气与卫气，与腹之气街相合；冲脉为血海，即十二经脉之海，它交于足少阴，《难经》称脐下肾间动气，位于下腹，又与胫气之街一致。《难经》又说：“三焦者，原气之别使也，”即原气通过三焦而分布到全身各处。

当四海有余或不足时，还会出现某些病证。如：“气满胸中”、“少气不足以言”、“腹满”、“饥不受谷食”、“脑转耳鸣，胫酸眩冒”等，可选用四海中相应的腧穴调治。

第三节　经络的生理功能和病理反应

一、生理功能

经络是输送气血，联络脏腑肢节，沟通表里上下，调节体内组织功能活动的通路。其生理功能有以下三方面。

1. 通达表里上下、联络脏腑官窍：经络具有联络脏腑和肢体的作用。《黄帝内经·灵枢》说：“夫十二经脉者，内属于府脏，外络于肢节。”指出了经络能沟通表里，贯穿上下，联系脏腑器官，将人体各部的组织协调成一个有机的整体。

2. 输送气血、营养全身：经络具有输送气血，濡养身体的作用。《黄帝内经·灵枢》篇说："经脉者，所以行血气而营阴阳，濡筋骨，利关节者也。"《黄帝内经·灵枢》篇也说："谷入于胃，脉道以通，血气乃行。"指明了经络有输送气血，调养阴阳和营养全身的作用。

3. 经络感传：腧穴是脏腑、经络之气输注于体表的部位。针刺中的"得气"和"行气"现象，就是通过循经感传达到疏通气血和调整脏腑功能的目的。

4. 调节功能平衡与卫外固表：正常情况下人体处于平衡状态，当人体发生疾病时，可导致阴阳偏盛偏衰，用针灸等治法能激发经络的调整作用。《黄帝内经·灵枢》篇说："泻其有余，补其不足，阴阳早复。"

由于经络能运行气血而营阴阳，营行脉中，卫行脉外，有实卫固表作用，加强了皮部的卫外功能。

二、病理反应

在正常生理情况下，经络有运行血气，传导感应的作用。所以，在发生病变时经络就可能成为传递病邪和反映病变的途径。其病理反应如下。

1. 传注病邪：当经络营内卫外的功能发生障碍时，可在其相应的经脉循行部位，或相应脏腑、组织出现各种病证。如寒邪犯肺，病人出现咳嗽、胸痛，甚则交两手而瞀（音茂，剧咳后目昏花，两手抱胸）。《黄帝内经·素问》说："肝病者，两胁下痛引少腹。""心病者，胸中痛，胁支满，胁下痛，膺背肩胛间痛，两臂内痛。"内脏有病，也可在相应的官窍上反映出来。如肾病腰痛；心火上炎导致口舌生疮；肝火升腾两目红赤等。

2. 反映病候：人体在正虚邪乘的情况下，经络又是传注病邪的径路。经络病可以传入内脏；内脏病亦可累及经络。《黄帝内经·素问》说："邪客于皮则腠理开，开则邪入客于络脉，络脉满则注于经脉，经脉满则入舍于府脏也。"这是外感病的一般传变途径。

由于脏腑之间有经脉沟通，所以经络还可成为脏腑之间病变相互影响的途径。例如肝病可以犯胃、犯肺，这是因为足厥阴肝经夹胃，注肺中；肾病水气凌心、注肺，是因为足少阴肾经入肺，络心的缘故。

表里两经，由于属络相同，在病理上可以互相影响。如大肠实热，便秘不通，是腑气闭塞，浊气不降，可使肺气不利，出现咳喘胸满。

第四节　经络的临床应用

经络在临床上的应用，主要是根据经络脏腑所反映的病候做出诊断，通过经络腧穴进行治疗。

一、诊断方面

（一）经络辨证

经络循行路线是疾病症候的反应部位。《黄帝内经·灵枢》在论述每条经脉循行之后，即以"是动则病"叙述了有关病证，意指本经脉出现异常时就会发生的疾病；又说"是主某所生病者”记述了十二经脉的病证，意指本经脉的腧穴能治疗这些病证。在分析全身疾病时，以十二经进行分类。例如：咳喘、心烦、胸满，是手太阴肺经的主病；齿痛、咽喉及面、口、鼻疾，是手阳明大肠经主病等。经络循行有一定部位和脏腑络属，它可以反映所属脏腑的病证，临床上可以根据经络循行部位和所联系的脏腑，作为辨证归经的依据。例如头痛一证，痛在前额者多与阳明经有关，痛在侧头者多与少阳经有关，痛在颈项者多与太阳经有关，痛在巅顶者多与厥阴经有关。又如胁肋是肝经所过，故胁肋胀痛多与肝经有关。此外，六经辨证是经络理论在辨证方面的综合运用。在分析病证时，以太阳、阳明、少阳、太阴、少阴、厥阴为次序。

（二）经络诊察

1. 循经诊察法：是用手指循经按压，探索其阳性反应。如压痛、皮下结节、组织隆起、凹陷、弛缓，以及皮肤变异等，从中分析推断属于何经的病变，确定病情属虚属实。

2. 经络电测定法：是根据对电反应的原理，用“经络测定仪”在十四经的特定穴（如井穴、原穴）测定皮肤导电量，从测出的数值中，结合气血常数分析各经气血的盛衰，供临床诊断参考。

（三）扪穴诊病

《黄帝内经·灵枢》篇说：“欲得而验之，按其处，应在中而痛解。”说明内脏有病时，按压其反应点后，病痛即可缓解。亦可按压俞、募、原、郄等特定穴，来诊断相关的内脏疾病。

《黄帝内经·灵枢》又说：“五脏有疾也，应出十二原，而十二原各有所出，明知其原，睹其应，而知五脏之害矣。”是说临床上可根据原穴的反应变化，推断脏腑功能的盛衰，以诊断脏腑疾病。此外，肠痈多在大肠的下合穴上巨虚处出现压痛；胆道疾患可在阳陵泉穴出现压痛。

二、治疗方面

1. 循经取穴：循经取穴是根据“经脉所过，主治所及”的理论来治疗疾病的。《四总穴歌》：“肚腹三里留，腰背委中求，头项寻列缺，面口合谷收”，就是循经取穴在临床应用的例证。

2. 皮部取穴：根据“十二经脉者，皮之部也”，“欲知皮部，以经脉为纪”的理论，当经脉有病，或内脏有病时，皆可取治于相应的皮部。例如皮肤针以及皮内针的应用，就是例证。

3. 络脉取穴：《黄帝内经·灵枢》篇说：“络刺者，刺小络之血脉也。”意指凡经络瘀滞、火热实邪、痹阻为患，皆可刺络脉出血。如目赤肿痛，刺太阳出血；咽喉肿痛，刺少商出血；急性腰扭伤，刺委中出血；面瘫，在面颊内刺络放血。

4. 筋病取穴：经筋的病候，多表现为拘挛、强直、抽搐、弛缓等症。在治疗方面，取局部穴，即“以痛为腧”，或取其压痛点“阿是穴”进行针灸。

5. 按时取穴：经络气血的运行与时间相关，因而有“子午流注”取穴法。该法包括纳甲法、纳子法。此外，还有“灵龟八法”，均属按时取穴。

自学指导

【重点难点】

本章所述内容是经络总论一章的基本知识。在经络系统的组成与作用中，以十四经为重点。

经络由经脉和络脉组成，它是运行气血，联络脏腑，沟通内外上下，调节体内功能的通路。十二经脉是与奇经八脉相对而言，它有一定的循行路线，有固定的腧穴和主病，阴阳两经之间相互表里配合，每条经脉又都与脏或腑直接络属，是构成经络的主体，故称“正经”。十二经脉的分布规律是手足三阴经在四肢内侧、胸腹走行；手足三阳经在四肢外侧、头面、躯干走行。其具体内容是：在四肢是手足太阴、阳明在前，手足少阳、厥阴在中，手足少阴、太阳在后。阳经在头面躯干，阴经在胸腹；阳经是阳明在前，太阳在后，少阳在侧。十二经的循行，总的原则是“阴经向上升，阳经向下降（将上肢举起）”。十二经脉的走向和交接规律为：手三阴，从胸走手，交手三阳；手三阳，从手走头，交足三阳；足三阳，从头走足，交足三阴；足三阴，从足走腹（胸），交手三阴。十二经在体内循行是一种络属关系，阴经属脏络腑，阳经属腑络脏。其气血流注，始于手太阴肺经，历经大肠、胃、脾、心、小肠、膀胱、肾、心包、三焦、胆，终于足厥阴肝经，又复注于手太阴肺经，构成了一个“如环无端”的循行系统。

奇经八脉的特点是别道而行，循行除带脉外，皆由下向上循行，除任、督二脉外无单独循行路线，无专穴和交接规律。奇经八脉无脏腑间的络属关系，亦无表里配合，不同于十二正经，故谓“奇经”。在奇经八脉中，任、督、冲、带，应用较广。

标本、根结、气街、四海的意义和应用为本节重点。四海、气街与三焦气化、肾间动气为本节难点。

标在上，本在下，如脾虚腹胀、泄泻，可针灸脾俞、三阴交；偏头痛、目眩、耳鸣，取手少阳经丝竹空、中渚；胸痛、惊悸取手厥阴经天池、内关等皆是标本上下配穴的临床应用。

四根，指四肢的井穴；三结，指头、胸、腹三个部位。太阳、阳明、少阳，三者结于头部；太阴结于腹部；少阴、厥阴结于喉胸部。

四海、气街的分布与三焦气化、肾间动气的学说是相通的。体现在以下几点：①胸部为上焦，称上气海，为宗气所聚，宗气“上者走于息道（呼吸道）”，“下者注于气街”，其作用是推动气血运行。②上腹部为中焦，称水谷之海，由谷气化生为营气和卫气，营行于脉中，卫行于脉外，荣于周身。③下腹部为下焦，称血海，含“肾间动气”，即原气，是冲脉、足少阴经气之会处。④四海各处皆有气街，它们的原动力是原气，而原气又是通过三焦分布到各处的。⑤各经穴位是“脉气所发”，是“神气之所游行出入”的部位，头者精明之府，而脑为元神之府。脑，位居颅腔之中，上至颅囟，下至风府，由精微汇聚而成，从脑至骶与脊髓相通，故谓“脑为髓之海”。《医林改错》明确指出“灵机记性不在心在脑”，说明脑具有主持精神思维活动的功能，和头气有街是密切相关的。

经络的生理功能为本节的重点内容。经络系统遍布全身，它是联系各部与运行气血、津液的主要途径。人体生理功能的物质基础是气血，水谷入胃化为宗气、津液与糟粕，其中津液所化的营卫，即是血气（表1－1－9）。

表1－9　人体气血的循行

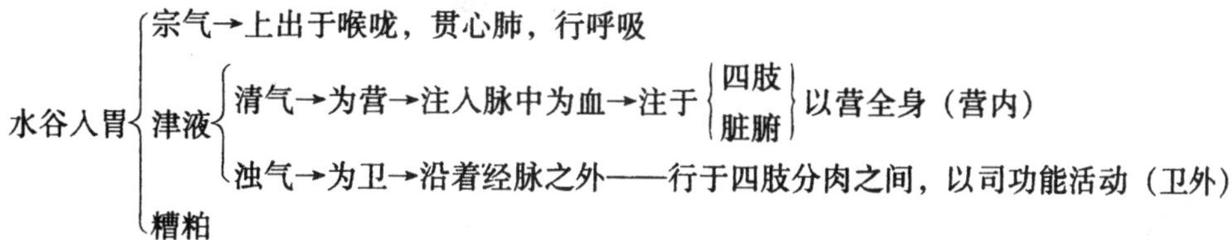

经络在病理上的作用，一方面体现在病邪可以通过经络由表及里，或由里及表；另一方面，也可以将脏腑所生的病证沿着经络的通路反映到体表（表1－1－10）。

表1－1－10　邪气传注的径路

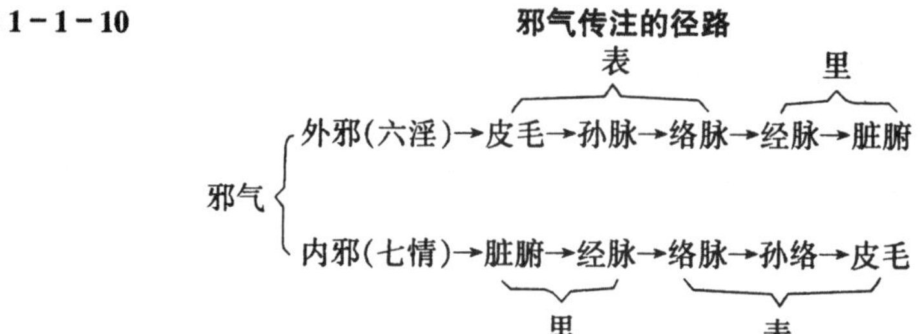

经络在诊断与治疗方面的应用。经络在诊断上的应用，可从经络辨证、经络诊察、扪穴诊病等方面去学习。经络在治疗上的应用，可从循经取穴、皮部取穴、络脉取穴、阿是穴的应用及子午流注取穴等方面去学习。

【学习思考题】

1. 经络系统包括哪些内容？
2. 十二经脉的分布及其循行、交接规律是什么？
3. 试述十二经脉的表里、属络关系。
4. 何谓奇经八脉？其特点如何？
5. 概述任、督、冲、带脉的循行与作用。
6. 何谓十五络脉？其特点、作用是什么？
7. 十二经别有什么特点？
8. 手厥阴心包经的循行不到咽喉，为什么本经大陵穴能治喉痛？
9. 十二经筋的分布有何特点？
10. 在经络分部的关系中，标本有何意义？举例说明
11. 标本的大体部位怎样？
12. 怎样理解四根三结？它有什么意义？
13. 举例说明气街的应用。
14. 何谓四海？
15. 概述经络在诊断上的应用。
16. 概述经络在治疗上的应用。

第二章　腧穴总论

【目的要求】

1．了解腧穴的概念与命名。
2．熟悉腧穴的分类。
3．掌握腧穴的主治作用有哪几种。
4．掌握腧穴的定位方法。
5．熟悉特定穴的名称与意义。

【自学时数】

3学时。

腧穴是人体脏腑经络气血输注于体表的部位，是针灸施术的刺激点。本章就腧穴的概念、命名、分类、作用、定位以及特定穴等内容作概括性介绍。

第一节　腧穴的命名与分类

一、腧穴的概念

腧穴是脏腑经络气血输注于体表的部位，是针灸施术的刺激点。腧穴在历代还有很多名称，如砭灸处、气穴、骨空、孔穴，也有叫做穴位的。

“腧”是从“输”分化出来的，从肉旁，作为腧穴的专用字。《黄帝内经·素问》解释腧穴为“脉气所发”。《黄帝内经·灵枢》说：“节之交，三百六十五会。”又说：“所言节者，神气之所游行出入也，非皮肉筋骨也。”说明穴位不是孤立于体表的一个点，而是与脏腑、组织、器官有一定内在联系，互相输通的一些特定部位，这些特定部位在经络线上。针灸就是通过刺激经络腧穴，使之产生调整作用，来达到防治疾病的目的。

二、腧穴的命名

每个腧穴都有一定的部位和命名缘由。腧穴的命名，大致分为以下三类。

（一）自然类

1．以天文命名：如日月、上星、太白等。

2. 以地理和腧穴形象命名。

(1) 以山陵丘墟命名：如承山、大陵、商丘、丘墟等。

(2) 以谷溪沟渎命名：如合谷、后溪、水沟、中渎等。

(3) 以海泽池泉命名：如小海、少海、尺泽、曲池、涌泉等。

(4) 以街道市廊命名：如气街、水道、风市、步廊等。

(二) 物象类

1. 以动物名称命名：如鱼际、鱼腰、伏兔、犊鼻等。

2. 以植物名称命名：如攒竹、禾髎等。

3. 以建筑物名称命名：如玉堂、库房、地仓、气户等。

(三) 人体类

1. 以解剖部位命名：如大椎、完骨、心俞、肺俞等。

2. 以生理功能命名：如承浆、听宫、血海、魂门等。

3. 以治疗作用命名：如光明、迎香、归来、水分等。

4. 以阴阳属性命名：如阴陵泉、阳陵泉、三阴交、三阳络等。

三、腧穴的分类

人体的腧穴可分为十四经穴，经外奇穴和阿是穴三类。

1. 十四经穴：凡归属于十四经的腧穴称为十四经穴，简称为经穴。十四经穴的特点是：有固定的名称、位置及属经。

十四经穴的数量是由少到多，逐渐发展起来的。《黄帝内经》虽有 365 穴的说法，而实际仅有 160 穴。晋代皇甫谧著《针灸甲乙经》记录经穴 349 个。宋代王惟一著《铜人腧穴针灸图经》把经穴增加到 354 个。明代杨继洲《针灸大成》记载经穴 359 个。清代李学川《针灸逢源》记载经穴 361 个。目前的经穴为 361 个。

2. 经外奇穴：简称“奇穴”，是指既有固定的名称，又有固定的位置，但尚未归入十四经的腧穴。有的腧穴因其位置奇，有的因其取法奇，加之这类腧穴又有较好的疗效，故称奇穴。

奇穴的位置虽然比较零散，但与经络系统仍有密切关系。如印堂与督脉，太阳穴与手少阳三焦经等。从历代针灸文献中可以看出，很多经穴就是从经外奇穴纳入十四经的。

3. 阿是穴：“阿”有痛的意思，“是”有“这”的意思，因其按压痛处，病人会发出“啊”的声音，故名“阿是”。此名称首见于《备急千金要方》，书中以痛点取穴，快感取穴为特点。因阿是穴没有固定的位置、名称和属经，故又称“不定穴”、“天应穴”，日本人称为“扪当穴”。其名虽异，含意皆同。《黄帝内经》称此类穴为“以痛为腧”，即是阿是穴的最早记载。

第二节　腧穴的主治作用

腧穴的主治作用，又称腧穴的主治规律。腧穴的作用，与经络、脏腑有密切关系，即“经脉所过，主治所及”。腧穴的主治作用，主要有以下三个方面：

一、近治作用

所有的腧穴均可治疗该穴所在部位及邻近组织、器官的病症，这是一切腧穴主治作用所具有的共同特点。如眼区周围的睛明、承泣、攒竹、瞳子髎等穴均能治疗眼疾；胃脘部的中脘、梁门、建里等穴均能治疗胃病；面部的地仓、颊车、下关均能治疗面部瘫痪、痉挛等病症。

二、远治作用

腧穴的远治作用，这是十四经腧穴主治作用的基本规律。在十四经所属腧穴中，尤其是十二经脉在四肢肘膝关节以下的腧穴，不仅能治疗该穴所在部位的病症，而且还能治疗该穴所属经脉所过部位的脏腑、组织、器官的病症。如合谷不仅能治疗手部的抽搐、疼痛等病症，还能治疗本经脉所过的颈部、头面病症。再如足三里不仅能治疗膝关节疼痛及下肢痿痹，还能治疗各种消化系统病症，如胃痛、腹胀、胀泻等病症。

三、特殊作用

1. 双向调整作用：针刺某些腧穴，对机体的不同状态有双向性的良性调整作用。例如炎症时，白细胞升高，针刺大椎穴有抗炎、降低白细胞的作用；而因射线病致的白细胞过低时，针刺大椎穴又能升高白细胞。天枢穴既有止泻、止痢的作用，又有通便作用。心动过速时，针刺内关能减慢心率；心动过缓时，针刺内关穴又可使心率恢复至正常范围。

2. 相对特异作用：某些腧穴对于相应病症有特殊的治疗作用。例如大椎穴退热，少商穴治急性咽喉肿痛，至阴穴矫正胎位不正，水沟穴开窍醒神，四缝穴治疗小儿疳疾等。兹将各经腧穴主治的异同分经列表（表1－2－1）。

表1－2－1　十四经腧穴主治异同表

手三阴经			
	本经特点	二经相同	三经相同
手太阴肺经	肺、喉病		胸部病
手厥阴心包经	心、胃病	神志病	
手少阴心经	心病		

手三阳经			
	本经特点	二经相同	三经相同
手阳明大肠经	前头、鼻、口、齿病		咽喉病、热病
手少阳三焦经	侧头、胁肋病	眼病、耳病	
手太阳小肠经	后头、肩胛、神志病		

足三阳经		
	本经特点	三经相同
足阳明胃经	前头、口、齿、咽喉病、胃肠病	眼病、神志病、热病
足少阳胆经	侧头、耳病、胁肋病	
足太阳膀胱经	后头、背腰病（背俞穴治疗脏腑病）	

续表

足三阴经		
	本经特点	三经相同
足太阴脾经	脾胃病	前阴病、妇科病
足厥阴肝经	肝病	
足少阴肾经	肾病、肺病、咽喉病	
任督二脉		
	本经特点	二经相同
任脉	回阳、固脱、有强壮作用	神志病、脏腑病、妇科病、二阴病
督脉	中风、昏迷、热病、头面病	

第三节　腧穴的定位方法

针灸临床中，治疗效果与取穴是否准确有密切的关系，为了准确取穴，必须掌握好定位方法。常用的定位方法有以下几种。

一、骨度分寸法

骨度分寸法，古称“骨度法”，此法是以骨节为主要标志来测量人体各部位的长短，并以该尺寸按比例折算，作为定穴的标准。不论身材高矮、体质肥瘦，均可按照此法来测量。骨度分寸法是以《黄帝内经·灵枢》篇为依据，经过长期反复实践，不断补充修改，才成为目前腧穴定位的基本准则。常用的骨度分寸列表（表1－2－2）说明（图1－2－1）。

表1－2－2　　常用骨度分寸表

部位	起止点	折量寸	度量法	说　明
头部	前发际至后发际	12寸	直寸	如前、后发际不明，从眉心量至第七颈椎棘突下为18寸，其中眉心至前发际为3寸，后发际至第七颈椎棘突下为3寸
	耳后两乳突之间	9寸	横寸	
	两额角发际之间	9寸	横寸	
胸腹部	胸骨上窝至胸剑联合中点	9寸	直寸	胸部与胁肋部取穴，一般根据肋骨计算，每肋骨折作1寸6分
	胸剑联合至脐	8寸	直寸	
	脐中至耻骨联合上缘	5寸		
	两乳头之间	8寸	横寸	
背腰部	肩胛骨脊柱缘至后正中线	3寸	横寸	肩胛骨下角平第七胸椎，髂嵴平第四腰椎背部腧穴根据脊椎定位
	肩峰端至后正中线	8寸	横寸	

续表

部位	起止点	折量寸	度量法	说明
上肢部	腋前、后纹头至肘横纹	9 寸	直寸	
	肘横纹至腕横纹	12 寸	直寸	
下肢部	耻骨联合上缘至股骨内上髁上缘	18 寸	直寸	用于足三阴经的骨度分寸
	胫骨内侧髁下缘至内踝尖	13 寸	直寸	
	股骨大转子高点至腘横纹	19 寸	直寸	用于足三阳经的骨度分寸
	臀横纹至腘横纹	14 寸	直寸	
	腘横纹至外踝尖	16 寸	直寸	
	外踝尖至足底	3 寸	直寸	
侧胸部	腋窝顶点至第 11 肋游离端（章门）	12 寸	直寸	
侧腹部	第 11 肋端至股骨大转子高点	9 寸	直寸	

二、体表标志法

体表标志法又称解剖标志法或自然标志取穴法。此法可分为固定标志和活动标志两种方法。

1. 固定标志法：此法是以五官、毛发、指（趾）甲、乳头、脐等不受人体活动影响而固定不移的标志来确定腧穴的位置。例如鼻尖取素髎，眉间中点取印堂，两乳头连线中点取膻中，第七颈椎棘突下取大椎等。

2. 活动标志法：此法是指必须采取相应的姿势，才能出现的标志而言。例如取耳门、听宫、听会，应张口取穴；取曲池要屈肘，于肘横纹外侧端取穴；取养老穴应掌心向胸，当尺骨茎突的桡侧骨缝中取穴。

三、手指同身寸法

手指同身寸法，又称“指寸定位法”或“手指比量法”是以患者的手指为标准，进行测量定位的方法。临床常用的有以下三种。

1. 中指同身寸法：此法简称“中指寸法”。该法是以患者的中指中节屈曲时，内侧两端纹头之间定为一寸。可用于四肢直寸和背部横寸取穴（图 1－2－2）。

2. 拇指同身寸法：此法是以患者拇指指关节的宽度定为一寸。适用于四肢的直寸取穴（图 1－2－3）。

3. 横指同身寸法：此法又称“一夫法”。该法是将患者示指、中指、无名指和小指并拢，以中指中节近心端横纹处为准，四指横量定为三寸（图 1－2－4）。

四、简便取穴法

此法是临床上常用的一种简便易行的取穴法。例如取列缺穴，以病人左右两手虎口交

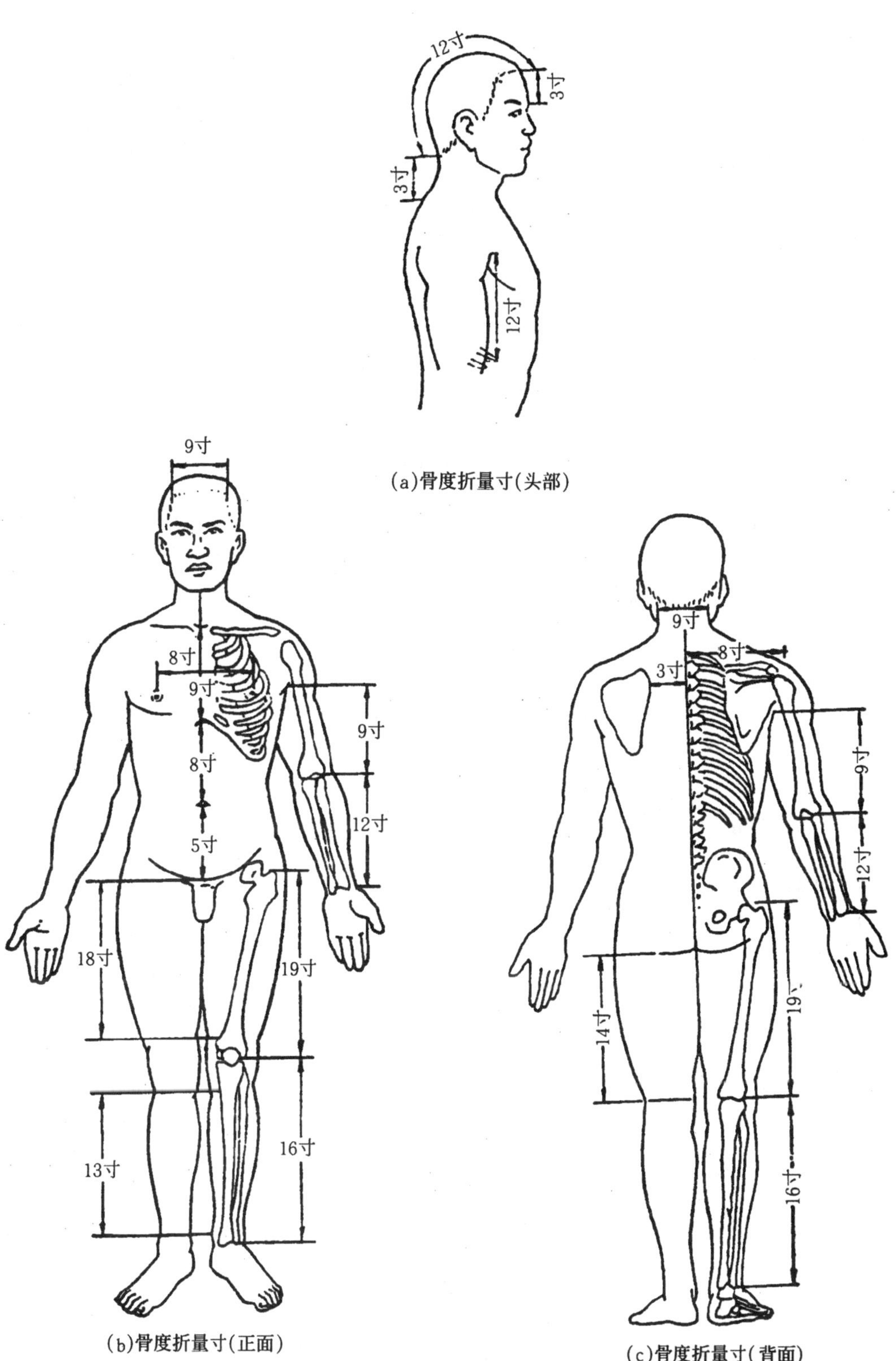

(a)骨度折量寸(头部)

(b)骨度折量寸(正面)

(c)骨度折量寸(背面)

图 1－2－1　常用的骨度折量寸

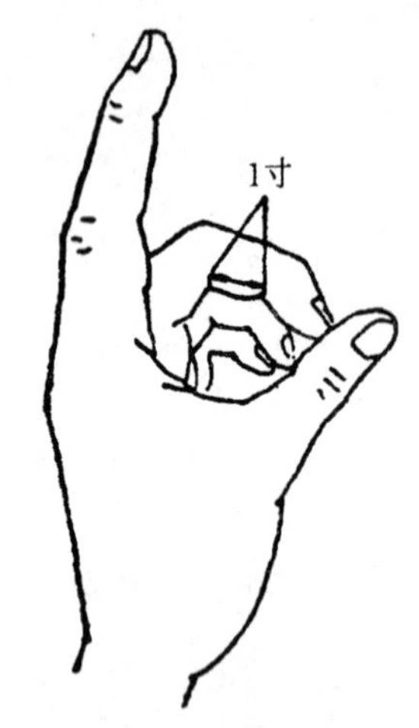

图1－2－2　中指同身寸法

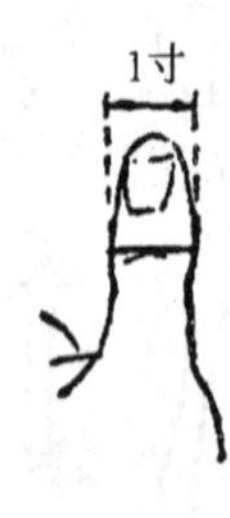

图1－2－3　拇指同身寸法

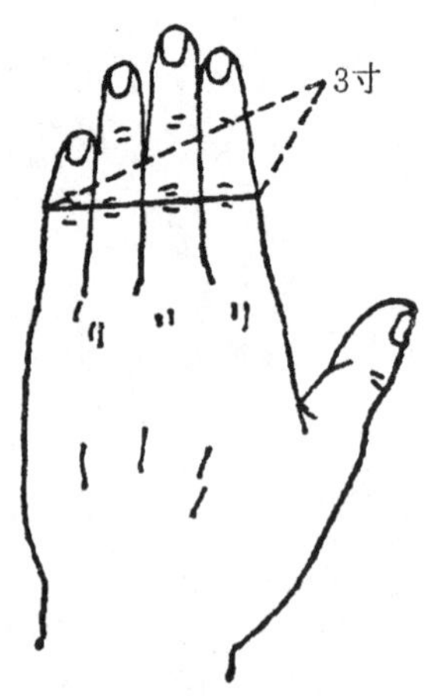

图1－2－4　横指同身寸法

叉，一手示指压在另一手腕后桡骨茎突上方的凹陷处，当示指尖端下有一缺列处，就是本穴。又如两耳尖经头顶部连线的中点处取百会穴。直立时两臂下垂，当中指尖端处取风市穴。垂肩屈肘，肘端尽处的侧腹部取章门穴。

第四节　特　定　穴

特定穴是十四经中具有特殊性能和治疗作用，并有特定名称的腧穴。

一、五输穴

五输穴，是十二经脉分布在肘、膝以下的五个特定腧穴，即“井、荥、输、经、合”穴，简称“五输”。

古代医家把气血在经脉中运行的情况，用自然界水流现象作比喻，对经气流注由小到大，由浅入深，分别用井、荥、输、经、合五个名称，来说明经气运行过程中每个穴所具有的特殊作用。形容经气所出，如水的源头，称为“井”；经气流过之处，如刚出的泉水微流，称为“荥”；经气所灌之处，如水流由浅入深，称为“输”；经气所行经的部位，像水在通畅的江河中流过，称为“经”；经气最后如百川汇合入海，称为“合”。

二、原穴、络穴

原穴、络穴大部分位于四肢腕踝关节附近。每一经脉和它连属的脏腑，都与其相应的原穴、络穴有密切关系。“原”是本源、原气（或元气）之意。原气导源于肾间动气，是人体生命活动的原动力。原穴是脏腑原气经过和留止的部位。因此，脏腑的病变，可以反映到十二原穴。“络”有联络的含意。由于络穴大多分布于表里两经的联络处，故称为“络”。原穴与络穴，皆可单独使用，若二者配合使用，称为“原络配穴法”。阴经原穴又是五输穴中的输穴，所谓“阴经之输并于原”，就是“阴经以输为原”。

三、俞穴、募穴

俞穴，是脏腑之气输注于背腰部的腧穴。募穴，是脏腑经气汇集于胸腹部的腧穴。俞穴与募穴皆分布在躯干部，并与该脏腑一前一后相对应。俞与募，可单独使用，亦可配合使用，其配穴法称为“俞募配穴法”。

四、八脉交会穴

所谓八脉交会穴，是指奇经八脉与十二经脉相通的八个腧穴。这八个腧穴分布在上肢和下肢的腕踝附近。八脉交会穴在临床上可以相互配合应用，即公孙配内关，外关配足临泣，后溪配申脉，列缺配照海。李梴在《医学入门》中指出：“周身三百六十穴统于手足六十六穴，六十六穴又统于八穴。”强调了八脉交会穴的重要作用。

五、八会穴

人体的脏、腑、气、血、筋、脉、骨、髓的精气聚会之处，称为“八会穴”。其内容是脏会章门，腑会中脘，气会膻中，血会膈俞，筋会阳陵泉，脉会太渊，骨会大杼，髓会绝骨。八会穴主治相应的脏腑、组织、器官的病症。

六、郄穴

“郄”有孔隙的含意，是各经经气深集的部位。郄穴大多分布在四肢肘膝关节以下，多用于急性病症。十二经脉和奇经八脉中的阴维脉、阳维脉、阴跷脉、阳跷脉各有一个郄穴，共 16 个郄穴。

七、下合穴

下合穴，是指六腑之气下合于足三阳经的 6 个腧穴。即大肠合于上巨虚，小肠合于下巨虚，三焦合于委阳，胃合于足三里，胆合于阳陵泉，膀胱合于委中。在临床上，对六腑病症均可选用各自相应的下合穴治疗。

八、交会穴

交会穴是指两条或两条以上经脉相交、会合部位的腧穴。如三阴交穴，穴属足太阴脾经，为足少阴、厥阴所交会；迎香穴属手阳明大肠经，为足阳阴胃经所交会。交会穴不仅能治疗本经病症，也能治疗交会经病症。

自 学 指 导

【重点难点】

古代医家多次指出“气穴所发，各有上名”；“凡诸孔穴，名不徒设，皆有深意”。说明腧穴的命名均有其意义。了解腧穴的命名，可以加深理解腧穴的定位、功能与主治。腧穴可依据其名称、位置及属经的有无分为十四经穴、经外奇穴及阿是穴。目前经穴共有 361 个。经外奇穴在各部书中的记载各有不同，故尚无统一数目。

本章内容应重点掌握。学习本章知识，可以结合背诵经穴分寸歌，做全面系统分析、理解。掌握十四经脉的体表循行概况，了解各经脉主治特点，为以后进一步学习经络腧穴各论打下良好基础。要重点掌握腧穴的三个方面的主治作用，即近治作用、远治作用及特殊作用。

本章以骨度分寸法为重点。前发际至后发际为 12 寸；两额角发际之间为 9 寸；两乳突间为 9 寸；胸骨上窝中点（天突穴）至胸剑联合为 9 寸；胸剑联合至脐中为 8 寸；脐中至耻骨联合上缘为 5 寸；两乳头之间为 8 寸；腋前纹头至肘横纹 9 寸；肘横纹至腕横纹 12 寸；耻骨联合上缘至股骨内上髁上缘 18 寸；胫骨内髁下缘至内踝尖 13 寸；股骨大转子高点至腘横纹（膝中）19 寸；腘横纹至外踝尖 16 寸；臀横纹至腘横纹 14 寸。此外，肩胛骨脊柱缘至后正中线为 3 寸，用于背腰部的横寸取穴。

特定穴在针灸学中占有相当重要地位。因此，熟悉特定穴的名称与意义，对掌握腧穴的功能、主治、临床配穴处方，均有一定作用。

特定穴有十种。分布在四肢肘膝关节以下的特定穴有五输穴、原穴、络穴、郄穴、下合穴、八脉交会穴及八会穴；背俞穴分布在背腰部，皆在足太阳膀胱经第一侧线上；募穴分布在胸腹部，且与其相应脏腑相对应；交会穴分布于全身。进一步学习特定穴，可结合经络腧穴各论及下篇治疗总论的“特定穴的应用”来进行。

【学习思考题】

1. 什么是腧穴？腧穴分哪几类？各有何特点？
2. 自《黄帝内经》以后，哪些书籍发展了十四经穴？各记载了多少个经穴？
3. 腧穴的主治作用有哪几方面？
4. 举例说明腧穴的双向良性调整作用。
5. 腧穴的定位方法有哪几种？
6. 试述常用的骨度分寸。
7. 临床常用的手指同身寸取穴法有哪几种？
8. 什么叫特定穴？特定穴有哪几种？各有多少个腧穴？
9. 如何理解五输穴？

第三章　经络腧穴各论

【目的要求】

1. 掌握与本章节内容有关的针灸基本理论、基本知识和基本技能。
2. 掌握十四经脉的循行。
3. 掌握十二经脉脏腑的属络关系。
4. 在人体绘出十四经体表循行路线。
5. 熟悉十四经脉的病候举要。
6. 掌握十四经中重点（180个）腧穴的定位、主治、作用与操作。
7. 熟悉冲脉、带脉、阳维脉、阴维脉、阳跷脉、阴跷脉的循行与病候。
8. 了解冲脉、带脉、阳维脉、阴维脉、阳跷脉、阴跷脉的交会穴。
9. 掌握十五络脉的定位与应用。
10. 掌握常用经外奇穴的定位、主治与应用。

【自学时数】

44学时。

第一节　十二经脉

一、手太阴肺经（11穴）

（一）循行路线

起于中焦，向下联络大肠，回绕过来沿着胃上口，通过横膈，属于肺脏，从肺系（肺与喉咙联系的部位）横行出来（中府），向下沿着上臂内侧，行于手少阴经和手厥阴经的前面，下行到肘窝中，沿着前臂内侧桡侧前缘，进入寸口，经过鱼际，沿着鱼际边缘，出拇指桡侧端（少商）。手腕后方的支脉：从列缺处分出，一直走向示指桡侧端，与手阳明大肠经相接（图1－3－1）。

（二）病候举要

1. 经络病候：恶寒、发热、无汗或汗出、鼻塞、头痛、胸部胀满、缺盆中痛、或肩背冷痛、手臂内侧前缘痛、上肢不能高举等症。

2. 脏腑病候：咳嗽、气喘、少气不足以息、咽喉肿痛、心烦、咳血、手心发热。或脘腹胀满，二便异常。

（三）腧穴歌诀

一手太阴是肺经，臂内拇侧上下循。
中府乳上属三肋，云门锁骨窝里循。
二穴相差隔一肋，距腹中线六寸平。
天府腋下三寸取，侠白肘上五寸擒。
尺泽肘中大筋外，孔最腕上七寸凭。
列缺交叉示指尽，经渠寸口动脉行。
太渊掌后纹头是，鱼际节后散脉荣。
少商穴在大指内，去指甲角一分明。

（四）腧穴分述

1. 中府

【出处】《针灸甲乙经》称中府，《脉经》、《黄帝内经·素问》称“膺中俞”。

【命名】中，指中焦。穴当中焦脾胃之气汇聚肺经的部位。

【类属】①肺的“募”穴。②手、足太阴之会。

【定位】任脉旁开 6 寸，平第 1 肋间隙处。当手叉腰时，在锁骨外端的下缘出现一个三角形的凹陷（中心是云门），凹陷正中直下一寸处是穴（图 1－3－2）。

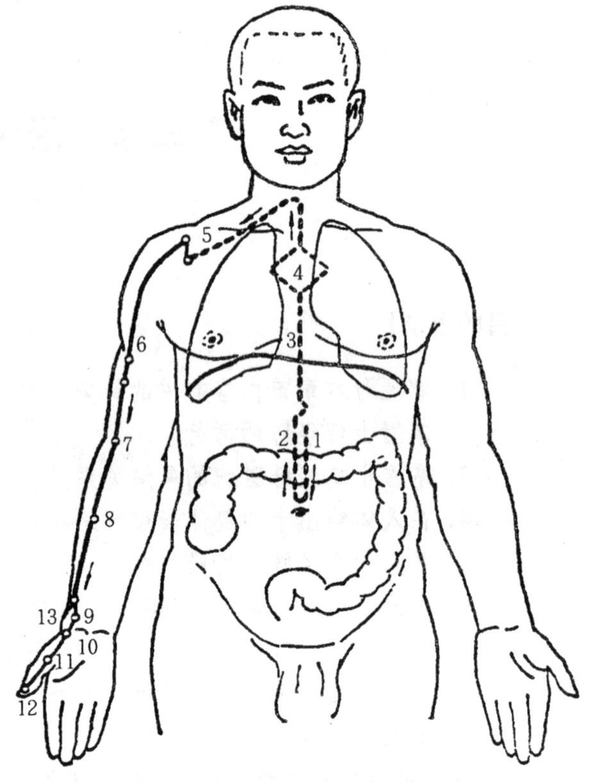

图 1－3－1　手太阴肺经脉循行示意图

1. 起于中焦，下络大肠　2. 还循胃口　3. 上膈　4. 属肺　5. 从肺系横出腋下　6. 下循臑内，行少阴、心主之前　7. 下肘中　8. 循臂内上骨下廉　9. 入寸口　10. 上鱼　11. 循鱼际　12. 出大指之端　13. 其支者，从腕后直出，次指内廉，出其端

图注：——本经有穴通路　……本经无穴通路　○本经腧穴　●常用腧穴　△他经腧穴

【解剖】针刺入皮肤，经皮下组织、胸大肌、胸小肌、肱二头肌短头和喙肱肌。穴区浅层有头静脉和锁骨上神经中间支、第 1 肋间神经外侧皮支；深层有胸前神经内侧支和外侧支、胸肩峰动脉和胸外侧动脉分布。

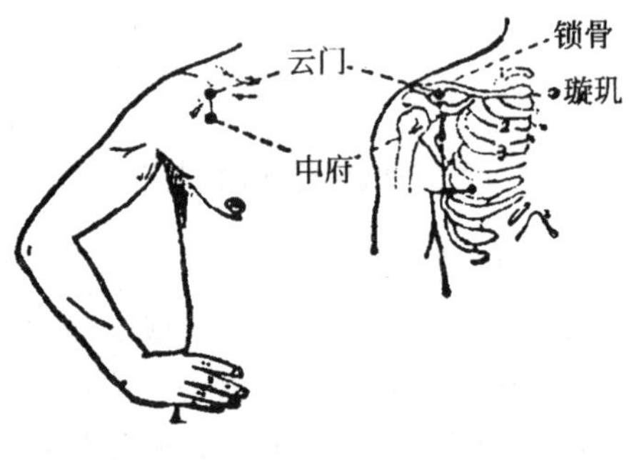

图 1－3－2

【功能】调理肺气，养阴清热。

【主治】咳嗽、胸痛、哮喘、烦满、腹胀、纳呆、肩背酸痛、肺风面肿。

【操作】向外斜刺 0.5～0.8 寸，不可向内侧深刺，以免伤及肺脏，可灸。

【备考】①《备急千金要方》中府、间使、合谷主面、腹肿。②《针灸资生经》中府、少冲治心痛。③配肺俞、百劳、膏肓俞，针灸并用治肺痨。患肺病时，此处可出现压痛反应。

2. 云门

【出处】《黄帝内经·素问》。

【命名】人之气血，始于手太阴，出于云门，归于足厥阴，入于期门。穴居肺之上，犹如六气浮游空中，滋生万物，故名。

【定位】任脉旁开6寸，锁骨下缘处取穴（图1－3－2）。

【解剖】针刺入皮肤，经皮下组织、三角肌、喙锁韧带。穴区浅层有锁骨上神经中间支、第1肋间神经外侧皮支；深层有腋神经肌支和胸肩峰动脉分布。

【功能】调理肺气。

【主治】咳嗽、气喘、胸中烦满热痛、肩臂不举、麻木、疼痛。

【操作】向外斜刺0.5～0.8寸，不可向内侧深刺，以免伤及肺脏，可灸。

3．天府

【出处】《黄帝内经·灵枢》、《黄帝内经·素问》。

【命名】古代取此穴使鼻尖点臂上，所到之处是穴，鼻为肺窍，外通天气，肺为诸气之府，故名。

【定位】垂臂，在上臂内侧，腋前皱壁上端，向外方的水平线下3寸，肱二头肌外缘处（图1－3－3）。

【解剖】针刺入皮肤，经皮下组织、肱二头肌长头。穴区有头静脉经过和臂外侧皮神经分布；深层有肌皮神经和肱动脉分布。

【功能】调理肺气，清热散结。

【主治】气喘、鼻衄、喉肿、瘿气、臂痛。

【操作】直刺0.5～1寸，可灸。

【备考】《针灸甲乙经》禁灸。《备急千金要方》灸。

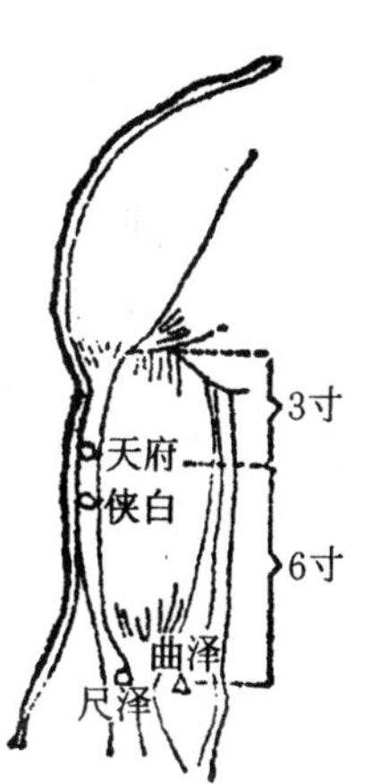

图1－3－3

4．侠白

【出处】《针灸甲乙经》。

【命名】侠同挟，有护的意思。穴在上臂内侧，在肺的两旁，肺色白，穴挟其旁，故名。

【定位】在臂内侧面，天府穴下1寸，尺泽穴上5寸（图1－3－3）。

【解剖】针刺入皮肤，经皮下组织、肱二头肌长头、肱肌。穴区有头静脉经过和臂外侧皮神经；深层有肌皮神经和肱动脉分布。

【功能】调肺气，止疼痛。

【主治】咳嗽、心痛、上臂内侧痛。

【操作】直刺0.5～1寸，可灸。

5．尺泽

【出处】《黄帝内经·灵枢》。

【命名】据《黄帝内经·灵枢》记载：从腕至肘定为1尺，是肺经合穴，水当润泽，故名。

【类属】手太阴经所入为“合”。

【定位】仰掌，肘部微屈，在肘横纹中，肱二头肌腱的桡侧缘（图1－3－4）。

【解剖】针刺入皮肤，经皮下组织、肱桡肌、肱肌；穴区有前臂外侧皮神经；深层有桡神经干经过，并有桡神经深支、肌皮神经肌支和桡侧副动脉前支分布。

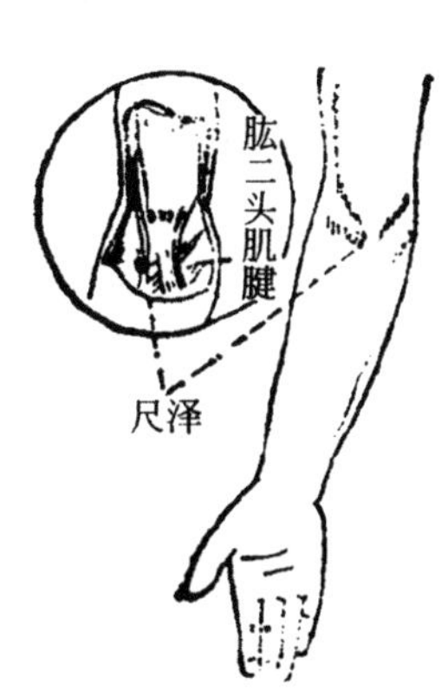

图1－3－4

【功能】调理肺气，清热和中。

【主治】咳嗽、哮喘、胸满、咳血、潮热、咽喉肿痛、小儿惊风、肘臂挛痛。

【操作】直刺 0.8～1.2 寸；或点刺出血，可灸。

【备考】①配少商，治咽喉肿痛、鼻衄。②配委中，用三棱针点刺出血治丹毒、急性吐泻。③《医宗金鉴》禁灸。④《黄帝内经·素问》："刺肘中内陷，气归之，为不屈伸。"按"气"指恶气、病患，此处是指应避开动脉。

6. 孔最*

【出处】《针灸甲乙经》。

【命名】孔，指通；最，第一的意思。该穴主治"热病汗不出"，针之能宣通肺气，开泄腠理，犹如通中发汗，最为第一，故名。

【类属】手太阴经"郄"穴。

【定位】在尺泽与太渊连线上，腕横纹上 7 寸处（图 1－3－5）。

【解剖】针刺入皮肤，经皮下组织、肱桡肌、桡侧腕屈肌、旋前圆肌、拇长屈肌。穴区浅层有头静脉、前臂外侧皮神经、桡神经浅支；深层有桡神经浅支和桡动脉经过，并有正中神经肌支、桡动脉深支和桡侧返动脉分布。

【功能】润肺止血，解表清热。

【主治】咳嗽、气喘、咳血、咽痛、失音、热病汗不出、肘臂痛、痔疾。

【操作】直刺 0.5～1.2 寸，可灸。

【备考】配合谷治高热无汗。

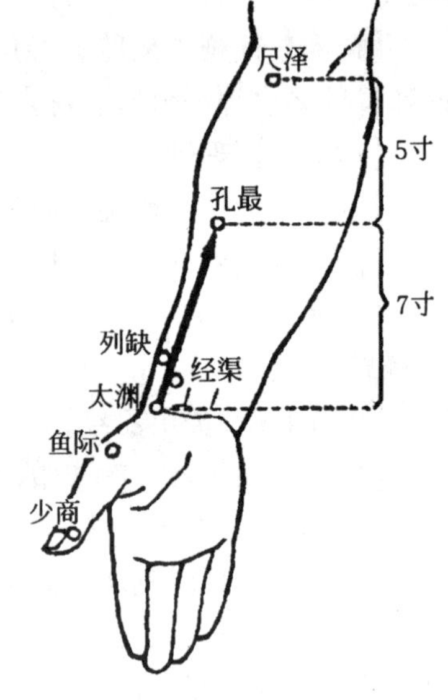

图 1－3－5

7. 列缺*

【出处】《黄帝内经·灵枢》。

【命名】该穴位于桡骨茎突的缺列处，手太阴脉从这里别走手阳明脉，故名。

【类属】①手太阴经"络"穴，别走手阳明大肠经。②八脉交会穴之一，通于任脉。

【定位】桡骨茎突上，腕横纹上 1.5 寸（图 1－3－5），当肱桡肌腱与拇长展肌腱之间。

简便取穴法：两手虎口交叉，一手示指按在另一手桡骨茎突上，示指尖附着的凹陷处是穴。

【解剖】针刺入皮肤，经皮下组织、拇长展肌腱、肱桡肌腱、旋前方肌。穴区浅层有前臂外侧皮神经和桡神经浅支；深层有桡神经深支、正中神经肌支和桡动脉分布。

【功能】宣肺疏风，通调任脉。

【主治】偏头痛、项强、咳喘、瘾疹、咽喉疼痛、口眼㖞斜、腕痛无力、阴中痛溺血。

【操作】向上或向下斜刺 0.3～0.8 寸，可灸。

【备考】①四总穴之一，长于治疗偏、正头痛、颈项强痛、口眼㖞斜。②配鱼际、少商治疗急性咽喉疼痛。③配照海治肾阴虚之咽喉干痛。

8. 经渠

【出处】《黄帝内经·灵枢》。

【命名】此穴之下是脉之会，而此穴是肺经经气经过的冲渠要道，故名。

【类属】手太阴经所行为“经”。

【定位】在腕横纹上1寸，当桡骨茎突内缘与桡动脉之间凹陷处（图1－3－5）。

【解剖】针刺入皮肤，经皮下组织、桡侧腕屈肌腱与拇长肌腱之间、旋前方肌。穴区浅层有前臂外侧皮神经分支；深层有正中神经肌支、桡神经深支和桡动脉分布。

【功能】宣肺平喘，清热止痛。

【主治】咳嗽、咽喉肿痛、腕痛。

【操作】避开动脉，直刺0.3～0.5寸，禁灸。

【备考】《黄帝内经·灵枢》“寸口中也，动而不居。”

9．太渊

【出处】《黄帝内经·灵枢》。

【命名】太，甚大。渊，深渊。穴当寸口脉气旺盛处，是脉之会穴，故名。

【类属】①手太阴经所注为“输”。②肺经原穴。③八会穴之一，脉会太渊。

【定位】在腕横纹上，桡动脉桡侧凹陷处（图1－3－5）。

【解剖】针刺入皮肤，经皮下组织、桡侧腕屈肌腱和拇长展肌腱。穴区浅层有前臂外侧皮神经；深层有桡动、静脉干及正中神经肌支和骨间后神经（桡神经分支）分布。

【功能】调理肺气，通调血脉。

【主治】咳嗽、气喘、咳血、呕血、喉干咽痛、胸痛、无脉症、腕臂痛。

【操作】避开桡动脉，直刺0.3～0.5寸，可灸。

【备考】①太渊，又名太泉。渊，泉字别意同。②《玉龙赋》咳嗽风痰，太渊、列缺宜刺。③配内关、心俞治无脉症。

10．鱼际

【出处】《黄帝内经·灵枢》。

【命名】穴当手大指本节后赤白肉际处，形同鱼腹赤之状，又位于它的边际，故名。

【类属】手太阴经所溜为“荥”。

【定位】第一掌骨中点，赤白肉际处（图1－3－5）。

【解剖】针刺入皮肤，经皮下组织、拇短展肌、拇对掌肌、拇短屈肌。穴区浅层有正中神经皮支和前臂外侧皮神经分布；深层有正中神经肌支、尺神经肌支和拇主要动脉分布。

【功能】清肺解热，开音利咽。

【主治】咳嗽、咳血、喉痛、咽干、失音不语、发热、小儿疳积、乳痈。

【操作】直刺0.5～1寸，可灸。

【备考】①《黄帝内经·灵枢》载：热病，而汗且出，及脉顺可汗出，取之鱼际、太渊、大都、太白，泻之则热去，补之则汗出。②配四缝、大横治小儿疳积。

11．少商

【出处】《黄帝内经·灵枢》。

【命名】少，小；商，金声，应肺。此是手太阴肺经末穴，其气少小，故名。

【类属】手太阴经所出为“井”。

【定位】拇指桡侧，距指甲角约0.1寸（图1－3－5）。

【解剖】针刺入皮肤，经皮下组织，穴区有桡神经浅支，指掌侧固有神经指背支（正中神经分支）和拇主要动脉分布。

【功能】清肺利咽，泄热醒神。

【主治】急性咽喉肿痛、咳嗽、重舌、鼻衄、中风、中暑、昏迷、发热、癫狂、癔病、指腕挛急。

【操作】直刺0.1寸或向腕平刺1寸，或点刺出血。此穴一般不灸。

【备考】①少商是治疗中风，晕厥、昏迷常用急救穴之一。②《针灸大成》配天突、合谷治咽喉肿痛。③配翳风治痄腮。

手太阴肺经腧穴共计11个（图1－3－6）。体表起于中府，止于少商。井在少商，荥在鱼际，输在太渊，经在经渠，合在尺泽，募在中府，络在列缺，郄会孔最。其主治提要详见表3－1。

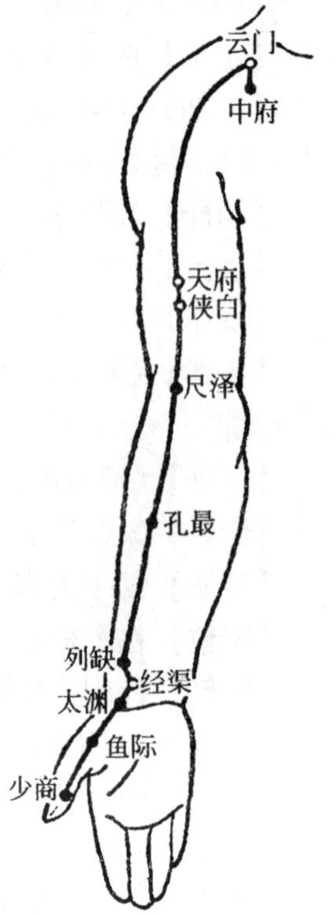

图1－3－6 手太阴肺经腧穴总图

二、手阳明大肠经（20穴）

（一）循行路线

起于示指末端（商阳），沿着示指桡侧上行，通过第一、第二掌骨之间（合谷），向上进入两筋之间的凹陷处，沿前臂前方，至肘部外侧，再沿上臂外侧前缘，上走肩端（肩髃），沿肩峰前缘，向上出于颈椎“手足三阳经聚会处”（大椎），再向下进入缺盆部，联络肺脏，通过横膈，属于大肠。

缺盆部支脉：上走颈部，经过面颊，进入下齿龈，回绕至上唇，交叉于人中，左脉向右，右脉向左，分布在鼻孔两侧（迎香），与足阳明胃经相接（图1－3－7）。

表1－3－1　　手太阴肺经腧穴主治提要表

穴名	部位	主治	
		1	2
中府	胸	咳嗽、气喘、胸痛	
云门	胸	咳嗽、气喘、胸痛	
胸部腧穴，主治胸、肺部疾病			
天府	上臂	气喘	鼻衄
侠白	上臂	咳嗽	
尺泽	肘	咳嗽、咳血、气喘、胸痛	潮热
孔最	前臂	咳嗽、咳血	痔疮出血
列缺	前臂	咳嗽	头痛、口㖞喉肿
经渠	前臂	咳嗽	咽喉肿痛
太渊	腕	咳血、喘咳	咽肿
鱼际	掌	咳嗽、咳血	咽喉肿痛
少商	拇指端	咳嗽	咽喉肿痛、昏迷
手臂部腧穴，主治喉、胸、肺疾病			

（二）病候举要

1. 经络病候：发热、咽喉痛、鼻衄、齿痛、目赤、颈肿、肩背痛、示指活动不便。

2. 脏腑病候：脐腹疼痛或腹痛走窜，肠鸣泄泻，或兼咳嗽气喘。

（三）腧穴歌诀

二手阳明属大肠，臂前外侧须审量。
商阳示指内侧取，二间握拳节前方。
三间握拳节后取，合谷虎口歧骨间。
阳溪腕上两筋内，偏历腕上三寸量。
温溜腕后上五寸，池前四寸下廉乡。
池下三寸上廉穴，三里池下二寸逢。
曲池屈肘纹头尽，肘髎大骨外廉旁。
肘上三寸寻五里，臂臑三角肌下方。
肩髃肩峰举臂取，巨骨肩尖骨陷藏。
天鼎扶下一寸取，扶突鼎上结喉旁。
禾髎水沟旁半寸，鼻旁五分是迎香。

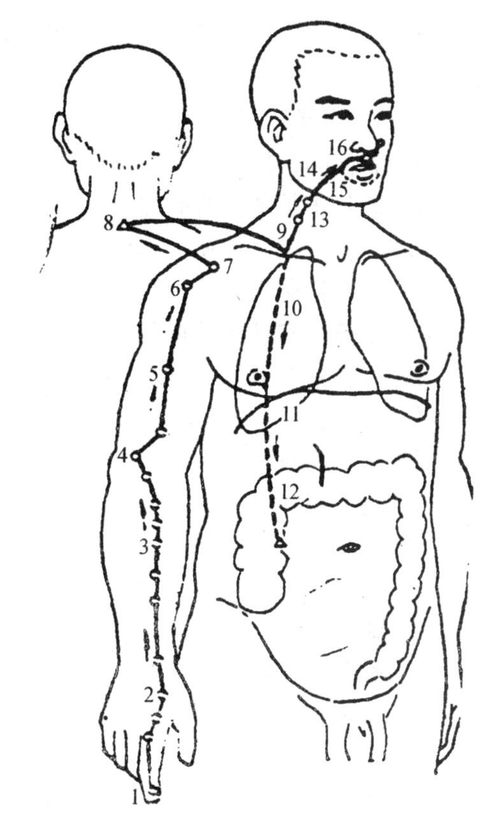

图 1－3－7　手阳明大肠经脉循行示意图

1. 起于大指次指之端　2. 循指上廉出合谷两骨间，上人两筋之中　3. 循臂上廉　4. 入肘外廉　5. 上臑外前廉　6. 上肩　7. 出髃骨之前廉　8. 上出于柱骨之会上　9. 下入缺盆　10. 络肺　11. 下膈　12. 属大肠　13. 其支者，从缺盆上颈　14. 贯颊　15. 入下齿中　16 还出挟口，交人中，左之右，右之左，上挟鼻孔

（四）腧穴分述

1. 商阳*

【出处】《黄帝内经·灵枢》。

【命名】商，金声，代表大肠；阳，指阳经。穴属手阳明大肠经。

【类属】手阳明经所出为“井”。

【定位】示指桡侧指甲角旁约0.1寸(图1－3－8)

【解剖】针刺入皮肤，经皮下组织，穴区有指掌侧固有神经指背支和指背动脉分布。

【功能】泻热消肿，开窍醒神。

【主治】齿痛、目黄、青盲、咽喉肿痛、颌肿、热病、中风昏迷、手指麻木。

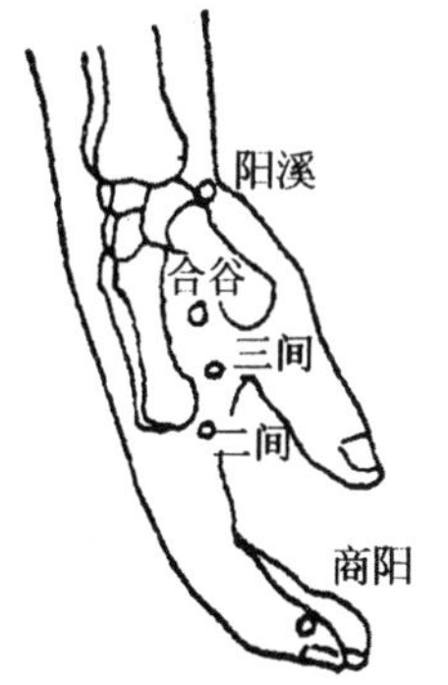

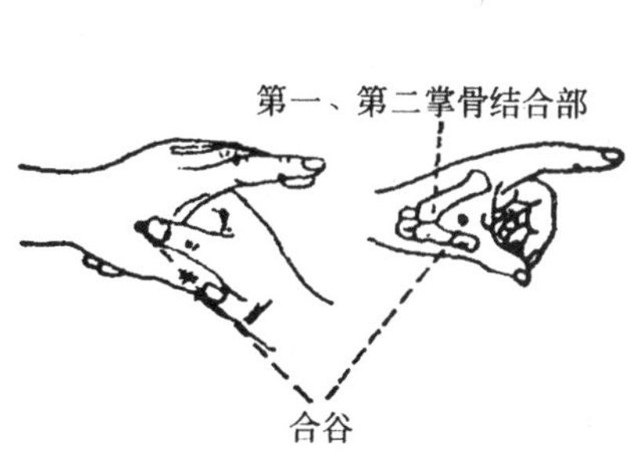

图 1－3－8

【操作】浅刺0.1寸，或点刺出血。可灸。

【备考】《针灸大成》热病汗不出。

2．二间

【出处】《黄帝内经·灵枢》。

【命名】间，指居处。因该穴为本经的第二穴，故名。

【类属】手阳明经所溜为“荥”。

【定位】微握拳，在手示指本节（第2掌指关节）前，桡侧凹陷处（图1－3－8）。

【解剖】针刺入皮肤，经皮下组织、指背腱膜。穴区分布有指背神经（桡神经浅支的分支）、指掌侧固有神经和指背动脉。

【功能】清热散风，消肿止痛。

【主治】目疾、鼻衄、齿痛、咽喉肿痛、口眼㖞斜，热病。

【操作】直刺0.2～0.4寸。可灸。

【备考】《医宗金鉴》齿痛，眼目诸疾。

3．三间*

【出处】《黄帝内经·灵枢》。

【命名】以本节为间隔，为本经第三穴。

【类属】手阳明经所注为“输”。

【定位】微握拳，在手示指本节（第2掌指关节）后，桡侧凹陷处（图1－3－8）。

【解剖】针刺入皮肤，经皮下组织、第1骨间背侧肌、指深屈肌腱。穴区浅层有指掌侧固有神经、掌背神经和动脉分布；深层有尺神经深支、正中神经肌支和示指桡侧动脉分布。

【功能】清热，散风，行气。

【主治】齿痛、目痛、咽喉肿痛、身热、多寐、腹胀肠鸣、指掌关节肿痛。

【操作】直刺0.3～0.5寸。可灸。

【备考】①《玉龙经》腹满、肠鸣、泄泻。②《针灸大成》喉中如梗。

4．合谷*

【出处】《黄帝内经·灵枢》。

【命名】肉之大会为谷，二处相连为合。穴当大指、次指歧骨间，该处形似深谷，故名。

【类属】手阳明经所过为“原”。

【定位】手背，第1、第2掌骨间，当第2掌骨桡侧的中点处（图1－3－8）。

简便取法：以一手的拇指指关节横纹，放在另一手的拇、示指之间的指蹼缘上，屈指当拇指尖处是穴。

【解剖】针刺入皮肤，经皮下组织、第1骨间背侧肌、拇收肌。穴区浅层有桡神经浅支、手背静脉网和掌背动脉分布；深层有尺神经深支和示指桡侧动脉分布。

【功能】疏风解表，镇痛通络。

【主治】头痛、目赤肿痛、咽喉肿痛、齿痛、失音、鼽衄、面肿、口眼㖞斜、牙关紧闭、半身不遂、指挛臂痛、热病无汗、多汗、疟疾、耳聋耳鸣、腹痛、经闭、滞产、痢疾、痄腮、小儿惊风、瘾疹、疔疮。

【操作】直刺0.5～1寸。可灸。

【备考】①《神应经》孕妇不宜针。②合谷配太冲，称四关穴，有镇静止抽作用。③《针灸甲乙经》鼻鼽衄，目痛瞑，厥逆头痛。④《针灸大成》狂言喜笑，热病烦心，肘臂不举。⑤《医宗金鉴》热病烦心，瘾疹痂疥，牙痛，咽痛。⑥针麻止痛常用穴。

5. 阳溪*

【出处】《黄帝内经·灵枢》。

【命名】腕背为阳，两筋之间形似小溪，故名。

【类属】手阳明经所行为“经”。

【定位】在腕背横纹桡侧，手拇指向上翘起时，当拇短伸肌腱和拇长伸肌腱之间的凹陷中（图1-3-9）。

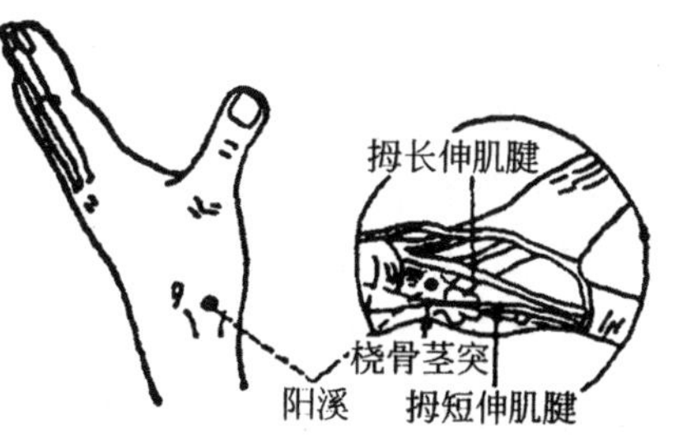

图1-3-9

【解剖】针刺入皮肤，经皮下组织，伸肌支持带（拇长、短伸肌腱之间）。穴区浅层有桡神经浅支和头静脉经过并分布；深层有骨间后神经和动脉分布。

【功能】清热散风。

【主治】头痛、目赤、耳聋耳鸣、咽喉肿痛、齿痛、寒热疟疾、癫狂、腕臂痛。

【操作】直刺0.5~0.8寸。可灸。

【备考】《针灸大成》热病烦心，疟疾。

6. 偏历*

【出处】《黄帝内经·灵枢》。

【命名】两旁为偏，经过为历。大肠经由此斜行，经历手臂，别走太阴，故名。

【类属】手阳明经“络”穴。

【定位】屈肘，在前臂背面桡侧，当阳溪与曲池穴连线上，腕横纹上3寸（图1-3-10）。

【解剖】针刺入皮肤，经皮下组织、拇短伸肌、桡侧腕长、短伸肌腱、拇长展肌腱。穴区浅层有前臂外侧皮神经、桡神经浅支和头静脉分布；深层有桡神经肌支和桡动脉分布。

【功能】清热疏肺，通调水道。

【主治】目赤、耳鸣耳聋，鼻衄、喉痛、水肿、手臂酸痛。

【操作】直刺0.3~0.5寸或斜刺1寸。可灸。

【备考】《标幽赋》利小便，医大人水蛊。

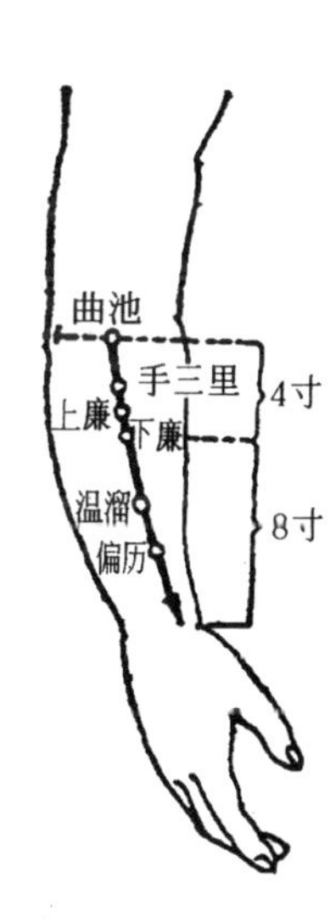

图1-3-10

7. 温溜

【出处】《针灸甲乙经》。

【命名】温，为阳气；溜同流。此处指阳气流行。

【类属】手阳明经“郄”穴。

【定位】屈肘，在前臂背面桡侧，当阳溪与曲池穴连线上，腕横纹上5寸（图1-3-10）。

【解剖】针刺入皮肤，经皮下组织、桡侧腕长伸肌腱、桡侧腕短伸肌。穴区浅层有前臂外侧皮神经、前臂后侧皮神经和头静脉分布；深层有骨间后神经和动脉分布。

【功能】清热解毒，调理肠胃。

【主治】头痛、面肿、吐舌、咽喉肿痛、肩臂酸痛、肠鸣腹痛、疔疮。

【操作】直刺0.5~1寸。可灸。

【备考】《针灸甲乙经》喉痹不能言，温溜与曲池取之。

8．下廉

【出处】《针灸甲乙经》。

【命名】廉形，如菱角之状，因该穴在曲池下4寸，屈肘握拳，穴处肌肉隆起，形如菱状，故名。

【定位】在前臂背面桡侧，当阳溪与曲池穴连线上，肘横纹下4寸（图1－3－10）。

【解剖】针刺入皮肤，经皮下组织、肱桡肌、桡侧腕短伸肌、旋后肌。穴区浅层有前臂外侧皮神经分布；深层有桡神经肌支和骨间后动脉分布。

【功能】通经络，调腑气。

【主治】头风、眩晕、目痛、肘臂痛、半身不遂、腹痛、腹胀、食谷不化。

【操作】直刺0.5～1寸。可灸。

【备考】《针灸大成》胃热不食。

9．上廉

【出处】《针灸甲乙经》。

【命名】廉形，如菱角之状，屈肘握拳时，穴处肌肉隆起，形如菱状，该穴在下廉上1寸，故名。

【定位】在前臂背面桡侧，当阳溪与曲池穴连线上，肘横纹下3寸（图1－3－10）。

【解剖】针刺入皮肤，经皮下组织、肱桡肌、桡侧腕短伸肌、旋后肌、拇长展肌。穴区浅层有前臂外侧皮神经分布；深层有桡神经肌支和骨间后动脉分布。

【功能】通经络，调腑气。

【主治】头痛、肩臂疼痛麻木、半身不遂、腹痛肠鸣、腹泻。

【操作】直刺0.8～1寸。可灸。

【备考】《针灸大成》偏风半身不遂，脑风头痛、胸痛、喘息，肠鸣。

10．手三里*

【出处】《针灸甲乙经》。

【命名】里，居也。因穴距肘髎3寸，正居大脉之处，故名。

【定位】在前臂背面桡侧，当阳溪与曲池穴连线上，肘横纹下2寸（图1－3－10）。

【解剖】针刺入皮肤，经皮下组织、桡侧腕长伸肌、桡侧腕短伸肌、旋后肌。穴区浅层有前臂外侧皮神经分布；深层有桡神经深支经过，并有桡神经肌支和桡侧返动脉分布。

【功能】消肿止痛，调理肠胃。

【主治】上肢不遂、肩臂疼痛、肘挛不伸、齿痛、颊肿、失音、腹痛、腹胀、吐泻。

【操作】直刺0.8～1.2寸。可灸。

【备考】《席弘赋》肩上痛连脐不休，手中三里便须求。

11．曲池*

【出处】《黄帝内经·灵枢》。

【命名】该穴屈肘取穴，穴处有凹，形似浅池，故名。

【类属】手阳明经所入为“合”。

【定位】在肘横纹外侧端，屈肘时当尺泽与肱骨外上髁连线中点（图1－3－10）。

【解剖】针刺入皮肤，经皮下组织、桡侧腕长、短伸肌、肱桡肌、肘肌。穴区浅层有前臂后皮神经分布；深层有桡神经干经过，并有桡神经肌支，肌皮神经肌支、桡侧副动脉（肱深动脉分支）和桡侧返动脉分布。

【功能】疏风清热，调和营卫。

【主治】热病、咽喉肿痛、齿痛、目赤肿痛、高血压、癫狂、上肢不遂、肘臂肿痛、腹痛、吐泻、痢疾、瘰疬、风疹、癣疥。

【操作】直刺 1～1.5 寸。可灸。

【备考】①《马丹阳十二穴主治杂病歌》说曲池穴的定位是“屈肘骨边求”，即在肱骨外上髁与肘横纹之间取穴。②《胜玉歌》两手疼痛难执物，曲池、合谷共肩髃。③据报道，该穴有抑菌抗炎作用，如对金黄色葡萄球菌和β－链球菌引起实验性阑尾炎，用强刺激手法针刺曲池、阑尾穴有肯定的疗效。

12. 肘髎

【出处】《针灸甲乙经》。

【命名】肘，指肘尖；髎，为骨之郄。因穴位于肘部骨尖之处，故名。

【定位】在臂外侧，屈肘，曲池上方 1 寸，当肱骨边缘处（图 1－3－11）。

【解剖】针刺入皮肤，经皮下组织、肱三头肌。穴区浅层有前臂后皮神经分布；深层有桡神经肌支和肱深动脉分布。

【功能】疏筋利节。

【主治】肩臂部酸痛、上肢麻木拘急、嗜卧。

【操作】直刺 0.5～1 寸。可灸。

【备考】《类经图翼》在肘大骨外廉陷中，与天井相并，相去一寸四分。

13. 手五里

【出处】《针灸甲乙经》（《黄帝内经·灵枢》称“五里”）。

【命名】里，指居言，穴在天府下 5 寸，正居大脉中央，故名。

【定位】在臂外侧，当曲池与肩髃连线上，曲池上 3 寸处（图 1－3－11）。

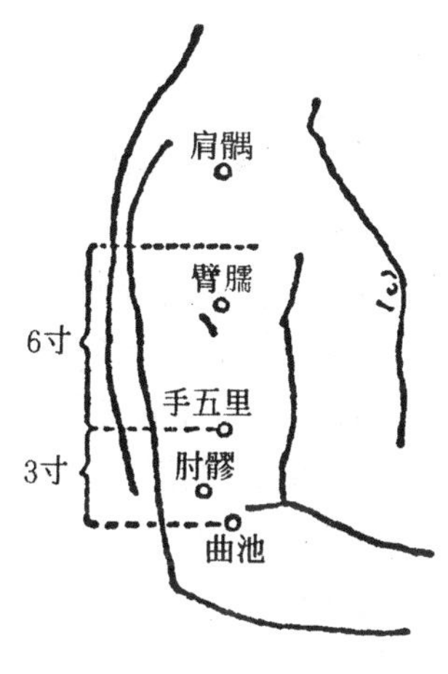

图 1－3－11

【解剖】针刺入皮肤，经皮下组织、肱肌。穴区浅层有臂外侧皮神经和臂后皮神经分布；深层有肌皮神经肌支和肱深动脉分布。

【功能】通经，散瘀，止痛。

【主治】肘臂拘急、疼痛、瘰疬。

【操作】避开动脉直刺 0.8～1 寸。可灸。

【备考】①《针灸甲乙经》禁不可刺。②《黄帝内经·灵枢》大动脉在五里。

14. 臂臑

【出处】《针灸甲乙经》。

【命名】上肢为臂，上臂称“臑”，因部位而得名。

【定位】在臂外侧，三角肌止点处，当曲池与肩髃连线上，曲池上 7 寸（图 1－3－11）。

【解剖】针刺入皮肤，经皮下组织、三角肌。穴区浅层有臂外侧皮神经和臂后皮神经分布；深层有腋神经肌支和胸肩峰动脉分布。

【功能】疏筋活络，清热明目。

【主治】肩臂痛、瘰疬、目疾、颈项拘挛。

【操作】直刺或向上斜刺0.8～1.5寸。可灸。

【备考】①《奇经八脉考》手阳明、手足太阳、阳维之会。②配光明、风池治色盲。

15．肩髃*

【出处】《针灸甲乙经》。

【命名】髃，指肩胛骨，该穴主治肩关节诸疾，故名。

【定位】在肩部，三角肌上，臂外展或向前平伸时，当肩峰前下方凹陷处（图1－3－11)。

【解剖】针刺入皮肤，经皮下组织、三角肌、三角肌下囊、冈上肌腱。穴区浅层有锁骨上神经外侧支和腋神经皮支分布；深层有腋神经肌支、肩胛上神经、胸肩峰动脉和旋肱后动脉分布。

【功能】祛风热，利关节。

【主治】肩背手臂痛、上肢不遂、瘰疬、风热瘾疹、高血压。

【操作】直刺或向下斜刺0.8～1.5寸。可灸。

【备考】①《百症赋》肩髃、阳溪消瘾风之热极。②肩周炎，令患者垂臂，向三角肌方向斜刺1～2寸。

16．巨骨

【出处】《黄帝内经·素问》。

【命名】巨骨，指锁骨，穴在其后方，故名。

【定位】在肩上部，当锁骨肩峰端与肩胛冈之间凹陷处（图1－3－12)。

【解剖】针刺入皮肤，经皮下组织、肩锁韧带、冈上肌。穴区浅层有锁骨上神经外侧支分布；深层有肩胛上神经和动脉分布。

【功能】散瘀，止痛。

【主治】肩臂痛、手臂不得屈伸、瘰疬、瘿气。

【操作】直刺0.4～0.6寸，不可深刺，以免刺入胸腔造成气胸。可灸。

【备考】《针灸甲乙经》手阳明、跷脉之会。

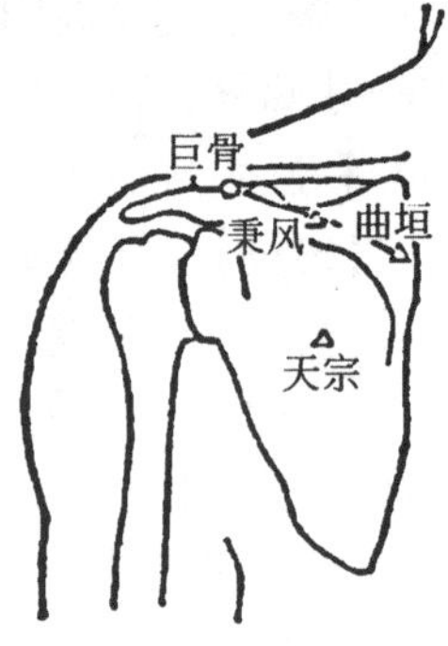

图1－3－12

17．天鼎

【出处】《针灸甲乙经》。

【命名】天，指高处；鼎，古代铜质炊具，有三足。此穴约与缺盆，气舍呈三足之势，再以头圆在上像天，故名。

【定位】在颈外侧部，胸锁乳突肌后缘，当喉结旁，扶突穴与缺盆连线中点（图1－3－13)。

【解剖】针刺入皮肤，经皮下组织、颈阔肌、椎前筋膜。穴区浅层有颈横神经分布；深层有臂神经丛经过，并有其分支、面神经颈支和颈升动脉分布。

【功能】理气开郁，清咽利膈。

【主治】咽喉肿痛、暴喑气梗、梅核气、瘰疬、气瘿。

【操作】直刺0.3～0.5寸。可灸。

【备考】《针灸资生经》天鼎、气舍、膈俞治喉痹梗噎，咽肿不消。

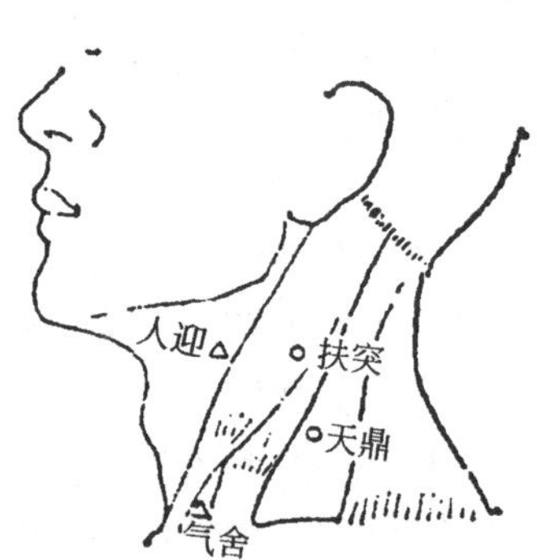

图1－3－13

18. 扶突

【出处】《黄帝内经·灵枢》、《黄帝内经·素问》。

【命名】高起之处为突，铺四指为扶，四横指约等于3寸，该穴位于喉结突起旁开一扶，故名。

【定位】在颈外侧部，喉结旁，当胸锁乳突肌的前后缘之间（图1－3－13）。

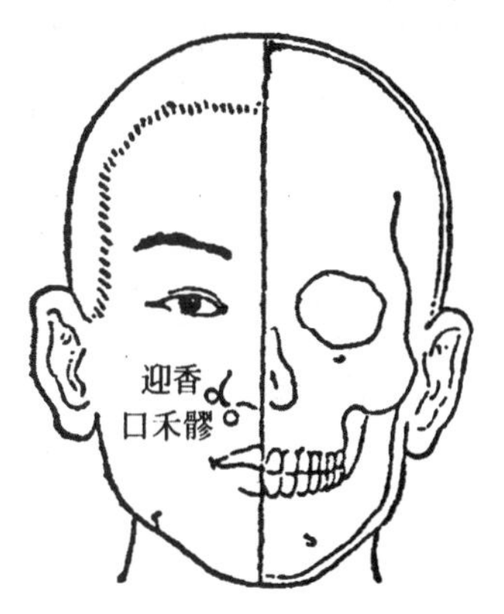

图1－3－14

【解剖】针刺入皮肤，经皮下组织、颈阔肌、胸锁乳突肌。穴区浅层有颈横神经分布。深层有耳大神经、枕小神经、颈横神经和锁骨上神经穿过深筋膜处，并有面神经颈支，副神经和颈外动脉分支分布；再深层有颈血管鞘。

【功能】宣肺气，利咽喉。

【主治】咳嗽、气喘、咽喉肿痛、暴喑气梗、瘰疬、瘿气。

【操作】直刺0.5～0.8寸。可灸。

【备考】《针灸资生经》扶突、天突、太溪主喉鸣、暴忤气梗。

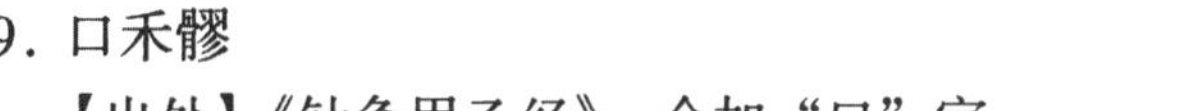

19. 口禾髎

【出处】《针灸甲乙经》，今加“口”字。

【命名】禾，指粮食；髎，为空隙。该穴在鼻孔之下，口唇之上，水沟之旁，取其鼻欲嗅，口食谷，穴当其际，此处又是犬齿窝部，故名。

【定位】在上唇部，鼻孔外缘直下，平水沟穴（图1－3－14）。

【解剖】针刺入皮肤，经皮下组织、口轮匝肌。穴区浅层有眶下神经（下颌神经分支）分布；深层有面神经颊支和上唇动脉（面动脉分支）分布。

【功能】祛风开窍。

【主治】口㖞、口噤不开、鼻塞不闻香臭、鼻衄。

【操作】直刺0.3～0.5寸。不宜灸。

【备考】《针灸大成》尸厥口不开，鼻塞不闻香臭，鼻衄不止。

20. 迎香*

【出处】《针灸甲乙经》。

【命名】因该穴能治鼻塞不闻香臭而得名。

【定位】在鼻翼外缘中点旁，当鼻唇沟中（图1－3－14）。

【解剖】针刺入皮肤，经皮下组织、提上唇肌。穴区浅层有眶下神经分布；深层有面神经颊支，颧支和面动脉分布。

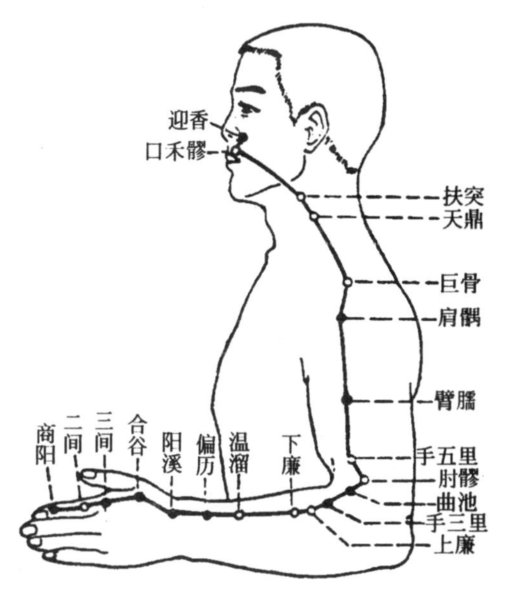

图1－3－15　手阳明大肠经腧穴总图

【功能】散风清热，宣通鼻窍。

【主治】鼻塞不通、鼻衄、鼻渊、口㖞、面痒、面痛。

【操作】直刺或向上斜刺0.2～0.5寸。不宜灸。

【备考】①《外台秘要》不宜灸。②手阳明之会。③《百症赋》面上虫行有验，迎香可取。

手阳明大肠经腧穴共计20个（图1－3－15）。体表起于商阳，止于迎香。井在商阳，荥在二间，输在三间，原在合谷，经在阳溪，合在曲池，络在偏历，郄会温溜，募在天枢。其主治提要详见表1－3－2。

表1－3－2　　　手阳明大肠经腧穴主治提要表

<table>
<tr><th rowspan="2">穴名</th><th rowspan="2">部位</th><th colspan="2">主　　治</th></tr>
<tr><th>1</th><th>2</th></tr>
<tr><td>商阳</td><td>示指端</td><td>耳聋、齿痛、颔肿、咽喉肿痛</td><td>中风昏迷、热病</td></tr>
<tr><td>二间</td><td>指</td><td>鼻衄、齿痛、目昏、口祸</td><td></td></tr>
<tr><td>三间</td><td>指</td><td>下齿痛、喉肿痛</td><td></td></tr>
<tr><td>合谷</td><td>手背</td><td>头痛、耳聋、鼻衄、齿痛、面肿、口祸、喉肿痛</td><td>热病、出汗</td></tr>
<tr><td>阳溪</td><td>腕关节</td><td>头痛、目赤、耳聋、齿痛</td><td></td></tr>
<tr><td>偏历</td><td>前臂</td><td>鼻衄</td><td>水肿</td></tr>
<tr><td>温溜</td><td>前臂</td><td>头痛、咽肿痛、面肿</td><td>肠鸣、腹痛</td></tr>
<tr><td>下廉</td><td>前臂</td><td>肘臂痛</td><td>腹痛</td></tr>
<tr><td>上廉</td><td>前臂</td><td>上肢疼痛、不遂</td><td>肠鸣、腹痛</td></tr>
<tr><td>手三里</td><td>前臂</td><td>颊颔肿、上肢麻痹不仁</td><td>吐泻</td></tr>
<tr><td>曲池</td><td>肘</td><td>喉痛、上肢瘫痪</td><td>热病、瘾疹</td></tr>
<tr><td colspan="4">手、肘部腧穴，主要治疗头面、目、耳鼻、口、齿及热病</td></tr>
<tr><td>肘髎</td><td>上臂</td><td>肘臂痛</td><td rowspan="3">目疾</td></tr>
<tr><td>手五里</td><td>上臂</td><td>肘臂痛</td></tr>
<tr><td>臂臑</td><td>上臂</td><td>臂痛</td></tr>
<tr><td>肩髃</td><td>肩关节</td><td>肩臂痛、上肢瘫痪</td><td></td></tr>
<tr><td>巨骨</td><td>肩</td><td>肩臂痛</td><td></td></tr>
<tr><td colspan="4">上臂腧穴，主要治疗局部疾患</td></tr>
<tr><td>天鼎</td><td>颈</td><td>突然失音、咽喉肿痛</td><td></td></tr>
<tr><td>扶突</td><td>颈</td><td>突然失音、咽喉肿痛</td><td></td></tr>
<tr><td colspan="4">颈部腧穴，主要治疗咽喉疾患</td></tr>
<tr><td>口禾髎</td><td>面</td><td>鼻塞、鼻衄、口祸</td><td></td></tr>
<tr><td>迎香</td><td>面</td><td>鼻塞、鼻渊、鼻衄、口祸、面痒浮肿</td><td></td></tr>
<tr><td colspan="4">面部腧穴，主要治疗面鼻疾患</td></tr>
</table>

三、足阳明胃经（45穴）

（一）循行路线

起于鼻翼两侧，上行到鼻根部，与旁侧足太阳经交会，向下沿着鼻的外侧（承泣），进入上齿龈内，回出环绕口唇，向下交会于颏唇沟（任脉）处，再向后沿着口腮后下方，出于下颌大迎处，沿着下颌角颊车，上行耳前，经过上关（足少阳经），沿着发际，到达前额（头维）。

面部支脉：从大迎前下走人迎，沿着喉咙，进入缺盆部，向下通过横膈，属于胃，联络脾脏。

缺盆部直行的脉：经乳头，向下夹脐旁，进入少腹两侧气冲。

胃下口部支脉：沿着腹里向下到气冲会合，再由此下行至髀关，直抵伏兔部，下至膝盖，沿着胫骨外侧前缘，下经足跗，进入第二足趾外侧端（厉兑）。

胫部支脉：从膝下三寸（足三里）处分出，进入足中趾外侧。

足跗部支脉：从跗上（冲阳）分出，进入足大趾内侧端（隐白），与足太阴脾经相接（图 1－3－16）。

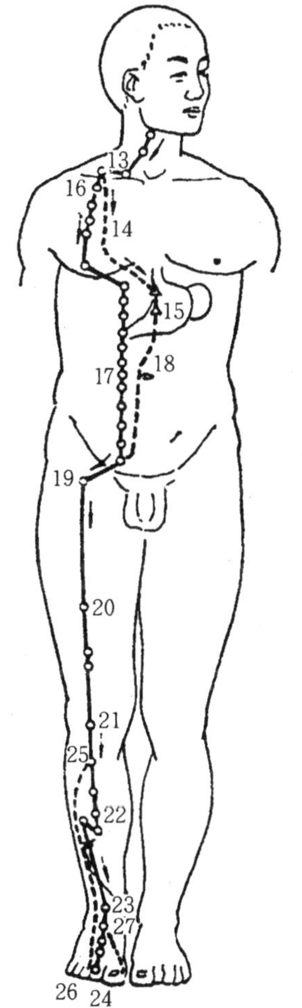

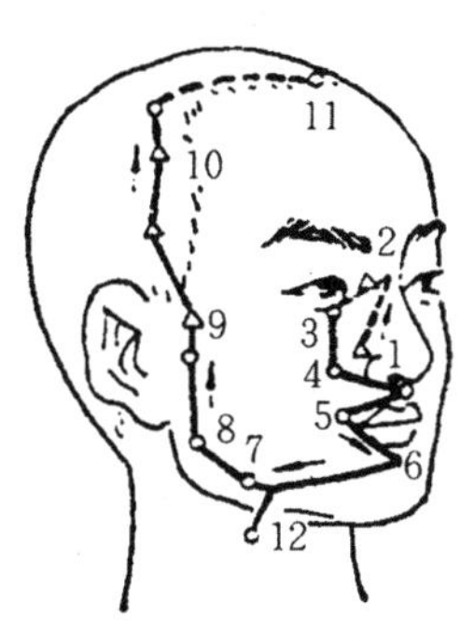

1. 起于鼻之交頞中　2. 旁纳太阳之脉　3. 下循鼻外　4. 入上齿中　5. 还出夹口环唇　6. 下交承浆　7. 却循颐后下廉出大迎　8. 循颊车　9. 上耳前，过客主人　10. 循发际　11. 至额颅　12. 其支者，从大迎前，下人迎，循喉咙　13. 入缺盆　14. 下膈　15. 属胃络脾　16. 其直者，从缺盆下乳内廉　17. 下夹脐，入气街中　18. 其支者，起于胃口，下循腹里，下至气街中而合　19. 以下髀关　20. 抵伏兔　21. 下膝髌中　22. 下循胫外廉　23. 下足跗　24. 入中指(按：指应作趾，以下足经均同)内间(按：应作次指外间)　25. 其支者，下廉三寸而别　26. 下入中指外间　27. 其支者，别跗上，入大指间，出其端

图 1－3－16　足阳明胃经脉循行示意图

（二）病候举要

1. 经络病候：高热、疟疾、面赤、汗出、神昏谵语、狂躁、目痛、鼻衄鼻干、口唇生疮、喉痛、颈肿、口㖞、胸痛、腿足痛。

2. 脏腑病候：腹部胀满、胃痛、肠鸣、水肿、癫狂、消谷善饥、面色发黄。

（三）腧穴歌诀

三足阳明是胃经，起于头面向下行。
承泣眼眶边缘下，四白目下一寸匀。
巨髎鼻旁直瞳子，地仓吻旁瞳孔寻。
大迎颌前动脉陷，颊车耳下曲颊临。
下关耳前扪动脉，头维四五旁神庭。
人迎结喉旁寸五，水突迎下大筋凭。
直下气舍平天突，缺盆锁骨窝里寻。
气户锁下一肋上，相去中行四寸正。
库房屋翳膺窗接，都隔一肋乳中停。
乳根乳下一肋处，胸部诸穴君须明。
不容巨阙旁二寸，其下承满与梁门。
关门太乙滑肉门，天枢脐旁二寸平。
外陵大巨水道穴，归来气冲曲骨邻。
诸穴相隔皆一寸，但距中行两寸程。
髀关膝上尺二寸，伏兔膝上六寸呈。
阴市膝上方三寸，梁丘膝上二寸平。
髌下陷中是犊鼻，膝下三寸三里迎。
再下六寸上巨虚，膝下八寸条口行。
再下一寸下巨虚，踝上八寸丰隆盈。
解溪跗上系鞋处，冲阳跗上五寸明。
陷谷庭后二寸取，次趾外侧是内庭。
厉兑次趾外甲角，四十五穴须记清。

（四）腧穴分述

1．承泣*

【出处】《针灸甲乙经》。

【命名】承，承受；泣，眼泪。穴在目下，针此穴能治迎风流泪，故名。

【定位】目正视，面部瞳孔直下，当眼球与眶下缘之间（图1－3－17）。

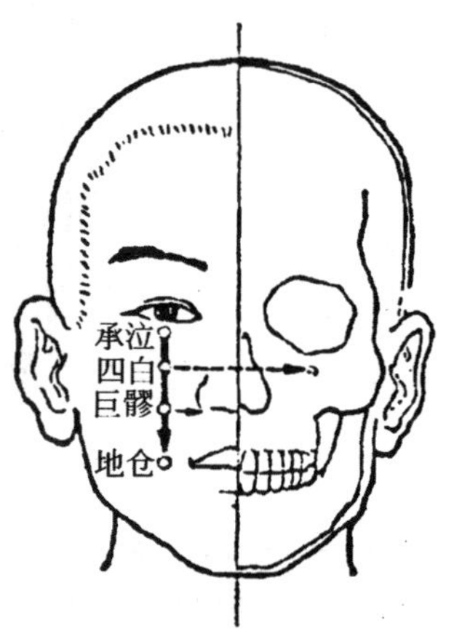

图1－3－17

【解剖】针刺入皮肤，经皮下组织、眼轮匝肌、眶内眼球下直肌和下斜肌。穴区浅层有眶下神经分布；深层有面神经颧支、眶下动脉分布；眶内有动眼神经和眼动脉分支分布。

【功能】散风泻火，镇痉明目。

【主治】目赤肿痛、迎风流泪、夜盲、口眼㖞斜，眼睑瞤动。

【操作】押手固定眼球，紧靠眶下缘直刺0.3～0.7寸。针刺时，应缓慢进针，不宜提插，以防刺破血管，引起眶内出血。不宜灸。

【备考】①《针灸甲乙经》阳跷、任脉、足阳明之会。②《备急千金要方》目不明，瞳子痒，远视䀮䀮，夜昏无见，目瞤动，口眼㖞斜。③刺眼区穴位，宜用压入式进针法。

2．四白

【出处】《针灸甲乙经》。

【命名】四，指广阔；白，指光明。穴在目下，针之可使视力光明四射，故名。

【定位】在面部瞳孔直下，当眶下孔凹陷处（图1－3－17）。

【解剖】针刺入皮肤，经皮下组织、眼轮匝肌、提上唇肌、眶下孔。穴区浅层有眶下神经分布；深层有眶下神经、动脉经过，并有面神经颧支分布。

【功能】祛风明目。

【主治】面赤痛痒、目翳、头面疼痛、口眼㖞斜、眼睑瞤动，迎风流泪、眩晕。

【操作】直刺0.2～0.4寸。禁灸。

【备考】①《铜人腧穴针灸图经》凡用针稳审方得下针，若针深即令人目乌色。②配合谷治口眼㖞斜；配胆囊穴、天枢治胆道蛔虫症。

3．巨髎

【出处】《针灸甲乙经》。

【命名】巨，为大；髎，指凹陷。穴在颧下，凹陷较大，故名。

【定位】在面部瞳孔直下，平鼻翼下缘处，当鼻唇沟外侧（图1－3－17）。

【解剖】针刺入皮肤，经皮下组织、提上唇肌。穴区浅层有眶下神经分布；深层有面神经颊支和面动脉分布。

【功能】祛风活络。

【主治】口眼㖞斜、眼睑瞤动、鼻衄、齿痛、面痛、唇颊肿。

【操作】直刺0.3～0.6寸。可灸。

【备考】手足阳明、阳跷脉之会。

4．地仓*

【出处】《针灸甲乙经》。

【命名】地，为下部；仓，藏谷之器。穴在口吻之旁，食用口，储入胃中，犹如仓库故名。

【定位】在面部口角外侧，上直对瞳孔（图1－3－17）。

【解剖】针刺入皮肤，经皮下组织、口轮匝肌、颊肌。穴区浅层有眶下神经、颏神经（下颌神经分支）分布；深层有面神经颊支和面动脉分布。

【功能】通经，活络，祛风。

【主治】口眼㖞斜、眼睑瞤动、齿痛、面痛、流泪、流涎、唇缓不收。

【操作】向颊车方向平刺0.5～1.5寸。可灸。

【备考】①《玉龙歌》口眼㖞斜最可嗟，地仓妙穴透颊车，㖞左泻右依师正，㖞右泻左莫令斜。②《肘后歌》狐惑伤寒满口疮，须下黄连犀角汤，虫在脏腑蚀肌肉，须要神针刺地仓。

5．大迎

【出处】《黄帝内经·灵枢》。

【命名】迎，指血气旺盛，此处有动脉通过，故名。

【定位】在下颌角前方，咬肌附着部的前缘，当面动脉搏动处（图1-3-18）。

【解剖】针刺入皮肤，经皮下组织、降口角肌、咬肌。穴区浅层有颊神经分布；深层有面神经下颌支、下颌神经咬肌支和面动脉分布。

【功能】疏风清热，消肿止痛。

【主治】牙关紧闭、齿痛、口㖞、颊肿、面肿、面肌瞤动、瘰疬。

【操作】避开动脉，直刺0.2～0.4寸，或斜刺0.5～1寸。可灸。

【备考】据报道，此穴治肠痈有一定效果。

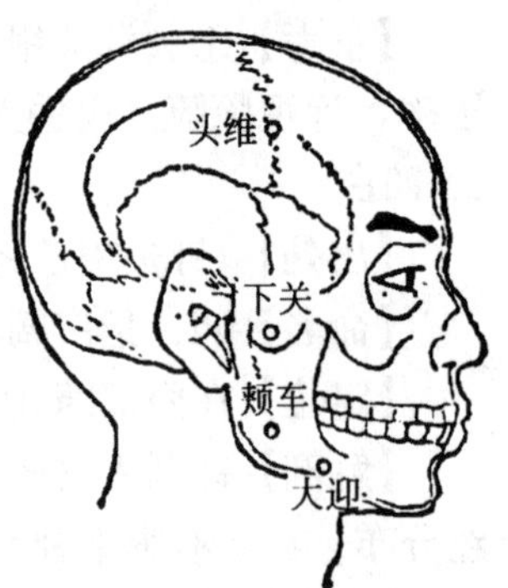

图1-3-18

6. 颊车*

【出处】《黄帝内经·灵枢》。

【命名】面两侧称颊，下颌骨古称"颊车骨"，穴当其处，故名。

【定位】在面颊部，下颌角前上方约一横指（中指），当咀嚼时咬肌隆起，按之凹陷处（图1-3-18）。

【解剖】针刺入皮肤，经皮下组织，笑肌、咬肌。穴区浅层有耳大神经、耳颞神经（下颌神经分支）分布；深层有面神经下颌支、下颌神经咬肌支和面动脉分布。

【功能】开关活络，止痛消肿。

【主治】口眼㖞斜、颊肿、齿痛、牙关紧闭、面肌抽搐、痄腮、中风痰壅。

【操作】直刺0.3～0.5寸。或向地仓方向斜刺、平刺1～1.5寸。可灸。

【备考】①《胜玉歌》泻却人中及颊车，治疗中风口吐沫。②配合谷、地仓治口眼㖞斜；配合谷，太冲治唇吻瞤动。

7. 下关*

【出处】《黄帝内经·灵枢》。

【命名】关，指机关；因穴在上、下腭交关之处，故名。

【定位】在面部耳前方，当颧弓与下颌切迹之间的凹陷中，合口有孔，张口即闭（图1-3-18）。

【解剖】针刺入皮肤，经皮下组织、咬肌、翼外肌。穴区浅层有耳大神经和耳颞神经分布；深层有面神经颧支经过，并有下颌神经肌支和颞浅动脉分布；再深层卵圆孔处有下颌神经干经过。

【功能】疏风清热，通关利窍。

【主治】齿痛、面痛、下颌关节痛、牙关紧闭、口眼㖞斜、耳鸣、耳聋、聤耳。

【操作】直刺0.5～1.2寸。可灸。

【备考】①《针灸甲乙经》足阳明、少阳之会。②《黄帝内经·灵枢》："刺下关者，欠不能呿"即闭口取穴。③《针灸大成》聤耳有脓汁出，偏风口目㖞，牙车脱臼，牙龈肿。

8. 头维*

【出处】《针灸甲乙经》。

【命名】额发与鬓发相维系，穴当额角发际处，故名。

【定位】在头侧部，当额角发际上0.5寸，头正中线旁4.5寸（图1－3－19）。

【解剖】针刺入皮肤，经皮下组织、帽状腱膜。穴区浅层有眶上神经（眼神经分支）和耳颞神经分布。

【功能】清头明目。

【主治】头痛、目痛、目眩、迎风流泪、眼睑瞤动、视物不明、面瘫。

【操作】向下平刺0.5～1寸。不宜灸。

【备考】①《针灸甲乙经》禁灸。②《黄帝内经·补注素问》：足少阳、阳明之会。

图1－3－19

9．人迎

【出处】《黄帝内经·灵枢》、《黄帝内经·素问》。

【命名】迎，指动，穴当颈部喉结旁人迎脉应手处，故名。

【定位】喉结旁开1.5寸，颈总动脉前缘取穴（图1－3－20）。

【解剖】针刺入皮肤，经皮下组织、颈阔肌、胸锁乳突肌前缘和肩胛舌骨肌上腹。穴区浅层有颈横神经、面神经颈支和颈前静脉分布；深层有副神经、舌下神经和甲状腺上动脉分布；再深层有颈血管鞘（鞘内有颈内动、静脉和迷走神经干），鞘后有颈交感干经过。

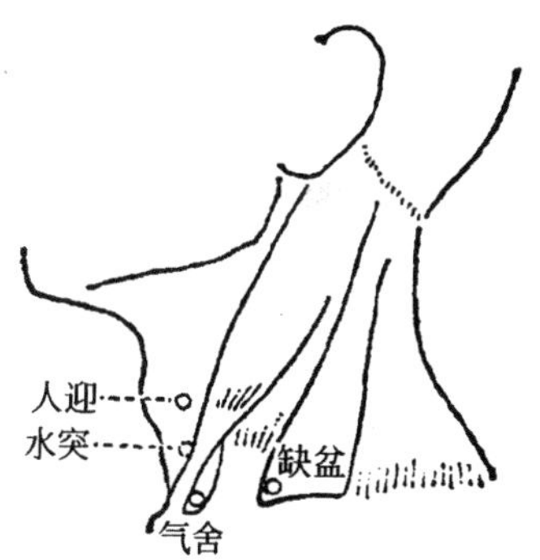
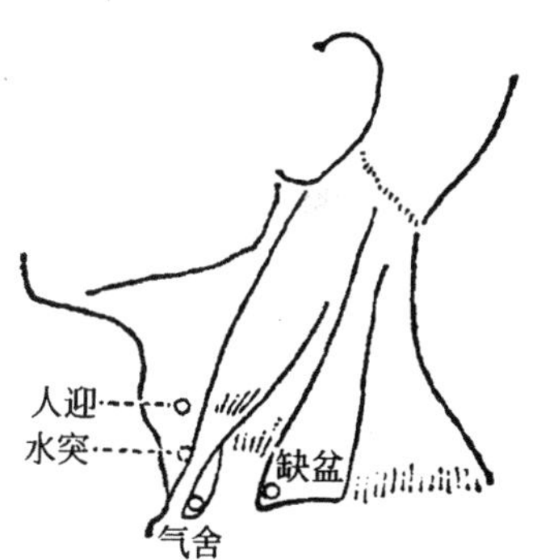

图1－3－20

【功能】理气，通脉，开瘀。

【主治】胸闷气喘、咽喉肿痛、高血压、头痛、瘰疬、饮食难下、发音困难。

【操作】避开颈总动脉，直刺0.2～0.4寸。不宜灸。

【备考】《针灸聚英》足阳明、少阳之会。《针灸甲乙经》禁不可灸，刺入四分，过深不幸杀人。

10．水突

【出处】《针灸甲乙经》。

【命名】水，指水谷、粮食；突，有碰触之意。该穴主治水饮上呛，咳逆上气，故名。

【定位】在颈部胸锁乳突肌的前缘，当人迎与气舍连线的中点（图1－3－20）。

【解剖】针刺入皮肤，经皮下组织、颈阔肌、胸锁乳突肌前缘、肩胛舌骨肌。穴区浅层有颈横神经，面神经颈支和颈前静脉分布；深层有副神经、颈神经前支和甲状颈干分布；再深层有颈交感干。

【功能】止咳，平喘，利咽。

【主治】咽喉肿痛、咳逆上气、喘息不得卧、呃逆、瘰疬、瘿瘤。

【操作】直刺0.3～0.5寸。可灸。

【备考】《针灸甲乙经》：“在颈大筋前，直人迎下，气舍上。”

11．气舍

【出处】《针灸甲乙经》。

【命名】气，指空中大气；舍，指居处。穴近气道，如气之外舍，故名。

【定位】在颈部，当锁骨内侧端的上缘胸锁乳突肌的胸骨头与锁骨头之间（图1－3－20）。

【解剖】针刺入皮肤，经皮下组织、颈阔肌。穴区浅层有锁骨上神经内侧支和颈横神经分布；深层有迷走神经干和颈总动脉经过。并有面神经颈支分布。

【功能】调气，化瘀，散结。

【主治】喘息、呃逆、咽喉肿痛、瘰疬、瘿瘤、颈项强痛。

【操作】直刺0.3～0.5寸。可灸。

12．缺盆*

【出处】《黄帝内经·素问》。

【命名】缺者为破；凹陷为盆。穴在锁骨上窝处，故名。

【定位】在锁骨上窝中央，距前正中线4寸（图1－3－20）。

【解剖】针刺入皮肤，经皮下组织，颈阔肌。穴区浅层有锁骨上神经内侧支和颈外静脉分布；深层有臂神经丛和锁骨下动脉经过，并有面神经颈支分布；再深层有胸膜顶或锁骨下静脉。

【功能】宣肺调气，清热散结。

【主治】咳嗽气喘、咽喉肿痛、缺盆中痛、瘰疬。

【操作】直刺或斜刺0.3～0.5寸。穴下为肺尖，禁深刺、捣刺。

【备考】①《针灸甲乙经》刺太深令人逆息。②《类经图翼》孕妇禁针。

13．气户

【出处】《针灸甲乙经》。

【命名】出入之处为户，其穴主治咳逆上气，故名。

【定位】在胸部，当锁骨中点下缘，距前正中线4寸（图1－3－21）。

【解剖】针刺入皮肤，经皮下组织、胸大肌、第1肋间外肌。穴区浅层有锁骨上神经中间支分布；深层有胸前神经和胸肩峰动脉分布。

【功能】调肺气，止喘咳。

【主治】咳喘、胸痛、呃逆、胁肋疼痛。

【操作】沿肋间隙向外斜刺0.5～0.8寸。可灸。

【备考】《百症赋》久知胁肋疼痛，气户、华盖有灵。

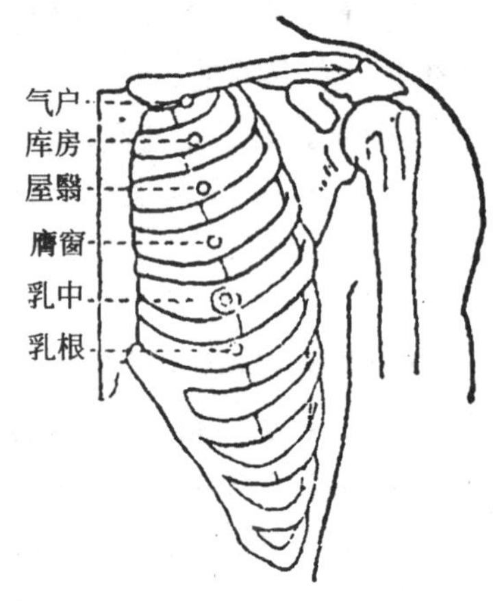

图1－3－21

14．库房

【出处】《针灸甲乙经》。

【命名】库，指库府，内储津血，可化乳汁，位近乳房，故名。

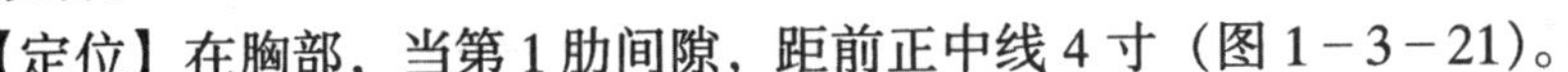

【定位】在胸部，当第1肋间隙，距前正中线4寸（图1－3－21）。

【解剖】针刺入皮肤，经皮下组织、胸大肌、胸小肌、肋间外肌、肋间内肌。穴区浅层有锁骨上神经中间支、肋间神经前皮支分布；深层有胸前神经、胸肩峰动脉和肋间神经、动脉分布；再深层有壁层胸膜和肺。

【功能】理气，止咳，化痰。

【主治】胸胁胀痛、咳嗽、气喘。

【操作】沿肋间隙向外斜刺0.5～0.8寸。可灸。

【备考】配肺俞、孔最、天突、尺泽治咳嗽胸痛、咯脓血。

15. 屋翳

【出处】《针灸甲乙经》。

【命名】屋，深室；翳，隐蔽。穴当肺之中段，呼吸之气至此如达深室隐蔽。

【定位】在胸部，当第2肋间隙，距前正中线4寸（图1－3－21）。

【解剖】同库房穴。

【功能】止咳平喘，舒筋活络。

【主治】咳嗽、气喘、胸痛、乳痈、身肿、皮肤疼痛、瘈疭。

【操作】沿肋间隙向外斜刺0.5～0.8寸。可灸。

【备考】①《备急千金要方》身肿，皮痛不可近衣。②《百症赋》至阴、屋翳疗痒疾之疼多。

16. 膺窗

【出处】《针灸甲乙经》。

【命名】膺，指胸；窗，指孔窍。因该穴位于胸部，主治胸满气塞，故名。

【定位】在胸部，当第3肋间隙，距前正中线4寸（图1－3－21）。

【解剖】同库房。

【功能】调气开瘀。

【主治】咳嗽气喘、胸胁胀痛、乳痈初起。

【操作】沿肋间隙向外斜刺0.5～0.8寸。可灸。

【备考】配少泽、乳根治乳痈。

17. 乳中

【出处】《针灸甲乙经》。

【命名】乳头正中，以部位命名。

【定位】乳头中央（图1－3－21）。

【解剖】略。

【备考】本穴不针不灸，只作胸腹部腧穴定位标志。《针灸甲乙经》说："禁不可针灸，灸刺，不幸生蚀疮，疮中有脓血清汁者可治，疮中有息肉若蚀疮者死。"

18. 乳根

【出处】《针灸甲乙经》。

【命名】穴当乳房根部，故名。

【定位】在胸部，当乳头直下，乳房根部，第5肋间隙，距前正中线4寸（图1－3－21）。

【解剖】针刺入皮肤，经皮下组织、胸大肌、肋间外肌、肋间内肌。穴区浅层有肋间神经前皮支和胸腹壁静脉分布；深层有胸前神经和肋间神经、动脉分布。

【功能】宣肺，利气，通乳。

【主治】胸痛、咳嗽、气喘、呃逆、乳痈、乳少。

【操作】沿肋间隙向外斜刺0.5～0.8寸，直刺0.4寸。可灸。

【备考】①《医宗金鉴》胸前肿，乳痈，小儿龟胸。②配少泽、膻中、合谷、治产后乳汁不足。

19. 不容

【出处】《针灸甲乙经》。

【命名】容为纳受，其穴主治腹胀不能纳受水谷，故名。

【定位】在上腹部，当脐中上6寸，距前正中线2寸（图1－3－22）。

【解剖】针刺入皮肤，经皮下组织、腹直肌鞘前壁、腹直肌、腹直肌鞘后壁。穴区浅层有肋间神经前皮支和胸腹壁静脉分布；深层有肋间神经、动脉和腹壁上动脉分布。

【功能】调中和胃，理气进食。

【主治】呕吐、胃痛、腹胀、食欲不振。

【操作】直刺0.5~0.8寸。可灸。

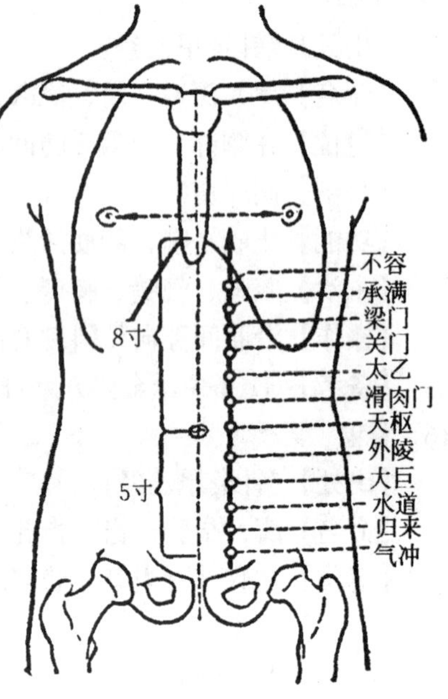

图1－3－22

20．承满

【出处】《针灸甲乙经》。

【命名】承，指承受；满，指饱满。因该穴能治胃病而命名。

【定位】在上腹部，当脐中上5寸，距前正中线2寸（图1－3－22）。

【解剖】同不容穴。

【功能】理气，和胃，止呕。

【主治】胃痛、腹胀、肠鸣、呕吐、食欲不振。

【操作】直刺0.5~0.8寸。可灸。

【备考】《针灸资生经》承满，乳根治膈气上逆。

21．梁门*

【出处】《针灸甲乙经》。

【命名】心之积为伏梁，此穴主治积气胃痛、消除心下部位的积聚，故名。

【定位】在上腹部，当脐中上4寸，距前正中线2寸（图1－3－22）。

【解剖】同不容穴。

【功能】消积滞，健脾胃。

【主治】胃痛、呕吐、腹胀、肠鸣、食欲不振、便溏。

【操作】直刺0.5~0.8寸。可灸。

【备考】《针灸大成》胁下积气，食欲不思，大肠滑泄，完谷不化。

22．关门

【出处】《针灸甲乙经》。

【命名】该穴主治不思食，闭门不纳；又治泄泻，开门不关，故名。

【定位】在上腹部，当脐中上3寸，距前正中线2寸（图1－3－22）。

【解剖】同不容穴。

【功能】健脾和胃，通利水道。

【主治】腹痛、腹胀、肠鸣泄泻、食欲不振、水肿、小便不利。

【操作】直刺0.5~0.8寸。可灸。

【备考】《针灸甲乙经》遗溺，关门、神门及委中主之。

23．太乙

【出处】《针灸甲乙经》。

【命名】星象名，又作“太一”，原始最初之意。言此穴调健脾胃，宇宙万物赖一以生故名。

【定位】在上腹部，当脐中上2寸，距前正中线2寸（图1－3－22）。

【解剖】同不容穴。

【功能】健脾和胃，镇惊祛痰。

【主治】腹痛、腹胀、泄泻、食少纳呆、心烦不宁、癫狂。

【操作】直刺0.5～0.8寸。可灸。

【备考】配百会、心俞、神门、间使治癫狂痫。

24．滑肉门

【出处】《针灸甲乙经》。

【命名】灵活为滑，舌为滑利之肉，该穴主治吐舌、舌强、呕吐，故名。

【定位】在上腹部，当脐中上1寸，距前正中线2寸（图1－3－22）。

【解剖】同不容穴。

【功能】和胃，止呕，镇惊。

【主治】癫狂、呕吐、腹痛、腹胀、泄泻、吐舌、重舌。

【操作】直刺0.8～1.2寸。可灸。

【备考】《针灸大成》癫狂、呕逆、吐舌、舌强。

25．天枢*

【出处】《黄帝内经·灵枢》。

【命名】星象名，指北斗第一星。枢，指枢纽，天枢在脐旁，为上下腹的分界，脐上应天，脐下应地。以此为枢，故名。

【类属】大肠的“募”穴。

【定位】在腹中部，距脐中2寸（图1－3－22）。

【解剖】针刺入皮肤，经皮下组织、腹直肌鞘前壁、腹直肌、腹直肌鞘后壁。穴区浅层有肋间神经前皮支和腹壁浅动、静脉分布；深层有肋间神经、动脉和腹壁上、下动脉分布。

【功能】调肠腑，理气滞。

【主治】腹痛、腹胀、肠鸣泄泻、痢疾、便秘、肠痈、热病、疝气、水肿、月经不调。

【操作】直刺0.8～1.2寸。可灸。

【备考】①《标幽赋》虚损天枢而可取。②《针灸大成》奔豚，泄泻，肠疝，赤白痢，水痢不止，烦满，呕吐，霍乱；女子癥瘕，血结成块，漏下赤白，月事不时。③《医宗金鉴》内伤脾胃，赤白痢疾，脾泻及脐腹鼓胀。

26．外陵

【出处】《针灸甲乙经》。

【命名】外，为旁；陵，指高处。穴在腹旁，当腹肌隆起处。

【定位】在下腹部，当脐中下1寸，距前正中线2寸（图1－3－22）。

【解剖】针刺入皮肤，经皮下组织、腹直肌鞘前壁、腹直肌、腹直肌鞘后壁。穴区浅层有肋间神经前皮支和腹壁浅动、静脉分布；深层有肋间神经、动脉和腹壁下动脉分布。

【功能】调理肠胃，通经止痛。

【主治】腹痛、疝气、痛经、月经不调。

【操作】直刺1～1.5寸。可灸。

【备考】①《针灸大成》腹痛，心下如悬，下引脐痛。②《针灸资生经》外陵、天枢治腹中尽痛。

27. 大巨

【出处】《针灸甲乙经》。

【命名】大、巨，有高突之意，穴当腹肌隆起处，故名。

【定位】在下腹部，当脐中下2寸，距前正中线2寸（图1－3－22）。

【解剖】同外陵穴。

【功能】益气，安神，固精。

【主治】小腹胀满、小便不利、遗精、早泄、惊悸不眠、疝气。

【操作】直刺0.8～1.2寸。可灸。

【备考】《针灸大成》腹胀，小便难，疝，偏枯，惊悸不眠。

28. 水道

【出处】《针灸甲乙经》。

【命名】水，为水液；道，为通道。该穴位近膀胱，主水邪为病，故名。

【定位】在下腹部，当脐中下3寸，距前正中线2寸（图1－3－22）。

【解剖】针刺入皮肤，经皮下组织、腹直肌鞘前壁、腹直肌。穴区浅层有肋下神经前皮支和腹壁浅动、静脉分布；深层有肋下神经、动脉和腹壁下动脉分布。

【功能】通调水道。

【主治】腹胀、腹痛、痛经、小便不利。

【操作】直刺0.8～1.2寸。可灸。

【备考】《玉龙歌》水病之疾最难熬，腹满虚胀不肯消，先灸水分并水道，后针三里及阴交。

29. 归来*

【出处】《针灸甲乙经》。

【命名】归，为还；来，为返。该穴主治阴挺、阴丸上缩及疝气等，故名。

【定位】在下腹部，当脐中下4寸，距前正中线2寸（图1－3－22）。

【解剖】针刺入皮肤，经皮下组织、腹直肌鞘前壁、腹直肌。穴区浅层有髂腹下神经和腹壁浅动、静脉分布；深层有肋下神经和腹壁下动脉分布。

【功能】温经祛寒，益气固脱。

【主治】少腹疼痛、经闭、痛经、子宫下垂、白带、疝气、茎中痛、小便不利。

【操作】直刺0.8～1.2寸。可灸。

【备考】①《针灸甲乙经》奔豚，卵上入，痛引茎。女子阴中寒。②《胜玉歌》小肠气痛归来治。

30. 气冲

【出处】《针灸甲乙经》（《黄帝内经·素问》作“气街”）。

【命名】冲，指冲动，穴在气街，相当于冲脉的起始部，故名。

【定位】在腹股沟稍上方，当脐中下5寸，距前正中线2寸（图1－3－22）。

【解剖】针刺入皮肤，经皮下组织、腹外斜肌腱膜、弓状缘。穴区浅层有髂腹下神经、髂腹股沟神经和腹壁浅动、静脉分布；深层有腹壁下动脉经过，内下方有精索（男）或子宫圆韧带（女）经过。

【功能】润宗筋，理下元。

【主治】少腹痛、疝气、腹股沟疼痛、肠鸣、阴肿、阳痿、茎痛、不孕、月经不调。

【操作】直刺0.8～1.2寸。可灸。

【备考】《针灸甲乙经》腰痛控睾、小腹及股刺气街；脱肛，气街主之。

31．髀关

【出处】《黄帝内经·灵枢》。

【命名】髀，指股骨；关，指转动。穴靠近股骨上端关节部位，故名。

【定位】在大腿前面，当髂前上棘与髌底外侧端的连线上，屈股时平会阴，居缝匠肌外侧凹陷处（图1－3－23）。

【解剖】针刺入皮肤，经皮下组织、阔筋膜、阔筋膜张肌和股直肌、股外侧肌。穴区浅层有股外侧皮神经；深层有臀上神经、股神经肌支和旋股外侧动脉分布。

【功能】健腰膝，通经络。

【主治】髀股痿痹、下肢不遂、腰腿疼痛、筋急不得屈伸。

【操作】直刺0.8～1.2寸。可灸。

【备考】配环跳、风市、足三里、承扶治下肢麻痹、瘫痪。

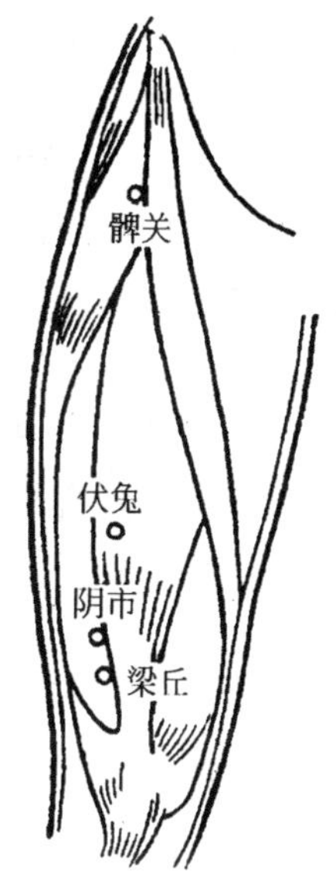

图1－3－23

32．伏兔

【出处】《黄帝内经·灵枢》、《黄帝内经·素问》。

【命名】伏为卧，该处股四头肌隆起，形似兔伏之状，故名。

【定位】在大腿前面，当髂前上棘与髌底外侧端的连线上，髌底上6寸（图1－3－24）。

【解剖】针刺入皮肤，经皮下组织、阔筋膜、股直肌、股中间肌。穴区浅层有股前皮神经（股神经分支）和股外侧皮神经分布；深层有股神经肌支和旋股外侧动脉经过并分布。

【功能】壮腰膝，通经络。

【主治】腿痛、下肢不遂、脚气、疝气、腹胀。

【操作】直刺1～2寸。可灸。

【备考】①配环跳、肾俞、委中、阳陵泉治下肢麻痹、瘫痪。②《医宗金鉴》腿膝寒冷，脚气疼痛。

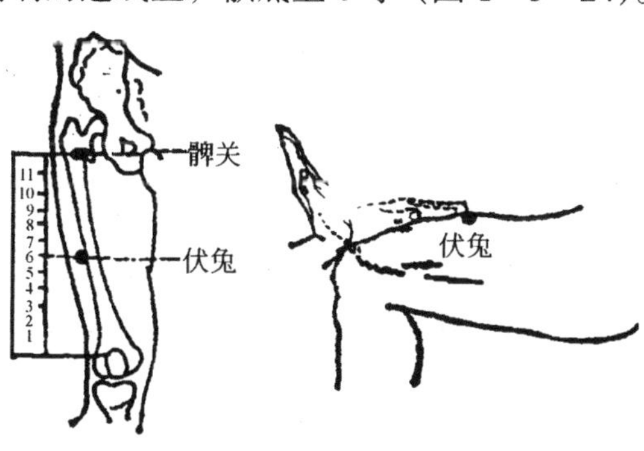

图1－3－24

33．阴市

【出处】《针灸甲乙经》。

【命名】阴，为寒证；市，为集市。此穴主治膝冷水肿，祛阴寒之邪，故名。

【定位】在大腿前面，当髂前上棘与髌底外侧端的连线上，髌底上3寸（图1－3－23）。

【解剖】针刺入皮肤，经皮下组织、阔筋膜、股外侧肌、股中间肌。穴区神经、血管同伏兔穴。

【功能】温下焦，强腰膝。

【主治】膝关节痛、下肢屈伸不利、腰痛、下肢不遂、腹胀、腹痛。

【操作】直刺1～1.5寸。可灸。

【备考】①《针灸大成》膝寒，痿痹不仁，卒寒疝，消渴。②《灵光赋》两足拘挛觅阴市。

34．梁丘*

【出处】《针灸甲乙经》。

【命名】陵起为丘，穴在膝盖上方，犹如山梁之上，故名。

【类属】足阳明经“郄”穴。

【定位】屈膝，在大腿前面，当髂前上棘与髌底外侧端的连线上，髌底上2寸(图1－3－23)。

【解剖】针刺入皮肤，经皮下组织、阔筋膜、股外侧肌。穴区神经、血管、同伏兔穴。

【功能】通经利节，和胃。

【主治】胃痛、乳痈、膝肿痛、下肢不遂。

【操作】直刺1～1.5寸。可灸。

【备考】①《针灸资生经》梁丘、地五会治乳痈。②配中脘、内关治胃痛。

35．犊鼻*

【出处】《黄帝内经·灵枢》、《黄帝内经·素问》。

【命名】髌韧带两旁凹陷处，形似牛犊鼻孔，故名。

【定位】屈膝，在膝部髌骨与髌韧带外侧凹陷中（图1－3－25)。

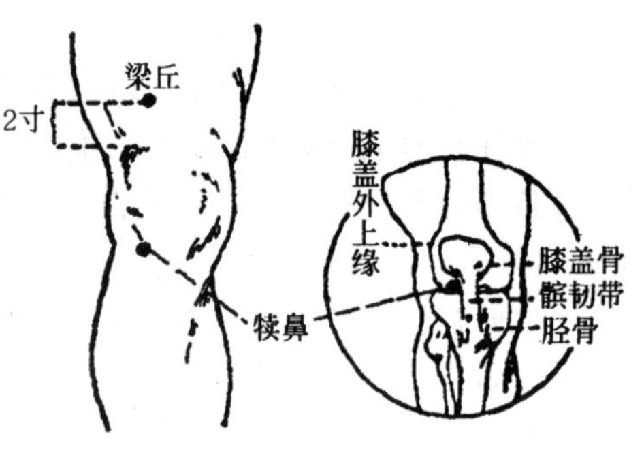

图1－3－25

【解剖】针刺入皮肤，经皮下组织、膝关节囊、翼状皱襞。穴区浅层有腓肠外侧皮神经和股前皮神经分布；深层有胫神经和腓总神经的膝关节支及膝关节动脉网分布。

【功能】通经，散寒，止痛。

【主治】膝痛、关节屈伸不利、脚气。

【操作】针尖略向内侧斜刺0.8～1.5寸。可灸。

【备考】配梁丘、膝眼、阳陵泉治膝关节痛。

36．足三里*

【出处】《圣济总录》。《黄帝内经·灵枢》、《黄帝内经·素问》称三里。

【命名】里指邑、居，有集会通达之意；三，指膝下3寸，为与手三里相区分，故名足三里。

【类属】足阳明经所入为“合”。胃的“下合”穴。

【定位】在小腿前外侧，当犊鼻下3寸，距胫骨前缘一横指（中指）(图1－3－26)。

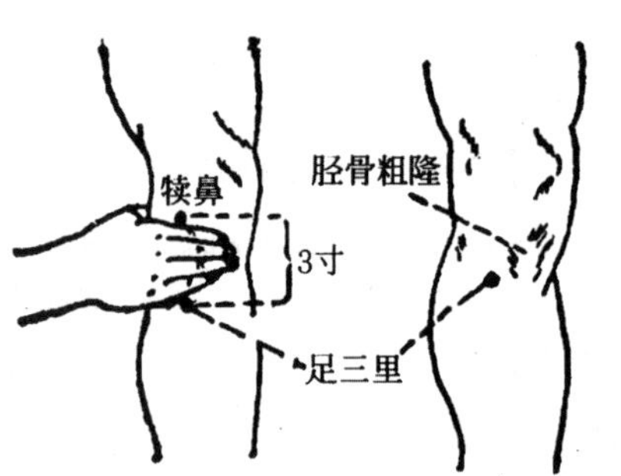

图1－3－26

【解剖】针刺入皮肤，经皮下组织、胫骨肌、趾长伸肌、小腿骨间膜、胫骨后肌。穴区浅层有腓肠外侧皮神经分布；深层有腓深神经肌支和胫前动脉分布；小腿骨间膜深面有胫神经和胫后动脉经过并分布。

【功能】调理脾胃，扶正培元，通经活络。

【主治】胃痛、腹胀、呕吐、肠鸣、消化不良、下肢痿痹、泄泻、便秘、痢疾、疳积、癫狂、中风、脚气、水肿、下肢不遂、心悸、气短、虚劳羸瘦。本穴有强壮作用，为保健要穴。

【操作】直刺 1～2 寸。可灸。

【备考】①《席弘赋》手足上下针三里，食癖气块凭此取；耳内蝉鸣腰欲折，膝下明存三里取。②《四总穴》肚腹三里留。③《针灸资生经》华佗云：疗五劳羸瘦，七伤虚乏，胸中瘀血，乳痈。④《玉龙赋》心悸虚烦刺三里。⑤足三里为强壮保健要穴之一。⑥参考资料：a. 针刺健康人和胃病患者的足三里、手三里，观察发现胃弛缓时，针刺能使其收缩加强；胃紧张时，变为弛缓，并可解除幽门痉挛。b. 据报道，针刺家兔的足三里、大椎，能促进白细胞吞噬指数上升，能增强其免疫力。c. 胃切除、剖宫产的针麻要穴。

37. 上巨虚*

【出处】《千金翼方》。《黄帝内经·灵枢》、《黄帝内经·素问》称“巨虚上廉”。

【命名】胫、腓骨之间有大的空隙，因称巨虚，穴在此空隙上方，故名。

【类属】大肠的“下合”穴。

【定位】在小腿前外侧，当犊鼻下 6 寸，距胫骨前缘一横指（中指）（图 1－3－27）。

【解剖】同足三里穴。

【功能】调和肠胃，疏经调气。

【主治】腹痛、腹胀、肠鸣、泄泻、痢疾、便秘、肠痈、中风瘫痪、脚气、下肢痿痹。

【操作】直刺 1～1.5 寸。可灸。

【备考】上巨虚配天枢、公孙、曲池治痢疾，泄泻。

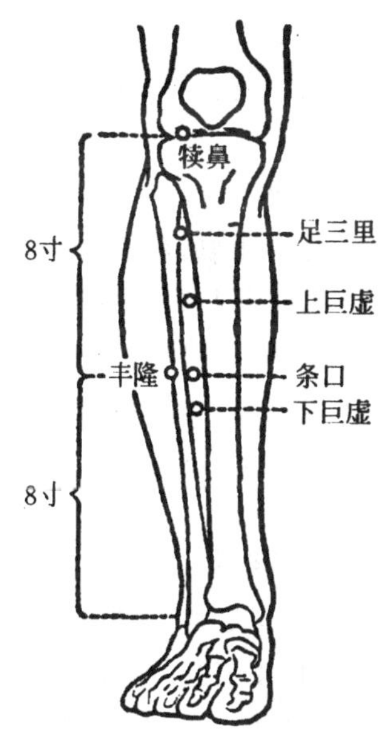

图 1－3－27

38. 条口

【出处】《针灸甲乙经》。

【命名】此处有一条形凹陷，其形如口，故名。

【定位】在小腿前外侧，当犊鼻下 8 寸，距胫骨前缘一横指（中指）（图 1－3－27）。

【解剖】同足三里穴。

【功能】理气舒筋。

【主治】下肢痿痹冷痛、脘腹疼痛、转筋、跗肿、肩臂不得举。

【操作】直刺 1～1.5 寸。可灸。

【备考】条口配承山治肩痹。

39. 下巨虚*

【出处】《备急千金要方》。《黄帝内经·灵枢》、《黄帝内经·素问》称“巨虚下廉”。

【命名】该穴位于上巨虚之下，故名。

【类属】小肠的“下合”穴。

【定位】在小腿前外侧，当犊鼻下9寸，距胫骨前缘一横指（中指）（图1－3－27）。

【解剖】同足三里穴。

【功能】调肠腑，理气滞。

【主治】小腹痛、腰脊痛引睾丸、乳痈、下肢痿痹、泄泻、大便脓血。

【操作】直刺1～1.5寸。可灸。

【备考】下巨虚配天枢、上巨虚治泄泻。

40．丰隆*

【出处】《黄帝内经·灵枢》。

【命名】丰，为大；隆，为盛。该处肌肉丰满隆盛，故名。

【类属】足阳明胃经“络”穴。

【定位】在小腿前外侧，当外踝尖上8寸，条口外，距胫骨前缘二横指(中指)(图1－3－27)。

【解剖】针刺入皮肤，经皮下组织、趾长伸肌、拇长伸肌、小腿骨间膜、胫骨后肌。穴区浅层有腓肠外侧皮神经分布；深层有腓深神经和胫前动脉分布；小腿骨间膜深面有胫神经和腓动脉分布。

【功能】祛痰平喘，镇静通便。

【主治】痰多、哮喘、咳嗽、胸痛、头痛、咽喉肿痛、便秘、癫狂、痫证、下肢痿痹、呕吐。

【操作】直刺1～1.5寸。可灸。

【备考】①《玉龙歌》丰隆、肺俞痰嗽称奇。②《针灸资生经》丰隆、复溜，主四肢肿。③《肘后歌》哮喘发来寝不得，丰隆刺入三分深。④《百症赋》强间、丰隆之际，头痛难禁。

41．解溪*

【出处】《黄帝内经·灵枢》。

【命名】解，为分解，此处指踝关节；溪为沟溪、凹陷。穴在踝关节前陷中，故名。

【类属】足阳明胃经所行为“经”。

【定位】在足背与小腿交界处的横纹中央凹陷中，当拇长伸肌腱与趾长伸肌腱之间（图1－3－28）。

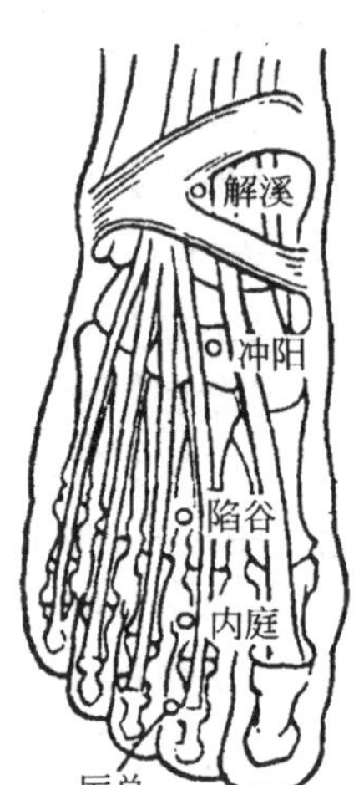

图1－3－28

【解剖】针刺入皮肤，经皮下组织、拇长伸肌腱和趾长伸肌腱。穴区浅层有足背内侧皮神经（腓浅神经分支）分布；深层有腓深神经和胫前动脉经过并分布。

【功能】清胃降逆，健脾化湿。

【主治】头痛、眩晕、癫狂、腹胀、便秘、下肢痿痹、目赤、胃热谵语、颜面浮肿。

【操作】直刺0.5～1寸。可灸。

【备考】①《医宗金鉴》风气面浮，腹胀、足肿，喘满咳嗽。②《针灸大成》头风、面赤、目赤、眉钻痛不可忍。③配商丘、丘墟治足踝痛。

42．冲阳

【出处】《黄帝内经·灵枢》。

【命名】冲，为动；阳为高。穴在足背最高点，动脉应手处，故名。

【类属】足阳明经所过为“原”。

【定位】在足背最高处，当踇长伸肌腱与趾长伸肌腱之间，足背动脉搏动处（图1-3-28）。

【解剖】针刺入皮肤，经皮下组织、踇长伸肌腱、趾长伸肌腱、踇短伸肌。穴区浅层有足背内侧皮神经分布；深层有腓深神经和足背动脉经过和分布。

【功能】健脾，化湿，安神。

【主治】胃痛腹胀、口眼㖞斜、面肿齿痛、纳呆、足痿无力、脚背红肿、狂痫。

【操作】避开动脉，直刺0.3~0.5寸。可灸。

【备考】①《针灸资生经》冲阳、地仓，治偏风口㖞。②《黄帝内经·素问》刺跗上中大脉，血出不止死。

43. 陷谷

【出处】《黄帝内经·灵枢》。

【命名】穴在跖骨间隙中，凹陷如谷，经气自上而下，故名。

【类属】足阳明经所注为“输”。

【定位】在足背，当第2、第3跖骨结合部前方凹陷处（图1-3-28）。

【解剖】针刺入皮肤，经皮下组织、趾长伸肌腱、第二骨间背侧肌、踇收肌斜头。穴区浅层有足背内侧皮神经分布；深层有腓深神经、足底外侧神经和足背动脉分布。

【功能】解表清热，散风利水。

【主治】面目浮肿、肠鸣腹泻、足背肿痛、热病、目赤肿痛。

【操作】直刺0.3~0.5寸。

【备考】①《针灸大成》面目浮肿，水病善噫，腹痛肠鸣，②《百症赋》腹内肠鸣，下脘，陷谷能平。

44. 内庭*

【出处】《黄帝内经·灵枢》。

【命名】内，指里边；庭，指院庭。穴当趾缝端，如门内之庭院，故名。

【类属】足阳明经所溜为“荥”。

【定位】在足背，当第2、第3趾间，趾蹼缘后方赤白肉际处（图1-3-28）。

【解剖】针刺入皮肤，经皮下组织、第2、第3趾长、短伸肌腱间。穴区浅层有趾背神经（腓深神经分支）分布；深层有腓深神经和足背动脉分布。

【功能】清胃止痛，通调腑气。

【主治】齿痛、口㖞、喉痹、鼻衄、腹痛、腹胀、痢疾、泄泻、足背肿痛、热病、胃痛吐酸。

【操作】直刺0.3~0.5寸。可灸。

【备考】①《马丹阳天星十二穴治杂病歌》能治四肢厥，喜静恶闻声，瘾疹咽喉痛，数欠及牙疼，疟病不思食，针着便惺惺。②配天枢、曲池治湿热泄痢。

45. 厉兑*

【出处】《黄帝内经·灵枢》。

【命名】厉，指磨砺、又登高，涉水也称厉；兑，指尖端。本穴位于足趾端，故名。

【类属】足阳明经所出为“井”。

【定位】在足第2趾末节外侧，距趾甲角0.1寸（指寸）（图1-3-28）。

【解剖】针刺入皮肤，经皮下组织。穴区有趾背神经和动脉分布。

【功能】清胃安神，通调气血。

【主治】面肿、齿痛、口㖞、鼻衄、胸腹胀满、热病、多梦、癫狂。

【操作】浅刺0.1寸。或点刺出血。可灸。

【备考】①《针灸大成》尸厥如死，及不知人，灸厉兑三壮。②《百症赋》梦魇不宁，厉兑相谐于隐白。

足阳明胃经腧穴共计45个（图1-3-29），腧穴起于承泣，止于厉兑。井在厉兑，荥在内庭，输在陷谷，原在冲阳，经在解溪，合在足三里，络在丰隆，郄会梁丘，募在中脘。其主治提要详见表1-3-3。

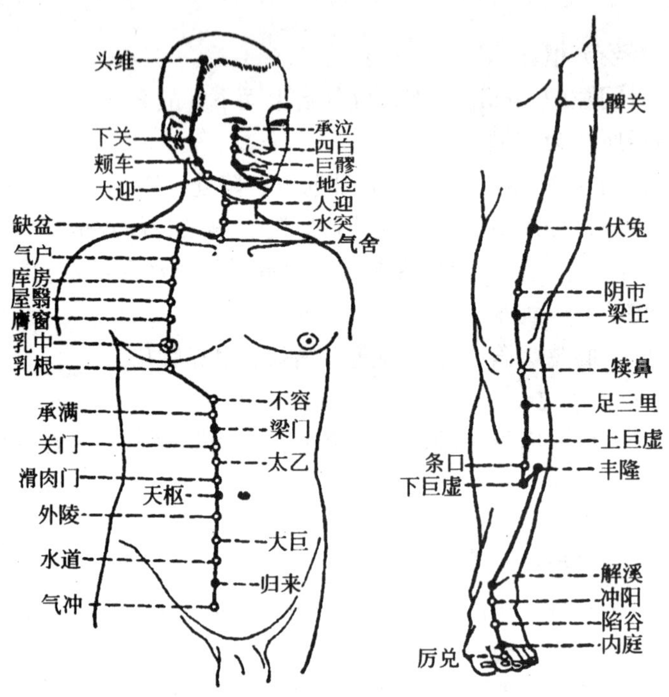

图1-3-29　足阳明胃经腧穴总图

表1-3-3　足阳明胃经腧穴主治提要表

穴名	部位	主治	
		1	2
承泣	面	目疾	
四白	面	目疾、口眼㖞斜	
巨髎	面	口㖞、鼻衄、齿痛	
地仓	面	口㖞、唇疹	
大迎	面	口㖞、颊肿、齿痛	

续表

穴名	部位	主治	
		1	2
颊车	面	口㖞、颊肿、齿痛、牙关紧闭	
下关	面	口㖞、齿痛、耳聋	
头维	侧头	头痛、目疾	
头面部经穴，主治头面、目、鼻、口、齿疾患			
人迎	颈	咽喉肿痛、喘息	
水突	颈	咽喉肿痛、喘息	
气舍	颈	咽喉肿痛	
缺盆	胸	缺盆中痛	
气户	胸	咳喘	
库房	胸	咳嗽、胸胁胀痛	
屋翳	胸	咳嗽、乳痈	
乳中	胸	禁针灸	
乳根	胸	咳嗽、胸痛、乳汁不足	
颈胸部经穴，主治喉、胸、肺部疾患			
不容	上腹	腹胀、呕吐、胃痛	
承满	上腹	肠鸣腹胀、胁下痛	
梁门	上腹	食欲不振、胃痛胀满	
关门	上腹	肠鸣泄泻、腹痛	
太乙	上腹	胃脘痛	癫狂
滑肉门	上腹	呕吐、吐舌	癫狂
天枢	上腹	痢疾、肠鸣腹痛	
上腹部经穴，主治胃肠病及神志疾患			
外陵	下腹	腹痛	
大巨	下腹	小腹胀痛、小便不利	
水道	下腹	小便不利	
归来	下腹	经闭	疝气、阴挺
气冲	下腹	外阴肿痛、月经不调	
下腹部经穴，主治前阴及妇科疾患			
髀关	大腿	痿痹股痛	
伏兔	大腿	腰膝痛、膝冷麻痹	

续表

穴名	部位	主　　治	
		1	2
阴市	大腿	腿膝麻痹酸痛	
梁丘	大腿	胃痛、膝痛	
犊鼻	大腿	膝痛、麻木	
股膝部经穴，主治局部疾患			
足三里	小腿	胃痛腹胀、肠鸣便秘、消化不良、膝胫疼痛	具有强壮之功能
上巨虚	小腿	肠鸣泄泻、腹胀	肠痈
条口	小腿	小腿麻痹	
下巨虚	小腿	小腹痛、下肢麻痹	乳痈
丰隆	小腿	胸痛、呕吐、便难	痰多癫狂
小腿部经穴，主要治疗胃肠病及神志疾患			
解溪	踝关节	头痛、足背痛	癫狂
冲阳	足背	胃痛	癫狂
陷谷	足背	肠鸣、腹痛	
内庭	足背	口㖞齿痛、腹胀	
厉兑	趾端	面肿、口㖞、齿痛、腹胀	癫狂、多梦
足部经穴，主治头面、目、鼻、口、齿以及胃肠、神志疾患			

四、足太阴脾经（21 穴）

（一）循行路线

起于足大趾末端（隐白），沿着大趾内侧赤白肉际，过大趾本节后的核骨，上行至内踝前面，再上腿肚，沿着胫骨后面，交出足厥阴经的前面，经膝股部内侧前缘，进入腹部，属于脾脏，联络胃，通过横膈上行，夹食管两旁，联系舌根，分散于舌下。

胃部支脉：向上通过横膈，流注于心中，与手少阴心经相接（图 1－3－30）。

（二）病候举要

1. 经络病候：头身沉重、乏力、身热或颌颊疼痛、舌根强痛或四肢肌肉痿软、膝股内侧肿胀、厥冷或下肢浮肿。

2. 脏腑病候：胃脘痛、腹胀、呕恶、嗳气、胃纳减少或有黄疸、肿胀、小便不利。

（三）腧穴歌诀

四脾原属足太阴，下肢内侧向上循。
隐白大趾内甲角，大都节前陷中藏。
太白核骨白肉际，节后一寸公孙明。
商丘踝前陷中找，踝上三寸三阴交。

踝上六寸漏谷悬，膝下三寸地机朝。
膝内辅下阴陵泉，血海膝膑上内廉。
箕门血海上六寸，冲门平曲三寸五。
府舍横下四五分，横下寸三取腹结。
天枢旁二大横藏，适当脐旁四寸详。
腹哀建里旁四寸，中庭旁穴食窦全。
天溪胸乡周荣穴，每膈一肋陷中湮。
大包腋下方六寸，上直渊液三寸悬。

（四）腧穴分述

1．隐白*

【出处】《黄帝内经·灵枢》、《黄帝内经·素问》。

【命名】隐，指藏，穴在足大趾内侧端，去爪甲角一分许。该处皮肤常隐，而肉色白，故名。

【类属】足太阴经所出为“井”。

【定位】在足大趾末节内侧，距趾甲角0.1寸（指寸）（图1－3－31）。

【解剖】针刺入皮肤，经皮下组织、甲根。穴区有足背内侧皮神经之趾背神经和趾背动脉分布。

【功能】摄血，宁神。

【主治】腹胀、便血、尿血、月经过多、崩漏、癫狂、多梦、惊风、昏厥、胸痛、呕吐、泄泻。

【操作】浅刺0.1寸，或用三棱针点刺出血。可灸。

【备考】①《针灸甲乙经》尸厥，死不知人，脉动如故，隐白及大敦主之。②《医宗金鉴》厉兑穴同针，治梦魇不宁。

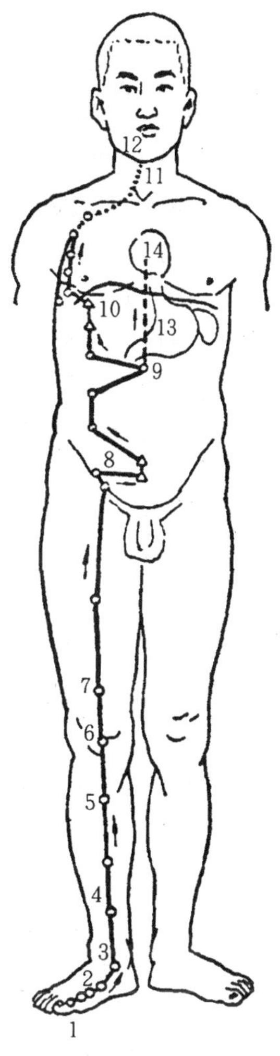

图1－3－30　足太阴脾经脉循行示意图

1．起于大指之端，循指内侧白肉际　2．过核骨后　3．上内踝前廉　4．上踹（按：踹应作腨）内　5．循胫骨后　6．交出厥阴之前　7．上膝股内前廉　8．入腹　9．属脾络胃　10．上膈　11．挟咽　12．连舌本散舌下　13．其支者，复从胃别上膈　14．注心中

2．大都

【出处】《黄帝内经·灵枢》。

【命名】都，指盛，穴在大趾内侧，此处皮肉较隐白丰盛，故名。

【类属】足太阴经所溜为“荥”。

【定位】在足内侧缘，当足大趾本节（第1跖趾关节）前下方赤白肉际凹陷处（图1－3－31）。

【解剖】针刺入皮肤，经皮下组织。穴区有足底内侧神经皮支和足底内侧动脉分布。

【功能】调健脾胃，泻热。

【主治】腹胀、胃痛、消化不良、泄泻、便秘、热病无汗、体重肢肿、心痛、心烦、不得卧。

【操作】直刺0.3~0.5寸，可灸。

【备考】①《针灸甲乙经》四肢肿，大都主之。②《百症赋》热病汗不出，大都更接于经渠。

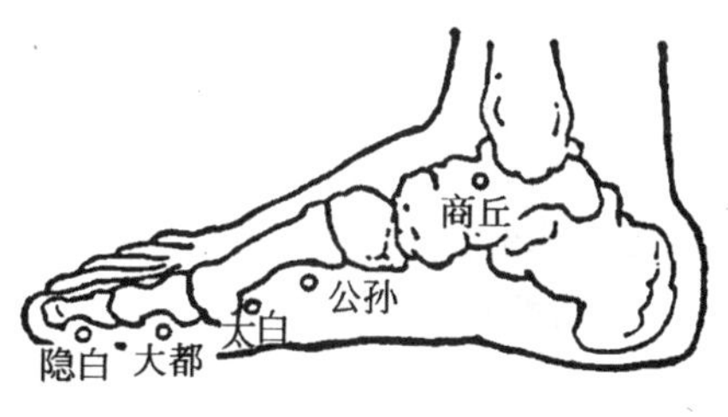

图1－3－31

3. 太白*

【出处】《黄帝内经·灵枢》。

【命名】为星象名，即金星，其穴在大趾内侧白肉际上，此处白际甚大；加之此穴为输土，能生五行之金，故名。

【类属】足太阴经所注为“输”，脾经的“原”穴。

【定位】在足内侧缘，当足大趾本节（第1跖趾关节）后下方赤白肉际凹陷处(图1-3-31)。

【解剖】针刺入皮肤，经皮下组织、踇短展肌。穴区浅层有足背内侧皮神经、足底内侧神经皮支分布；深层有趾足底总神经和跖足底动脉分布。

【功能】健脾和中。

【主治】胃痛、腹胀、腹痛、肠鸣、呕吐、泄泻、痢疾、便秘、痔疾、脚气、体重节痛。

【操作】直刺0.8~1寸，可灸。

【备考】①《备急千金要方》太白，公孙主腹胀、食不化。②《针灸大成》太白主膝、股、胫酸转筋，心痛脉缓。③配天枢、足三里、大肠俞，治痢疾、泄泻、便秘。

4. 公孙*

【出处】《黄帝内经·灵枢》。

【命名】该穴是脾经的络穴，从此通向胃经；昔有肝木为公，脾土为孙之说，故名。

【类属】①足太阴经“络”穴；②八脉交会之一，通于冲脉。

【定位】在足内侧缘，当第1跖骨基底的前下方（图1-3-31)。

【解剖】针刺入皮肤，经皮下组织、踇短展肌、踇短屈肌。穴区浅层有足背内侧皮神经、隐神经分布；深层有足底内侧神经和足底内侧动脉分支分布。

【功能】理脾和胃，整肠。

【主治】胃痛、呕吐、饮食不化、肠鸣、腹胀、腹痛、痢疾、泄泻、心烦失眠、水肿、发狂妄言、嗜卧、脚气。

【操作】直刺0.5~1寸。可灸。

【备考】①《八脉八穴治症歌》九种心痛涎闷，结胸翻胃难停，酒食积聚胃肠鸣，水食气疾膈病，脐痛腹疼胁胀，肠风疟疾心疼，胞衣不下血迷心，泄泻公孙立应。②《席弘赋》肚疼须是公孙妙，内关相应必然瘳。③据报道针刺公孙、内关、梁丘等穴，有抑制胃酸分泌的作用。

5. 商丘

【出处】《黄帝内经·灵枢》。

【命名】穴在内踝前下方，此处形似丘陵，该穴又为脾经的经金，商为金声，故名。

【类属】足太阴经所行为“经”。

【定位】在足内踝前下方凹陷中，当舟骨结节与内踝尖连线的中点处（图1-3-31)。

【解剖】针刺入皮肤，经皮下组织、内侧韧带。穴区浅层有隐神经和大隐静脉分布；深层有内踝前动脉分布。

【功能】健脾利湿。

【主治】腹胀、肠鸣、泄泻、便秘、黄疸、食不化、足踝痛、怠惰嗜卧、癫狂、小儿癫痫。

【操作】直刺0.5～0.8寸。可灸。

【备考】《针灸甲乙经》治寒热善呕。

6．三阴交*

【出处】《针灸甲乙经》。

【命名】足三阴经在此交会，故名。

【类属】足太阴、少阴、厥阴交会穴。

【定位】在小腿内侧，当足内踝尖上3寸，胫骨内侧缘后方（图1－3－32）。

【解剖】针刺入皮肤，经皮下组织、趾长屈肌、胫骨后肌、踇长屈肌。穴区浅层有隐神经和大隐静脉分布；深层有胫神经和胫后动脉的分支分布。

【功能】调脾胃，益肝肾。

【主治】肠鸣泄泻、腹胀、食不化、月经不调、崩漏、赤白带下、阴挺、经闭、痛经、难产、产后血晕、恶露不尽、遗精、阳痿、早泄、阴茎痛、疝气、水肿、小便不利、遗尿、足痿痹痛、脚气、心悸、失眠、湿疹、荨麻疹、高血压、神经性皮炎、不孕。

【操作】直刺1～1.5寸。可灸。孕妇禁针。

【备考】①《针灸甲乙经》三阴交主足下热痛，不能久坐，湿痹不能行，惊不得眠。②《长桑君天星秘诀歌》脾病血气先合谷，后刺三阴交莫退。③《铜人腧穴针灸图经》妊娠不可刺。④三阴交配归来、太冲治疝气偏坠；配关元治夜尿症。

7．漏谷

【出处】《针灸甲乙经》。

【命名】该穴主治湿痹，小便不利，故名。

【定位】在小腿内侧，当内踝尖与阴陵泉的连线上，距内踝尖6寸，胫骨内侧缘后方（图1－3－32）。

【解剖】针刺入皮肤，经皮下组织、胫骨后肌。穴区浅层有隐神经和大隐静脉分布；深层有胫神经和胫后动脉的分支分布。

【功能】渗湿利水。

【主治】腹胀、肠鸣、腰膝厥冷、麻木不仁、小便不利、遗精、疝气、水肿、下肢痿痹、足踝肿痛。

【操作】直刺1～1.5寸。可灸。

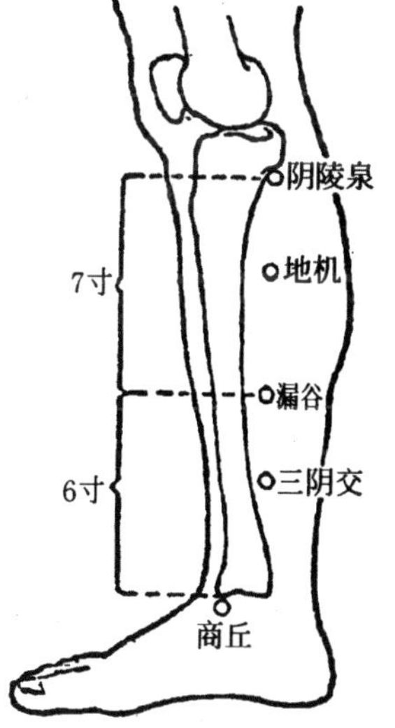

图1－3－32

8．地机*

【出处】《针灸甲乙经》。

【命名】该穴主治遗精，月经不调，能使生机旺盛，化生万物，故名。

【类属】足太阴脾经“郄”穴。

【定位】在小腿内侧，当内踝尖与阴陵泉的连线上，阴陵泉下3寸（图1－3－32）。

【解剖】针刺入皮肤，经皮下组织、比目鱼肌。穴区浅层有隐神经和大隐静脉分布；深层有胫神经和胫后动脉分支分布。

【功能】健脾理血。

【主治】腹胀、纳呆、痢疾、月经不调、小便不利、遗精、水肿、腰痛不可俯仰、食欲不振。

【操作】直刺1~1.5寸。可灸。

【备考】《百症赋》妇人经事改常，自有地机、血海。

9. 阴陵泉*

【出处】《黄帝内经·灵枢》。

【命名】穴在胫骨内髁下，如山陵下之水泉，故名。

【类属】足太阴经所入为“合”。

【定位】在小腿内侧，当胫骨内侧髁后下方凹陷处（图1－3－32）。

【解剖】针刺入皮肤，经皮下组织、半腱肌腱、腓肠肌内侧头。穴区浅层有隐神经和大隐静脉分布；深层有膝下内动脉分支和胫神经肌支分布；再深层有胫神经本干和腘动脉本干经过。

【功能】健脾利水，通利三焦。

【主治】腹胀、水肿、小便不利、失禁、黄疸、膝肿、阴茎痛，妇人阴痛，遗精。

【操作】直刺1~2寸。可灸。

【备考】①《针灸大成》腹中寒不嗜食，胁下满，水胀腹坚，喘逆不得卧，尿失禁不自知，小便不利。②《百症赋》阴陵、水分，去水肿之脐盈。③《千金翼方》水肿不得卧，灸阴陵泉百壮。

10. 血海*

【出处】《针灸甲乙经》。

【命名】本穴善治各种血证，有引血归脾之功能，犹如百川归海，故名。

【定位】屈膝，在大腿内侧，髌底内侧端上2寸，当股四头肌内侧头的隆起处（图1－3－33）。简便定位法：患者屈膝，医生以左手掌心按于患者右膝髌骨上缘，二至五指向上伸直，拇指约呈45°斜置，拇指尖下是穴。对侧取法仿此。

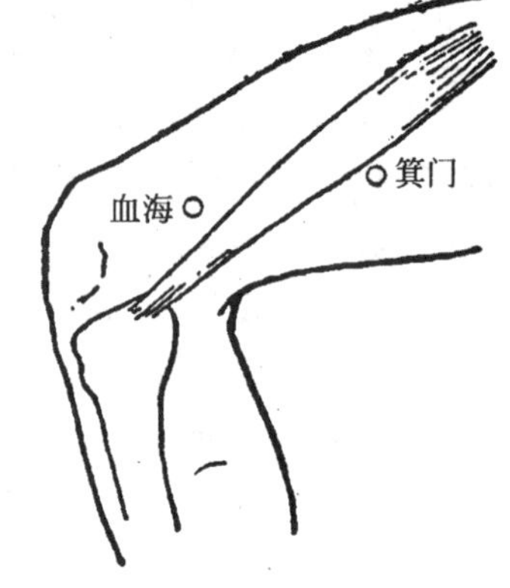

图1－3－33

【解剖】针刺入皮肤，经皮下组织、股内侧肌。穴区浅层有股神经前皮支和大隐静脉属支分布；深层有股神经肌支和膝上内侧动脉分布。

【功能】理血调经，散风祛湿。

【主治】月经不调、痛经、经闭、崩漏、股内侧疼、湿疮、瘾疹、皮肤瘙痒、丹毒、小便淋漓。

【操作】直刺1~1.2寸。可灸。

【备考】①《针灸大成》暴崩不止，血海主之。②配曲池、委中、三阴交，治荨麻疹；配梁丘、足三里、阴陵泉，治膝关节疼痛。

11. 箕门

【出处】《针灸甲乙经》。

【命名】箕，指二展其足，坐时两膝足分开，有如“箕”，称箕踞而坐，此穴在阴股内动脉应手筋间，以取穴姿势命名。

【定位】在大腿内侧，当血海与冲门连线上，血海上6寸（图1－3－33）。

【解剖】针刺入皮肤，经皮下组织、股内侧肌。穴区浅层有股神经皮支和大隐静脉属支分布；深层有股神经肌支分布，并有股动脉本干经过。

【功能】利水通淋。

【主治】小便不利、遗溺、腹股肿痛、五淋。

【操作】避开动脉，直刺 0.5～1 寸。可灸。

【备考】《黄帝内经·素问》刺阴股中大脉，血出不止，死。

12．冲门

【出处】《针灸甲乙经》。

【命名】冲，指冲动，因与气冲穴相平，是胃气冲过脾经之处，故名。

【定位】在腹股沟外侧，距耻骨联合上缘中点 3.5 寸，当髂外动脉搏动处的外侧（图 1－3－34）。

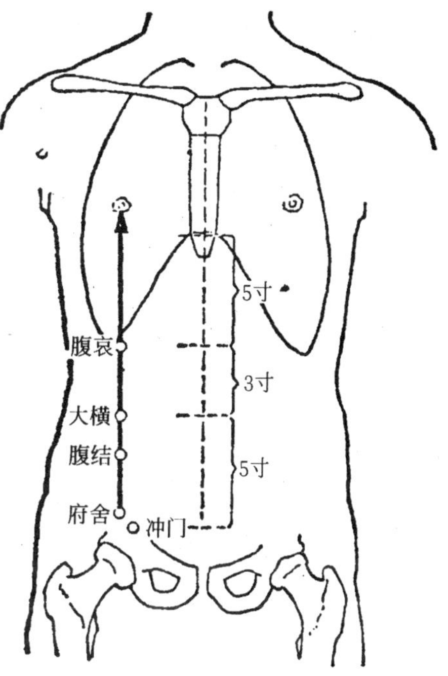

图 1－3－34

【解剖】针刺入皮肤，经皮下组织、腹外斜肌腱膜、腹内斜肌。穴区浅层有髂腹股沟神经皮支和腹壁浅动脉分支分布；深层有髂外动脉分支和髂腹股沟神经肌支分布。

【功能】调理下焦。

【主治】腹痛、疝气、痔疾、崩漏、带下、奔豚气、小便不利。

【操作】避开动脉，直刺 0.5～1 寸。可灸。

【备考】①《针灸甲乙经》冲门为足太阴、厥阴之会。②《百症赋》带下产崩，冲门、气冲宜审；痃癖兮，冲门、血海强。

13．府舍

【出处】《针灸甲乙经》。

【命名】府，指聚；舍，指住。此穴为足太阴、阴维、厥阴之会所，意指脏腑所居之处。

【定位】在下腹部，当脐中下 4 寸，冲门上方 0.7 寸，距前正中线 4 寸（图 1－3－34）。

【解剖】针刺入皮肤，经皮下组织、腹外斜肌腱膜、腹内斜肌。穴区浅层有髂腹下神经皮支和腹壁浅动脉分支分布；深层有髂腹下神经本干经过。

【功能】通腑散结。

【主治】腹痛、疝气、结聚。

【操作】直刺 0.8～1.2 寸。可灸。

【备考】①《针灸甲乙经》足太阴、阴维、厥阴之会。②《针灸大成》疝瘕，髀中急疼，循胁上下抢心，腹满，积聚，厥气，霍乱。

14．腹结

【出处】《针灸甲乙经》。

【命名】此穴主治绕脐痛，是腹气结聚之处，故名。

【定位】在下腹部，大横下 1.3 寸，距前正中线 4 寸（图 1－3－34）。

【解剖】针刺入皮肤，经皮下组织、腹外斜肌、腹内斜肌、腹横肌。穴区浅层有第 11 肋间神经外侧皮支和腹壁浅动脉分支分布；深层有第 11 肋间神经、动脉。

【功能】行气血，调肠腑。

【主治】腹痛、腹泻、大便秘结、疝气。

【操作】直刺1～1.5寸。可灸。

【备考】①《备急千金要方》绕脐痛抢心。②《十四经发挥》腹结去腹中行4寸半。

15．大横*

【出处】《针灸甲乙经》。

【命名】平者为横，穴与天枢相平，旁开2寸，内应横行之大肠，故名。

【定位】在脐中部，距脐中4寸（图1－3－34）。

【解剖】针刺入皮肤，经皮下组织、腹外斜肌、腹内斜肌、腹横肌。穴区浅层有第10肋间神经外侧皮支分布；深层有第10肋间神经、动脉。

【功能】通调肠腑。

【主治】痢疾、泄泻、便秘、腹痛。

【操作】直刺1～1.5寸。可灸。

【备考】《针灸大成》大风逆气，多寒善悲。四肢不可举动，多汗，洞痢。

16．腹哀

【出处】《针灸甲乙经》。

【命名】哀指鸣，穴当腹部，主治腹痛肠鸣，故名。

【定位】在上腹部，当脐中上3寸，距前正中线4寸（图1－3－34）。

【解剖】针刺入皮肤，经皮下组织、腹外斜肌、腹内斜肌、腹横肌。穴区浅层有第8肋间神经外侧支和胸腹壁静脉属支分布；深层有第8肋间神经、动脉。

【功能】调理肠胃。

【主治】腹痛肠鸣、完谷不化、便秘、痢疾。

【操作】直刺1～1.5寸。可灸。

【备考】①《针灸大成》寒中食不化，大便脓血、腹中痛。②《针灸甲乙经》足太阴、阴维之会。

17．食窦

【出处】《针灸甲乙经》。

【命名】食，此处指乳汁；窦，为孔窦。穴在乳头外下方，深部有储藏乳汁的孔窦。

【定位】在胸外侧部，当第5肋间隙，距前正中线6寸（图1－3－35）。

【解剖】针刺入皮肤，经皮下组织、前踞肌。穴区浅层有第5肋间神经外侧皮支和胸腹壁静脉属支分布；深层有胸长神经分支和胸外侧动脉分支分布。

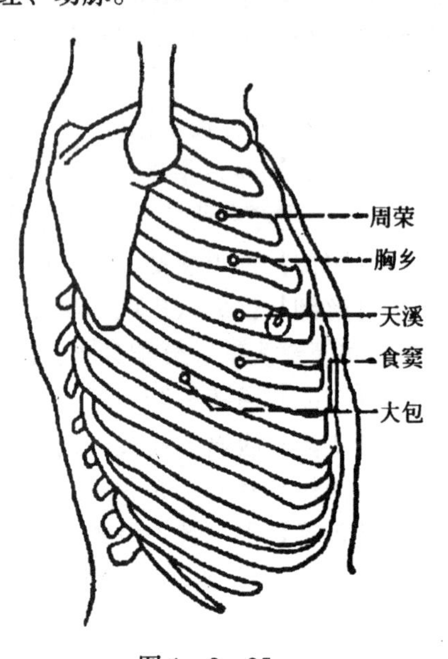

图1－3－35

【功能】行气通乳。

【主治】胸胁支满、腹胀肠鸣、反胃、嗳气、水肿、乳少。

【操作】平刺或斜刺0.5～0.9寸。可灸。

【备考】《针灸大成》胸胁支满，膈中雷鸣，常有水声，膈痛。

18．天溪

【出处】《针灸甲乙经》。

【命名】穴在天池外侧，主治乳肿、乳少，因功能而命名。

【定位】在胸外侧部，当第 4 肋间隙，距前正中线 6 寸（图 1－3－35）。

【解剖】针刺入皮肤，经皮下组织、胸大肌、前踞肌。穴区浅层有第 4 肋间神经外侧皮支和胸腹壁静脉属支分布；深层有胸长神经，胸前神经和胸外侧动脉分支分布。

【功能】宽胸通乳。

【主治】胸痛、咳嗽、乳痈、乳汁少。

【操作】斜刺或向外平刺 0.5～0.8 寸。可灸。

【备考】《针灸大成》胸中满痛、贲膺、妇人乳肿溃痈。

19. 胸乡

【出处】《针灸甲乙经》。

【命名】居处为乡，穴在胸部，主治胸胁支满，故名。

【定位】在胸外侧部，当第 3 肋间隙，距前正中线 6 寸（图 1－3－35）。

【解剖】针刺入皮肤，经皮下组织、胸大肌、胸小肌。穴区浅层有第 3 肋间神经外侧皮支分布；深层有胸前神经和胸肩峰动脉胸肌支分布。

【功能】宽胸利膈。

【主治】胸胁胀满、胸引背痛不得卧。

【操作】斜刺或向外平刺 0.5～0.8 寸。可灸。

20. 周荣

【出处】《针灸甲乙经》。

【命名】周，指周身；荣，与营通。因是穴上接中府而荣敷周身，故名。

【定位】在胸外侧部，当第 2 肋间隙，距前正中线 6 寸（图 1－3－35）。

【解剖】针刺入皮肤，经皮下组织、胸大肌、胸小肌。穴区浅层有第 2 肋间神经外侧皮支分布；深层有胸前神经和胸肩峰动脉胸肌支分布。

【功能】宽胸利气。

【主治】胸胁胀满、咳嗽、气喘、胁痛。

【操作】斜刺或向外平刺 0.5～0.8 寸。可灸。

21. 大包 *

【出处】《黄帝内经·灵枢》。

【命名】包，为概括，该穴为脾经的大络，总统阴阳诸经，由脾灌溉五脏六腑四肢，故名。

【类属】脾之大络。

【定位】在侧胸部腋中线上，当第 6 肋间隙处（图 1－3－36）。

【解剖】针刺入皮肤，经皮下组织、前锯肌、肋间外肌。穴区浅层有第 6 肋间神经外侧皮支分布；深层有胸长神经和胸长动脉分支分布。

【功能】宽胸利胁。

【主治】胸胁胀满、咳嗽、气喘、胁肋痛、全身疼痛、四肢无力。

【操作】斜刺或向后平刺 0.5～0.8 寸，可灸。

【备考】《针灸甲乙经》实则一身尽痛，虚则百脉皆纵，此脉若罗络之血者，皆取之。

足太阴脾经腧穴共计 21 个（图 1－3－36）。体表起于隐白，止于大包，井在隐白，荥在大都，输在太白，经在商丘，合在阴陵泉，络在公孙，郄会地机，募在章门。其主治提要详见表1-3-4。

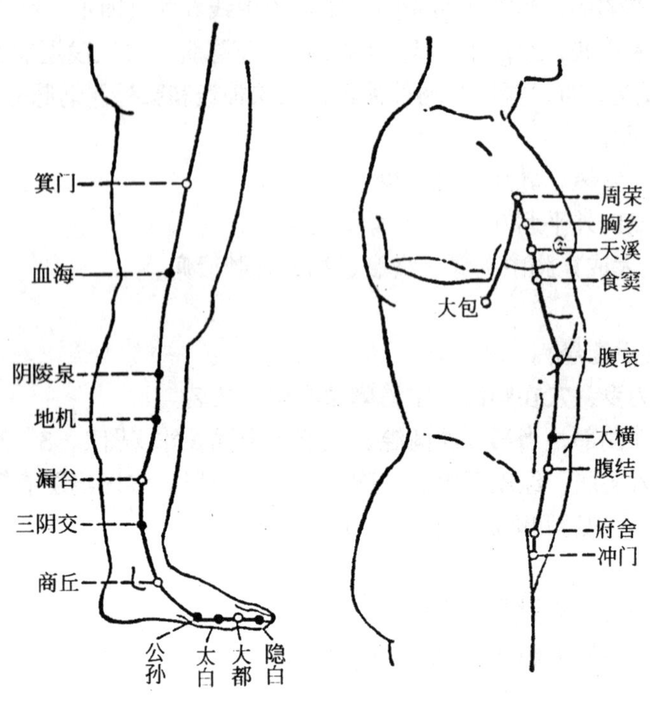

图1-3-36 足太阴脾经腧穴总图

表1-3-4　足太阴脾经腧穴主治提要表

穴名	部位	主治	
		1	2
隐白	趾端	腹胀、月经过多	癫狂
大都	趾	胃痛、腹胀	热病无汗
太白	足	胃痛、腹胀、呕吐、泄泻	
公孙	足	呕吐、泄泻、胃痛、腹痛	痢疾
商丘	踝关节	腹胀、泄泻、肠鸣、足踝痛	
三阴交	小腿	脾胃虚弱、肠鸣腹胀、月经不调、遗精、小便不利、遗尿、水肿	失眠
漏谷	小腿	腹胀肠鸣、腿膝厥冷、麻痹	
地机	小腿	食欲不振、痢疾、月经不调、遗尿、小便不利	水肿
阴陵泉	小腿	遗精、小便不利、膝关节病	水肿
血海	大腿	月经不调、股内侧痛	
箕门	大腿	小便不利、遗精	
足、下肢经穴，主要治疗胃肠疾患、兼主前阴及妇科疾患			

续表

穴名	部位	主治	
		1	2
冲门	腹	腹痛	疝气
府舍	腹	腹痛	疝气
腹结	腹	绕脐腹痛	疝气
大横	腹	小腹痛、痢疾、便秘	
腹哀	腹	腹痛、消化不良，痢疾	
腹部经穴，主治胃肠疾患。			

穴名	部位	主治	
		1	2
食窦	胸	胸胁胀满	
天溪	胸	咳嗽、胸痛	
胸乡	胸	胸胁胀痛	
周荣	胸	咳嗽、胸胁胀痛	
大包	胸	胁痛、气喘	全身疼痛、四肢无力
胸部经穴，主治胸胁疾患及四肢无力。			

五、手少阴心经（9穴）

（一）循行路线

起于心中，出属于“心系”（心与其他脏器相连系的部位），通过横膈，联络小肠。“心系”向上的脉：挟着食管上行，联系于“目系”（眼球联系于脑的部位），“心系”直行的脉：上行于肺部，再向下出于腋窝部（极泉），沿上臂内侧后缘，行于手太阴经和手厥阴经的后面，到达肘窝，沿前臂内侧后缘，至掌后豌豆骨部，进入掌内，沿小指内侧至末端（少冲），与手太阳小肠经相接（图1－3－37）。

（二）病候举要

1. 经络病候：身热、目痛、咽干、口渴、手心热或逆冷或前臂内侧痛。

2. 脏腑病候：心痛、胸胁背痛、心烦、气急或眩晕昏仆、神志失常。

（三）腧穴歌诀

五是心经手少阴，极泉腋窝动脉牵。
青灵肘上三寸觅，少海肘后五分连。
灵道掌后一寸半，通里腕后一寸间。
阴郄去腕五分是，神门锐骨端内缘。
少府小指本节后，少冲小指内侧边。

（四）腧穴分述

1. 极泉*

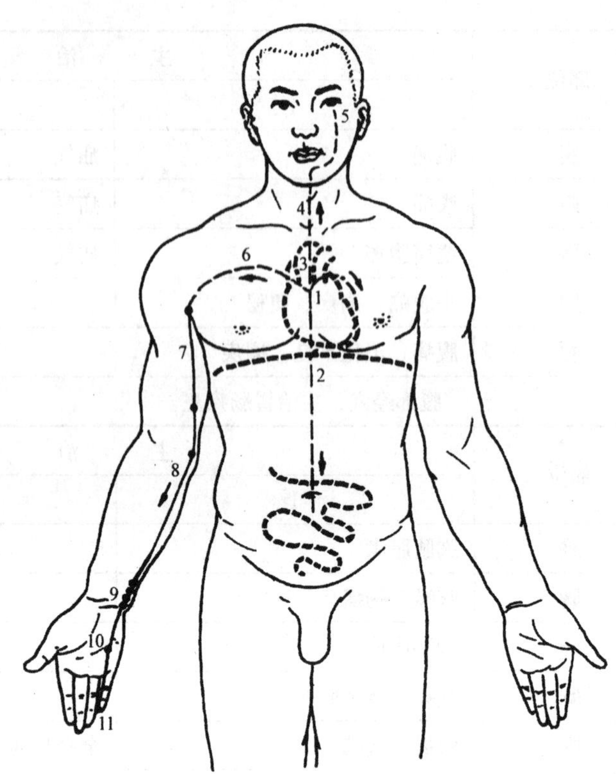

图 1－3－37　手少阴心经循行示意图

1. 起于心中，出属心系　2. 下膈，络小肠　3. 其支者，从心系　4. 上夹咽　5. 系目系　6. 其直者，复从心系却上肺，下出腋下　7. 下循臑内后廉，行太阴、心主之后　8. 下肘内，循臂内后廉　9. 抵掌后锐骨之端　10. 入掌内后廉　11. 循小指之内，出其端

【出处】《针灸甲乙经》。

【命名】极，指高大；泉为水泉。穴在腋下，当心经最高之处，心主血似水流，故名。

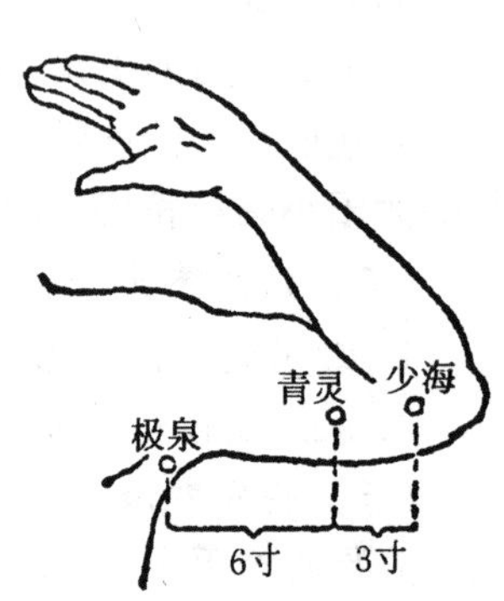

图 1－3－38

【定位】在腋窝顶点，腋动脉搏动处（图 1－3－38）。

【解剖】针刺入皮肤，经皮下组织、腋筋膜、腋窝内组织。穴区浅层有肋间臂神经分布；深层有臂丛及其分支和腋动、静脉等。

【功能】舒筋活血。

【主治】心痛、上肢不遂、胸闷、胁肋胀痛、瘰疬、肩臂疼痛、咽干烦渴。

【操作】上臂外展，避开腋动脉直刺或斜刺 0.5～1 寸。不灸。

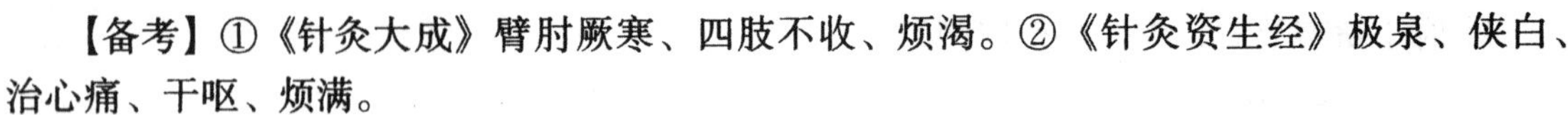

【备考】①《针灸大成》臂肘厥寒、四肢不收、烦渴。②《针灸资生经》极泉、侠白、治心痛、干呕、烦满。

2. 青灵

【出处】《太平圣惠方》。

【命名】青，主痛证；灵，指效验。因该穴主治肩臂不举，疼痛不能解衣，故名。

【定位】在臂内侧，当极泉与少海的连线上，肘横纹上3寸，肱二头肌的内侧沟中（图1－3－38）。

【解剖】针刺入皮肤，经皮下组织、肱肌。穴区浅层有臂内侧皮神经和贵要静脉属支分布；深层有前臂内侧皮神经、正中神经本干和肱动脉及其分支。

【功能】消风止痛。

【主治】目黄、头痛、振寒、胁痛、肩臂痛。

【操作】直刺0.5～1寸。可灸。

【备考】《铜人腧穴针灸图经》肩臂不举，不能解衣，头痛振寒、目黄胁痛。

3．少海*

【出处】《黄帝内经·灵枢》。

【命名】少，指手少阴经。心主血脉，似水之流，该穴为阴合水穴，故名。

【类属】手少阴心经所入为“合”。

【定位】屈肘，在肘横纹内侧端与肱骨内上髁连线的中点处（图1－3－39）。

【解剖】针刺入皮肤，经皮下组织、旋前圆肌、肱肌。穴区浅层有前臂内侧皮神经和贵要静脉属支分布；深层有正中神经和尺侧返动脉的分支分布。

【功能】开心窍，安神志。

【主治】心痛、臂麻酸痛、手颤、健忘、暴喑、肘臂伸屈不利、瘰疬、腋胁痛。

【操作】直刺0.5～1寸。可灸。

【备考】①《席弘赋》心疼手颤少海间。②《灵光赋》心疼手颤针少海。③《百症赋》且如两臂顽麻，少海就傍手三里。④《胜玉歌》瘰疬少海、天井边。

4．灵道

【出处】《针灸甲乙经》。

【命名】灵，指神灵；道，指通道。穴属心经所行，犹言心灵出入之道路，又主神志疾患，故名。

【类属】手少阴经所行为“经”。

【定位】在前臂掌侧，当尺侧腕屈肌腱的桡侧缘，腕横纹上1.5寸（图1－3－39）。

【解剖】针刺入皮肤，经皮下组织、尺侧腕屈肌腱与指浅屈肌腱之间、指深屈肌、旋前方肌。穴区浅层有前臂内侧皮神经分布；深层有尺神经、尺动脉的分支分布，并有尺神经、尺动脉本干经过。

【功能】宁心，安神，止抽。

【主治】心痛、心悸、怔忡、悲恐、善笑、瘈疭，暴喑、舌强不语、头昏目眩、肘臂挛痛。

【操作】直刺0.2～0.5寸。可灸。

【备考】①《备急千金要方》心痛悲恐，相引瘈疭。②《针灸资生经》灵道、天突、天窗治暴喑不能言，口噤。

5．通里*

【出处】《黄帝内经·灵枢》。

【命名】经过为通，邻里为里。是穴为手少阴络脉由此别出，与手太阳经联络，经气由此通达表里二经，故名。

【类属】手少阴经“络”穴。

【定位】在前臂掌侧，当尺侧腕屈肌腱的桡侧缘，腕横纹上1寸（图1-3-39）。

【解剖】针刺入皮肤，经皮下组织、尺侧腕屈肌腱与指浅屈肌腱之间、指深屈肌。穴区浅层有前臂内侧皮神经分布；深层有尺神经、尺动脉的分支分布，并有尺神经、尺动脉本干经过。

【功能】养血安神，熄风开音。

【主治】暴喑、舌强不语、心悸怔忡、头晕、目眩、咽喉肿痛、腕臂痛。

【操作】直刺0.2～0.5寸。可灸。

【备考】①《黄帝内经·灵枢》实则支膈，虚则不能言。②《医宗金鉴》声哑、心烦、怔忡不宁。

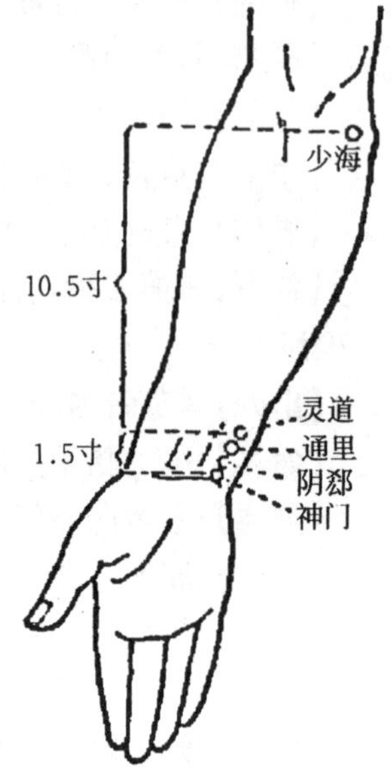

图1-3-39

6. 阴郄*

【出处】《针灸甲乙经》。

【命名】郄有孔隙的含义，是气血深聚之处，穴属手少阴之郄，故名。

【类属】手少阴经“郄”穴。

【定位】在前臂掌侧，当尺侧腕屈肌腱的桡侧缘，腕横纹上0.5寸（图1-3-39）。

【解剖】针刺入皮肤，经皮下组织、尺侧腕屈肌腱与指浅屈肌腱之间、指伸屈肌。穴区浅层有前臂内侧皮神经分布；深层有尺神经、尺动脉的分支分布，并有尺神经、尺动脉本干经过。

【功能】滋养阴血，宁心安神。

【主治】心痛、惊恐、心悸、骨蒸盗汗、吐血、衄血、失音。

【操作】直刺0.2～0.5寸。可灸。

【备考】泻阴郄止盗汗，治小儿骨蒸。

7. 神门*

【出处】《针灸甲乙经》。

【命名】神，为心神；门，为门户。穴属少阴，心藏神，是心经腧穴，为心气出入的门户。

【类属】手少阴经所注为“输”。心的“原”穴。

【定位】在腕部，腕掌横纹尺侧端，尺侧腕屈肌腱的桡侧凹陷处（图1-3-39）。

【解剖】针刺入皮肤，经皮下组织、尺侧腕屈肌腱桡侧缘。穴区浅层有前臂内侧皮神经分布；深层有尺神经、尺动脉的本干经过。

【功能】宁心安神。

【主治】心痛、心烦、失眠健忘、惊悸、怔忡、癫痫、痴呆、目黄胁痛、掌中热、呕血、吐血、头晕、目眩、失音。

【操作】直刺0.2～0.5寸。可灸。

【备考】①《千金翼方》神门、合谷主喉痛心烦。②《玉龙歌》治痴呆。

8．少府

【出处】《针灸甲乙经》。

【命名】聚处为府。穴为手少阴心经经气所聚之处，故名。

【类属】手少阴经所溜为“荥”。

【定位】在手掌面，第4～第5掌骨之间，握拳时当小指尖处（图1－3－40）。

【解剖】针刺入皮肤，经皮下组织、掌腱膜、第4蚓状肌。穴区浅层有尺神经掌侧皮支分布；深层有掌侧总神经、指掌侧总动脉和掌心动脉经过。

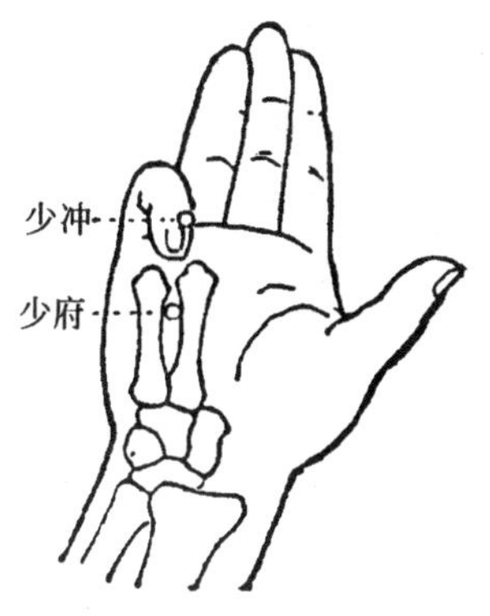

图1－3－40

【功能】清心泻火。

【主治】心悸、胸痛、小便不利、遗尿、阴痒、阴痛、手小指拘急、掌中热、善惊。

【操作】直刺0.3～0.5寸。可灸。

【备考】《医宗金鉴》痎疟久不愈、臂酸、肘腋挛急、阴痛、阴痒、偏坠。

9．少冲*

【出处】《针灸甲乙经》。

【命名】少，指小；冲，指冲动。穴属手少阴，经脉之气从此处冲出小指，故名。

【类属】手少阴经所出为“井”。

【定位】在手小指末节桡侧，距指甲角0.1寸（图1－3－40）。

【解剖】针刺入皮肤，经皮下组织、甲根。穴区有尺神经之指背神经和指背动脉分布。

【功能】开窍泄热，宣通气血。

【主治】心悸心痛、胸胁痛、癫狂、目赤肿痛、热病、中风、昏厥。

【操作】浅刺0.1寸，或用三棱针点刺出血。可灸。

【备考】①《类经图翼》心火上炎，眼赤。②《医宗金鉴》心虚胆寒、怔忡、癫狂。

手少阴心经腧穴共计9个(图1－3－41)。体表起于极泉，止于少冲。井在少冲，荥在少府，输原在神门，经在灵道，合在少海，络在通里，郄会阴郄，募在巨阙。其主治提要详见表1－3－5。

六、手太阳小肠经（19穴）

（一）循行路线

起于小指外侧端（少泽）沿着手背外侧至腕部，出于尺骨茎突，直上沿前臂后缘，经尺骨鹰嘴与肱骨内上髁之间，沿上臂外侧后缘，出于肩关节，绕行肩胛部，交会于肩上大椎

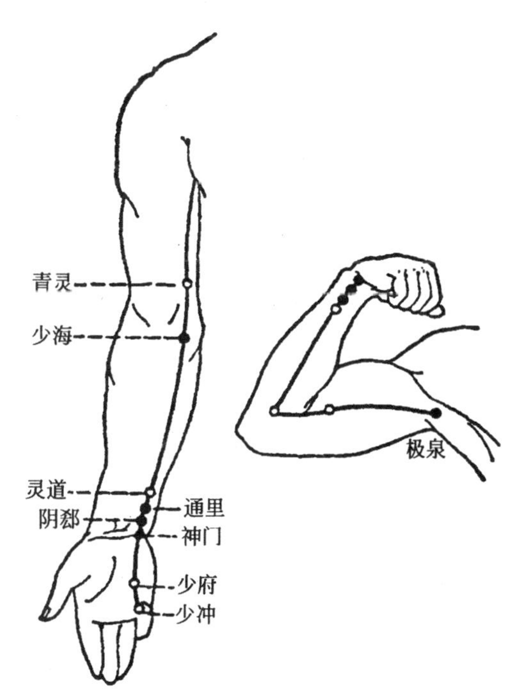

图1－3－41　手少阴心经腧穴总图

表 1-3-5　　手少阴心经腧穴主治提要表

穴名	部位	主治	
		1	2
极泉	腋中	心痛、胁肋疼痛	
青灵	上臂	胁痛、肩臂痛	
少海	肘	心痛、臂麻、手颤指挛	瘰疬
灵道	前臂	心痛、肘臂挛急	瘈疭
通里	前臂	心悸怔忡、臂腕痛	舌强不语、暴喑
阴郄	前臂	心痛、惊悸	盗汗
神门	腕关节	心痛、心烦、癫狂、健忘、怔忡、失眠	
少府	掌	心悸、胸痛、小指拘挛	阴痒
少冲	指端	心悸、心痛、热病、心烦、胸胁痛、癫狂	中风昏迷
本经经穴主治胸、心以及神志病和热病			

(督脉)，向下进入缺盆部，联络心脏，沿着食管，通过横膈，到达胃部，属于小肠。缺盆部支脉：沿着颈部，上达面颊，至目外眦，转入耳中（听宫）。颊部支脉：上行目眶下（颧髎)，抵于鼻旁，至目内眦，与足太阳膀胱经相接（图 1-3-42)。

（二）病候举要

1. 经络病候：口舌糜烂、颔颊部疼痛、耳聋、目黄、咽痛、多泪、颈项强直、肩臂外侧痛。

2. 脏腑病候：少腹胀痛、痛连腰部，少腹痛引睾丸、泄泻、便秘。

（三）腧穴歌诀

六小肠经手太阳，臂外后缘尺侧详。
少泽小指外甲角，前谷泽后节前扬。
后溪握拳节后取，腕骨腕前骨陷当。
阳谷锐骨下陷讨，养老转手踝空藏。
支正腕后上五寸，小海肘后两骨乡。
肩贞腋缝上一寸，再上寸半臑俞量。
天宗神道旁六寸，秉风胛上骨边求。
曲垣平秉内寸五，陶道旁三外俞张。
大椎旁开肩中俞，天窗扶后大筋箱。
天容耳下曲颊后，颧髎面鸠下廉张。
听宫二穴归何处，耳小瓣前陷中央。

（四）腧穴分述

1. 少泽*

【出处】《黄帝内经·灵枢》。

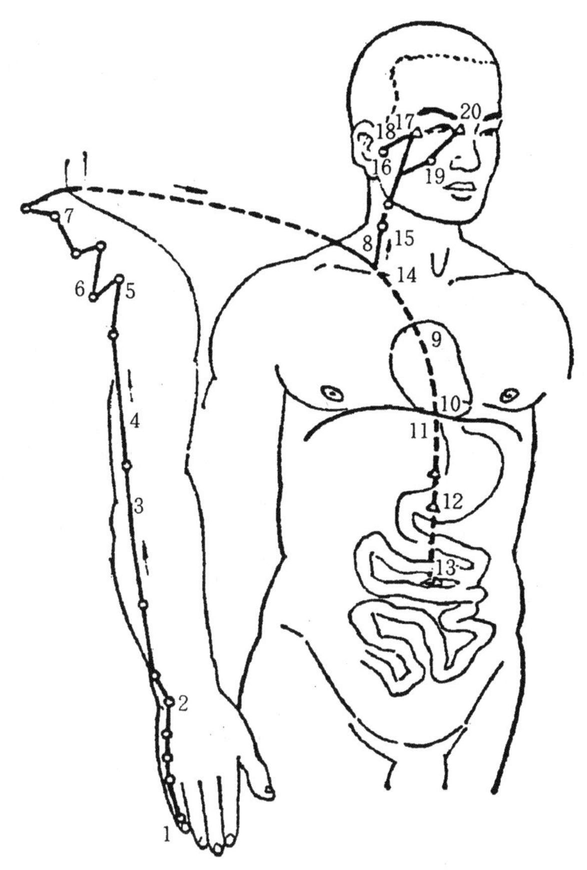

图 1－3－42　手太阳小肠经脉循行示意图

1．起于小指之端　2．循手外侧上腕，出踝中　3．直上循臂骨下廉，出肘内侧两筋之间　4．上循臑外后廉　5．出肩解　6．绕肩胛　7．交肩上　8．入缺盆　9．络心　10．循咽　11．下膈　12．抵胃　13．属小肠　14．其支者，从缺盆　15．循颈　16．上颊　17．至目锐眦　18．却入耳中　19．其支者，别颊上䪼，抵鼻　20．至目内眦，斜络于颧

【命名】少，指手太阳小肠，穴在小指，为小肠经“井”穴，井当润泽，脉气初生，故名。

【类属】手太阳经所出为“井”。

【定位】在手小指末节尺侧，距指甲角 0.1 寸（图 1－3－43）。

【解剖】针刺入皮肤，经皮下组织、甲根。穴区有指掌侧固有神经和动脉分支分布。

【功能】开窍泄热，利咽通乳。

【主治】头痛、目翳、咽喉肿痛、乳痈、乳汁少、昏迷、热病、耳聋、耳鸣、小指麻木。

【操作】斜刺 0.1 寸。或用三棱针点刺出血。可灸。

【备考】①《医宗金鉴》鼻衄不止，妇人乳痈。②《针灸大成》妇人无乳，少泽、合谷、膻中。

2．前谷

【出处】《黄帝内经·灵枢》。

【命名】前，为后之对；谷，为山谷。该穴位于手小指本节前外侧凹陷处，故名。

【类属】手太阳经所溜为“荥”。

【定位】在手尺侧，微握拳，当小指本节（第 5 掌指关节）前的掌指横纹头赤白肉际（图 1－3－43）。

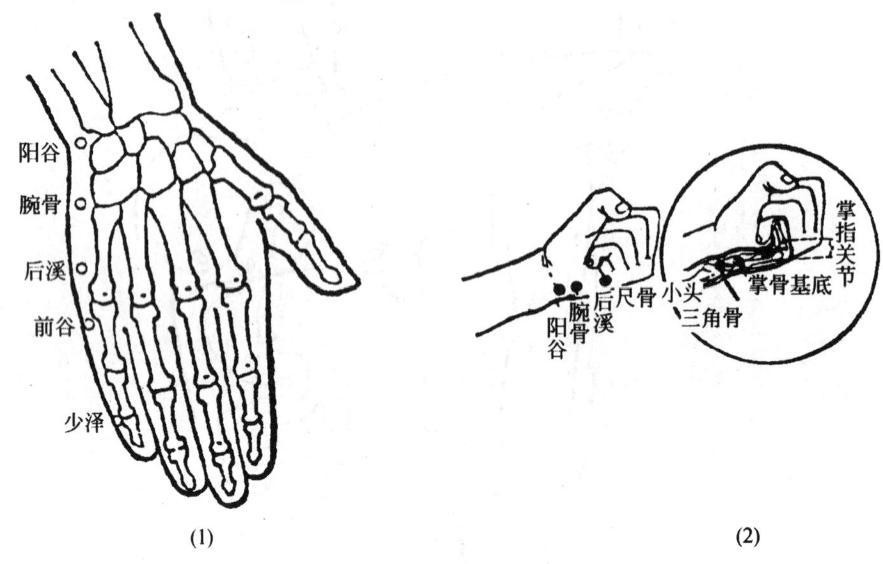

图 1－3－43

【解剖】针刺入皮肤，经皮下组织、小指展肌。穴区有尺神经之指背神经和指背动脉分布。

【功能】清热通经。

【主治】热病汗不出、疟疾、癫狂、痫证、头痛、目痛、耳鸣、咽喉肿痛、乳少、手指麻木。

【操作】直刺 0.2～0.3 寸。可灸。

【备考】《医宗金鉴》癫痫、颈项颊肿引耳疼痛，妇人产后无乳。

3. 后溪*

【出处】《黄帝内经·灵枢》。

【命名】后，为前之对；溪，为沟溪。此穴位于第五掌指关节后方，故名。

【类属】①手太阳经所注为“输”。②八脉交会穴之一，通于督脉。

【定位】在手掌尺侧，微握拳，当小指本节（第 5 掌指关节）后的远侧掌横纹头赤白肉际（图 1－3－43）。

【解剖】针刺入皮肤，经皮下组织、小指展肌、小指短屈肌。穴区有尺神经手背支和掌背动脉分布；深层有尺神经的深支和小指尺掌侧动脉的分支分布。

【功能】散风舒筋，通督脉。

【主治】头项强痛、耳聋、热病、疟疾、癫狂、痫证、盗汗、目眩、目赤、咽喉肿痛。

【操作】直刺 0.5～1 寸。可灸。

【备考】①《胜玉歌》后溪、鸠尾及神门，治疗五痫立便痊。②《栏江赋》后溪专治督脉病，癫狂此穴治还轻。

4. 腕骨*

【出处】《黄帝内经·灵枢》。

【命名】穴在腕部骨间，故名。

【类属】手太阳经所过为“原”。

【定位】在手掌尺侧，当第5掌骨基底与钩骨之间的凹陷处，赤白肉际（图1－3－43）。

【解剖】针刺入皮肤，经皮下组织、小指展肌。穴区浅层有尺神经手背支和掌背动脉分布；深层有尺神经深支和尺动脉分支分布。

【功能】舒筋活络。

【主治】头痛、项强、耳鸣、耳聋、目翳、指挛臂痛、热病汗不出、疟疾、胁痛。

【操作】直刺0.3～0.5寸。可灸。

【备考】①《针灸甲乙经》偏枯，风头痛，消渴，鼻衄。②《玉龙经》热病无汗，偏枯，目翳。

5．阳谷

【出处】《黄帝内经·灵枢》。

【命名】外为阳，穴在腕横纹外侧端骨隙中，如处山谷。

【类属】手太阳经所行为“经”。

【定位】在手腕尺侧，当尺骨茎突与三角骨之间的凹陷处（图1－3－43）。

【解剖】针刺入皮肤，经皮下组织、尺侧腕伸肌腱与小指伸肌腱之间。穴区浅层有前臂后皮神经和贵要静脉属支分布；深层有骨间后神经和动脉的分支分布。

【功能】舒筋脉，清热毒。

【主治】头痛、目眩、耳鸣、耳聋、热病、无汗、癫狂痫、舌强、口噤、颈颔肿、手腕痛。

【操作】直刺或斜刺0.5～0.8寸。可灸。

【备考】《百症赋》阳谷、侠溪，颔肿口噤并治。

6．养老*

【出处】《针灸甲乙经》。

【命名】此穴主治目视不明，有益老人健康，故名。

【类属】手太阳经“郄”穴。

【定位】在前臂背面尺侧，当尺骨小头近端桡侧凹陷中（图1－3－44）。

【解剖】针刺入皮肤，经皮下组织、尺侧腕伸肌腱与小指伸肌腱之间。穴区浅层有前臂后皮神经和贵要静脉属支分布；深层有骨间后神经和动脉的分支分布。

【功能】舒筋明目。

【主治】目视不明、肩臂疼痛。

【操作】直刺或斜刺0.5～0.8寸。可灸。

【备考】《备急千金要方》养老、天柱，主肩痛欲折。

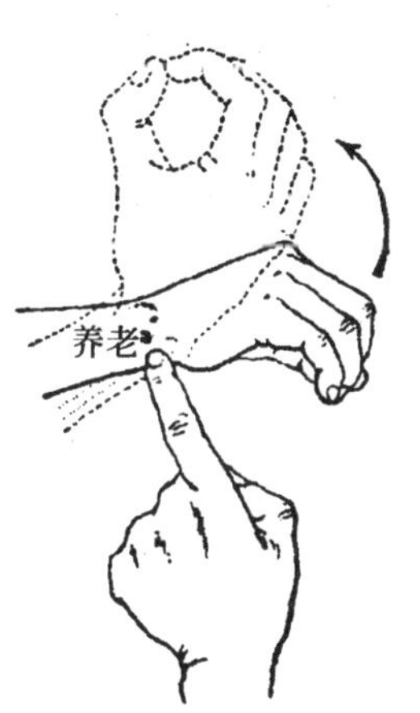

图1－3－44

7．支正*

【出处】《黄帝内经·灵枢》。

【命名】支，为支别；正，为正经。手太阳之络脉由此别离正经，行走手少阴经。

【类属】手太阳经“络”穴。

【定位】在前臂背面尺侧。当阳谷与小海的连线上腕背横纹上5寸（图1-3-45）。

【解剖】针刺入皮肤，经皮下组织、尺侧腕屈肌。穴区浅层有前臂内侧皮神经和贵要静脉属支分布；深层有骨间后神经和动脉的分支分布。

【功能】解表，清热，宁神。

【主治】头痛、热病、目眩、肘臂手指挛痛、癫狂、好笑、善忘、消渴、皮肤赘疣。

【操作】直刺0.3～0.8寸。可灸。

【备考】①《黄帝内经·灵枢》实则节弛肘废，虚则生疣，小者如指痂疥，风疟。②《备急千金要方》支正、鱼际、合谷、少海、曲池、腕骨，主狂言。

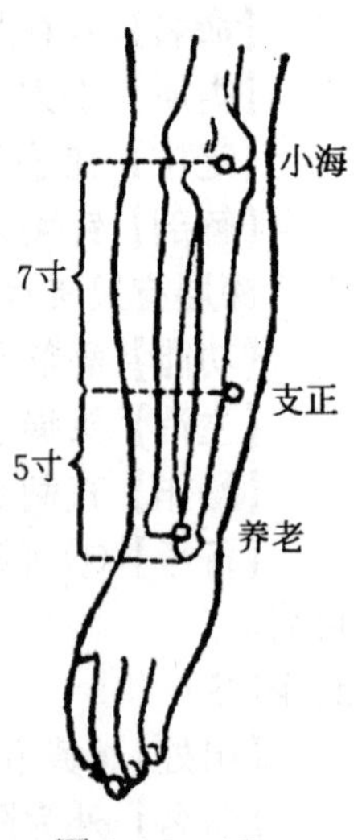

图1-3-45

8. 小海*

【出处】《黄帝内经·灵枢》。

【命名】小，指小肠经，此系手太阳小肠经“合”穴，气血至此，犹如水流入海，故名。

【类属】手太阳经所入为“合”。

【定位】在肘内侧，当尺骨鹰嘴与肱骨内上髁之间凹陷处（图1-3-45）。

【解剖】针刺入皮肤，经皮下组织、尺神经沟内。穴区浅层有前臂内侧皮神经和贵要静脉属支分布；深层有尺侧上副动脉和尺神经本干经过。

【功能】祛风，通经，活络。

【主治】颊肿颈痛、癫痫、头痛、肩臂外后侧疼痛、耳鸣、耳聋。

【操作】直刺0.3～0.5寸。可灸。

【备考】①《针灸甲乙经》疟，背膂振寒。②《针灸大成》颔肿不可回顾，肩似拔，臑似折。

9. 肩贞*

【出处】《黄帝内经·素问》。

【命名】贞，为正，言该穴能驱邪扶正，主治肩病，以端其正，故名。

【定位】在肩关节后下方，臂内收时，腋后纹头上1寸（指寸）（图1-3-46）。

【解剖】针刺入皮肤，经皮下组织、肱三头肌长头、大圆肌。穴区浅层有第2肋间神经外侧皮支，即肋间臂神经分布；深层有腋神经、桡神经和旋肱后动脉的分支分布。

【功能】祛风止痛。

【主治】肩胛痛、手臂痛麻不举、缺盆中痛、耳鸣耳聋。

【操作】直刺1～1.5寸。可灸。

【备考】配肩髃、肩髎、天宗治肩胛臂痛。

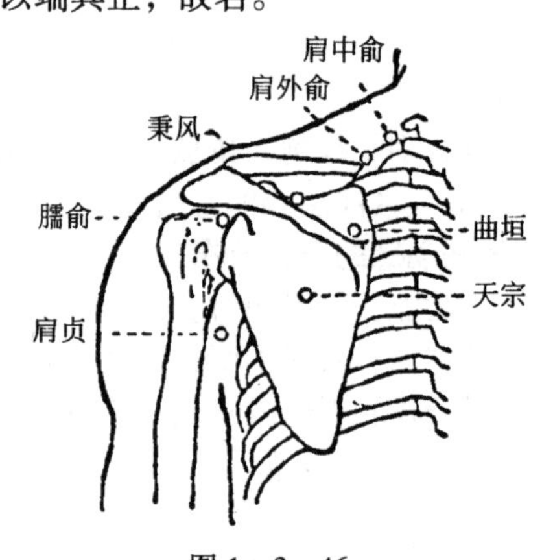

图1-3-46

10. 臑俞

【出处】《针灸甲乙经》。

【命名】臑，为上臂；俞，为腧穴。因穴在臑部，故名。

【定位】在肩部，当腋后纹头直上，肩胛冈下缘凹陷中（图1-3-46）。

【解剖】针刺入皮肤，经皮下组织、三角肌、冈下肌。穴区浅层有锁骨上神经外侧支分布；深层有腋神经、肩胛上神经和肩胛上动脉的分支分布。

【功能】散风，舒筋，止痛。

【主治】肩臂疼痛、瘰疬。

【操作】直刺 0.8～1.2 寸。可灸。

【备考】《针灸甲乙经》手太阳、阳维、阳跷脉之会。

11．天宗*

【出处】《针灸甲乙经》。

【命名】肩胛骨又称天宗骨，穴在天宗骨上，故名。

【定位】在肩胛部，当冈下窝中央凹陷处，与第 4 胸椎相平（图 1－3－47）。

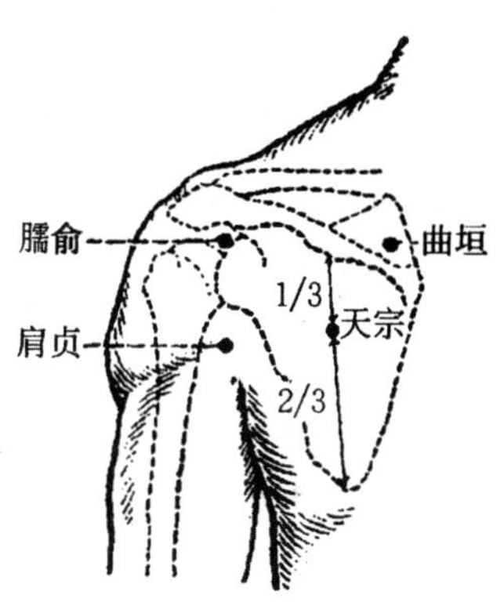

图 1－3－47

【解剖】针刺入皮肤，经皮下组织、冈下肌。穴区浅层有第 4、第 5 胸神经后支的皮支重叠分布；深层有肩胛上神经的分支和肩胛动脉网分布。

【功能】疏风活络。

【主治】肩胛疼痛、肘臂后外侧痛、气喘、乳痈。

【操作】直刺或斜刺 0.5～1 寸。可灸。

【备考】①《针灸甲乙经》肩重，肘臂痛不可举。②《针灸大成》肩臂酸痛，颊颔肿。

12．秉风

【出处】《针灸甲乙经》。

【命名】秉，为秉受，该穴主治肩痛不举，及诸风痹痛，故名。

【定位】在肩胛冈上窝中央，天宗直上，举臂有凹陷处（图 1－3－46）。

【解剖】针刺入皮肤，经皮下组织、斜方肌、冈上肌。穴区浅层有锁骨上神经分布；深层有肩胛上神经、副神经和肩胛上动脉的分支分布。

【功能】疏风止痛。

【主治】肩臂疼痛、上肢酸麻。

【操作】直刺 0.5～1 寸。可灸。

【备考】配天宗、后溪治肩背痛。

13．曲垣

【出处】《针灸甲乙经》。

【命名】穴当肩胛冈隆起处，该处弯曲如墙垣，主治肩胛周痹，故名。

【定位】在肩胛部，冈上窝内侧端，当臑俞与第二胸椎棘突连线的中点处(图 1－3－46)。

【解剖】针刺入皮肤，经皮下组织、斜方肌、冈上肌。穴区浅层有第 2、第 3 胸神经后支的皮支重叠分布；深层有肩胛上神经、副神经和肩胛上动脉的分支分布。

【功能】舒筋散风。

【主治】肩胛部疼痛、拘挛。

【操作】直刺 0.3～0.5 寸。可灸。

【备考】《备急千金要方》肩胛周痹。

14．肩外俞*

【出处】《针灸甲乙经》。

【命名】穴在肩胛外侧缘，主治肩胛外侧痛，故名。

【定位】在背部，当第1胸椎棘突下，旁开3寸（图1－3－46）。

【解剖】针刺入皮肤，经皮下组织、斜方肌、菱形肌。穴区浅层有第1胸神经后支的皮支分布；深层有副神经、肩胛背神经和肩胛背动脉的分支分布。

【功能】舒筋散风。

【主治】肩背酸痛、颈项强急。

【操作】斜刺0.5～0.8寸。可灸。

【备考】《针灸大成》肩胛痛，周痹寒至肘。

15．肩中俞

【出处】《针灸甲乙经》。

【命名】穴在肩井与大椎连线中间，主治肩胛、内脏病候、故名。

【定位】在背部，当第7颈椎棘突下，旁开2寸（图1－3－46）。

【解剖】针刺入皮肤，经皮下组织、斜方肌、菱状肌、头夹肌。穴区浅层有第8颈神经后支的皮支及其伴行的动、静脉分布；深层有副神经、肩胛神经和颈横动脉的分支分布。

【功能】疏风，宣肺，止咳。

【主治】肩背疼痛、咳嗽、哮喘、目疾。

【操作】斜刺0.5～0.8寸。可灸。

【备考】《针灸大成》咳嗽，上气唾血，寒热，目视不明。

16．天窗

【出处】《黄帝内经·灵枢》、《黄帝内经·素问》。

【命名】天，指上，穴在颈部，位于上；窗，指头的孔窍。该穴主治耳聋无闻，故名。

【定位】在颈外侧部，胸锁乳突肌的后缘，扶突后，与喉结相平（图1－3－48）。

【解剖】针刺入皮肤，经皮下组织、肩胛提肌。穴区浅层有第3枕神经（第3颈神经后支分支）分布；深层有肩胛背神经肌支和颈横动脉升支分布。

【功能】清热开窍。

【主治】耳聋、耳鸣、咽喉肿痛、颈项强痛、暴喑、瘾疹、癫狂。

【操作】直刺0.3～0.5寸。可灸。

【备考】《针灸资生经》天窗、外关，治耳鸣聋无所闻。

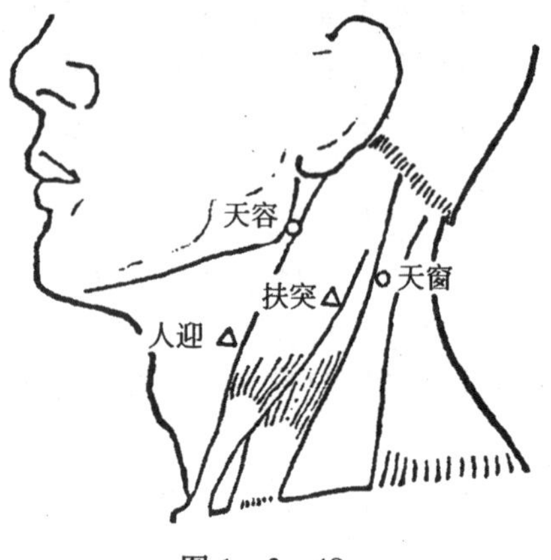

图1－3－48

17．天容

【出处】《黄帝内经·灵枢》。

【命名】天，指头；容，指容颜。古人修貌适当带耳环之处，穴位在此，故名。

【定位】在颈外侧部，当下颌角的后方，胸锁乳突肌的前缘凹陷中（图1－3－48）。

【解剖】针刺入皮肤，经皮下组织、腮腺、二腹肌后腹。穴区浅层有耳大神经和颈外静脉属支分布；深层有面神经肌支，耳后动脉和枕动脉分支分布，并有颈内动脉，迷走神经本干经过，故不宜深刺。

【功能】聪耳利咽。

【主治】耳聋耳鸣、咽喉肿痛、颈项强痛。

【操作】直刺0.5～1寸。可灸。

【备考】《针灸甲乙经》头项痛肿不能言，耳聋嘈嘈无所闻。

18．颧髎*

【出处】《针灸甲乙经》。

【命名】颧，指颧骨；髎，指骨之郄，即凹陷处。穴在颧骨下缘凹陷中，故名。

【定位】在面部，当目外眦直下，颧骨下缘凹陷处（图1－3－49）。

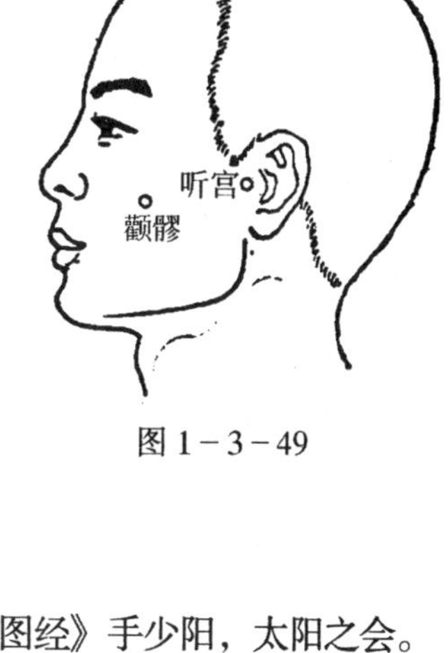

图1－3－49

【解剖】针刺入皮肤，经皮下组织、颧肌、咬肌、颞肌。穴区浅层有眶下神经分布；深层有面神经颧支和下颌神经的肌支分布。

【功能】祛风消肿。

【主治】口眼㖞斜、眼睑瞤动、齿痛、唇肿、目赤。

【操作】直刺0.3～0.5寸或斜刺0.5～1寸。可灸。

【备考】①《针灸甲乙经》顿肿唇痛，目赤黄。②《铜人腧穴针灸图经》手少阳，太阳之会。

19．听宫*

【出处】《黄帝内经·灵枢》。

【命名】宫，指要处，穴在耳屏前方，主治耳聋耳鸣，是恢复听力的要穴，故名。

【定位】在面部，耳屏前，下颌骨髁状突的后方，张口时呈凹陷处（图1－3－49）。

【解剖】针刺入皮肤，经皮下组织、腮腺外耳道软骨。穴区浅层有耳颞神经和颞浅动脉的分支分布；深层有面神经的分支分布。

【功能】开窍聪耳。

【主治】耳鸣、耳聋、聤耳、齿痛、癫痫、下颌关节肿痛。

【操作】张口直刺0.5～1寸。可灸。

【备考】①《医宗金鉴》耳内蝉鸣耳聋。②《针灸大成》耳聋气闭，听宫、听会、翳风……复刺后穴，三里、合谷。

手太阳小肠经腧穴共计19个（图1－3－50）。体表起于少泽，止于听宫。井在少泽，荥在前谷，输在后溪，原在腕骨，经在阳谷，合在小海，络在支正，郄会养老，募在关元。其主治提要详见表1－3－6。

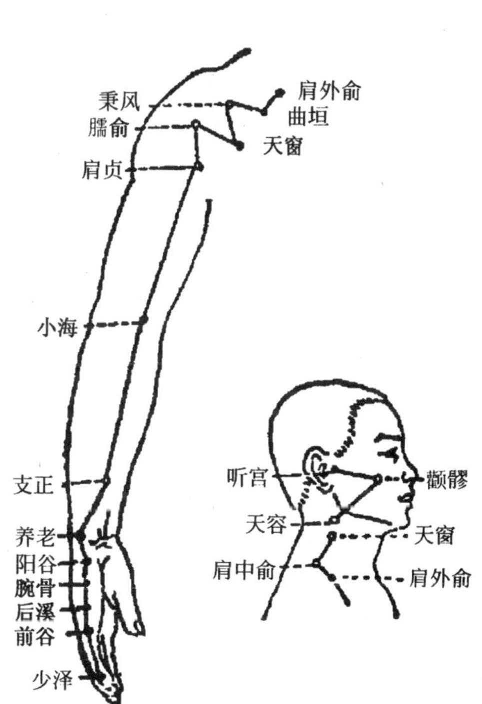

图1－3－50　手太阳小肠经腧穴总图

七、足太阳膀胱经（67穴）

（一）循行路线

起于目内眦（睛明），上额，交会于巅顶（百会，属督脉）。

巅顶部支脉：从头顶到颞颥部。

巅顶部直行的脉：从头顶入里联络于脑，回出分开下行项后，沿着肩胛部内侧，夹着脊

表 1-3-6　　手太阳小肠经腧穴主治提要表

穴名	部位	主治	
		1	2
少泽	指端	目翳、咽喉肿痛	中风昏迷、乳少
前谷	指	手臂麻木	热病
后溪	掌侧	头项痛、目赤、耳聋、肘臂手指挛急	癫痫、疟疾
腕骨	腕前	头项强痛、耳鸣、目翳、指挛臂痛	黄疸、热病
阳谷	腕	颈肿、臂外侧痛	热病
养老	前臂	目视不明	
支正	前臂	项强、肘挛、手指痛	热病、癫狂
小海	肘	颊肿、颈痛、肩臑肘臂外侧痛	癫痫
本经手肘部位经穴，主治头、项、目、鼻、喉部疾患			
肩贞	肩胛	肩胛痛	
臑俞	肩胛	肩臂疼痛	
天宗	肩胛	肩胛疼痛	
秉风	肩胛	肩胛疼痛	
曲垣	肩胛	肩胛拘挛、疼痛	
肩外俞	肩胛	肩臂酸痛、颈项强急	
肩中俞	背	肩背疼痛	
本经肩胛部经穴，主治局部肩胛疾患			
天窗	颈	耳聋、耳鸣、咽喉肿痛	
天容	颈	耳聋、耳鸣、咽喉肿痛	
本经颈部经穴，主治耳、咽喉疾患			
颧髎	面	口眼㖞斜、眼睑瞤动	
听宫	耳	齿痛、耳鸣、耳聋	
本经面部经穴，主治口、齿、耳疾患			

柱，到达腰部，从脊旁肌肉进入体腔，联络肾脏，属于膀胱。

腰部的支脉：向下通过臀部，进入腘窝中。

后项的支脉：通过肩胛内缘直下，经过臀部下行，沿着大腿后侧，与腰部下来的支脉会合腘窝中。

从此向下，通过腿肚内，出于外踝的后面，沿着第五跖骨粗隆，至小趾外侧端（至阴）与足少阴肾经相接（图 1-3-51）。

（二）主要病候

1. 经络病候；寒热、头痛、项强、背腰脊痛、鼻塞、目痛、多泪、大腿、膝、腘、小腿及足外侧病痛。

2. 脏腑病候：少腹痛、小便不利、癃闭、遗尿、神志失常。

（三）腧穴歌诀

七足太阳膀胱经，目内眦角是睛明。
眉头陷中攒竹取，眉冲直上旁神庭。
曲差庭旁一寸半，五处直后上星平。
承光通天络却穴，后行俱是寸半程。
玉枕脑户旁寸三，入发三寸枕骨平。
天柱哑门旁寸三，再下背旁寸半循。
第一大杼二风门，三椎肺俞四厥阴。
心五督六膈俞七，九肝十胆仔细寻。
十一脾俞十二胃，十三三焦十四肾。
气海十五大肠六，七八关元小肠分。
十九膀胱二十膂，二十一椎白环生。
上次中下四髎穴，荐骨两旁骨陷盈。
尾骨之旁会阳穴，第二侧线再细详。
以下夹脊旁三寸，二三附分魄户当。
四椎膏肓神堂五，六七譩譆膈关藏。
第九魂门阳纲十，十一意舍二胃仓。
十三肓门十四志，十九胞肓边二一。
承扶臀下横纹取，殷门扶下 6 寸当。
委阳腘窝沿外侧，浮郄委阳一寸上。
委中腘窝纹中处，纹下二寸寻合阳。
承筋合下腓肠中，承山腨下分肉藏。
飞扬外踝上七寸，跗阳踝上 3 寸量。
昆仑外踝骨后陷，仆参跟下骨陷方。
踝下五分申脉是，墟后申前金门乡。
大骨外侧循京骨，小趾本节束骨良。
通谷节前陷中取，至阴小趾爪甲边。
六十七穴分三段，头背下肢次第找。

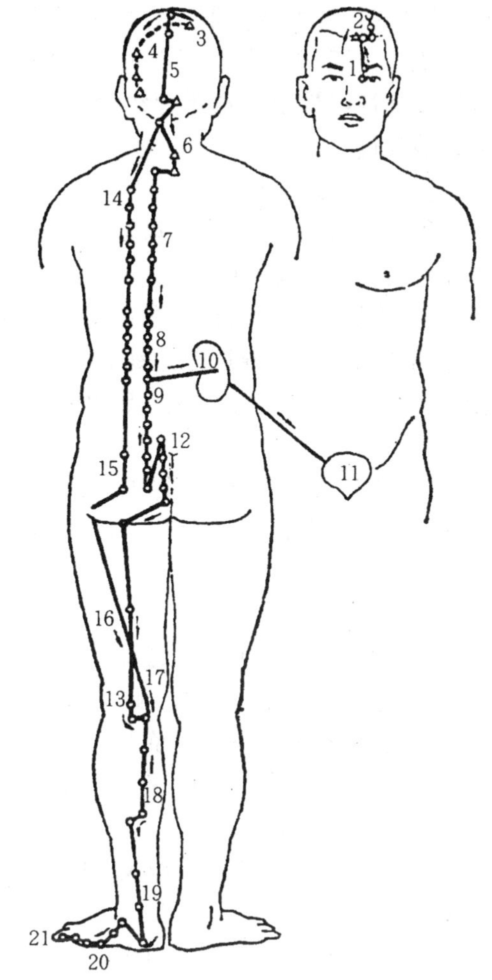

图 1－3－51　足太阴膀胱经脉循行示意图

1. 起于目内眦　2. 上额　3. 交巅　4. 其支者，从巅至耳上角　5. 其直者，从巅入络脑　6. 还出别下项　7. 循肩髆内，夹脊　8. 抵腰中　9. 入循膂　10. 络肾　11. 属膀胱　12. 其支者，从腰中下夹脊贯臀　13. 入腘中　14. 其支者，从髆内左右，别下贯胛，夹脊内　15. 过髀枢　16. 循髀外后廉　17. 下合腘中　18. 以下贯踹内　19. 出外踝之后　20. 循京骨　21. 至小指外侧

（四）腧穴分述

1. 睛明 *

【出处】《针灸甲乙经》。

【命名】穴在目内眦，主治目疾羞明，有明目作用，故名。

【定位】在面部，目内眦角稍上方的凹陷处（图 1－3－52）。

【解剖】针刺入皮肤，经皮下组织、眼轮匝肌眶脂体、内直肌。穴区浅层有滑车上神经和内眦动脉的分支分布；深层有面神经颞支和动眼神经分布，并有滑车上、下神经和动脉经过。

【功能】祛风明目。

【主治】目赤肿痛、迎风流泪，胬肉攀睛、目视不明、近视、夜盲、色盲、目翳。

【操作】嘱患者闭目，医者左手轻推眼球向外侧固定，右手缓慢进针。紧靠眼眶边缘直刺 0.3～0.5 寸；不宜灸。针刺本穴容易引起内出血，出针后需用消毒干棉球按压片刻。

【备考】《医宗金鉴》睛明、攒竹二穴，主治目痛，视不明，迎风流泪，胬肉攀睛，目翳，眦痒，雀目诸疾。

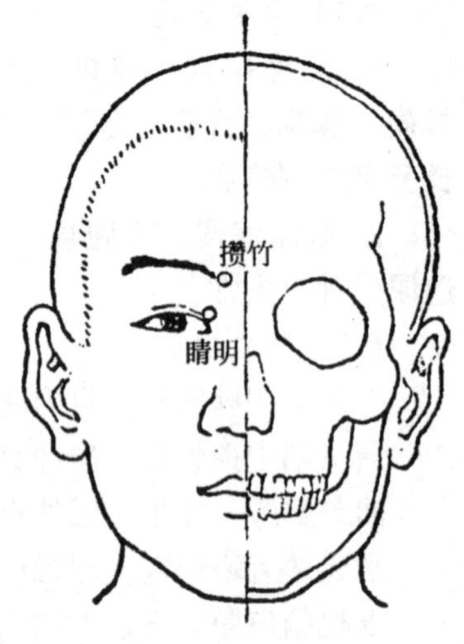

图 1－3－52

2. 攒竹

【出处】《针灸甲乙经》。

【命名】攒，指聚；人之眉毛聚结直立似竹。因穴当眉头陷中，故名。

【定位】在眉毛内侧端，眶上切迹处取穴（图 1－3－52）。

【解剖】针刺入皮肤，经皮下组织、眼轮匝肌、皱眉肌。穴区浅层有滑车上神经和动脉的分支分布；深层有面神经颞支和额动脉分支分布。

【功能】清热明目。

【主治】头痛、目眩、眉棱骨痛、视物不明、目赤肿痛、迎风流泪、近视、眼睑瞤动、面瘫。

【操作】向下或向外平刺 0.5～0.8 寸。禁灸。

【备考】《百症赋》目中漠漠，即寻攒竹、三间。

3. 眉冲

【出处】《脉经》。

【命名】冲，指冲动，人的额肌运动可冲击到眉，穴在眉头直上，故名。

【定位】在头部，当攒竹直上入发际 0.5 寸，神庭与曲差连线之间（图 1－3－53）。

【解剖】针刺入皮肤，经皮下组织、额肌。穴区浅层有滑车上神经和动脉的分支分布；深层有面神经颞支和额动脉分支分布。

【功能】通窍清神。

【主治】头痛、眩晕、痫证、目视不明、鼻塞。

【操作】平刺 0.3～0.5 寸。不宜灸。

【备考】配上星治嗅觉障碍、头痛。

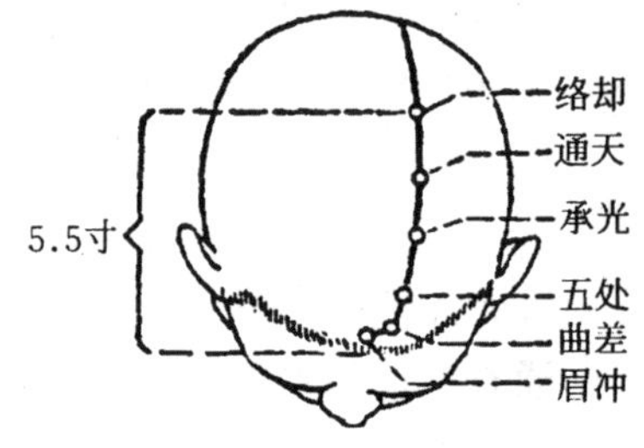

图 1－3－53

4. 曲差

【出处】《针灸甲乙经》。

【命名】曲，指弯；差，指错。该穴从眉冲之旁错出，夹神庭两旁各 1.5 寸，故名。

【定位】在头部，当前发际正中直上 0.5 寸，旁开 1.5 寸，即神庭与头维连线内 1/3 与中 1/3 交点上（图 1－3－53）。

【解剖】针刺入皮肤，经皮下组织、额肌。穴区浅层有眶上神经和动脉的分支分布；深层有面神经颞支和眶上动脉分支分布。

【功能】清神明目。

【主治】头痛、头晕、目视不明、目痛、鼻塞。

【操作】平刺 0.5～0.8 寸。

【备考】《针灸甲乙经》头痛、身热、鼻塞、喘息不利、烦满汗不出。

5．五处

【出处】《针灸甲乙经》。

【命名】处，为停止；该穴距曲差五分，故名。

【定位】在头部，当前发际正中直上 1 寸，旁开 1.5 寸（图 1－3－53）。

【解剖】针刺入皮肤，经皮下组织、额肌。穴区浅层有眶上神经和动脉的分支分布；深层有面神经颞支和眶上动脉分支分布。

【功能】祛风止抽。

【主治】头痛、目眩、目视不明、瘈疭。

【操作】平刺 0.5～0.8 寸。可灸。

【备考】《针灸资生经》五处、神庭治头风。

6．承光

【出处】《针灸甲乙经》。

【命名】该穴主治青盲，近视不明，针此穴能重新承受光明，故名。

【定位】在头部，当前发际正中直上 2.5 寸，旁开 1.5 寸（图 1－3－53）。

【解剖】针刺入皮肤，经皮下组织、帽状腱膜。穴区有颞浅动脉和耳颞神经的分支分布。

【功能】清头明目。

【主治】头痛、青盲、目眩、呕吐烦心、鼻塞多涕、癫痫。

【操作】平刺 0.5～0.8 寸。可灸。

【备考】《针灸甲乙经》热病汗不出，青盲，苦呕烦心。

7．通天

【出处】《针灸甲乙经》。

【命名】经脉由此“入络脑”，经气内系于脑，外通于天，故名。

【定位】在头部，当前发际正中直上 4 寸，旁开 1.5 寸（图 1－3－53）。

【解剖】针刺入皮肤，经皮下组织、帽状腱膜。穴区有颞浅动脉和耳颞神经的分支分布。

【功能】利鼻止痛。

【主治】头痛、头重、眩晕、鼻塞、鼻衄、鼻渊、鼻痔。

【操作】平刺 0.3～0.5 寸。可灸。

【备考】《百症赋》通天去鼻内无闻之苦。

8．络却

【出处】《针灸甲乙经》。

【命名】络，指联络；却，指去而复还。其脉由脑“还出”于此穴，“别下项”，加之该穴能消退目赤血络，故名。

【定位】在头部，当前发际正中直上5.5寸，旁开1.5寸（图1-3-53）。

【解剖】针刺入皮肤，经皮下组织、帽状腱膜。穴区有枕大神经和枕动脉的分支分布。

【功能】清头明目。

【主治】眩晕、耳鸣、鼻塞、癫狂、痫证、目视不明。

【操作】平刺0.3～0.5寸。可灸。

【备考】《针灸甲乙经》在通天后1.3寸。

9. 玉枕

【出处】《针灸甲乙经》。

【命名】玉，指肺金；枕，指枕骨。穴在枕骨两旁，主鼻塞不通，故名。

【定位】在后头部，当后发际正中直上2.5寸，旁开1.3寸，平枕外隆凸上缘的凹陷处（图1-3-54）。

【解剖】针刺入皮肤，经皮下组织、枕肌。穴区有枕大神经和枕动脉的分支分布。

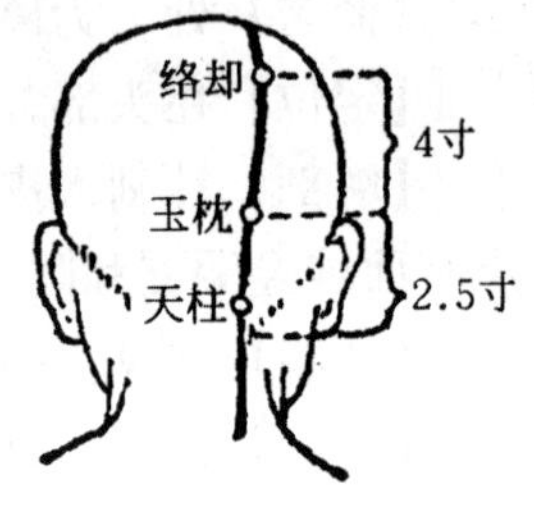

图1-3-54

【功能】清头目，开鼻窍。

【主治】头痛、目痛、鼻塞、呕吐。

【操作】平刺0.3～0.5寸。可灸。

【备考】《针灸甲乙经》头项痛、恶风、汗不出。

10. 天柱*

【出处】《黄帝内经·灵枢》、《黄帝内经·素问》。

【命名】古称颈椎为“天柱骨”，穴在其旁，故名。

【定位】在项部，大筋（斜方肌）外缘之后发际凹陷中，约当后发际正中旁开1.3寸（图1-3-54）。

【解剖】针刺入皮肤，经皮下组织、斜方肌、头半棘肌。穴区浅层有第3颈神经后支和枕动脉的分支分布；深层有枕大神经和枕动脉本干经过。

【功能】疏风，解表，止痛。

【主治】头痛、项强、眩晕、目赤肿痛、肩背痛、鼻塞。

【操作】直刺或斜刺0.5～0.8寸。不可向内上方深刺。可灸。

【备考】《针灸甲乙经》眩，头痛重，目如脱，项如拔，狂，目上反，足不任身。

11. 大杼*

【出处】《黄帝内经·灵枢》、《黄帝内经·素问》。

【命名】杼，为机杼，织布的工具。杼骨即第一椎骨，骨会大杼，主治骨病，故名。

【类属】八会穴之一，骨会大杼。

【定位】在背部，当第1胸椎棘突下，旁开1.5寸（图1-3-55）。

【解剖】针刺入皮肤，经皮下组织、斜方肌、菱形肌、上后锯肌。穴区浅层有第1、第2胸神经后支的皮支及其伴行动、静脉分布；深层有副神经、肩胛背神经和肩胛背动脉分支分布。

【功能】疏风清热，坚筋益骨。

【主治】咳嗽、发热、鼻塞、头痛、项强、喉痛、脊强、肩胛骨痛。

【操作】斜刺0.5～0.8寸。可灸。本经背部诸穴不宜深刺，以免伤及内部重要脏器。

【备考】①《针灸甲乙经》足太阳、手太阳之会。②《肘后歌》风痹痿厥如何治，大杼曲泉真是妙。

12. 风门*

【出处】《针灸甲乙经》。

【命名】出入之处为门，风为阳邪，该穴位于背部，主治表证，故名。

【定位】在背部，当第2胸椎棘突下，旁开1.5寸（图1-3-55）。

【解剖】针刺入皮肤，经皮下组织、斜方肌、菱形肌、上后锯肌、竖脊肌。穴区浅层有第2和第3胸神经后支的皮支及其伴行动、静脉分布；深层有副神经、肩胛背神经、第2和第3胸神经后支及肩胛下动脉分支分布。

【功能】祛风，清热，解表。

【主治】伤风咳嗽、发热头痛、目眩、项强、胸背痛、鼻塞多涕。

【操作】斜刺0.5～0.8寸。可灸。

【备考】《玉龙歌》腠理不密咳嗽频，鼻流清涕气昏沉，须知喷嚏风门穴，咳嗽宜加艾火深。

13. 肺俞*

【出处】《黄帝内经·灵枢》、《黄帝内经·素问》。

【命名】穴近肺部，为肺脏经气转输之处，主治肺疾，故名。

【类属】肺背俞穴。

【定位】在背部，当第3胸椎棘突下，旁开1.5寸（图1-3-55）。

【解剖】针刺入皮肤，经皮下组织、斜方肌、菱形肌、上后锯肌、竖脊肌。穴区浅层有第3、第4胸神经后支的皮支及其伴行动、静脉分布；深层有副神经、肩胛背神经、第3和第4胸神经后支的肌支及肩胛下动脉分支分布。

【功能】宣肺，平喘，利气。

【主治】咳嗽、气喘、胸满、背痛、潮热、盗汗、骨蒸、吐血、鼻塞。

【操作】斜刺0.5～0.8寸。可灸。

【备考】《行针指要歌》或针嗽，肺俞、风门须用灸。

14. 厥阴俞

【出处】《备急千金要方》。

【命名】为手厥阴心包络脉气转输之处。

【类属】心包背俞穴。

【定位】在背部，当第4胸椎棘突下，旁开1.5寸（图1-3-55）。

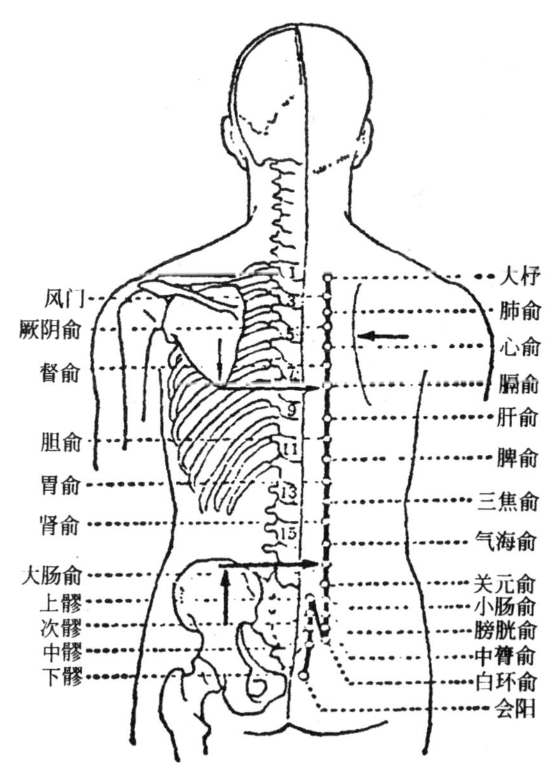

图1-3-55

【解剖】针刺入皮肤，经皮下组织、斜方肌、菱形肌、竖脊肌。穴区浅层有第4、第5胸神经后支的皮支及其伴行动、静脉分布；深层有副神经、肩胛背神经、第4和第5胸神经后支的肌支及肩胛背动脉分支分布。

【功能】宁心止呕。

【主治】心痛、心悸、胸闷、咳嗽、呕吐。

【操作】斜刺0.5～0.8寸。可灸。

【备考】《针灸大成》脏腑皆有俞在背，独心包络无俞，何也？曰：厥阴即心包络俞也。

15．心俞*

【出处】《黄帝内经·灵枢》、《黄帝内经·素问》。

【命名】穴位近心，为心经脉气转输之处，主治心疾，故名。

【类属】心背俞穴。

【定位】在背部，当第5胸椎棘突下旁开1.5寸（图1－3－55）。

【解剖】针刺入皮肤，经皮下组织、斜方肌、菱形肌下缘、竖脊肌。穴区浅层有第5、第6胸神经后支的皮支及其伴行动脉、静脉分布；深层有副神经、肩胛背神经、第5和第6胸神经后支的肌支及肩胛下动脉分支分布。

【功能】宁心安神，调和营卫。

【主治】癫狂、痫证、惊悸、失眠、健忘、心烦、咳嗽、吐血、梦遗、心痛、胸背痛。

【操作】斜刺0.5～0.8寸。可灸。

【备考】《百症赋》风痫常发，神道须还心俞宁。

16．督俞

【出处】《太平圣惠方》。

【命名】为督脉脉气转输之处，故名。

【定位】在背部，当第6胸椎棘突下，旁开1.5寸（图1－3－55）。

【解剖】针刺入皮肤，经皮下组织、斜方肌、背阔肌、竖脊肌。穴区浅层有第6、第7胸神经后支的皮支及其伴行动、静脉分布；深层有副神经、胸背神经、第6和第7胸神经后支的肌支及肩胛下动脉分支分布。

【功能】宽胸利气。

【主治】胸满、心痛、呃逆、腹胀、肠鸣。

【操作】斜刺0.5～0.8寸。可灸。

【备考】《医宗金鉴》从心俞行六椎下，去脊中二寸，正坐取之。

17．膈俞*

【出处】《黄帝内经·灵枢》。

【命名】因穴近横膈膜而命名。

【定位】在背部，当第7胸椎棘突下，旁开1.5寸（图1－3－55）。

【解剖】针刺入皮肤，经皮下组织、斜方肌、背阔肌、竖脊肌。穴区浅层有第7、第8胸神经后支的皮支及其伴行动、静脉分布；深层有副神经、胸背神经、第7和第8胸神经后支的肌支及肩胛下动脉的分支分布。

【功能】理血，宽中，和胃。

【主治】血虚、吐血、咳嗽、气喘、潮热、盗汗、胃脘痛、呕吐、呃逆、饮食不下。

【操作】斜刺0.5～0.8寸。宜灸。

【备考】据报道，针刺膈俞、膏肓，有纠正贫血的作用。如用人工放血造成家兔呈贫血状态，针刺此二穴，与对照组相比，红细胞、血红蛋白迅速恢复正常。

18. 肝俞*

【出处】《黄帝内经·灵枢》、《黄帝内经·素问》。

【命名】穴近肝脏，为肝脉经气转输之处，故名。

【类属】肝背俞穴。

【定位】在背部，第9胸椎棘突下，旁开1.5寸（图1－3－55）。

【解剖】针刺入皮肤，经皮下组织、斜方肌、背阔肌、竖脊肌。穴区浅层有第9、第10胸神经后支的皮支及其伴行动、静脉分布；深层有副神经、胸背神经、第9和第10胸神经后支的肌支及相应肋间后动脉背侧支分支分布。

【功能】疏肝，利胆，明目。

【主治】黄疸、胁痛、吐血、目赤、目视不明、眩晕、夜盲、癫狂、痫证、背痛。

【操作】斜刺0.5～0.8寸。可灸。

【备考】《医宗金鉴》若同命门穴一并灸之，两目昏暗者，可使复明。

19. 胆俞*

【出处】《脉经》。

【命名】穴近胆腑为胆腑经气转输之处，故名。

【类属】胆背俞穴。

【定位】在背部，第10胸椎棘突下，旁开1.5寸（图1－3－55）。

【解剖】针刺入皮肤，经皮下组织、背阔肌、竖脊肌。穴区浅层有第10、第11胸神经后支的皮支及其伴行动、静脉分布；深层有胸背神经、第11和第12胸神经后支的肌支及相应肋间后动脉背侧支分支分布。

【功能】清肝利胆，理气清热。

【主治】黄疸口苦、胸胁痛、肺痨潮热、饮食不下。

【操作】斜刺0.5～0.8寸。可灸。

【备考】《备急千金要方》胆俞、章门主胁痛不得卧。

20. 脾俞*

【出处】《黄帝内经·灵枢》、《黄帝内经·素问》。

【命名】穴近脾脏，为脾经经气转输之处，故名。

【类属】脾背俞穴。

【定位】在背部，当第11胸椎棘突下，旁开1.5寸（图1－3－55）。

【解剖】针刺入皮肤，经皮下组织、背阔肌、下后锯肌、竖脊肌。穴区浅层有第11、第12胸神经后支的皮支及其伴行动、静脉分布；深层有胸背神经、第11和第12胸神经后支的肌支及相应肋间后动脉背侧支分支分出。

【功能】健脾，和胃，化湿。

【主治】腹胀、呕吐、泄泻、黄疸、完谷不化、水肿、痢疾。

【操作】斜刺0.5～1寸。可灸。

【备考】《医宗金鉴》内伤脾胃，吐泻，疟疾，泄痢，黄疸，善欠，不思食。

21．胃俞*

【出处】《脉经》。

【命名】穴近胃腑，为胃经经气转输之处，故名。

【类属】胃背俞穴。

【定位】在背部，当第12胸椎棘突下，旁开1.5寸（图1－3－55）。

【解剖】针刺入皮肤，经皮下组织、背阔肌、下后锯肌、竖脊肌。穴区浅层有第12胸神经和第1腰神经后支的皮支及其伴行动脉、静脉分布；深层有胸背神经分支、第12胸神经和第1腰神经后支的肌支及相应肋下动脉背侧支分支分布。

【功能】健脾，和胃，降逆。

【主治】胃脘痛、腹胀、呕吐、完谷不化、肠鸣、胸胁痛。

【操作】直刺0.5～1寸。可灸。

【备考】①《针灸大成》霍乱，畏寒，多食羸瘦，不生肌肤。②《针灸资生经》胃俞、脾俞、治腹痛不嗜食。

22．三焦俞

【出处】《针灸甲乙经》。

【命名】该穴为手少阳三焦经经气转输之处，故名。

【类属】三焦背俞穴。

【定位】在腰部，当第1腰椎棘突下，旁开1.5寸（图1－3－55）。

【解剖】针刺入皮肤，经皮下组织、脊阔肌、下后锯肌、竖脊肌。穴区浅层有第1、第2腰神经后支的皮支及其伴行动脉、静脉分布；深层有胸背神经分支、第1和第2腰神经后支的肌支及相应腰动脉背侧支分支分布。

【功能】调三焦，利水道。

【主治】腹胀、肠鸣、水谷不化、呕吐、泄泻、痢疾、水肿、腰脊强痛。

【操作】直刺0.5～1寸。可灸。

【备考】《针灸大成》目眩头痛、腹胀、不食、泄注下痢。

23．肾俞*

【出处】《黄帝内经·灵枢》、《黄帝内经·素问》。

【命名】穴近肾脏，肾经经气转输之处，故名。

【类属】肾背俞穴。

【定位】在腰部，当第2腰椎棘突下，旁开1.5寸（图1－3－55）。

【解剖】针刺入皮肤，经皮下组织、胸腰筋膜浅层、竖脊肌。穴区浅层有第2、第3腰神经后支的内侧皮支及其伴行动脉、静脉分布；深层有第2、第3腰神经后支的肌支和相应腰动脉背侧支分支分布。

【功能】调补肾气，通利腰脊。

【主治】遗精、阳痿、早泄、不孕、不育、遗尿、月经不调、白带、腰背酸痛、头昏、耳鸣、耳聋、小便不利、水肿、喘咳少气。

【操作】直刺0.5～1寸。可灸。

【备考】①《针灸大成》肾虚腰痛，肾俞、委中、太溪、白环俞。②《医宗金鉴》下元诸虚、精冷无子。

24．气海俞

【出处】《太平圣惠方》。

【命名】该穴前应气海，是元气转输于后背体表之处，故名。

【定位】在腰部，当第3腰椎棘突下，旁开1.5寸（图1－3－55）。

【解剖】针刺入皮肤，经皮下组织、胸腰部膜浅层、竖脊肌。穴区浅层有第2、第3腰神经后支的内侧皮支及其伴行动脉、静脉分布；深层有第2、第3腰神经后支的肌支和相应腰动脉背侧支分支分布。

【功能】调气活血。

【主治】腰痛、痛经、肠鸣、痔疾。

【操作】直刺0.5～1寸。可灸。

【备考】《太平圣惠方》在第15椎下，去脊中2寸，正坐取之。

25．大肠俞*

【出处】《脉经》。

【命名】穴近大肠，为手阳明大肠经经气转输之处，故名。

【类属】大肠背俞穴。

【定位】在腰部，当第4腰椎棘突下，旁开1.5寸（图1－3－55）。

【解剖】针刺入皮肤，经皮下组织、胸腰筋膜浅层、竖脊肌。穴区浅层有第4、第5腰神经的后支的内侧皮支及其伴行动脉、静脉分布；深层有第4、第5腰神经后支的肌支和相应腰动脉背侧支分支分布。

【功能】调肠腑，利腰脊。

【主治】腰脊疼痛、腹痛、腹胀、泄泻、便秘、痢疾。

【操作】直刺0.5～1.2寸。可灸。

【备考】《针灸资生经》大肠俞、次髎，主大小便不利。

26．关元俞*

【出处】《太平圣惠方》。

【命名】是穴与任脉关元穴前后对应，是人体阳气交关之处。

【定位】在腰部，当第5腰椎棘突下，旁开1.5寸（图1－3－55）。

【解剖】针刺入皮肤，经皮下组织，胸腰筋膜浅层、臀大肌、竖脊肌。穴区浅层有第5腰神经和第1骶神经后支的内侧皮支及其伴行动脉、静脉分布；深层有第5腰神经后支的肌支和腰最下动脉背侧支分支分布。

【功能】壮腰培元，通利小便。

【主治】腹胀、泄泻、小便不利、遗尿、消渴、腰痛。

【操作】直刺0.5～1.2寸。可灸。

【备考】《针灸资生经》关元俞、膀胱俞疗风劳腰痛。

27．小肠俞*

【出处】《脉经》。

【命名】穴近小肠，为手太阳小肠经经气转输之处，故名。

【类属】小肠背俞穴。

【定位】在骶部，当骶正中嵴旁1.5寸，平第1骶后孔（图1－3－55）。

【解剖】针刺入皮肤，经皮下组织、胸腰筋膜浅层、臀大肌、竖脊肌。穴区浅层有臀中皮神经分布；深层有臀上动脉分支、臀下神经分支和第1骶神经后支的肌支分布。

【功能】通调肠腑，清热利湿。

【主治】遗精、遗尿、白带、小腹胀痛、泄泻、痢疾、腰腿痛。

【操作】直刺0.8～1.2寸。可灸。

【备考】《脉经》在背第18椎。

28. 膀胱俞*

【出处】《脉经》。

【命名】穴近膀胱，为膀胱经经气转输之处，故名。

【类属】膀胱背俞穴。

【定位】在骶部，当骶正中嵴旁1.5寸，平第2骶后孔（图1-3-55）。

【解剖】针刺入皮肤，经皮下组织、臀大肌、竖脊肌。穴区浅层有臀中皮神经分布；深层有第2骶神经后支的肌支、臀下神经分支和臀上动脉分支分布。

【功能】利膀胱，强腰脊。

【主治】癃闭、遗尿、遗精、小便不利、泄泻、腰骶部疼痛。

【操作】直刺0.8～1.2寸。可灸。

【备考】配命门、环跳、阳陵泉、足三里、解溪治腰骶腿痛、下肢瘫。

29. 中膂俞

【出处】《黄帝内经·灵枢》。

【命名】膂，指脊旁的肌肉。穴在其中，故名。

【定位】在骶部当骶正中嵴旁1.5寸，平第3骶后孔（图1-3-55）。

【解剖】针刺入皮肤，经皮下组织、臀大肌、骶结节韧带。穴区浅层有臀中皮神经分布；深层有臀下神经分支和臀上动脉分支分布。

【功能】强腰脊，利肠腑。

【主治】腰脊强痛、消渴、痢疾。

【操作】直刺0.8～1.2寸。可灸。

【备考】《杂病穴法歌》痢疾合谷三里宜，甚者必须兼中膂。

30. 白环俞

【出处】《针灸甲乙经》。

【命名】肛为魄门，为肺所主，其色白，言该穴能调理肛疾，又治白带，故名。

【定位】在骶部，当骶正中嵴旁1.5寸，平第4骶后孔（图1-3-55）。

【解剖】针刺入皮肤，经皮下组织、臀大肌、梨状肌。穴区浅层有臀中皮神经分布；深层有臀下神经和臀下动脉分支分布。

【功能】利湿热，健腰膝。

【主治】腰腿痛、白带、遗精、月经不调。

【操作】直刺0.8～1.2寸。可灸。

【备考】《百症赋》背连腰痛，白环、委中曾经。

31. 上髎

【出处】《针灸甲乙经》。

【命名】髎指骨之郄，穴在骶骨下第一空，本穴位居最高，故名。

【定位】在骶部，当髂后上棘与后正中线之间，适对第 1 骶后孔处（图 1－3－55）。

【解剖】针刺入皮肤，经皮下组织、胸腰筋膜浅层、竖脊肌。穴区浅层有臀中皮神经分布；深层有骶外侧动脉分支和第 1 骶神经后支的肌支分布。

【功能】健腰膝，调下焦。

【主治】腰痛、月经不调、带下、遗精、阳痿、大小便不利。

【操作】直刺 1～1.5 寸。可灸。

【备考】①《黄帝内经·素问》腰痛不可以转摇，急引阴卵，刺八髎与痛上。②《针灸大成》八髎总治腰痛。

32．次髎*

【出处】《针灸甲乙经》。

【命名】髎，指骨之郄，穴当骶骨下第二空，故名。

【定位】在骶部，当髂后上棘内下方，适对第 2 骶后孔处（图 1－3－55）。

【解剖】针刺入皮肤，经皮下组织、胸腰筋膜浅层、竖脊肌。穴区浅层有臀中皮神经分布；深层有骶外侧动脉分支和第 2 骶神经后支的肌支分布。

【功能】健腰膝，调下焦。

【主治】腰骶痛、下肢痿痹、月经不调、痛经、小便不利、遗精、遗尿。

【操作】直刺 1～1.5 寸。可灸。

【备考】《针灸资生经》次髎、胞肓、承筋，治腰背痛、恶寒。

33．中髎

【出处】《针灸甲乙经》。

【命名】髎，指骨之郄，穴当骶骨下第三空，故名。

【定位】在骶部，当次髎下内方，适对第 3 骶后孔处（图 1－3－55）。

【解剖】针刺入皮肤，经皮下组织、胸腰筋膜浅层、竖脊肌。穴区浅层有臀中皮神经分布；深层有骶外侧动脉分支和第 3 骶神经后支的肌支分布。

【功能】健腰膝，调下焦。

【主治】腰痛、月经不调、小便不利、赤白带下、便秘。

【操作】直刺 1～1.5 寸。可灸。

【备考】《胜玉歌》腰痛中空穴最奇（注：中空为中髎别名）。

34．下髎

【出处】《针灸甲乙经》。

【命名】髎，指骨之郄，穴当骶骨下第四空，故名。

【定位】在骶部，当中髎下内方，适对第 4 骶后孔处（图 1－3－55）。

【解剖】针刺入皮肤，经皮下组织、胸腰筋膜浅层、竖脊肌。穴区浅层有臀中皮神经分布；深层有骶外侧动脉分支和第 4 骶神经后支的肌支分布。

【功能】健腰膝，调下焦。

【主治】腰痛、小便不利、肠鸣、便秘、小腹痛。

【操作】直刺 1～1.5 寸。可灸。

【备考】刺八髎垂直进针，一般皆可刺入骶后孔中，如不能刺中，可将针略退出，再向四周探寻。刺入后局部酸胀，或向周围感传。

35．会阳

【出处】《针灸甲乙经》。

【命名】足太阳经穴属阳，又与阳脉之海督脉交会，故名。

【定位】在骶部，尾骨端旁开0.5寸（图1－3－55）。

【解剖】针刺入皮肤，经皮下组织、臀大肌。穴区浅层有肛门神经分布；深层有臀下神经和臀上、下动脉分支分布。

【功能】调下焦，理肛疾。

【主治】阳痿、遗精、带下、痢疾、泄泻、痔疾。

【操作】直刺0.8～1.2寸。可灸。

36．承扶*

【出处】《针灸甲乙经》。

【命名】承，指受；扶，指搀。是穴位于大腿根部，承受人体重力，又主治股臀大痛，言针此穴可痛减离杖，故名。

【定位】在大腿后面，臀下横纹的中点（图1－3－56）。

【解剖】针刺入皮肤，经皮下组织、臀下肌、半腱肌与股二头肌长头之间。穴区浅层有股后皮神经的分支分布；深层有臀下神经和臀下动脉分支分布，并有坐骨神经本干和股后皮神经本干经过。

【功能】舒筋节，调肛肠。

【主治】腰骶臀股部疼痛、痔疾。

【操作】直刺1～2.5寸。可灸。

【备考】《针灸大成》久痔尻臀肿，大便难，阴包有寒，小便不利。

37．殷门

【出处】《针灸甲乙经》。

【命名】殷为深厚、正中之意，此处肌肉丰厚，适当委中，承扶之间，故名。

【定位】在大腿的后面，承扶与委中的连线上，承扶下6寸（图1－3－56）。

【解剖】针刺入皮肤，经皮下组织、股2头肌长头和半腱肌。穴区浅层有股后皮神经分布；深层有坐骨神经和股深动脉的分支分布，并有坐骨神经本干经过。

【功能】健腰腿。

【主治】腰腿痛、下肢痿痹。

【操作】直刺1～2寸。可灸。

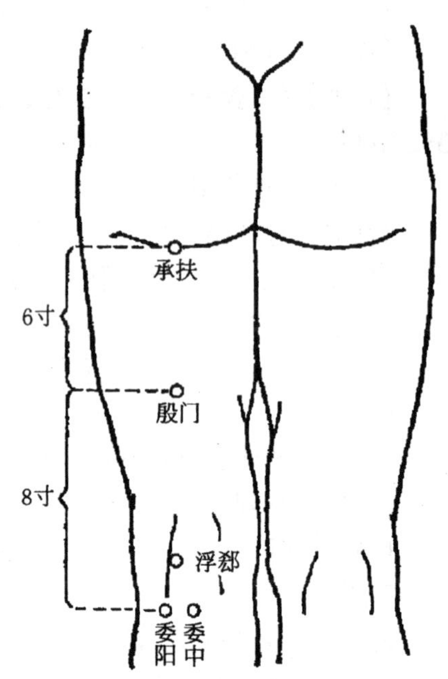

图1－3－56

【备考】《针灸大成》腰脊不可俯仰、举重、恶血、泄注、外股肿。

38. 浮郄

【出处】《针灸甲乙经》。

【命名】腘弯处称“郄”，“浮”指在其上方，故名。

【定位】在腘横纹外侧端，委阳上1寸，股二头肌腱的内侧（图1-3-56）。

【解剖】针刺入皮肤，经皮下组织、股二头肌腱。穴区浅层有股后皮神经分布；深层有坐骨神经和膝上外动脉分支分布，并有腓总神经本干经过。

【功能】清热舒筋。

【主治】膝腘部疼痛、麻木、挛急、肠结便秘。

【操作】直刺1～1.5寸。可灸。

【备考】《针灸大成》霍乱转筋、小肠热、大肠结、小便热、大便坚。

39. 委阳*

【出处】《黄帝内经·灵枢》、《黄帝内经·素问》。

【命名】委，指委中穴，该穴位于委中外侧，故名。

【类属】三焦的“下合”穴。

【定位】在腘横纹外侧端，当股二头肌腱的内侧（图1-3-56）。

【解剖】针刺入皮肤，经皮下组织、股二头肌腱。穴区浅层有股后皮神经分布；深层有胫神经分支和膝上外动脉分支分布，并有腓总神经本干经过。

【功能】通三焦，利水道。

【主治】腹满、小便不利、腰脊强痛、下肢挛痛。

【操作】直刺1～1.5寸。可灸。

40. 委中*

【出处】《黄帝内经·灵枢》、《黄帝内经·素问》。

【命名】委，指弯曲，穴在腘窝正中，委而屈之取穴，故名。

【类属】足太阳所入为“合”、膀胱“下合”穴。

【定位】在腘窝横纹中点，当股二头肌腱与半腱肌腱的中间（图1-3-56）。

【解剖】针刺入皮肤，经皮下组织、腓肠肌内、外侧头之间、腘窝内脂肪。穴区浅层有股后皮神经分布；深层有腓肠内侧皮神经起始端、胫神经干和腘动脉、静脉经过。

【功能】凉血泻热，舒筋活络。

【主治】腰痛、下肢痿痹、中风昏迷、半身不遂、腹痛、呕吐、腹泻、小便不利、遗尿、丹毒。

【操作】直刺1～1.5寸。或用三棱针点刺腘静脉出血。禁灸。

【备考】①《四总穴歌》腰背委中求。②《席弘赋》委中专治腰间痛，委中腰痛脚挛急。③《玉龙歌》环跳能医腿股风，居髎二穴认真攻，委中毒血更出尽，愈见医科神圣功。

41. 附分

【出处】《针灸甲乙经》。

【命名】附，指旁；分，指别行。该经自天柱分出，从此下行，故名。

【定位】在背部，当第2胸椎棘突下，旁开3寸（图1-3-57）。

【解剖】针刺入皮肤，经皮下组织、斜方肌、菱形肌、上后锯肌、竖脊肌。穴区浅层有第2、第3胸神经后支外侧支及其伴行动脉、静脉分布；深层有副神经、肩胛背神经和第2、第3胸神经后支的肌支及肩胛背动脉分支分布。

【功能】祛风散寒，舒筋活络。

【主治】肩背拘急、颈项强痛、肘臂麻木。

【操作】斜刺0.5～0.8寸。可灸。

【备考】《针灸大成》肩背拘急，风冷客于腠理，颈痛不得回顾。

42．魄户

【出处】《针灸甲乙经》。

【命名】肺藏“魄”，穴在肺俞旁，故名。

【定位】在背部，当第3胸椎棘突下，旁开3寸（图1－3－57）。

【解剖】针刺入皮肤，经皮下组织、斜方肌、菱形肌、上后锯肌、竖脊肌。穴区浅层有第3、第4胸神经后支外侧皮支及其伴行动脉、静脉分布；深层有副神经、肩胛背神经和第3、第4胸神经后支肌支及肩胛背动脉分支分布，并有肩胛背神经、动脉经过。

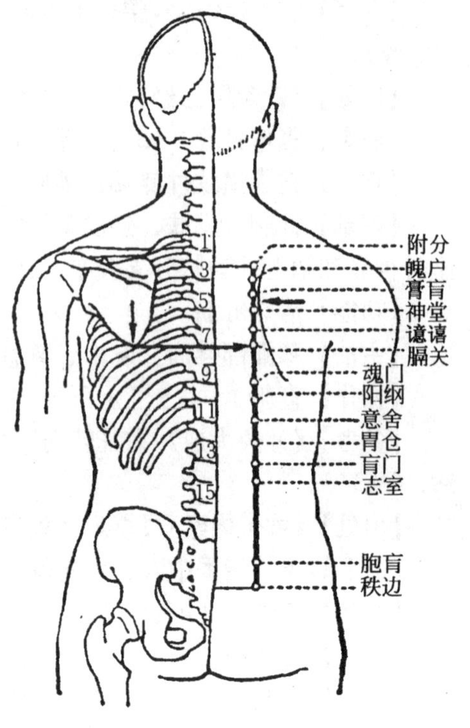

图1－3－57

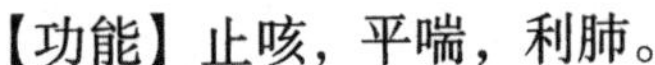
【功能】止咳，平喘，利肺。

【主治】咳嗽、气喘、肺结核、肩背痛。

【操作】斜刺0.5～0.8寸。可灸。

【备考】《标幽赋》体热劳嗽而泻魄户。

43．膏肓*

【出处】《备急千金要方》。

【命名】重症难治，称病入膏肓，此穴能疗虚损重症，故名。

【定位】在背部，当第4胸椎棘突下旁开3寸（图1－3－57）。

【解剖】针刺入皮肤，经皮下组织、斜方肌、菱形肌、竖脊肌。穴区浅层有第4、第5胸神经后支外侧皮支的分支及其伴行动脉、静脉分布；深层有膈神经、肩胛背神经和第4、第5胸神经后支的肌支及肩胛背动脉分支分布，并有肩胛背神经和动脉经过。

【功能】益气养血，补虚润肺。

【主治】咳嗽、气喘、吐血、盗汗、肺结核、健忘、遗精、肩胛背痛。

【操作】斜刺0.5～0.8寸。可灸。

【备考】①《行针指要赋》或针劳，须向膏肓及百劳。②《百症赋》痨瘵传尸，趋魄户、膏肓之路。

44．神堂

【出处】《针灸甲乙经》。

【命名】心藏神、居室为堂，穴在心俞旁故名。

【定位】在背部，当第5胸椎棘突下，旁开3寸（图1－3－57）。

【解剖】针刺入皮肤，经皮下组织、斜方肌、菱形肌、竖脊肌。穴区浅层有第 5、第 6 胸神经后支外侧皮支及其伴行动脉、静脉分布；深层有膈神经、肩胛背神经和第 5、第 6 胸神经后支的肌支及肩胛背动脉分支分布。

【功能】宽胸，理气，宁心。

【主治】咳嗽、气喘、胸闷、背痛。

【操作】斜刺 0.5～0.8 寸。可灸。

45. 谚谆

【出处】《黄帝内经·素问》。

【命名】谚谆为叹气声，在取该穴时，令患者发出谚谆之声，故名。

【定位】在背部，当第 6 胸椎棘突下，旁开 3 寸（图 1－3－57）。

【解剖】针刺入皮肤，经皮下组织、菱形肌、竖脊肌。穴区浅层有第 6、第 7 胸神经后支外侧支的皮支及其伴行动脉、静脉分布；深层有肩胛背神经和第 6、第 7 胸神经后支的肌支及肩胛背动脉分支分布。

【功能】止咳，平喘，清热。

【主治】咳嗽、气喘、肩背痛、疟疾、热病。

【操作】斜刺 0.5～0.8 寸。可灸。

【备考】《备急千金要方》谚谆、支正、小海主风症。

46. 膈关

【出处】《针灸甲乙经》。

【命名】穴在膈俞之旁，故名。

【定位】在背部，当第 7 胸椎棘突下，旁开 3 寸（图 1－3－57）。

【解剖】针刺入皮肤，经皮下组织、背阔肌、竖脊肌。穴区浅层有第 7、第 8 胸神经后支的外侧皮支及其伴行动、静脉分布；深层有胸背神经和第 7、第 8 胸神经后支的肌支及胸背动脉分支分布。

【功能】宽胸，利气，降逆。

【土治】呕吐、嗳气、食不下、胸闷、脊背强痛。

【操作】斜刺 0.5～0.8 寸。可灸。

【备考】《外台秘要》背痛，恶寒，脊强，俯仰难，食不下，呕哕多涎唾。

47. 魂门

【出处】《针灸甲乙经》。

【命门】肝藏魂，穴在肝俞旁，故名。

【定位】在背部，当第 9 胸椎棘突下，旁开 3 寸（图 1－3－57）。

【解剖】针刺入皮肤，经皮下组织、背阔肌、竖脊肌。穴区浅层有第 9、第 10 胸神经后支外侧皮支及其伴行动脉、静脉分布；深层有胸背神经和第 9、第 10 胸神经后支的肌支及胸背动脉分支分布。

【功能】舒肝利胆，开胃进食。

【主治】胸胁痛、呕吐、背痛。

【操作】斜刺 0.5～0.8 寸。可灸。

【备考】《标幽赋》筋挛骨痛而补魂门。

48．阳纲

【出处】《针灸甲乙经》。

【命名】阳，指六腑；纲，指统领。是穴位居胆俞之旁，为六腑背俞之首，故名。

【定位】在背部，当第10胸椎棘突下，旁开3寸（图1－3－57）。

【解剖】针刺入皮肤，经皮下组织、背阔肌、下后锯肌、竖脊肌。穴区浅层有第10、第11胸神经后支外侧皮支及其伴行动脉、静脉分布；深层有胸背神经和第10、第11胸神经后支的肌支及胸背动脉分支分布。

【功能】利肝胆，清湿热。

【主治】肠鸣、腹胀、腹痛、泄泻、黄疸、消渴。

【操作】斜刺0.5～0.8寸。可灸。

【备考】《针灸大成》肠鸣腹痛，饮食不下，腹胀、身热、大便不节、泄痢赤黄、怠惰。

49．意舍

【出处】《针灸甲乙经》。

【命名】脾藏意，穴在脾俞旁，故名。

【定位】在背部，当第11胸椎棘突下，旁开3寸（图1－3－57）。

【解剖】针刺入皮肤，经皮下组织、背阔肌、下后锯肌、竖脊肌。穴区浅层有第11、第12胸神经后支外侧皮支及其伴行动脉、静脉分布；深层有胸背神经和第11、第12胸神经后支的肌支及胸背动脉分支分布。

【功能】健脾和胃。

【主治】腹胀、肠鸣、泄泻、呕吐、纳呆。

【操作】斜刺0.5～0.8寸。可灸。

【备考】《医宗金鉴》两胁胀满、疼痛呕吐。

50．胃仓

【出处】《针灸甲乙经》。

【命名】胃为仓廪之官，穴在胃俞旁，故名。

【定位】在背部，在第12胸椎棘突下，旁开3寸（图1－3－57）。

【解剖】针刺入皮肤，经皮下组织、背阔肌、下后锯肌、竖脊肌。穴区浅层有第12胸神经和第1腰神经后支外侧皮支及其伴行动脉、静脉分布；深层有胸背神经、第12胸神经和第1腰神经后支的肌支及胸背动脉分支分布。

【功能】理气和胃。

【主治】腹胀、胃痛、水肿、消化不良、背痛。

【操作】斜刺0.5～0.8寸。可灸。

【备考】《针灸资生经》胃仓、意舍、膈关，治食饮不下。

51．肓门

【出处】《针灸甲乙经》。

【命名】卫气出于三焦，着于肓膜，该穴位于三焦俞旁，是三焦之气转输之门故名。

【定位】在腰部，当第1腰椎棘突下，旁开3寸（图1－3－57）。

【解剖】针刺入皮肤，经皮下组织、背阔肌、下后锯肌、竖脊肌。穴区浅层有第1、第2腰神经后支外侧皮支及其伴行动脉、静脉分布；深层有胸背神经和第1、第2腰神经后支的肌支及第1腰背动脉分支分布。

【功能】活血，散瘀，行滞。

【主治】腰痛、乳疾、便秘、痞块。

【操作】斜刺0.5~0.8寸。可灸。

【备考】《针灸甲乙经》在第13椎下，两旁各3寸。

52. 志室*

【出处】《针灸甲乙经》。

【命名】肾藏志，穴在肾俞旁，故名。

【定位】在腰部，当第2腰椎棘突下，旁开3寸（图1-3-57）。

【解剖】针刺入皮肤，经皮下组织、背阔肌、竖脊肌。穴区浅层有第1、第2腰神经后支外侧皮支及其伴行动脉、静脉分布；深层有第1、第2腰神经后支的肌支和第1、第2腰背动脉分支分布。

【功能】壮腰肾，利小便。

【主治】腰脊痛、遗精、阳痿、月经不调、小便不利、水肿、阴痛。

【操作】直刺0.5~1寸。可灸。

【备考】《针灸资生经》志室，胞肓疗阴痛下肿。

53. 胞肓

【出处】《针灸甲乙经》。

【命名】胞（脬），指膀胱；肓，指维系膀胱之膜。穴当膀胱俞旁，故名。

【定位】在臀部，平第2骶后孔，骶正中嵴旁开3寸（图1-3-57）。

【解剖】针刺入皮肤，经皮下组织、臀大肌、臀中肌、臀小肌。穴区浅层有臀上皮神经分布；深层有臀下神经和臀上神经、动脉分支分布。

【功能】利腰脊，通二便。

【主治】腹胀、肠鸣、大便难、癃闭、腰脊痛。

【操作】直刺0.8~1.2寸。可灸。

【备考】《针灸资生经》胞肓、秩边主癃闭下重，不得小便。

54. 秩边*

【出处】《针灸甲乙经》。

【命名】秩，指序、排列；边，指旁、远之意。膀胱经背部诸穴依次排列，而该穴正当最下边，故名。

【定位】在臀部，平第4骶后孔，骶正中嵴旁开3寸（图1-3-57）。

【解剖】针刺入皮肤，经皮下组织、臀大肌、梨状肌下缘。穴区浅层有臀中皮神经分布；深层有臀下神经和动脉分支分布，并有股后皮神经和坐骨神经经过。

【功能】通经止痛，强健腰膝。

【主治】腰骶痛、下肢痿痹、二便不利、阴痛、痔疾。

【操作】直刺1.5~3.0寸。可灸。

【备考】《针灸大成》五痔发肿，小便赤，腰痛。

55. 合阳

【出处】《针灸甲乙经》。

【命名】足太阳经于大腿后和外侧分两支，至委中会合，此穴在其下方，故名。

【定位】在小腿后面，当委中与承山的连线上，委中下2寸（图1-3-58）。

【解剖】针刺入皮肤，经皮下组织、腓肠肌、比目鱼肌。穴区浅层有腓肠内侧皮神经分布，并有小隐静脉经过；深层有胫神经肌支和腘动脉分支分布。

【功能】调下焦，健腰腿。

【主治】腰脊强痛、下肢痿痹、疝气、崩漏。

【操作】直刺1~2寸。可灸。

【备考】《针灸大成》腰脊强，引腹痛，阴股热，胻酸肿，步履难，寒疝阴偏痛，女子崩中带下。

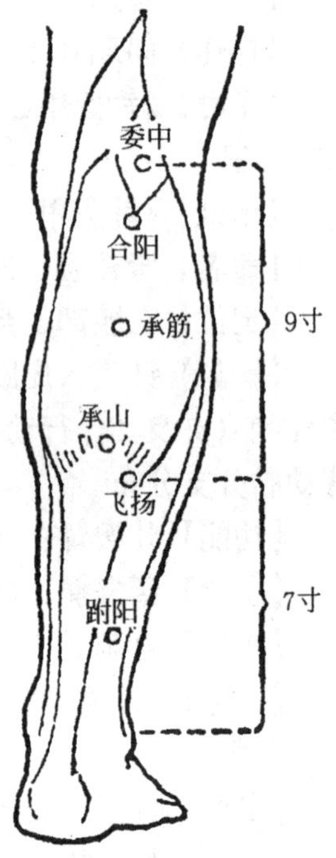

图1-3-58

56. 承筋

【出处】《针灸甲乙经》。

【命名】穴在腓肠肌中，这是承受以上部位的主要筋肉。

【定位】在小腿后面，当委中与承山的连线上，腓肠肌肌腹中央，委中下5寸（图1-3-58）。

【解剖】针刺入皮肤，经皮下组织、腓肠肌、比目鱼肌。穴区浅层有腓肠内侧皮神经分支分布；深层有胫神经和胫后动脉分支分布，并有腓肠内侧神经本干、小隐静脉、胫神经干和胫后动脉本干经过。

【功能】健腰膝，理肛疾。

【主治】小腿痛、腰背拘急、痔疾、霍乱转筋。

【操作】直刺1~2寸。可灸。

【备考】《针灸大成》腰背拘急，大便秘，腋肿，痔疮，胫痹不仁，腨酸，脚急跟痛，腰痛，霍乱转筋。

57. 承山*

【出处】《黄帝内经·灵枢》。

【命名】承，指承接，穴在腓肠肌肌腹下端凹陷处，是处形若山谷，故名。

【定位】在小腿后面正中，委中与昆仑之间，当伸直小腿或足跟上提时腓肠肌肌腹下出现尖角凹陷处（图1-3-58）。

【解剖】针刺入皮肤，经皮下组织、腓肠肌、比目鱼肌。穴区浅层有腓肠内侧皮神经分支分布；深层有胫神经和胫后动脉分支分布，并有腓肠内侧神经本干、小隐静脉、胫神经干和胫后动脉本干经过。

【功能】舒筋脉，理肛疾。

【主治】腰背痛、小腿转筋、痔疾、便秘、腹痛、疝气。

【操作】直刺1~2寸。可灸。

【备考】《马丹阳天星十二穴治杂病歌》承山名鱼腹，腨肠分肉间，善治腰疼痛，痔疾大便难，脚气并膝肿，展转战疼酸，霍乱及转筋，穴中刺便安。

58. 飞扬*

【出处】《黄帝内经·灵枢》、《黄帝内经·素问》。

【命名】飞，指迅速。言膀胱之气从此迅速别走少阴；加之该穴主治癫狂恍惚，魂魄飞扬，故名。

【类属】足太阳经“络”穴。

【定位】在小腿后面，当外踝后昆仑直上7寸，承山外下方1寸处（图1－3－58）。

【解剖】针刺入皮肤，经皮下组织、腓肠肌、比目鱼肌。穴区浅层有腓肠外侧皮神经分支和小隐静脉属支分布；深层有胫神经和腓动脉分支分布。

【功能】舒筋通络。

【主治】头痛、目眩、鼻塞、鼻衄、腰脊痛、脚软无力、痔瘘、癫狂。

【操作】直刺1～1.5寸。可灸。

【备考】《针灸甲乙经》热病汗不出，头眩痛，疟，颈项痛，腨中痛，癫狂疾。

59．跗阳

【出处】《针灸甲乙经》。

【命名】外侧为阳，穴在小腿外侧，近“跗”部，故名。

【类属】阳跷“郄”穴。

【定位】在小腿后面，外踝后昆仑直上3寸（图1－3－58）。

【解剖】针刺入皮肤，经皮下组织、腓骨短肌、䠒长屈肌。穴区浅层有腓肠神经分支和小隐静脉属支分布；深层有腓浅神经、胫神经和腓动脉分支分布。

【功能】舒筋止痛。

【主治】头痛、头重、下肢瘫痪、腰腿痛、踝部肿痛。

【操作】直刺0.8～1.2寸。可灸。

60．昆仑*

【出处】《黄帝内经·灵枢》。

【命名】昆仑，指山名，形容外踝高突如山，穴在其后，故名。

【类属】足太阳所行为“经”。

【定位】在足部外踝后方，当外踝尖与跟腱之间凹陷处（图1－3－59）。

【解剖】针刺入皮肤，经皮下组织、腓骨短肌腱与跟腱之间。穴区浅层有腓肠神经分支和小隐静脉属支分布，并有腓肠神经本干和小隐静脉本干经过；深层有外踝后动脉（发自腓动脉）分支分布。

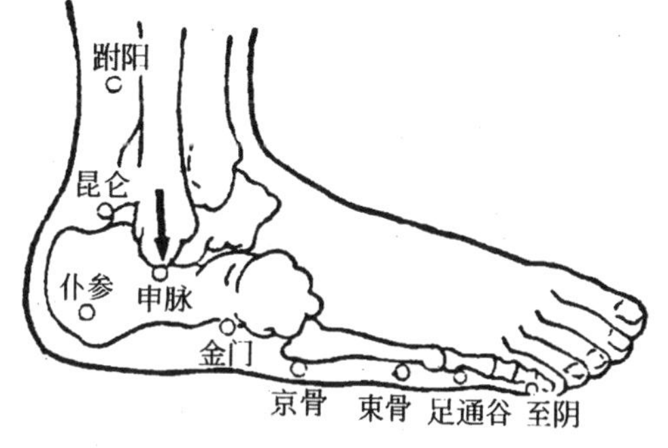

图1－3－59

【功能】清头明目，利腰催产。

【主治】头痛、项强、目眩、疟疾、鼻衄、腰痛、肩背拘急、足跟痛、小儿惊风、痫证、难产。

【操作】直刺0.5～0.8寸。可灸。

【备考】①《胜玉歌》踝跟骨痛灸昆仑。②《针灸大成》妊娠刺之落胎。

61．仆参

【出处】《针灸甲乙经》。

【命名】仆，指从；参，指拜。穴当足跟骨下陷中。当行屈膝礼时，身体弯曲，手臂下垂，故名。

【定位】在足外侧部外踝后下方，昆仑直下，跟骨外侧赤白肉际处（图 1－3－59）。

【解剖】针刺入皮肤，经皮下组织。穴区浅层有足背外侧皮神经分支和小隐静脉属支分布；深层有腓动脉的跟外侧支分布。

【功能】舒筋壮骨。

【主治】下肢痿弱、足跟痛、霍乱转筋、脚气膝肿、癫痫。

【操作】直刺 0.3～0.5 寸。可灸。

【备考】《灵光赋》后跟痛在仆参求。

62．申脉*

【出处】《针灸甲乙经》。

【命名】申，同伸，是穴主治筋脉拘急，针之可使血脉畅通，筋脉得伸，故名。

【类属】八脉交会穴之一，通于阳跷脉。

【定位】在足外侧部，外踝直下方凹陷中（图 1－3－59）。

【解剖】针刺入皮肤，经皮下组织、伸肌下支持带、趾短伸肌。穴区浅层有足背外侧皮神经分支和小隐静脉属支分布；深层有腓深神经肌支和腓动脉跟外侧支分布。

【功能】宁神，舒筋。

【主治】痫证、癫狂、头痛、失眠、眩晕、腰痛、目赤痛、项强。

【操作】直刺 0.3～0.5 寸。可灸。

【备考】《针灸大成》洁古：痫病昼发灸阳跷。

63．金门

【出处】《针灸甲乙经》。

【命名】金，指贵重，该穴是膀胱经“郄”穴，是气血深聚之处，如金玉之贵重，故名。

【类属】足太阳经“郄”穴。

【定位】在足外侧，当外踝前缘直下，骰骨下缘处（图 1－3－59）。

【解剖】针刺入皮肤，经皮下组织、小趾展肌。穴区浅层有足背外侧皮神经分支和小隐静脉属支分布；深层有足底外侧神经和动脉的分支分布。

【功能】开窍醒神，舒筋。

【主治】癫痫、小儿惊风、腰痛、下肢痿痹、外踝痛。

【操作】直刺 0.3～0.5 寸。可灸。

【备考】《标幽赋》头风头痛，刺申脉与金门。

64．京骨

【出处】《黄帝内经·灵枢》。

【命名】足外侧大骨（第 5 跖骨）为“京骨”，是穴位于其前下方。

【类属】足太阳经所过为“原”。

【定位】在足外侧，第 5 跖骨粗隆下方，赤白肉际处（图 1－3－59）。

【解剖】针刺入皮肤，经皮下组织、小趾展肌。穴区浅层有足背外侧皮神经分支和小隐静脉属支分布；深层有足底外侧神经和动脉的分支分布。

【功能】清头，明目，舒筋。

【主治】头痛、项强、癫狂、目眩、腰背痛、下肢后侧痛。

【操作】直刺 0.3～0.5 寸。可灸。

【备考】《玉龙经》头项腰胯筋挛，骨痿诸疾，目病鼻疾。

65. 束骨

【出处】《黄帝内经·灵枢》。

【命名】古称足小趾本节后为束骨，穴在其处，故名。

【类属】足太阳经所注为“输”。

【定位】在足外侧，足小趾本节（第 5 跖趾关节）的后方，赤白肉际处（图 1-3-59）。

【解剖】针刺入皮肤，经皮下组织、小趾展肌。穴区浅层有足背外侧皮神经分支和小隐静脉属支分布；深层有足底外侧神经和动脉的分支分布。

【功能】祛风清热。

【主治】癫狂、头痛、项强、目眩、腰背及下肢痛。

【操作】直刺 0.2～0.5 寸。可灸。

【备考】《百症赋》项强多恶风，束骨相连于天柱。

66. 足通谷

【出处】《针灸大全》。《黄帝内经·灵枢》原称通谷。

【命名】通，指经过；谷，指凹陷。穴在足趾本节前陷中，是膀胱经所溜之荥水穴，故名。

【类属】足太阳经所溜为“荥”。

【定位】在足外侧，足小趾本节（第 5 跖趾关节）的前方，赤白肉际处（图 1-3-59）。

【解剖】针刺入皮肤，经皮下组织。穴区有趾背神经、动脉分支和趾底固有神经和动脉的分支分布。

【功能】清头明目。

【主治】头痛、项强、目眩、鼻衄、癫狂。

【操作】直刺 0.2～0.3 寸。可灸。

【备考】《针灸大成》头痛、项痛，目䀮䀮，留饮胸满，食不化。

67. 至阴*

【出处】《黄帝内经·灵枢》。

【命名】至，有尽、到之意，经脉由此从足太阳下至少阴，表示阳气已尽，阴气将起，故名。

【类属】足太阳经所出为“井”。

【定位】在足小趾末节外侧，距趾甲角 0.1 寸（指寸）（图 1-3-59）。

【解剖】针刺入皮肤，经皮下组织。穴区有趾背神经和动脉的分支分布。

【功能】上清头目，下调胎产。

【主治】头痛、鼻塞、鼻衄、目痛、足下热、胞衣不下、胎位不正、难产。

【操作】浅刺 0.1 寸。可灸。胎位不正多用灸法。

【备考】①《医宗金鉴》妇人横产，子手先出。②《肘后歌》头面之疾针至阴。

足太阳膀胱经腧穴共计 67 个（图 1-3-60）。体表起于睛明，止于至阴。井在至阴，荥在足通谷，输在束骨，原在京骨，经在昆仑，合在委中，络在飞扬，郄会金门，募在中极。其主治提要详见表 1-3-7。

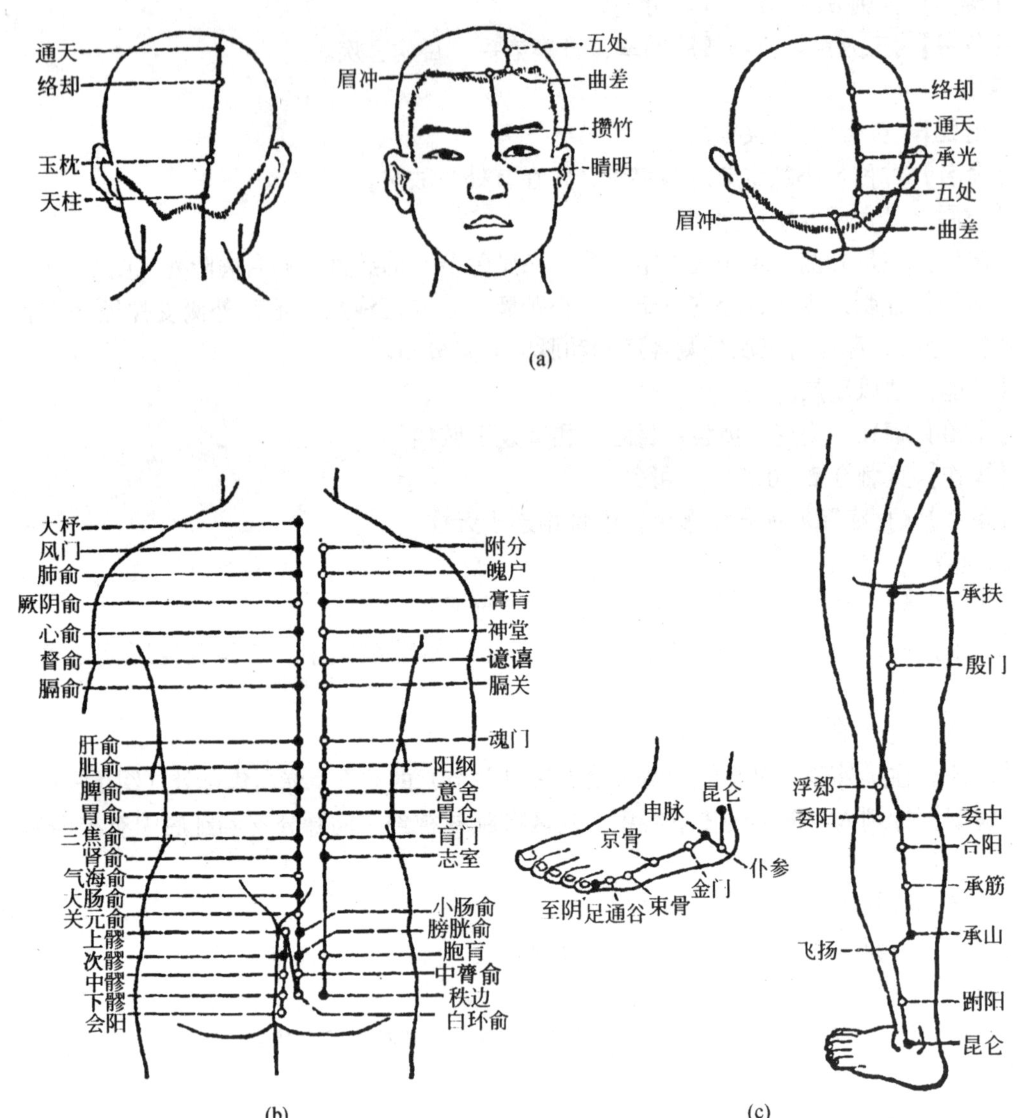

图 1－3－60　足太阳膀胱经腧穴总图

表 1－3－7　　足太阳膀胱经腧穴主治提要表

穴名	部位	主治	
		1	2
睛明	目内眦	目疾	
攒竹	眉头	头痛、眉棱骨痛、目赤痛	
眉冲	前头	头痛、眩晕	
曲差	前头	前顶痛、鼻塞、鼻衄	
五处	前头	头痛、目眩	癫痫
承光	前头	头痛、鼻塞	

续表

穴名	部位	主　治	
		1	2
通天	前头	头痛、眩晕、鼻塞、鼻衄	
络却	后头	头痛、耳鸣	癫狂
玉枕	后头	头痛、目痛、鼻塞	
天柱	项	头痛、鼻塞	
头项部经穴，主治头、项、目、鼻疾患和神志病			
大杼	背	咳嗽、发热、项强、肩胛酸痛。	
风门	背	伤风、咳嗽、项强、背痛	
肺俞	背	咳嗽、气喘、骨蒸、吐血	
厥阴俞	背	心痛、咳嗽	
心俞	背	心悸、心痛、咳嗽	健忘、癫痫
督俞	背	心痛	
膈俞	背	呃逆、呕吐、吐血、咳嗽	
1～7椎背部第一侧线经穴，主治胸、肺疾患			
肝俞	背	胁痛、目眩、吐血	癫狂
胆俞	背	胸胁痛、胆腑疾患	黄疸
脾俞	背	泄痢、腹胀	水肿、黄疸、脾虚
胃俞	背	胃脘痛、呕吐、肠鸣	胃虚
三焦俞	腰	腹胀、呕吐、肠鸣、腰背强痛	水肿
9～13椎第一侧线经穴，主治胃、肠疾患			
肾俞	腰	腰痛、阳痿、遗精、月经不调	水肿、耳鸣、耳聋
气海俞	腰	腰痛	
大肠俞	腰	肠鸣、泄泻、腹痛、便秘、腰痛	
关元俞	臀	腰痛、泄泻	
小肠俞	臀	小腹胀痛、遗尿、痢疾	
膀胱俞	臀	遗尿、腰脊强痛	
中膂俞	臀	痢疾、腰脊强痛	
白环俞	臀	白带、月经不调、遗精、腰髋痛	
上髎	骶	带下、阴挺、小便不利、腰痛	
次髎	骶	月经不调、带下、腰痛	
中髎	骶	月经不调、带下、小便不利、腰痛	

续表

穴名	部位	主治	
		1	2
下髎	骶	小便不利	
会阳	臀	带下、痔疾	
承扶	大腿	腰骶臀股部疼痛	
殷门	大腿	腰脊部大腿部疼痛	
浮郄	大腿	臀股疼痛、麻木	
委阳	膝腘	腿足拘挛、疼痛	
委中	膝腘	腰痛、吐泻	下肢痿痹
腰、臀、股、腘、部经穴，主治局部及肠部疾患			
附分	背侧	肩背拘急、项强	
魄户	背侧	肺痨、咳嗽、项强、肩背痛	
膏肓俞	背侧	肺痨、咳嗽、盗汗、咯血	健忘
神堂	背侧	气喘、咳嗽、背脊强痛	
譩譆	背侧	呃逆、咳嗽、肩背痛	
膈关	背侧	呃逆、呕吐、饮食不下	
背部第二侧线1～7椎经穴，主治胸、膈、肺部疾患			
魂门	背侧	呕吐、背痛、惊悸	
阳纲	背侧	肠鸣、腹痛、泄泻	
意舍	背侧	腹胀、呕吐	
胃仓	腰侧	腹胀、胃痛、背脊痛	
肓门	腰侧	腹痛、便秘	
膀胱经背腰部9～13椎第二侧线经穴，主治胃、肠疾患			
志室	腰侧	遗精、小便不利、腰脊疼痛	
胞肓	臀	腰脊痛	
秩边	臀	腰骶痛、痔疾	
14～21椎第二侧线经穴，主治局部及肠、前阴和妇科疾患			
合阳	小腿	腰脊痛	
承筋	小腿	痔疾、腰背拘急	
承山	小腿	痔疾、转筋、腰背	
飞扬	小腿	头痛目眩、腰痛、腿软无力	
跗阳	小腿	头痛、腰骶痛、外踝红肿	瘫痪

续表

穴名	部位	主治	
		1	2
昆仑	踝关节	头痛、项强、目眩、肩背拘急	
仆参	足	足跟痛	
申脉	足	头痛、眩晕、腰腿酸痛	痫证
金门	足	外踝痛	癫痫
京骨	足	头痛、项强、腰腿痛	癫痫
束骨	足	头痛、项强、目眩、腰背及下肢后侧痛	癫痫
足通谷	足	头痛、项痛、目眩	癫痫
至阴	趾端	头痛、目痛	胎位不正、难产
胫、足部经穴，主治头、项、目、背、腰、痔疾和神志病			

八、足少阴肾经（27穴）

（一）循行路线

起于足小趾下，斜向足心（涌泉），出于舟骨粗隆下，沿内踝后，进入足跟，再向上行于腿肚内侧，出腘窝的内侧，上行股内后缘，通向脊柱（长强，属督脉），属于肾脏，联络膀胱。

肾脏部直行的脉：从肾向上通过肝和横膈，进入肺中，沿着喉咙，夹于舌根部。

肺部支脉：从肺部出来，联络心脏，流注于胸中，与手厥阴心包经相接（图1-3-61）。

（二）病候举要

1. 经络病候：脊背疼痛、腰痛、足痿无力、两足逆冷、口干、咽痛，或髀部及腿部后侧疼痛，足心痛。

2. 脏腑病候：眩晕、咳血、气喘、面部浮肿、目视模糊、嗜睡、大便秘结、泄泻、阳痿。

（三）腧穴歌诀

八足少阴肾经属，内侧后缘足走腹。
足心凹陷是涌泉，大骨之下取然谷。
太溪内踝后陷中，照海踝下四分逐。
水泉跟下内侧边，大钟溪泉踵筋间。
复溜踝上二寸取，交信溜前五分详。
踝上五寸寻筑宾，阴谷膝内两筋安。
上人中行开寸半，横骨平取曲骨边。
大赫气穴并四满。中注肓俞亦相连。
商曲又凭下脘取，石关阴都通谷言。
幽门适当巨阙侧，诸穴相距一寸间。

再从中行开二寸，六穴均在肋间藏。

步廊却近中庭穴，神封灵墟神藏兼。

彧中俞府平璇玑，相隔一肋仔细研。

（四）腧穴分述

1．涌泉*

【出处】《黄帝内经·灵枢》、《黄帝内经·素问》。

【命名】地下出水为涌，该穴位于足心，是肾经井穴，为脉出所，故名。

【类属】足少阴肾经所出为“井”。

【定位】在足底部，卷足时足前部凹陷处，约当足底第2、第3趾趾缝纹头端与足跟连线的前1/3与后2/3交点上（图1－3－62）。

【解剖】针刺入皮肤，经皮下组织、跖腱膜、趾短屈肌腱、第2蚓状肌。穴区浅层有足底外、内侧神经皮支分布；深层有足底外侧神经肌支和足底内侧动脉分支分布，并有第2趾底总神经干和第2跖底动脉本干经过。

【功能】开窍，泄热，醒神。

【主治】晕厥、中暑、头痛、目眩、中风、癫痫、癔病、小儿惊风、小便不利、便秘、足心热痛。

【操作】直刺0.5～1寸。可灸。

【备考】《针灸大成》尸厥，渴而喘，善恐，舌干咽肿，烦心，心痛，嗜卧，卒心痛。

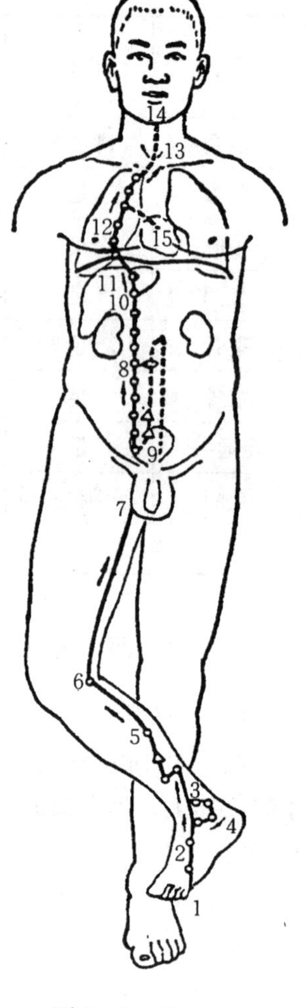

图1－3－61

1．起于小趾之端，邪走足心　2．出于然谷之下　3．循内踝之后　4．别入跟中　5．以上踹（按：踹应作腨）内　6．出腘内廉　7．上股内后廉　8．贯脊属肾　9．络膀胱　10．其直者，从肾　11．上贯肝膈　12．入肺中　13．循喉咙　14．挟舌本　15．其支者，从肺出络心，注胸中

2．然谷

【出处】《黄帝内经·灵枢》。

【命名】然谷即舟骨粗隆。谷指凹陷处，穴在然谷前下方凹陷中，故名。

【类属】足少阴经所溜为“荥”。

【定位】在足内侧缘，足舟骨粗隆下方赤白肉际处（图1－3－63）。

【解剖】针刺入皮肤，经皮下组织、踇展肌。穴区浅层有隐神经和大隐静脉属支分布；深层有足底内侧神经和足底内侧动脉分支分布。

【功能】益肾调经，清热利湿。

【主治】月经不调、带下、阴痒、阴挺、遗精、阳痿、小便不利、泄泻、消渴、黄疸、胸胁胀痛、咳血、小儿脐风、下肢痿痹、足跗痛。

【操作】直刺0.5～0.8寸。可灸。

【备考】《针灸甲乙经》如悬，善恐，喘，少气、胸支满，咳唾有血，小儿脐风，善惊。

3．太溪*

【出处】《黄帝内经·灵枢》。

【命名】太，指大，肾水出于涌泉，通过此穴，聚流而成大溪，故名。

【类属】足少阴经所注为“输”。肾经“原”穴。

【定位】在足内侧内踝后方，当内踝尖与跟腱之间的凹陷处（图1－3－63）。

【解剖】针刺入皮肤，经皮下组织、踇长屈肌。穴区浅层有隐神经分支和大隐静脉属支分布；深层有胫神经和胫后动脉分支分布，并有胫神经干和胫后动脉干经过。

【功能】滋阴补肾，调理冲任。

【主治】头痛目眩、咽喉肿痛、齿痛、耳聋、耳鸣、气喘、胸痛咯血、消渴、月经不调、失眠、健忘、遗精、阳痿、小便频数、腰脊痛、下肢厥冷、内踝肿痛。

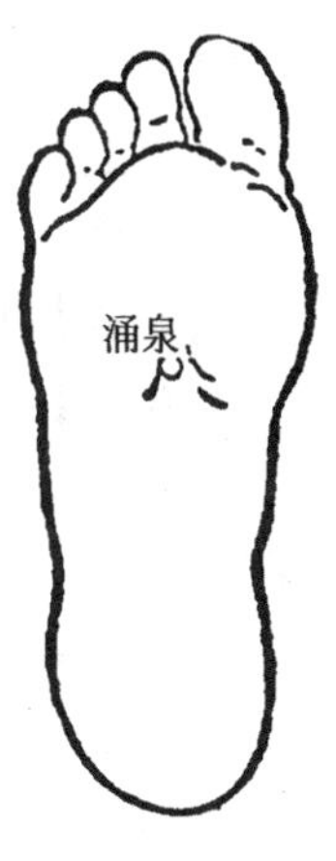

图1－3－62

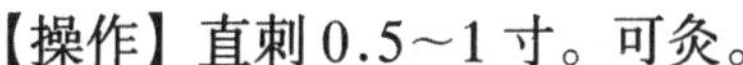
【操作】直刺0.5～1寸。可灸。

【备考】①《千金翼方》肾咳。②《通玄指要赋》牙齿痛，吕细堪治。

4．大钟

【出处】《黄帝内经·灵枢》。

【命名】钟，音同踵，足跟称踵，肾主骨，该骨较大，穴在其处，故名。

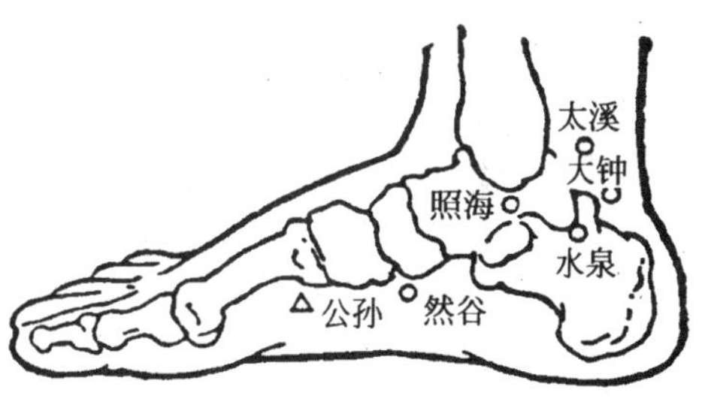

图1－3－63

【类属】足少阴肾经“络”穴。

【定位】在足内侧内踝后下方，当跟腱附着部的内侧前方凹陷处（图1－3－63）。

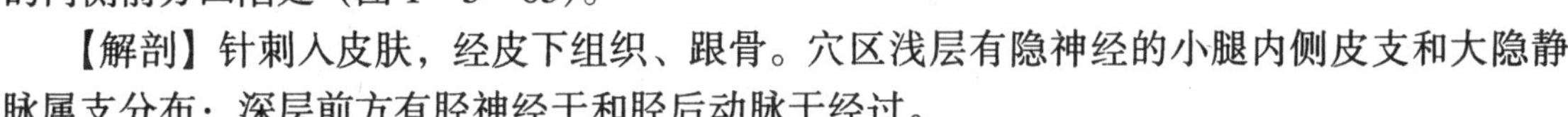
【解剖】针刺入皮肤，经皮下组织、跟骨。穴区浅层有隐神经的小腿内侧皮支和大隐静脉属支分布；深层前方有胫神经干和胫后动脉干经过。

【功能】强腰壮肾。

【主治】腰脊强痛、咳血、痴呆、嗜卧、月经不调、足跟痛。

【操作】直刺0.3～0.5寸。可灸。

【备考】《标幽赋》用大钟治心内之呆痴。

5．水泉

【出处】《针灸甲乙经》。

【命名】肾属水脏，该穴是肾经郄穴，泉水多从郄出，该穴又治小便淋漓，故名。

【类属】足少阴肾经“郄”穴。

【定位】在足内侧内踝后下方，当太溪直下1寸（指寸）跟骨结节内侧凹陷处（图1－3－63）。

【解剖】针刺入皮肤，经皮下组织、跟骨。穴区浅层有隐神经分支和大隐静脉属支分布；深层有胫神经干和胫后动脉干经过。

【功能】调经血、利小便。

【主治】月经不调、经闭、痛经、小便不利、腹痛、头昏目花。

【操作】直刺0.3～0.5寸。可灸。

【备考】《针灸甲乙经》心下痛，目䀮䀮不可远视。

6．照海*

【出处】《针灸甲乙经》。

【命名】照者光明所及，海者百川之所归，此穴主治目疾之广似海，故名。

【类属】八脉交会穴之一，通于阴跷脉。

【定位】在足内侧，内踝尖下方凹陷处（图 1－3－63）。

【解剖】针刺入皮肤，经皮下组织、胫骨后肌腱。穴区浅层有隐神经分支和大隐静脉属支分布；深层有足底内侧神经肌支和胫后动脉的跟内侧支分支分布。

【功能】滋阴补肾，利咽安神。

【主治】咽喉干痛、梅核气、暴喑、痫证、失眠、目赤肿痛、月经不调、痛经、赤白带下、阴挺、阴痒、小便频数、癃闭。

【操作】直刺 0.5～1 寸。可灸。

【备考】①《标幽赋》取照海治喉中之闭塞。②《通玄指要赋》四肢之懈惰，凭照海以消除。

7．复溜*

【出处】《黄帝内经·灵枢》、《黄帝内经·素问》。

【命名】复，同伏；溜，指水流。穴在太溪上方，经气至此已深伏流动。

【类属】足少阴肾经所行为“经”。

【定位】在小腿内侧，太溪直上 2 寸，跟腱的前方（图 1－3－64）。

【解剖】针刺入皮肤，经皮下组织、蹈长屈肌。穴区浅层有隐神经分支、小腿内侧皮神经和大隐静脉属支分布；深层有胫神经肌支和胫后动脉分支分布。

【功能】滋阴，清热，利尿。

【主治】水肿、泄泻、肠鸣、腹胀、足痿、自汗、盗汗、热病汗不出、腰脊强痛。

【操作】直刺 0.5～1 寸。可灸。

【备考】《杂病穴法歌》水肿，水分与复溜。

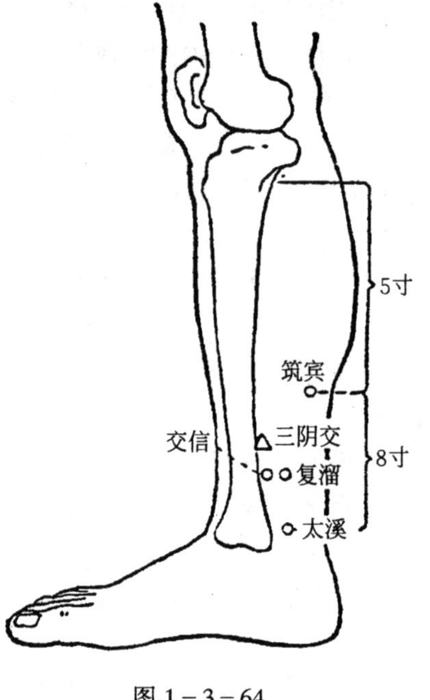

图 1－3－64

8．交信

【出处】《针灸甲乙经》。

【命名】会处为交，守时为信，信（五德之一）在五行属土，该穴从此交会到三阴交，是穴主治月经不调，昔称月经为信，故名。

【类属】阴跷脉之郄。

【定位】在小腿内侧，当太溪直上 2 寸，复溜前 0.5 寸，胫骨内侧缘的后方（图 1－3－64）。

【解剖】针刺入皮肤，经皮下组织、蹈长屈肌。穴区浅层有隐神经和大隐静脉属支分布；深层有胫神经肌支和胫后动脉分支分布。

【功能】益肾调经。

【主治】月经不调、崩漏、阴挺、泄泻、大便难、睾丸肿痛、五淋、疝气、阴痒、泻痢赤白和膝、股、腘内廉痛。

【操作】直刺 0.6～1.2 寸。可灸。

【备考】《备急千金要方》泄痢赤白，漏血，气淋。

9．筑宾

【出处】《针灸甲乙经》。

【命名】筑，指坚实；宾，指髌，泛指膝和小腿，穴在小腿内侧，肾脉之气，从此进入腓肠之间，有使腿膝坚实的作用，故名。

【类属】阴维脉之郄。

【定位】在小腿内侧，当太溪与阴谷的连线上，太溪上 5 寸，腓肠肌肌腹的内下方（图 1－3－64）。

【解剖】针刺入皮肤，经皮下组织、小腿三头肌。穴区浅层有隐神经分支和大隐静脉属支分布；深层有胫神经和胫后动脉分支分布。

【功能】解痉安神。

【主治】癫狂、痫证、呕吐涎沫、重舌、疝痛、足胫痛。

【操作】直刺 1～1.5 寸。可灸。

【备考】①《外台秘要》狂，癫疾，呕吐。②《针灸资生经》筑宾、少海治呕吐涎沫。

10．阴谷*

【出处】《黄帝内经·灵枢》。

【命名】深处为谷，肾为阴脏，穴居下肢后侧腘内凹陷处，故名。

【类属】足少阴经所入为“合”。

【定位】在腘窝内侧，屈膝时当半腱肌腱与半膜肌腱之间（图 1－3－65）。

【解剖】针刺入皮肤，经皮下组织、半腱肌腱与半膜肌腱之间、腓肠肌内侧头。穴区浅层有隐神经分支和大隐静脉分布；深层有胫神经肌支和腘动脉的膝上内侧动脉分支分布。

【功能】益元壮肾。

【主治】阳痿、疝痛、月经不调、崩漏、小便不利、阴中痛、癫狂、膝股内侧痛。

【操作】直刺 1～1.5 寸。可灸。

【备考】《备急千金要方》阳痿、尿难。

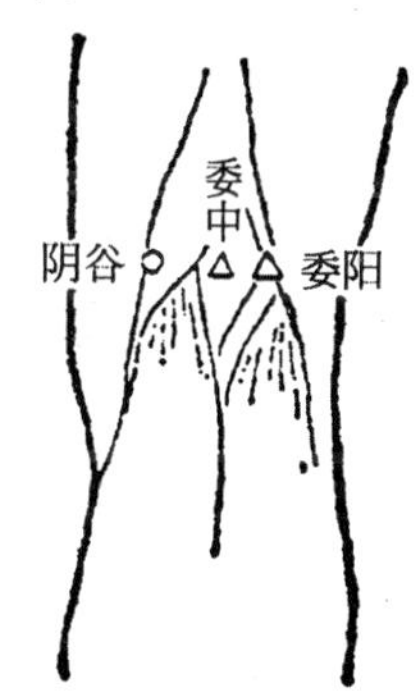

图 1－3－65

11．横骨

【出处】《脉经》。

【命名】平者为横，耻骨昔称横骨，穴在其上方，故名。

【定位】在下腹部，当脐中下 5 寸，前正中线旁开 0.5 寸（图 1－3－66）。

【解剖】针刺入皮肤，经皮下组织、腹直肌鞘前壁、腹直肌。穴区浅层有髂腹下神经皮支和腹壁浅动脉分支分布；深层有肋下神经肌支和腹壁下动脉分支分布。

【功能】益肾气，利膀胱。

【主治】小便不利、遗尿、阳痿、遗精、阴部痛、疝气、少腹胀痛。

【操作】直刺 1～1.5 寸。可灸。

【备考】《针灸甲乙经》少腹痛，溺难。

12．大赫

【出处】《针灸甲乙经》。

【命名】赫为显赫，也指阴气盛，穴属肾经，主治生殖疾患为显著，故名。

【定位】在下腹部，当脐中下 4 寸，前正中线旁开 0.5 寸（图 1-3-66）。

【解剖】针刺入皮肤，经皮下组织、腹直鞘前壁、腹直肌。穴区浅层有髂腹下神经皮支和腹壁浅动脉分支分布；深层有肋下神经肌支和腹壁下动脉分支分布。

【功能】调补肾气。

【主治】遗精、阳痿、阴茎痛、阴挺、带下、月经不调、痛经、泄泻。

【操作】直刺 1~1.5 寸。宜灸。

【备考】《针灸大成》虚劳失精，男子阴器结缩，茎中痛。

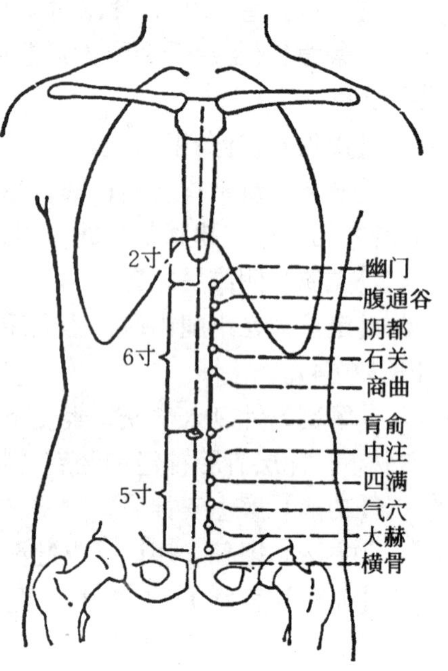

图 1-3-66

13. 气穴*

【出处】《针灸甲乙经》。

【命名】气纳丹田，肾主纳气，穴当关元旁，故名。

【定位】在下腹部，当脐中下 3 寸，前正中线旁开 0.5 寸（图 1-3-66）。

【解剖】针刺入皮肤，经皮下组织、腹直肌鞘前壁、腹直肌。穴区浅层有肋下神经前皮支和腹壁浅动脉分支分布；深层有肋下神经肌支和腹壁下动脉分支分布。

【功能】益气调经。

【主治】经闭、月经不调、崩漏、带下、不孕、阳痿、小便不利、泄泻。

【操作】直刺 1~1.5 寸。宜灸。

【备考】《针灸甲乙经》月经不通，奔豚、上下引腰脊痛。

14. 四满

【出处】《针灸甲乙经》。

【命名】此谓肾经入腹的第 4 穴，该穴有消瘀除胀之作用，故名。

【定位】在下腹部，当脐中下 2 寸，前正中线旁开 0.5 寸（图 1-3-66）。

【解剖】针刺入皮肤，经皮下组织、腹直肌鞘前壁、腹直肌。穴区浅层有第 11 肋间神经前皮支和腹壁浅动脉分支分布；深层有第 11 肋间神经肌支和腹壁下动脉分支分布。

【功能】消瘀，通经，利水。

【主治】水肿、疝气、癥瘕、腹痛、泄泻、月经不调、经闭、带下、不孕、遗精、遗尿。

【操作】直刺 1~1.5 寸。宜灸。

【备考】《针灸甲乙经》脐下积聚疝瘕，胞中有血，振寒大腹石水，肠澼泄切痛。

15. 中注

【出处】《针灸甲乙经》。

【命名】肾脉与冲脉并行，经气于腹中阴交穴处注于胞中，该穴位于阴交之旁，故名。

【定位】在下腹部，当脐中下 1 寸，前正中线旁开 0.5 寸（图 1-3-66）。

【解剖】针刺入皮肤，经皮下组织、腹直肌鞘前壁、腹直肌。穴区浅层有第 11 肋间神经前皮支和腹壁浅动脉分支分布；深层有第 11 肋间神经肌支和腹壁上、下动脉分支分布。

【功能】调经，通便。

【主治】月经不调、腹痛、便秘。

【操作】直刺 1～1.5 寸。可灸。

【备考】《针灸大成》小腹有热，大便坚燥不利，泄气，且下引腰脊痛，目内眦刺痛，女子月事不调。

16．肓俞

【出处】《针灸甲乙经》。

【命名】肓，指肓膜；俞，指输注。肾经之气由此输肓膜。

【定位】在腹中部，当脐中旁开 0.5 寸（图 1－3－66）。

【解剖】针刺入皮肤，经皮下组织、腹直肌鞘前壁、腹直肌。穴区浅层有第 10 肋间神经前皮支和脐周静脉网分布；深层有第 10 肋间神经肌支和腹壁上、下动脉分支分布。

【功能】温中理气。

【主治】胃脘冷痛、腹痛、腹胀、呕吐、便秘、寒疝痛。

【操作】直刺 1～1.5 寸。可灸。

【备考】《针灸甲乙经》大肠寒中，大便干，腹中切痛。

17．商曲

【出处】《针灸甲乙经》。

【命名】大肠属金，其音商，穴当上腹，内应大肠横曲之处，故名。

【定位】在上腹部，当脐中上 2 寸，前正中线旁开 0.5 寸（图 1－3－66）。

【解剖】针刺入皮肤，经皮下组织、腹直肌鞘前壁、腹直肌。穴区浅层有第 9 肋间神经前皮支和脐周静脉网分布；深层有第 9 肋间神经肌支和腹壁上、下动脉分支分布。

【功能】调理胃肠。

【主治】胃痛、腹痛、泄泻、便秘、纳少。

【操作】直刺 1～1.5 寸。可灸。

【备考】《铜人腧穴针灸图经》治腹中积聚，肠中切痛，不思食。

18．石关

【出处】《针灸甲乙经》。

【命名】不通为石、为关。该穴主治大便闭塞，气结肠满，妇人不孕，故名。

【定位】在上腹部，当脐中上 3 寸，前正中线旁开 0.5 寸（图 1－3－66）。

【解剖】针刺入皮肤，经皮下组织、腹直肌鞘前壁、腹直肌。穴区浅层有第 8 肋间神经前皮支和胸腹壁静脉属支分布；深层有第 8 肋间神经肌支和腹壁上动脉分支分布。

【功能】调肠胃，理气滞。

【主治】腹痛、胃痛、呕吐、便秘、不孕。

【操作】直刺 1～1.5 寸。可灸。

【备考】《备急千金要方》哕噫呕逆，大便闭，寒气结心间满。

19．阴都

【出处】《针灸甲乙经》。

【命名】居、会之所为都，穴属肾经，为少阴脉之会所，故名。

【定位】在上腹部，当脐中上4寸，前正中线旁开0.5寸（图1-3-66）。

【解剖】针刺入皮肤，经皮下组织、腹直肌鞘前壁、腹直肌。穴区浅层有第8肋间神经前皮支分布；深层有第8肋间神经肌支和腹壁上动脉分支分布。

【功能】调肠胃，理气滞。

【主治】腹痛、腹泻、月经不调、不孕、便秘。

【操作】直刺1～1.5寸。可灸。

【备考】《针灸甲乙经》身寒热，心满，气逆。

20．腹通谷

【出处】《针灸甲乙经》。“腹”字今加。

【命名】穴在胃脘部，因治腹胀、呕吐，有开胃进食之功效，故名。

【定位】在上腹部，当脐中上5寸，前正中线旁开0.5寸（图1-3-66）。

【解剖】针刺入皮肤，经皮下组织、腹直肌鞘前壁、腹直肌。穴区浅层有第7肋间神经前皮支分布；深层有第7肋间神经肌支和腹壁上动脉分支分布。

【功能】健脾和胃。

【主治】腹胀、腹痛、呕吐、心痛、心悸、胸痛。

【操作】直刺0.5～1寸。可灸。

【备考】《备急千金要方》心痛，恶气上，胁急痛，饮食不消，心下悸。

21．幽门*

【出处】《针灸甲乙经》。

【命名】胃之下口称幽门，穴当其处，故名。

【定位】在上腹部，当脐中上6寸，前正中线旁开0.5寸（图1-3-66）。

【解剖】针刺入皮肤，经皮下组织、腹直肌鞘前壁、腹直肌。穴区浅层有第7肋间神经前皮支分布；深层有第7肋间神经肌支和腹壁上动脉分支分布。

【功能】降逆和胃。

【主治】腹痛、腹胀、呕吐、泄泻、便血、厌食、胸胁痛、心烦。

【操作】直刺0.5～1寸，不可深刺，以免伤及肝脏。可灸。

【备考】《外台秘要》善哕支满，不能食，数咳，善忘，泄有脓血，呕沫，逆气，善吐，食不下。

22．步廊

【出处】《针灸甲乙经》。

【命名】正中为庭，两边为廊，该穴在中庭旁，肾脉由此上行胸部，故名。

【定位】在胸部，当第5肋间隙，前正中线旁开2寸（图1-3-67）。

【解剖】针刺入皮肤，经皮下组织、胸大肌。穴区浅层有第5肋间神经前皮支分布；深层有胸前神经分支和胸廓内动脉穿支分布。

【功能】宽胸利气。

【主治】咳嗽、气喘、胸胁支满、呕吐不食、乳痈。

【操作】斜刺或平刺0.5～0.8寸；不可深刺，以免伤及心肺。可灸。

【备考】《备急千金要方》膈上不能，呼吸少气，喘息。

23．神封

【出处】《针灸甲乙经》。

【命名】封，指疆界，昔有“上为封”之说，穴在胸部，位近心脏，心藏“神”，故名。

【定位】在胸部，当第4肋间隙，前正中线旁开2寸（图1－3－67）。

【解剖】针刺入皮肤，经皮下组织、胸大肌。穴区浅层有第4肋间神经前皮支分布；深层有胸前神经分支、胸廓内动脉穿支和胸肩峰动脉胸肌支分布。

【功能】开胸，利气，通乳。

【主治】咳嗽、气喘、胸胁支满、呕吐、不嗜食、乳痈。

【操作】斜刺或平刺0.5～0.8寸，不可深刺。可灸。

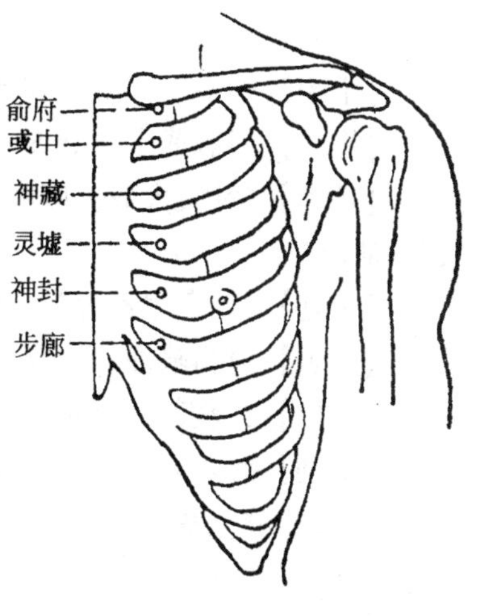

图1－3－67

24．灵墟

【出处】《针灸甲乙经》。

【命名】灵指神，墟指丘。穴当胸部，犹如丘墟陵起之处，内应心脏，心主神灵，故名。

【定位】在胸部，当第3肋间隙，前正中线旁2寸（图1－3－67）。

【解剖】针刺入皮肤，经皮下组织、胸大肌。穴区浅层第3肋间神经前皮支分布；深层有胸前神经分支、胸廓内动脉穿支和胸肩峰动脉胸肌支分布。

【功能】开胸，利气，通乳。

【主治】咳嗽、气喘、胸胁支满、痰多、呕吐、乳痈。

【操作】斜刺或平刺0.5～0.8寸，不可深刺。可灸。

25．神藏

【出处】《针灸甲乙经》。

【命名】穴位近心，心藏神，故名。

【定位】在胸部，当第2肋间隙，前正中线旁开2寸（图1－3－67）。

【解剖】针刺入皮肤，经皮下组织、胸大肌。穴区浅层有第2肋间神经前皮支分布；深层有胸前神经分支、胸廓内动脉穿支和胸肩峰动脉胸肌支分布。

【功能】开胸利气。

【主治】咳嗽、气喘、胸痛、烦满、呕吐、不嗜食。

【操作】斜刺或平刺0.5～0.8寸，不可深刺。可灸。

【备考】《针灸甲乙经》胸满咳逆，喘不得息，呕吐，烦满不得饮食。

26．彧中

【出处】《针灸甲乙经》。

【命名】彧，指文采；中，指中间。肺为相傅之官，当有文采，穴近肺脏，在华盖旁，肺脏居其中，故名。

【定位】在胸部，当第1肋间隙，前正中线旁开2寸（图1－3－67）。

【解剖】针刺入皮肤，经皮下组织、胸大肌。穴区浅层有锁骨上神经内侧支分布；深层有胸前神经分支、胸廓内动脉穿支和胸肩峰动脉锁骨支分布。

【功能】止咳，平喘，祛痰。

【主治】咳嗽、气喘、胸痛、呕吐、不嗜食。

【操作】斜刺或平刺 0.5~0.8 寸，不可深刺。可灸。

【备考】《针灸大成》咳嗽气逆，喘息，不能食，胸胁支满，涎出多唾。

27. 俞府*

【出处】《针灸甲乙经》。

【命名】俞指输注，府与腑通。肾经脉气由此输入内腑，故名。

【定位】在胸部，当锁骨下缘，前正中线旁开 2 寸（图 1－3－67）。

【解剖】针刺入皮肤，经皮下组织、胸大肌。穴区浅层有锁骨上神经内侧支分布；深层有胸前神经分支和胸肩峰动脉锁骨支分布。

【功能】止咳，平喘，镇痛。

【主治】咳嗽、气喘、胸痛、呕吐、不嗜食。

【操作】斜刺或平刺 0.5~0.8 寸，不可深刺。可灸。

【备考】《针灸大成》咳逆上气，呕吐喘嗽，腹胀不下食饮，胸中痛，久喘，哮吼嗽喘。

足少阴肾经腧穴共计 27 个（图 1－3－68）。体表起于涌泉，止于俞府。井在涌泉，荥在然谷，输、原在太溪，经在复溜，合在阴谷，络在大钟，郄会水泉，募在京门。其主治提要详见表 1－3－8。

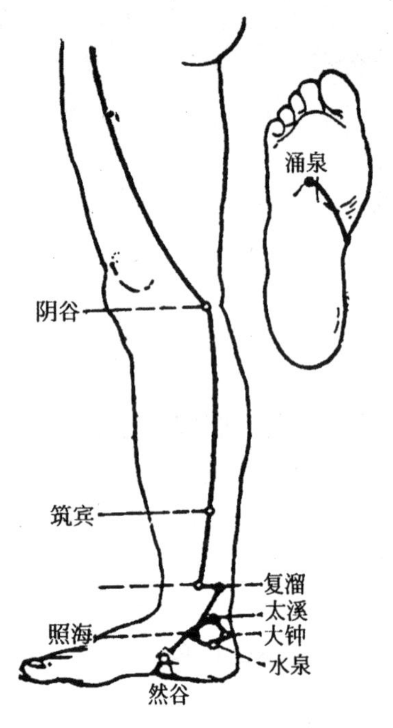

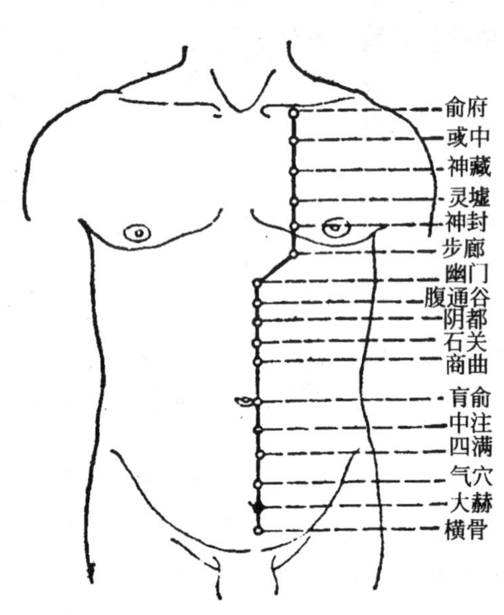

1－3－68　足少阴肾经腧穴总图

表 1－3－8　　**足少阴肾经腧穴主治提要表**

穴　名	部　位	主　　治	
		1	2
涌泉	足心	咽喉肿痛、小便不利、舌干失音、泄泻	惊风、头顶痛、头眩

续表

穴名	部位	主治	
		1	2
然谷	足部	月经不调、咳血、遗精、阴挺、足跗肿痛	脐风，消渴
太溪	足部	咽喉肿痛、咳血、月经不调	齿痛
大钟	足部	小便不利、大便秘结、足跟痛	痴呆
水泉	足部	月经不调、痛经、阴挺	目昏花
照海	足部	咽干、月经不调、阴挺	
足部经穴，主治妇科、前阴、胸及肺、咽喉疾患			
复溜	小腿	肠鸣、泄泻、水肿、足痿	盗汗
交信	小腿	月经不调、阴挺	
筑宾	小腿	小腿内侧疼痛	癫狂
阴谷	膝腘	阳痿、崩漏、膝股内侧痛	
小腿部经穴，主治小腿、妇科、前阴及肠疾患			
横骨	下腹	遗精、小便不通	
大赫	下腹	遗精、带下	
气穴	下腹	月经不调，泄泻	
四满	下腹	月经不调	
中注	下腹	月经不调、大便燥结	
下腹部经穴，主治妇科、前阴以及肠部疾患			
肓俞	上腹	腹痛、便秘	
商曲	上腹	腹痛、便秘、泄泻	
石关	上腹	呕吐	
阴都	上腹	肠鸣、腹胀痛	
腹通谷	上腹	呕吐、腹痛	
幽门	上腹	呕吐、泄泻	
上腹部经穴，主治胃、肠部疾患			
步廊	胸	咳嗽、气喘	
神封	胸	咳嗽、气喘	
灵墟	胸	咳嗽、气喘	
神藏	胸	咳嗽、气喘	
彧中	胸	咳嗽、气喘、胸胁胀满	
俞府	胸	咳嗽、气喘、胸痛	
胸部经穴，主治胸、肺部疾患			

九、手厥阴心包经（9 穴）

（一）循行路线

起于胸中，出属心包络，向下通过横膈，从胸至腹依次联络上、中、下三焦。胸部支脉：沿着胸中，出于胁部，至腋下 3 寸处（天池），上行抵腋窝中，沿上臂内侧，行于手太阴和手少阴经之间，进入肘窝中，向下行于前臂两筋（掌长肌腱与桡侧腕屈肌腱）的中间，进入掌中，沿着中指到指端（中冲）。

掌中的支脉：从劳宫分出，沿着无名指到指端，与手少阳三焦经相接（图 1－3－69）。

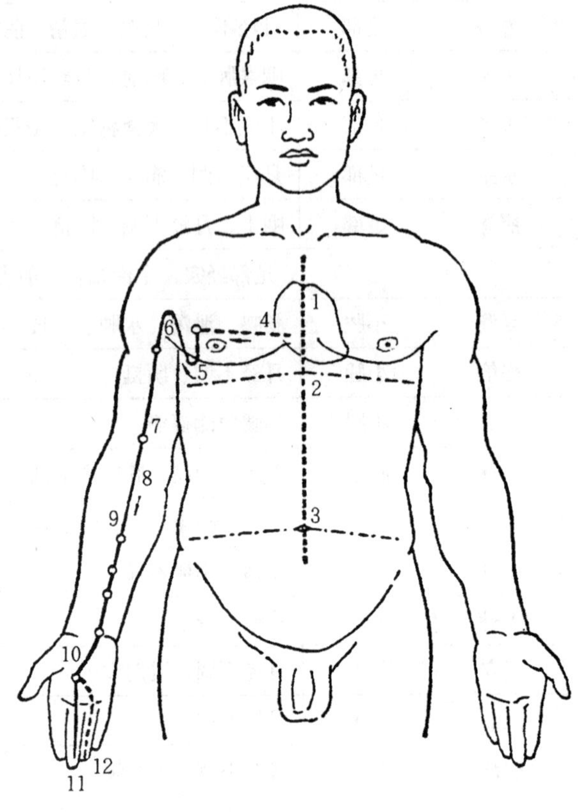

图 1－3－69　手厥阴心包经脉循行示意图

1. 起于胸中，出属心包络　2. 下膈　3. 历络三焦　4. 其支者，循胸　5. 出胁，下腋三寸　6. 上抵腋下　7. 循臑内，行太阴少阴之间　8. 入肘中　9. 下臂，行两筋之间　10. 入掌中　11. 循中指，出其端　12. 其支者，别掌中，循小指次指，出其端

（二）病候举要

1. 经络病候：面赤、目黄、胸胁胀满、腋肿、肘臂拘急、痉挛、手心发热。

2. 脏腑病候：昏厥、心痛、心烦、心悸、癫狂、舌不能言、谵语。

（三）腧穴歌诀

九心包络手厥阴，前正中线诸穴均。
天池乳旁四肋取，天泉液下二寸循。
曲泽肘内横纹上，郄门去腕五寸凭。
间使腕后方三寸，内关掌后二寸停。
掌后横纹大陵在，尺桡骨间陷中扪。
劳宫屈指掌心取，中指末端中冲生。

（四）腧穴分述

1. 天池*

【出处】《灵枢·本输》。

【命名】天，指高处；池，指水池。乳峰似山巅，有乳涌出，穴当乳旁，故名。

【定位】在胸部，当第 4 肋间隙，乳头外 1 寸，前正中线旁开 5 寸（图 1－3－70）。

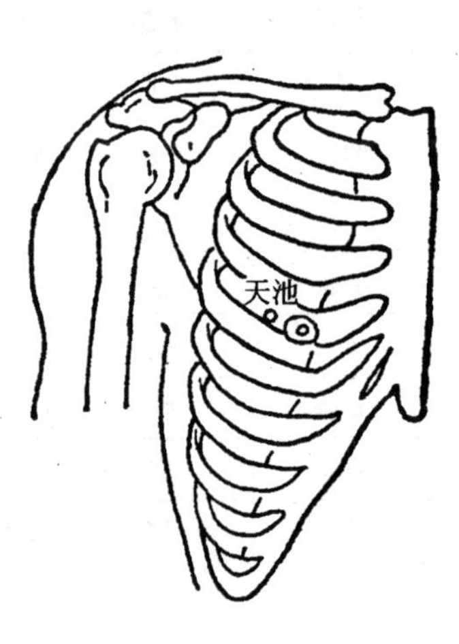

图 1－3－70

【解剖】针刺入皮肤，经皮下组织、胸大肌、胸小肌。穴区浅层有第 4 肋间神经的外侧皮支和胸壁浅静脉分布；深层有胸前神经肌支、胸外侧动脉分支和第 4 肋间神经、动脉分布。

【功能】清肺止咳，散瘀。

【主治】咳嗽、气喘、胸闷、心烦、胁肋疼痛、腋肿、瘰疬、乳病。

【操作】斜刺或平刺0.5～0.8寸，不可深刺。可灸。

【备考】①《针灸聚英》手足厥阴、少阳之会。②配膻中、乳根、少泽，治乳病。

2. 天泉

【出处】《针灸甲乙经》。

【命名】上部为天，该穴上接天池，位于臂部上端，故名。

【定位】在臂内侧，当腋前纹头下2寸，肱二头肌的长、短头之间（图1－3－71）。

【解剖】针刺入皮肤，经皮下组织、肱二头肌、喙肱肌。穴区浅层有臂内侧皮神经分布；深层有肌皮神经肌和肱动脉分支分布。

【功能】开胸，理气，通脉。

【主治】胸胁胀满、心痛、咳嗽、臂痛。

【操作】直刺0.5～0.8寸。可灸。

【备考】《针灸甲乙经》石水，足不收，痛不可以行。

3. 曲泽*

【出处】《黄帝内经·灵枢》。

【命名】穴属合水，正当肘内，微屈其肘始得其穴，经气至此如水进沼泽，故名。

【类属】手厥阴经所入为“合”。

【定位】在肘横纹中，当肱二头肌腱的尺侧缘（图1－3－71）。

【解剖】针刺入皮肤，经皮下组织、旋前圆肌、肱肌。穴区浅层有前臂内侧皮神经、肘正中静脉和贵要静脉分布；深层有正中神经和肱动脉分布。

【功能】清热宁心，降逆止呕。

【主治】心痛、心悸、胃痛、呕吐、泄泻、热病、烦躁、肘臂挛痛。

【操作】直刺0.8～1寸，或用三棱针刺血。可灸。

【备考】《金兰循经》广注：肘内廉下横纹尽处大筋间，与尺泽相并，约去寸许。

4. 郄门*

【出处】《针灸甲乙经》。

【命名】郄，指孔隙；门，指门户。此穴为本经郄穴，故名。

【类属】手厥阴经“郄”穴。

【定位】在前臂掌侧，当曲泽与大陵的连线上，腕横纹上5寸（图1－3－72）。

【解剖】针刺入皮肤，经皮下组织、指浅屈肌、指深屈肌。穴区浅层有前臂内、外侧皮神经和前臂正中静脉分布；深层有正中神经干及其伴行的正中动脉经过，并有骨间前神经、骨间前动脉分布。

【功能】宁心止痛，清热止血。

【主治】心痛、心悸、胸痛、呕血、衄血、咳血、癫痫。

【操作】直刺0.5～1寸。可灸。

【备考】《备急千金要方》在掌后，去腕5寸。

5. 间使*

【出处】《黄帝内经·灵枢》。

【命名】间，指间隙；使，指信使。此穴在两筋之间，有传递经气作用，故名。

【类属】手厥阴经所行为“经”。

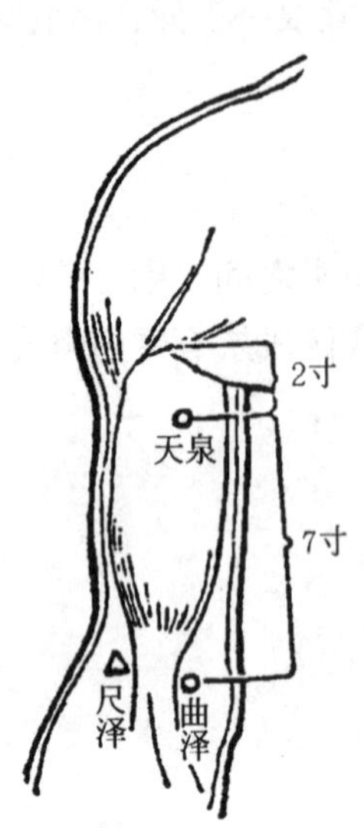

图 1－3－71

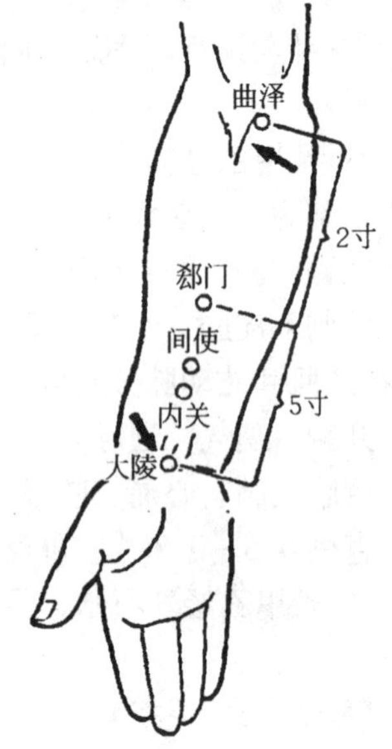

图 1－3－72

【定位】在前臂掌侧，当曲泽与大陵的连线上，腕横纹上 3 寸，掌长肌腱与桡侧腕屈肌腱之间（图 1－3－72）。

【解剖】针刺入皮肤，经皮下组织、指浅屈肌、指深屈肌、旋前方肌。穴区浅层有前臂内、外侧皮神经和前臂正中静脉分布；深层有正中神经干及与其伴行的正中动脉通过，并有骨间前神经和骨间前动脉分布。

【功能】宁心安神，和胃祛痰。

【主治】心痛、心悸、胃痛、呕吐、热病、疟疾、烦躁、癫狂痫、腋肿、肘挛臂痛。

【操作】直刺 0.5～1 寸。可灸。

【备考】《针灸大全》去内关 1 寸，在掌后 3 寸中。

6．内关*

【出处】《黄帝内经·灵枢》。

【命名】此穴位于臂内侧，适当关脉后方，故名。

【类属】手厥阴经“络”穴；八脉交会穴之一，通于阴维脉。

【定位】在前臂掌侧，当曲泽与大陵的连线上，腕横纹上 2 寸，掌长肌腱与桡侧腕屈肌腱之间（图 1－3－72）。

【解剖】针刺入皮肤，经皮下组织、掌长肌腱与桡侧腕屈肌腱之间、旋前方肌。穴区浅层有前臂内、外侧皮神经和前臂正中静脉分布；深层有正中神经干及与其伴行的正中动脉经过，并有骨间前神经和骨间前动脉分布。

【功能】宁心安神，理气止痛。

【主治】心痛、心悸、胸闷、胸痛、胃痛、呕吐、呃逆、癫痫、热病、上肢痹痛、偏瘫、失眠、眩晕、偏头痛。

【操作】直刺 0.5～1 寸。可灸。

【备考】①《针灸大成》食不下，内关、鱼际、三里；腹痛，内关、三里、中脘。②《栏江赋》胸中之病内关担。③《标幽赋》胸腹满痛刺内关。④《杂病穴法歌》舌裂出血寻内关。

⑤《席弘赋》肚痛须是公孙妙，内关相应必然瘳。⑥《五总歌》心胸内关谋。⑦据报道，电针刺激正常人内关、合谷、足三里等穴，血清淀粉酶无明显改变。但针治胰腺炎患者时，其血清淀粉酶常能迅速下降。

7. 大陵*

【出处】《黄帝内经·灵枢》。

【命名】大，指高，穴在掌根两骨结合点的棱下，故名。

【类属】手厥阴经所注为“输”；手厥阴经“原”穴。

【定位】在腕掌横纹的中点处，当掌长肌腱与桡侧腕屈肌腱之间（图 1－3－72）。

【解剖】针刺入皮肤，经皮下组织、屈肌支持带（腕横韧带）。穴区浅层有腕掌侧浅静脉网和正中神经掌皮支分布；深层有正中神经和腕掌侧动脉网分布。

【功能】清心安神，宽胸和胃。

【主治】心痛、心悸、胃痛、呕吐、癫狂、疮疡、胸胁痛、桡腕关节疼痛。

【操作】直刺 0.3～0.5 寸。可灸。

【备考】《胜玉歌》心热口臭大陵驱。

8. 劳宫*

【出处】《黄帝内经·灵枢》。

【命名】手掌为操劳的要所，穴在掌心，故名。

【类属】手厥阴经所溜为“荥”。

【定位】在手掌心，当第 2、第 3 掌骨之间偏于第 3 掌骨，握拳屈指时中指尖处（图 1－3－73）。

【解剖】针刺入皮肤，经皮下组织、掌腱膜、指浅、深屈肌腱。穴区浅层有正中神经掌皮支分布；深层有正中神经的分支指掌侧固有神经、尺神经的掌深支、掌浅弓及其分支指掌侧总动脉和掌深弓及其分支掌心动脉分布。

【功能】清心醒神，泻热止抽。

【主治】心痛、呕吐、癫狂痫、口疮、口臭。

【操作】直刺 0.3～0.5 寸。可灸。

【备考】《针灸大成》小儿龈烂，口疮蚀龈，手热。

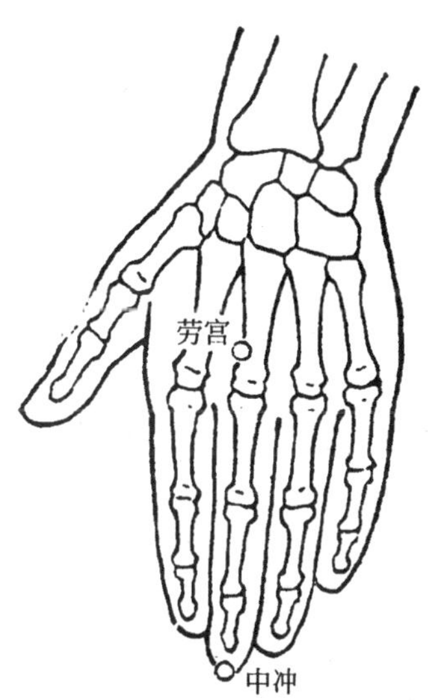

图 1－3－73

9. 中冲*

【出处】《黄帝内经·灵枢》。

【命名】手经井穴皆位于指侧，惟本经井穴位于中指尖端正中，故名。

【类属】手厥阴经所出为“井”。

【定位】在手中指末节尖端中央（图 1－3－73）。

【解剖】针刺入皮肤，经皮下组织。穴区有指掌侧固有神经（正中神经分支）和指掌侧固有动脉、静脉所形成的动脉、静脉网分布。

【功能】开窍醒神，清心泻热。

【主治】心痛、昏迷、舌强肿痛、热病、小儿夜啼、中暑、昏厥。

【操作】浅刺 0.1 寸，或用三棱针点刺出血。

【备考】《针灸大全》说中冲在手中指端内廉。

手厥阴心包经腧穴共计9个（图1－3－74)。体表起于天池，止于中冲。井在中冲，荥在劳宫，输、原在大陵，经在间使，合在曲泽，络在内关，郄在郄门，募在膻中。其主治提要详见表1－3－9。

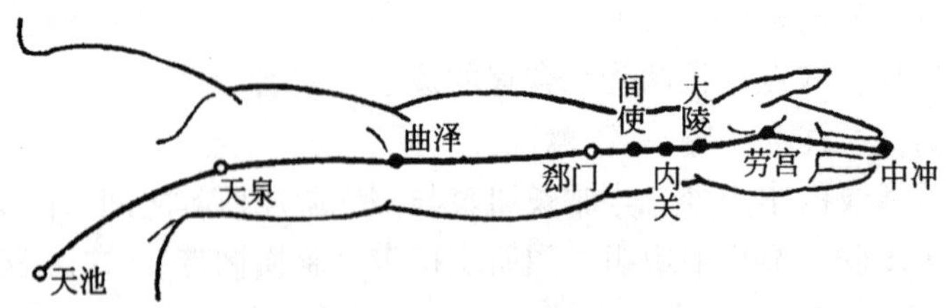

图1－3－74　手厥阴心包经腧穴总图

表1－3－9　**手厥阴心包经腧穴主治提要表**

穴名	部位	主治	
		1	2
天池	胸	胸闷、瘰疬	
天泉	上臂	心痛、胸胁胀痛	
胸、上臂部的经穴主治心、胸疾患			
曲泽	肘	心痛、胃痛、呕吐、热病	
郄门	前臂	心痛、心悸、呕血	
间使	前臂	心痛、呕吐、癫狂痫、疟疾	
内关	前臂	心痛、心悸、胸闷、呕吐、癫痫、热病	
大陵	腕	心痛、呕吐、癫狂、疮痛	
劳宫	掌	心痛、癫狂痫、口疮	
中冲	指端	心痛、昏迷、热病	
手臂部经穴主治心、胸、胃、神志病、热病			

十、手少阳三焦经（23穴）

（一）循行路线

起于无名指末端（关冲），向上行于小指与无名指之间，沿着手背，出于前臂外侧桡骨和尺骨之间，向上通过肘尖，沿上臂外侧，上达肩部，交出足少阳胆经的后面，向前进入缺盆部，分布于胸中，散络于心包，向下通过横膈，从胸至腹，属于上、中、下三焦。

胸中的支脉：从胸向上，出于缺盆部，上走项旁，联系耳后，沿耳后直上，出于耳部上行额角，再屈而下行至面颊部，到达眼下部。

耳部支脉：从耳后进入耳中，出走耳前，与前脉交叉于面颊部，到达目外眦（丝竹空之下)，与足少阳胆经相接（图1－3－75)。

（二）病候举要

1．经络病候：咽喉肿痛、颊肿、目外眦痛、耳聋、耳鸣、肩臑肘臂外侧疼痛、拘急、麻木、不用。

2. 脏腑病候：腹胀、遗尿、小便不利、水肿。

（三）腧穴歌诀

十手少阳属三焦，外正中线头侧绕。
关冲无名指甲外，液门节前指缝邀。
中渚液门上一寸，阳池腕表横纹中。
腕后二寸取外关，支沟腕后三寸安。
会宗沟外横五分，三阳络在四寸间。
肘前五寸称四读，肘后一寸天井酌。
肘上二寸清冷渊，渊臑之间取消泺。
臑会肩端下三寸，肩髃后一肩髎藏。
天髎肩井后寸陷，天牖颈肌后下扪。
耳垂后陷翳风讨，瘈脉耳后青络找。
颅息亦在青络上，角孙耳上发际标。
耳门耳前缺陷处，和髎耳前锐发交。
欲知丝竹空何在，眼眶外缘上眉梢。

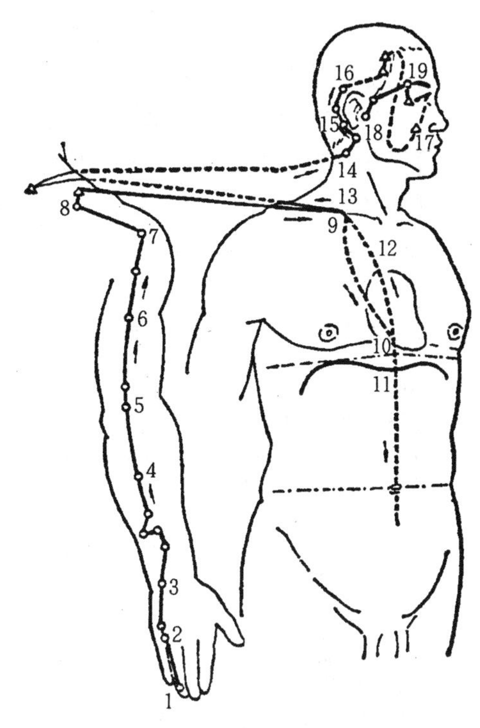

图1－3－75　手少阳三焦经脉循行示意图

1. 起于小指次指之端　2. 上出两指之间　3. 循手表腕　4. 出臂外两骨之间　5. 上贯肘　6. 循臑外　7. 上肩　8. 而交出足少阳之后　9. 入缺盆　10. 布膻中，散络心包　11. 下膈，循属三焦　12. 其支者，从膻中　13. 上出缺盆　14. 上项　15. 系耳后直上　16. 出耳上角　17. 以屈下颊至颇　18. 其支者，从耳后入耳中，出走耳前，过客主人前，交颊　19. 至目锐眦

（四）腧穴分述

1. 关冲*

【出处】《黄帝内经·灵枢》。

【命名】出入之处为关，此穴在少冲、中冲之间，故名。

【类属】手少阳经所出为“井”。

【定位】在手环指末节尺侧，距指甲角0.1寸（指寸）（图1－3－76）。

【解剖】针刺入皮肤，经皮下组织。穴区有指掌侧固有神经（尺神经分支）和指掌侧固有动脉、静脉所形成的动脉、静脉网分布。

【功能】开窍泄热，消肿利舌。

【主治】耳聋、目赤、头痛、舌强、热病、昏厥。

【操作】浅刺0.1寸，或用三棱针点刺出血。可灸。

【备考】《玉龙歌》三焦热气壅上焦，口苦舌干岂易调，针刺关冲出毒血，口生津液病俱消。

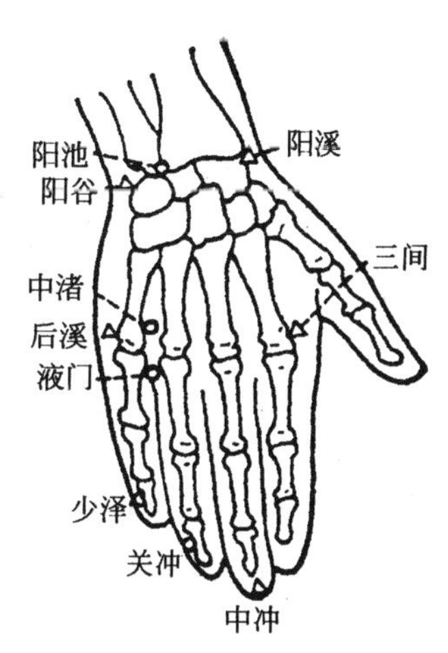

图1－3－76

2. 液门

【出处】《黄帝内经·灵枢》。

【命名】此为本经荥水穴，有通调水道之功，犹如水气出入之门户，故名。

【类属】手少阳经所溜为“荥”。

【定位】在手背部，当第4、第5指间，指蹼缘后方赤白肉际处（图1－3－76）。

【解剖】针刺入皮肤，经皮下组织。穴区有指背神经（尺神经分支）和掌背动脉分布。

【功能】清头明目，消肿止痛。

【主治】头痛、目赤、耳鸣、耳聋、齿龈肿痛、喉痹、疟疾、手臂痛。

【操作】直刺0.3～0.5寸。可灸。

【备考】《百症赋》喉痛兮，液门、鱼际去疗。

3. 中渚*

【出处】《黄帝内经·灵枢》。

【命名】中，指中间，“输”在五输的中间；渚，指水中沙洲，穴在两骨之间，若江中有渚，故名。

【类属】手少阳经所注为“输”。

【定位】在手背部，当环指本节（掌指关节）的后方，第4、第5掌骨间凹陷处（图1-3-76）。

【解剖】针刺入皮肤，经皮下组织、骨间背侧肌。穴区浅层有手背静脉网和尺神经皮支分布；深层有尺神经肌支和掌背动脉分布。

【功能】聪耳明目，清热止痛。

【主治】头痛、目赤、耳聋、耳鸣、喉痹、热病、手指不能屈伸。

【操作】直刺0.3～0.5寸。可灸。

【备考】①《针灸大成》久疟：中渚、商阳、丘墟。②耳聋耳鸣配听宫、翳风。

4. 阳池*

【出处】《黄帝内经·灵枢》。

【命名】腕背凹陷似“池”；穴属阳经，故名。

【类属】手少阳经所过为“原”。

【定位】在腕背横纹中，当指伸肌腱的尺侧缘凹陷处（图1-3-76）。

【解剖】针刺入皮肤，经皮下组织、伸肌支持带。穴区浅层有尺神经皮支分布；深层有腕背侧动脉分布。

【功能】清热散风，舒筋活络。

【主治】目赤肿痛、耳聋、喉痹、疟疾、消渴、腕痛。

【操作】直刺0.3～0.5寸。可灸。

【备考】①《针灸大成》消渴口干，烦闷，寒热疟，或因折伤手腕，提物不得，肩背痛，不得举。②配阳溪、腕骨治腕关节痛，腕下垂。

5. 外关*

【出处】《黄帝内经·灵枢》。

【命名】穴在前臂外侧，与内关相对，故名。

【类属】手少阳经“络”穴。八脉交会穴之一，通于阳维脉。

【定位】在前臂背侧，当阳池与肘尖的连线上，腕背横纹上2寸，尺骨与桡骨之间（图1-3-77）。

【解剖】针刺入皮肤，经皮下组织、小指伸肌、拇长伸肌、示指伸肌。穴区浅层有前臂背侧皮神经分布；深层有骨间后神经和骨间后动脉分布。

【功能】清热消肿，通经止痛。

【主治】热病、头痛、颊痛、目赤肿痛、耳鸣、耳聋、瘰疬、胁肋痛、上肢痹痛。

【操作】直刺 0.5～1 寸。可灸。

【备考】①《针灸甲乙经》实则肘挛，虚则不收。②《杂病穴法歌》一切风寒暑湿邪，头痛发热外关起。

6．支沟*

【出处】《黄帝内经·灵枢》。

【命名】此穴正当上肢两筋两骨狭窄之处，故名。

【类属】手少阳经所行为“经”。

【定位】在前臂背侧，当阳池与肘尖的连线上，腕背横纹上 3 寸，尺骨与桡骨之间（图 1－3－77）。

【解剖】针刺入皮肤，经皮下组织、小指伸肌、拇长伸肌。穴区浅层有前臂背侧皮神经分布；深层有骨间后神经和骨间后动脉分布。

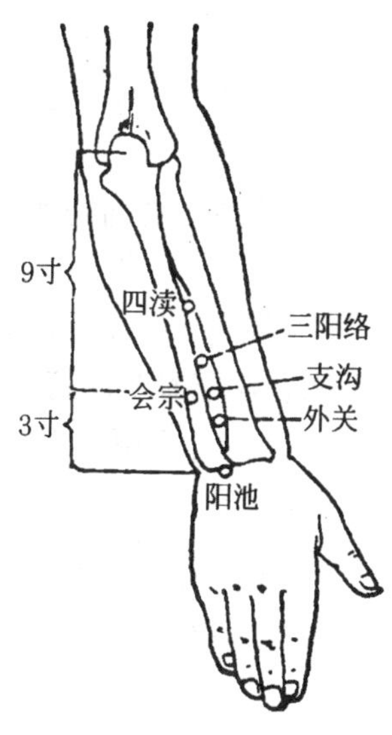

图 1－3－77

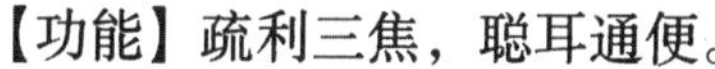
【功能】疏利三焦，聪耳通便。

【主治】耳鸣、耳聋、暴喑、瘰疬、胁肋痛、便秘、热病。

【操作】直刺 0.5～1 寸。可灸。

【备考】《类经图翼》凡三焦相火炽盛及大便不通，胁肋疼痛者，俱宜泻之。

7．会宗

【出处】《针灸甲乙经》。

【命名】此为本经郄穴，是经气会聚之处。

【类属】手少阳经“郄”穴。

【定位】在前臂背侧，当腕背横纹上 3 寸，支沟尺侧，尺骨的桡侧缘（图 1－3－77）。

【解剖】针刺入皮肤，经皮下组织、尺侧腕伸肌。穴区浅层有前臂背侧皮神经分布、前臂内侧皮神经和贵要静脉属支分布；深层有骨间后神经和骨间后动脉分布。

【功能】清热解郁，疏通经气。

【主治】耳聋、癫痫、上肢痹痛。

【操作】直刺 0.5～1 寸。可灸。

8．三阳络*

【出处】《针灸甲乙经》。

【命名】此穴联络手三阳经，故名。

【定位】在前臂背侧，腕背横纹上 4 寸，尺骨与桡骨之间（图 1－3－77）。

【解剖】针刺入皮肤，经皮下组织、小指伸肌、拇短伸肌。穴区浅层有前臂背侧皮神经分布；深层有骨间背侧神经和骨间后动脉分布。

【功能】宣通气血，开窍镇痛。

【主治】耳聋、暴喑、齿痛、上肢痹痛。

【操作】直刺 0.8～1.21 寸。可灸。

【备考】①针麻镇痛常用穴。②配风池、廉泉治失语；配合谷治齿痛。

9．四渎

【出处】《针灸甲乙经》。

【命名】古称长江、黄河、淮河、汉水为四渎。三焦为决渎之官，经气至此，渗灌更广，故名。

【定位】在前臂背侧，当阳池与肘尖的连线上，肘尖下5寸，尺骨与桡骨之间（图1-3-77）。

【解剖】针刺入皮肤，经皮下组织、小指伸肌、拇长展肌。穴区浅层有前臂背侧皮神经分布；深层有骨间背侧神经和骨间后动脉的分支分布。

【功能】清咽利耳。

【主治】暴喑、耳聋、齿痛、手臂痛。

【操作】直刺0.5～1寸。可灸。

【备考】《备急千金要方》治呼吸气短，咽中如息肉状。

10．天井*

【出处】《黄帝内经·灵枢》。

【命名】喻上为天，穴在上肢鹰嘴窝处，其陷如井，故名。

【类属】手少阳经所入为“合”。

【定位】在臂外侧，屈肘时当肘尖直上1寸凹陷处（图1-3-78）。

【解剖】针刺入皮肤，经皮下组织、肱三头肌腱。穴区浅层有臂内侧皮神经和臂背侧皮神经分布；深层有桡神经肌支和肘关节动脉网分布。

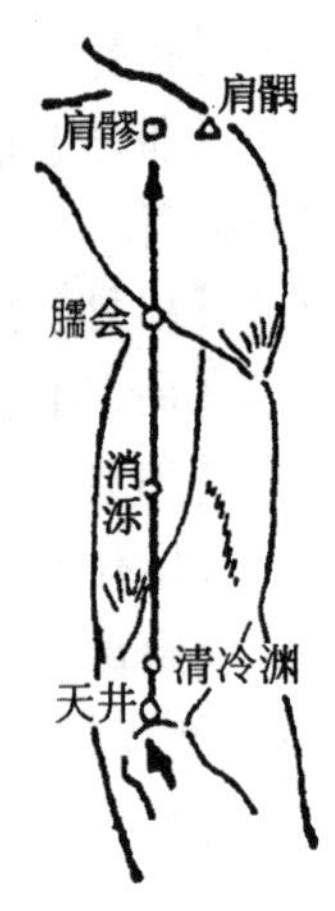

图1-3-78

【功能】疏风清热，通络安神。

【主治】偏头痛、耳聋、瘰疬、胸胁痛、癫痫。

【操作】直刺0.5～1寸。可灸。

【备考】《医宗金鉴》瘰疬瘾疹。

11．清冷渊

【出处】《针灸甲乙经》。

【命名】因本穴有清热泻火之效，故名。

【定位】在臂外侧，屈肘时当肘尖直上2寸，即天井上1寸（图1-3-78）。

【解剖】针刺入皮肤，经皮下组织、肱三头肌。穴区浅层有臂背侧皮神经和臂内侧皮神经分布；深层有桡神经肌支和肱深动脉分布。

【功能】清热泻火，通经止痛。

【主治】头痛、目黄、上肢痹痛。

【操作】直刺0.5～1寸。可灸。

【备考】《胜玉歌》眼痛需觅清冷渊。

12．消泺

【出处】《针灸甲乙经》。

【命名】热灼津液为泺，该穴有消散热邪的功能，故名。

【定位】在臂外侧，当清冷渊与臑会连线的中点处（图1-3-78）。

【解剖】针刺入皮肤，经皮下组织、肱三头肌。穴区浅层有臂背侧皮神经分布；深层有桡神经本干经过，并有肱深动脉分布。

【功能】清热止痛，舒筋活络。

【主治】头痛、颈项强痛、肩背痛、齿痛。

【操作】直刺 1～1.5 寸。可灸。

【备考】《针灸大成》风痹，颈项急，肿痛寒热，头痛，癫疾。

13．臑会

【出处】《针灸甲乙经》。

【命名】臑指上臂，穴为三焦、阳维之会所，故名。

【定位】在臂外侧，当肘尖与肩髎的连线上，肩髎下 3 寸，三角肌的后下缘（图 1－3－78)。

【解剖】针刺入皮肤，经皮下组织、肱三头肌。穴区浅层有臂背侧皮神经分布；深层有桡神经肌支和肱深动脉肌支分布。

【功能】清热利节，通经散瘀。

【主治】瘿气、瘰疬、上肢痹痛。

【操作】直刺 1～1.5 寸。可灸。

【备考】《针灸聚英》手少阳、阳维之会。

14．肩髎*

【出处】《针灸甲乙经》。

【命名】穴在肩部骨隙中，故名。

【定位】在肩部，肩髃后方，当臂外展时，于肩峰后下方呈现凹陷处（图 1－3－78)。

【解剖】针刺入皮肤，经皮下组织、三角肌、冈下肌。穴区浅层有锁骨上神经外侧支分布；深层有腋神经和旋肱后动脉分布。

【功能】祛风湿，通经络。

【主治】臂痛、肩重不能举。

【操作】直刺 1～1.5 寸。可灸。

15．天髎

【出处】《针灸甲乙经》。

【命名】喻上为天，穴在肩胛冈上方之骨隙中。

【定位】在肩胛部，肩井与曲垣的中间，当肩胛骨上角处（图 1－3－79)。

【解剖】针刺入皮肤，经皮下组织、斜方肌、冈上肌。穴区浅层有锁骨上神经外侧支分布；深层有副神经、颈横动脉、肩胛背神经和肩胛背动脉分布。

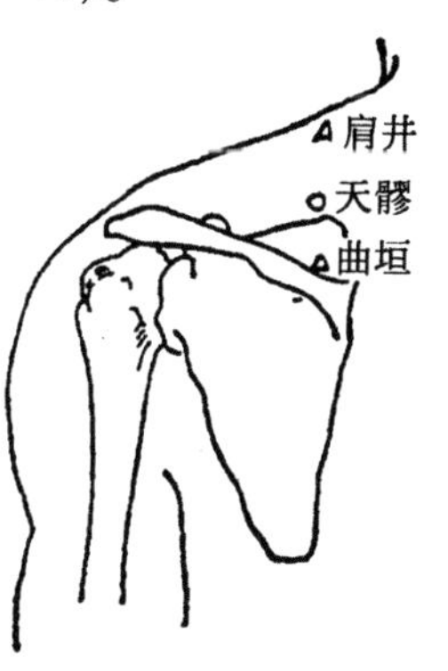

图 1－3－79

【功能】祛风湿，通经络。

【主治】肩臂痛、颈项强急、胸中烦满。

【操作】直刺 0.5～0.8 寸。可灸。

16．天牖

【出处】《黄帝内经·灵枢》、《黄帝内经·素问》。

【命名】喻上为天，牖指墙窗。穴在颈部上方，功善开窍，犹如墙窗，故名。

【定位】在颈侧部，当乳突的后方直下，平下颌角，胸锁乳突肌的后缘（图 1－3－80)。

【解剖】针刺入皮肤，经皮下组织、胸锁乳突肌、头颊肌。穴区浅层有枕小神经、耳大神经和颈外静脉分布；深层有副神经和枕动脉分布。

【功能】清头明目，活络利耳。

【主治】头晕、头痛、目痛、耳聋、瘰疬、项强。

【操作】直刺0.5～1寸。可灸。

【备考】《黄帝内经·灵枢》暴聋气蒙，耳目不明。

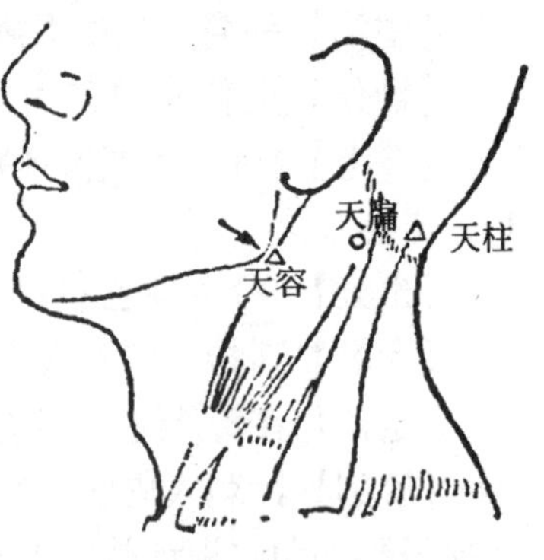

图1－3－80

17. 翳风*

【出处】《针灸甲乙经》。

【命名】翳，遮蔽；风，风邪。穴在耳垂后方，为遮蔽风邪之处。

【定位】在耳垂后方，当乳突与下颌角之间的凹陷处（图1－3－81）。

【解剖】针刺入皮肤，经皮下组织、腮腺。穴区浅层有耳大神经、面神经耳支和耳后静脉分布；深层有面神经干经过，并有舌咽神经腮腺支、耳后动脉和翼静脉丛分布。

【功能】散风活络，聪耳启闭。

【主治】耳鸣、耳聋、口眼㖞斜、牙关紧闭、齿痛、颊肿、瘰疬。

【操作】直刺0.8～1.2寸。可灸。

【备考】①《百症赋》耳聋气闭，全凭听会、翳风。②《针灸大成》耳鸣，耳聋，口眼㖞斜，脱颔颊肿，口噤不开，不能言，口吃牙车急，小儿喜欠。

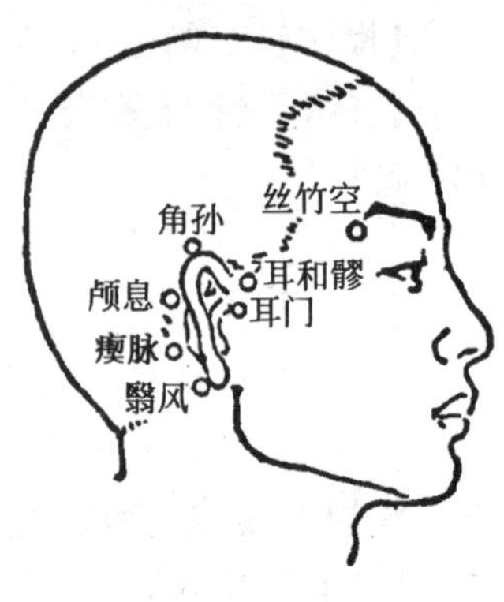

图1－3－81

18. 瘈脉

【出处】《针灸甲乙经》。

【命名】瘈，瘈疭；脉，指脉络。穴在耳后，布有脉络，善治癫痫瘈疭，故名。

【定位】在头部，耳后乳突中央，当角孙至翳风之间，沿耳轮连线的中、下1/3的交点处（图1－3－81）。

【解剖】针刺入皮肤，经皮下组织、耳后肌。穴区浅层有耳大神经分布；深层有面神经肌支和耳后动脉分布。

【功能】清热，解痉，通窍。

【主治】头痛、耳聋、耳鸣、癫痫、瘈疭、小儿惊风。

【操作】平刺0.3～0.5寸，或点刺出血。可灸。

【备考】配合谷、太冲治小儿惊痫，配头维、风池治偏头痛。

19. 颅息

【出处】《针灸甲乙经》。

【命名】颅，头颅；息，安神。穴在头颅部，有安脑宁神作用，故名。

【定位】在头部，当角孙至翳风之间，沿耳轮连线的上、中1/3的交点处（图1－3－81）。

【解剖】针刺入皮肤，经皮下组织、耳后肌。穴区浅层有耳大神经分布；深层有面神经肌支和耳后动脉分布。

【功能】通窍熄风，镇惊止痛。

【主治】头痛、耳痛、耳聋、耳鸣、小儿惊风。

【操作】平刺0.3～0.5寸。可灸。

【备考】《百症赋》痓病非颅息而不愈。

20．角孙

【出处】《黄帝内经·灵枢》。

【命名】角，角隅；孙，孙络。穴在颞颥部，相当于耳上角对应处，布有孙络。

【定位】在头部，折耳郭向前，当耳尖直上入发际处（图1－3－81）。

【解剖】针刺入皮肤，经皮下组织、耳上肌、颞肌。穴区浅层有耳颞神经皮支分布；深层有耳颞神经肌支和颞浅动脉分布。

【功能】清热散风，消肿止痛。

【主治】耳部肿痛、目赤肿痛、目翳颊肿、齿痛、项强。

【操作】平刺0.3～0.5寸。可灸。

【备考】《医宗金鉴》目中生翳。

21．耳门*

【出处】《针灸甲乙经》。

【命名】穴在耳前，犹如耳之门户。

【定位】在面部，当耳屏上切迹的前方，下颌骨髁状突后缘，张口有凹陷处（图1－3－81）。

【解剖】针刺入皮肤，经皮下组织、腮肌腺。穴区浅层有耳颞神经分布和颞浅动脉干经过；深层有下颌神经和舌咽神经腮腺支分布。

【功能】开窍聪耳，舒筋活络。

【主治】耳鸣、耳聋、聤耳、齿痛。

【操作】张口直刺0.5～1寸。可灸。

【备考】①《针灸甲乙经》耳中有脓，禁不可灸。②《医宗金鉴》耳聋，聤耳脓汁。

22．耳和髎

【出处】《针灸甲乙经》（“和”原称“禾”，今加“耳”字）。

【命名】和，调和；髎，骨隙。穴当耳前骨的浅表陷隙中，可调耳和声。

【定位】在头侧部，当鬓发后缘，平耳郭根之前方，颞浅动脉的后缘（图1－3－81）。

【解剖】针刺入皮肤，经皮下组织、耳前肌、颞肌。穴区浅层有耳颞神经和颞浅动脉分布；深层有面神经颞支、下颌神经肌支和上颌动脉分布。

【功能】祛风活络、消肿止痛。

【主治】头痛、耳鸣、牙关紧闭、口㖞。

【操作】斜刺或平刺0.3～0.5寸。可灸。

【备考】避开动脉。

23．丝竹空*

【出处】《针灸甲乙经》。

【命名】丝竹，即细竹；空，空隙。穴在眉梢，状如细竹，局部呈浅表陷隙。

【定位】在面部，当眉梢凹陷处（图1－3－81）。

【解剖】针刺入皮肤，经皮下组织、眼轮匝肌。穴区浅层有上颌神经颧颞支和颞浅动脉分布；深层有面神经颞支和颞浅动脉肌支分布。

【功能】散风止痛，清头明目。

【主治】头痛、目眩、目赤肿痛、眼睑瞤动、齿痛、癫狂痫。

【操作】平刺0.5～1寸。可灸。

【备考】①《针灸甲乙经》不宜灸。②《玉龙歌》偏正头风痛难医，丝竹金针亦可施，沿皮向后透率谷，一针两穴世间稀。

手少阳三焦经腧穴共计23个（图1－3－82）。体表起于关冲，止于丝竹空。井在关冲，荥在液门，输在中渚，原在阳池，经在支沟，合在天井，络在外关，郄在会宗，募在石门。其主治提要详见表1－3－10。

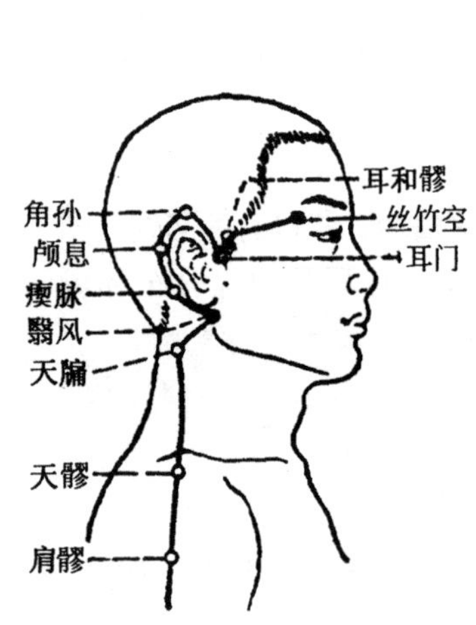

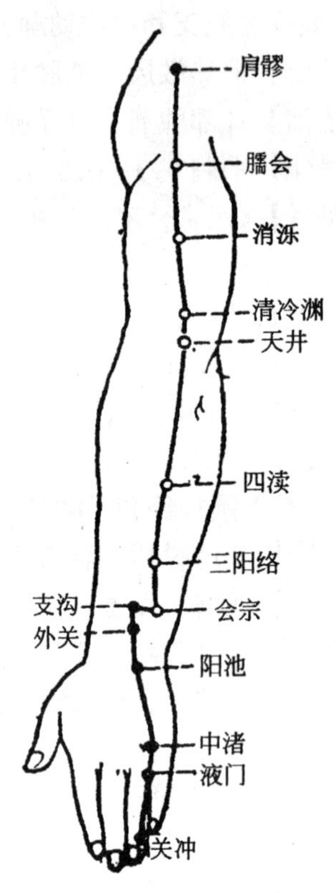

图1－3－82　手少阳三焦经腧穴总图

表1－3－10　**手少阳三焦经腧穴主治提要表**

穴名	部位	主治	
		1	2
关冲	指端	头痛、目赤、咽喉肿痛	热病
液门	指间	头痛、目赤、耳聋、咽喉肿痛、手臂痛	疟疾
中渚	手背	头痛、目赤、耳聋、耳鸣、咽喉肿痛、肘臂痛	热病
阳池	腕	腕痛、肩背痛	疟疾
外关	前臂	头痛、耳鸣、耳聋、肘臂、手指痛、手颤	热病

续表

穴名	部位	主　治	
		1	2
支沟	前臂	胸胁疼痛、肩臂酸痛、暴喑	热病
会宗	前臂	耳聋	痫证
三阳络	前臂	手臂痛、耳聋、暴喑	
四渎	前臂	暴喑、耳聋、手臂痛	
天井	肘	偏头痛、颈项肩臂痛	
手、肘部经穴，主治头、目、喉及发热疾患			
清冷渊	上臂	肩背痛	
消泺	上臂	颈项强急	
臑会	上臂	肩臂痛	
肩髎	肩	肩重臂痛	
天髎	肩	肩臂痛、颈项强急	
肩臂部经穴，主治局部疾患			
天牖	颈	头晕、面肿、耳暴聋、目昏	
翳风	耳	耳鸣、耳聋、口眼㖞斜、颊肿	
瘈脉	耳	头痛、耳鸣、耳聋、牙关紧闭	
颅息	耳	头痛、耳鸣、耳痛	
角孙	耳	耳部红肿、齿痛、目翳	
耳门	耳前	耳聋、耳鸣、齿痛	
耳和髎	耳前	耳鸣、头重痛、牙关紧急	
丝竹空	眉梢	头痛、目疾	
颈、侧头部经穴，主治耳、侧头、目、面部疾患			

十一、足少阳胆经（44 穴）

（一）循行路线

起于目外眦（瞳子髎），向上到达额角部（颔厌），下行至耳后（风池），沿着颈部行于手少阳经的前面，到肩上又交出于手少阳经的后面，向下进入缺盆部。

耳部的支脉：从耳后进入耳中，出走耳前，到目外眦后方。

外眦部的支脉：从目外眦处分出；下走大迎（足阳明经），会合于手少阳经到达目眶下，下行经下颌角，由颈部向下会合前脉于缺盆，然后向下进入胸中，通过横膈，联络肝脏，属于胆，沿着胁肋内，出于少腹两侧的腹股沟动脉部，经过外阴部毛际，横行入髋关节部（环跳）。

缺盆部直行的脉：从缺盆部分出，下行腋下部，沿着侧胸部，经过季胁，向下会合前脉于髋关节部，再向下沿着大腿外侧，出于膝部外侧，下行经腓骨前面，直下到腓骨下段，再下到外踝的前面，沿足跗部，进入足第4趾外侧端（足窍阴）。

足跗部支脉：从足临泣处分出，沿着第1、2跖骨之间，出于大趾端，穿过趾甲，回过来到趾甲后的毫毛部，与足厥阴肝经相接（图1－3－83）。

（二）病候举要

1. 经络病候：头痛、目眩、目痛、颌痛、腋下肿、瘰疬、耳聋、疟疾、股及下肢外侧痛、足外侧发热等症。

2. 脏腑病候：胁肋疼痛、口苦、呕吐、胸痛、肝胆疾患。

（三）腧穴歌诀

十一胆经足少阳，从头走足行身旁。
外眦五分瞳子髎，听会耳前珠陷详。
上关上行一寸是，内斜曲角颌厌当。
悬颅悬厘近头维，相距半寸君勿忘。
曲鬓耳前发际标，入发寸半率谷交。
天冲率后斜五分，浮白率下一寸绕。
窍阴穴在枕骨上，完骨耳后发际好。
本神神庭三寸旁，阳白眉上一寸量。
入发五分头临泣，庭维之间取之良。
目窗正营及承灵，相距寸半脑空招。
风池耳后发际陷，颅底筋外有陷凹。
肩井缺盆上寸半，渊腋腋下三寸从。
辄筋腋前横一寸，日月乳下三肋逢。
京门十二肋骨端，带脉章下一寸八。
五枢带下三寸取，枢下五分维道见。
居髎维后斜三寸，环跳髀枢陷中间。
风市垂手中指处，中渎膝上五寸陈。
阳关陵上膝髌外，腓骨头前阳陵泉。
阳交外踝上七寸，外丘踝上七寸云。
二穴相平堪比较，丘前交后距五分。
光明踝五阳辅四，踝上三寸悬钟寻。
踝前陷中丘墟闻，临泣四趾本节扪。
临下五分地五会，本节之前侠溪匀。
四趾外端足窍阴，四十四穴仔细吟。

（四）腧穴分述

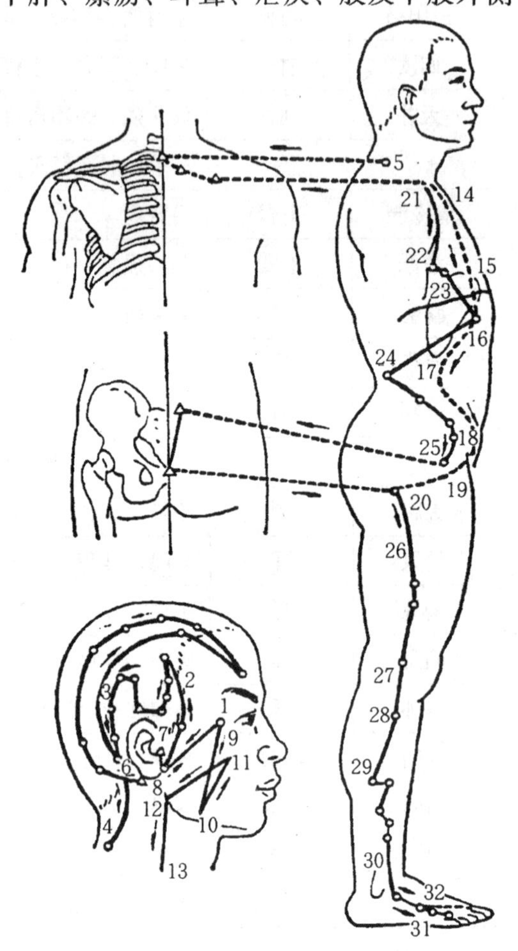

图1－3－83 足少阳胆经脉循行示意图

1. 起于目锐眦 2. 上抵头角 3. 下耳后 4. 循颈行手少阳之前，至肩上却交出手少阳之后 5. 入缺盆 6. 其支者，从耳后入耳中 7. 出走耳前 8. 至目锐眦后 9. 其支者，别目锐眦 10. 下大迎 11. 合于手少阳抵于頔 12. 下加颊车 13. 下颈合缺盆 14. 以下胸中贯膈 15. 络肝 16. 属胆 17. 循胁里 18. 出气街 19. 绕毛际 20. 横入髀厌中 21. 其直者，从缺盆 22. 下腋 23. 循胸 24. 过季胁 25. 下合髀厌中 26. 以下循髀阳 27. 出膝外廉 28. 下外辅骨之前 29. 直下抵绝骨之端 30. 下出外踝之前，循足跗上 31. 入小指次指之间 32. 其支者，别跗上，入大指之间，循大指歧骨内出其端

1. 瞳子髎

【出处】《针灸甲乙经》。

【命名】骨之隙为髎，穴当瞳子外方，瞳子属肾，肾主骨，故名。

【定位】在面部，目外眦旁，当眶外侧缘处（图 1－3－84）。

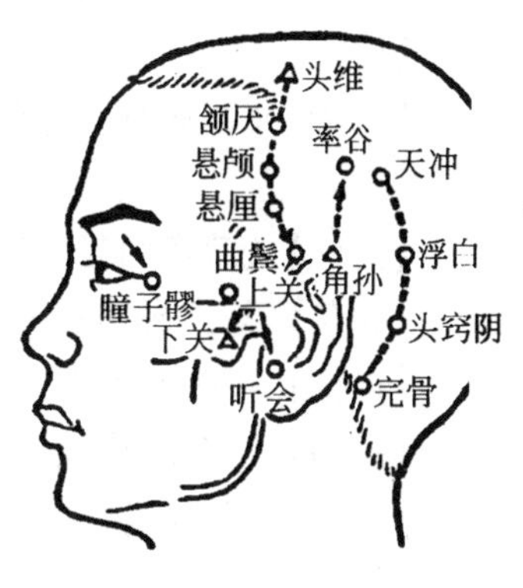

图 1－3－84

【解剖】针刺入皮肤，经皮下组织、眼轮匝肌、颞肌。穴区浅层有三叉神经的眼神经和上颌神经分布；深层有面神经的颞支、颧支和颞浅动脉分布。

【功能】疏散风热，明目止痛。

【主治】头痛、目赤肿痛、目翳、青盲。

【操作】向后平刺 0.3～0.5 寸，或用三棱针点刺出血。

【备考】《针灸大成》目内生障：瞳子髎、合谷、临泣、睛明……不效……复针后穴：光明、天府、风池。

2．听会*

【出处】《针灸甲乙经》。

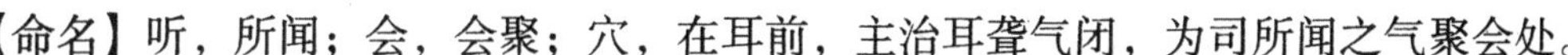
【命名】听，所闻；会，会聚；穴，在耳前，主治耳聋气闭，为司所闻之气聚会处。

【定位】在面部，当耳屏间切迹的前方，下颌骨髁状突的后缘，张口凹陷处（图 1－3－84）。

【解剖】针刺入皮肤，经皮下组织、咬肌筋膜、腮腺。穴区浅层有耳颞神经、耳大神经和颞浅动脉分布。深层有面神经丛、下颌神经肌支和舌咽神经腮腺支分布。

【功能】益聪利耳，通经活络。

【主治】耳鸣、耳聋、齿痛、口㖞、腮肿、下颌脱臼、头痛、面痛。

【操作】张口直刺 0.5～1 寸。可灸。

【备考】《千金翼方》耳中如蝉鸣，牙车急及脱臼。

3．上关

【出处】《黄帝内经·素问》（《黄帝内经·灵枢》作“客主人”上关穴别名）

【命名】关，指牙关，穴在下颌关节之上方，故名。

【定位】在耳前，下关直上，当颧弓的上缘凹陷处（图 1－3－84）。

【解剖】针刺入皮肤，经皮下组织、颞肌。穴区浅层有上颌神经颧颞支和颞浅动脉分布；深层有面神经颧支和上颌动脉分布。

【功能】开关启闭，清热安神。

【主治】偏头痛、耳聋、耳鸣、口噤、齿痛、口眼㖞斜、惊痫、瘈疭。

【操作】直刺 0.5～1 寸。可灸。

【备考】①《黄帝内经·素问》针客主人内陷中脉，为漏为聋。②《针灸甲乙经》刺太深，令人耳无闻。

4．颔厌

【出处】《针灸甲乙经》。

【命名】颔，指点头；厌，指烦。该穴主治头痛、颈强，故名。

【定位】在头部鬓发上，当头维穴与曲鬓弧形连线的上 1/4 与下 3/4 交点处（图 1－3－84）。

【解剖】针刺入皮肤，经皮下组织、颞肌。穴区浅层有上颌神经颧颞支和颞浅动脉分布，深层有面神经颧支和下颌神经肌支分布。

【功能】清热止痛，散风止抽。

【主治】偏头痛、眩晕、目外眦痛、齿痛、耳鸣、惊痫。

【操作】向后平刺0.3~0.5寸。可灸。

【备考】《百症赋》悬颅、颔厌之中，偏头痛止。

5. 悬颅

【出处】《黄帝内经·灵枢》

【命名】悬，指挂；颅，指头。该穴主治头晕、头旋、以及风痉、瘈疭之疾，故名。

【定位】在头部鬓发上，当头维与曲鬓弧形连线中点处（图1-3-84）。

【解剖】针刺入皮肤，经皮下组织、颞肌。穴区浅层有上颌神经颧颞支、耳颞神经和颞浅动脉分布；深层有面神经颞支和下颌神经肌支分布。

【功能】清热止痛，散风消肿。

【主治】偏头痛、面肿、目外眦痛、齿痛瘈疭。

【操作】向后平刺0.5~0.8寸。可灸。

【备考】《铜人腧穴针灸图经》热痛烦满汗不出，头偏痛。

6. 悬厘

【出处】《针灸甲乙经》。

【命名】悬，指挂；厘，指正。该穴能正头痛，止眩晕，故名。

【定位】在头部鬓发上，当头维与曲鬓弧形连线的上3/4与下1/4交点处（图1-3-84）。

【解剖】同悬颅穴。

【功能】清热止痛，散风消肿。

【主治】偏头痛、面肿、目外眦痛、齿痛、耳鸣。

【操作】向后平刺0.5~0.8寸。可灸。

7. 曲鬓

【出处】《针灸甲乙经》。

【命名】曲，弯曲；鬓，鬓发。穴在耳上鬓发边际的弯曲处。

【定位】在头部，当耳前鬓角发际后缘的垂线与耳尖水平线的交点处（图1-3-84）。

【解剖】针刺入皮肤，经皮下组织、耳上肌、颞肌。穴区浅层有耳颞神经和颞浅动脉分布。深层有耳后面神经分支和下颌神经肌支分布。

【功能】止痛消肿，祛风开噤。

【主治】头痛连齿、颊颔肿、口噤、暴喑、目赤肿痛、项强不得顾。

【操作】向后平刺0.5~0.8寸。可灸。

8. 率谷*

【出处】《针灸甲乙经》。

【命名】率，统率；谷，山谷。穴在耳上为以“谷”命名的最高点，犹如诸谷之统率。

【定位】在头部，当耳尖直上入发际1.5寸，角孙直上方（图1-3-85）。

【解剖】针刺入皮肤，经皮下组织、颞肌。穴区浅层有耳颞神经、枕大神经和颞浅动脉分布；深层有下颌神经肌支分布。

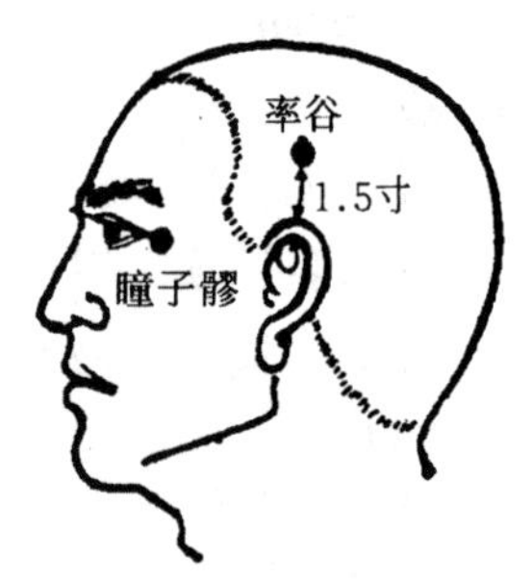

图1-3-85

【功能】平肝利胆，清热熄风。

【主治】偏头痛、目痛、小儿急慢惊风、烦满呕吐。

【操作】平刺 0.5～1 寸。可灸。

【备考】《针灸甲乙经》醉酒风热，发两角眩痛，不能欲食，烦满呕吐。

9. 天冲

【出处】《针灸甲乙经》。

【命名】天，在上，指头部；冲，冲要。该穴位居本经的冲要之处，又主治头痛风病，故名。

【定位】在头部，当耳根后缘直上入发际 2 寸，率谷后 0.5 寸处（图 1－3－84）。

【解剖】针刺入皮肤，经皮下组织、帽状腱膜。穴区浅层有枕小神经和耳颞神经分布；深层有耳后神经和耳后动脉分布。

【功能】祛风定惊。

【主治】头痛、齿龈肿痛、惊恐、癫痫、瘿气。

【操作】平刺 0.5～0.8 寸。可灸。

【备考】《百症赋》反张悲哭，仗天冲大横须精。

10. 浮白

【出处】《黄帝内经·素问》。

【命名】浮，为浅表；白，应肺。该穴主治肺疾，故名。

【定位】在头部，当耳后乳突的后上方，天冲与完骨的弧形连线的中 1/3 与上 1/3 交点处（图 1－3－84）。

【解剖】针刺入皮肤，经皮下组织、帽状腱膜。穴区浅层有枕小神经和耳大神经分布；深层有耳后神经和耳后动脉分布。

【功能】祛风解表，行瘀理气。

【主治】头痛项强、寒热、咳逆、耳聋、耳鸣、目痛、瘿气。

【操作】平刺 0.5～0.8 寸。可灸。

【备考】①《铜人腧穴针灸图经》发寒热，喉痹，咳逆痰沫，胸中满不得喘息。②《针灸大成》足不能行。

11. 头窍阴*

【出处】《针灸资生经》（《针灸甲乙经》原名窍阴）

【命名】窍，指五官七窍。本穴主治头、耳、目、喉等诸头窍疾患故名。

【定位】在头部，当耳后乳突的后上方，天冲与完骨的中 1/3 与下 1/3 交点处（图 1－3－84）。

【解剖】同浮白穴。

【功能】清热散风，通关开窍。

【主治】头项痛、眩晕、胸胁痛、口苦、耳聋、耳痛。

【操作】平刺 0.5～0.8 寸。可灸。

【备考】《铜人腧穴针灸图经》劳疸发厉项痛，引头目痛。

12. 完骨

【出处】《黄帝内经·灵枢》、《黄帝内经·素问》。

【命名】“完骨”意指颞骨乳突部，穴在其后下方，故名。

【定位】在头部，当耳后乳突的后下方凹陷处（图1-3-84）。

【解剖】针刺入皮肤，经皮下组织、胸锁乳突肌。穴区浅层有枕小神经、耳大神经和耳后动脉分布；深层有副神经、颈丛神经肌支和枕动脉分布。

【功能】祛风清热，止痛明目。

【主治】头痛、眩晕、不寐、颈项强痛、颊肿齿痛、口㖞、耳聋、耳痛、疟疾。

【操作】向下斜刺0.5~0.8寸。可灸。

【备考】①《备急千金要方》癫疾僵仆狂症。②《针灸大成》足痿失履不收，牙车急，口㖞。

13. 本神

【出处】《针灸甲乙经》。

【命名】本，根本；神，神志。穴在神庭旁，内为大脑之所在，脑为元神之府，主神志，为人之根本。

【定位】在头部，当前发际上0.5寸，神庭旁开3寸，神庭与头维连线的内2/3与外1/3交点处（图1-3-86）。

【解剖】针刺入皮肤，经皮下组织、额肌。穴区浅层有眼神经的眶上神经和颞浅动脉分布；深层有面神经颞支和眶上动脉分布。

【功能】清热止痛，祛风解痉。

【主治】头痛、目眩、颈项强痛、癫痫、小儿惊风、半身不遂。

【操作】平刺0.5~0.8寸。可灸。

【备考】《备急千金要方》本神、颅息，主胸胁相引不得转侧。

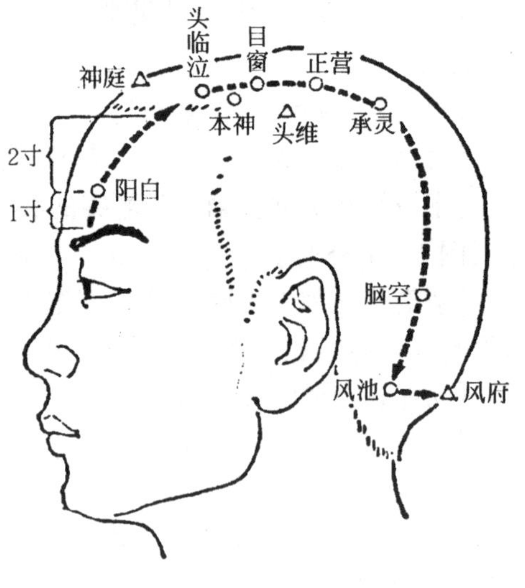

图1-3-86

14. 阳白

【出处】《针灸甲乙经》。

【命名】白，指光明。穴属胆经，为阳维之会，主目视不明诸疾，故名。

【定位】在前额部，目正视，当瞳孔直上，眉上1寸（图1-3-86）。

【解剖】同本神穴。

【功能】祛风泻火，利胆明目。

【主治】前额头痛、目眩、目痛、眩晕、眼睑瞤动、雀目。

【操作】平刺0.5~0.8寸。可灸。

【备考】《针灸甲乙经》是少阳、阳维之会。

15. 头临泣

【出处】《针灸资生经》(《针灸甲乙经》原名“临泣”)。

【命名】临，治理；泣，泪水。穴在头部善治目疾流泪故名。

【定位】在头部，当瞳孔直上入发际0.5寸，神庭与头维连线的中点处（图1-3-86）。

【解剖】同本神穴。

【功能】泻热祛风，清脑明目。

【主治】头痛、目眩、目翳、流泪、卒中、小儿惊风八候、热病。

【操作】平刺0.5～0.8寸。可灸。

【备考】①《铜人腧穴针灸图经》卒中不识人，目眩鼻塞，目生白翳，多泪。②《针灸大成》目眩，惊痫反视，卒中风，不识人。

16. 目窗

【出处】《针灸甲乙经》。

【命名】目，主明；窗，指天窗。此穴在头顶两侧与目相通，犹如室之天窗，主治目疾，故名。

【定位】在头部，当前发际上1.5寸，头正中线旁开2.25寸（图1-3-86）。

【解剖】针刺入皮肤，经皮下组织、帽状腱膜。穴区有眶上神经、耳颞神经和眶上动脉、颞浅动脉分布。

【功能】祛风消肿，清头明目。

【主治】头痛、目眩、目赤肿痛、青盲、远视、近视、面浮肿、小儿惊痫。

【操作】平刺0.5～0.8寸。可灸。

【备考】《针灸大成》面目浮肿，目窗，陷谷。

17. 正营

【出处】《针灸甲乙经》。

【命名】正，指遇；营，指集。穴属胆经而阳维脉在此相遇集结，故名。

【定位】在头部，前发际上2.5寸，头正中线旁开2.25寸（图1-3-86）。

【解剖】针刺入皮肤，经皮下组织、帽状腱膜。穴区有枕大神经、耳颞神经、眶上神经和颞浅动脉分布。

【功能】疏风，活络，止痛。

【主治】头痛、目眩、齿痛、唇吻强急。

【操作】平刺0.5～0.8寸。可灸。

【备考】《针灸甲乙经》上齿龋痛，恶风寒。

18. 承灵

【出处】《针灸甲乙经》。

【命名】承，指受；灵，指神灵。穴当头顶，头为元神的处所，主治头部病症，故名。

【定位】在头部，前发际上4寸，头正中线旁开2.25寸（图1-3-86）。

【解剖】针刺入皮肤，经皮下组织、帽状腱膜。穴区有枕大神经、枕小神经、枕动脉和耳后动脉分布。

【功能】清热散风。

【主治】头痛、鼻衄、鼻塞、鼻渊、鼻窒、目痛。

【操作】平刺0.5～0.8寸。可灸。

【备考】《针灸大成》脑风头痛，恶风寒，鼻衄鼻窒，喘息不利。

19. 脑空

【出处】《针灸甲乙经》。

【命名】空，指孔，有凹陷之意。穴当脑户旁，夹枕骨外下陷中，故名。

【定位】在头部，枕外粗隆上缘外侧，头正中线旁开2.25寸，平脑户（图1－3－86）。

【解剖】针刺入皮肤，经皮下组织、枕肌。穴区浅层有枕大神经和枕动脉分布；深层有耳后神经分布。

【功能】祛风，开窍。

【主治】头痛、项强、目眩、目痛、鼻疾、惊悸、热病。

【操作】平刺0.3～0.5寸。可灸。

【备考】《医宗金鉴》偏正头痛，目眩。

20．风池

【出处】《黄帝内经·灵枢》。

【命名】穴在项旁陷处似“池”，该穴主治伤风感冒，中风偏枯等风邪为患，故名。

【定位】在项部，当枕骨之下与风府相平，胸锁乳突肌与斜方肌上端之间的凹陷处（图1－3－86）。

【解剖】针刺入皮肤，经皮下组织、头夹肌、头半棘肌。穴区浅层有枕小神经分布；深层有枕大神经和枕动脉分布。

【功能】祛风解表，清头明目。

【主治】头项强痛、眩晕、目赤肿痛、鼻渊、鼻衄、气闭耳聋、中风、口㖞、疟疾、热病、感冒、癫痫。

【操作】向鼻尖方向刺0.5～1寸，不可直深刺。可灸。

【备考】①《针灸甲乙经》诸瘿灸风池百壮。②《医宗金鉴》肺受风寒、偏正头痛。③《席弘赋》风府，风池寻得到，伤寒百病一时消。④《奇经八脉考》手足少阳，阳维之会。

21．肩井

【出处】《针灸甲乙经》。

【命名】位于肩上陷中，故名。

【定位】在肩上，前直乳中，当大椎与肩峰端连线的中点（图1－3－87）。

【解剖】针刺入皮肤，经皮下组织、斜方肌、肩胛提肌。穴区浅层有锁骨上神经内侧支分布；深层有副视神经、肩胛背神经、颈横动脉分布；再深层有胸膜顶。

【功能】通经理气，豁痰开郁。

【主治】头项强痛、肩背痛、手臂不举、乳痈、乳汁不下、滞产、中风、疔疮。

【操作】直刺0.5～0.8寸，切忌深刺、捣刺。可灸。

【备考】①《针灸大成》诸虚百损，五劳七伤，失精劳症：肩井、大椎、膏肓、脾俞、胃俞、肺俞、下脘、三里；发背痈疽：肩井、委中、骑竹马；瘰疬：灸肩井、曲池、下廉。②《类经图翼》孕妇禁针。

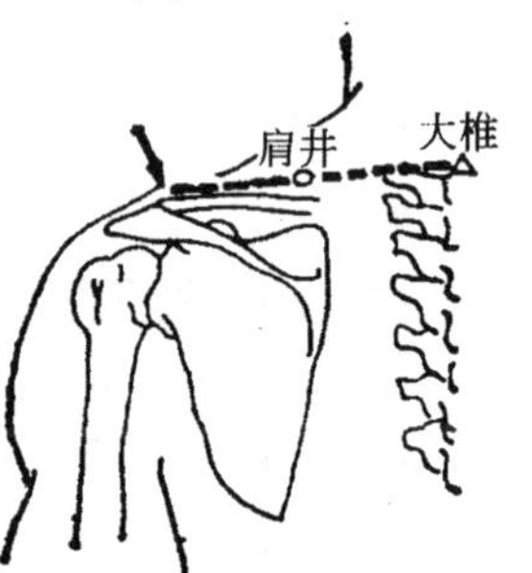

图1－3－87

22．渊腋

【出处】《黄帝内经·灵枢》。

【命名】渊，指深的意思。因穴深藏腋窝之下，故名。

【定位】在侧胸部，举臂，当腋中线上。腋下3寸，第4肋间隙中（图1－3－88）。

【解剖】针刺入皮肤，经皮下组织、达前锯肌。穴区浅层有第4肋间神经外侧皮支分布；

深层有胸长神经和胸外侧动脉分布。

【功能】理气行瘀。

【主治】胸满、腋肿、腋臭、胁痛、臂痛不举。

【操作】斜刺 0.5～0.8 寸。不可深刺，以免伤及内脏。可灸。

【备考】《铜人腧穴针灸图经》禁灸。

23．辄筋

【出处】《针灸甲乙经》。

【命名】指穴在肋间隙而言。《说文解字》“辄，车两锜也”亦称车耳，其形弯曲，与人之肋骨相似，穴在其间，故名。

【定位】在侧胸部，渊腋前 1 寸，平乳头第 4 肋间隙中（图 1－3－88）。

【解剖】同渊腋穴。

【功能】理气平喘，活血止痛。

【主治】胸满、胁痛、气喘、呕吐、吞酸、腋肿、肩臂痛。

【操作】斜刺 0.5～0.8 寸。可灸。

【备考】《铜人腧穴针灸图经》胸中暴满，不得卧、喘息。

24．日月

【出处】《脉经》。

【命名】穴属胆募，胆主决断，决断务求其明，明字为“日”、“月”，故名。

【类属】胆的募穴。

【定位】在上腹部，当乳头直下，第 7 肋间隙，前正中线旁开 4 寸（图 1－3－89）。

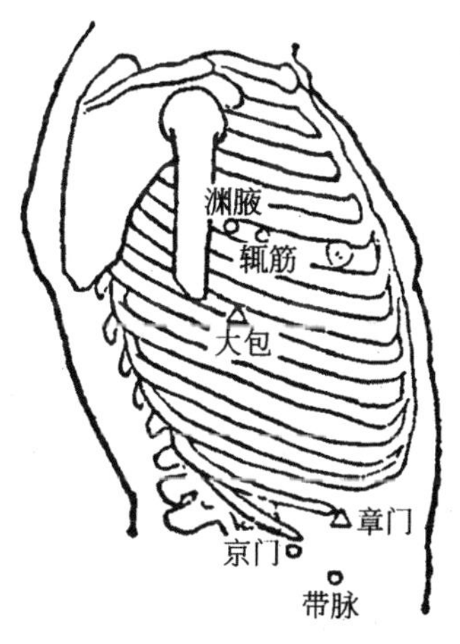

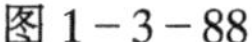
图 1－3－88

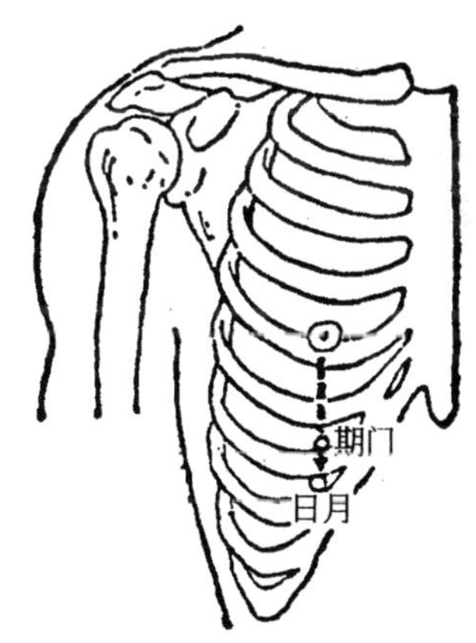

图 1－3－89

【解剖】针刺入皮肤，经皮下组织、腹外斜肌、肋间外肌、肋间内肌。穴区浅层有第 7 肋间神经前皮支分布；深层有第 7 肋间神经和动脉分布。

【功能】开郁止痛，降逆利胆。

【主治】胁肋疼痛、胀满、呕吐、吞酸、呃逆、黄疸。

【操作】斜刺 0.5～0.8 寸。可灸。

【备考】①《黄帝内经·素问》此人者，数谋虑不决，故胆虚，气上嗌而口为之苦。②《备急千金要方》呕吐宿汁，吞酸。

25．京门

【出处】《脉经》。

【命名】京，指都；门，指门户。该穴为肾募，主治水道不利，为水道之门户，故名。

【类属】肾的“募”穴。

【定位】在侧腰部，章门后1.8寸，当第12肋骨游离端的下方（图1－3－88）。

【解剖】针刺入皮肤，经皮下组织、腹外斜肌、腹间斜肌、腹横肌。穴区浅层有第11第、12肋间神经外侧皮支分布；深层有第11、第12肋间神经和动脉分布。

【功能】益肾利水。

【主治】腹胀、肠鸣、泄泻、腰痛、小便不利。

【操作】斜刺0.3～0.5寸。可灸。

【备考】《针灸甲乙经》腰痛不可以久立俯仰，京门及行间主之。

26．带脉

【出处】《黄帝内经·灵枢》。

【命名】穴属胆经，位居季胁，为带脉经气所过处，故名。

【定位】在侧腹部，章门下1.8寸，当第11肋骨游离端下方垂线与脐水平线的交点上（图1－3－88）。

【解剖】针刺入皮肤，经皮下组织、腹外斜肌、腹间斜肌、腹横肌。穴区浅层有第10肋间神经外侧皮支分布；深层有肋下神经和肋下动脉分布。

【功能】通调气血，温补肝肾。

【主治】月经不调、赤白带下、疝气、腰胁痛、经闭腹痛。

【操作】直刺1～1.5寸。可灸。

【备考】①《医宗金鉴》疝气，偏坠本肾及妇人赤白带下。②《黄帝内经·素问》王冰注：足少阳，带脉二经之会。

27．五枢

【出处】《针灸甲乙经》。

【命名】五，通午。有交的意思；枢，转枢。此处经脉纵横交错，穴居髋部转输之处，故名。

【定位】在侧腹部，在髂前上棘的前方，横平脐下3寸处（图1－3－90）。

【解剖】针刺入皮肤，经皮下组织、腹外斜肌、腹内斜肌、达腹横肌。穴区浅层有肋下神经前皮支、髂腹下神经皮支和旋髂浅动静脉分布；深层有髂腹下神经和髂腹股沟神经分布，并有股外侧皮神经干通过。

【功能】调理经带。

【主治】小腹痛、月经不调、赤白带下、阴挺、疝气、腰胯痛。

【操作】直刺1～1.5寸。可灸。

【备考】《针灸大成》男子寒疝，阴卵，上下小腹痛，妇人赤白带下，里急，瘈疭。

28．维道

【出处】《针灸甲乙经》。

【命名】维，联接；道，道路。穴属胆经，为胆经、带脉交会处。

【定位】在侧腹部，当髂前上棘前下方，五枢前下0.5寸处（图1－3－90）。

【解剖】同五枢穴。

【功能】调理任、冲、带脉。

【主治】少腹痛、腰胯痛、阴挺、疝气、带下、月经不调。

【操作】向前下方斜刺 1～1.5 寸。可灸。

【备考】《铜人腧穴针灸图经》、《针灸大成》呕逆不止，三焦不调，水肿，不嗜食。

29．居髎

【出处】《针灸甲乙经》。

【命名】居，居处；髎，髋骨。该穴在髋关节部，此处凹陷，故名。

【定位】在髋部，当髂前上棘与股骨大转子最凸点连线的中点处（图 1－3－90）。

【解剖】针刺入皮肤，经皮下组织、阔筋膜、阔筋膜张肌。穴区浅层有股外侧皮神经分布；深层有臀上神经和旋骨外侧动脉升支分布。

【功能】强腰健腿，通经活络。

【主治】腰腿痹痛、瘫痪、足痿、疝气。

【操作】直刺或斜刺 1～1.5 寸。可灸。

【备考】《玉龙赋》腿风湿痛，居髎兼环跳于委中。

30．环跳

【出处】《针灸甲乙经》。

【命名】穴当髀枢，针此穴疾去痛止，可跳跃如常，故名。

【定位】在股外侧部，侧卧屈股，当股骨大转子最凸点与骶管裂孔连线的外 1/3 与中 1/3 交点处（图 1－3－91）。

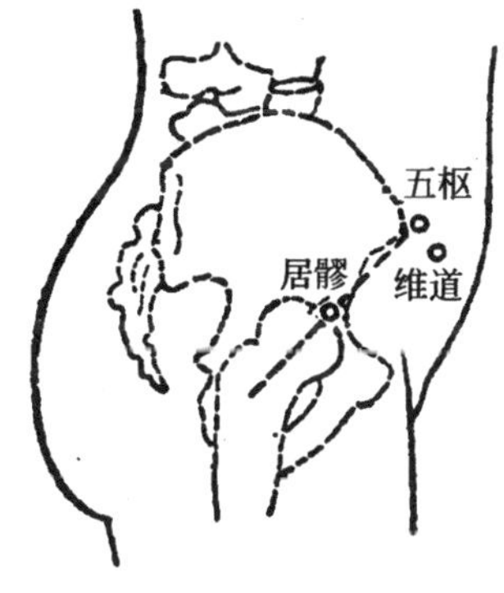

图 1－3－90

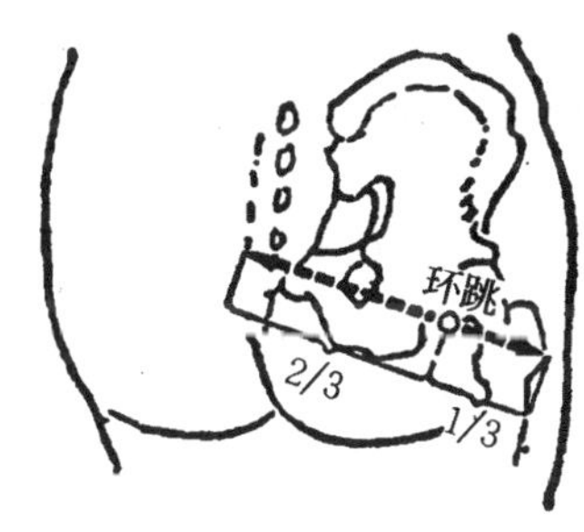

图 1－3－91

【解剖】针刺入皮肤，经皮下组织、臀大肌。穴区浅层有臀下皮神经、髂腹下神经、臀上皮神经和股外侧皮神经分布；深层有坐骨神经干通过，并有臀下神经和臀下动脉分布。

【功能】祛风湿，利腰腿。

【主治】下肢风湿痹痛、瘫痪、腰胯痛、膝胫痛。

【操作】直刺 2～3 寸。可灸。

【备考】①《铜人腧穴针灸图经》冷风湿痹，风疥，偏风，半身不遂，腰胯痛，不得转侧。②《医宗金鉴》腰胯膝中受风寒湿气，筋挛疼痛。③足少阳，太阳之会。

31．风市

【出处】《肘后备急方》。

【命名】因该穴主治下肢风痹不仁，偏风半身不遂等症，言此穴是祛风要穴，故名。

【定位】在大腿外侧部的中线上，当腘横纹上 7 寸，或直立垂手时，中指尖处（图 1－3－92、图 1－3－93）。

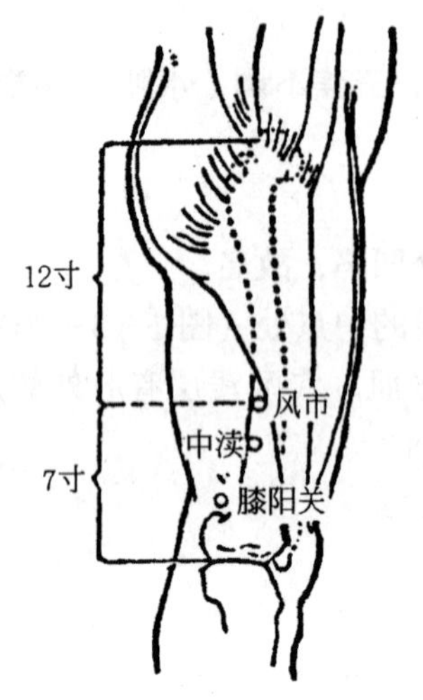

图 1－3－92　　　　图 1－3－93

【解剖】针刺入皮肤，经皮下组织、髂胫束、股外侧肌、股中间肌。穴区浅层有股外侧皮神经分布；深层有股神经支和旋股外侧动脉降支分布。

【功能】祛风除湿，通经活络。

【主治】中风半身不遂、下肢痿痹、麻木、遍身瘙痒、脚气。

【操作】直刺 1～2 寸。可灸。

【备考】《医宗金鉴》腿中风湿，疼痛无力，脚气，浑身瘙痒麻痹。

32. 中渎

【出处】《针灸甲乙经》。

【命名】狭窄的水道称为渎，穴在股外侧中筋间，其处凹陷如沟渎。

【定位】在大腿外侧，当风市下 2 寸，或腘横纹上 5 寸，股外侧肌与股二头肌之间（图 1－3－92）。

【解剖】同风市穴。

【功能】祛风活络。

【主治】腰膝酸痛、半身不遂、筋痹不仁。

【操作】直刺 1～1.5 寸。可灸。

【备考】《针灸大成》寒气客于分肉间，攻痛上下，筋痹不仁。

33. 膝阳关

【出处】《针灸甲乙经》（原名“阳关”，今加膝字）。

【命名】关，机关，指膝关节。穴在膝关节外侧，故名。

【定位】在膝外侧，当阳陵泉上 3 寸，股骨外上髁上方的凹陷处（图 1－3－92）。

【解剖】针刺入皮肤，经皮下组织、股二头肌达腓肠肌外侧头。穴区浅层有股外侧皮神经和股后皮神经分布；深层有坐骨神经肌支和膝上外侧动脉分布。

【功能】疏筋脉，利关节。

【主治】膝髌肿痛，腘筋挛急，小腿麻木。

【操作】直刺 0.8～1 寸。可艾卷灸。

【备考】①《针灸甲乙经》禁不可灸。②《类经图翼》风痹不仁，股膝冷痛，不可屈伸。

34．阳陵泉

【出处】《黄帝内经·灵枢》。

【命名】外侧为“阳”，“陵”指高处；“泉”指凹陷。穴在下肢外侧腓骨小头前凹处，故名。

【类属】①足少阳胆经所入为“合”。②八会穴之一，筋会阳陵泉。③胆下合穴。

【定位】在小腿外侧，当腓骨小头前下方凹陷处（图 1－3－94）。

【解剖】针刺入皮肤，经皮下组织、腓骨长肌、趾长伸肌。穴区浅层有腓肠外侧皮神经分布；深层有腓浅、深神经和胫前动脉、膝下外侧动脉分布。

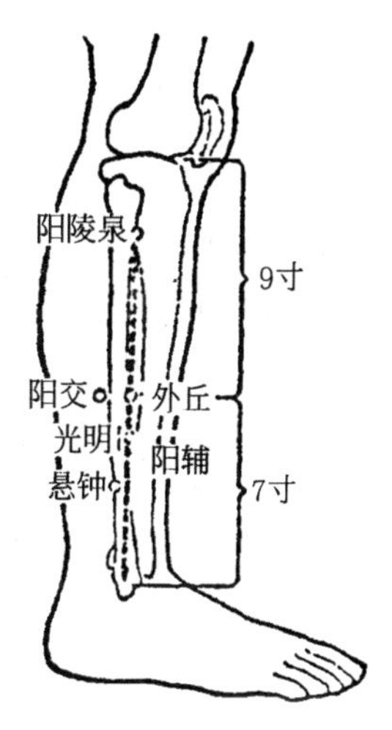

图 1－3－94

【功能】清肝利胆，舒筋活络。

【主治】半身不遂、下肢痿痹、膝肿痛、麻木、脚气、胆腑病、胁肋痛、口苦、呕吐、黄疸、破伤风、小儿惊风。

【操作】直刺或向下斜刺 1～1.5 寸。可灸。

【备考】①据报道，针刺能增强胆囊运动和排空能力，此种作用，在有针感时即开始，在起针后 10 分钟更为明显。②《百症赋》半身不遂，阳陵远达于曲池。

35．阳交

【出处】《针灸甲乙经》。

【命名】此穴为足少阳胆经、阳维之交会穴，胃经行前，膀胱经行后，此胆经行二经分肉之间，故名。

【定位】在小腿外侧，当外踝尖上 7 寸，腓骨后缘（图 1－3－94）。

【解剖】针刺入皮肤，经皮下组织、小腿三头肌、腓骨长肌、踇长屈肌。穴区浅层有腓肠外侧皮神经分布；深层有腓浅神经肌支、胫神经肌支、腓动脉分布。

【功能】疏肝利胆，定惊安神。

【主治】胸胁胀满、面肿、下肢痿痹、癫狂惊疾、膝股肿痛。

【操作】直刺 1～1.5 寸。可灸。

【备考】①《针灸大成》胸满肿，膝痛足不收，寒厥惊狂，喉痹，面肿，寒痹，膝胻不收。②《百症赋》惊悸怔忡，取阳交解溪勿误。

36．外丘

【出处】《针灸甲乙经》。

【命名】陵起为丘，穴当小腿外侧肌肉隆起处，故名。

【类属】足少阳经“郄”穴。

【定位】在小腿外侧当外踝尖上 7 寸，腓骨前缘，平阳交（图 1－3－94）。

【解剖】针刺入皮肤，经皮下组织、腓骨长肌、腓骨短肌、趾长伸肌、踇长伸肌。穴区浅层有腓肠外侧皮神经分布；深层有腓浅神经肌支、腓深神经肌支和胫前动脉分布；再深层有腓深神经干和胫前动脉、静脉干经过。

【功能】清肝解毒，通经活络。

【主治】胸胁支满、颈项强痛、皮肤瘙痒、下肢痿痹、狂犬病、恶寒、发热。

【操作】直刺1～1.5寸。可灸。

【备考】①《针灸大成》蜥犬伤毒不出，发寒热，速以三壮艾，可灸所啮处。②《百症赋》外丘收乎大肠。

37．光明

【出处】《黄帝内经·灵枢》。

【命名】此为胆经“络穴”，别走厥阴肝经，又主治目疾，故名。

【类属】足少阳经“络”穴。

【定位】在小腿外侧，外踝尖上5寸，腓骨前缘（图1－3－94）。

【解剖】针刺入皮肤，经皮下组织、腓骨短肌、趾长伸肌、踇长伸肌。穴区浅层有腓肠外侧皮神经和腓浅神经分布；深层有腓深神经和胫前动脉分布；再深层有腓深神经干和胫前动脉、静脉经过。

【功能】通络明目。

【主治】目痛、夜盲、乳房胀痛、膝痛、下肢痿痹。

【操作】直刺1～1.5寸。可灸。

【备考】①《针灸甲乙经》实则厥，虚则痿辟，坐不能起，取之所别。②《针灸大成》眼痒眼痛，光明，五会。

38．阳辅

【出处】《黄帝内经·灵枢》。

【命名】外为阳，辅指辅骨，即腓骨。穴在小腿外侧腓骨前缘，故名。

【类属】足少阳经所行为“经”。

【定位】在小腿外侧当外踝尖上4寸，腓骨前缘稍前方（图1－3－94）。

【解剖】针刺入皮肤，经皮下组织、趾长伸肌、踇长伸肌。穴区浅层有腓肠外侧皮神经和腓浅神经分布；深层有腓深神经和胫前动脉分布；再深层穿小腿间膜，有腓动、静脉干经过。

【功能】清肝利胆，行气开郁。

【主治】偏头痛、目外眦痛、腋下肿痛、瘰疬、胸、胁、下肢外侧痛、浮肿、疟疾。

【操作】直刺0.8～1寸。可灸。

【备考】《针灸大成》腰溶溶如坐水中，膝下浮肿，诸节皆痛，汗出振寒，疟。

39．悬钟（绝骨）

【出处】《针灸甲乙经》。

【命名】悬，悬挂。穴在外踝上3寸，昔常有小儿此处悬挂响铃似钟而得名。

【类属】八会穴之一，髓会绝骨（悬钟）。

【定位】在小腿外侧，当外踝尖上3寸，腓骨前缘（图1－3－95、图1－3－96）。

【解剖】针刺入皮肤，经皮下组织、趾长伸肌。穴区浅层有腓肠外侧皮神经分布；深层有腓深神经和腓动脉穿支分布；再深层穿小腿骨间膜，有腓动脉，静脉干经过。

【功能】通经活络，强筋壮骨。

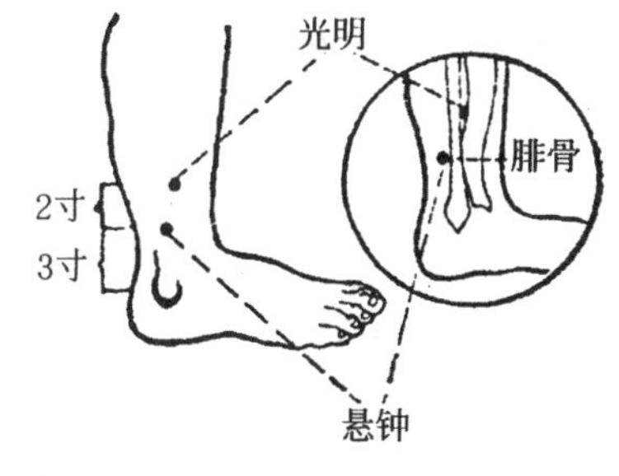

图 1－3－95

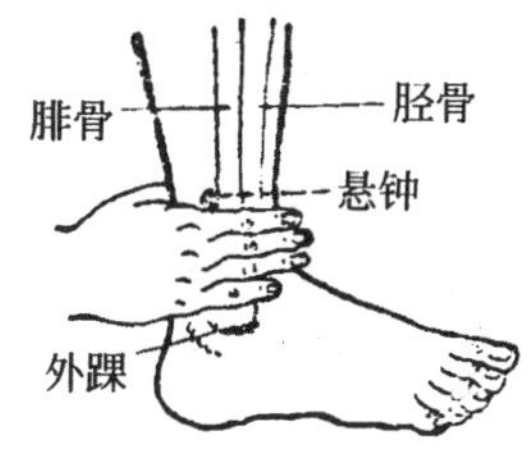

图 1－3－96

【主治】半身不遂、颈项强痛、胸腹胀满、足痉挛痛、脚气、腋下肿。

【操作】直刺 0.8～1 寸。可灸。

【备考】①《标幽赋》悬钟，环跳，华陀刺躄而立行。②《玉龙歌》配三里、三阴交治寒湿脚气。

40．丘墟

【出处】《黄帝内经·灵枢》。

【命名】穴在足外踝前下方凹陷中，外踝凸起似丘似墟而得名。

【类属】足少阳胆经所过为“原”。

【定位】在足外踝的前下方，当趾长伸肌腱的外侧凹陷中（图 1－3－95)。

【解剖】针刺入皮肤，经皮下组织、小腿十字韧带（伸肌下支持带)、趾短伸肌。穴区浅层有足背外侧皮神经（腓肠神经分支）和腓浅神经皮支分布；深层有腓深神经肌支和外踝前动脉分布。

【功能】理气开郁，消肿止痛。

【主治】头颈项痛、胆腑病、胸满胁痛、下肢痿痹、外踝肿痛、疟疾、疝气、中风偏瘫、目赤肿痛。

【操作】直刺 0.5～0.8 寸。可灸。

【备考】①《针灸大成》胁痛针丘墟、中渎；寒疝取丘墟、大敦、阴市、照海。②据报道，在对胆总管引流患者进行胆道造影时（在注射吗啡的条件下），发现针刺丘墟、阳陵泉、日月等穴后 30 分钟，胆总管出现明显的规律性收缩，蠕动明显增强。

41．足临泣

【出处】《针灸大全》。《黄帝内经·灵枢》原名临泣。

【命名】临，治理；泣，泪水。穴在足部善治眼病，控制泪水。

【类属】①足少阳经所注为“输”。②八脉交会之一，通于带脉。

【定位】在足背外侧，当足 4 趾本节（第 4 跖趾关节）的后方，小趾伸肌腱外侧凹陷中（图 1－3－95)。

【解剖】针刺入皮肤，经皮下组织、第 4 骨间背侧肌和第 3 骨间足底肌。穴区浅层有足背中间皮神经（腓浅神经分支）和足背静脉网分布；深层有足底外侧神经肌支和第 4 跖背动脉（起自足背动脉）分布。

【功能】舒肝利胆，聪耳明目。

【主治】头痛、眩晕、目外眦痛、乳痈、瘰疬、胁肋疼痛、疟疾、足跗肿痛、月经不调。

【操作】直刺 0.3～0.5 寸。可灸。

【备考】《备急千金要方》临泣、三阴交主髀中痛，不得行，足外皮痛。

42. 地五会

【出处】《针灸甲乙经》。

【命名】因此穴主治跗肿疼痛，五趾不能着地而得名。

【定位】在足背外侧，当足 4 趾本节（第 4 跖趾关节）的后方，第 4、第 5 跖骨之间，小趾伸肌腱的内侧缘（图 1－3－97）。

【解剖】针刺入皮肤，经皮下组织、趾长、短伸肌腱、第 4 骨间背侧肌。穴区浅层有足背中间皮神经和足背静脉网分布；深层有足底外侧神经肌支和第 4 跖背动脉分布。

【功能】舒筋利节，消肿止痛。

【主治】目赤痒痛、耳鸣耳聋、胸满胁痛、乳痈、腋肿、足跗肿痛。

【操作】直刺或斜刺 0.3～0.5 寸。

【备考】《针灸甲乙经》不可灸。

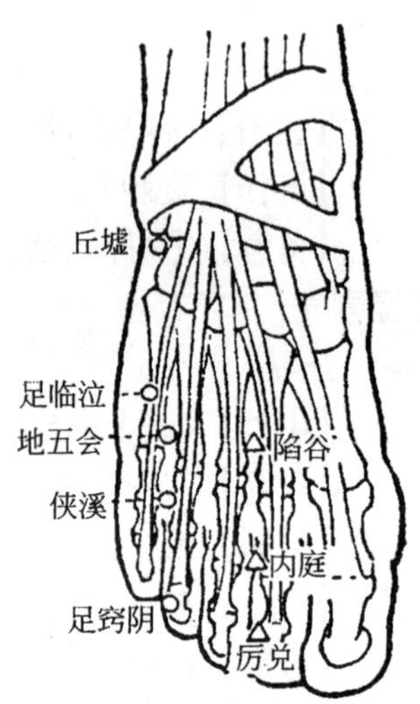

图 1－3－97

43. 侠溪

【出处】《黄帝内经·灵枢》。

【命名】穴在第 4、第 5 趾的夹缝间，局部狭如沟溪，故名。

【类属】足少阳经所溜为"荥"。

【定位】在足背外侧第 4、第 5 趾间，趾蹼缘后方赤白肉际处（图 1－3－97）。

【解剖】针刺入皮肤，经皮下组织、穴区浅层有足背中间皮神经和足背静脉网分布；深层有第 4 趾背动脉、静脉经过。

【功能】清头明目，消肿止痛。

【主治】头痛、眩晕、耳鸣耳聋、胆病发热、胸胁支满、乳痈初起、足跗肿痛。

【操作】直刺或斜刺 0.3～0.5 寸。可灸。

【备考】《备急千金要方》侠溪、阳辅、太冲主腋下肿，马刀瘘。

44. 足窍阴

【出处】《针灸大全》（《黄帝内经·灵枢》原名窍阴）。

【命名】肾开窍于耳，肝开窍于目，二脏属阴，穴在足部，善治耳目诸疾。

【类属】足少阳经所出为"井"。

【定位】在足第 4 趾末节外侧距趾甲角 0.1 寸（图 1－3－97）。

【解剖】针刺入皮肤，经皮下组织达趾甲跟。穴区浅层有趾背神经（腓浅神经分支）和趾背动脉分布。

【功能】开窍泻热，聪利耳目。

【主治】头痛目眩、目赤肿痛、心烦口苦、耳聋耳鸣、喉痹舌强、胸胁痛、多梦、热病。

【操作】直刺 0.1 寸，或点刺出血。可灸。

本经腧穴计有 44 个腧穴（图 1－3－98）。体表起于瞳子髎，止于足窍阴，井在足窍阴，荥在侠溪，输在足临泣，原在丘墟，经在阳辅，合在阳陵泉，募在日月，络在光明，郄会外丘。本经腧穴主治详见提要表 1－3－11。

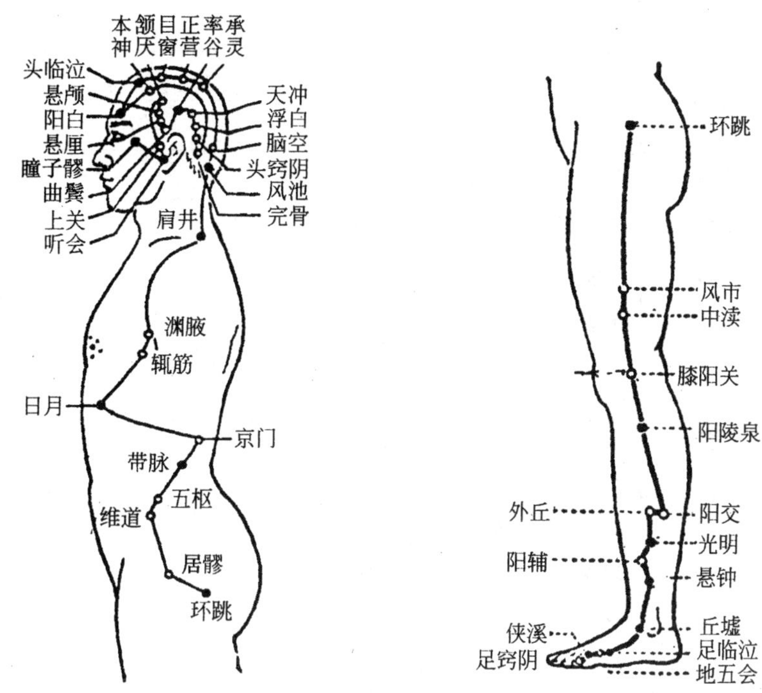

图 1－3－98　足少阳胆经腧穴总图

表 1－3－11　　**足少阳胆经腧穴主治提要表**

穴名	部位	主治	
		1	2
瞳子髎	外眦	头痛、目疾	
听会	耳前	耳鸣、耳聋、齿痛	
上关	耳前	偏头痛、耳鸣、耳聋、齿痛、口眼㖞斜	
颔厌	侧头	偏头痛、目眩、耳鸣	
悬颅	侧头	偏头痛、目外眦痛	
悬厘	侧头	偏头痛、目外眦痛	
曲鬓	侧头	头角痛、颊肿、牙关紧闭	
率谷	侧头	侧头痛	
天冲	侧头	头痛、齿龈痛	
浮白	后头	头痛、耳鸣、耳聋	
头窍阴	后头	头项痛、耳疾	
完骨	后头	头痛、齿痛、颊肿、颈项强痛、口㖞	
本神	前头	前头痛、目眩	
阳白	额	前额痛、目眩	
头临泣	前头	头痛、目眩、鼻塞	

续表

穴名	部位	主　治	
		1	2
目窗	前头	头痛、目疾、鼻塞	
正营	前头	偏头痛、目眩	
承灵	后头	头痛、鼻渊、鼻衄	
脑空	后头	头痛、颈项强痛	
头部腧穴，主治头、项、五官疾患			
风池	项	头痛、目疾、鼻渊、颈项强痛、肩背痛	热病
肩井	肩	头项痛、肩背痛	乳痈、中风、滞产
肩项部腧穴，主治头、项、肩部疾患			
渊腋	胁	胁痛、腋下肿	
辄筋	胁	胸痛、气喘	
日月	季胁	胁肋疼痛、呕吐、呃逆	黄疸
胸胁部腧穴，主治胸胁疾患			
京门	腰	腰胁痛、腹胀肠鸣、泄泻	
带脉	侧腹	腰胁痛、月经不调、带下	
五枢	侧腹	腰胯痛、带下小腹痛、阴挺	
维道	侧腹	腹痛、带下、疝气、阴挺	
季肋部位腧穴，主治腰、前阴、肠、妇科疾患			
居髎	股关节	腰腿痛、瘫痪	
环跳	股关节	腰胯痛、半身不遂	
风市	大腿	半身不遂	瘙痒
中渎	大腿	下肢痿痹	
膝阳关	膝	膝肿痛	
髀枢至膝部腧穴，主治腰、膝疾病			
阳陵泉	小腿	胁肋痛、半身不遂、膝肿痛	
阳交	小腿	面肿、胸胁痛、足痿无力	
外丘	小腿	颈项痛、胸胁痛	
光明	小腿	目疾、下肢痿痹	
阳辅	小腿	偏头痛、腋下肿、瘰疬、胸胁痛	
悬钟	小腿	胁痛、半身不遂	颈项痛
丘墟	足跗	颈项痛、腋下肿、胸胁痛、下肢痿痹	

续表

穴名	部位	主治	
		1	2
足临泣	足跗	目疾、胁痛、乳痈、足跗肿	
地五会	足跗	目赤痛、腋下肿、乳痈、足背红肿	
侠溪	趾间	目疾、耳鸣、聋、颊肿、胁肋疼痛	
足窍阴	趾端	偏头痛、目疾、胁痛	
小腿及足部腧穴，主治头、目、喉、耳、胸、胁疾患			

十二、足厥阴肝经（14穴）

(一) 循行路线

起于足大趾上毫毛部（大敦），沿着足跗部向上，经过内踝前1寸处（中封），向上至内踝上8寸处交出足太阴经的后面，上行膝内侧，沿着股部内侧，进入阴毛中，绕过阴部，上达小腹，夹着胃旁，属于肝脏，联络胆腑，向上通过横膈，分布于胁肋，沿着喉咙的后面，向上进入鼻咽部，连接于“目系”（眼球联系于脑的部位），向上出于前额，与督脉会合于巅顶。

“目系”的支脉：下行颊里，环绕唇内。肝部的支脉：从肝分出。通过横膈。向上流注于肺，与手太阴肺经相接（图1－3－99）。

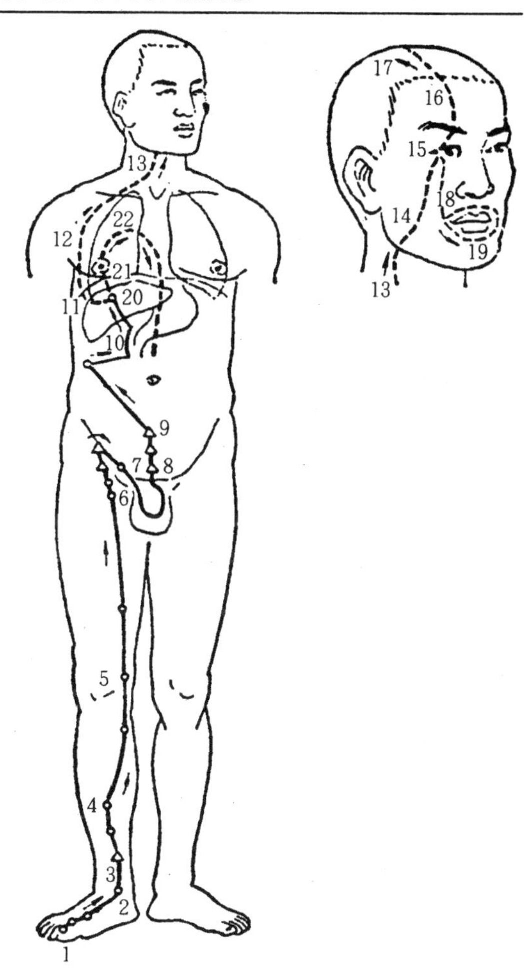

图1－3－99　足厥阴肝经脉循行示意图

1. 起于大指丛毛之际　2. 上循足跗上廉　3. 去内踝1寸　4. 上踝8寸，交出太阴之后　5. 上腘内廉　6. 循股阴　7. 入毛中　8. 过阴器　9. 抵小腹　10. 夹胃属肝络胆　11. 上贯膈　12. 布胁肋　13. 循喉咙之后　14. 上入颃颡　15. 连目系　16. 上出额　17. 与督脉会于巅　18. 其支者，从目系下颊里　19. 环唇内　20. 其支其，复从肝　21. 别贯膈　22. 上注肺

(二) 病候举要

1. 经络病候：头痛、眩晕、视物模糊、或有发热、手足痉挛。

2. 脏腑病候：胁肋胀满、疼痛、胸脘满闷、腹痛、呕逆、疝气、癃闭、遗尿、少腹肿。

(三) 腧穴歌诀

十二肝经足厥阴，前内侧线穴细分。
大敦蹲趾外上取，行间大次趾缝间。
太冲本节后寸半，踝前一寸中封停。
踝上五寸蠡沟是，中都踝上七寸循。
膝关犊鼻下二寸，曲泉屈膝尽横纹。
阴包膝上方四寸，五里股内动脉存。
阴廉恰在鼠溪下，急脉阴旁二五真。
十一肋端章门是，乳下二肋寻期门。

（四）腧穴分述

1. 大敦*

【出处】《黄帝内经·灵枢》、《黄帝内经·素问》。

【命名】穴当大趾端，其处敦厚，故名。

【类属】足厥阴经所出为“井”。

【定位】在足大趾末节外侧，距趾甲角 0.1 寸（指寸）（图 1－3－100）。

【解剖】针刺入皮肤，经皮下组织。穴区有趾背神经（腓深神经皮支）和趾背动脉分布。

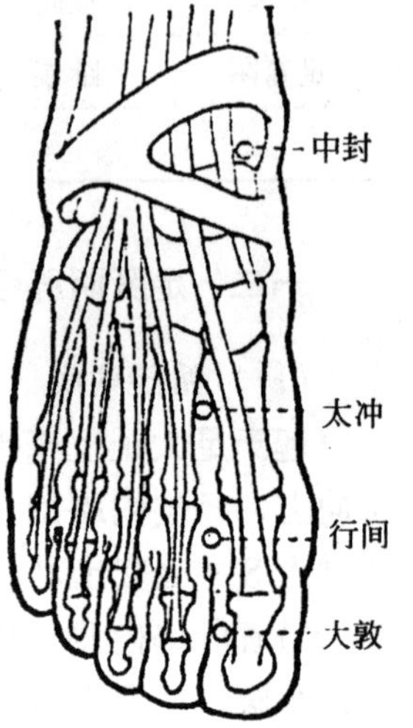

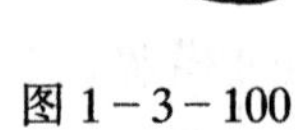
图 1－3－100

【功能】理气调血，泄热解痉。

【主治】疝气、遗尿、月经不调、经闭、崩漏、阴挺、癫痫。

【操作】浅刺 0.1～0.2 寸，或用三棱针点刺出血。可灸。

【备考】①《针方六集》尸厥状如死人，遗尿癃闭。五淋七疝，阴痛，腹脐中痛，阴丸偏大，妇人血崩不止，阴挺急痛。②《类经图翼》孕妇产前产后，皆不宜灸。③《席弘赋》大便闭涩大敦烧。

2. 行间*

【出处】《黄帝内经·灵枢》。

【命名】行，即经过；因该穴位于大、次趾之间而得名。

【类属】足厥阴肝经所溜为“荥”。

【定位】在足背侧，当第 1、第 2 趾间，趾蹼缘的后方赤白肉际处（图 1－3－100）。

【解剖】针刺入皮肤，经皮下组织。穴区有趾背神经和趾背动脉分布。

【功能】舒肝理气，清热镇惊。

【主治】头痛、目眩、目赤肿痛、青盲、口㖞、胁痛、疝气、小便不利、崩漏、癫痫、月经不调、痛经、带下、中风。

【操作】直刺或斜刺 0.5～0.8 寸。可灸。

【备考】《备急千金要方》肝心痛，取行间、太冲。

3. 太冲*

【出处】《黄帝内经·灵枢》。

【命名】本穴为足厥阴肝经原穴、输穴，肝主藏血；“冲”指要冲，因局部脉气盛大，故名。

【类属】足厥阴肝经所注为“输”；肝经的原穴。

【定位】在足背，当第 1 跖骨间隙的后方凹陷处（图 1－3－100）。

【解剖】针刺入皮肤，经皮下组织、第 1 跖骨间背侧肌、踇收肌斜头。穴区浅层有趾背神经和足背静脉网分布；深层有足底外侧神经和第 1 跖背动脉分布。

【功能】平肝镇惊，泄热理血。

【主治】头痛、眩晕、目赤肿痛、口㖞、胁痛、遗尿、疝气、崩漏、月经不调、癫痫、呕逆、小儿惊风、下肢痿痹。

【操作】直刺 0.5～0.8 寸。可灸。

【备考】①《备急千金要方》太冲主面尘黑；肝咳刺太冲。②据报道，对施行胆囊切除和胆总管探查术的急性胆道疾病患者，针刺足三里、阳陵泉或深刺太冲，观察到都能使注射吗啡后胆道压力不仅停止上升，而且迅速下降。

4．中封

【出处】《黄帝内经·灵枢》。

【命名】封，为关闭，穴在踝前陷中，有两大筋封闭，故名。

【类属】足厥阴肝经所行为“经”。

【定位】在足背侧，当足内踝前，商丘与解溪连线之间，胫骨前肌腱的内侧凹陷处（图1－3－100）。

【解剖】针刺入皮肤，经皮下组织、伸肌下支持带（小腿十字韧带）、胫骨前肌腱。穴区浅层有隐神经的足背内侧皮神经和大隐静脉分布；深层有腓深神经和足背动脉分布。

【功能】舒肝通络。

【主治】疝气、遗精、小便不利、腹痛、内踝肿痛。

【操作】直刺0.5～0.8寸。可灸。

【备考】《针灸甲乙经》主失精、筋挛、阴缩入腹相引痛；色苍苍然，太息，如将死状，振寒溲白，便难。

5．蠡沟

【出处】《黄帝内经·灵枢》。

【命名】蠡，指啮木小虫；沟，指凹陷。此穴当胫骨边缘凹陷处，又主治阴门瘙痒，如有虫行，故名。

【类属】足厥阴经“络”穴。

【定位】在小腿内侧，当足内踝尖上5寸，胫骨内侧面的中央（图1－3－101）。

【解剖】针刺入皮肤，经皮下组织、趾长屈肌、胫骨后肌。穴区浅层有大隐静脉和隐神经分布；深层有胫神经和胫后动脉分布。

【功能】疏肝理气，调经活络。

【主治】小便不利、遗尿、睾丸肿痛、月经不调、疝气、带下、下肢痿痹。

【操作】平刺0.5～0.8寸。可灸。

【备考】《黄帝内经·灵枢》睾肿卒疝。

6．中都

【出处】《针灸甲乙经》。

【命名】穴当小腿内侧中间沟中，故名。

【类属】足厥阴经“郄”穴。

【定位】在小腿内侧，当足内踝尖上7寸，胫骨内侧面的中央（图1－3－101）。

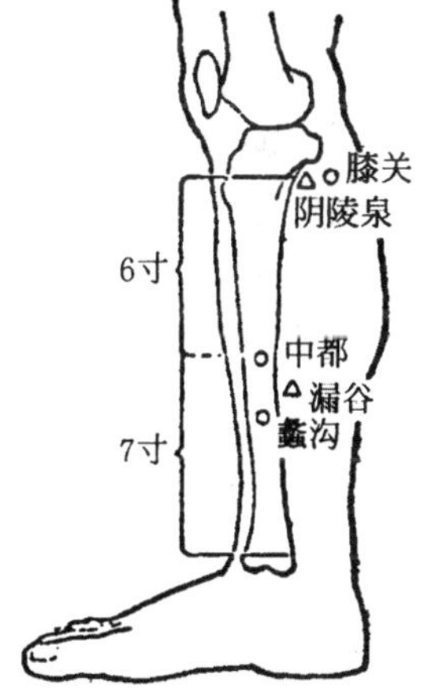

图1－3－101

【解剖】针刺入皮肤，经皮下组织、趾长屈肌、胫骨后肌。穴区浅层有大隐静脉和隐神经分布；深层有胫神经和胫后动脉分布。

【功能】调肝理血。

【主治】胁痛、腹痛、泄泻、疝气、崩漏、恶露不尽。

【操作】平刺0.5～0.8寸。可灸。

【备考】《铜人腧穴针灸图经》肠癖，溃疝少腹痛，妇人崩中，产后恶露不绝。

7. 膝关

【出处】《针灸甲乙经》。

【命名】穴在膝关节，主治风痹膝痛，故名。

【定位】在小腿内侧，当胫骨内上髁的后下方，阴陵泉后 1 寸，腓肠肌内侧头的上部（图 1－3－101）。

【解剖】针刺入皮肤，经皮下组织、腓肠肌内侧头。穴区浅层有隐神经和大隐静脉分布；深层有胫神经肌支和膝下内侧动脉分布。

【功能】散寒除湿，通经利节。

【主治】膝髌肿痛、下肢痿痹。

【操作】直刺 1～1.5 寸。可灸。

【备考】《针灸大成》风痹，膝内廉痛引髌，不可屈伸。

8. 曲泉*

【出处】《黄帝内经·灵枢》。

【命名】穴在大筋之上，小筋之下，屈膝时呈现凹陷，故名。

【定位】在膝内侧，屈膝，当膝关节内侧面横纹内侧端，股骨内侧髁的后缘，半腱肌、半膜肌止端的前缘凹陷处（图 1－3－102）。

【解剖】针刺入皮肤，经皮下组织、缝匠肌、股薄肌腱、半膜肌腱、腓肠肌内侧头。穴区浅层有隐神经和大隐静脉分布；深层有股神经肌支、闭孔神经肌支、胫神经肌支和膝内上、下动脉分布；再深层有胫神经干和腘动脉、静脉经过。

【功能】清热利湿，调理下焦。

【主治】腹痛、小便不利、遗精、阴痒、膝痛、月经不调、痛经、带下。

【操作】直刺 1～1.5 寸。可灸。

【备考】《针灸大成》阴挺出曲泉、照海、大敦。

9. 阴包

【出处】《针灸甲乙经》。

【命名】穴在足太阴与足少阴两阴之间，是穴位居股内廉，故名。

【定位】在大腿内侧，当股骨内上髁上 4 寸，股内肌与缝匠肌之间（图 1－3－102）。

【解剖】针刺入皮肤，经皮下组织、缝匠肌、大收肌。穴区浅层有闭孔神经皮支、股神经皮支和大隐静脉分布；深层有股神经肌支、闭孔神经肌支、坐骨神经肌支和股动脉分布。

【功能】调经血，理下焦。

【主治】腰尻腹痛、遗尿、小便不利、月经不调。

【操作】直刺 1～1.5 寸。可灸。

【备考】《铜人腧穴针灸图经》腰尻引中腹痛，遗尿不禁。

10. 足五里

【出处】《针灸资生经》（《针灸甲乙经》原名“五里”）。

【命名】穴在箕门上 5 寸，与手五里相对而言。

【定位】在大腿内侧，当气冲直下 3 寸，大腿根部，耻骨结节的下方，长收肌的外缘（图 1－3－103）。

【解剖】针刺入皮肤，经皮下组织、长收肌、短收肌、大收肌。穴区浅层有股神经前皮

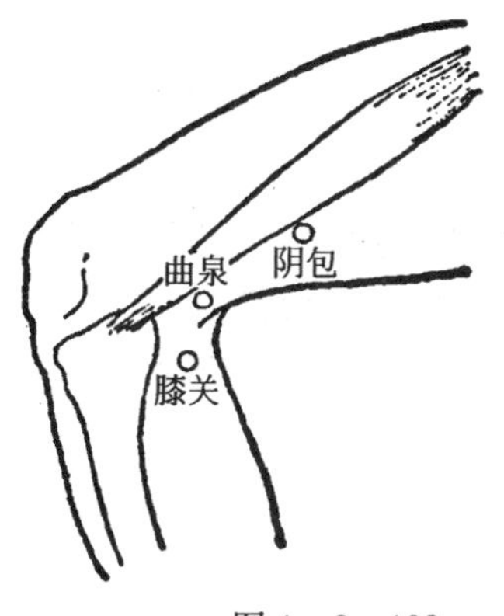

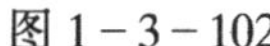
图 1－3－102

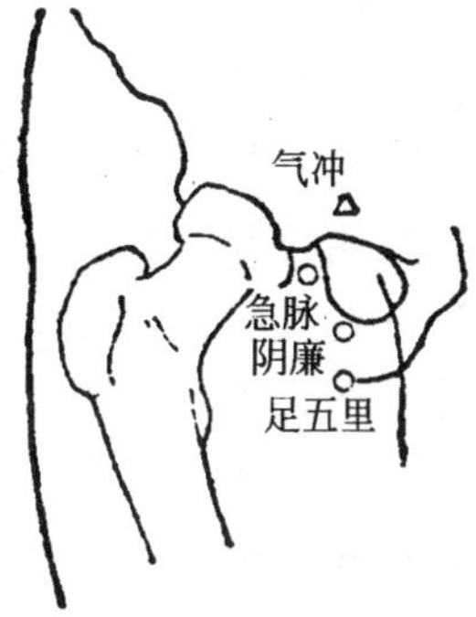

图 1－3－103

支、闭孔神经皮支、髂腹股沟神经和大隐静脉属支分布；深层有闭孔神经肌支、旋股内侧动脉和闭孔动脉分布。

【功能】清热利湿，活络止痛。

【主治】小腹痛、小便不通、阴挺、睾丸肿痛、嗜卧、瘰疬。

【操作】直刺 1～1.5 寸。可灸。

【备考】《针灸甲乙经》少腹中满，热闭不得溺，足五里主之。

11．阴廉

【出处】《针灸甲乙经》。

【命名】阴，指内侧；廉，指边缘。穴居股内侧边缘处，故名。

【定位】在大腿内侧，当气冲直下 2 寸，大腿根部，耻骨结节的下方，长收肌的外缘(图 1－3－103)。

【解剖】针刺入皮肤，经皮下组织、长收肌、短收肌、大收肌。穴区浅层有股神经前皮支，闭孔神经皮支，髂腹股沟神经和大隐静脉属支分布；深层有闭孔神经肌支、旋股内侧动脉和闭孔动脉分布。

【功能】调经血，理下焦。

【土治】月经不调、带下、小腹痛、下肢挛急。

【操作】直刺 1～1.5 寸。可灸。

12．急脉

【出处】《黄帝内经·素问》。

【命名】冲动为急，穴居阴旁动脉处，故名。

【定位】在耻骨结节的外侧，当气冲外下方腹股沟股动脉搏动处，前正中线旁 2.5 寸(图 1－3－103)。

【解剖】针刺入皮肤，经皮下组织、耻骨肌、闭孔外肌。穴区浅层有股神经前皮支、髂腹股沟神经和腹壁浅静脉分布；深层有股神经肌支、闭孔神经肌支和阴部外动脉、闭孔动脉分布；下内侧有闭孔神经干经过，下外侧有股动脉、静脉干经过。

【功能】疏肝理气，止痛。

【主治】疝气、小腹痛、阴挺。

【操作】避开动脉，直刺 0.5～0.8 寸。可灸。

13．章门*

【出处】《脉经》。

【命名】章，为彰明；穴属肝经，肝主春，主生，为脏气之会，似若门户，故名。

【类属】脾的“募”穴；八会穴之一，脏会章门。

【定位】在侧腹部，当第11肋游离端的下方（图1－3－104）。

【解剖】针刺入皮肤，经皮下组织、腹外斜肌、腹内斜肌、腹横肌。穴区浅层有第10、第11肋间神经外侧皮支和胸腹壁静脉分布；深层有第10、第11肋间神经和肋间动脉分布。

【功能】疏肝健脾，调气活血。

【主治】腹痛、腹胀、肠鸣、泄泻、胁痛、痞块。

【操作】斜刺0.5～0.8寸。可灸。

【备考】①《针灸资生经》章门、石门、阴交，主奔豚上气。②《医宗金鉴》痞块多灸左边。

14．期门*

【出处】《伤寒论》。

【命名】期指一周，人体十二经气血始于肺经的中府，终于期门，周而复始，故名。

【类属】肝的“募”穴。

【定位】在胸部，当乳头直下，第6肋间隙，前正中线旁开4寸（图1－3－104）。

【解剖】针刺入皮肤，经皮下组织、腹外斜肌、肋间外肌、肋间内肌。穴区浅层有第6肋间神经外侧皮支分布；深层有第6肋间神经、动脉分布。

【功能】疏肝理脾，调气活血。

【主治】胸胁胀痛、腹胀、呕吐、乳痈、奔豚喘咳。

【操作】斜刺0.5～0.8寸。可灸。

【备考】①《伤寒论》伤寒腹满谵语，寸口脉浮而紧，此肝乘脾也，名曰纵，当刺期门。②《医宗金鉴》奔豚上气，咳逆胸满，胸背彻痛，伤寒热入血室。

足厥阴肝经共计14个腧穴（图1－3－105）。体表起于大敦，止于期门。井在大敦，荥在行间，输及原在太冲，经在中封，合在曲泉，络在蠡沟，郄会中都，募在期门。本经腧穴主治提要见表1－3－12。

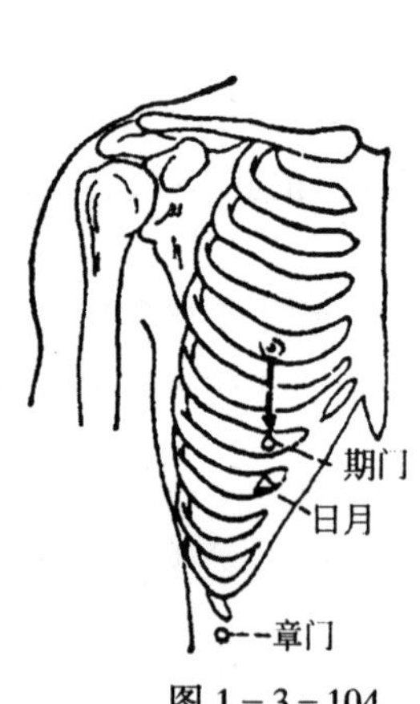

图1－3－104

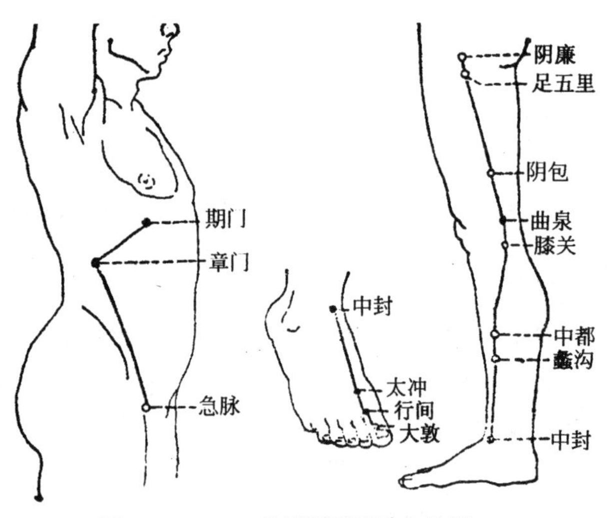

图1－3－105　足厥阴肝经腧穴总图

表 1-3-12　足厥阴肝经腧穴主治提要表

穴名	部位	主治	
		1	2
大敦	大趾端	崩漏、阴挺、疝气、遗尿	癫痫、胁痛
行间	趾间	月经不调、尿痛、遗尿、小便不通	惊风
太冲	跗	崩漏、疝气、遗尿、小便不通、内踝痛	
中封	踝关节	遗精、小便不利、疝气	
蠡沟	小腿内侧	月经不调、阴痒、疝气、胫部酸痛	
中都	小腿内侧	崩漏、疝气	
膝关	小腿内侧	膝部疼痛	
曲泉	膝关节	阴挺、小腹痛、小便不利、遗精、膝股内侧痛	
阴包	股内	月经不调、小便不利、腰尻小腹痛	
足五里	股内	小便不通	
阴廉	股内	月经不调、腿股痛	
下肢经穴，主治前阴、妇科及肠部疾患			
急脉	下腹	外阴疼痛、疝气	
章门	季肋	脾胃积聚、疼痛、腰背痛	
期门	胸	呕吐、胸胁痛	
胁腹部经穴，主治胃肠及妇科疾患			

第二节　奇经八脉

一、任脉（24 穴）

（一）循行路线

起于小腹内，下出于会阴部，向前上行于阴毛部，沿着腹内，向上经过关元等穴，到达咽喉部，再向上行环绕口唇，经过面部，进入目眶下（承泣，属足阳明胃经）（图 1-3-106）。

（二）病候举要

男子患疝气一类病症（总称“七疝”），女子患赤白带下，以及腹部肿块等。

（三）腧穴歌诀

十三任脉走胸腹，直线上行居正中。

会阴两阴中间取，曲骨耻骨联合从。

中极关元石门穴，每穴相距一寸均。

气海脐下一寸半，脐下一寸阴交明。
肚脐中央神阙名，水分下脘建里匀。
中脘上脘皆一寸，巨阙脘上一寸连。
鸠尾蔽骨下五分，中庭膻下寸六凭。
膻中正在两乳间，玉堂紫宫华盖穴。
相距一肋璇玑存，胸骨上缘取天突。
颌下结上寻廉泉，承浆唇下宛宛中。

（四）腧穴分述

1. 会阴

【出处】《针灸甲乙经》。

【命名】聚结相合之处为会。穴居两阴间为任、督、冲三脉的起点，三脉皆出两阴之间，会聚阴部，因名会阴。

【类属】任脉、督脉、冲脉交会穴。

【定位】在会阴部，男性当阴囊根部与肛门连线的中点，女性当大阴唇后联合与肛门连线的中点（图 1－3－106）。

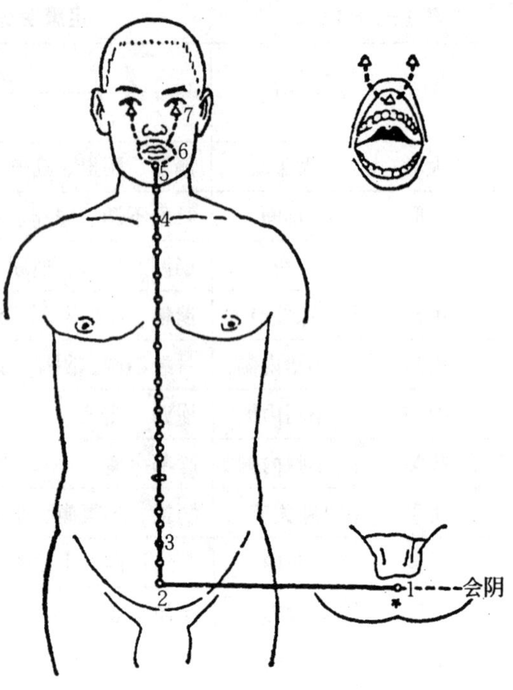

图 1－3－106　任脉循行示意图

1. 起于中极之下　2. 以上毛际　3. 循腹里，上关元　4. 至咽喉　5. 上颐　6. 循面　7. 入目

【解剖】针刺入皮肤，经皮下组织、会阴中心腱。穴区有会阴神经（阴部神经分支）和阴部内动脉分支。

【功能】调经强肾，清利湿热。

【主治】小便不利、阴痛、痔疾、遗精、月经不调、癫狂、昏迷、溺水窒息。

【操作】直刺 0.5～1 寸。可灸。

【备考】①《针灸资生经》产后暴卒，灸会阴、三阴交。②《针灸大成》阴门忽然红肿痛，会阴、中极、三阴交。③配气海，归来治阴挺。④配蠡沟治阴痒。

2. 曲骨

【出处】《针灸甲乙经》。

【命名】曲有弯曲之意，骨指骨骼。穴居横骨之上，毛际之中，考横骨即今之耻骨，其骨弯曲，形同偃月，穴当耻骨上缘之正中，因名曲骨。

【类属】任脉、足厥阴会穴。

【定位】在下腹部，当前正中线上，耻骨联合上缘的中点处（图 1－3－107）。

【解剖】针刺入皮肤，经皮下组织、腹白线或腹直肌、达腹横筋膜。穴区浅层有髂腹下神经腹支、腹部浅动脉和阴部外浅动脉分布；深层有髂腹下神经腹支和腹壁下动脉分布；再深层可及膀胱。

【功能】温补肾阳，调经止带。

【主治】小便不利、遗尿、遗精、阳痿、痛经、月经不调、带下。

【操作】直刺 0.5～1 寸，针前宜令患者排尿，孕妇不宜针。可灸。

【备考】①《针灸集成》赤白带下，曲骨七壮，太冲、关元、复溜、三阴交、天枢百壮。②配三阴交、中极、肾俞治小便不利。③配关元、归来治阳痿，遗精。

3. 中极*

【出处】《黄帝内经·素问》。

【命名】中指中央，尽端为极。此处约当一身上下之中，故名。

【类属】膀胱的募穴；任脉、足三阴会穴。

【定位】在下腹部，前正中线上，当脐中下4寸（图1-3-107）。

【解剖】针刺入皮肤，经皮下组织、腹白线、达腹横筋膜。穴区浅层有髂腹下神经皮支和腹壁浅动脉分支；深层有髂腹下神经和腹壁下动脉分布。

【功能】补肾培元，清热利湿。

【主治】小便不利、遗尿、疝气、遗精、阳痿、月经不调、崩漏、带下、阴挺、不孕。

【操作】直刺0.5～1寸，孕妇不宜针，针前排尿。可灸。

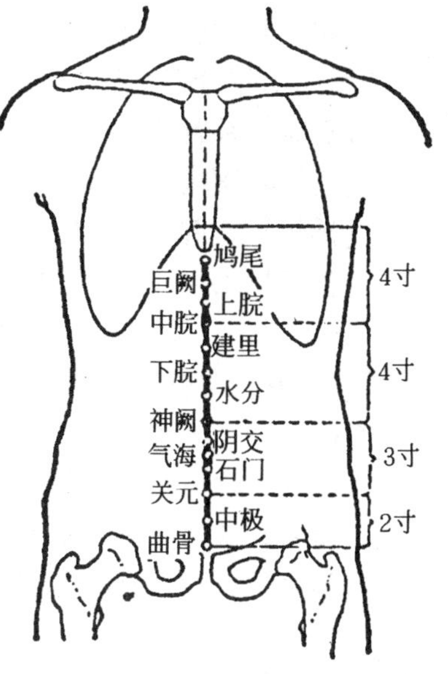

图1-3-107

【备考】①《针灸资生经》中极、蠡沟、漏谷、承扶、至阴主治小便不利，失精。②《针灸大成》月水断绝；中极、肾俞、气海、三阴交。③《针灸集成》恶露不止；中极、阴交、石门。④《玉龙歌》尸厥：中极、关元。⑤中极配肾俞、三阴交、关元治疗遗尿、尿闭、遗精、阳痿。

4. 关元*

【出处】《黄帝内经·灵枢》、《黄帝内经·素问》。

【命名】“关”即关键，重要，穴居丹田，“元气”所藏之处，故名关元。

【类属】小肠的募穴；任脉，足三阴之会穴。

【定位】在下腹部，前正中线上，当脐中下3寸（图1-3-107）。

【解剖】针刺入皮肤，经皮下组织、腹白线、达腹横筋膜。穴区浅层有肋下神经前皮支和腹壁浅动脉分支；深层有肋下神经和腹壁下动脉分布；再深层可及腹腔。

【功能】补肾培元，清热利湿。

【主治】遗尿、小便频数、尿闭、泄泻、腹痛、遗精、阳痿、疝气、月经不调、带下、不孕、中风脱证、虚劳羸瘦（本穴有强壮作用，为保健要穴）。

【操作】直刺1～2寸，针前排尿。孕妇慎用。可灸。

【备考】①《备急千金要方》关元、涌泉主胞转气淋；又主小便数；关元、太溪主泄利不止。②《针灸资生经》关元、秩边、气海、阳纲治小便赤涩。③《针灸大成》肾胀偏坠，关元灸三壮，大敦二壮。④配肾俞、三阴交、足三里等穴治疗尿闭、遗尿、遗精、阳痿、月经病等。⑤配小肠俞、天枢、足三里等治腹泻、腹痛。

5. 石门

【出处】《针灸甲乙经》。

【命名】不通为“石”，古说误针此穴可令人终身绝子，犹如“石门”不开，闭门不受故名。

【类属】三焦的募穴。

【定位】在下腹部，前正中线上，当脐中下2寸（图1-3-107）。

【解剖】针刺入皮肤，经皮下组织、腹白线、达腹横筋膜。穴区浅层有肋间神经前皮支和腹壁浅动脉分布；深层有肋间神经和腹壁下动脉分布；再深层可及腹腔。

【功能】补肾培元，清热利湿。

【主治】腹痛、水肿、疝气、小便不利、泄泻、经闭、带下、崩漏。

【操作】直刺1～2寸，孕妇慎用。可灸。

【备考】①《备急千金要方》石门、商丘主少腹坚痛，下引阴中。②《圣济总录》血淋，灸丹田随年壮，又灸复溜五十壮，一云随年壮。③配中极、归来治疝气。④《针灸大成》大便不禁，丹田、大肠俞。⑤配三焦俞、关元、三阴交治尿闭，遗尿，崩漏，月经不调，痛经。

6．气海*

【出处】《脉经》(《黄帝内经·灵枢》称“脖胦”，气海穴别名)。

【命名】穴居脐下，是处为先天元气之海，故名。

【类属】《黄帝内经·灵枢》肓之原，出于脖胦。

【定位】在下腹部，前正中线上，当脐中下1.5寸（图1－3－107)。

【解剖】同石门穴。

【主治】腹痛、泄泻、便秘、遗尿、疝气、遗精、阳痿、月经不调、经闭、崩漏、虚脱、形体羸瘦（本穴有强壮作用，为保健要穴)。

【操作】直刺1～2寸。可灸。孕妇慎用。

【备考】①《针灸资生经》气海、石门治崩中漏下；气海、小肠俞治带。②《行针指要歌》或针虚，气海、丹田、委中奇。③《针灸大成》因产恶露不下；气海、关元。④《玉龙歌》尫羸喘促，璇玑、气海当知。⑤配足三里、肾俞治体质虚弱；配三阴交治尿潴留。

7．阴交

【出处】《针灸甲乙经》。

【命名】因任脉、冲脉、肾脉交会于此，故名阴交。

【类属】任脉、冲脉、肾脉会穴。

【定位】在下腹部，前正中线上，当脐中下1寸（图1－3－107)。

【解剖】同石门穴。

【功能】补肾培元，清热利湿。

【主治】腹痛、疝气、水肿、月经不调、带下。

【操作】直刺1～2寸。可灸。孕妇慎用。

【备考】①《针灸资生经》阴交、石门疗崩中。②《席弘赋》小肠气撮痛连脐，速泻阴交莫待迟，良久涌泉针取气，此中玄妙少人知。③《百症赋》无子搜阴交、石关之乡。④《玉龙歌》水病之疾最难熬，腹满虚胀不可消，先灸水分并水道，后针三里及阴交。⑤配天枢治腹胀；配百虫窝治绕脐痛；配子宫、三阴交、气海治崩漏。

8．神阙

【出处】《铜人腧穴针灸图经》。

【命名】变化莫测为神，阙指要处，原指门楼、牌楼、宫门。神阙即神气通行之门户。此指胎儿赖此处从母体获得营养以发育之意。

【定位】在腹中部，脐中央（图1－3－107)。

【解剖】此穴禁针。穴区浅层有第10肋间神经前皮支分布；深层有第10肋间神经和腹壁上、下动脉吻合支分布。

【功能】培元固本，开窍复苏。

【主治】腹痛，泄泻，脱肛，水肿，虚脱。

【操作】禁针。隔盐灸5～10壮，严禁起泡。

【备考】①《针灸资生经》泄泻宜先灸脐中，次灸关元等穴。②《针灸大成》肠鸣而泄；神阙、水分、三间。③《针灸集成》脱肛，脐中、百会、膀胱俞。④配人中、足三里治中风、昏迷、尸厥和虚脱。⑤配足三里治肠鸣腹痛，配气海，阴陵泉治泄泻不止；配长强、气海治脱肛。

9. 水分*

【出处】《针灸甲乙经》。

【命名】其内为小肠，小肠能分泌清浊，穴当其处，擅于利水，故名水分。

【定位】在上腹部，前正中线上，当脐中上1寸（图1－3－107)。

【解剖】针刺入皮肤，经皮下组织、腹白线、腹横筋膜。穴区浅层有肋间神经前皮支分布；深层有肋间神经和腹壁上动脉分布；再深层可及腹腔。

【功能】和中理气，分利水湿。

【主治】水肿、小便不通、腹泻、腹痛、反胃、吐食。

【操作】直刺1～2寸。可灸。

【备考】①《圣济总录》水分、石门主少腹中拘急痛。②《针灸大成》绕脐痛，水分、神阙、气海。③《针灸集成》浮肿，水分、三阴交、脾俞。④《席弘赋》水肿水分兼气海，皮内随针气自消。⑤配阴陵泉、足三里治肠鸣泄泻；配中脘、脾俞、肺俞、三阴交治腹水、水肿；配关元、中极治小便不利。

10. 下脘

【出处】《黄帝内经·灵枢》。

【命名】脘同管，原指胃的内腔，穴在脐上2寸，是指胃的下部，因名下脘。

【类属】《针灸甲乙经》足太阴、任脉之会穴。

【定位】在上腹部，前正中线上，当脐中上2寸（图1－3－107)。

【解剖】同水分穴。

【功能】和中理气，消积化滞。

【主治】腹痛、腹胀、泄泻、呕吐、食谷不化、痞块。

【操作】直刺1～2寸。可灸。

【备考】①《百症赋》腹内肠鸣，下脘、陷谷能平。②《备急千金要方》凡饮食不化，入腹还出，先取下管，后取足三里泻之。③《针灸大成》翻胃：先取下脘，后取足三里（泻)、肾俞、膈俞（百壮)、中脘、脾俞。④配足三里、胃俞、四缝治胃痛、消化不良；配中脘、内关治呕吐；配天枢治肠鸣腹泻。⑤配中脘、内关、足三里治胃肠道病症。

11. 建里*

【出处】《针灸甲乙经》。

【命名】建有调理之意；里指腹里。建里穴有调理脾胃作用，故名。

【定位】在上腹部，前正中线上，当脐中上3寸（图1－3－107)。

【解剖】同水分穴。

【功能】和中理气，消积化滞。

【主治】胃痛、呕吐、腹胀肠鸣、水肿、食欲不振。

【操作】直刺1～2寸。可灸。

【备考】①《百症赋》建里、内关扫尽胸中之苦闷。②《长桑君天星秘诀歌》肚腹浮肿胀膨膨，先针水分泻建里。③配内关、足三里、脾俞、胃俞治胃病。④配上脘、天枢、足三里治疗腹胀肠鸣和消化不良。

12．中脘*

【出处】《脉经》。

【命名】脘同管，原指胃内腔；穴在脐上4寸，中指胃的中部，故名中脘。

【类属】胃的“募穴”；八会穴之一“腑会”；《针灸大成》手太阳、少阳、足阳明、任脉之会穴。

【定位】在上腹部，前正中线上，当脐中上4寸（图1－3－107）。

【解剖】同水分穴。

【功能】调理中焦，行气活血，清热化滞。

【主治】胃痛、呕吐、吞酸、呃逆、腹胀、泄泻、黄疸、癫狂。

【操作】直刺1～1.5寸。可灸。

【备考】①《备急千金要方》中管、承满主胁下坚痛；中管、大陵主目黄震寒。②《针灸资生经》中脘、三阴交治食不化；霍乱吐泻……须先中脘而后水分可也。③《针灸大成》霍乱吐泻：中脘，天枢；温疟：中脘、大椎；喘息不能行：中脘、期门、上廉。④《针灸聚英》便血，灸中脘、三里、气海等穴。⑤配公孙、内关、足三里、天枢治胃肠疾患；配曲池、上巨虚治痢疾；配阳陵泉、四缝治胆道蛔虫。

13．上脘*

【出处】《黄帝内经·灵枢》。

【命名】脘同管，原指胃内腔；穴在脐上5寸，是指胃的上部，故名上脘。

【类属】《针灸甲乙经》任脉、足阳明、手太阳会穴。

【定位】在上腹部，前正中线上，当脐中上5寸（图1－3－107）。

【解剖】同水分穴。

【功能】和中降逆，清热化痰。

【主治】胃痛、呕吐、呃逆、腹胀、癫痫。

【操作】直刺1～1.5寸。可灸。

【备考】①《针灸资生经》上管、不容、大陵主呕血；上管、中管主寒中伤饱，食欲不化。②《针灸大成》臌胀：针上脘、足三里、章门、阴谷、关元、期门、行间、脾俞、悬钟、承浆。③《玉龙歌》上管、中管治心9种之心痛。④《百症赋》发狂奔走，上脘同起神门。⑤配中脘、足三里、内关、天枢治胃病，呕吐，腹胀；配风池、丰隆、申脉、后溪、照海治癫痫。

14．巨阙

【出处】《脉经》。

【命名】巨阙，原意为大牌楼，穴属心募，意指通过此处而上达心部。《针灸问对》云：“巨阙，心主宫城也”故名。

【类属】心的“募穴”。

【定位】在上腹部，前正中线上，当脐中上6寸（图1－3－107）。

【解剖】同水分穴。

【功能】和中降逆，宁心安神。

【主治】胸痛、心痛、心悸、呕吐、癫狂痫。

【操作】向上斜刺0.5～1寸。可灸。

【备考】①《备急千金要方》巨阙，筑宾，主狂易妄言怒骂；巨阙、关冲、支沟、公孙、阴陵泉主霍乱。②《胜玉歌》霍乱心疼，吐痰涎，巨阙着艾便安然。③《针灸资生经》巨阙、心俞疗心烦；巨阙、上管，主腹胀、心腹满。④《百症赋》膈疼饮蓄难禁，膻中、巨阙便针。⑤配内关、心俞可治心痛、心悸；配中脘、天突治疗咳逆上气；配风池、后溪、申脉治癫痫。

15．鸠尾

【出处】《黄帝内经·灵枢》、《黄帝内经·素问》。

【命名】胸骨剑突形同斑鸠的尾，穴在其下方，故名鸠尾。

【类属】为任脉之“络穴”。

【定位】在上腹部，前正中线上，当剑胸结合部下1寸（图1－3－107）。

【解剖】同水分穴。

【功能】和中降逆，清热化痰。

【主治】胸痛、呃逆、腹胀、癫狂痫。

【操作】向上斜刺0.5～1寸。可灸。

【备考】①《针灸大成》食痫，鸠尾、中脘、少商。②《胜玉歌》后溪、鸠尾及神门，治疗五痫立便痊。③《席弘赋》鸠尾能治五般痫，若下涌泉人不死。④《备急千金要方》痫，灸鸠尾骨及大椎各二壮。⑤配中脘、丰隆宽胸化痰；配梁门、足三里治胃痛；配后溪、申脉治癫痫。

16．中庭

【出处】《针灸甲乙经》。

【命名】宫前场地为庭，心为君主之官，昔有庭殿之称，穴在膻中之下，故名中庭。

【定位】在胸部，当前正中线上，平第5肋间，即剑胸结合部（图1－3－108）。

【解剖】针刺入皮肤，经皮下组织，达胸剑结合。穴区浅层有第6肋间神经前皮支分布；深层有第6肋间神经和胸廓内动脉前穿支分布。

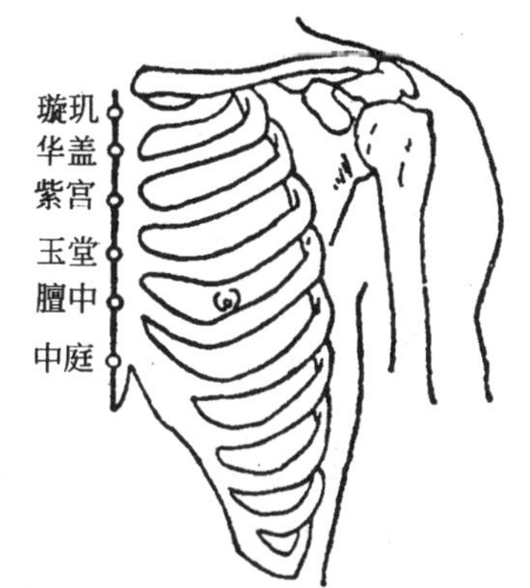

图1－3－108

【功能】宽胸理气，降逆止呕。

【主治】胸胁胀满，心痛，呕吐，小儿吐乳。

【操作】平刺0.3～0.5寸。可灸。

【备考】①《备急千金要方》中庭、中府主膈食不下，呕吐还出。②《针灸资生经》中庭、俞府，意舍治呕吐。③配天突治咽喉梗塞；配内关治呕吐，小儿吐乳。

17．膻中

【出处】《黄帝内经·灵枢》。

【命名】膻同坛，胸同坛，穴在其中，故名膻中。

【类属】心包的“募穴”；八会穴之一，气会膻中；足太阴、少阴、手太阳、少阳、任脉会穴。

【定位】在胸部，当前正中线上，平第 4 肋间隙，两乳头连线的中点（图 1－3－108）。

【解剖】针刺入皮肤，经皮下组织、胸骨。穴区浅层有第 4 肋间神经前皮支分布；深层有第 4 肋间神经和胸廓内动脉前穿支分布。

【功能】宽胸理气，降逆化痰。

【主治】咳嗽、气喘、胸痛、呕吐。

【操作】平刺 0.3～0.5 寸。可灸。

【备考】①《备急千金要方》膻中、华盖主短气不得息，不能言；膻中、天井主心胸痛。②《百症赋》膈痛饮蓄难禁，膻中、巨阙便针。③《行针指要歌》或针气，膻中一穴分明记。④《针灸大成》吐血等症，膻中、中脘、气海、三里、乳根、支沟。⑤配中脘、气海治呕吐；配液门治乳汁少；配天池治乳胀乳痈；配心俞、内关治心绞痛；配肺俞、天突、尺泽、列缺治肺疾病。

18．玉堂

【出处】《难经·三十一难》。

【命名】高庭大屋为堂，心为君主，肺为华盖，其处尊贵，穴居其中，且主肺疾，故名玉堂。

【定位】在胸部，当前正中线上，平第 3 肋间（图 1－3－108）。

【解剖】针刺入皮肤，经皮下组织、胸骨。穴区浅层有第 3 肋间神经前皮支分布；深层有第 3 肋间神经和胸廓内动脉前穿支分布。

【功能】宽胸理气，止咳利咽。

【主治】咳嗽、气喘、胸痛、呕吐。

【操作】平刺 0.3～0.5 寸。可灸。

【备考】①《百症赋》烦心呕吐，幽门开彻玉堂明。②《备急千金要方》紫宫、玉堂、太溪主咳上气，心烦。③《针灸资生经》紫宫、中庭、涌泉治胸胁支满。④配巨阙、郄门治胸痛；配天突、廉泉治喉痹，咽塞；配膻中、尺泽、列缺等治咳喘。

19．紫宫

【出处】《针灸甲乙经》。

【命名】紫宫即紫禁宫，昔时天帝之座。穴处内应于心，心为君主之官，意指心神所居，故名紫宫。

【定位】在胸部，当前正中线上，平第 2 肋间（图 1－3－108）。

【解剖】针刺入皮肤，经皮下组织、达胸骨。穴区浅层有第 2 肋间神经前皮支分布；深层有第 2 肋间神经和胸廓内动脉前穿支分布。

【功能】宽胸止咳，清肺利咽。

【主治】咳嗽、气喘、胸痛。

【操作】平刺 0.3～0.5 寸。可灸。

【备考】①《备急千金要方》紫宫、玉堂、太溪主咳逆上气，心烦。②配肺俞、风门、天突治疗咳嗽气喘；配廉泉、天突治喉痹咽塞。

20．华盖

【出处】《针灸甲乙经》。

【命名】肺为五脏之华盖，该穴主治肺疾，故名华盖。

【定位】在胸部，当前正中线上，平第1肋间（图1-3-108）。

【解剖】针刺入皮肤，经皮下组织、胸骨。穴区浅层有第1肋间神经前皮支分布；深层有第1肋间神经和胸廓内动脉前穿支分布。

【功能】宽胸理气，清肺化痰。

【主治】咳嗽、气喘、胸胁胀痛。

【操作】平刺0.3～0.5寸。可灸。

【备考】①《百症赋》久知胁肋疼痛，气户华盖有灵。②配支沟治胸胁支满；配尺泽，肺俞治咳嗽，气喘。

21．璇玑

【出处】《针灸甲乙经》。

【命名】璇玑即天斗魁星，所居正中，万星环绕。肺如五脏之天，穴居其正中，能宣肺气，故名璇玑。

【定位】在胸部，当前正中线上，天突下1寸（图1-3-108）。

【解剖】同华盖穴。

【功能】宽胸理气，利肺止咳。

【主治】咳嗽、气喘、胸痛、咽喉肿痛。

【操作】平刺0.3～0.5寸。可灸。

【备考】①《备急千金要方》璇玑鸠尾主喉痹咽肿，水浆不下。②《席弘赋》胃中有积刺璇玑，三里功多人不知。③《百症赋》胸满项强，神藏璇玑已试。④配足三里治胃痛；配中脘、支沟治胸胁满痛。

22．天突*

【出处】《黄帝内经·灵枢》、《黄帝内经·素问》。

【命名】天指位置高，突指突出，又指咽囱，此穴能通利肺气，故名天突。

【类属】《针灸甲乙经》阴维、任脉之会穴。

【定位】在颈部，当前正中线上，胸骨上窝中央（图1-3-109）。

【解剖】针刺入皮肤，经皮下组织、左、右胸骨舌骨肌之间、左、右胸骨甲状肌之间、上纵隔蜂窝组织、气管前间隙。

【功能】宽胸理气，清热化痰。

【主治】咳嗽、气喘、胸痛、咽喉肿痛、暴喑、瘿气、梅核气、噎膈。

【操作】先直刺0.2寸，然后将针尖转向下方，紧靠胸骨后方刺1～1.5寸。可灸。

【备考】①《备急千金要方》天突、华盖主咳逆上气喘暴。②《针灸资生经》天突、天冲治气噎。③《百症赋》咳嗽连声，肺俞须迎天突穴。④《胜玉歌》更有天突与筋缩，小儿吼闭自然疏。⑤配廉泉、内关治失语；配尺泽、膻中治咳嗽、哮喘。

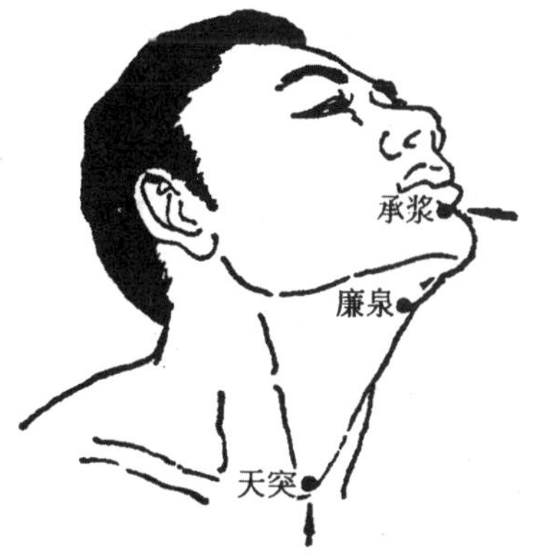

图1-3-109

23. 廉泉

【出处】《黄帝内经·灵枢》、《黄帝内经·素问》。

【命名】舌为廉，又指棱角状，此处指喉头、舌骨，液为泉，穴当其上之凹陷，故名廉泉。

【类属】《针灸甲乙经》阴维、任脉之会。

【定位】在颈部，当前正中线上，结喉上方，舌骨上缘凹陷处（图 1－3－109）。

【解剖】针刺入皮肤，经皮下组织、下颌舌骨肌、颏舌肌。穴区浅层有颈横神经分布；深层有下颌神经肌支、舌下神经、舌动脉和甲状腺上动脉分布。

【功能】通利舌咽，清热化痰。

【主治】舌下肿痛、舌纵流涎、舌强不语、暴喑、喉痹、吞咽困难。

【操作】向舌根斜刺 0.5～0.8 寸。可灸。

【备考】①《备急千金要方》廉泉、然谷主舌下肿难言，舌疭涎出。②《百症赋》廉泉、中冲，舌下肿痛堪取。③配通里、心俞治失语；配少商、合谷治咽喉肿痛。

24. 承浆

【出处】《针灸甲乙经》。

【命名】承即接受；浆指涎。穴当唇下正中凹陷，可承接口涎，故名承浆。

【类属】《奇经八脉考》手足阳明、督脉、任脉之会穴。

【定位】在面部，当颏唇沟的正中凹陷处（图 1－3－109）。

【解剖】针刺入皮肤，经皮下组织、口轮匝肌。穴区浅层有颏神经分布；深层有面神经下颌支和下唇动脉分布。

【功能】开窍醒神，祛风通络。

【主治】口㖞、齿龈肿痛、流涎、暴喑、癫狂。

【操作】斜刺 0.3～0.5 寸。可灸。

【备考】①《针灸甲乙经》衄血不止，承浆及委中方之。②《备急千金要方》承浆、前顶、天柱、脑腔、目窗主目眩瞑。③《针灸集成》口中生疮，承浆、劳宫。④配太阳、下关、地仓、颊车治口㖞；配廉泉治流涎；配颊车、合谷治牙痛。

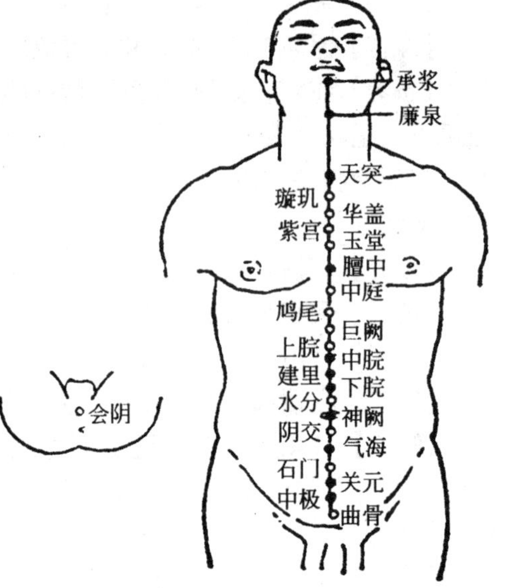

图 1－3－110 任脉腧穴总图

本经计有 24 个腧穴（图 1－3－110），体表起于会阴，止于承浆。其主治提要详见下表 3－13。

表 1－3－13　任脉腧穴主治提要表

穴名	部位	主治	
		1	2
会阴	阴部	阴痒、遗精、小便不利	
曲骨	下腹	阳痿、遗尿、尿闭、带下	

续表

穴名	部位	主治	
		1	2
中极	下腹	遗精、阴挺、小便频数或不利、月经不调	
关元	下腹	遗精、带下、小便频数或不利	脱症
石门	下腹	经闭、泄泻、产后出血、腹痛	
气海	下腹	遗尿、崩漏、带下、月经不调	中风脱症
阴交	下腹	崩漏、带下、月经不调、产后出血	
下腹部腧穴，主要治疗前阴、妇科及肠疾患			
神阙	脐中	泄泻、腹痛、肠鸣	中风脱症
水分	上腹	水肿、腹痛、肠鸣	
下脘	上腹	泄泻、肠鸣、腹胀	
建里	上腹	呕吐、腹胀	
中脘	上腹	胃痛、反胃、呕吐、腹胀	
上脘	上腹	胃痛、反胃、呕吐	
巨阙	上腹	心胸痛、吞酸、呕吐、反胃、噎膈	
鸠尾	上腹	心胸痛、反胃	癫狂痫
上腹部腧穴，主要治疗胃肠疾患及神志病			
中庭	胸部	胸胀满、噎膈	
膻中	胸部	气喘、胸痛、噎膈	乳少
玉堂	胸部	咳嗽、气喘、胸痛	
紫宫	胸部	咳嗽、气喘、胸痛、心悸	
华盖	胸部	咳嗽、气喘、胸痛	
璇玑	胸部	咳嗽、气喘、胸痛	
胸部腧穴，主要治疗胸、肺及食道疾患			
天突	颈部	咳嗽、气喘、咽肿、暴喑	
廉泉	颈部	舌强、舌下痛、流涎、吞咽困难	
颈部腧穴，主要治疗咳嗽、食管、咽喉疾患			
承浆	颐部	口眼㖞斜、面肿、龈肿	
唇部腧穴，主要治疗口齿疾患			

二、督脉（28 穴）

（一）循行路线

起于小腹内，下出会阴部，向后行于脊柱的内部，上达项后风府，进入脑内，上行巅顶，沿前额下行鼻柱，到上唇内系带处（图 1－3－111）。

（二）病候举要

实证可见脊柱强痛、角弓反张等；虚证则出现头晕目眩、摇曳不定等。

（三）腧穴歌诀

十四督脉行脊梁，尾闾骨端是长强。
二十一椎为腰俞，十六阳关细推详。
命门十四三悬枢，十一椎下脊中藏。
中枢十椎九筋缩，七椎之下乃至阳。
六灵五神三身柱，陶道一椎之下襄。
大椎正在一椎上，诸阳会此仔细详。
哑门入发五分是，风府一寸宛中当。
府上寸半寻脑户，强间户上寸半量。
后顶再上一寸半，百会七寸顶中央。
前顶囟会俱寸五，上星入发一寸量。
神庭五分入发际，素髎鼻尖准头乡。
人中鼻下上唇陷，兑端唇上尖端藏。
龈交上齿龈缝里，经行背头居中行。

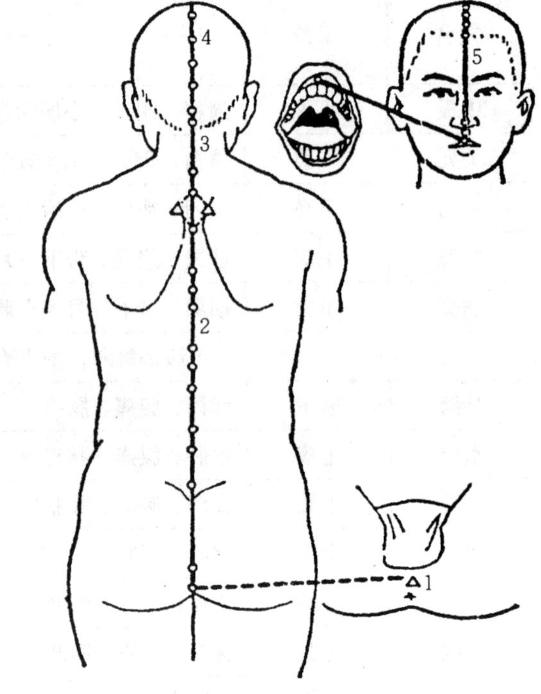

图 1－3－111　督脉循行示意图

1．起于下极之输　2．并于脊里　3．上至风府，入脑　4．上巅　5．循额，至鼻柱

（四）腧穴分述

1．长强*

【出处】《黄帝内经·灵枢》。

【命名】督脉之络，夹脊、上项、散头上，其分布路线长而作用强，故名长强。

【类属】督脉之“络”穴；《奇经八脉考》督脉、足太阳、少阴会穴。

【定位】在尾骨端下，当尾骨端与肛门连线的中点处（图 1－3－112）。

【解剖】针刺入皮肤，经皮下组织、肛尾韧带、肛门外括约肌深部、肛提肌。穴区浅层有肛神经皮支（阴部神经分支）分布；深层有肛神经肌支和肛动脉（阴部内动脉分支）分布。

【功能】清热利湿，调理下焦。

【主治】泄泻、便血、便秘、痔疾、脱肛、癫狂痫、腰脊和尾骶部疼痛。

【操作】斜刺，针尖向上与骶骨平行刺入 0.5～1 寸，不得刺穿直肠，防止感染。可灸。

【备考】①《备急千金要方》长强、小肠俞主大小便难，淋癃。②《针灸资生经》长强、身柱疗小儿惊痫。③《玉龙歌》长强、承山灸痔最妙。④《百症赋》刺长强与承山，善主肠风新下血。⑤配百会、大肠俞、承山治脱肛；配会阳、大肠俞、小肠俞治大便、小便难。

2．腰俞

【出处】《黄帝内经·素问》。

【命名】《黄帝内经·素问》：“腰尻之解……是腰俞。”腰尻指骶骨，解指骶管裂孔处，穴位一般都可称“俞”，因名。

【定位】在骶部，当后正中线上，适对骶管裂孔（图 1－3－112）。

【解剖】针刺入皮肤，经皮下组织、骶骨。穴区浅层有臀中皮神经分布；深层有骶神经

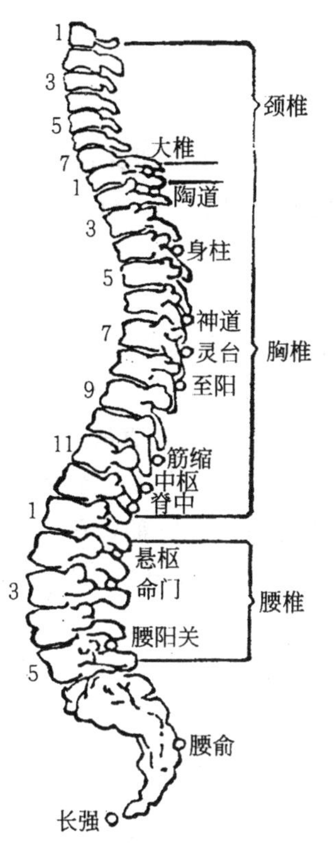

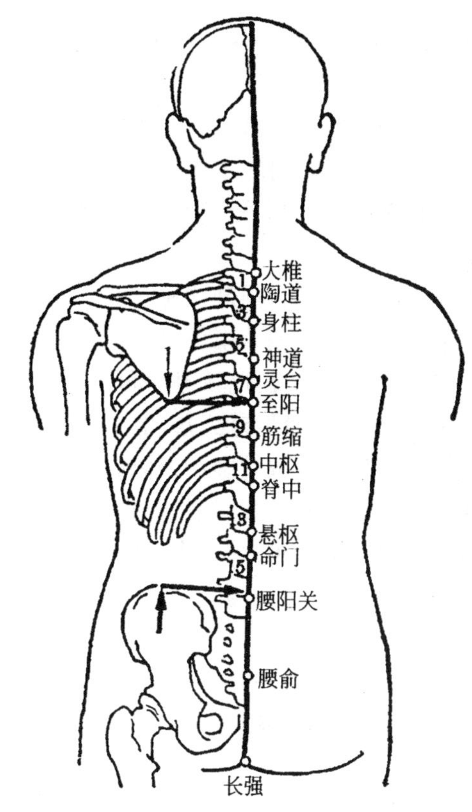

图 1－3－112

后支、骶正中动脉后支和臀下动脉分布。

【功能】培补下焦，清热利湿。

【主治】月经不调、痔疾、腰脊强痛、下肢痿痹、癫痫。

【操作】向上斜刺 0.5～1 寸。可灸。

【备考】①《备急千金要方》腰俞、长强、膀胱俞、气冲、上髎、下髎，居髎主腰痛。②《针灸资生经》腰俞、风府，主足不仁。③《针灸大成》腰背强直，不能转侧；腰俞、肺俞。④《席弘赋》冷风冷痹疾难愈，环跳、腰俞针与烧。⑤配百会、大肠俞、承山治脱肛；配委中治腰脊强痛。

3. 腰阳关

【出处】《针灸大全》《黄帝内经·素问》王注原称“阳关”。

【命名】穴在关元俞上方，相当腹部关元穴上部。考关元为元阴元阳交关之处，此穴属督脉为阳，为元阴元阳的会所，因名腰阳关。

【定位】在腰部，当后正中线上，第 4 腰椎棘突下凹陷中（图 1－3－112）。

【解剖】针刺入皮肤，经皮下组织、棘上韧带、棘间韧带。穴区浅层有腰神经后支的皮支分布；深层有腰神经后支和腰动脉分布。

【功能】壮腰补肾，疏利关节。

【主治】月经不调、遗精、阳痿、腰骶痛、下肢痿痹。

【操作】向上斜刺 0.5～1 寸。可灸。

【备考】①配肾俞、环跳、足三里、委中治腰腿疼痛，下肢痿痹。②配关元、次髎、三阴交治阳痿、遗精、月经痛、带下。

4. 命门*

【出处】《针灸甲乙经》。

【命名】肾气为一身之本，穴当两肾俞之间，为生命的重要门户，故名命门。

【定位】在腰部，当后正中线上，第2腰椎棘突下凹陷中（图1－3－112）。

【解剖】同腰阳关。

【功能】培元固本，强健腰膝。

【主治】阳痿、遗精、带下、遗尿、尿频、月经不调、泄泻、腰脊强痛、手足逆冷。

【操作】向上斜刺0.5~1寸。可灸。

【备考】①《玉龙歌》老人虚弱小便多，夜起频频更苦何，针助命门真妙穴，艾加肾俞疾能和。②《玉龙歌》肾败腰虚小便频，夜间起止苦劳神，命门若得金针助，肾俞艾灸起邅迍。③《类经图翼》阳不起，命门、肾俞、气海、然谷；胎屡堕，命门、肾俞、中极、交信、然谷。④《标幽赋》取肝俞与命门，使瞽士视秋毫之末。⑤配肾俞、环跳、委中治腰背疼痛；配天枢、足三里治五更泄泻。

5. 悬枢

【出处】《针灸甲乙经》。

【命名】“悬”指悬系；“枢”指枢机。此穴两旁为三焦俞，三焦为气机运化之枢纽，故名悬枢。

【定位】在腰部，后正中线上，第1腰椎棘突下凹陷中（图1－3－112）。

【解剖】同腰阳关。

【功能】温肾健脾，强健腰膝。

【主治】泄泻、腹痛、腰脊强痛。

【操作】向上微斜刺0.5~1寸。可灸。

【备考】配足三里、内关治疗胃痛；配天枢、气海治泄泻；配肾俞治腰痛；配命门、脊中、中枢、大椎治疗增生性脊柱炎。

6. 脊中*

【出处】《针灸甲乙经》。

【命名】脊柱共为二十一椎，此穴在十一椎下，适当脊柱的中部，故名脊中。

【定位】在背部，后正中线上，第11胸椎棘突下凹陷中（图1－3－112）。

【解剖】针刺入皮肤，经皮下组织、棘上韧带、棘间韧带。穴区浅层有胸神经后支的皮支分布；深层有胸神经后支和肋间后动脉背侧支分布。

【功能】温肾健脾，强健腰膝。

【主治】泄泻、黄疸、痔疾、癫痫、小儿疳积、脱肛、腰脊强痛。

【操作】向上斜刺0.5~1寸。《针灸甲乙经》云“禁不可灸”。

【备考】①《针灸资生经》脊中、涌泉治风痫。②配中枢、命门治疗下肢瘫软；配足三里、中脘、建里治疗腹满，食少；配气海、长强治脱肛。

7. 中枢

【出处】《黄帝内经·素问》王注。

【命名】“中”指中间、中部；“枢”有枢机、转动之意。穴在脊柱中部，为躯体转动之枢纽，故名中枢。

【定位】在背部，当后正中线上，第10胸椎棘突下凹陷中（图1-3-112）。

【解剖】同脊中穴。

【功能】温腰健脾，和胃止痛。

【主治】黄疸、呕吐、腹满、腰脊强痛。

【操作】向上斜刺0.5～1寸；可灸。

【备考】①《黄帝内经·素问》背与心相控而痛，所治天突与十椎。②配脊中、命门治下肢瘫软。

8．筋缩

【出处】《针灸甲乙经》。

【命名】穴两侧为肝俞，肝主筋，该穴主治痉挛、抽搐等筋脉挛缩之病，故名筋缩。

【定位】在背部，当后正中线上，第9胸椎棘突下凹陷中（图1-3-112）。

【解剖】同脊中穴。

【功能】镇惊熄风，通络止痉。

【主治】癫痫、抽搐、背强、胃痛。

【操作】向上微斜刺0.5～1寸。可灸。

【备考】①《备急千金要方》筋缩、曲骨、阴谷、行间主惊痫狂走癫疾。②《百症赋》脊强兮水道、筋缩。③《胜玉歌》更有天突与筋缩，小儿吼闭自然疏。④配太冲、百会治眩晕；配印堂、鸠尾治癫痫。

9．至阳*

【出处】《针灸甲乙经》。

【命名】上脊为“阳中之阳”，穴属督脉，在七椎下，“七”为阳数，故名至阳。

【定位】在背部，当后正中线上，第7胸椎棘突下凹陷中（图1-3-112）。

【解剖】同脊中穴。

【功能】宽胸利气，健脾调中。

【主治】胸胁胀满、黄疸、咳嗽、气喘、背痛、脊强。

【操作】向上斜刺0.5～1寸。可灸。

【备考】配阳陵泉、日月治胁肋痛；配内关、三里治胃病。

10．灵台

【出处】《黄帝内经·素问》王注。

【命名】“灵”指心灵；“台”指高处。穴在背上部，近于心脏，故名灵台。

【定位】在背部，当后正中线上，第6胸椎棘突下凹陷中（图1-3-112）。

【解剖】同脊中穴。

【功能】宣肺通络，清热解毒。

【主治】咳嗽、气喘、疔疮、脊背强痛。

【操作】向上斜刺0.5～1寸。可灸。

【备考】配合谷、委中治疔疮；配委中点刺出血，治丹毒、蜂窝组织炎。

11．神道

【出处】《针灸甲乙经》。

【命名】“神”指心神，是穴两侧为心俞；作用与心相关，故名神道。

【定位】在背部，当后正中线上，第5胸椎棘突下凹陷中（图1－3－112）。

【解剖】同脊中穴。

【功能】镇惊宁神，通经止痛。

【主治】心悸、健忘、咳嗽、脊背强痛。

【操作】向上斜刺0.5～1寸。可灸。

【备考】①《针灸资生经》神道、幽门、列缺、膏肓俞治健忘。②《百症赋》风痫常发，神道还需心俞宁。③《备急千金要方》神道、关元主身热头痛，进退往来。④配神门、三阴交治失眠；配心俞治癫痫。

12. 身柱*

【出处】《针灸甲乙经》。

【命名】支持为柱，穴在两肺俞之中，适当两肩胛的中央，为肩胛荷重的撑柱，因名身柱。

【定位】在背部，当后正中线上，第3胸椎棘突下凹陷中（图1－3－112）。

【解剖】同脊中穴。

【功能】宣肺止咳，宁心安神。

【主治】咳嗽、气喘、癫痫、脊背强痛。

【操作】向上斜刺0.5～1寸。可灸。

【备考】①《百症赋》癫疾必身柱本神之令。②配神门、行间治癫、狂、痫；配风门、膻中、列缺治胸闷，咳喘。

13. 陶道

【出处】《针灸甲乙经》。

【命名】“陶”指陶灶（窑），意指阳气通行有如陶灶的通道，因名陶道。

【类属】《针灸甲乙经》督脉、足太阳之会穴。

【定位】在背部，当后正中线上，第1胸椎棘突下凹陷中（图1－3－112）。

【解剖】同脊中穴。

【功能】解表退热，镇惊安神。

【主治】头痛、疟疾、热病、脊强。

【操作】向上斜刺0.5～1寸。可灸。

【备考】①《百症赋》岁热时行，陶道复求肺俞理。②《针灸资生经》陶道、神道、风池，治洒淅寒热。③配风门、身柱、至阳、后溪治头项脊背强痛；配大椎、间使、内关、曲池治疟疾。

14. 大椎*

【出处】《黄帝内经·素问》。

【命名】第7颈椎棘突隆起高大，穴在其下，故名大椎。

【类属】《铜人腧穴针灸图经》手足三阳、督脉之会穴。

【定位】当后正中线上，第7颈椎棘突下凹陷中（图1－3－112）。

【解剖】针刺入皮肤，经皮下组织、棘上韧带、棘间韧带。穴区浅层有第8颈神经后支的皮支分布；深层有第8颈神经后支和颈横动脉分布。

【功能】疏风解表，清热通里。

【主治】热病、疟疾、咳嗽、气喘、骨蒸盗汗、癫痫、头痛项强、肩背痛、腰脊强痛、风疹。

【操作】向上斜刺0.5～1寸。可灸。

【备考】①《黄帝内经·素问》灸寒热之法，先灸项大椎，以年为壮数，次灸橛骨，以年为壮数。②《备急千金要方》若脊强反张，灸大椎，并灸诸脏俞，及督脊中……十日完可灸三壮，一月以上可灸五壮。③《肘后备急方》疟疾寒热真可畏，须知虚实可用意，间使宜透支沟中，大椎七壮合圣治。④《行针指要歌》或针劳，须向膏肓及百劳。⑤配曲池、外关、合谷、风池治外感发热头痛；配风池、后溪、人中、申脉治小儿惊风。

15．哑门*

【出处】《黄帝内经·素问》。

【命名】本穴主治音哑不能言，是治哑的关键门，故名哑门。

【类属】《针灸甲乙经》督脉、阳维之会。

【定位】在项部，当后发际正中直上0.5寸，第1颈椎下（图1－3－113）。

【解剖】针刺入皮肤，经皮下组织、项韧带、棘间韧带、黄韧带。穴区浅层有第3颈神经后支及其伴行的动脉分布；深层有枕大神经和枕动脉分布；再深层可穿透被膜，损伤脊髓。

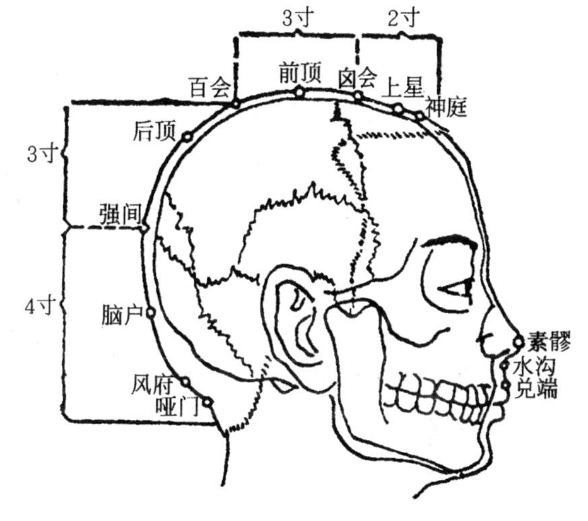

图1－3－113

【功能】疏风通络，开窍醒脑。

【主治】暴喑、舌强不语、癫狂痫、头痛、项强。

【操作】向下颌方向缓慢刺入0.5～1寸。不可向上斜刺或深刺，因为深部接近延髓，必须严格掌握针刺的角度和深度，行针时不宜大幅度捻转、提插。禁灸。

【备考】①《针灸大成》舌强：哑门、少商、鱼际、二间、中冲、阴谷、然谷。②《百症赋》哑门、关冲，舌缓不语而要紧。③《针灸资生经》哑门、通天、跗阳治头重。④《针灸全书》喑哑，哑门、风府、通里、合谷。⑤配廉泉、耳门、听宫、听会、翳风、合谷治聋哑；配涌泉治中风、失语；配大椎、水沟、腰俞治癫痫。

16．风府*

【出处】《黄帝内经·灵枢》、《黄帝内经·素问》。

【命名】“风”指风邪；“府”指聚会之处。意指穴处为风邪侵袭的部位，主治一切风证，故名风府。

【类属】《奇经八脉考》督脉、足太阳、阳维脉之会穴。

【定位】在项部，当后发际正中直上1寸，枕外隆凸直下，两侧斜方肌之间凹陷中（图1－3－113）。

【解剖】同哑门穴。

【功能】清热散风，通关开窍。

【主治】头痛、项强、眩晕、咽喉肿痛、失音、癫狂、中风。

【操作】直刺或向下斜刺 0.5～1 寸。针尖不可向上，以免刺入枕骨大孔，误伤延髓。禁灸。

【备考】①《针灸大成》鼻衄：风府、二间、迎香。狂走：风府、阴谷。②《医宗金鉴》哑门、风府二穴主治中风舌缓，暴喑不语，伤风伤寒，头痛项急不得回顾及抽搐等病。③《席弘赋》风府、风池寻得到，伤寒百病一时消。④《行针指要歌》或针风，先向风府、百会中。⑤配风池、水沟、合谷、太冲治小儿惊风；配大椎、本神、身柱治癫痫。

17. 脑户

【出处】《针灸甲乙经》。

【命名】脑之门户指枕骨大孔部，是穴位于枕骨大孔之上方，是脑气出入之所，故名脑户。

【类属】《针灸甲乙经》督脉、足太阳之会穴。

【定位】在头部，当后发际正中直上 2.5 寸，风府上 1.5 寸，枕外隆凸的上缘凹陷处（图 1－3－113）。

【解剖】针刺入皮肤，经皮下组织、枕额肌枕腹。穴区浅层有枕大神经分布；深层有面神经耳后支和枕动脉分布。

【功能】散风清热，开窍镇痉。

【主治】头痛、头晕、项强、失音、癫痫。

【操作】平刺 0.5～0.8 寸。可灸。

【备考】①《备急千金要方》脑户、通天、脑空主头重痛。②《针灸资生经》脑户、听会、听宫、风府、翳风主骨酸眩狂，瘈疭，口禁，喉鸣沫出，喑不能言；脑户、胆俞、意舍，阳纲治目黄。③配列缺治头痛；配大椎、风门治颈项强痛；配水沟、廉泉、涌泉治喑不能言。

18. 强间*

【出处】《针灸甲乙经》。

【命名】“强”指强急；“间”指间隙或处所。是穴主治头项强痛，故名强间。

【定位】在头部，当后发际正中直上 4 寸（脑户上 1.5 寸）（图 1－3－113）。

【解剖】针刺入皮肤，经皮下组织、帽状腱膜。穴区有枕大神经和枕动脉分布。

【功能】清头散风，镇静安神。

【主治】头痛、目眩、项强、癫狂。

【操作】平刺 0.5～0.8 寸。可灸。

【备考】①《百症赋》强间、丰隆之际，头痛难禁。②配丰隆治头痛；配百会、承光治心烦，配风门治项强。

19. 后顶

【出处】《针灸甲乙经》。

【命名】穴在头“顶”部，以百会为中，在其后方，故名后顶。

【定位】在头部，当后发际正中直上 5.5 寸（脑户上 3 寸）（图 1－3－113）。

【解剖】同强间穴。

【功能】清头散风，镇静安神。

【主治】头痛、眩晕、癫狂痫。

【操作】平刺 0.5～0.8 寸。可灸。

【备考】①《针灸资生经》后顶、玉枕、颔厌，疗风眩；后顶、外丘，治颈项痛，恶风寒。②《循行考穴编》主头风眩晕，如顶心痛，刺之，须泻涌泉，使上下相通，易愈也。③配液门、阳辅治癫痫；配百会、前顶、太冲治巅顶痛。

20．百会*

【出处】《针灸甲乙经》。

【命名】“百”形容多；“会”指聚会。意指百脉聚会，头为诸阳之会，穴居巅顶正中，为三阳五会之所，故名百会。

【类属】《针灸聚英》手足三阳、督脉之会穴。

【定位】在头部，当前发际正中直上 5 寸，或两耳尖连线的中点处（图 1－3－113）。

【解剖】针刺入皮肤，经皮下组织、帽状腱膜。穴区有滑车上神经和颞浅动脉分布。

【功能】开窍醒脑，回阳固脱。

【主治】头痛、眩晕、中风失语、癫狂、脱肛、泄泻、阴挺、健忘、不寐。

【操作】平刺 0.5～0.8 寸。可灸。

【备考】①《针灸聚英》痛风，针百会、环跳。②《针灸大成》百会、长强、大肠俞治小儿脱肛。③《行针指要歌》或针风，先向风府百会中。④《灵光赋》百会，鸠尾治痢疾。⑤配中脘、气海、足三里治疗中气不足；配子宫、关元、次髎治子宫脱垂；配中脘、天枢、气海、足三里治胃下垂。

21．前顶*

【出处】《针灸甲乙经》。

【命名】穴居“顶”部，百会之“前”，故名前顶。

【定位】在头部，当前发际正中直上 3.5 寸（百会前 1.5 寸）（图 1－3－113）。

【解剖】同百会穴。

【功能】清头散风。

【主治】头痛、眩晕、鼻渊、癫痫。

【操作】平刺 0.5～0.8 寸。可灸。

【备考】①《备急千金要方》前顶、后顶、颔厌、主风眩、偏头痛。②《针灸资生经》前顶、五处治头风目眩，目戴上。③《百症赋》原夫面肿虚浮，须仗水沟、前顶。④配长强、瘈疭治小儿惊痫；配百会、风池、申脉、太冲治头晕，目眩。

22．囟会

【出处】《黄帝内经·灵枢》。

【命名】穴当囟门所在，故名囟会。

【定位】在头部，当前发际正中直上 2 寸（百会前 3 寸）（图 1－3－113）。

【解剖】同百会穴。

【功能】清头散风。

【主治】头痛、眩晕、鼻渊、癫痫。

【操作】平刺 0.5～0.8 寸。囟门未合者不宜针刺。

【备考】①《百症赋》囟会连于玉枕，头风疗以金针。②《玉龙歌》卒暴中风，顶门、百会。③《针灸资生经》囟会、上星皆治鼻衄。④配百会治头昏，多睡；配支沟、血海治血虚头晕；配迎香治嗅觉麻痹。

23. 上星*

【出处】《针灸甲乙经》。

【命名】“高”处为上；“星”指穴言。形容位高，犹如星辰，故名上星。

【定位】在头部，当前发际正中直上1寸（图1－3－113）。

【解剖】针刺入皮肤，经皮下组织、枕额肌额腹。穴区浅层有滑车上神经分布，深层有面神经颞支和眶上动脉分布。

【功能】清头散风。

【主治】头痛、目痛、鼻渊、鼻衄、癫狂、疟疾、热病。

【操作】平刺0.5～1寸。小儿前囟未闭者，禁针，禁灸。

【备考】①《针灸资生经》上星、百会、囟会、承光，治鼻塞不闻香臭。②《针灸聚英》上星、风池、天柱治头眩。③《续名医类案》上星、合谷、足三里治鼻渊。④配迎香、合谷治鼻出血，鼻塞，鼻渊；配风池、天柱等治头痛，头眩。上星透百会治动脉硬化；配水沟、内关、风池治脑血栓形成。

24. 神庭

【出处】《针灸甲乙经》。

【命名】居处为庭。考脑为元神之府，穴当天庭之上，为神所居处。针之有镇静醒神之效，故名神庭。

【类属】《针灸甲乙经》督脉、足太阳、阳明之会穴。

【定位】在头部，当前发际正中直上0.5寸（图1－3－113）。

【解剖】同上星穴。

【功能】清头散风，镇静安神。

【主治】头痛、眩晕、失眠、鼻渊、癫痫。

【操作】平刺0.5～0.8寸。可灸。

【备考】①《针灸甲乙经》痎疟，神庭及百会主之。②《备急千金要方》癫疾呕沫，神庭及兑端、承浆主之。③《玉龙歌》中风不语最难医，发际顶门穴要知。④配印堂、神门、三阴交治失眠，配风池、合谷、太冲治小儿惊风。

25. 素髎

【出处】《针灸甲乙经》。

【命名】“素”指洁白色；“髎”泛指孔穴。考肺开窍开鼻，肺应白色，穴当鼻尖，故名素髎。

【定位】在面部，当鼻尖的正中央（图1－3－113）。

【解剖】针刺入皮肤，经皮下组织。穴区有眶下神经和鼻背动脉分布。

【功能】清热开窍。

【主治】鼻渊、鼻衄、喘息、昏迷、惊厥、新生儿窒息。

【操作】向上斜刺0.3～0.5寸，或点刺出血。不灸。

【备考】配十宣、涌泉治昏厥；配迎香、合谷治鼻衄；配内迎香治鼻瘜肉；配内关、百会治低血压。

26．水沟*

【出处】《针灸甲乙经》。

【命名】是穴位于人中沟中，状如“水沟”，故名。

【类属】《针灸甲乙经》督脉、手足阳明之会穴。

【定位】在面部，当人中沟的上1/3与中1/3交点处（图1－3－113）。

【解剖】针刺入皮肤，经皮下组织、口轮匝肌。穴区浅层有眶下神经分布；深层有面神经颊支和上唇动脉（面动脉分支）分布。

【功能】清热开窍，回阳救逆。

【主治】昏迷、晕厥、癫狂痫、小儿惊风、口角㖞斜、腰脊强痛。

【操作】向上斜刺0.3～0.5寸。可灸。

【备考】①《针灸甲乙经》癫疾互引，水沟及龈交主之。②《备急千金要方》水沟、天牖主鼻不收涕，不知香臭。③《百症赋》原夫面肿虚浮，须仗水沟、前顶。④《胜玉歌》泻却人中及颊车，治疗中风口吐沫。⑤配合谷、十宣治中风，昏迷，晕厥；配委中治腰扭伤疼痛；配十宣、委中刺血治中暑；配大敦、行间、隐白治血崩。

27．兑端

【出处】《针灸甲乙经》。

【命名】“兑”通锐，古有“兑为口”之说，穴在上唇尖端，故名兑端。

【定位】在面部，当上唇的尖端，人中沟下端的皮肤与唇的移行部（图1－3－113）。

【解剖】同水沟穴。

【功能】清热利湿，定惊止痛。

【主治】癫狂、齿龈肿痛、口㖞、鼻衄。

【操作】向上斜刺0.2～0.3寸，可点刺出血。禁灸。

【备考】①《针灸甲乙经》上齿龋兑端及耳门主之。②《备急千金要方》兑端、目窗、正营、耳门主唇吻强，上齿龋痛。③《针灸资生经》兑端、本神治癫疾呕沫。④配小海治小便赤涩；配本神治癫疾吐沫。

28．龈交

【出处】《黄帝内经·素问》。

【命名】“交”指会意。穴当上齿龈与上唇相交处，此处为任、督二脉交会的地方，故名龈交。

【类属】《奇经八脉考》任脉，督脉，足阳明之会。

【定位】在上唇内，唇系带与上齿龈的相接处（图1－3－114）。

【解剖】针刺入粘膜，达粘膜下层。穴区有上颌神经和上齿槽动脉分布。

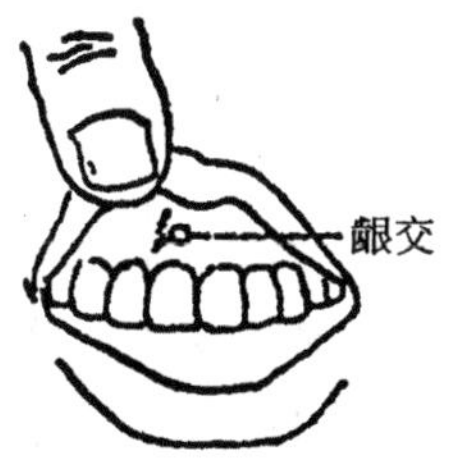

图1－3－114

【功能】清热利湿，开窍醒神。

【主治】癫狂、齿龈肿痛、口㖞、口臭、鼻渊。

【操作】向上斜刺0.2～0.3寸，或点刺出血。禁灸。

【备考】①《备急千金要方》龈交、上关、大迎、翳风主口噤不开引鼻中。②《针灸资生经》龈交、风府治颈项急，不得顾。③《针灸大成》口臭难近，齿龈、承浆。④配合谷治牙齿肿痛；配内关、足三里治休克；配内关、上星、迎香、合谷治鼻出血、鼻塞、酒糟鼻。

本经计有 28 个腧穴（图 1－3－115）。体表起于长强，止于龈交。本经腧穴主治详见提要表 1－3－14。

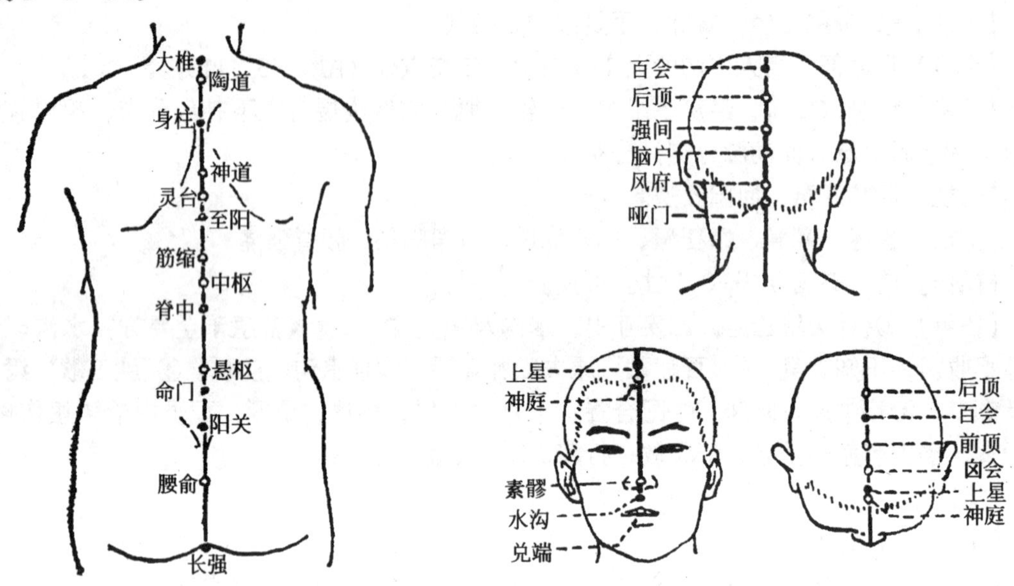

图 1－3－115　督脉腧穴总图

表 1－3－14　　**督脉腧穴主治提要表**

穴名	部位	主治	
		1	2
长强	尾端	便血、痔疾、腰脊痛	
腰俞	骶骨	月经不调、腰脊强痛	
腰阳关	腰椎	遗精、腰骶痛、下肢痿痹、月经不调	
命门	腰椎	腰痛、脊强、遗精、阳痿、带下	
21～14 椎腧穴，主治前阴，肠病及妇科病症			
悬枢	腰椎	泄泻、腰脊强痛	
脊中	胸椎	黄疸、泄泻	癫痫
中枢	胸椎	腰脊强直	
筋缩	胸椎	胃痛、脊强	癫痫
13～9 椎腧穴，主治神志病及胃肠病			
至阳	胸椎	黄疸、胸背痛、喘咳	
灵台	胸椎	气喘、咳嗽、背痛、项强	
神道	胸椎	咳嗽、脊背痛	健忘、惊恐
身柱	胸椎	咳喘、腰脊强痛	癫痫
陶道	胸椎	项强、头痛	疟疾、热病
大椎	颈胸椎	项强、咳嗽	疟疾、癫痫、发热

续表

穴名	部位	主治	
		1	2
胸7椎至颈7椎腧穴，主治神志病、肺疾和热病			
哑门	项部	暴喑	
风府	后头部	中风、头痛项强	癫狂
项部腧穴，主治头项、鼻、喉及神志病			
脑户	后头	头晕	癫痫
强间	后头	头痛、目眩、项强	癫痫
后顶	后头	头痛、眩晕	癫狂、痫
百会	头顶	头痛、目眩、鼻塞、耳鸣	癫痫、哕、脱肛
前顶	前头	头痛、目眩、鼻渊	癫痫
囟会	前头	头痛、目眩、鼻渊	
上星	前头	头痛、鼻渊、目痛	
神庭	前头	头痛、迎风流泪	癫痫、惊悸
头部腧穴，主治头、目、鼻、耳及神志病			
素髎	鼻尖	鼻疾患	
水沟	上唇	口眼㖞斜、面肿	癫狂痫、昏迷、腰脊强痛
兑端	上唇	唇吻强、齿龈痛	癫狂
龈交	齿龈	齿龈肿痛	癫狂、扭伤、腰痛
口鼻腧穴，主治口、齿病及神志病			

三、冲脉

（一）循行路线

【原文】《黄帝内经·素问》："冲脉者，起于气街[1]，并少阴之经[2]，挟脐上行，至胸中而散。"《黄帝内经·灵枢》："冲脉任脉，皆起于胞中[3]，上循背里[4]，为经络之海，其浮而外者，循腹上行，会于咽喉，别而络唇口。"

【注解】[1] 气街：部位名，即气冲所在处。

[2] 并少阴之经：少阴指足少阴。

[3] 胞中：是指子宫。

[4] 背里：背是指脊字而言。

【语释】①起于小腹内，下出于会阴部，②向上行于脊柱之内，③其外行者经气冲与足少阴经交会，沿着腹部两侧，④上达咽喉，⑤环绕口唇（图 1－3－116）。

（二）病候举要

腹部胀满、气逆而拘急。

（三）交会腧穴

会阴、阴交（任脉）、气冲（足阳明经）、横骨、大赫、气穴、四满、中注、肓俞、商曲、石关、阴都、腹通谷、幽门（足少阴经），共十四穴。

（四）功能

冲脉的“冲”字，含有要冲，要道的意思。冲脉贯穿全身，为总统诸经气血的要冲，能调节十二经气血，故有“十二经之海”、“五脏六腑之海”和“血海”之称。其脉气在头部灌注诸阳，在下肢渗入三阴，能容纳来自十二经脉五脏六腑的气血，成为十二经脉、五脏六腑之海。冲脉起于胞中，又称“血海”，说明冲脉与妊产胎育密切相关。

（五）主治

气急、胸腹痛、气上冲心、胸脘满闷、结胸、反胃、肠鸣、水气、泄泻、胁胀、脐腹痛、胎衣不下、血崩昏迷等。

四、带脉

（一）循行路线

【原文】《黄帝内经·灵枢》：“足少阴之正，至腘中，别走太阳而合，上于肾，当十四椎[1]，出属带脉。”《难经·二十八难》：“带脉者，起于季胁[2]，回身一周。”

【注解】［1］十四椎：指督脉的命门穴处。

［2］季胁：指腋中线十一肋端的章门穴。

【语释】①起于季肋部的下面，斜向下行到带脉、五枢、维道，②横行绕身一周（图1－3－117）。

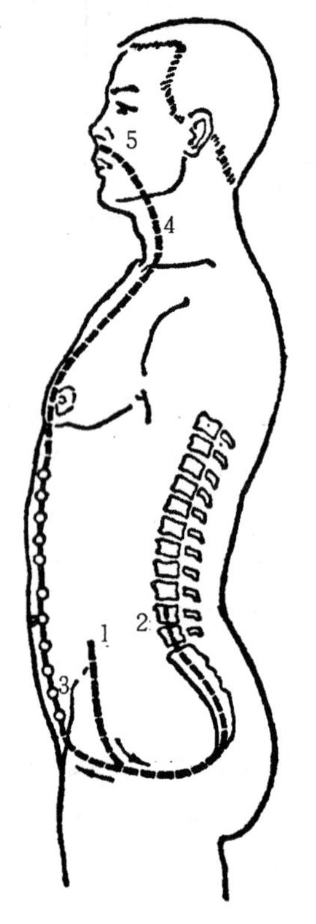

图1－3－116　冲脉

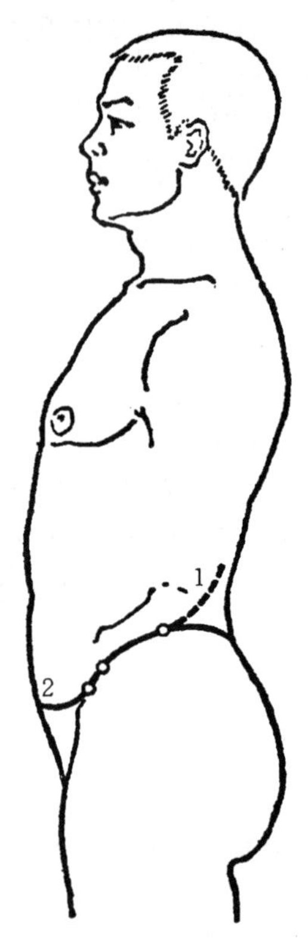

图1－3－117　带脉

（二）病候举要

腹满胀痛、腰部觉冷如坐于水中。

（三）交会腧穴

带脉、五枢、维道（均属足少阳胆经），共三穴。

（四）功能

带脉的“带”字，含有腰带的意思。因带脉横行于腰腹之间，统束全身直行的经脉，状如束带，故称带脉。带脉能“约束诸经”。足部的阴阳经脉都受带脉的约束。由于带脉出自督脉，行于腰腹，腰腹部是冲、任、督三脉脉气所发之处，所以带脉与冲、任、督三脉的关系最为密切。

（五）主治

痿证、月经不调、赤白带下、腰腹胀满、绕脐痛、阴股痛、胁肋痛等。

五、阴维脉

（一）循行路线

【原文】《黄帝内经·素问》：“刺飞阳之脉，在内踝上五寸[1]，少阴之前，与阴维之会。”《难经·二十八难》：“阴维，起于诸阴交[2]也。”

【注解】［1］内踝上五寸：此指筑宾所在，为阴维之郄。

［2］诸阴交：指阴维所交会的胸腹部各穴。

【语释】①起于小腿内侧，②沿大腿内侧上行到腹部，③与足太阴经相合，④过胸部，⑤与任脉会于颈部（图1－3－118）。

（二）病候举要

心痛、忧郁、腹痛等。

（三）交会腧穴

筑宾（足少阴经）、府舍、大横、腹哀（足太阴经）、期门（足厥阴经）、天突、廉泉（任脉），共七穴。

（四）功能

维脉的“维”字，含有维系、维络的意思。阴维脉有维系、联络全身阴经的作用。阴维脉维络诸阴经，交会于任脉的天突、廉泉。在正常情况下，阴阳维脉互相维系，对气血盛衰起调节溢蓄的作用，而不参入环流。如果功能失常，则出现有关的疾病。

（五）主治

心痛、忧郁、胃痛、胸腹痛、中满、痞胀、肠鸣泄泻、食难下膈、腹中积块、胁痛。

六、阳维脉

（一）循行路线

【原文】《黄帝内经·素问》：“阳维之脉，脉与太阳合腨下间，去地一尺所[1]。《难经·二十八难》：“阳维起于诸阳会[2]也。”

【注解】［1］一尺所：指离地一尺许，当阳交穴所在，为阳维之郄。

［2］诸阳会：指阳维所交会的头肩部各穴，包括手足阳经及督脉。

【语释】①起于足跟外侧，②向上经过外踝，③沿足少阳经上行髋关节部，④经胁肋后侧，⑤从腋后上肩，⑥至前额，再下到项后，合于督脉（图 1－3－119）。

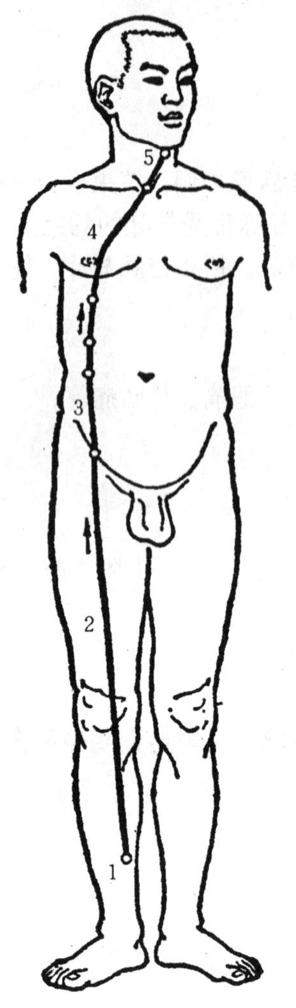

图 1－3－118　阴维脉

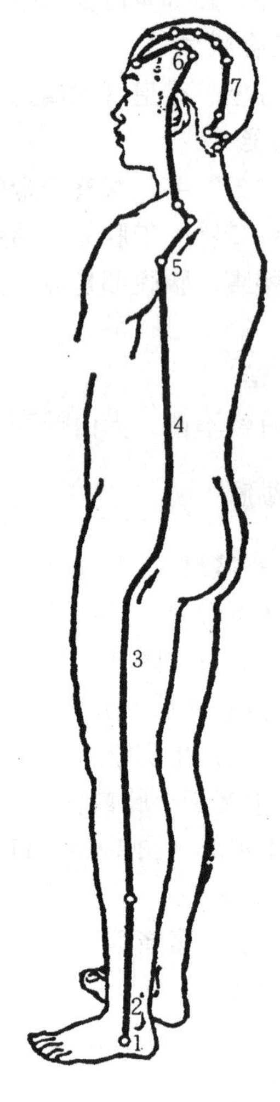

图 1－3－119　阳维脉

（二）病候举要

恶寒发热、腰痛。

（三）交会腧穴

金门（足太阳经）、阳交（足少阳经）、臑俞（手太阳经）、天髎（手少阳经）、肩井（足少阳经）、头维（足阳明经）、本神、阳白、头临泣、目窗、正营、承灵、脑空、风池（足少阳经）、风府、哑门（督脉），共十六穴。

（四）功能

维脉的“维”字，含有维系、维络的意思。阳维有维系、联络全身阳经的作用。阳维脉维络诸阳经，交会于督脉的风府、哑门。在正常情况下，阴阳维脉互相维系，对气血盛衰起调节溢蓄的作用，而不参入环流。如果功能失常，则出现有关的病证。

（五）主治

发冷、发热、外感热病、肢节肿痛、头项疼痛、手足热、盗汗、自汗、表热不解等。

七、阴跷脉

（一）循行路线

【原文】《黄帝内经·灵枢》："（阴）跷脉者，少阴之别，起于然骨[1]之后，上内踝之上，直上循阴股，入阴，上循胸里，入缺盆上，出人迎之前，入頄[2]，属目内眦，合于太阳，阳跷而上行。"《难经·二十八难》："阴跷脉者，亦起于跟中，循内踝上行，至咽喉，交贯冲脉。"

【注解】［1］然骨：指足内侧高骨，即舟骨粗隆，下方为然谷穴。

［2］頄：音求，指鼻旁。

【语释】①起于足舟骨的后方，②上行内踝的上面，③直上沿大腿内侧，④经过前阴部，⑤向上沿腹胸部内侧，⑥进入锁骨上窝，⑦向上经人迎的前面，⑧过颧部，⑨到目内眦，与足太阳经和阳跷脉相会合（图1－3－120）。

（二）病候举要

多眠、癃闭。

（三）交会腧穴

照海、交信（足少阴经）、睛明（足太阳经），共三穴。

（四）功能

跷脉的"跷"字，有举足行高和健步的含意。阴跷脉从下肢内侧上行头面，具有交通一身阴阳，调节肢体运动的功能，故能使下肢灵活跷捷。卫气的运行主要是通过阴阳跷脉而散布全身，卫气行于阴，则阴跷盛，主目闭而欲睡。说明跷脉的功能关系到人的活动睡、眠。

（五）主治

阴跷脉气失调，出现肢体的外侧肌肉弛缓而内侧拘急，这说明与下肢运动功能有关系。咽喉气塞、小便淋沥、膀胱气痛、肠鸣、肠风下血、黄疸、吐泻、反胃、大便艰难、难产昏迷、腹中积块、胸膈嗳气、梅核气等。

八、阳跷脉

（一）循行路线

【原文】《黄帝内经·灵枢》："足太阳有通项入脑者，正属目本[1]，名曰眼系[2]……在项中两筋间，入脑乃别阴跷、阳跷，阴阳相交……交于目锐（应作"内"）眦。《难经·二十八难》："阳跷脉者，起于跟中，循外踝上行，入风池。"

【注解】［1］目本：意指眼的根部。

［2］眼系：即目系，指眼与脑相联系的组织。

【语释】①起于足跟外侧，②经外踝上行腓骨后缘，沿股部外侧和胁后上肩，过颈部上挟口角，进入目内眦，与阴跷脉会合，再沿足太阳经上额，③与足少阳经合于风池（图1－3－121）。

（二）病候举要

目痛从内眦始、不眠。

（三）交会腧穴

申脉、仆参、跗阳（足太阳经）、居髎（足少阳经）、臑俞（手太阳经）、肩髃、巨骨

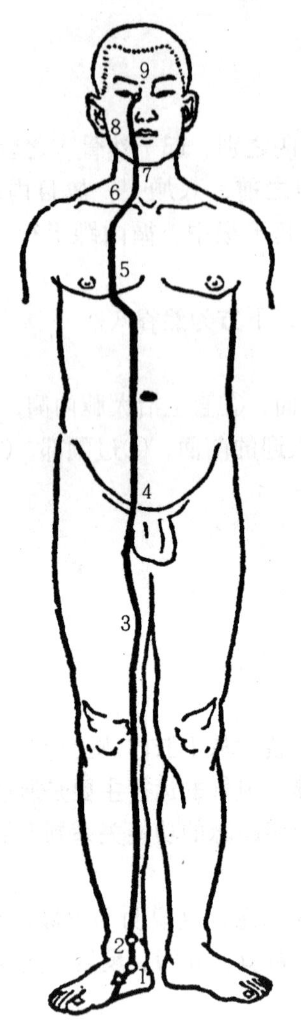

图 1－3－120 阴跷脉

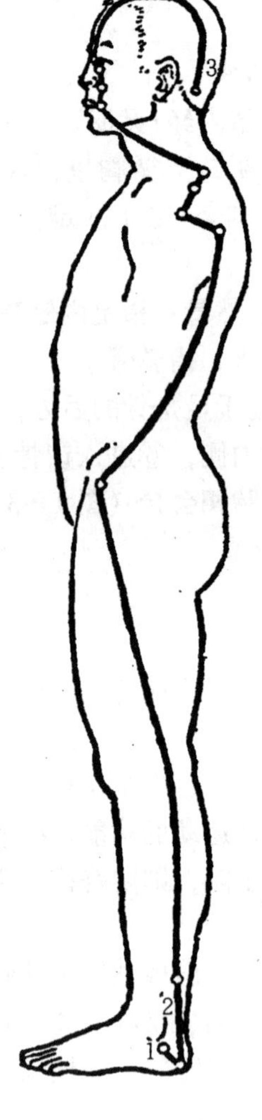

图 1－3－121　阳跷脉

(手阳明经)、天髎（手少阳经)、地仓、巨髎、承泣（足阳明经)、睛明（足太阳经)，共十二穴。

（四）功能

跷脉的“跷”字，有举足行高和健步的含义。因跷脉从下肢外侧上头面，具有交通一身阴阳，调节肢体运动的功能，故能使下肢灵活跷捷。卫气的运行主要是通过阴阳跷脉而散布全身。卫气行于阳，阳跷盛，主目张不欲睡。说明跷脉的功能关系到人的活动与睡眠。

（五）主治

阳跷脉气失调，出现肢体内侧肌肉弛缓而外侧拘急，说明与下肢运动有密切关系。腰背强直、腿肿、恶风、自汗、头痛、雷头风、目赤痛、眉棱骨痛、手足麻痹、拘挛、厥逆、催乳、耳鸣、鼻衄、癫痫、骨节疼痛、遍身肿、满头出汗等。

第三节　十 五 络 脉

一、手太阴肺经别络——列缺

【原文】《黄帝内经·灵枢》："手太阴之别，名曰列缺。起于腕上分间[1]，并太阴之经，直入掌中，散入于鱼际[2]。其病实则手锐[3]掌热；虚则欠㰦[4]，小便遗数。取之去腕半寸[5]。别走阳明也（图 1－3－122）。"

【注解】［1］分间：是指近骨的分肉之间。

［2］鱼际：是指手鱼的边缘。

［3］手锐：即手的锐骨部，也就是掌后小指侧的高骨。

［4］欠㰦：㰦，音呿，张口的样子。欠是呵欠。

［5］半寸：应作寸半。

【语释】①手太阴经的别行络脉，穴名列缺，起于腕后桡侧的筋骨缝中，与手太阴本经并行，直入手掌中，散布于大鱼际部。②它的病变，实证为手部腕侧锐骨和掌中发热；虚证为呵欠频作，小便失禁或频数。③可取此穴治疗，穴在距腕一寸半处。别行于手阳明经。

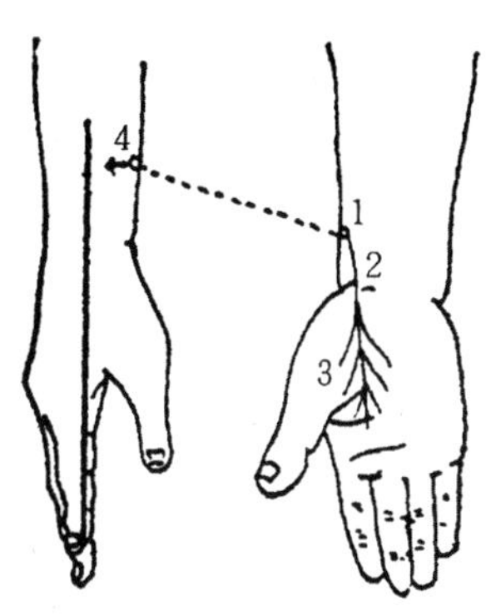

图 1－3－122

二、手少阴心经别络——通里

【原文】《黄帝内经·灵枢》："手少阴之别，名曰通里[1]。去腕一寸半，别而上行，循经入于心中，系舌本，属目系。其实则支膈[2]，虚则不能言。取之掌后一寸，别走太阳也（图 1－3－123）。"

【注解】［1］通里：心经络穴。原文为去腕一寸半，应为去腕 1 寸，尺侧腕屈肌腱桡侧的凹陷中。

［2］支膈：是指胸膈间有支撑不舒的感觉。

【语释】①手少阴经的别行络脉，穴名通里。距腕 1 寸，别而上行，沿着手少阴本经入于心中，系于舌根，联接于目系。②它的病变，实证为胸中支满阻隔，虚证为不能言语，可取此穴治疗。③通里别行于手太阳经。

三、手厥阴心包经别络——内关

【原文】《黄帝内经·灵枢》："手心主之别，名曰内关[1]。去腕二寸，出于两筋之间，循经以上，系于心包络。心系实则心痛，虚则为头强[2]，取之两筋间也（图 1－3－124）。"

【注解】［1］内关：心包经络穴，腕后二寸，两筋间。

［2］头强：《针灸甲乙经》作："心烦"。

【语释】①手厥阴经的别行络脉，穴名内关，在距腕 2 寸的两筋间，别行手太阳经。它沿着手厥阴本经上系于心包，联络于心系。②它的病变，实证为心痛，虚证为心烦，可取此

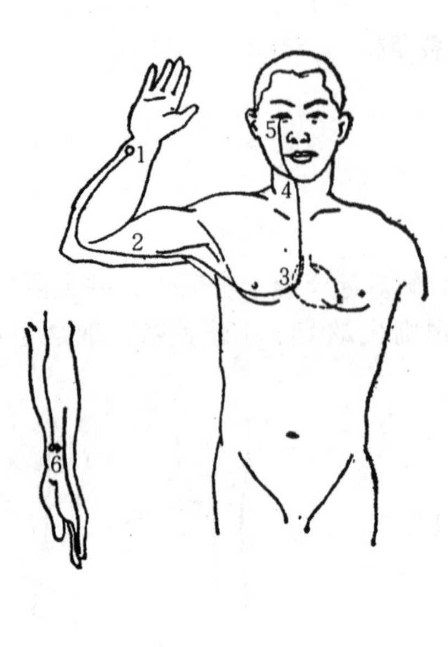

图 1－3－123

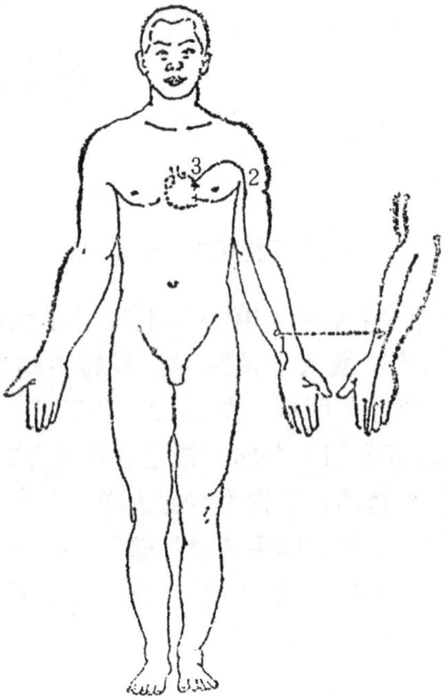

图 1－3－124

穴治疗。

四、手太阳小肠经别络——支正

【原文】《黄帝内经·灵枢》：“手太阳之别，名曰支正[1]。上腕五寸，内注少阴；其别者，上走肘，络肩髃[2]。实则节弛肘废；虚则主肬[3]，小者如指痂疥。取之所别也（图 1－3－125）。”

【注解】［1］支正：小肠经之络穴。在阳谷穴与小海穴连线上，阳谷穴上 5 寸。

［2］肩髃：穴名，属于阳明大肠经，三角肌上部，肩端两骨间。这里是指它的部位而言。

［3］肬：音由，与疣通，就是赘肉。

【语释】①手太阳经的别行络脉，名曰支正，在腕上 5 寸，向内注于手少阴经。它的别出分支，上行肘部，络于肩髃穴。②它的病变，实证为骨节弛缓，肘部不能活动；虚证为皮肤上生赘疣，小的像指头的痂疥，可取此穴治疗。

五、手阳明大肠经别络——偏历

【原文】《黄帝内经·灵枢》：“手阳明之别，名曰偏历[1]。”去腕三寸，别入太阴；其别者，上循臂，乘肩髃，上曲颊[2]偏齿[3]；其别者，入耳，合于宗脉[4]。实则龋聋；虚则齿寒痹隔[5]。取之所别也（图 1－3－126）。”

【注解】［1］偏历：大肠经络穴，在阳溪穴与曲池穴连线上，阳溪穴上 3 寸处。

［2］曲颊：当下颌角处，曲如环形故名。

［3］偏齿：偏络于牙齿。

［4］宗脉：就是主脉、大脉。

［5］痹隔：痹是闭塞不通，痹隔是形容膈间闭塞不畅的症状。

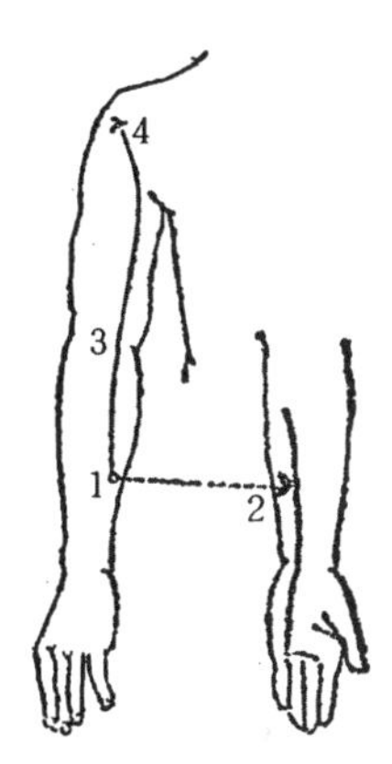

图 1-3-125

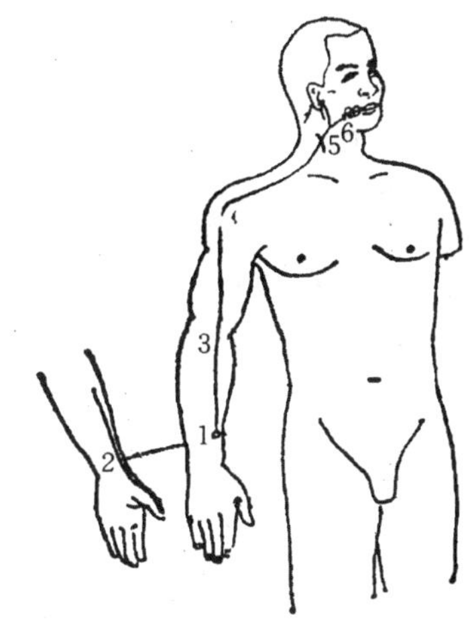

图 1-3-126

【语释】①手阳明经的别行络脉，名曰偏历，距腕 3 寸，别行手太阴经。它的别出分支，向上沿臂部，经肩髃穴上行至下颌角，遍布于齿中，再别出分支，上行入耳中，合于该部所聚的主脉。②它的病变，实证为龋齿、耳聋；虚证为牙齿寒冷酸楚，内闭阻隔，可取此穴治疗。

六、手少阳三焦经别络——外关

【原文】《黄帝内经·灵枢》："手少阳之别，名曰外关[1]。去腕二寸，外绕臂，注胸中，合心主[2]。病实则肘挛；虚则不收。取之所别也（图 1-3-127)。"

【注解】[1] 外关：手少阳三焦经络穴，位于腕背横纹上 2 寸，尺桡骨之间。

[2] 合心主：此脉与心包经相汇合。

【语释】①手少阳经的别行络脉，穴名外关，距腕 2 寸，向外绕行臂部，上行注于胸中，别行合于手厥阴经。②它的病变，实证为肘部拘挛，虚证为肘部弛缓不收，可取此穴治疗。

七、足太阳膀胱经别络——飞扬

【原文】《黄帝内经·灵枢》："足太阳之别，名口飞扬[1]。去踝七寸，别走少阴。实则鼽窒，头背痛；虚则鼽衄。取之所别也（图 1-3-128)。"

【注解】[1] 飞扬：膀胱经之络穴，位于外踝上 7 寸，当腓骨后缘处。

【语释】①足太阳经的别行络脉，穴名飞扬，距外踝 7 寸，别行于足少阴经。②它的病变，实证为鼻塞流涕，头背部疼痛，虚证为鼻流涕出血，可取此穴治疗。

八、足少阳胆经别络——光明

【原文】《黄帝内经·灵枢》："足少阳之别，名曰光明[1]。去踝五寸，别走厥阴，下络足跗。实则厥，虚则痿辟[2]，坐不能起。取之所别也（图 1-3-129)。"

【注解】[1] 光明：胆经之络穴，位于外踝上 5 寸，腓骨前缘。

[2] 痿辟：痿，是痿软无力；辟，是足不能动。痿辟，就是难以步行的一种病名。

【语释】①足少阳胆经的别行络脉，穴名光明，距外踝 5 寸，别行于足厥阴经，向下络于足骨。②它的病变，实证为足胫厥冷，虚证为足软无力不能行走，坐而不能起立，可取此穴治疗。

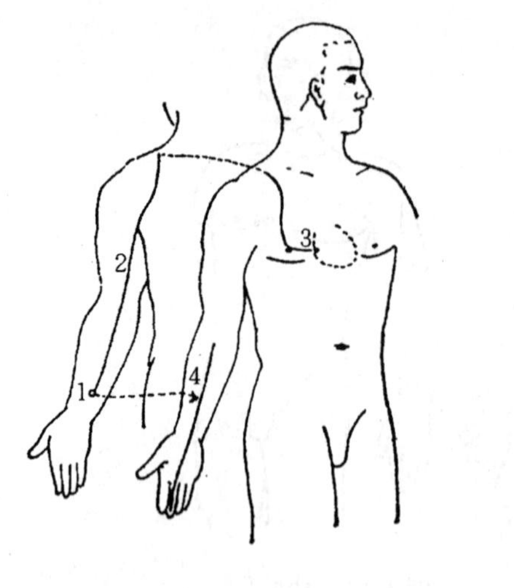

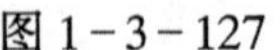
图 1－3－127

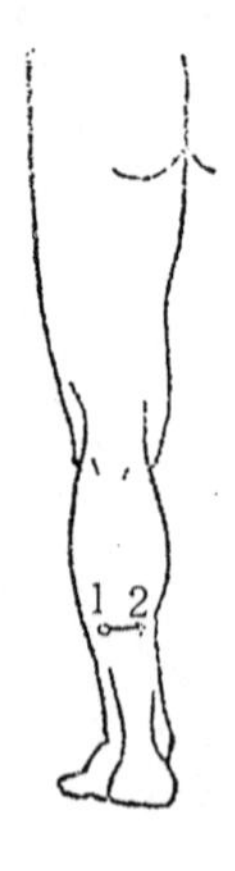

图 1－3－128

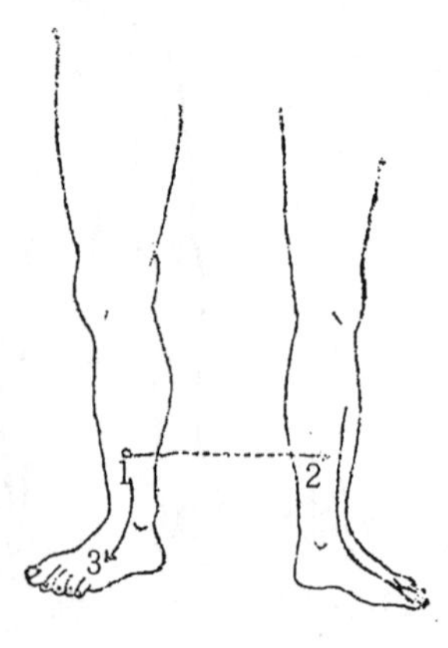

图 1－3－129

九、足阳明胃经别络——丰隆

【原文】《黄帝内经·灵枢》：“足阳明之别，名曰丰隆[1]。去踝八寸，别走太阴；其别者，循胫骨外廉，上络头项，合诸经之气[2]，下络喉嗌。其病气逆则喉痹瘁瘖[3]。实则狂巅，虚则足不收，胫枯。取之所别也（图 1－3－130)。”

【注解】［1］丰隆：胃经之络穴，位于外踝上 8 寸，条口穴外 1 寸许。

［2］合诸经之气：与该处其他经脉之气相会合。

［3］瘁瘖：是指突然失音不能言语。

【语释】①足阳明胃经的别行络脉，穴名丰隆，距外踝 8 寸，别行于足太阴经，它的别出分支，沿胫骨外缘上行络于头顶部，会合各经之气，向下络于咽喉。②它的病变是气上逆则患喉痹，突然失音不能言语。实证为狂癫之疾，虚证为足缓不收，胫部肌肉萎缩，可取此穴治疗。

十、足太阴脾经别络——公孙

【原文】《黄帝内经·灵枢》：“足太阴之别，名曰公孙[1]。去本节[2]之后一寸，别走阳明；其别者，入络肠胃，厥气上逆则霍乱[3]，实则肠中切痛；虚则鼓胀。取之所别也（图 1－3－131)。”

【注解】［1］公孙：脾经之络穴，位于第一跖骨基底部前缘赤白肉际处。

［2］本节：指第一跖趾关节。

［3］霍乱：病名。发病时上吐下泻挥霍缭乱，故称霍乱。

【语释】①足太阴经的别行络脉，穴名公孙。②在足大趾本节后 1 寸，别行于足阳明经。③它的别行分支，入腹络于肠胃。④其气上逆则为霍乱，实证为肠中剧痛，虚证为鼓胀之疾，可取此穴治疗。

十一、足少阴肾经别络——大钟

【原文】《黄帝内经·灵枢》：“足少阴之别，名曰大钟[1]。当踝后绕跟，别走太阳；其别者，并经上走于心包下，外贯腰脊。其病气逆则烦闷，实则闭癃[2]，虚则腰痛。取之所别也（图 1－3－132）。”

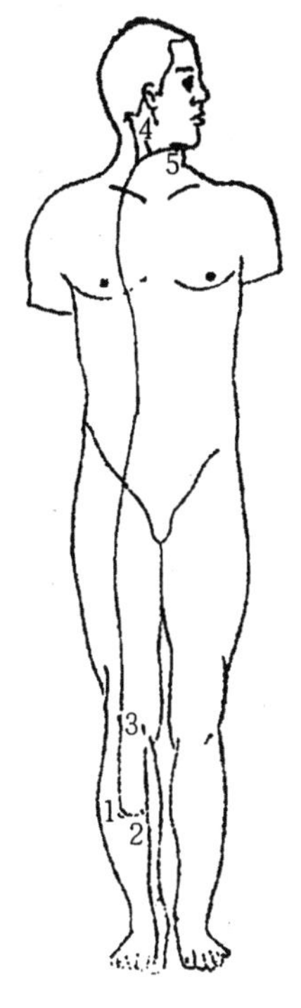

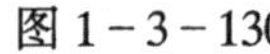
图 1－3－130

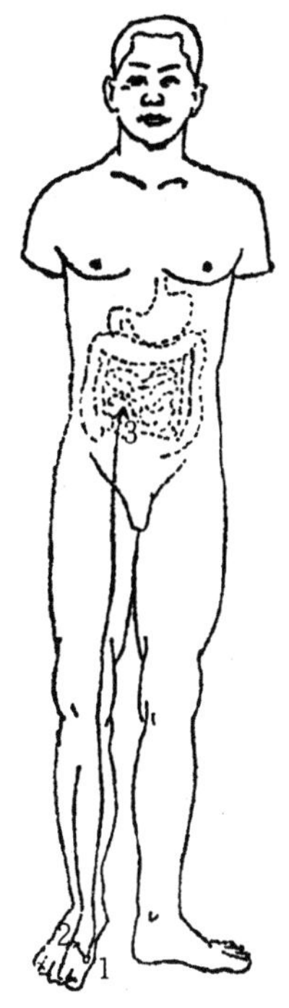

图 1－3－131

【注解】［1］大钟：肾经之络穴，太溪穴下五分稍后，跟腱内缘。

［2］闭癃：闭是大便闭结，癃是小便不通。

【语释】①足少阴经的别行络脉，穴名大钟。②在内踝后面，绕过足跟而别行于足太阳经。③它的别出分支，与足少阴本经并行向上而至于心包下，向外贯穿腰脊。④它的病变，气上逆则为烦闷，实证为大小便不通，虚证为腰痛。可取此穴治疗。

十二、足厥阴肝经别络——蠡沟

【原文】《黄帝内经·灵枢》：“足厥阴之别，名曰蠡沟[1]。去内踝五寸，别走少阳；其别者，经胫上睾，结于茎。其病气逆则睾肿卒疝。实则挺长[2]，虚则暴痒。取之所别也（图 1－3－133）。”

【注解】［1］蠡沟：肝经之络穴，位于内踝上 5 寸，胫骨内侧面的中央处。

［2］挺长：是指阴茎勃起。

【语释】足厥阴经的别行络脉，穴名蠡沟，距内踝 5 寸，别行于足少阳经。它的别出分支，经过胫部上至睾丸，终结于阴茎。它的病变，气上逆则睾丸肿大，突患疝气。实证为阴茎挺长，虚证为阴部暴痒，可取此穴治疗。

十三、任脉别络——尾翳

【原文】《黄帝内经·灵枢》：“任脉之别，名曰尾翳[1]。下鸠尾，散于腹。实则腹皮痛，虚则痒搔。取之所别也（图 1－3－134）。”

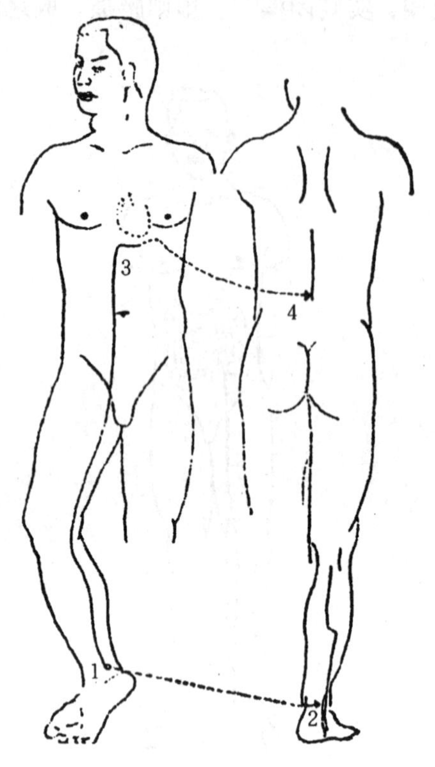

图 1－3－132

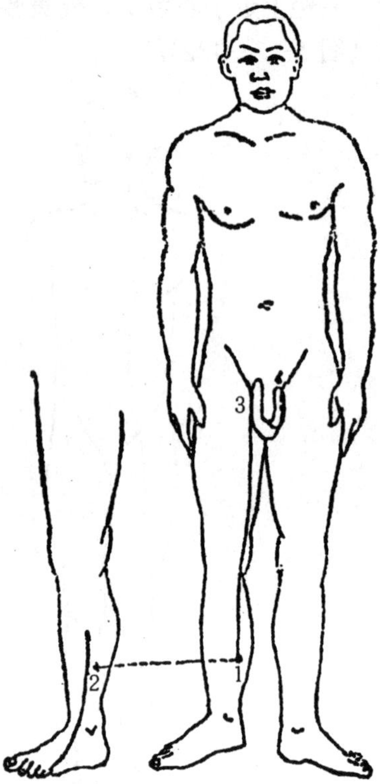

图 1－3－133

【注解】［1］尾翳：即鸠尾穴，任脉之络穴，剑突下五分取之。

【语释】①任脉的别行络脉，穴名尾翳，在剑突下面，散布于腹中。②它的病变，实证为腹部皮肤疼痛，虚证为腹部皮肤瘙痒，可取此穴治疗。

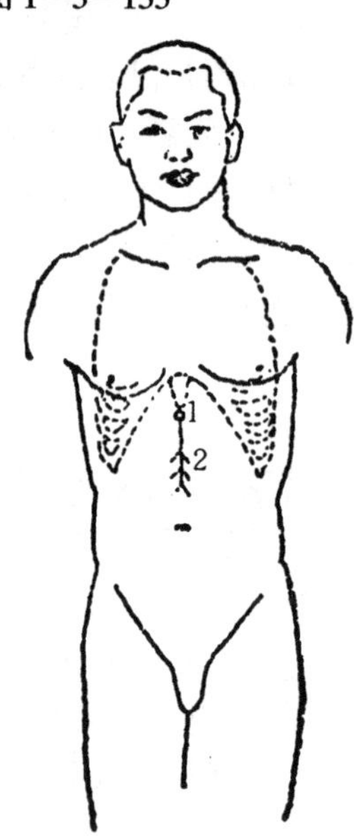

图 1－3－134

十四、督脉别络——长强

【原文】《黄帝内经·灵枢》："督脉之别，名曰长强[1]。挟膂上项，散头上，下当肩胛左右，别走太阳，入贯膂。实则脊强，虚则头重，高摇之，挟脊之有过者[2]。取之所别也（图 1－3－135）。"

【注解】［1］长强：督脉之络穴，位于尾骨尖下五分处。

［2］夹脊之有过者：过，在这里是指发生病变。也就是指夹脊之脉发生变化而引起的疾病。

【语释】①督脉的别行络脉，穴名长强。依着脊骨上行到顶部，散布于头上，再向下到两肩胛之间分左右别走向足太阳经，入而贯穿于脊骨中。②它的病变，实证为脊柱强直而难于俯仰，虚证为头重难支而从身体的高处摇摆不定，此皆夹脊之脉有病，可取此穴治疗。

十五、脾之大络——大包

【原文】《黄帝内经·灵枢》："脾之大络，名曰大包[1]。出渊腋下三寸，布胸胁。实则身尽痛，虚则百节尽皆纵。此脉若罗络之血者，皆取之脾之大络脉也（图 1－3－136）。"

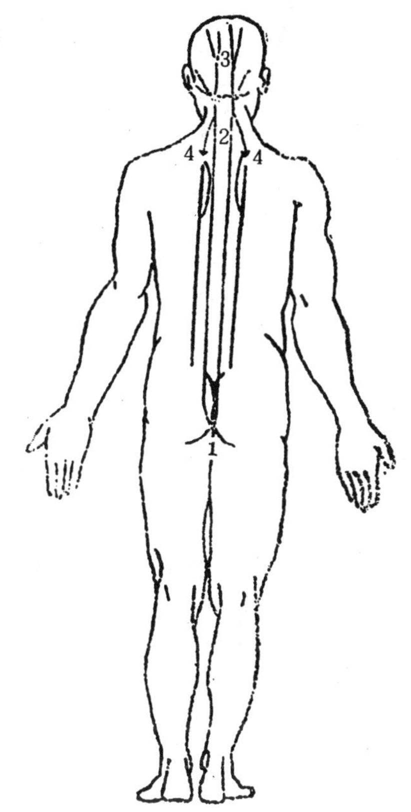

图 1－3－135

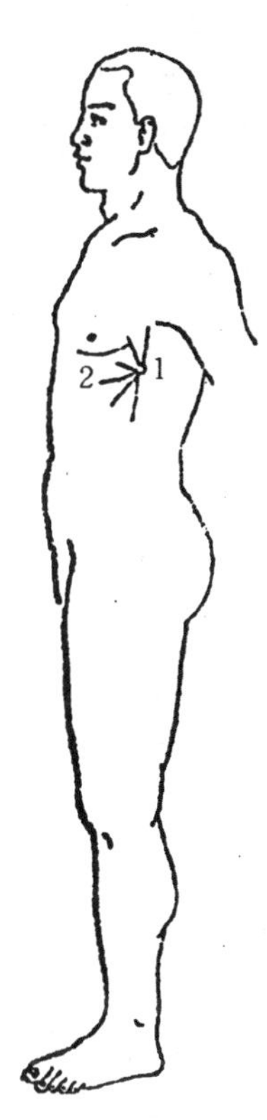

图 1－3－136

【注解】［1］大包：脾经穴位，位于腋中线第 6 肋间隙中。

【语释】①脾的大络，穴名大包。②在渊腋穴下 3 寸，散布于胸胁部。③它的病变，实证为全身皆痛，虚证为周身骨节都松弛无力。此一络脉像网罗样绕络全身，如见血瘀，可取此穴治疗。

第四节　奇　　穴

一、头颈部穴

1. 四神聪

【出处】《针灸学》（《太平圣惠方》原称神聪）。

【命名】前后左右为四方，穴在头顶百会穴四周，脑为元神之府，因名四神聪。

【定位】在头顶部，当百会穴前后左右各 1 寸，共 4 穴（图 1－3－137）。

【解剖】针刺入皮肤，经皮下组织、帽状腱膜。穴区有枕大神经、滑车上神经、耳颞神经分布，并有枕动脉、颞浅动脉、额动脉的吻合网分布。

【功能】安神聪脑。

【主治】头痛、眩晕、失眠、健忘、癫痫。

【操作】平刺 0.5～0.8 寸。可灸。

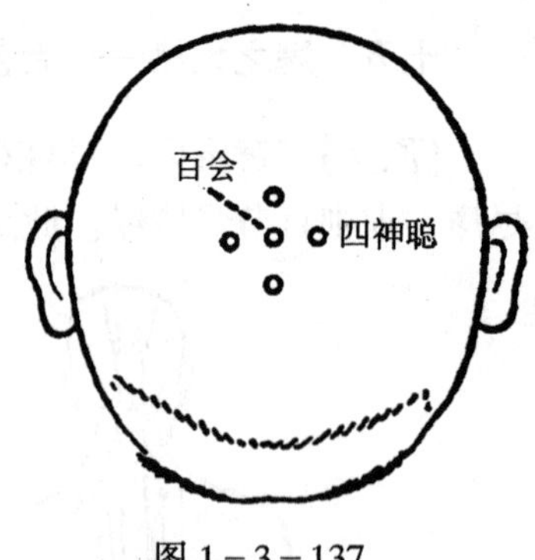

图 1－3－137

2．印堂

【出处】《玉龙歌》（《千金翼方》称曲眉）。

【命名】印指印染，居处为堂，古人常于两眉间点染红点，显示貌美，穴当其处，因名印堂。

【定位】在额部，当两眉头的中点（图 1－3－138）。

【解剖】针刺入皮肤，经皮下组织、降眉间肌。穴区浅层有滑车上神经分布；深层有面神经颞支和内眦动脉分布。

【功能】清热散风，镇静安神。

【主治】头痛、眩晕、鼻衄、鼻渊、小儿惊风、失眠。

【操作】平刺 0.3～0.5 寸；或用三棱针点刺出血。可灸。

3．鱼腰

【出处】《玉龙歌》（《银海精微》称光明）。

【命名】鱼指眉弓，中部为腰，人之眉毛状似鱼形，其穴适当眉毛中部，因名鱼腰。

【定位】在额部，瞳孔直上，眉毛中（图 1－3－138）。

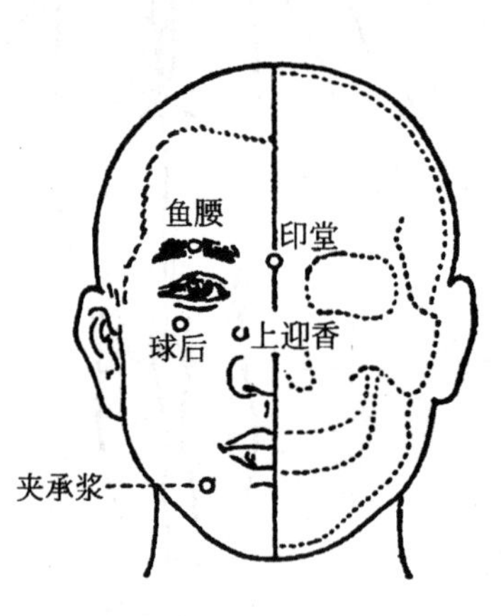

图 1－3－138

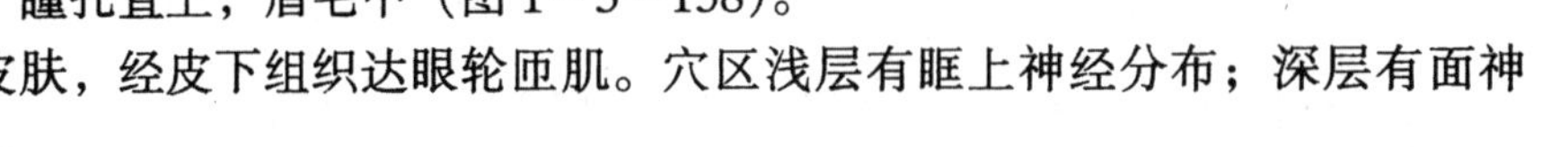
【解剖】针刺入皮肤，经皮下组织达眼轮匝肌。穴区浅层有眶上神经分布；深层有面神经颞支和额动脉分布。

【功能】清头明目。

【主治】眉棱骨痛、眼睑瞤动、眼睑下垂、目赤肿痛、口眼㖞斜、目翳。

【操作】平刺 0.3～0.5 寸。禁灸。

4．太阳

【出处】《太平圣惠方》。

【命名】穴在头角处，是处俗称太阳，因此得名。

【定位】在颞部，当眉梢与目外眦之间，向后约一横指的凹陷处（图 1－3－138）。

【解剖】针刺入皮肤，经皮下组织、颞筋膜，达颞肌。穴区浅层有上颌神经颧颞支和颞浅动脉分布；深层有上下颌神经肌支和颞浅动脉肌支分布。

【功能】清头明目。

【主治】头痛、目疾、口眼㖞斜、牙痛、三叉神经痛。

【操作】直刺或斜刺 0.3～0.5 寸；或用三棱针点刺出血。禁灸。

5．球后

【出处】《浙江中医杂志》(1957 年，8 月，第 18 页)。

【命名】因穴在眶下缘处，适当眼球后方，因名球后。

【定位】在面部，当眶下缘外 1/4 与内 3/4 交界处（图 1－3－138)。

【解剖】针刺入皮肤，经皮下组织、眼轮匝肌，达眶内。穴区浅层有上颌神经颧颞支和眶下神经分布；深层有面神经颧支和颞浅动脉肌支分布；进入眶内可刺及眶下神经干、下直肌、下斜肌和眶指体，有眼神经和动眼神经分布。

【功能】活血明目。

【主治】目疾。如视神经炎、视神经萎缩、青光眼、早期白内障、近视等。

【操作】轻压眼球向上，针沿眼眶下缘缓慢直刺 0.5～1.5 寸，不提插捻转。不灸。

6. 上迎香

【出处】《银海精微》，别称鼻通。

【命名】穴近迎香上方，因名。

【定位】在面部，当鼻翼软骨与鼻甲的交界处，近鼻唇沟上端处（图 1－3－138)。

【解剖】针刺入皮肤，经皮下组织、鼻肌、鼻翼软骨。穴区浅层有眶下神经和滑车下神经分布；深层有面神经颊支和面动脉分支分布。

【功能】清热散风，宣通鼻窍。

【主治】鼻疾。如鼻塞、鼻中息肉、鼻渊、鼻部疮疖。

【操作】向内上方斜刺 0.3～0.5 寸。可灸。

7. 夹承浆

【出处】《备急千金要方》。

【命名】夹有旁边的含意，是穴在承浆两边旁各一寸处，因而得名曰夹承浆。

【定位】在面部，承浆穴旁开 1 寸（图 1－3－138)。

【解剖】针刺入皮肤，经皮下组织、口轮匝肌。穴区浅层有颏神经分布；深层有面神经下颌缘支和下唇动脉分布。

【功能】祛风通络。

【主治】齿龈肿痛、口㖞、面痛、三叉神经痛。

【操作】斜刺或平刺 0.3～0.5 寸。可灸。

8. 金津、玉液

【出处】《医经小学》。

【命名】穴在舌下两边静脉处，左称金津，右名玉液，乃因舌下多生津液之故耳。

【定位】在口腔内，当舌系带两侧静脉上，左称金津，右称玉液（图 1－3－140)。

【解剖】针刺入舌下粘膜，经粘膜下组织、颏舌肌。穴区浅层有舌神经（发自下颌神经）和舌深静脉干经过；深层有舌神经、舌下神经和舌动脉分布。

【功能】清热开窍。

【主治】口疮、舌强、舌肿、呕吐、消渴。

【操作】点刺出血。

9. 牵正

【出处】见于《新医疗法手册》中。

【命名】牵有纠正之意，因治面瘫，口㖞斜，刺之可以纠正歪斜，使之周正，因名牵正。

【定位】在面颊部，耳垂前0.5～1寸处（图1－3－139）。

【解剖】针刺入皮肤，经皮下组织、腮腺、咬肌。穴区浅层有耳大神经分布；深层有面神经颊支，下颌神经咬肌支和咬肌动脉分布。

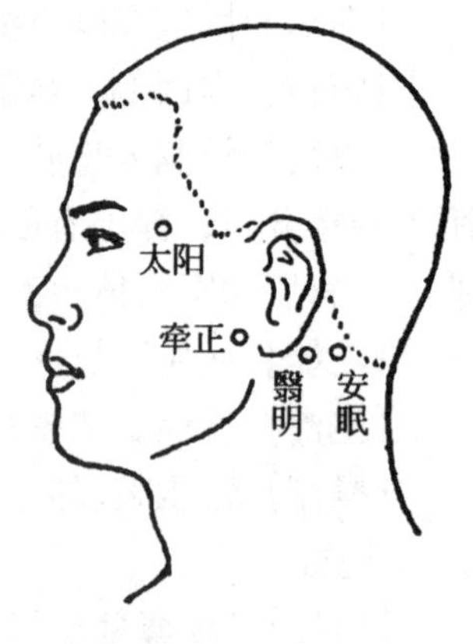

图1－3－139

【功能】祛风通络。

【主治】口祸、口疮。

【操作】向前斜刺0.5～0.8寸。可灸。

10．翳明

【出处】《中华医学杂志》(1956年，第6号，第535页）。

【命名】穴在翳风之后，有明目之力，因名翳明。

【定位】在项部，当翳风后1寸（图1－3－139）。

【解剖】针刺入皮肤，经皮下组织、胸锁乳突肌、头夹肌。穴区浅层有耳大神经和枕小神经分布；深层有副神经、颈神经后支和耳后动脉分布；再深层有迷走神经干、副神经干和颈内动脉、静脉经过。

【功能】明目聪耳。

【主治】头痛、眩晕、目疾、耳鸣、失眠。

【操作】直刺0.5～1寸。可灸。

11．安眠

【出处】《常用新医疗法手册》。

【命名】因有安眠作用得名。

【定位】在项部，当翳风穴与风池穴连线的中点（图1－3－139)。

【解剖】同翳明。

【功能】镇静安眠。

【主治】失眠、头痛、眩晕、心悸、癫狂。

【操作】直刺0.8～1.2寸。可灸。

12．上廉泉

【出处】《新医疗法手册》。

【命名】因与廉泉作用功能相同而位置偏上，因名上廉泉。

【定位】廉泉穴与颏之间取穴（图1－3－141)。

【解剖】针刺入皮肤，经皮下组织、下颌舌骨肌、颏舌骨肌、舌肌。穴区分布有颈横神经、面神经颈支和舌下神经及舌动脉、静脉分布。

【功能】利舌开窍。

【主治】舌强不语、舌肌萎缩、吞咽困难、咽喉疼痛。

【操作】向舌根部斜刺0.5～1寸。

13．内迎香

【出处】《玉龙歌》。

【命名】内指鼻内侧，因针此穴能恢复嗅觉，重新迎来香气，且与迎香相对，因名内迎香。

【定位】鼻孔中，当鼻翼软骨与鼻甲交界的粘膜处。

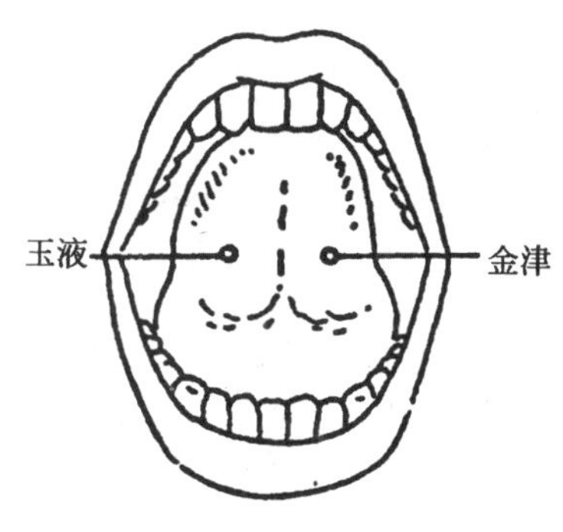

图 1-3-140

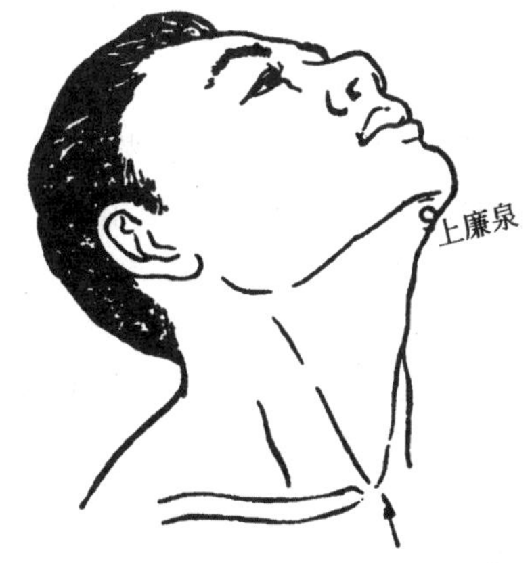

图 1-3-141

【解剖】针刺入鼻粘膜，经粘膜下疏松组织，分布有面动脉、静脉的鼻背支之动脉，静脉网和筛前神经的鼻外支。

【功能】清热散风，宣通鼻窍。

【主治】目热暴痛、鼻痒、不闻香臭、中暑、眩晕。

【操作】点刺出血，血流出 1～2mL 即可。

14. 耳尖

【出处】《奇效良方》。

【命名】因穴在耳尖处，因名。

【定位】在耳尖上，卷耳取之尖上是穴（图 1-3-142)。

【解剖】针刺入皮肤，经皮下组织、耳郭软骨。穴区布有颞浅动、静脉的耳前支、耳后动脉、静脉的耳后支、耳颞神经耳前支、枕小神经耳后支和面神经耳支等。

【功能】清热散风，活血明目。

【主治】急性结膜炎、沙眼、眼生翳膜、喉痹。

【操作】直刺 0.2～0.5 寸；或用三棱针点刺出血。可灸。

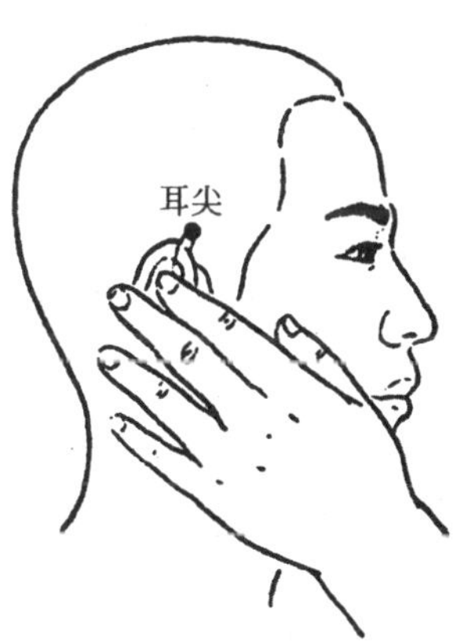

图 1-3-142

二、项背腰部

15. 百劳

【出处】《穴名标准化方案》(《针灸集成》称百劳)。

【命名】百有多的含意；劳同痨，言其治疗多种痨症，因名百劳。

【定位】大椎穴上 2 寸，旁开 1 寸（图 1-3-143)。

【解剖】针刺入皮肤，经皮下组织、斜方肌、上后锯肌、头颈夹肌、头半棘肌、多裂肌。穴区浅层布有第 4、第 5 颈神经后支的皮支；深层有第 4、第 5 颈神经后支的分支。

【功能】清肺化痰。

【主治】骨蒸潮热、盗汗、自汗、瘰疬、颈肿、项背强痛。

【操作】直刺 0.5 寸。可灸。

16. 定喘

【出处】《针灸学简编》。

【命名】定有平息之意；喘指喘息、喘哮。因针此穴有宣肺平喘之效，故名其穴为定喘。

【定位】在背部，当第7颈椎棘突下，旁开0.5寸（图1－3－143）。

【解剖】针刺入皮肤，经皮下组织、斜方肌、菱形肌、上后锯肌、头夹肌、头半棘肌。穴区浅层有颈神经后支的皮支分布；深层有颈神经后支的肌支、副神经和颈横动脉、颈深动脉分布。

【功能】宣肺定喘。

【主治】哮喘、咳嗽、肩背痛。

【操作】直刺0.5寸。可灸。

17．崇骨

【出处】出《备急千金要方》，《针灸集成》始定名。别称太祖。

【命名】高、太为崇，因穴在大椎上，正当第6、第7颈椎棘突之间，因名崇骨。

【定位】第6颈椎棘突下（图1－3－143）。

【解剖】针刺入皮肤，经皮下组织、腰背筋膜、棘上韧带、棘间韧带中。穴区有皮下静脉丛，布有第7颈神经后支。

【功能】清热散风。

【主治】感冒、咳嗽、气喘、颈项强痛、疟疾。

【操作】向上斜刺0.2～0.5寸。可灸。

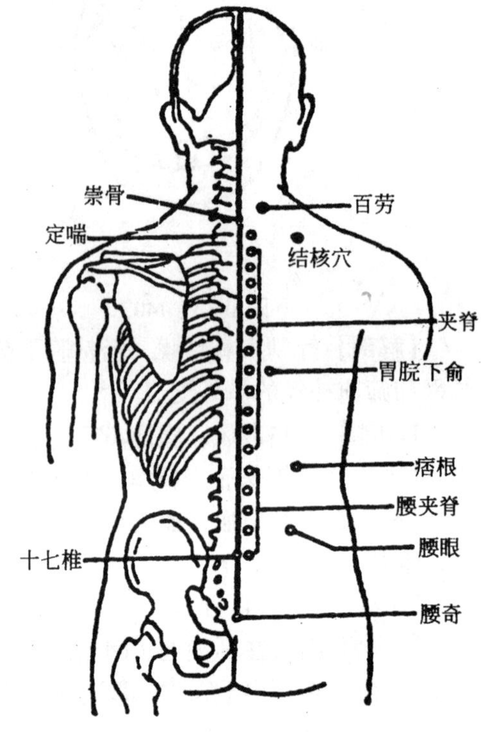

图1－3－143

18．夹脊

【出处】《黄帝内经·素问》。

【命名】又名华佗夹脊，因穴在脊椎棘突下旁开0.5寸，因名夹脊。

【定位】在背腰部，当第1胸椎至第5腰椎棘突下两侧，后正中线旁开0.5寸，一侧17穴，左右共34穴（图1－3－143）。

【解剖】针刺入皮肤，经皮下组织、背肌浅层（斜方肌、菱形肌、胸腰筋膜、后锯肌）、背肌深层（竖脊肌）。穴区浅层有胸或腰神经后支的皮支分布；深层有胸或腰神经后支和肋间后动脉，腰动脉分布。

【功能】通利关节，调理脏腑。

【主治】适应范围较广，其中上胸部的穴位治疗心肺、上肢疾病；下胸部的穴位治疗胃肠疾病；腰部的穴位治疗腰腹及下肢疾病。

【操作】直刺0.3～0.5寸，或用梅花针叩刺。可灸。

19．痞根

【出处】《医经小学》。

【命名】积块称痞，是穴主治痞块、痞满之疾，针此可使痞积消散，因名痞根。

【定位】在腰部，当第1腰椎棘突下，旁开3.5寸（图1－3－143）。

【解剖】针刺入皮肤，经皮下组织、背阔肌、下后锯肌、髂肋肌。穴区浅层有第12胸神经后支的皮支分布；深层有第1腰神经后支的肌支和第1腰动脉分布。

【功能】调气化瘀。

【主治】痞块、腰痛。

【操作】直刺0.5～1寸。可灸。

20．胃脘下俞

【出处】《备急千金要方》(作胃管下俞)。

【命名】本穴善治胃脘部疾病，因名。

【定位】在背部，当第8胸椎棘突下，旁开1.5寸（图1－3－143)。

【解剖】针刺入皮肤，经皮下组织、斜方肌，达背阔肌。穴区浅层有第8胸神经后支的皮支分布；深层有第8胸神经后支的肌支和肋间后动脉分布。

【功能】和中止痛。

【主治】胃痛、腹痛、胸胁痛、消渴。

【操作】斜刺0.3～0.5寸。可灸。

21．腰眼

【出处】《肘后备急方》。

【命名】穴当腰部两侧凹陷之处，该处似眼状，因名腰眼。

【定位】在腰部，当第4腰椎棘突下，旁开约3.5寸凹陷中（图1－3－143)。

【解剖】针刺入皮肤，经皮下组织、背阔肌、腰方肌。穴区浅层有第3腰神经后支的皮支分布；深层有第4腰神经后支的肌支和腰动脉分布。

【功能】壮腰补肾。

【主治】腰痛、月经不调、带下。

【操作】直刺1～1.5寸。可灸。

22．十七椎

【出处】《千金翼方》。

【命名】穴在第十七椎棘突下方凹陷处，因名。

【定位】在腰部，当后正中线上，第5腰椎棘突下（图1－3－143)。

【解剖】针刺入皮肤，经皮下组织、棘上韧带、棘间韧带。穴区浅层有第5腰神经后支的皮支分布；深层有第5腰神经后支的肌支和腰动脉分布。

【功能】通经散寒。

【主治】腰腿痛、下肢瘫痪、崩漏、月经不调。

【操作】直刺0.5～1寸。可灸。

23．腰奇

【出处】《中医杂志》(1955年，第9号，第47页)。

【命名】穴当腰部，疗痫有奇效，因名其穴为腰奇。

【定位】在骶部，当尾骨端直上2寸，骶角之间凹陷中（图1－3－143)。

【解剖】针刺入皮肤，经皮下组织、棘上韧带。穴区浅层有臀中皮神经分布；深层有骶神经后支和骶中动脉分布；再深可进入骶管裂孔。

【功能】宁神通络。

【主治】癫痫、头痛、失眠、便秘。

【操作】向上平刺1～1.5寸。可灸。

三、胸腹部

24. 脐中四边

【出处】《备急千金要方》。

【命名】因穴在神阙（脐孔）穴上、下、左、右四方各1寸处，因名脐中四边穴。

【定位】腹部，脐中央的上、下、左、右各1寸（图1-3-144）。

【解剖】同三阴交，水分及肓俞穴。

【功能】温中化湿。

【主治】泄泻、下利、腹痛。

【操作】直刺0.5～1寸。可灸。

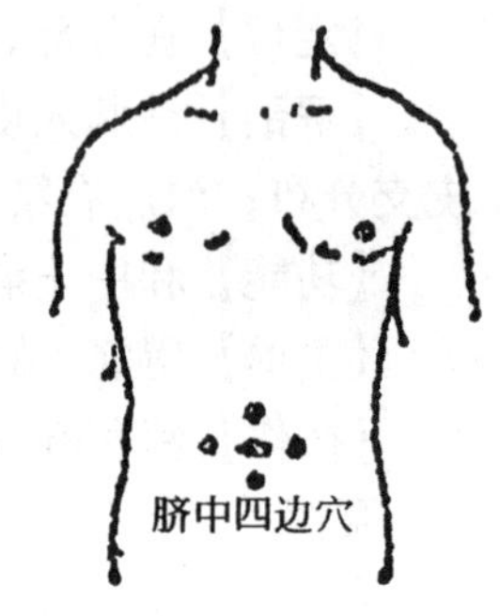

图1-3-144

25. 胃上

【出处】《新医疗法汇编》。

【命名】穴在上腹，适当胃部，刺之能使下垂之胃上升，因名胃上。

【定位】在脐上2寸，旁开4寸处（图1-3-145）。

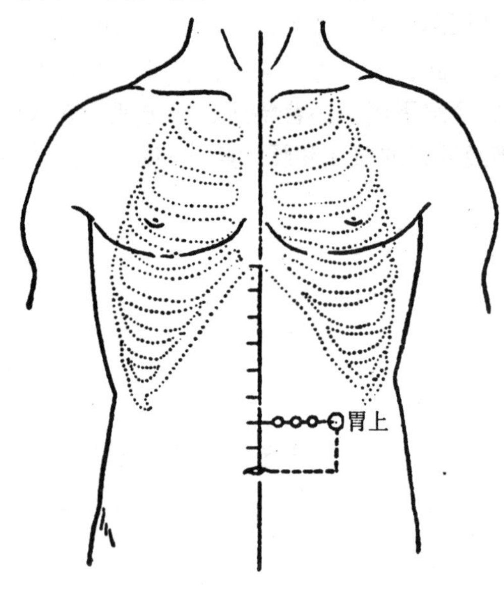

图1-3-145

【解剖】针刺入皮肤，经皮下组织、腹外斜肌、腹内斜肌及腹横肌处。穴区有腹壁浅静脉，布有第9、第10肋间神经外侧支。

【功能】升提下陷。

【主治】胃下垂、腹胀。

【操作】向脐中或天枢穴方向斜刺0.5～1.5寸。可灸。

26. 三角灸

【出处】出《针灸集成》中，又名脐旁、疝气穴。

【命名】因取穴须将口角之间，皱作等边三角形，因名其穴为三角灸。

【定位】以患者两口角之间的长度为一边，作等边三角形，将顶角置于患者脐心，底边呈水平线，两底角处是该穴（图 1－3－146）。

【解剖】针刺入皮肤，经皮下组织，达腹直肌。穴区有腹壁下动脉、静脉和第 10 肋间神经分布。

【功能】温通血脉，散寒止痛。

【主治】疝气、腹痛。

【操作】艾炷灸 5～7 壮。

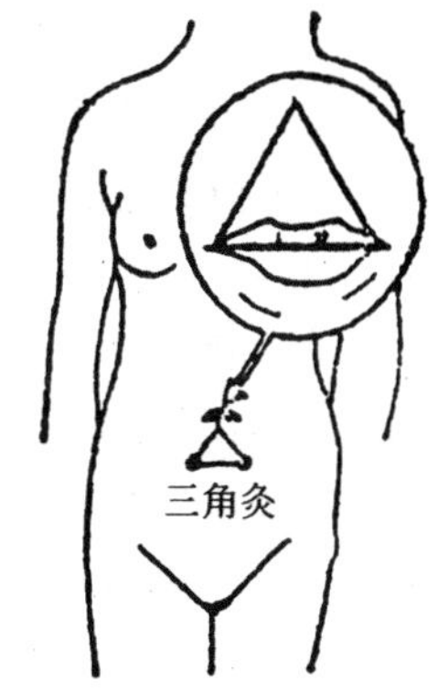

图 1－3－146

27. 提托

【出处】《常用新医疗法手册》。

【命名】因刺此穴，可使下垂之脏器恢复原位，故名提托。

【定位】关元穴旁开 4 寸（图 1－3－147）。

【解剖】针刺入皮肤，经皮下组织、腹内、外斜肌达腹横肌肌部。穴区有旋髂浅动、静脉，布有髂腹下神经。

【功能】升提下陷。

【主治】阴挺、疝气、下腹痛。

【操作】直刺 1～1.5 寸。可灸。

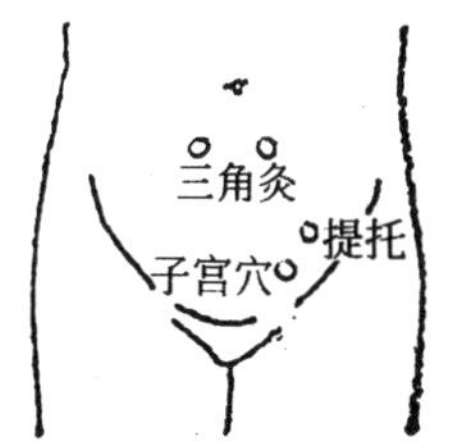

图 1－3－147

28. 子宫穴

【出处】《针灸大全》。

【命名】穴位近子宫，主治胞宫之疾患，因名子宫。

【定位】中极穴旁开 3 寸（图 1－3－147）。

【解剖】针刺入皮肤，经皮下组织、腹外斜肌、腹内斜肌。穴区有腹壁浅动、静脉，布有髂腹下神经。

【功能】升提下陷，调经止痛。

【主治】阴挺、月经不调、痛经、带下、不孕。

【操作】直刺 0.8～1.2 寸。可灸。

四、四肢部

29. 十宣

【出处】《针灸大全》。

【命名】穴在手十指尖端。十，指手十指端；宣，有宣散之意，因该穴能宣散风热之邪，故名十宣。

【定位】在手十指尖端，距指甲游离缘 0.1 寸（指寸），左右共 10 穴（图 1－3－148）。

【解剖】针刺入皮肤，经皮肤达皮下组织。穴区有指掌侧固有神经（桡侧三个半手指由正中神经发出，尺侧一个半手指由尺神经发出）和掌侧固有动脉分布。

【功能】泻热醒神。

【主治】昏迷、癫痫、高热、咽喉肿痛。

【操作】浅刺 0.1～0.2 寸，或点刺出血。

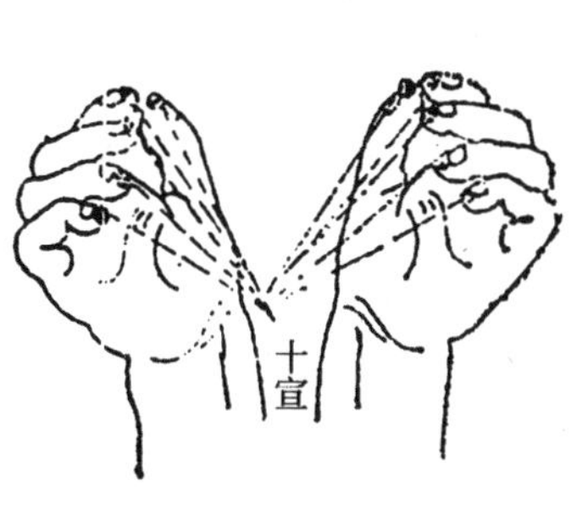

图 1－3－148

30. 四缝

【出处】《奇效良方》。

【命名】穴当掌面食中环小四指第1、第2指关节横纹缝隙中点，因名四缝。

【定位】在第2至第5指掌侧，近端指关节横纹的中央，一手4穴，左右共8穴（图1-3-149）。

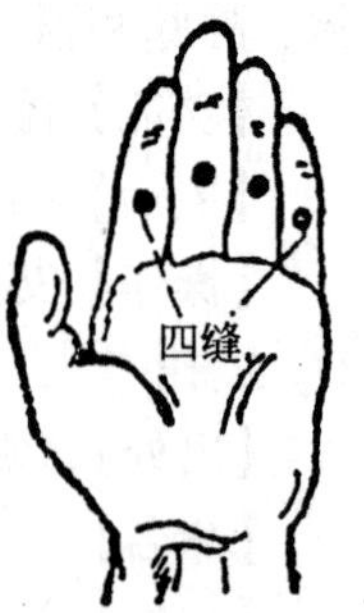

图1-3-149

【解剖】针刺入皮肤，经皮下组织、指深屈肌腱。穴区浅层有掌侧固有神经和指掌侧固有动脉分布；深层有正中神经肌支（桡侧两个半手指）和尺神经肌支（尺侧一个半手指）分布。

【功能】清积化痰。

【主治】小儿疳积、百日咳。

【操作】点刺出血，或挤出少许黄白色透明粘液。

31. 八邪

【出处】《医经小学》，别称八关。

【命名】邪指病邪，穴在手背各指缝的赤白肉际处，左右共8穴，因名八邪。

【定位】在手背侧，微握拳，第1至第5指间，指蹼缘后方赤白肉际处，左右共8穴（图1-3-150）。

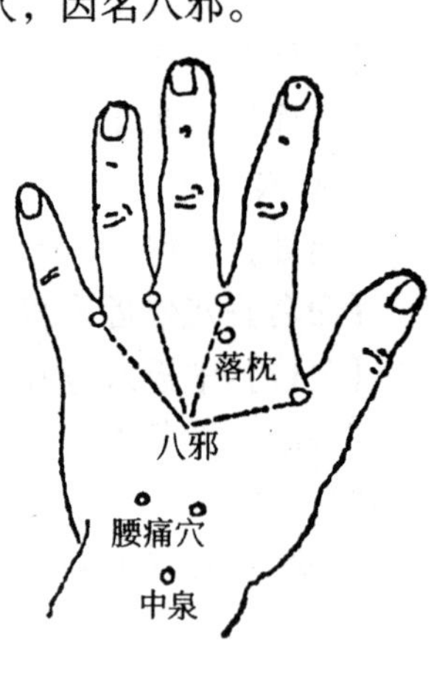

图1-3-150

【解剖】针刺入皮肤，经皮下组织、拇收肌（八邪1）和骨间肌（八邪2、3、4）。穴区浅层有桡神经浅支的手背支、尺神经手背支和手背静脉网分布；深层有尺神经肌支和掌背动脉分布。

【功能】清热，解毒，止痛。

【主治】手背肿痛、手指麻木、烦热、目痛、毒蛇咬伤、手背肿痛。

【操作】斜刺0.5～0.8寸，或点刺出血。可灸。

32. 落枕

【出处】《针灸学简编》（此穴出现较晚，现代名称亦不统一，又称“外劳宫”、“项强”，但所述部位相同）。

【命名】可治颈强、落枕，因名。

【定位】在手背侧，当第2、第3掌骨间，指掌关节后约0.5寸处（图1-3-150）。

【解剖】针刺入皮肤，经皮下组织、第2骨间背侧肌。穴区浅层有桡神经手背支和手背静脉网分布；深层有尺神经深支和掌背动脉分布。

【功能】祛风活络。

【主治】落枕、手臂痛、胃痛。

【操作】直刺或斜刺0.5～0.8寸。可灸。

33. 腰痛穴

【出处】《针灸学简编》。

【命名】因该穴能治疗腰痛，故名。

【定位】在手背侧，在第2、第3掌骨及第4、第5掌骨之间，在腕横纹与掌指关节中点处，一侧2穴，左右共4穴（图1-3-150）。

【解剖】针刺入皮肤，经皮下组织、桡侧腕短伸肌腱（桡侧穴）和小指伸肌腱（尺侧穴)。穴区浅层有桡神经浅支的手背支(桡侧穴)和尺神经手背支(尺侧穴)分布;深层有桡神经肌支和掌背动脉分布。

【功能】通络止痛。

【主治】急性腰扭伤。

【操作】由两侧向掌中斜刺0.5～0.8寸。

34. 中泉

【出处】《奇效良方》。

【命名】穴位在阳溪与阳池之间而得名。

【定位】在腕背横纹中,当指总伸肌腱桡侧的凹陷处(图1－3－150)。

【解剖】针刺入皮肤,经皮下组织、腕背韧带(伸肌支韧带)、指伸肌腱。穴区浅层有前臂背侧皮神经和桡神经手背支分布;深层有桡神经肌支和桡动脉腕背支分布。

【功能】宽胸理气,和胃止痛。

【主治】胸闷、胃痛、吐血。

【操作】直刺0.2～0.5寸。可灸。

35. 二白

【出处】《玉龙歌》。

【命名】白者素色,因穴在上肢内侧,其位置皮肤较洁白,又二穴对称,故名二白。

【定位】在前臂掌侧,腕横纹上4寸,桡侧腕屈肌腱的两侧,一侧各1穴,一臂2穴,左右两臂共4穴(图1－3－151)。

【解剖】针刺入皮肤,经皮下组织、指浅屈肌、拇长屈肌(桡侧穴)和指深屈肌(尺侧穴)。穴区浅层有前臂内、外侧皮神经分布;深层有桡动脉干、桡神经浅支(桡侧穴)和正中神经(尺侧穴)经过,并有正中神经肌支和骨间前动脉分布。

【功能】止痛,升陷。

【主治】痔疾、脱肛、前臂痛、胸胁痛。

【操作】直刺0.5～0.8寸。可灸。

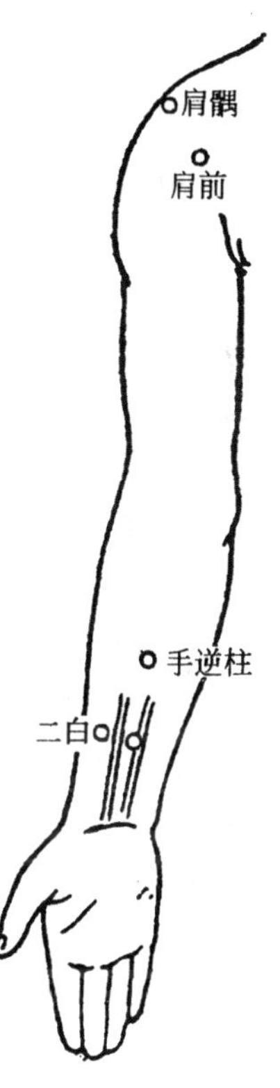

图1－3－151

36. 肘尖

【出处】《千金翼方》。

【命名】穴在肘部,尖指尖端,以其穴当尺骨鹰嘴突起之尖端,因名肘尖。

【定位】在肘后部,屈肘当尺骨鹰嘴的尖端(图1－3－152)。

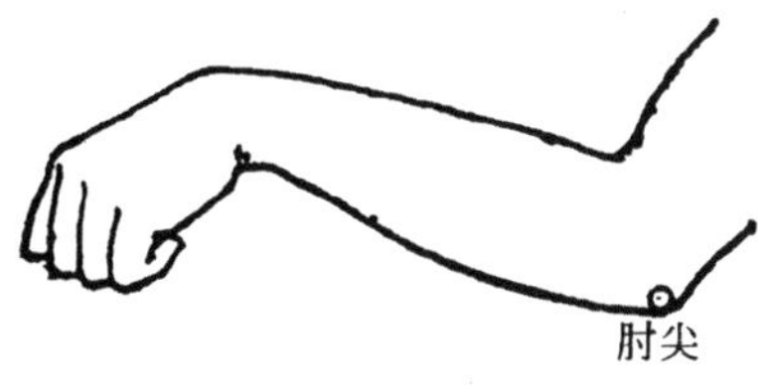

图1－3－152

【解剖】针刺入皮肤,达皮下组织。穴区有前臂背侧皮神经和肘关节动脉网分布。

【功能】清热化痰,消肿解毒。

【主治】瘰疬、痈疽、肠痈。

【操作】艾炷灸7～15壮。

37. 肩前

【出处】《中医临床新编》，别称肩内陵。

【命名】其穴适当肩部的腋前皱襞顶端与肩髃连线的中央，因在前面，故名肩前。

【定位】在肩部，正坐垂臂，当腋前皱襞顶端与肩髃穴连线的中点（图 1－3－151）。

【解剖】针刺入皮肤，经皮下组织、三角肌、肱二头肌长头腱。穴区浅层有锁骨上神经外侧支分布；深层有腋神经、肌皮神经和胸肩峰动脉分布。

【功能】通经活络。

【主治】肩臂痛、臂不能举。

【操作】直刺 1～1.5 寸。可灸。

38. 百虫窝

【出处】《针灸大成》。

【命名】该穴主治皮肤瘙痒，状似百虫爬出，骚扰全身，因名百虫窝。

【定位】屈膝，在大腿内侧，髌底内侧端上 3 寸，即血海上 1 寸（图 1－3－153）。

【解剖】针刺入皮肤，经皮下组织、股内侧肌。穴区浅层有股神经前皮支分布；深层有股神经肌支和股动脉分布。

【功能】解毒杀虫。

【主治】风湿痒疹、下部生疮。

【操作】直刺 1.5～2 寸。可灸。

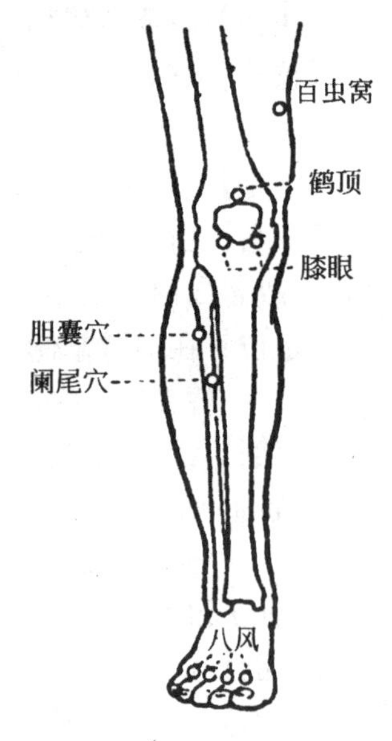

图 1－3－153

39. 鹤顶

【出处】《医学纲目》，别称膝顶。

【命名】穴当髌骨尖上，是处形似鹤顶，因名。

【定位】在膝上部，髌底的中点上方凹陷处（图 1－3－153）。

【解剖】针刺入皮肤，经皮下组织、股四头肌腱。穴区浅层有股神经前皮支分布；深层有股神经肌支和膝关节动脉网分布。

【功能】通利关节。

【主治】膝痛、足胫无力、瘫痪。

【操作】直刺 0.5～1.5 寸。可灸。

40. 膝眼

【出处】《备急千金要方》（《千金翼方》作膝目）。

【命名】膝指膝关节，眼指膝两侧的凹窝，其外形似眼状，穴当其处，因名膝眼。

【定位】屈膝，在髌韧带两侧凹陷处。在内侧的称内膝眼，在外侧的称外膝眼（图 1－3－153）。

【解剖】针刺入皮肤，经皮下组织、膝关节囊、翼状皱襞。穴区浅层有隐神经分支和股神经前皮支分布；深层有胫神经关节支和膝关节动脉网分布。

【功能】通利关节。

【主治】膝痛、腿痛、脚气。

【操作】向膝中斜刺 0.5～1 寸。可灸。

41. 胆囊

【出处】《中华外科杂志》（1959 年，8 号，第 743 页）。

【命名】因针刺该穴，对胆囊有一定影响，因名。

【定位】在小腿外侧上部，当腓骨小头前下方凹陷处（阳陵泉）直下2寸（图1－3－153）。

【解剖】针刺入皮肤，经皮下组织、腓骨长肌。穴区浅层有腓肠外侧皮神经分布；深层有腓深神经干和胫前动、静脉经过，并有腓浅神经肌支和胫前动脉分布。

【功能】利胆通络。

【主治】急慢性胆囊炎、胆石症、胆道蛔虫症、下肢痿痹。

【操作】直刺0.5～1.5寸。可灸。

42．阑尾

【出处】《新中医药》。

【命名】因该穴对阑尾炎有一定疗效而得名。

【定位】在小腿前侧上部，当犊鼻下5寸，胫骨前缘旁开一横指（图1－3－153）。

【解剖】针刺入皮肤，经皮下组织、胫骨前肌、小腿骨间膜、胫骨后肌。穴区浅层有腓肠外侧皮神经分布；深层有腓深神经干和胫前动、静脉经过，并有腓深神经肌支，胫神经动、静脉经过。

【功能】清热化瘀，通调肠腑。

【主治】急、慢性阑尾炎，消化不良，下肢痿痹。

【操作】直刺1.5～2寸。可灸。

43．八风

【出处】《奇效良方》。

【命名】穴在双足趾缝间，风指病邪，因名其穴为八风。

【定位】在足背侧，第1至第5趾间，趾蹼缘后方赤白肉际处，一足4穴，左右共8穴（图1－3－153）。

【解剖】针刺入皮肤，经皮下组织。穴区有趾背神经（八风1为腓深神经终末支，八风2、3、4为腓浅神经末支）和趾背动脉分布。

【功能】清热，解毒，止痛。

【土治】足跗肿痛、毒蛇咬伤、脚气、趾痛。

【操作】斜刺0.2～0.5寸，或点刺出血。

44．独阴

【出处】《奇效良方》。

【定位】足底，第二趾远端趾间关节横纹的中点（图1－3－154）。

【解剖】针刺入皮肤，穴区有趾短屈肌腱，足底内侧动脉、静脉，足底内侧神经，趾底固有神经。

【功能】通调冲任。

【主治】疝气、胞衣不下、月经不调。

【操作】艾炷灸3～5壮。

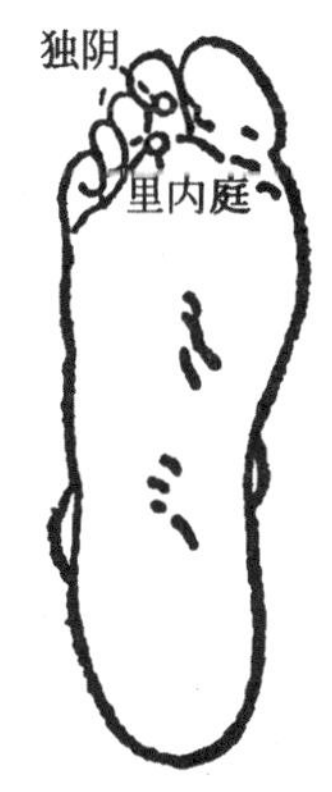

图1－3－154

45．里内庭

【出处】《针灸孔穴及其疗法便览》。

【命名】因其穴与内庭相对，位居足底内侧，故名里内庭。

【定位】足底，第2、第3趾间，与内庭穴相对处（图1－3－154）。

【解剖】针刺入皮肤，经跖腱膜，穴区布有足底内侧神经及足底外侧动脉分支。
【功能】镇静止痛。
【主治】足趾疼痛、小儿惊风、癫痫、急性胃痛。
【操作】直刺0.2～0.5寸。可灸。
常用奇穴主治详见表1－3－15。

表1－3－15　　常用奇穴主治提要表

穴名	部位	主治	
		1	2
四神聪	头顶	头痛、健忘	癫痫
印堂	两眉间	头痛、失眠、鼻衄、鼻渊	惊风
鱼腰	眉间	目、眉棱骨痛，眼睑下垂	
太阳	侧头	头痛、牙痛	
球后	眼部	一切目疾	
上迎香	鼻部	鼻渊、鼻塞	
金津玉液	舌下系带	口疮、舌强	呕吐、消渴
夹承浆	面部	面瘫、面肌痉挛	齿龈溃烂
牵正	侧面	口眼㖞斜、咬肌痉挛	口腔溃疡
翳明	耳后	一切目疾	
安眠	耳后	失眠	
上廉泉	下颌	舌疾	
内迎香	鼻腔中	目赤痛、鼻疾	
耳尖	耳	目赤肿痛	
头面部奇穴主治头、眼、齿及神志病			
百劳	项背	虚劳症	
定喘	项背	咳喘	荨麻疹
崇骨	颈椎	颈项强痛	疟疾
夹脊	胸1至腰5	上胸部治心肺及上肢疾病；下胸部治胃肠疾患；腰部治腰、腹、下肢疾患	
痞根	腰部	腹中痞块	瘰疬
腰眼	腰部	腰痛	月经不调
十七椎	腰椎	腰痛、下肢瘫	痛经
腰奇	骶尾部	痔疮	癫痫
胃脘下俞	背部	胃痛、腹痛、胸胁痛	消渴
颈项及腰骶部奇穴，主治项背腰痛、痞块及月经疾病			

续表

穴名	部位	主治	
		1	2
脐中四边	脐周	泄泻、腹痛	
胃上	脐上	胃下垂	
三角灸	脐下	疝气	
提托	脐下	阴挺	
子宫	脐下	带下、不孕	
脐周及脐下部奇穴，主治泄泻、下垂及经带症			
十宣	手指尖	高热、昏迷	癫痫
四缝	掌面	疳积	百日咳
八邪	掌背缝中	手背痛麻	毒蛇咬伤
二白	前臂	脱肛	痔疾
落枕	掌背	落枕、肩背痛	胃痛
肘尖	肘尖	瘰疬	
腰痛穴	掌背	急性腰扭伤	
中泉	腕背横纹中	胸闷胃痛	吐血
肩前	肩	肩臂痛	
百虫窝	大腿	皮肤瘙痒	
鹤顶	髌骨上	膝痛	
膝眼	膝	膝痛	
胆囊穴	小腿	胆囊炎	
阑尾穴	小腿	大肠痈	
八风	足背	脚气、趾痛	牙痛
独阴	足底	疝气、胞衣不下	月经不调
里内庭	足底	足趾疼痛	惊痫
四肢部奇穴，主治高热、肩臂痛、足趾痛以及胆囊炎、阑尾炎			

自 学 指 导

【重点难点】

肺经主要内容是循行路线、病候及 6 个重点穴（穴名右上方有 * 者为重点穴，余经同此）。

（1）循行：肺经由胸走手，起于中府，止于少商。其体表循行是：胸旁→上肢内侧前→大指→次指。体内循行：起于中焦，络大肠，循胃口，属肺，肺系。《黄帝内经·灵枢》说肺经"横出腋下"，应是出于"腋上"中府为妥。

（2）取穴：中府的定位是"中府旁六一肋平"，即任脉旁开6寸，平第一肋间隙取穴。尺泽在肱二头肌腱桡侧缘，肘横纹上取穴。在太渊与尺泽的连线上取孔最、经渠。

（3）主治：中府除治胸痛，喘咳以外，还治肺风面肿，这是因为肺主治节，肺为水之上源，当风邪伤肺，肺的功能异常时，肺失宣降，水道不通，水湿停留，即上窍闭，下窍塞，针灸肺的"募"穴中府，肺能宣降，则水道通，面肿除。尺泽治肺热咯血，喉痛，惊风，热证吐泻，是因为尺泽为本经子穴，有泻热去实的作用。孔最为本经郄穴，善治咯血、热病、失音等急症。列缺穴属阴经，为什么能治头项强痛呢？这是因为：①肺与大肠相表里，大肠经的走行循头项，列缺是肺经"络"穴，别走手阳明大肠经的缘故。②经别与经脉有密切内在联系。手阳明、太阴经别，均走肺与大肠，上出缺盆，再合于手阳明，所以列缺穴也能治头面疾患。正如《席弘赋》云："列缺头痛及偏正，重泻太渊无不应。"

本经脏腑病候中，有"腹胀满，二便异常"，这是因为肺经内行经线"络大肠"的道理，大肠末段又称"魄门"，也说明肺与大肠的表里相关的应用，故肺经腧穴也能主治便秘，泄泻。《黄帝内经·灵枢》说肺主"小便数而欠"，是指肺失宣降，气化失常，导致人体小便次数增多，而尿量减少。据临床验证，列缺配照海有较好疗效。

（4）注意事项：中府、云门不可深刺，以免刺伤肺脏，造成气胸。尺泽、经渠、太渊穴在关节动脉处，不宜用直接灸法。

大肠主要内容是循行路线、病候及10个重点穴。

（1）循行：大肠经由手走头，起于商阳，止于迎香。其体表循行是：次指→上肢外侧前→肩前→颈→下齿→鼻旁。体内循行：络肺，属大肠。应注意的是，经脉回绕至上唇，"交人中，左之右，右之左，上夹鼻孔"。是说经脉交叉于人中（即水沟），左脉到右，右脉到左，分布在鼻孔两侧。

（2）取穴：本经取穴应掌握五个定位标志穴。①商阳，在示指桡侧爪甲角旁0.1寸。②阳溪，在腕背横纹桡侧端，两筋之间凹陷中。两筋是拇短伸肌腱和拇长伸肌腱。③曲池，屈肘后在桡侧横纹头外端。④肩髃，在肩峰和肱骨大结节之间。⑤扶突，与喉结相平，旁开3寸。前臂部，由阳溪至曲池连线上，依次取偏历、温溜、下廉、上廉、手三里；上臂部，由曲池至肩髃连线上，依次取手五里、臂臑。前臂部与肘部取穴，应屈肘拱手（手向胸部靠拢）体位，以便取穴准确，有利于行针得气。

（3）主治：商阳（井）治热病无汗，齿痛，昏迷；二间（荥）治热病，鼻衄；三间（输）治下齿痛，咽喉肿痛；合谷（原）止痛泻热，主治头、面、口诸疾；阳溪（经）治头痛（前额部属阳明分野）；偏历（络）治鼻疾，水肿；温溜（郄）治急性腹痛肠鸣，疔疮；手三里治上肢瘫痪，腹痛吐泻，曲池（合）治热病，风疹，上肢不遂，癫狂；臂臑治臂痛，色盲；肩髃治风疹，上肢瘫痪；迎香治面痛，面痒，鼻疾。

头面疾患可选用商阳、二间、臂臑、温溜、迎香；肠胃疾患可选用合谷、曲池、上廉、下廉、手三里；神志病可选用商阳、三间、阳溪、曲池；皮肤病可选用合谷、肩髃、曲池；

发热疾病可选用商阳、二间、合谷、阳溪、曲池。

(4) 注意事项：①手五里穴的深层有桡侧副动脉，不可深刺。②巨骨穴不可深刺，以免刺入胸腔造成气胸。③扶突、天鼎位于颈部，进针宜缓慢，严防刺破颈动脉，故针刺前必须用押手指循定穴，而后进针施术。

胃经主要内容是循行路线、病候及19个重点穴。

(1) 循行：胃经由头走足，起于承泣，止于厉兑。其体表循行是：鼻、目下→面周围→胸腹第二侧线→下肢外侧前{→大趾
→次趾
→中趾}。体内循行：属胃、络脾。胃经循行较为复杂。学习时，应掌握六条循行干线和四条支脉。①六条线是：瞳孔下方一直线，含承泣等4穴；面颊、耳前、至额角一线，含颊车、头维等4穴；颈部从大迎前直下一线，含人迎等3穴；胸部侧线由任脉旁开4寸，含缺盆、乳根等7穴；腹部侧线，由任脉旁开2寸，含天枢、归来等12穴；下肢外侧前缘一线，含伏兔、足三里等15穴。②四条支脉：分别于面颊部、胃下口、膝下三寸、足跗上分出，并于跗上（冲阳）到足大趾连接脾经。

(2) 取穴：瞳孔下方到口角旁的直线上取承泣、地仓；下颌角前上方一横指处取颊车；颧弓下，闭口取下关；鬓发前缘上0.5寸咬牙时颞肌隆起处上缘取头维。胸部穴，皆在肋间隙中，定位在任脉旁开4寸处，以锁骨中线或乳头为标志。腹部诸穴，上、下腧穴间隔1寸，定位在任脉旁开2寸处。大腿部诸穴，定位在髂前上棘与髌骨外上缘的连线上，取髀关、伏兔、阴市、梁丘等穴。小腿部诸穴，定位在犊鼻直下方，胫骨前嵴外开一横指处，取足三里，上、下巨虚；胫骨前嵴旁开二横指处，取丰隆。足部诸穴，定位在解溪与厉兑的连线上，如在第2、第3趾缝隙间的纹头处取内庭。

(3) 主治：承泣治目疾；地仓、颊车治口㖞，面痛；下关治口噤不语，齿痛；头维治头痛，目眩。总之，头面部腧穴主治头面，目，鼻，口齿疾患。颈、胸部腧穴，如缺盆、气户主治喉、胸、肺疾患；乳根治乳痈，乳汁少；梁门治纳少胃痛，呕吐；天枢，上、下巨虚治肠道疾患，如痢疾、腹泻、便秘、脐腹疼痛，这是因为本经内行经线"属胃络脾"，体表循行经过腹部，肠在腹中，天枢位居脐旁，是大肠"募"穴，上、下巨虚分别是大肠、小肠的"下合"穴；天枢、归来治经闭，癥瘕血病。总之，上腹部腧穴主治胃肠病及神志病；下腹部腧穴主治前阴及妇科疾患。梁丘（郄）主治急性胃痛。股膝部腧穴治局部疾患。足三里（合）不仅治脾胃肠道病，还是全身强壮要穴之一；丰隆（络）涤痰，通便，主神志病；解溪（经）治阳明头痛，痿证垂足；冲阳（原）治胃痛，口㖞；陷谷（输）治面目浮肿，肠鸣腹痛；内庭（荥）治齿痛，喉痹，热病；厉兑（井）治梦魇不宁，癫狂，有开窍泻热作用。小腿部腧穴治胃肠病，神志病；足部腧穴治头面、五官、胃肠病及神志、发热诸疾。痿证足缓不收或挛急不伸，临床也多取本经下肢腧穴。

(4) 注意事项：①面部眼区穴位，血管丰富，进针要缓慢，出针要稳顺，防止出血、引起血肿。承泣穴宜用压入式进针。②人迎穴要避开颈总动脉，不可深刺。③本经腧穴，气舍至乳根，深部有大动脉及肺、肝等重要脏器，不可深刺。④腹部诸穴，针刺提插的幅度宜小，不可刺入腹腔。⑤面部不宜用直接灸，避免引起瘢痕，有碍容貌美观。

脾经主要内容是循行路线，病候及10个重点穴。

(1) 循行：脾经由足走胸，起于隐白，止于大包。其体表循行是：大趾内→下肢内侧中、前→胸腹第三侧线。体内循行：入腹，属脾，络胃，夹咽，连舌本，散舌下，注心中。

学习本经之经脉循行，当经脉“入腹，属脾络胃，上膈”，之后，应理解为经脉又至胁部(周荣)，然后下行到大包处，复从大包上行，然后“夹咽（夹食管两旁）连舌本散舌下”。这样就不至于产生有脱落感。

（2）取穴：踇指内侧趾甲角旁0.1寸处取隐白；大趾本节前，赤白肉际处取大都；其节后取太白；本节后1寸处取公孙；阴陵泉（在胫骨内侧髁下缘）至内踝尖，骨度分寸折为13寸，三阴交就在内踝上3寸，胫骨内侧后缘取穴；在三阴交和阴陵泉的连线上取漏谷、地机；在髌骨内上缘上2寸处取血海；在腹部第三侧线（即任脉旁开4寸处）取府舍、腹结、大横、腹哀；在胸部任脉旁开6寸处的肋间隙中取食窦、天溪、胸乡、周荣；在腋中线上，第六肋间隙中取大包。

（3）主治：隐白（井）治血崩、癫狂、梦魇；大都（荥）治热病无汗；太白（输）治腹胀、胃痛、泄泻；公孙（络、八脉交会穴之一）治心胸胃痛、呕吐、泄痢，这是因为本穴是足太阴“络”穴，别走足阳明胃经；本穴又是八脉交会穴之一，通于冲脉，而冲脉为病“逆气里急”，浊气上逆则呕吐，里急则心胃痛。据报道，针刺公孙穴能使胃肠蠕动减弱，能抑制胃酸分泌，治疗消化性溃疡。商丘（经）健脾利湿退黄；三阴交（足三阴经交会穴）健脾益肾疏肝，治腹胀肠鸣、经带生育诸疾、遗尿、失眠；地机（郄）治小便不利、水肿；阴陵泉（合）健脾利水，通利下焦，治小便不利、水肿、腹胀；血海，理血调经，散风祛湿，治皮肤病；腹结，治脐腹痛；大横，治腹痛、便秘、泄痢；大包（脾之大络），治全身疼痛(实证)四肢无力(虚证)。

梦魇不宁一证，大体有以下四因：①脾湿生痰；②胃热邪实；③忧愁思虑，损伤心脾；④肾阴耗亏，心火独亢，心肾不交。凡脾胃受邪，心脾不遂，痰火扰动者，可刺足太阴脾经隐白穴、足阳明胃经厉兑穴。

凡脾胃病，可选用隐白、太白、公孙、商丘、三阴交、阴陵泉；心神病，可选用三阴交、公孙、隐白；血分病，可选用隐白、公孙、血海、三阴交。

下肢腧穴，以治胃肠疾患为主，其次为前阴及妇科疾患，腹部腧穴，以治胃肠疾患为主，胸部腧穴，主治咳喘胸痛为主。

（4）注意事项：①本经自食窦至大包诸穴，深部为心肺，不宜深刺。②腹部的腹结、大横各穴的深部为肠管，行提插等手法时不宜过深。

心经主要内容是循行路线，病候及6个重点穴。

（1）循行：手少阴心经，由胸走手，起于极泉，止于少冲。其体表循行是：腋下→上肢内侧后缘→小指。体内循行：起于心中，属心，络小肠，夹咽（食管），系目系，上肺。

（2）取穴：极泉在腋窝中，腋动脉内侧；少海在肘窝横纹尺侧端与肱骨内上髁之间，屈肘取穴；通里、阴郄、神门，皆在尺侧腕屈肌腱的桡侧缘，其中通里在腕横纹上1寸处；阴郄在腕横纹上0.5寸处；神门在腕横纹上取穴；少冲在小指桡侧，距指甲角旁0.1寸处。

（3）主治：极泉治胸胁痛、腋臭；少海（合）治臂麻、手颤、瘰疬；灵道（经）治悲恐善笑等神志病；通里（络）治暴喑、舌强不语；阴郄（郄）治心痛、盗汗；神门（输、原）治健忘失眠、怔忡、心痛；少府（荥）清心泻热，治阴痛、阴痒；少冲（井）开窍泄热，治中风昏迷，心烦、癫狂、心痛。

本经腧穴，主治胸、心疾患，神志病、热病以及肢痛痒疮等。

心，有血肉之心和神明之心的区别。心主神明，这个“神”字，是指人的精神、意识、思维活动，为人体生命活动的主宰，心居五脏六腑之首，故称“君主”之官。

本条经脉内行经线，起于心中，属心系。心为神之居，血之主，脉之宗。所以，手少阴心经腧穴多能治疗心、神疾患。尤其是神门穴治疗失眠、心烦、怔忡、癫狂等神志病，配合心理疗法、暗示疗法，进行“语之”、“开之”、“导之”，往往能奏奇效。

心开窍于舌，舌为心之苗，它的理论根据在于手少阴心经的别络、经筋上系于舌，心的血气上通于舌、奉养舌。所以，心、神失常时，可出现舌强不语，言语謇涩或失音，临床取手少阴心经的“络”穴通里治疗。

（4）注意事项：①取极泉穴时，上肢外展，避开腋动脉，向上斜刺。②少海、阴郄、神门、少府等穴，位于肘、腕、指掌关节处，不宜直接灸，避免影响关节活动。

手太阳小肠经重点内容是循行路线，病候及 11 个重点穴。其中肩胛部的循行与腧穴定位是难点。

（1）循行：手太阳小肠经，由手走头，起于少泽，止于听宫。其体表循行是；小指→上肢外侧后缘→肩胛→颈→耳前、内眦。体内循行：络心、循咽、下膈、抵胃、属小肠。

手太阳经脉：“出肩解”指肩关节后方的肩贞、臑俞；“绕肩胛”指肩胛冈上、下的天宗、秉风、曲垣穴；“交肩上”指肩胛内上方的肩外俞、肩中俞穴，并与足太阳经的附分、大杼交会，与督脉的大椎交会。

学习本条经脉，应注意的是当经脉循行“却入耳中（听宫）”之后，本经循行主干终止。而交给足太阳经的支脉，是从颊部分出的，并非是由耳中复出交给足太阳经的。

（2）取穴：少泽在小指尺侧指甲角旁 0.1 寸处；前谷、后溪分别在第五掌指关节前、后取穴；在钩骨的前方取腕骨；三角骨的后方取阳谷；养老在尺骨茎突桡侧的骨缝中，手心朝胸取穴；小海在尺骨鹰嘴和肱骨内上髁之间，屈肘取穴；肩贞在腋后纹头上 1 寸处；肩胛冈中点上缘取秉风，下窝中点取天宗；肩外俞在第一胸椎棘突下旁开 3 寸处；颧髎在颧骨下缘；听宫在耳屏与下颌关节之间。

（3）主治：本经主治病证，是以头项、眼、耳、咽喉疾病为主，还治疗经脉循行部位的病变。

少泽（井）治热病，昏厥，乳少；前谷（荥）治热病，疟疾；后溪（输）是八脉交会穴之一，通于督脉，故治疗头项疼痛，还治寒热往来，手指挛急；腕骨（原）治头项强痛，目疾，黄疸；阳谷（经）治痄腮颌肿，热病；养老（郄）明目；支正（络）、小海（合）治痫证；臑俞治肘臂麻木（尺神经麻痹）；肩贞、天宗、秉风、肩外俞，以治肩胛局部疾患为主；颧髎、听宫主治口、齿、耳疾。

《黄帝内经·灵枢》说手太阳小肠经主“液病”，这是因为本经内行经线“属小肠”，小肠是受盛之官，其生理功能是分清化浊，而后脾散精微；糟粕走大肠；水液归膀胱，故《类经》说“化物出焉”。若小肠经气失调，则水谷不分，流液无制，故本经腧穴主治液病。例如，少泽治乳少；后溪治盗汗；支正治消渴；天容治呕吐等。

（4）注意事项：肩外俞、肩中俞，切勿深刺，避免损伤肺脏。

膀胱经重点内容是循行路线，病候及 28 个重点穴。其中经脉在骶尻、股部的循行及八髎穴的取法是难点。

（1）循行：足太阳膀胱经，由头走足，起于睛明，止于至阴。其体表循行是：目内眦→头项→腰、背一、二侧线→下肢外侧后缘→小趾。体内循行，络脑、络肾、属膀胱。

本经上、次、中、下髎，会阳五个穴位，皆在第一侧线和督脉之间。其股部循行路线由会阳、承扶、殷门、浮郄、委阳至委中；第二侧线，沿肩胛骨内缘（距督脉3寸）下行，走承扶、殷门外侧，与前支交叉会于委中。

学习本经脉，应注意经线在头部曲差弯屈；小腿部在飞扬弯屈；足跟部在仆参弯屈。

（2）取穴：睛明在目内眦旁0.1寸；攒竹在眉毛内端；通天入发际4寸，督脉旁开1.5寸；天柱平哑门，又旁开1.3寸。背部第一侧线腧穴，皆是督脉旁开1.5寸，背诵歌诀便于记忆。自此夹脊开寸五，第一大杼二风门；三椎肺俞厥阴四，心五督六椎下论，膈七肝九十胆俞，十一、十二脾胃藏；十三三焦十四肾，气海俞在十五椎；大肠十六椎下取，十七关元俞可推；小肠十八胱十九，中膂俞穴二十椎；白环廿一椎下当，以上各穴可推之。八髎穴定位在四对骶后孔中；承扶在臀横纹中点处；委中在腘横纹中央。

背部第二侧线，自附分至秩边，皆是督脉旁开3寸，距第一侧线1.5寸。肺藏魄，肺俞旁开1.5寸处是魄户；心藏神，心俞旁开1.5寸处是神堂；膈俞旁1.5寸处是膈关；肝藏魂，肝俞旁1.5寸处是魂门；胆为中精之腑，胆汁精纯、清净，胆俞旁开1.5寸处阳纲；脾藏意，脾俞旁开1.5寸处是意舍；胃俞旁1.5寸处是胃仓；肾藏志，肾俞旁开1.5寸处是志室；膀胱俗称胞（脬），膀胱俞旁开1.5寸处是胞肓；按顺序排列，位处边缘，廿一椎下（骶管裂孔）旁开3寸是秩边；腓肠肌肌腹处取承筋；腓肠肌肌腹下方取承山；昆仑在跟腱与外踝之间；申脉在外踝下方凹陷中；金门在骰骨外侧凹陷中；京骨在跗外第五跖骨粗隆下，赤白肉际处；束骨在跗外第五跖骨小头后下方，赤白肉际处；足通谷在第五跖趾关节前下方凹陷中，赤白肉际取穴；至阴在足小趾外侧，距趾甲角0.1寸处。

取穴中的注意事项是：背部的腧穴，皆在上、下脊椎棘突之间的凹陷处，旁开1.5寸或3寸，而不是由棘突算起。

（3）主治：本经主治病证，是以头项五官病、脏腑病、筋病为主。并可治疗经脉循行部位的病证。睛明治目疾；攒竹治眉棱骨痛；通天治鼻疾头痛；天柱治头痛、项强、鼻塞。总之，头项部腧穴，主治头、项、目、鼻疾患，神志病。

第1～第7胸椎两侧线腧穴，侧重治疗心、肺、胸疾患；第9～第13椎两侧线腧穴，侧重治疗肝、胆、脾、胃疾患；第14～第21椎两侧线腧穴，侧重治疗局部、肠、肾、膀胱、前阴、妇科疾患。

承扶治疗腰、骶、臀、股部痛；委中（合）治腰背、腹痛、吐泻；承筋、承山治痔疾、转筋；飞扬（络）治外感发热、头痛、鼽衄；昆仑（经）治头痛、项强、抽搐、难产；申脉治癫狂痫、头痛；金门（郄）治惊风、抽搐、踝痛；京骨（原）治癫痫、目翳、头痛；束骨（输）治癫狂、头痛、腰背及下肢痛；足通谷（荥）治头痛、项强、鼻衄；至阴（井）上治头痛，下调胎产。

委阳位于膝腘，主治小便不利，腹痛。这是因为“三焦为决渎之官”，“下焦如渎”是指下焦之分清浊，排泄废物。下焦将糟粕传到大肠，将水液归于膀胱的功能，有赖于肾与膀胱的气化作用，而委阳穴属足太阳膀胱经，是三焦的“下合”穴，有主治三焦、膀胱腑病的作用，故利尿而治腹痛。《黄帝内经·灵枢》篇说：“膀胱者，小腹偏肿而痛，以手按之，即欲小便而不得……取委中央。”说明委中（合）也有利尿作用。

本经主筋所生病，是足太阳阳气化生精微，内可以养神，通利水道，外可以柔筋，以健步履。若本经经气失调，阳气衰微，太阳寒水为病，筋失所养，则下肢乃至脊背出现疼痛、麻木、运动障碍。《黄帝内经·灵枢》篇说："是动则病冲头痛，目似脱，项如拔，脊痛，腰似折，髀不可以曲，腘如结，腨如裂，是为踝厥"，即是此意。

（4）注意事项：①取睛明穴时，嘱患者正坐，用押手固定眼球，用压入进针法直刺 0.5～1 寸，不宜使用提插捻转等重刺手法。②背部腧穴不宜刺入过深，可斜刺 0.5～0.7 寸。

肾经重点内容是循行路线，病候及 9 个重点穴。其中内踝部及体内循行是经脉循行中的难点。

（1）循行：足少阴肾经，由足走胸，起于涌泉，止于俞府。其体表循行是：小趾下→足心→下肢内侧后缘→腹、胸第一侧线。体内循行：贯脊，属肾，络膀胱；贯肝膈，入肺，循喉咙，夹舌本；络心，注胸中。和五个内脏以及喉舌等官窍发生联系。本经内踝部循行，是起于足小趾下，斜走足心（涌泉），出于舟骨粗隆（然谷），到内踝与跟腱之间（太溪），然后呈顺时针方向，经大钟、水泉、照海，直上复溜。

（2）取穴：涌泉穴在足底部前 1/3 凹陷处；然谷在舟骨粗隆前下缘凹陷处；太溪在内踝与跟腱之间；照海在内踝下凹陷处；内踝上 2 寸取复溜、交信，在位置上，交信在前，复溜在后；阴谷在腘窝内侧，当半腱肌腱（外侧大筋）与半膜肌腱（内侧大筋）之间；气穴在脐下 3 寸，关元旁开 0.5 寸；腹通谷在脐上 5 寸，上脘旁开 0.5 寸；俞府在锁骨下缘，任脉旁开 2 寸。

（3）主治：本经腧穴病证是以肾、膀胱、前阴、咽喉、肺的疾患为主。还治疗经脉循行部位的病变。

涌泉（井）治小便不利，咽喉痛，晕厥，头痛等证；然谷（荥）治月经不调，遗精，阳痿，消渴，潮热；太溪（输、原）治眩晕，不寐，慢性咽喉肿痛，肾虚气喘；照海通于阴跻脉，主治失音，咽喉干痛；复溜（经）治水肿，肠鸣，肾泄；交信为阴跻之郄，治月经不调，睾丸肿痛；筑宾为阴维之郄，治癫狂，舌病；阴谷（合）治阳痿，崩漏；气穴益气调经，治小便不利，带下证；腹通谷健脾和胃，治饮食不消，呕吐；俞府止咳平喘治胸痛。

（4）注意事项：①胸部各穴，不宜深刺，避免伤及内脏。②神封穴位置近心，宜斜刺或平刺 0.5～1 寸，不可深刺。心包经重点内容是循行路线，病候及 6 个重点穴。

（1）循行：手厥阴心包经，由胸走手，起于天池，止于中冲。其体表循行是：乳房→上肢内侧中→中指/→无名指。体内循行：起胸中，属心包络，络三焦。

（2）取穴：乳头外开 1 寸取天池；肱二头肌腱尺侧缘，肘横纹上取曲池；掌长肌腱与桡侧腕屈肌腱之间，腕横纹上 5 寸取郄门、上 3 寸取间使、上 2 寸取内关、腕横纹中取大陵；中指端取中冲。

（3）主治：本经主治病证，是以胸、心、胃、神志病为主，还治脉病、热病以及经脉循行部位的病证。

天池治胸闷、胁痛、腋肿；曲泽（合）治热病、胃心痛、呕吐；郄门（郄）治心痛、心悸、呕血；间使（经）治癫、狂、痫、疟疾、心悸、肘挛；内关（络）治胸胁疾患、心痛、心动过速、心动过缓、郁证；大陵（输、原）治心痛、呕吐、惊悸、癫、狂、痫；劳宫（荥）治中暑、口疮、口臭、心痛；中冲（井）开窍醒神泻热，治中风、昏厥、心痛、失语、谵语。

心包络是心脏的外围组织，有保护心脏，代心受邪的作用。故外邪侵心，首犯心包。其临床表现，主要是心神功能异常，如中风、热病，可有神昏、高热、谵语等症。

心包受邪所出现的病变与心是一致的，心主血脉，其华在面，其使在目，所以当心包火热炽盛时，就会发生面赤、目黄。因为心主血脉，心包络是心脏之包膜，其上附有络脉，故心包亦主“脉所生病”。其临床表现主要是心痛、心烦、心悸、掌中热。

（4）注意事项：本经内关、间使、郄门等穴，针刺时如出现触电样麻感向中指端放散，医者应立即退针，避开其下方的正中神经，以免针刺后遗感。

三焦经重点内容是循行路线，病候及 11 个重点穴。其中颈、耳部的循行与腧穴定位是难点。

（1）循行：手少阳三焦经，由手走头，起于关冲，止于丝竹空。其体表循行是：无名指→上肢外侧中间→肩后→侧颈→耳→眉梢，目外眦。体内循行：络心包，属三焦。

学习本经循行时，应搞清侧颈、面颊及耳周的循行次序及腧穴分布。

1）胸部支脉：从胸（膻中）出锁骨上窝（会缺盆），上向侧颈，联系耳后（天牖、翳风、瘈脉、颅息），直上出耳的上方（角孙；交会颔厌、悬厘、上关），再屈而下行至面颊，到达眶下（会颧髎）。

2）耳部支脉：从耳后进入耳中，出走耳前（耳和髎、耳门；交会听会），经过上关前，交面颊，到外眼角（丝竹空；会瞳子髎）接足少阳胆经。

（2）取穴：关冲在第四指尺侧甲角旁 0.1 寸处；第四、第五掌指关节前方取液门，后方取中渚；腕横纹上，指伸肌腱尺侧取阳池；外关、支沟、三阳络，均在尺桡骨之间，分别为腕上 2、3、4 寸；尺骨鹰嘴上 1 寸处取天井；肩峰后下方取肩髎；耳垂后下际取翳风；折耳，耳尖的发际处取角孙；耳屏上切迹前，张口取耳门；眉梢处取丝竹空。

（3）主治：手肘部腧穴，主治头、耳、目、喉及发热病。关冲（井）治热病，头痛，喉痹；液门（荥）治头痛，目赤，疟疾；中渚（输）治头痛，耳聋，目赤，热病；阳池（原）治肩臂腕痛，疟疾，消渴；外关（络）治外感热病，头痛、颊肿，上肢不遂；支沟（经）治热病，便秘，通利上、中、下三焦；三阳络治肩胛臂痛；天井（合）疏风清热，活络，治头项痛、瘰疬、瘾疹。肩臂部腧穴，治疗局部疾患为主。颈、侧头部腧穴，治疗耳、头及颜面疾患。翳风治耳聋、耳鸣、口眼㖞斜、牙关紧急、颊肿；丝竹空治头痛、目疾。

三焦，是六腑之一。其主要功能是通行元气；运行水谷。本经之走行，循属三焦，上焦如雾，散布精微；中焦如沤，腐熟水谷；下焦如渎，能分清浊，总司人体之气化。若气化失调，下焦失约，可出现不得小便，窘急，水肿，腹胀。可取手少阳三焦经“下合”穴委阳治疗，这是根据手少阳三焦经脉合于足太阳经，而委阳穴属于足太阳膀胱经，又是手少阳三焦经的下合穴，“合治内腑”的道理。

（4）注意事项：①天牖、翳风，在针刺时手法不宜过强，出现遗留后遗感。②翳风、耳门要张口取穴，避开动脉刺之。

胆经重点内容是循行路线，病候及 21 个重点穴。其中头部的经脉循行与腧穴定位是难点。

（1）循行：足少阳胆经，由头走足，起于瞳子髎，止于足窍阴。其体表循行是：目外眦→环耳→侧头→侧项→侧腰胁→下肢外侧中间→第四趾/→大趾。体内循行，络肝，属胆。根据腧穴次序，本经侧头部体表循行是：起于目外眦（瞳子髎），下行耳前（听会），上至额角（颔厌、悬颅、悬厘、曲鬓；交会头维、耳和髎、角孙），环绕耳后（率谷、天冲、浮白、头窍阴）至完骨，复折向前至阳白，又转折向后（头临泣、目窗、正营、承灵、脑空）络项部

(风池)，沿颈旁，行手少阳三焦经之前（经天容)。

学习本条经脉，应注意的是，头部循行有三条侧线，而《灵枢·经脉》只作高度概括“上抵头角，下耳后”，这里面包含了18个经穴和5个交会穴。这五个交会穴有头维、下关(足阳明)、翳风、角孙、耳和髎（手少阳)。本经循行虽较为复杂，只要抓住这些要领，就不难掌握。

(2）取穴：目外眦，眶骨外缘取瞳子髎；耳屏间切迹前，张口取听会；颧弓上缘，闭口取上关；在鬓发中，当头维与曲鬓连线的上1/4与下3/4交界处取颔厌；耳尖上，入发际1.5寸处取率谷；阳白直上，入发际0.5寸取头临泣；在项后，胸锁乳突肌与斜方肌之间，平风府穴处取风池；肩上，大椎与肩峰连线的中点处取肩井；乳下第七肋间隙取日月；十一游肋端下方与脐相平处取带脉；股骨大转子高点与骶管裂孔连线的外1/3处取环跳；股外中线上，膝上7寸取风市；阳陵泉上3寸，股骨外上髁的上方取膝阳关；腓骨小头前下方取阳陵泉；外踝上5寸，腓骨前缘取光明；外踝上3寸，腓骨前缘取悬钟；外踝前下方取丘墟；四、五跖骨结合部的前方凹陷处取足临泣；四、五趾缝间，趾蹼缘上方纹头处取侠溪；四趾外侧趾甲角旁0.1寸处取足窍阴。

(3）主治：本经主治病证，是以头痛、目疾、胸胁痛、耳疾为主。还治疗经脉循行部位的病变。

瞳子髎治头痛，目疾；听会治耳聋，耳鸣，齿痛；颔厌、率谷治偏头痛；完骨治头痛，颊肿，口㖞，牙痛；阳白治面瘫，目疾，前额痛；头临泣治目疾，鼻塞，头痛；风池治感冒，热病，头痛，鼻渊，颈项强痛；肩井治乳痈，中风，滞产，肩背痛；日月（胆募）治黄疸，胁痛，呕逆；京门（肾募）治腰胁痛，肾泻，小便不利；带脉治腰胁痛，经带为病；环跳治腰髋腿痛，下肢不遂；风市治下肢痿痹，瘾疹瘙痒；膝阳关治膝肿痛；阳陵泉（合）治胆腑病，胁肋痛，筋急，下肢不遂；外丘（郄）治皮肤痛痒，狂犬病；光明（络）治目痛，夜盲，膝痛；阳辅（经）治腋肿，瘰疬，疟疾，浮肿；悬钟治颈项强痛，脚气，下肢不遂；丘墟（原）治胸胁痛，踝关节扭、挫、闪伤；足临泣（输）治眩晕，乳痈，足跗肿痛；侠溪(荥）治热病，耳疾，颊肿；足窍阴（井）治心烦，热病，目黄，多梦。

(4）注意事项：①风池穴，要掌握进针方向与深度，以免伤及延髓。②肩井、渊腋、辄筋、日月、京门等穴，针刺不宜过深，以免伤及内脏。

注：《黄帝内经·灵枢》说：“循颈行手少阳之前，至肩上却交出手少阳之后”，按经脉循行的实际情况，此段原文应改作“循颈行手少阳之后，至肩上却交出手少阳之前”。

肝经是循行路线，病候及7个重点穴。其中经脉交会及特定穴是重点。

(1）循行：足厥阴肝经，由足走胸，起于大敦，止于期门。其体表循行是：大趾外→下肢内侧前、中缘→阴器→胁……上出额，与督脉会于巅。体内循行：夹胃，属肝，络胆，循喉咙后，入颃颡，连目系，下颊里，环唇内，注肺。

学习本经经脉循行，应注意经脉交会有以下四处。①经脉上行小腿内侧时，交会于三阴交；②距内踝8寸处，交出足太阴脾经之后；③经脉循行至小腹时，交会于曲骨、中极、关元；④经脉上行出于额部，与督脉交会于巅顶。

本经有一支脉从肝分出，过膈，流注于肺，接手太阴肺经。十二经脉如此往复循环不止，加之奇经八脉、经别，络脉之循行，构成了一个“阴阳相贯，如环无端”的气血循行径路。

(2) 取穴：大敦在足大趾外侧趾甲角旁 0.1 寸处；在第一、第二跖趾关节前方取行间；后方取太冲；在内踝前，胫骨前肌腱内缘取中封；在内踝上 5 寸，胫骨内侧面的中点取蠡沟；在膝腘内侧纹头前上方，屈膝取曲泉；十一肋端下际取章门；乳头直下，第 6 肋间隙取期门。

(3) 主治：本经主病是以头目、胸胁、疝气、妇科、前阴、胃肠、肝胆疾患为主。也可治疗经脉循行经过部位的其他病证。

大敦（井）治前阴疾患，疝气，崩漏；行间（荥）治肝火升腾引起的头痛，目赤及茎中痛；太冲（输、原）治胁痛，腹胀，呕逆，惊风抽搐；中封（经）治阴睾茎痛，淋证，踝肿痛；中都（郄）治崩漏下血，腹痛，泄泻；曲泉（合）治前阴诸证，小便不利；章门是脾之募穴，主肝脾疾患，腰胁痛，泄泻，腹胀，肠鸣；期门是肝之募穴，治胸胁痛，呕逆，吞酸，黄疸。

足厥阴肝经之循行“布胁肋”，而不抵腰，但《灵枢·经脉》篇说：“是动则病腰痛不可以俯仰”，这是因为章门穴属本经，是“脏”之会穴。

任脉经

(1) 循行：任脉起于会阴，止于承浆。其体表循行是会阴→腹→胸→颈→颏部的前正中线上。体内循行，由承浆环绕口唇，经面部，进入目眶下的承泣（属足阳明胃经）。

(2) 取穴：应掌握耻骨联合、脐孔、胸剑联合、胸骨上窝、结喉、颏唇沟等解剖标志。腹部腧穴都在腹中线上，按骨度折量寸比量，除气海穴在脐下 1.5 寸外，其他 13 个穴均相距 1 寸；胸部腧穴，都在胸骨中线上，多按肋间隙定取腧穴，中庭穴在胸剑联合中点，天突穴在胸骨上窝正中。其余诸穴如会阴穴在前后阴之间，廉泉在结喉上方取，颏唇沟正中定承浆。

(3) 主治：任脉经穴主要治疗肝肾、脾胃、心肺、咽喉及有关的脏腑病。脐以下诸穴统治下焦病，其中曲骨、中极偏重于治疗膀胱疾病；关元、气海偏重于治疗肝脾肾及妇科疾病；神阙、关元既能治疗下焦虚寒，腹痛腹泻，又有回阳救逆之功效，用于各种虚脱急救，还有保健强身的作用。上腹部诸穴，多用于治疗中焦病症，其中中脘穴主治一切胃病；水分、气海主治腹胀水肿，鸠尾善治痫症呃逆。胸部诸穴善治上焦疾病，如心胸满闷，咳嗽气喘等症。其中膻中还善治缺乳；天突可治咳嗽气喘；廉泉治中风不语；承浆可治口㖞流涎；会阴主治溺水急救等。

(4) 特定穴：任脉的诸穴中，属于特定穴有：中极为膀胱的“募穴”；关元为小肠的“募穴”；石门为三焦的“募穴”；中脘为胃的“募穴”，又是八会穴之一“腑会”；巨阙为心的“募穴”；鸠尾为任脉之“络穴”；膻中为心包的“募穴”，也是八会穴之一“气会”。

(5) 注意事项：针刺胸腹部的腧穴，应避免误伤内脏，针刺下腹部腧穴时，针前要排尿，孕妇腹部穴慎用；神阙穴禁针，多用隔盐灸。针刺膻中穴时一般不用电针，防止电流通过心脏，造成心脏停搏；天突穴应沿胸骨与气管之间刺入，不宜深刺，也不宜向左右刺，以防刺伤锁骨下动脉及肺尖。

督脉经

(1) 循行：督脉起于长强，止于龈交。其体表循行是长强→脊柱内部→项后→巅顶→前额→鼻柱→上唇的正中线上。体内循行，起于小腹内，出于会阴，至长强。

(2) 取穴：应掌握尾骶骨、脊椎棘突间、发际、人中沟以及齿龈等解剖标志。腰背部腧穴，除腰俞位于骶管裂孔以外，其余腧穴均在各脊柱棘突之间，而腰阳关穴在第四腰椎棘突下，平髂嵴；至阳穴在第七胸椎棘突下，平肩胛骨下角；身柱在第三胸椎棘突下，平肩胛冈。这是有特殊标志的几个穴位，其余的穴位可按以上定位上下推算取之。头部腧穴可按前后发际折量为12寸，用骨度折量法取穴。面部素髎穴在鼻尖中央，水沟穴在人中沟上取之。

（3）督脉经穴主要用于急救、热病、神志病、脊柱强痛以及肛肠等疾患。如急救的穴位有水沟、素髎、百会等穴，均有清神志，苏厥逆，开关窍的作用，凡一切猝然昏倒，不省人事者皆可采用；治疗热病的穴位有大椎、陶道、至阳等穴治疗各种热病及午后潮热诸病，也是治疗疟疾的主要穴位；治疗神志病的穴位有水沟、哑门、风府多用于癫狂；百会、长强治疗痫症；治疗脊柱强痛的穴位有腰俞、腰阳关、中枢、身柱、人中等穴，可壮腰补肾，疏利关节以及治疗急性腰扭伤等；治疗肛肠疾患的穴位有长强治疗痔疾，百会治疗脱肛。

（4）特定穴：长强为本经络穴。

（5）注意事项：针刺长强穴时，沿尾骨前缘向上呈45°角斜刺，避免刺及直肠。脊椎棘突之间各穴，因颈椎和腰椎棘突比较平直，可以直刺；胸椎棘突伸向下方，可以向上斜刺，深度一般在0.5～1寸为宜，不宜深刺，否则误伤脊髓，引起瘫痪。哑门、风府，不可向斜上方斜刺，以免误入枕骨大孔损伤延髓，引起事故，应该向下颌方向缓慢刺人。

奇经八脉是经络学说中的重要组成部分，内容比较复杂。奇经八脉中的任、督二脉分布着本脉所属的穴位，而不依附于他经。但是，任、督二脉的腧穴所主治的范围，是属于任督二脉所统属的那些经络的合并病症，所以主治范围是很广泛的。而奇经八脉中的其他六条脉，虽然没有本脉所隶属的腧穴，却可选取其有关经脉的交会穴来治疗。

奇经八脉是将性质、作用相类似的经络组合在一起，并起统率和主导作用。督脉为“阳脉之海”，任脉为“阴脉之海”；冲脉为“十二经脉之海”，即指这种作用。因督脉是诸阳经脉的总汇，同时与肾、脑、肝经有密切联系，故它的功能是督领阳气和真元。任脉具有妊养和总调阴经脉气的功能，因人体以气为阳，血为阴，妇女胎、产、经、带诸病，与阴血有密切关系，故有“任主胞胎”之说。冲脉起于胞中，与十二经脉、五脏六腑有密切关系，故又称“十二经脉之海”。带脉有约束躯体各经经脉，调节其经气的功能。阴阳跷脉主肢体两侧之阴阳，阳跷主持阳气，阴跷主持阴气，对于分布于下肢内、外侧的阴经和阳经有统率和协调的作用。阴、阳维脉有“维系”“维络”人身阴经和阳经的功能，阳维脉主持一身之表，阴维脉主持一身之里。所以说奇经八脉对十二经脉的组合起统率和主导、沟通和联络作用。

奇经八脉纵横交错循行于十二经脉之间，当十二经脉和脏腑气血旺盛时，奇经则加以蓄积；当十二经脉生理功能需要时，则奇经又能渗灌和供应，因此奇经起调节和溢蓄正经脉气的作用。

十五络脉是经脉中分出的大络脉，它对周身络脉起统属作用，其他络脉和孙络，都是十五络脉的支蔓。络脉分布躯体，主要在体表。《黄帝内经·灵枢》指出：“经脉十二者，伏行于分肉之间，深而不见……诸经之浮而常见者，皆络脉也。”《黄帝内经·灵枢》篇说：“经脉为里，支而横者为络，络之别者为孙。”由此可见，络脉分布于人体的体表，属经脉在体表的联属部分。每条络脉均从本经络穴分出，通向与其表里的经脉，阴经别络于阳经，阳经别络于阴经；任脉的别络散布于胸腹，以沟通腹部的经气；督脉别络散布于头，别走足太阳膀胱经，以沟通背部的经气；脾之大络散布于胸胁。通过十五络脉把经脉和全身络脉联系在一起，达到濡润筋骨，疏利关节，调和阴阳的作用。与此同时，它发挥了天然屏障的作用，是抗御病邪，传递病变的通路。因此，当络脉有病时，均可取有关的络穴进行治疗。

奇穴在治疗上有奇效，故称“奇穴”，奇穴尚未列入十四经，故又称“经外奇穴”。奇穴的特点是有固定的名称、位置和针刺操作方法，但分散而没有系统。因此，以头颈部、项背腰部、胸腹部、四肢部分类，来掌握奇穴的分布及位置，就比较容易记忆。奇穴的分布虽然比较分散，但有些奇穴和经脉是有密切关系的，如印堂、十七椎、阑尾、胆囊等穴均在经脉线上，只是还没有归属经脉而已。在临床上，可以单独使用，亦可和经穴配合使用。

【学习思考题】

1．手太阴肺经循行概况如何？

2．肺经的病候举要包括哪两方面？其内容是什么？

3．实体点出肺经常用腧穴的定位，并说明其重点主治与操作。

4．列缺穴本属阴经，为什么能主治头项痛？

5．中府穴主治面肿的理论依据是什么？

6．如何理解“小便数而欠”？

7．手阳明大肠经循行概况如何？

8．手阳明大肠经主治哪些疾病？举例说明。

9．实体点出大肠经常用腧穴的定位，并说明其重点主治。

10．说明本经上肢取穴时，应掌握的定位标志穴有哪些？

11．试述足阳明胃经的经脉循行。

12．绘出足阳明胃经的体表循行路线。

13．试述下列腧穴的定位与重点主治：承泣、地仓、颊车、下关、头维、乳根、梁门、天枢、归来、梁丘、上巨虚、下巨虚、丰隆、内庭。

14．足三里穴的功能与临床应用有哪些？

15．天枢穴本属足阳明经，为什么主治肠鸣腹痛、痢疾？

16．足太阴脾经循行概况如何？

17．绘出足太阴脾经的体表循行路线。

18．试述下列腧穴的定位与重点主治：隐白、太白、公孙、三阴交、地机、阴陵泉、血海、大横、大包。

19．三阴交的功能与临床应用有哪些？

20．简述梦魇不宁的病因及其配穴治疗。

21．试述手少阴心经的经脉循行。

22．绘出手少阴心经的体表循行路线。

23．确定下列腧穴的定位：极泉、少海、通里、阴郄、神门、少冲。并指出在主治方面的异同点。

24．手少阴心经特定穴有哪些？

25．试述手太阳小肠经的经脉循行。

26．绘出手太阳小肠经体表循行路线。

27．确定下列腧穴的定位，并重点说明其主治：少泽、后溪、腕骨、养老、小海、肩贞、天宗、秉风、肩外俞、听宫。

28．手太阳经“出肩解、绕肩胛、交肩上”指的是哪些穴位？

29．手太阳经为什么主治“液”病？

30．试述足太阳膀胱经的经脉循行。

31．绘出足太阳膀胱经的体表循行路线。

32．确定下列腧穴的定位，并重点说明其主治：通天、天柱、大杼、肾俞、次髎、承扶、委中、秩边、承山、昆仑、申脉、至阴。

33．睛明穴应如何操作？

34．委阳穴治疗什么样的腹痛？为什么？

35．试述足少阴肾经的经脉循行。

36．绘出足少阴肾经的体表循行路线。

37．确定下列腧穴的定位：涌泉、然谷、太溪、照海、复溜、阴谷、气穴、腹通谷、俞府，并重点说明其主治。

38．试述手厥阴心包经的经脉循行。

39．绘出手厥阴心包经的体表循行路线。

40．手厥阴心包经之循行不到头，为什么又主“面赤、目黄”诸疾？

41．确定下列腧穴的定位：天池、曲泽、郄门、内关、大陵、中冲，并重点说明其主治。

42．试述手少阳三焦经的经脉循行。

43．绘出手少阳三焦经的体表循行路线。

44．确定下列腧穴的定位，并重点说明其主治：关冲、中渚、阳池、外关、支沟、三阳络、天井、翳风、耳门、丝竹空。

45．肩髎与肩髃如何取穴？

46．试述足少阳胆经的经脉循行。

47．绘出足少阳胆经的体表循行路线。

48．《黄帝内经·灵枢》篇的“上抵头角，下耳后”，高度概括了哪些内容？

49．确定下列腧穴的定位，并重点说明其主治：瞳子髎、听会、率谷、阳白、头临泣、风池、肩井、日月、带脉、环跳、风市、膝阳关、悬钟、丘墟、足临泣、足窍阴。

50．试述足厥阴肝经的经脉循行。

51．绘出足厥阴肝经的体表循行路线。

52．腘横纹部位有几个腧穴？其位置如何确定？

53．确定下列腧穴的定位，并重点说明其主治：大敦、行间、太冲、中封、蠡沟、曲泉、章门、期门。

54．曲泉、阴谷、委中、委阳四穴在位置上如何鉴别？

55．任脉是怎样在体表循行的？

56．任脉的病候是什么？

57．指出任脉常用腧穴的位置、主治及操作。

58．指出上、中、下脘三穴在主治上有什么不同？

59．针刺天突穴时应注意什么？

60．在人体上点出任脉的腧穴位置。

61. 督脉是怎样在体表循行的?
62. 督脉的病候是什么?
63. 指出督脉常用腧穴的位置，主治及操作。
64. 针刺哑门、风府穴时应注意什么?
65. 督脉有哪些穴位是常用于精神病和昏迷急救的?
66. 在人体上点出本经的腧穴位置。
67. 回答出冲脉、带脉、阴维脉、阳维脉、阴跷脉、阳跷脉的经脉循行。
68. 冲脉、带脉主哪些病候?
69. 阴跷脉、阳跷脉、阴维脉、阳维脉各主哪些病候?
70. 冲脉、带脉各有哪些穴位?
71. 阴维脉、阳维脉、阴跷脉、阳跷脉各有哪些腧穴?
72. 十五络脉的循行特点是什么?
73. 试述十五络穴的位置。
74. 十五络穴在临床上如何应用?
75. 奇穴有什么特点?
76. 在人体上点出本节奇穴的位置。
77. 指出球后、金津、玉液、百劳、阑尾、胆囊穴等的针刺操作方法。
78. 指出四神聪、脐中四边、定喘、四缝、胃上、膝眼等穴的主治作用。
79. 奇穴有什么特点?
80. 在人体上点出本节奇穴的位置。
81. 指出球后、金津、玉液、百劳、阑尾、胆囊穴等的针刺操作方法。
82. 指出四神聪、脐中四边、定喘、四缝、胃上、膝眼等穴的主治作用。

第二篇　针法灸法

针法灸法的种类很多，本篇分别介绍常用的毫针法、灸法（附：拔罐法）及其他针法，包括三棱针、皮肤针、火针、电针、穴位注射、埋线、耳针、头针、针刺麻醉等。

第一章　毫　针　法

【目的要求】

1. 了解古代九针的名称、形状及近代毫针的构造和规格。
2. 掌握针刺前要做哪些准备工作。
3. 掌握毫针的刺法，包括进针角度、深度、得气、留针、出针等全部操作，并重点掌握捻转、提插、疾徐等补泻手法。
4. 掌握候气、催气、行针等操作方法。
5. 掌握针刺异常情况的预防和处理。

【自学时数】

12 学时。

毫针在临床上应用最广。现在使用的毫针多以不锈钢为材料制成。本章主要介绍毫针的刺法及针刺异常情况的预防和处理。

第一节　毫针的基本知识

近代毫针是从古代九针基础上演变改进而来，不但在制针质料方面有金、银、合金及不锈钢等，且在制针工艺和针的形状方面，也有很大改进。现将九针及近代毫针分述如下。

一、九针

针具从砭石发展到九针之后，才有正式的针法。《黄帝内经·灵枢》篇说："九针之宜，各有所为，长短大小，各有所施。"说明九种不同形状的针具各有不同的用途，在针灸医学发展上起了很大作用。所谓"九针"，是指形状各异，各有不同用途的九种针具（图2－1－1）。

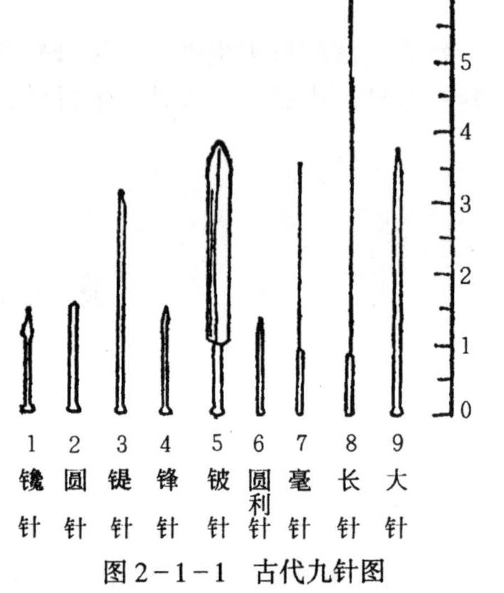

图2－1－1 古代九针图

1．镵针

形状：长一寸六分，形似箭头，头大末锐，当末端一分处收小，形成尖端，后人有称为"箭头针"。近人在此基础上发展为皮肤针。

用途：浅刺皮肤而不能深入，用于泻血，治头身热证和皮肤疾患。

2．圆针

形状：长一寸六分，针身圆柱形，针头卵圆。后人有称为"圆头针"。

用途：揩摩体表，治分肉间气滞，不伤肌肉。为按摩用具。

3．鍉针

形状：长三寸半，针头如黍粟形，圆而微尖。

用途：按压经脉，不能深入（按脉勿陷），为按压穴位用具。

4．锋针

形状：长一寸六分，针身圆柱形，针尖锋利，呈三棱锥形。后人称为"三棱针"。

用途：点刺泻血，治痈肿、热病等。

5．铍针

形状：长四寸，宽二分半，形如剑。后人有称为"剑头针"。

用途：痈脓外症割治用。为外科用具。

6．圆利针

形状：长一寸六分，末端尖锐，中部略膨大，针身反细小，圆而且利，使能深刺。

用途：痈肿、痹证的深刺。

7．毫针

形状：长一寸六分或三寸六分，针身细小如毫（豪）毛。不伤正气，为临床最常用的针具。

用途：通调经络，治寒热、痛痹等。

8．长针

形状：长七寸，针身细长而锋利。后人称为"环跳针"，近人又发展为芒针。

用途：深刺，治"深邪远痹"，内部深层疾患。

9．大针

形状：长四寸，针身粗圆，针尖如挺。

用途：泻水，治关节积液等。后人用作火针。

《黄帝内经》中记载的"九针"，大约是在青铜器时代开始萌芽，到铁器时代才发展完成的。九针随着医学的进步，有一部分已分入其他各科使用。

二、毫针结构和保养

（一）毫针结构

毫针是临床治疗应用最广泛的一种针具，制针的原料以不锈钢为主，但也有金、银或者合金制成的。其结构共分五个部分：针的尖端锋锐的部分称针尖；针尖与针根之间部分称针身；针身与针柄连结处称针根；以铜丝或铝丝紧密缠绕的一端称针柄；针柄的末端多缠成圆筒状称针尾（图2－1－2）。

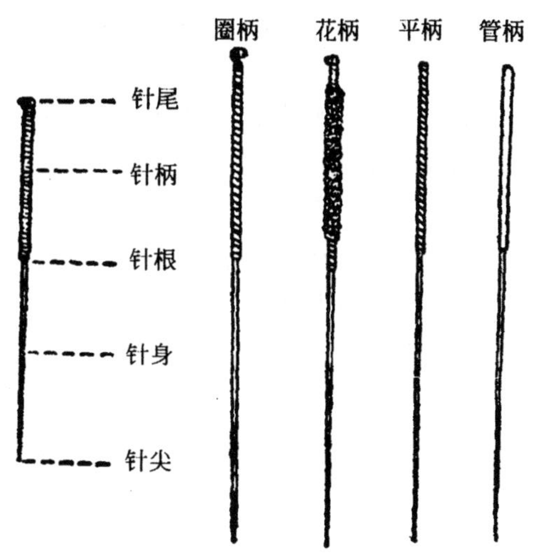

图2－1－2　毫针

（二）毫针规格

毫针的长短、粗细规格，是指针身而言。其长短规格见表2－1－1，粗细规格见表2－1－2。

表2－1－1　毫针的长短规格

寸	0.5	1	1.5	2	2.5	3	3.5	4	4.5	5
mm	15	25	40	50	65	75	90	100	115	125

表2－1－2　毫针的粗细规格

号数	26	27	28	29	30	31	32	33	34	35
直径（mm）	0.45	0.42	0.38	0.34	0.32	0.30	0.28	0.26	0.23	0.22

一般临床上以28～30号粗细和1～3寸长者最为常用。短针多用于耳针及浅刺，长针多用于肌肉丰厚部位腧穴的深刺。

（三）毫针保养和维修

1. 毫针在使用后，必须用棉球或纱布将针具擦净，放回针盒或针管中，防止针尖受损或针体弯曲。

2. 用煮沸法消毒时，用纱布包裹结扎妥当，防止在煮沸时针尖碰撞锅壁，引起针尖变钝或卷曲。

3. 针具若长时间不使用，可在针身上涂一层油脂，放入针盒或针管内，防止生锈。

在检查针具时，如果发现有轻度损坏者应及时修理。如针尖变钝或卷曲时，可用细砂纸或细磨石，把针尖磨成圆锥形。若针身弯曲而无折角者，可用手指将针身捋直，也可用竹子或竹夹子将针身捋直。对有缺损或折痕明显的毫针应剔除不用，以防断针。

第二节　针刺的练习

为了达到针刺治疗目的，不使病人增加疼痛，就要熟练掌握进针和进行各种手法的操作。由于毫针针身细软，要把毫针刺入肌肤内，没有一定的指力是不行的。这种指力只有通过练习才能掌握，所以练习指力是初学针刺的基础，是进针顺利、减少疼痛、提高疗效的基本保证。初学针刺者，在进行临床操作之前，首先要有一个练习指力的过程。

练针必须循序渐进。开始练针时，可先在纸垫或棉团上进行。用松软的纸张折成长约8cm、宽5cm、厚约3cm，周围用线扎紧，做成纸垫。或用布将棉花包裹，用线封口扎紧，做成直径约6～7cm的棉团。先用较短的毫针在纸垫或棉团上练习进针、出针、上下提插、左右捻转等基本操作方法。待短针运用自如以后，再改用长针练习，以达到进针灵活，力量均匀，自如轻巧。有了一定的指力和行针手法基础后，要自身试针，体会针尖到达不同组织结构以及得气时持针手指的感觉。学员之间也可相互试针，体会针感及操作的熟练程度。待针刺技术达到一定熟练程度后，才能在病员身上进行实习操作。练针法如图2－1－3、图2－1－4。

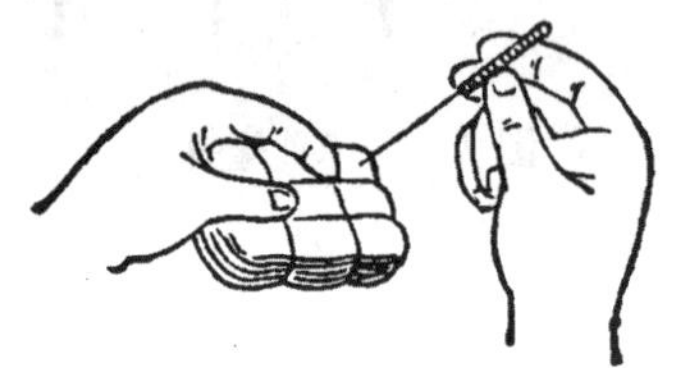

图2－1－3　纸垫练针

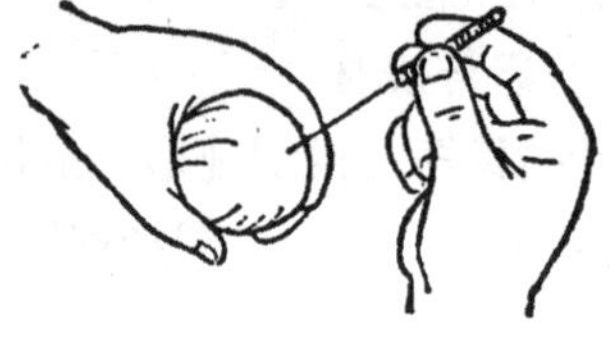

图2－1－4　棉团练针

在指力练习的基础上要进行针刺手法的练习。主要有以下几种练习方法：

1．进针的练习：以一手拇指或示指爪切针刺部位的皮肤，另一手持针，将针尖迅速刺入皮下2～3mm，反复练习以掌握进针速度，减少疼痛。

2．捻转的练习：用一手拇、示、中指持针，进针后，拇指与示、中指在原地进行均匀地来回捻转，练至捻转自如，运用灵活。

3．提插的练习：在捻转的同时，进行上下提插的动作，练至提插自如，深浅适宜。

上述三种方法，应配合应用，使之融为一体。

第三节　针刺前的准备

一、选择针具

毫针质量的优劣，除了与制针选料的好坏有关外，优质毫针应针柄无松动、针身挺直、光滑、坚韧而富有弹性，针尖锐利者为好。如针身有缺损和伤痕明显者，应剔出不用。毫针的选择应注意以下几方面的问题。

1．毫针长短的选择：凡是腧穴所在的部位肌肉丰厚、胖人、病在里者应选择长针；凡是腧穴所在的部位肌肉浅薄、瘦人、病在表浅者应选择短针。临床选针时常以将针刺入腧穴应至的深度，而针身还露在皮肤外少许为宜。

2．毫针粗细的选择：凡是体质壮实、肌肉丰满、实热症者应选择粗针；凡是体质虚弱、肌肉薄浅、虚寒证者应选择细针。

3. 根据医者手法熟练程度，凡是手法较熟练、有指力者应选用细针；凡是手法欠熟练、指力差者（初学者）可选用粗针。

二、消毒

针刺前的消毒工作，包括针具器械消毒，医者手指消毒，施术部位的消毒。

（一）针具消毒

针具的消毒可根据具体条件选用下列方法。

1. 高压消毒：将针具用纱布包好，或装在针盒内，放在高压消毒锅内，一般在120℃高温下，保持15分钟以上，即可达到消毒要求。

2. 煮沸消毒：将针具修好后用纱布包好，放置在清水锅内，待水沸腾后，再煮10～15分钟即可。也可在清水中加重碳酸钠，使沸水成2%的重碳酸钠溶液，可以提高沸点至120℃，并且能减轻沸水对针具的腐蚀作用。这种消毒方法无需特殊设备，目前基层医疗单位比较多用。

3. 药物消毒：将修好的针具放入75%乙醇溶液内，浸泡30分钟；或者放入0.1%浓度的苯扎溴胺（新洁尔灭）溶液内，并加防腐剂0.5%浓度的亚硝酸钠，浸泡30分钟即可达到消毒作用。取出后用消毒纱布擦干，放在已消毒的针盒内即可使用。目前较理想的消毒液为优氨净、优氯净及戊二醛。

总之，无论何种消毒方法，只要达到消毒目的即可。为防止交叉感染，每位患者应专用1套针具。

（二）医者手指的消毒

医者在施术前，须先用肥皂水洗刷干净后，再用75%乙醇棉球消毒，方可持针操作。

（三）施术部位的消毒

针刺前在病人要进行针刺穴位的皮肤上进行消毒，常用75%乙醇棉球，由内向外拭擦消毒。采用三棱针针刺出血时，最好先用2%碘酒涂擦局部皮肤，稍后再用75%酒精棉球脱碘，之后再进行针刺。

三、选择体位

针刺时，患者体位是否合适，对于正确取穴和进行针刺操作有一定的影响，特别是对重病人、体虚或精神紧张的病人，体位选择就更为重要。选择正确体位，对防止晕针、弯针、滞针、断针也是一个有利的措施，因此说选择体位具有重要的临床意义。

（一）选择体位的原则

1. 选择体位应该是以医生能正确取穴，便于操作，患者体位舒适并能持久为原则。

2. 在可能条件下，一种体位能暴露出针刺处方所列的穴位。

3. 一般多采取卧位，尤其是精神过度紧张，体质虚弱的患者最好采用卧位，以防止晕针和其他意外。

4. 在比较冷的室温下应注意保温，以防受凉或感冒。

（二）临床常用体位

临床常用体位一般以卧位和有依靠的坐位为主，分述如下。

1. 仰卧位：适用于针刺头面、颈、胸、腹部的腧穴，以及四肢的部分腧穴（图2－

1－5)。

2．侧卧位：适用于侧头、侧胸、侧腹及上、下肢部分腧穴（图2－1－6)。

3．俯卧位：适用于取头、项、背、腰、臀部以及上、下肢后外侧的腧穴（图2－1－7)。

4．仰靠坐位：适用于头面、颈、胸上部和肩臂部腧穴（图2－1－8)。

5．俯伏坐位：适用后头、项、肩、背部的腧穴（图2－1－9)。

6．侧伏坐位：适用于侧头、侧颈部的腧穴（图2－1－10)。

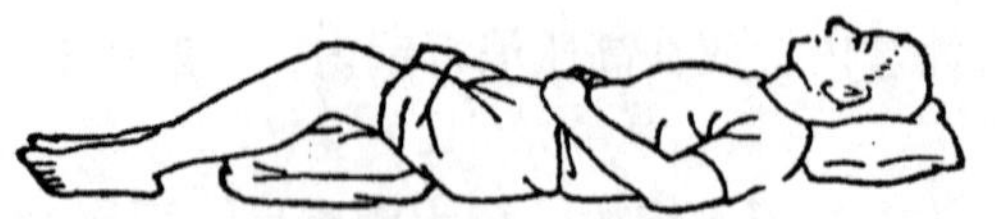

图2－1－5　仰卧位

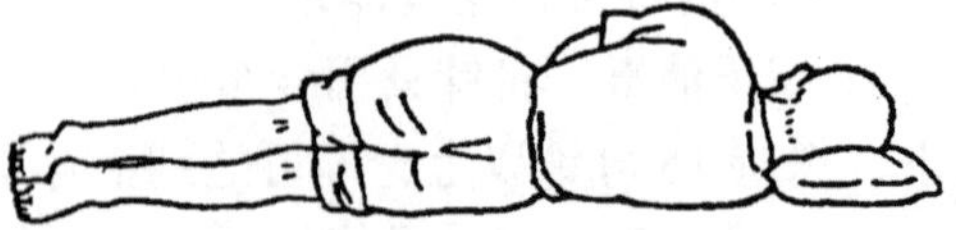

图2－1－6　侧卧位

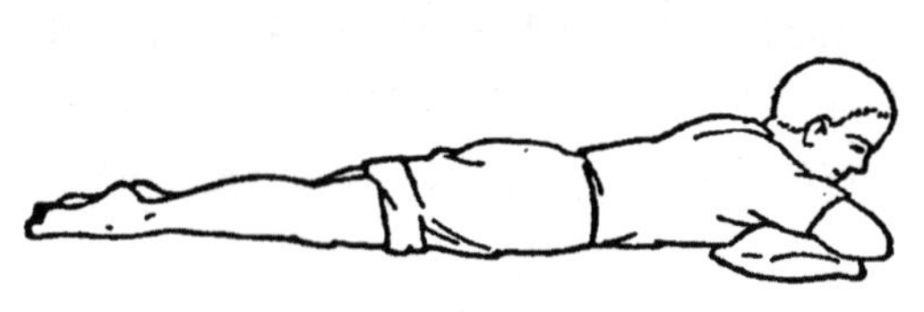

图2－1－7　俯卧位

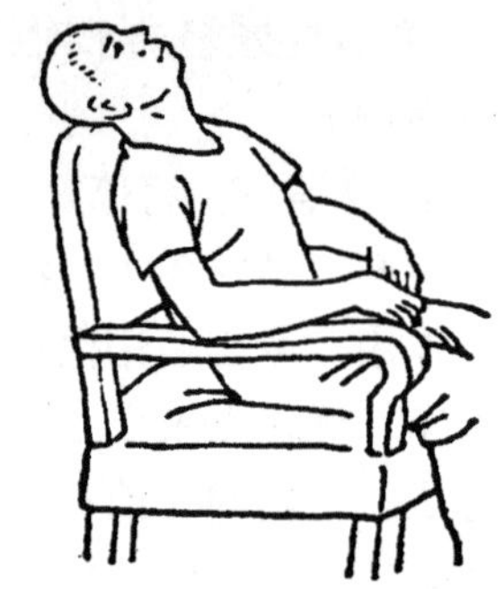

图2－1－8　仰靠坐位

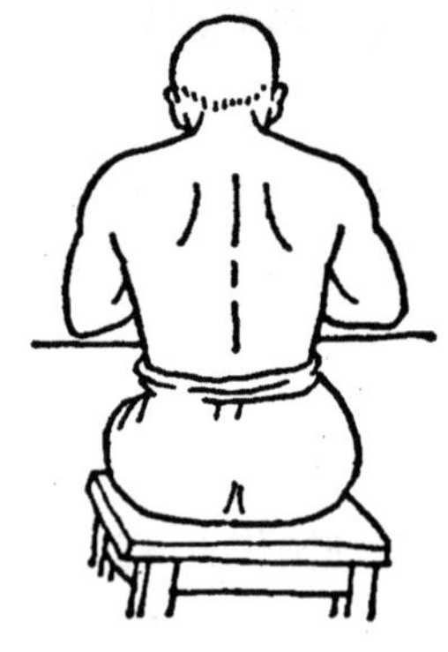

图2－1－9　俯伏坐位

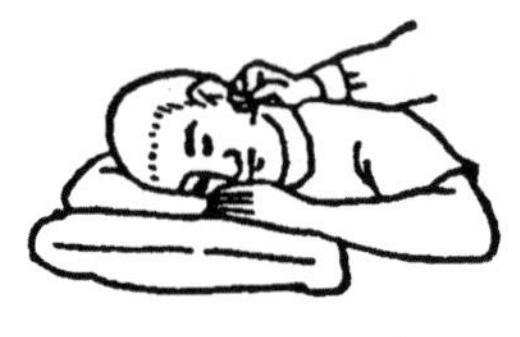

图2－1－10　侧伏坐位

四、医生态度

医生的态度是整个治疗工作中的重要问题，医生首先要有急病人之所急，痛病人之所痛的思想，只有医生关心病人，病人才能相信医生，这种医患合作，有利于病人树立战胜疾病的信心。这就要求医生精神要集中，专心地为患者治疗，尽到医生的职责。只有调动医生、患者两个方面的积极性，才能收到满意的治疗效果。医生对初诊患者应耐心介绍针刺的常识，以消除其恐惧心理，从而取得病人的主动配合，更好地发挥针灸的治疗作用。

第四节　毫 针 刺 法

毫针刺法有着很高的技术要求和严格的操作规程，医生必须熟练地掌握从进针到出针这一系列的操作技能。

一、进针法

进针法是把针刺入肌肤内的操作方法，进针时，一般多为双手协作，互相配合，才能把针迅速刺入肌肤。进针时为减轻疼痛，多主张“针入贵速，即入徐进”。意思是说针刺入皮肤的一瞬间，贵在快速进针，使针尖尽快通过皮层，之后就应缓慢进针了。持针施术的手，称“刺手”，一般习惯都称右手为刺手。按压穴位局部，帮助施术的手，称“押手”。《标幽赋》中指出：“左手重而多按，欲令气散；右手轻而徐入，不痛之因。”持针的方法是根据治疗的需要决定的，常用的持针方法有以下四种。

1. 执笔式持针法：一般用右手拇、示指夹持针柄，中指抵住针身，进针时帮助着力，防止针身弯曲，使着力点集中到针尖上进行针刺。

2. 拇示指持针法：一手拇指、示指夹持针柄，进行针刺。

3. 拇中指持针法：一手拇指与中指夹持针柄，进行针刺。

4. 拇示中指持针法：一手拇指与中指夹住针柄，示指放在针尾上，稍用力下压，协助进针。

刺手的作用：是掌握针具，进针时运用指力，使针尖迅速刺透皮肤，掌握进针的角度、方向、深度、刺激的强度，行针时进行适当的捻转、提插等手法，以及出针时的操作。

押手就是辅助进针的手，一般习惯称左手为押手，其姿势是根据腧穴位置和用针的长短而定。押手的作用：《难经·七十六难》指出：“知为针者信其左，不知为针者信其右。”这说明针刺时，不能单靠右手，左手在帮助进针时起着很重要的作用：

1. 固定穴位，使进针时不移动位置，准确刺入腧穴，避开脏器和血管。

2. 增强进针时的指力，使针不至于弯曲。

3. 减少进针时的疼痛，压则气散，不伤营卫，缓解肌肉紧张。正如《标幽赋》中记载：“左手重而多按，欲令气散；右手徐入，不痛之因。”这是窦汉卿总结的前人经验，直到今天，仍为针灸临床广泛应用。

4. 加强针刺的作用，提高治疗效果。即“欲气上行，按之在后；欲气下行，按之在前”。可使针感按临床要求去传导，趋向病所，即“气至病所”。

临床常用的进针方法有以下几种：

1. 指切进针法：又称爪切法。用左手（押手）拇指或示指或中指的指端按在穴位旁，右手持针，在爪甲切按处刺入进针。此法多用于短针的进针，如针刺睛明、球后、内关等腧穴（图 2－1－11）。

2. 夹持进针法：左手拇、示两指夹捏消毒干棉球，夹住针体下端，露出针尖，将针固定在穴位上，右手持针柄，使针垂直，进针时右手用力下压，左手拇示指可同时用力，协助右手将针刺人腧穴。此法是双手同时用力，适用于长针的进针，如针刺环跳、秩边、殷门等腧穴（图 2－1－12）。

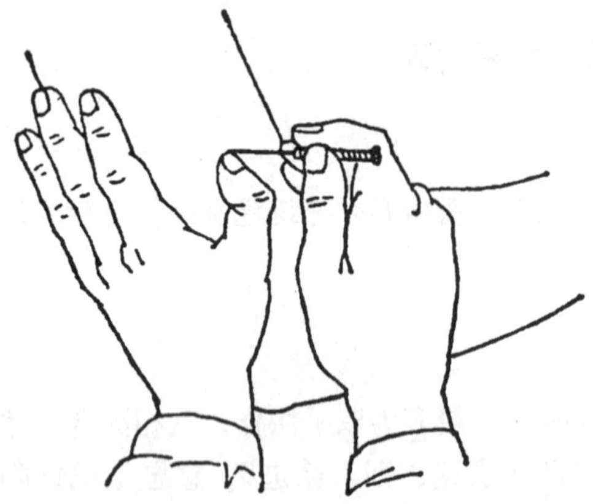
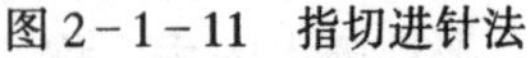

图 2－1－11　指切进针法

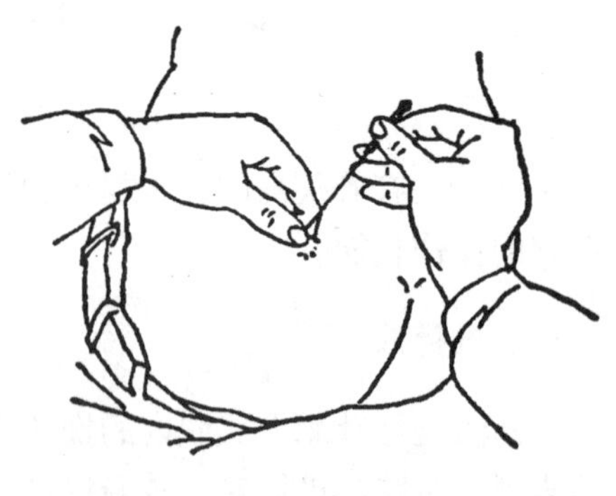

图 2－1－12　夹持进针法

3. 提捏进针法：左手拇示两指，将针刺部位的皮肤捏起，右手持针从提起部的上端刺入。此法主要适用于皮肉浅薄部位的进针，如针刺头面部的印堂、阳白、人中、地仓等腧穴（图 2－1－13）。

4. 舒张进针法：左手拇示两指将针刺部位的皮肤向两侧撑开，使之绷紧，右手将针刺入。此法适用于皮肤松弛或有皱纹部位腧穴的进针，常用于腹部的腧穴，如中脘、关元、归来、天枢等腧穴（图 2－1－14）。

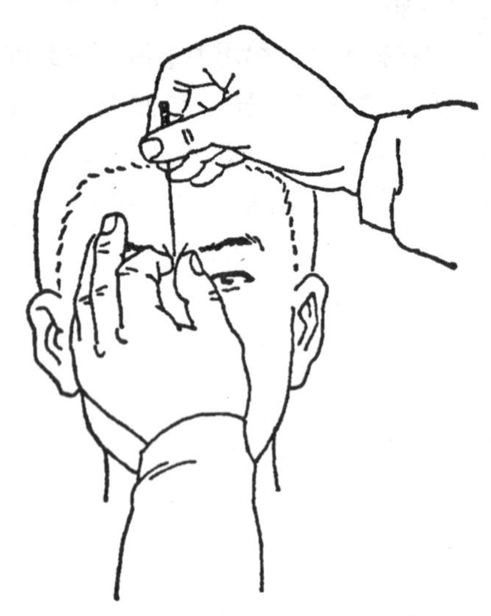

图 2－1－13　提捏进针法

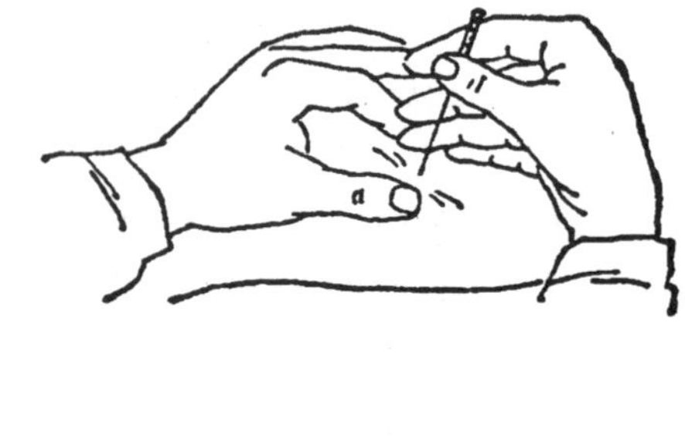

图 2－1－14　舒张进针法

5. 管针进针法：就是利用不锈钢、玻璃或塑料等材料制成针管代替押手进针的方法。此管约比针短 5mm，直径约为针柄的 2～3 倍，选平柄毫针装入针管之中，将针尖一端置于穴位之上，左手持针管，用右手示指或中指快速叩打针管上端露出的针柄尾端，使针尖刺入穴位，再退出针管，施行各种手法（图 2－1－15）。

除双手进针法之外，还有单手进针法，就是单独利用刺手将针刺入腧穴的方法。即以一手拇、示指夹持针柄，中指指端靠近穴位，指腹抵住针尖和针身下端，当拇、示指向下用力时，中指随之屈曲，针尖迅速刺透皮肤。只有在掌握双手进针法的基础上，才能使用单手进针法，此法适用于二寸以下的短针操作（图 2－1－16）。

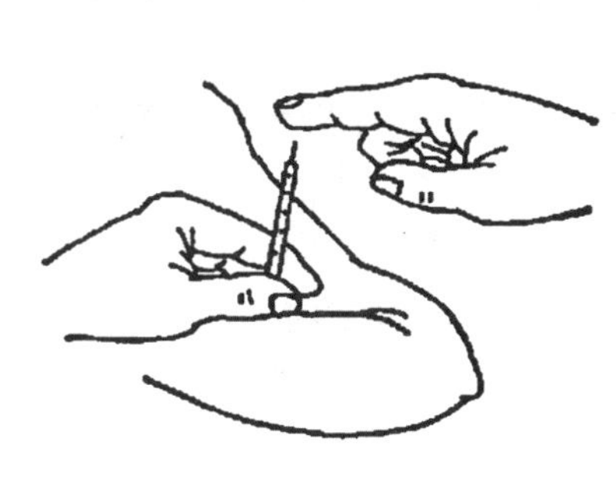
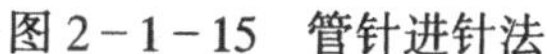

图 2－1－15　管针进针法

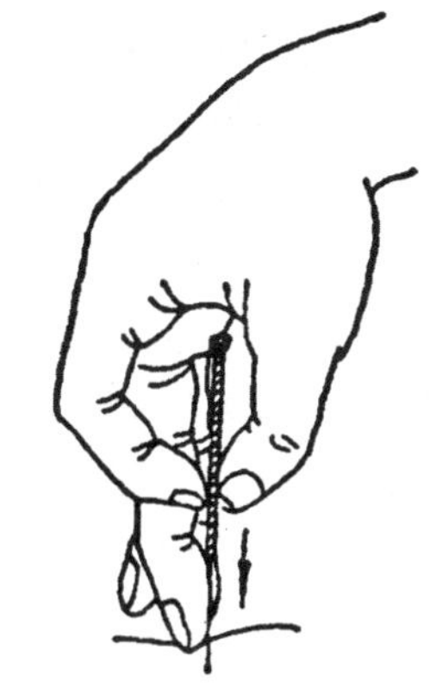

图 2－1－16　单手进针法

二、针刺的角度和深度

正确掌握针刺的角度和深度，是针刺过程中的一个重要环节，原因就在于正确的角度和深度是增强针感、提高疗效、防止针刺意外事故发生的重要环节。另外，针刺同一个腧穴，如果针刺角度和深度不同，则针刺达到的组织，产生的针感，以及治疗的效果也有一定的差别。临床上对所取腧穴的针刺角度和深度，要根据施术的部位、病情需要以及患者的体质强弱、体形胖瘦、年龄大小等具体情况而定。

（一）针刺的角度

针刺的角度，是指进针时针身与皮肤表面所构成的夹角。由于取穴的解剖部位不同，针感的传导方向及临床要求的不同，进针的角度也有区别。一般分为直刺、斜刺、平刺三种(图2－1－17)。

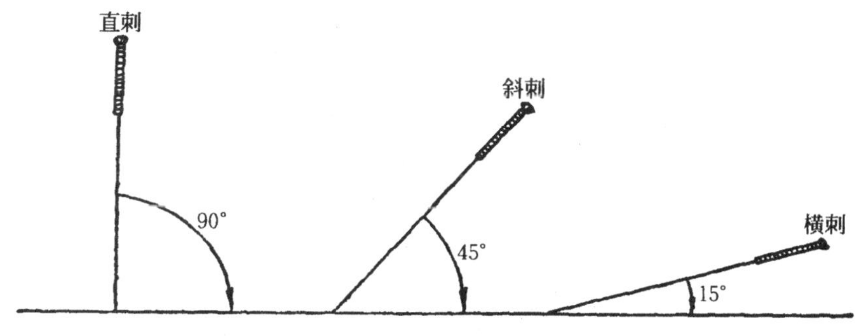

图 2－1－17　针刺的角度

1. 直刺：即针身与皮肤表面呈 90°角垂直刺入，此法适用于肌肉丰厚处的腧穴，如臀部、四肢、腹部等部位的腧穴。

2. 斜刺：即针身与皮肤表面呈 45°角倾斜刺入。此法适用于肌肉较薄浅处或内有重要脏器的部位，如胸、背、骨间隙等部位的腧穴。

3. 平刺：又称“沿皮刺”、“横刺”。即针身与皮肤表面呈 15°角沿皮刺入。此法适用于肌肉特别浅薄处，如头面部位的腧穴，有时在透穴刺法时也用这类针刺角度。

（二）针刺的深度

针刺的深度是指针身刺入皮肉内的深度而言。一般以既有针感又不伤及脏器为原则。正如《黄帝内经·素问》指出："病有浮沉，刺有浅深，各至其理，无过其道。"临床针刺的深度应由患者的年龄、体形、部位、病情而定。

1. 年龄：一般而言，年老气血虚弱，小儿娇嫩之体宜浅刺；年轻体壮，气血旺盛者可深刺。如《黄帝内经·灵枢》篇中指出："婴儿、瘦人，浅而疾之；壮士、肥人，深而留之。"

2. 体形：体壮的胖人，肌肉丰满者，针刺应深些；体形瘦小，肌肉欠丰满者，针刺应浅些。如《黄帝内经·素问》中说："必先度其形之肥瘦，以调其气之虚实。"

3. 部位：头面及胸背部宜浅刺；四肢及臀腹部可深刺。如《针灸聚英·附辨》中记载："若肌肉厚实处则可深，浅层则宜浅。"

4. 病情：病在表、阳证、新病者针刺应浅些；病在里、阴证、久病者针刺应深些。如《黄帝内经·素问》篇说："病有浮沉，刺有浅深。"

综上所述，针刺的角度和深度之间，有着相辅相成的密切联系，一般而言，深刺多用直刺，浅刺多用斜刺或平刺。尤其是对天突、哑门、风府、风池以及眼区、胸背部腧穴，要注意掌握好一定的针刺角度和深度。

三、行针与得气

将针刺入腧穴后，为了使患者产生针刺感应，而施行一定的提插或捻转等手法，称为行针。行针后，针刺部位产生的经气的感应，称为"得气"，也称"针感"、"感传"。得气时患者局部出现酸、麻、胀、重感或抽搐，有时也会出现温热、凉爽、烧灼、触电样感，在针刺的局部或从针下向远端放散。医者则有针下沉紧、沉涩、沉重感觉，如同磁铁吸引针样感。窦汉卿在《标幽赋》中描述到："气之至也，如鱼吞钩饵之沉浮"，又说："沉涩紧而已至。"虽然有沉紧、沉涩、沉重感觉，却不影响或妨碍运针，这就是对得气的形象描述。说明针与"经气"已沟通，能起到疏通经气，调和气血的作用。如果针刺不得气，则患者没有上述得气的感觉，医者感到针下虚滑，如同针刺豆腐一样的感觉。《标幽赋》中描写道："轻滑慢而未来"，"气未至也，如闲处幽堂之深邃"。对不得气又作了描述，说明针与"经气"没有沟通。

从针刺治病和针刺麻醉以及经络感传研究的实践证明，针感的有无及强弱，直接关系到治疗效果的好坏。因此，古今医家都很重视针刺的"得气"。《黄帝内经·灵枢》中指出："为刺之要，气至而有效。"《金针赋》中也说："气速效速，气迟效迟。"《标幽赋》中又说："气速至而效速，气迟至而不治。"都说明针刺得气与否，是治疗效果的关键。一般而言，得气迅速，疗效就好；得气缓慢，疗效就差；如不得气，则可能无效。在针刺过程中，如果得气较慢，甚至不得气，就要分析经气不至的原因。如果属于取穴不准，针刺角度不当或深度不够，以及刺激量不足，就要重新调整针刺的部位、角度、深度和刺激量，再次行针时，往往就会得气。如因患者病程较长，正气虚弱至经气不足，或因其他病理因素至局部感觉迟钝者，可采取行针催气和留针候气的方法，促使针下得气。也可在针刺部位上下，以指循经轻叩或加用艾灸，以助经气的来复。一般经过上述处理，多数病人都可以得气的。现将临床常用的行针基本手法和辅助手法简述如下：

（一）行针基本手法

1. 提插法：本法需在一定深度内进行，当针尖刺透皮肤后，将针从浅层插向深层，再由深层提到浅层，是在皮下至肌层如此反复地上提下插交替进行（图 2－1－18）。提插幅度大，频率快，刺激量就大；提插幅度小，频率慢，刺激量就小。但不能提插幅度过大，使深部组织受伤，以提插幅度1～1.5cm为宜。

2．捻转法：进针到一定深度后，将针左右来回旋转捻动（图2－1－19）。捻转角度大而且频率快的，刺激量就大。捻转角度小而且频率慢的，刺激量就小。但捻转角度不要超过360°，更不能只向一个方向捻转，即顺时针或逆时针捻转180°为宜，否则针身易缠绕肌纤维而发生疼痛。

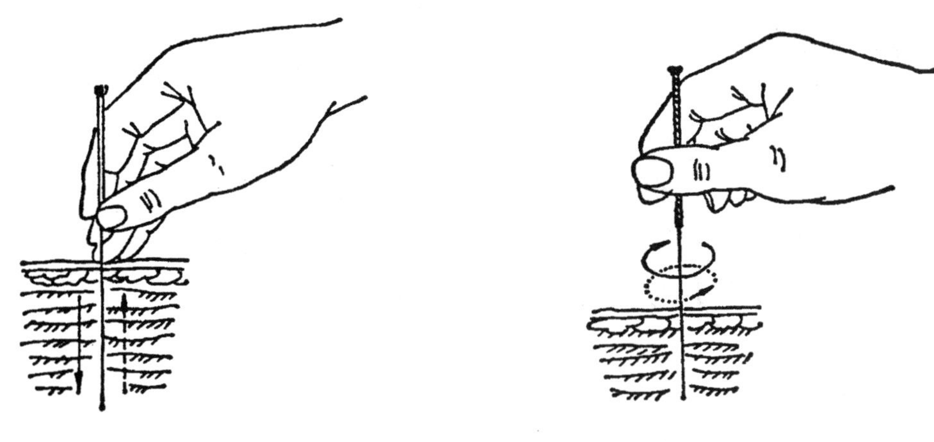

图2－1－18　提插法　　　　图2－1－19　捻转法

（二）行针辅助手法

行针辅助手法，就是在行针基本手法基础上，辅佐施术的方法。常用的方法有以下几种。

1．刮柄法：用左手拇、示指夹持针身下端，使之固定，右手拇指（或示、中指）抵住针尾，用示指或中指指甲由下而上，刮动针柄，以增强针感。单手操作时以拇指或示指抵住针尾，用拇指、示指或中指指甲从下向上刮动针柄（图2－1－20）。

2．弹柄法：用手指轻弹针尾，使针体微微震动，以增强针感（图2－1－21）。《针灸问对》中记载："如气不行，将针轻轻弹之，使气速行。"

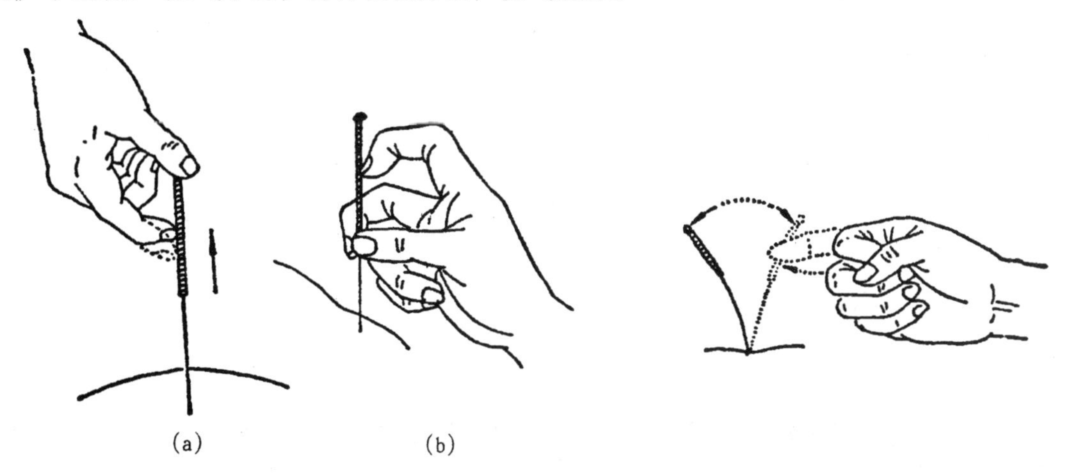

图2－1－20　刮柄法　　　　图2－1－21　弹柄法

3．指循法：用手指顺着经脉的走向，轻轻地上下循按，可以促使经脉中的气血流通，激发经气，加快针刺得气（图2－1－22）。

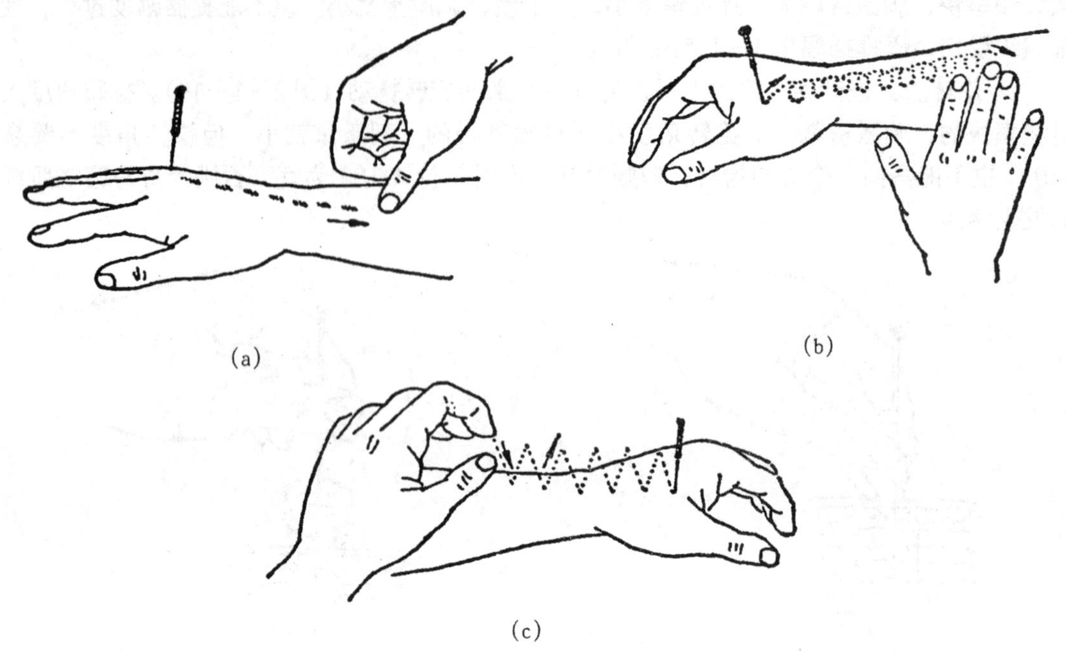

图 2－1－22　指循法

4．震颤法：以拇、示、中三指夹持针柄，用小幅度、快频率的提插捻转动作，使针身发生轻微震颤，以增强针感（图 2－1－23）。

5．搓柄法：将针刺进预定深度后，将针柄或向内或向外如搓线之状，单向捻转。此法向一个方向捻转，幅度较大，多用于得气之后，以增强得气感应（图 2－1－24）。

6．摇柄法：将针刺入腧穴预定深度后，手持针柄进行摇动，如摇橹或摇辘轳之状（图 2－1－25）。

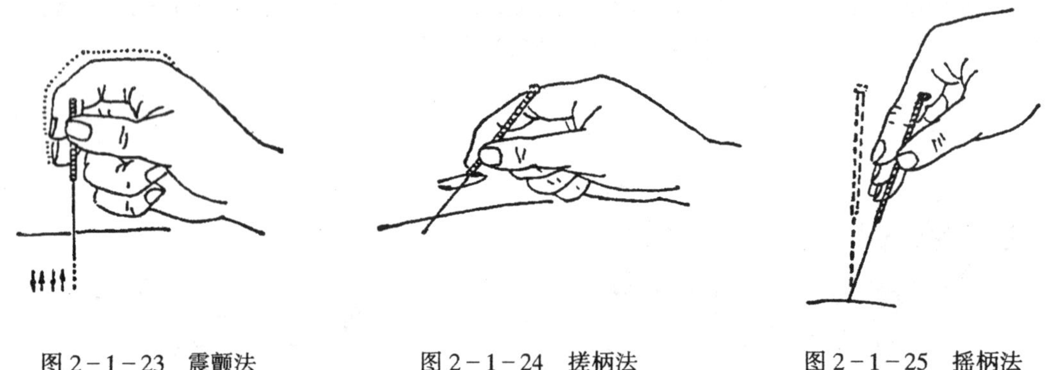

图 2－1－23　震颤法　　图 2－1－24　搓柄法　　图 2－1－25　摇柄法

四、针刺补泻

针刺补泻是根据《黄帝内经》“实则泻之，虚则补之”的理论确立的两种不同的治疗原则和方法，是针刺治病很重要的一个环节，针刺的效果就是通过补泻手法来实现的。正如《备急千金要方》中指出：“凡用针之法，以补泻为先。”

凡是能鼓舞人体正气，使低下的功能恢复旺盛的方法称为补法；凡是能疏泄病邪，使亢进的功能恢复正常的方法称为泻法。它们都是通过刺激腧穴，激发经气来调节脏腑功能，促进阴阳平衡的。所谓经气，即经络之气。《黄帝内经·灵枢》说："凡刺之道，气调而止。"可见针刺治病，根本在于调气。

大量临床实践和科学实验证明，针刺补泻效果的产生，主要取决于以下三个方面的因素。

（一）机体状态

在不同的病理状态下，针刺可以产生不同的调节作用即补泻效果。当机体处于虚惫状态时，针刺可以起到补虚固脱的作用；当机体处于实热、闭证的情况下，针刺又可以起到泄热启闭的作用。如胃肠痉挛时，针刺可以起到止痉作用，使疼痛缓解。胃肠弛缓时，针刺可以使胃肠蠕动增强。由此可见，针刺时机体状态，是产生针刺补泻效果的主要因素，因为内因是事物发展变化的根据。当然，针刺对机体的这种调节作用，也和机体正气的盛衰有着密切的关系。如机体的正气旺盛，经气易于激发，针刺调节作用就显著；若机体正气不足，经气不易激发，则针刺调节作用就较差。

（二）腧穴特性

腧穴的功能具有普遍性和相对的特异性，如有些腧穴偏于补虚，而有些腧穴偏于泻实。如足三里、气海、关元有强壮作用，多用于补虚；而少商、十宣等有泻邪作用，多用于泻实。

（三）针刺手法

针刺手法是促进人体内在因素转化的条件，是实现补虚泻实的重要环节。为了达到补泻的目的，进针以后，往往需要配合运用一定的手法。古代针灸医家在长期的医疗实践中，创造和总结了很多针刺补泻手法，现将主要的几种针刺补泻手法介绍如下。

1. 提插补泻：针刺入腧穴得气后，以提插时，针尖上下、用力轻重和快慢来进行补泻的一种方法。

补法：针刺得气后，先浅后深，重插轻提，提插的幅度小，频率慢，反复提插3～5次。

泻法：针刺得气后，先深后浅，轻插重提，提插的幅度大，频率快，反复提插5～7次。

2. 捻转补泻：针刺入穴位得气后，以针身左右旋转和强度进行补泻的一种方法。

补法：针刺得气后，大指向前，示指向后，针柄左转为主，捻转角度小，频率慢，用力轻，时间短。

泻法：针刺得气后，示指向前，大指向后，针柄右转为主，捻转角度大，频率快，用力重，时间长。

如将捻转补泻与迎随补泻互相结合，则应该是：上行经脉（手三阴、足三阴、任脉）左转为顺经为补，右转为逆经为泻；下行经脉（手三阳、足三阳、督脉）右转为顺经为补，左转为逆经为泻。

3. 疾徐补泻：针刺入穴位得气后，以进出针的快慢（疾徐）为基础的一种补泻方法。

补法：进针要慢，须分部缓慢刺人，退针要快，可一次退到皮下，较为轻的刺激。

泻法：进针要快，可一次刺到一定的深度，退针要慢，须分部缓慢退出，较为重的刺激。

4. 开阖补泻：是根据出针后，揉按针孔与否，依针孔的开闭为补泻的方法。

补法：出针快，急闭针孔（揉按针孔）。

泻法：出针慢，不闭针孔（摇大针孔）。

5. 迎随补泻：必须分辨经脉循行的顺逆与针刺的进针方向进行补泻的一种方法。

补法：针尖随着经脉循行方向而刺。

泻法：针尖迎着经脉循行方向而刺。

6. 呼吸补泻：以进针、出针的时间，结合病人的呼吸分补泻的方法。

补法：当患者在呼气时将针刺入，得气后，患者吸气时出针。

泻法：患者在吸气时将针刺入，得气后，患者呼气时出针。

7. 平补平泻：针刺入穴位得气后，再均匀地提插或捻转，根据病情，留针后将针退出体外。本法适用于虚实不太明显或虚实夹杂的病人。

以上是几种基本的单式补泻手法，在临床上既可单独使用，也可配合使用。另外古代医家还创立了一些复式手法（如烧山火、透天凉、阳中引阴、阴中引阳等），均离不开这几种基本手法，可以根据具体情况灵活运用（表2-1-3）。

表2-1-3　　单式补泻手法表

名　称	补　　法	泻　　法
捻转补泻	捻转角度小，用力轻，频率慢，时间短，大指向前，示指向后	捻转角度大，用力重，频率快，时间长，大指向后，示指向前
提插补泻	先浅后深，重插轻提，幅度小，频率慢，时间短，以下插为主	先深后浅，轻插重提，幅度大，频率快，时间长，以上提为主
疾徐补泻	进针慢，出针快	进针快，出针慢
迎随补泻	针尖随经脉循行方向，顺经而刺	针尖迎着经脉循行方向，逆经而刺
呼吸补泻	呼气时进针，吸气时出针	呼气时出针，吸气时进针
开阖补泻	出针后按闭针孔	出针时不按闭针孔，或摇大针孔
平补平泻	进针得气后，均匀地提插捻转	

五、留针与出针

1. 留针：将针留置于穴位内称为留针。其目的是加强针感和针刺持续作用。留针与否和留针时间长短，应根据病情而定。一般病证，针刺得气后，操作完毕即可出针，或酌情留针15～30分钟。留针期间应每隔数分钟行针一次。但对一些慢性、顽固性、疼痛性、痉挛性病证，可适当增加留针时间，待病情改善后才出针。对针感较差的患者，留针还能起到候气的作用。为了防止弯针、折针，小儿一般不留针。对一些腧穴有人采用快速针刺法，亦不必留针。

2. 出针：出针是指操作完毕后或留针后将针拔出的操作方法。出针时，左手持消毒干棉球按压针孔周围皮肤，右手持针柄轻捻轻提，边捻边退到皮下，然后将针拔出，并用消毒棉球按压针孔，防止出血。正如《流注指微论》中说："出针贵缓，急则多伤。"若是短针，可将针轻捷地直接拔出体外，但要保持针孔清洁，防止感染。最后检查针数，防止遗漏。

第五节　针刺异常情况的处理及预防

针刺异常，是指在针刺过程中发生的特殊现象，如晕针、滞针、弯针、折针、创伤性气胸、血肿等。针刺治疗疾病，虽然具有安全、副作用小的优点，但是，如果在操作时疏忽大意，没有掌握针刺要领，或者针刺不熟练，对人体解剖部位缺乏全面了解，也会发生一些异常情况。如果一旦发生异常情况，医生一定要沉着、冷静，只要医生能及时处理，一般不会造成严重后果，否则将会给患者带来不必要的痛苦，甚则危及生命。现将常见的针刺异常情况分述如下。

一、晕针

【原因】患者在接受针刺治疗时，由于精神过度紧张、体质虚弱、过度劳累、饥饿、大汗出、大泻后、大失血后、体位不适以及医生在针刺时手法过重，而致脑部暂时缺血而发生此症。

【现象】患者在针刺过程中，突然出现精神疲倦、头晕目眩、心慌气短、面色苍白、出冷汗、恶心欲吐、四肢厥冷、脉象微弱或沉伏。严重者会出现神志昏迷、猝然仆倒、唇甲青紫、二便失禁。

【处理】要立即停止针刺，并将已刺之针全部取出，使患者平卧，头部稍低，松开衣扣，并注意保温，轻者静卧片刻，给予热茶或温开水饮之，即可恢复。重者在上述处理的基础上，可指压或针刺水沟、素髎、内关、足三里、涌泉等穴，亦可灸百会、气海、关元等穴，即能苏醒。必要时可配合现代医学的急救措施。病人清醒后，适当休息后才能离去。

【预防】根据晕针发生的原因加以预防。对初诊或精神紧张者，应先做好解释工作，消除顾虑，尽量采取卧位，取穴不宜多，手法不宜过重。过于饥饿、疲劳者，应待其进食、体力恢复后再进行针刺，否则不予针刺。在针刺过程中，医者要随时注意观察病人的神色，询问其感觉，一旦出现面色苍白、神呆、胸闷、泛恶等晕针征兆，应及早采取处理措施。

二、滞针

【原因】因患者精神紧张以及因病痛而致肌肉痉挛；或因针身刺人肌腱以及行针捻转时角度过大，用力过猛，捻转、提插时指力不均匀，或向一个方向捻转，而致肌纤维缠绕针身；或留针时间过长，或患者施针后移动体位等均可引起滞针而使出针困难。

【现象】进针后进行捻转、提插或出针时困难，而患者则感觉疼痛。

【处理】因病人紧张而滞针者，嘱病人消除紧张状态，使局部肌肉放松。因单向捻转而滞针者，则须反向捻转。因肌肉一时性痉挛，可留针一段时间，然后再行捻转出针，也可按揉局部，或在附近部位加刺一针，以缓解痉挛，随之将针取出。因体位移动后引起的滞针，要恢复原来的体位，再将针取出。

【预防】对精神紧张患者，先做好解释工作，消除紧张和顾虑。行针时捻转角度不宜过大，手法宜轻巧，更不能单向连续捻转。进针时必须避开肌腱。针前患者要选好位体，若体位变动时，应嘱其恢复原来体位。

三、弯针

【原因】医者进针手法不熟练，用力过猛，或针下碰到坚硬组织，或留针时因体位不适或受到某种意外刺激而改变体位；或针柄受到外物的压迫、碰撞，以及滞针未得到及时正确处理而造成弯针。

【现象】针体弯曲，针柄改变了进针时刺人的方向和角度，提插、捻转及出针时均感到困难，患者感觉疼痛。

【处理】针身轻度弯曲时，可按一般拔针方法将针慢慢退出，若针身弯曲过大，应注意针弯的方向，顺着弯曲方向将针退出；若因患者体位改变所致，则应嘱病人恢复原来体位，使局部肌肉放松，再行退针，切忌强行拔针。

【预防】医者手法要熟练，指力要轻巧；病人体位要舒适，留针过程中，不得随意变动体位；针刺部位和针柄不得受外物碰压；如有滞针时应及时处理。

四、折针

【原因】多由针具质量欠佳，针身和针根剥蚀、损伤，针刺前失于检查；行针时强力提插捻转，致使肌肉强烈收缩；或体位改变，外物碰压针柄处；或因滞针、弯针现象未及时正确处理，并强力拔针；或应用电针时突然加大电流等原因，均可导致折针。

【现象】针身折断，残端留在患者体内。

【处理】发现断针后，医者态度必须镇静，并嘱患者不要惊慌，保持原有体位，以防残端向深层陷入。若折断处针身尚有部分露出皮肤之外，可用镊子钳出。若折断残端已与皮肤相平或稍低，而且尚可见到残端者，可用左手拇、示二指在针旁按压皮肤，使残端露出皮肤之外，右手用镊子将针钳出。若残端全部陷入肌肉或重要脏器附近应在 X 线下定位，立即施行外科手术取出。

【预防】必须认真检查针具，对不符合要求的针具要剔除不用。选针时，针身的长度要比刺入的长度长 5mm 以上。针刺时不宜将针身全部刺入，应留一定长度在体外。进针时如果发生弯针，应当立即出针，不可强行刺入。对滞针和弯针，应及时妥善处理，不可强行拔出。应用电针时，输出强度旋钮应先置于 0 位，逐渐加大强度，切忌突然加大电流。

五、针刺损伤

（一）刺伤血管

【原因】针尖弯曲带钩，易使皮肉血管受损；或针刺时误伤血管，造成出血。

【现象】于出针后，发现局部呈青紫色或肿胀疼痛。

【处理】微量出血或针孔局部小块青紫，是针刺误伤小血管所致，一般不必处理，可自行消退。如果局部青紫肿痛较甚或者活动不便者，可先冷敷止血，血止后再行热敷，或在局部轻轻按揉，以促使局部瘀血消散。

【预防】仔细检查针具，熟悉解剖部位，针刺时尽量避免刺中血管。

（二）创伤性气胸

胸背部及锁骨附近针刺过深，会刺伤肺脏，使空气进人胸膜腔，发生创伤性气胸。此时患者突然感到胸痛、胸闷、心慌、呼吸不畅，严重者则有呼吸困难、心跳加快、发绀、出汗、虚脱、血压下降等休克现象。检查时患处叩诊呈过度反响，肺泡呼吸音明显降低或消失；严重者可发现气管向健侧移位。X线胸透检查，可进一步诊断，并观察气体多少和肺组织的受压情况。有的病例，针刺当时并无明显异常现象，几小时以后，才逐渐出现胸痛、呼吸困难等症状，应注意观察。一般少量气体能自行吸收，如有咳嗽等应予对症处理。但必须严密观察，如发现呼吸困难、发绀、休克等现象，应立即抢救，如胸腔穿刺抽气减压、输氧、抗休克等。

医生在针刺时思想必须集中，防止气胸的发生。针刺前应选好适当体位，根据病人体形的肥瘦，掌握进针的深度，提插手法的幅度不宜过大，胸背部腧穴宜采取斜刺、横刺，不宜留针时间过长。

（三）刺伤内脏

在心、肝、脾、肾等内脏相应的部位针刺过深，也会引起严重的后果。特别是对心脏扩大，或肝脾肿大的病人，尤需注意。

刺伤肝脾引起出血时，病人可有肝区或脾区疼痛，有时可向背部放散；如果出血不止，腹膜受到刺激，可伴有腹痛、腹肌紧张、腹部压痛及反跳痛等症状。刺伤肾脏时，有腰痛、肾区压痛及叩击痛，并有血尿出现；出血严重时可导致血压下降，甚至休克等全身症状。

损伤内脏，则应加强观察，注意病情及血压变化，加用止血药或局部作冷敷止血。如遇严重的损伤并有休克出现时，必须迅速急救处置。

其他脏器，如胆、膀胱、肠胃等在某些病态的情况下，如胆囊肿大、尿潴留、肠粘连时，也有刺伤的可能，应予注意。

（四）刺伤脑脊髓

在项部正中的哑门、风府穴以及两旁的风池，颈1～2夹脊等穴进行针刺时，如果角度、方向和深度不适当，能误伤延脑，引起严重后果。在背部正中线第一腰椎以上棘突间的穴位上针刺过深，可以刺中脊髓，出现触电样感觉向肢端放射，刺激过量也会发生后遗症。针刺这些部位的腧穴时，必须抱着高度负责的精神，随时注意针刺感应，切忌过度提插，如果刺激太强，病人会出现短暂的肢体瘫痪。如果刺伤血管，则可引起出血或血肿压迫症状。轻症注意观察，安静休息，渐能恢复。如针刺后出现头痛、恶心、呕吐等现象，甚则神志昏迷者，应及时抢救。

（五）刺伤神经干

针刺在神经干和神经根部的腧穴，出现电击样的放射感觉后，如再反复针刺，有可能损伤神经组织。由于神经损伤程度不同可引起受损神经的感觉或运动等功能障碍，某些病例还可出现灼性疼痛以及反射性肌肉痉挛或挛缩现象。

第六节　针刺的注意事项

在针刺过程中，为了防止针刺异常的发生，要求医生必须掌握针刺注意事项。分述如下。

1. 饥饿、疲劳及醉酒者不宜针刺。初诊患者精神紧张，或体质过于虚弱者，刺激量不宜过强，并要采取卧位，以防晕针。

2. 妇女怀孕3个月以下者，下腹部禁针。3个月以上者，上下腹部、腰骶部禁针。一些能引起子宫收缩的腧穴如合谷、三阴交、昆仑、至阴等在怀孕期均不宜针刺。月经期最好不针刺，若月经不正常为了调经，经期也可以针刺。

3. 小儿囟门未闭合时，头顶部腧穴不宜针刺；又因小儿不能配合，故不宜留针。

4. 胸背部腧穴，针刺不宜过深，严防发生创造性气胸等事故。对于脊髓、内脏和大血管附近的腧穴应注意针刺的角度、方向和深度。《黄帝内经·素问》指出："脏有要害，不可不察。"《黄帝内经·素问》中也说："凡刺胸腹者，必避五脏。"

5. 对于皮肤有感染、溃疡、瘢痕或肿瘤的局部穴位不宜针刺。

6. 患者有出血性倾向的疾病，如血友病、血小板减少症等，不宜针刺，以防出血不止。

7. 针刺眼区腧穴，要运用押手，并严格掌握针刺的角度、方向和深度，不宜大幅度提插和捻转，以防刺伤眼球和出血。

自学指导

【重点难点】

目前用的毫针是在古代九针的基础上发展起来的。因此，现代毫针不论是在结构上，还是在规格上渐趋精巧。了解毫针结构和规格之后，一方面便于毫针的检查，另一方面便于临床时选用适宜的毫针，选针适当，才能提高疗效。至于针的保养和维修，主要是延长针具的使用寿命和防止针刺时的疼痛以及意外事故的发生。

练针是掌握针刺技术的基本功之一。练针包括指力和手法的练习。所谓指力，包括手指的力量和手腕的力量两个方面。握针靠手指的力量，进针靠手腕的力量，两个方面的力量配合好才能把毫针刺入穴位内，减少疼痛，操作灵活自如，所以必须刻苦练习指力。练针除了练指力外，还要进行手法的练习。毫针针体细软，若无一定的指力和熟练的手法，就很难随意进针，并施以各种手法的操作。针刺入穴位后要掌握针尖的方向和刺入的深度，这样在治疗中既可提高疗效，又可防止意外事故的发生。因此针刺练习是初学者不可忽视的一个步骤。练针宜选择肌肉较肥厚部位的腧穴，以体验针感，且疼痛亦较轻。

本节重点讲述了针具的准备，消毒和选择体位。在学习本节时，首先要掌握什么样的毫针是优质针和劣质针。临床应用的针具都应选择优质针，而劣质毫针应剔除不用。还要根据病人病情、体质不同而选择不同型号和规格的毫针，便于对不同部位腧穴的针刺。如果选择的针具短则达不到针刺应进针的深度；如果选择针具过长，操作又很不方便，很难达到补泻作用，影响针刺的治疗效果。消毒工作也是针灸很重要的环节之一，认真进行针具和施术部位的消毒，就可以防止感染，有利于患者的康复。因此，针具的选择和穴位皮肤的消毒是针刺过程中不可缺少的一个环节。医生要根据疾病的诊断、处方中所选腧穴的部位来确定患者的体位，选定的体位应该是以医生能正确取穴，操作方便，病人又感到舒适，便于持久留针为原则，以免引起疼痛或弯针、断针。

毫针刺法是本章的学习重点。针刺效果的优劣，与针刺手法有直接关系，因此临床必须掌握以下几点：

(1) 针刺角度与深度：临床应根据全身不同部位的腧穴，病情需要以及患者年龄、体形、体质等具体情况来决定针刺的角度和深度，以既达到治疗目的又不损伤脏器组织为原则。《黄帝内经·素问》中说：“病有浮沉，刺有浅深。”《黄帝内经·素问》中记载：“病在脉，调之血；病在血，调之络；病在气，调之卫；病在肉，调之分肉；病在筋，调之筋；病在骨，调之骨。”指出邪气侵入机体后的病位不同，针刺治疗就应该有深有浅。欲使针感传入病区，就必须掌握针刺的角度和方向，只有针刺角度和深度适宜，才能达到预期的治疗效果。关于每个腧穴的进针角度和深度已在上篇具体介绍。

(2) 得气：针刺之法，不论是补是泻，其关键是一个“气”字，“气”至而有效。在针刺当中怎样得气？首先就要明确诊断，确定属经。因经脉本身有“经脉所过，主治所及”的功能，同时又有所属脏腑和症候，所以临床必须运用以症定经，以经治病。只有把属经搞清楚，才能选穴准确，不失其经，以激发失调的经气，使经气进入病所。其次是分清虚实，适当刺激。得气的快慢、强弱，除手法因素外，又决定于机体的强弱，疾病的虚实。针刺要根据不同体质，不同疾病，使刺激量与病、体相适应，才能激发经气，达到“气至而有效”的目的。

怎样控制针感？临床实践证明，针感的传导，有呈带状，有呈片状，有“专经”传，有伞状传，有的麻木，有的酸胀等等。如果任其自然传导，就不能达到“气速效速”的目的。这就必须研究怎样控制针感，一般可按下述方法控制它。

(1) 深度适当，方向准确：根据穴位不同，采用适宜深度，以引发针感，正如《黄帝内经》说“已人分肉之间，则谷气出”。掌握深度后，还要注意针刺方向，欲使针感传人病区，就必须使针刺方向斜向病所，达到“气至而有效”。

(2) 阻滞封闭，接经通气：针感多呈“双向性”传导，但欲使针感传人病所，可采用按截封闭法，即“欲气上行，按之在后，欲气下行，按之在前”。用关闭法，指力要强，刺手和押手配合好，即可达到预期的日的。另外还可以用接经通气的方法，它分首尾相接，沿经针刺，使经气通达全经。

(3) 循经揉按，趋向病所：适用于针下仅局部有针感，不向远处扩散者，可通过循经揉按、叩击，以帮助经气运行，使之趋向病所。

针刺“得气”是保证疗效的关键，只有“得气”才能发挥治疗作用。“得气”既可激发又可控制，“得气”的物质基础可能是机体多种组织，如血管、筋肉、神经、元神等功能参与下实现的。

针刺补泻：针刺的效果也是通过补泻手法来实现的。而手法可使穴位和疾病有机地联系起来。比如针刺合谷穴治疗牙痛，合谷是一个穴位，牙痛是一个病症，那么合谷穴怎么能治疗牙痛呢？是依据病的虚实，通过针刺手法来实现的，虚证用补法，实证用泻法，这就是补泻手法的临床应用。补泻手法在机体上是怎样起到治疗作用的呢？这就是因为经脉在机体的分布循行是有规律的，穴位在经脉线上是固定不变的，是气血集聚的部位。而针刺手法则是通过医生的操作运用，是补还是泻，是根据患者的功能状态而定，虚补实泻，因此手法是可变的，针刺效果就在于使不变的穴位，通过可变的手法（补或泻），来激发经气，活跃气血运行，使经气从异常状态，转化为正常状态，从而达到调节机体的阴阳平衡，起到治疗疾病、预防疾病、强壮身体的作用。补泻手法在操作上，应该是补虚泻实，中病则止。

据一些专家的经验，在操作上要把“揣、爪、搓、弹、摇、扪、循、拈”等方法灵活地结合起来应用，是可以控制针感的。如“麻”感变成“酸”感，在操作上，押手要重按，提插幅度要小，速度要快，捻转角度要大。要使“酸”变成“麻”感，在操作上，押手要轻按，提插幅度要大，速度要慢，捻转角度宜小。这些操作方法，必须反复练习，因人而施，才能运用自如，提高针刺疗效。

本节详细介绍了针刺异常的原因、现象、处理和预防，这对防止针刺异常有重要指导意义。医生如果能掌握针灸操作技术，在针刺过程中，精神集中，认真负责，针刺的异常情况就会少出现或者不出现。因此，针灸医生一定要掌握各种针刺异常情况出现的原因、现象、处理和预防。一旦出现异常情况，医生一定要沉着、镇静，不慌乱并能及时、妥善处理，否则将会给患者带来不必要的痛苦，甚则危及生命。

晕针就是在针灸过程中所发生的一种晕厥现象，一旦发生要及时处理，不能拖延时间。晕针多发生在初次接受针灸治疗和精神紧张者，因此，于针灸前做好解释工作，消除其紧张心理，就显得尤为重要，对于初次接受针灸的患者，可适当少针几个穴位，且手法宜轻，则可明显减少晕针的发生。

滞针与弯针的产生，主要是没有掌握针刺要领，手法不熟练，或体位选择不当造成的。所以初学者，一定要掌握针刺要领，加强针法练习，并要根据针刺部位，选择好体位，滞针与弯针是可以避免的。

创伤性气胸的发生，主要是对人体解剖部位不熟，没有按规定的方向、角度、深度进行针刺造成的。所以就要求医生一定要掌握腧穴的局部解剖、操作要领，选择适宜体位和针具，根据病情，针刺深浅适宜，异常情况是可以避免的，一旦发生，要及时处理，以免带来不良后果。

针刺治疗疾病，虽然具有安全、疗效可靠、副作用小的优点，也必须掌握针刺注意事项。针刺注意事项是针灸前辈的经验总结，在针灸临床治疗中必须遵循的，是非常宝贵的经验，初学者必须熟记。例如孕妇，因胎儿随月份增加而增长，所以腹部腧穴不宜针刺，有些腧穴对子宫作用比较强，如合谷配三阴交，有使胎儿应针而落的说法，故不宜针刺。所以，针刺注意事项的内容是非常重要的，必须严格遵守。

【学习思考题】

1．古代“九针”有哪几种？
2．试述毫针的构造、规格。哪些规格的毫针临床最常用？
3．毫针如何保养和维修？
4．为什么说练习指力是初学针刺的基础？
5．怎样进行针刺练习？
6．毫针在临床应用时应怎样选择？
7．针具如何消毒？
8．针刺时患者常用的体位有哪些？临床上怎样选择？
9．什么叫刺手与押手？各有什么作用？

10. 常用的进针方法有哪几种？如何应用？
11. 常用的针刺角度有几种？各适宜针刺哪些部位？
12. 针刺得气的临床意义是什么？
13. 如何理解行针、得气、催气、候气？
14. 行针基本手法和辅助手法有哪几种？
15. 古代医家创造了哪几种常用的针刺补泻手法？
16. 针刺会出现哪些异常情况？
17. 试述晕针、创伤性气胸、折针发生的原因、临床表现，如何处理和预防？
18. 怎样预防滞针、弯针？
19. 针刺注意事项包括哪些内容？
20. 孕妇禁针穴有哪几个？
21. 针刺眼区腧穴应注意什么？

第二章　灸法（附：拔罐法）

【目的要求】

1. 了解艾叶的功能及艾绒的制法。
2. 掌握灸法的分类。重点掌握艾炷灸、温针灸的操作方法。
3. 掌握灸法的作用。
4. 熟悉施灸的程序及灸法的禁忌证。
5. 熟悉拔罐法的操作及适应证。

【自学时数】

2学时。

灸法，是用艾绒为主要材料制成的艾炷或艾条，点燃以后，在体表的一定穴位熏灼、熨烫，给人体以温热性刺激，达到防病治病和保健目的的一种外治方法，也是针灸学的一个重要组成部分。《黄帝内经·灵枢》篇指出："针所不为，灸之所宜。"《医学入门》也说：凡病"药之不及，针之不到，必须灸之"。均说明灸法在治疗上有独到之处。

第一节　灸用材料

施灸材料，古今均以艾叶为主。艾为多年生草本，是菊科植物，叶似菊叶，表面深绿色，背面灰色有茸毛，性温芳香，五月采集，叶入药用。我国各地皆产，以湖北蕲州产的艾为佳，叶厚而绒多，称为蕲艾。现将艾叶的功能及艾绒的制作方法分述如下：

艾叶的功能：在《名医别录》中记载："艾叶苦，微温，无毒，主灸百病。"《本草从新》中说："艾苦辛，生温熟热，纯阳之性，能回垂绝之阳，通十二经，走三阴，理气血，安胎……以之火灸，能透诸经，而除百病。"艾叶经过加工，制成软如棉的艾绒，更有其优点：第一，便于搓捏成大小不同艾炷，易于燃烧而不焰，气味芳香；第二，燃烧时热力温和，能穿透皮肤，直达组织深部，病人亦少有痛苦。艾叶产地广，价低廉，所以几千年来，一直为针灸临床所采用。

艾绒的制法：在每年3～5月间采集新鲜肥厚的艾叶，曝晒干燥后，放入石臼中捣碎，筛去杂梗和泥沙。再晒再捣再筛，如此反复多次，即成淡黄色洁净软如棉的艾绒；亦可利用机械反复压榨，使艾叶细碎，筛去杂质即成施灸的艾绒。艾叶以陈久易燃者为佳，故制成后应经过一定时期的储藏，才能用于临床。可置于干燥通风的容器内，防止受潮霉烂或生虫，故每年当天气晴朗时要重复曝晒几次以防变质，影响治疗效果。储存多年的陈艾叶，其芳香油已挥发，故点燃时烟尘明显减少，且燃烧的速度减慢，燃烧时间明显延长，火力温和。

第二节　灸法的分类与操作

灸法治疗疾病，已有很久的历史。先是单纯的艾灸，后来衍化为多种灸法。大体上可分为艾炷灸、艾条灸、温针灸、温灸器灸和药物灸（药物发泡法）等几类。各类灸法如表2－2－1。

表2－2－1　　灸法分类表

- 灸法
  - 艾炷灸
    - 直接灸：化脓灸，非化脓灸
    - 间接灸：隔姜灸，隔蒜灸，隔盐灸、隔饼灸（包括附子灸、豆豉灸、胡椒灸等）、黄蜡灸、硫黄灸
  - 艾条灸：温和灸、雀啄灸、热熨灸、太乙针、雷火针
  - 温针灸
  - 温灸器灸
  - 药物灸（药物发泡法）：毛茛灸、斑蝥灸、白芥子灸、蒜泥灸、蓖麻子灸
  - 灯火灸

一、艾炷灸

艾炷灸包括直接灸和间接灸，是灸法的主体。古代的灸法多指直接灸，间接灸是后来发展成的一种灸法。

艾炷是将纯净的艾绒用手指捏成圆锥体，又称“艾团”、“艾丸”、“艾圆”等。艾炷分为大、中、小三种类型（图2－2－1）。小艾炷是把艾绒搓紧，捻成麦粒状或上尖下大的圆锥体，便于平放。若搓成杏核大者为中艾炷，如蚕豆大者为大艾炷。

为了便于科研临床能准确掌握艾炷剂量的大小，又规定了标准艾炷，其炷底直径为0.8cm，炷高1cm，质量0.1g，燃烧时间为3～5分钟。

艾炷灸以壮计数，壮是以壮年人为标准的意思。燃烧一枚艾炷即为一壮。施灸的壮数是因人、因病、因穴而异，少则一壮，多则数百壮，一般灸3～7壮。

（一）直接灸

直接灸又称明灸、着肤灸，是将艾炷直接放在皮肤上施灸（图2－2－2），因施灸的轻重方法不同，可分为化脓灸和非化脓灸。

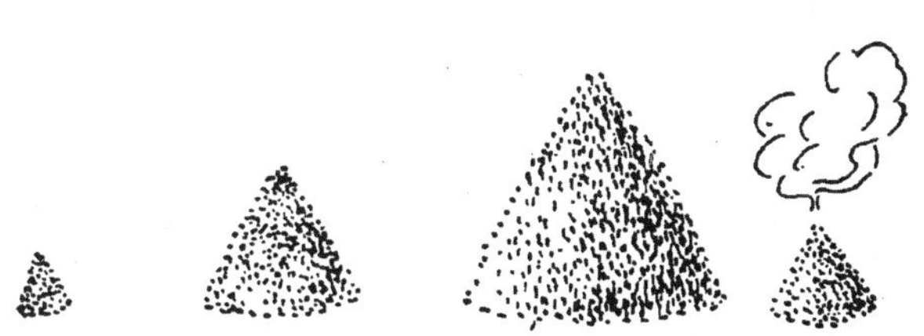

图2－2－1　艾炷

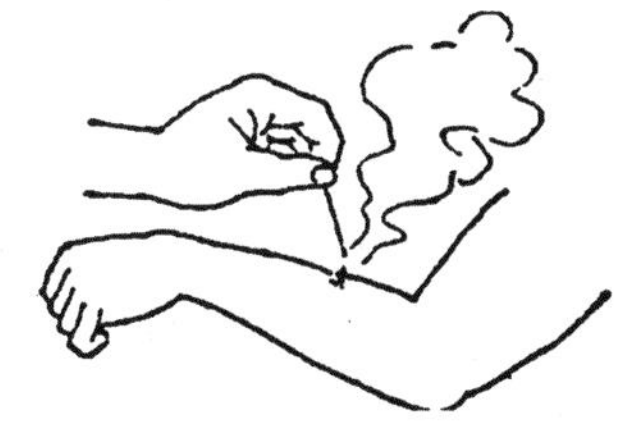

图2－2－2　直接灸

1．化脓灸：又称瘢痕灸、着肤灸、打脓灸。施灸前用大蒜捣汁，涂敷施灸部位，以增加粘附和刺激作用，然后放置中艾炷施灸，每壮艾炷必须燃尽，除去灰烬后，方可继续加炷施灸，一般施灸5～10壮。因施灸时疼痛较剧，可用手在施灸部位周围轻轻拍打，以缓解灼疼（图2-2-3）。在正常情况下，灸后一周左右施灸部位化脓（称为灸疮），5～6周左右灸疮自行痊愈，结痂脱落，留下瘢痕。一般用于慢性、顽固性病症，如哮喘、慢性胃肠病、体质虚弱、发育障碍等证。

2．非化脓灸：又称无瘢痕灸。将施灸部位涂敷凡士林油，以增加粘附作用，再放上中、小艾炷点燃，当艾炷燃剩2/5左右，病人感到灼热时即用镊子将艾炷拿开，更换艾炷再灸，连续灸3～7壮，灸至局部皮肤充血、红晕为度。因灸后不化脓，也不留有瘢痕，易为病人所接受。本法适用于虚寒性疾病、小儿各种虚弱病证。如腹痛、腹泻、胃脘痛、腰痛、阳痿、痛经等症。

（二）间接灸

间接灸又称隔物灸、间隔灸。即于皮肤和艾炷之间垫上某种药物施灸的一种方法称间接灸。由于隔物不同，分为隔姜灸、隔蒜灸、隔盐灸、隔饼灸、黄蜡灸、硫黄灸等（图2-2-4）。

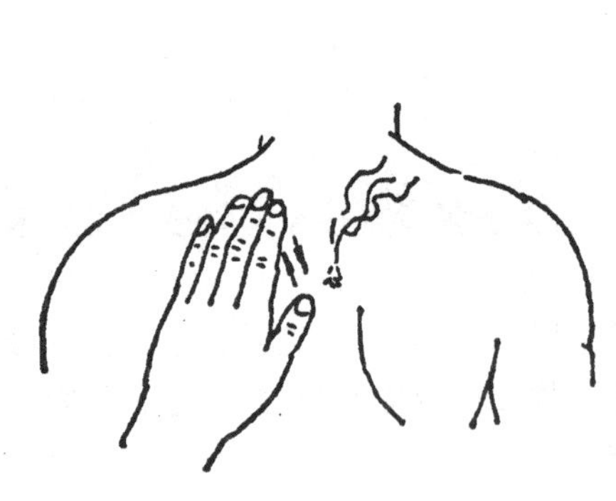

图2-2-3　瘢痕灸缓痛拍打法

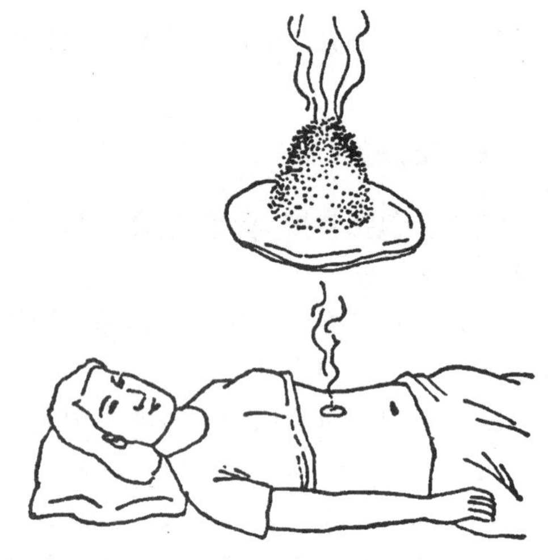

图2-2-4　间接灸

1．隔姜灸：皮肤和艾炷之间隔上姜片施灸，即为隔姜灸。

将鲜姜切成约0.3cm厚的薄片，在中心处用针穿刺数孔，置于施术部位，上面放大艾炷灸之。当患者感觉灼痛时，则换艾炷再灸，灸3～7壮，以局部皮肤红润为度，患者有舒适感。适用于虚寒证，如腹痛、腹泻、关节疼痛等症。

2．隔蒜灸：皮肤和艾炷之间隔上蒜片施灸，即为隔蒜灸。

用独头蒜切成约0.3cm厚的薄片，用针穿刺数孔，置于施术部位，上面再放大艾炷灸之，灸5～7壮。适用于痈疽疮毒、肺痨、腹中积块等。

3．隔盐灸：皮肤和艾炷间隔上食盐施灸，即为隔盐灸。

于脐窝部施灸时，将干燥纯净的食盐填敷于脐部，将脐孔填平，上置大艾炷施灸（图4-29），待患者感到灼痛时则换艾炷再灸，连续施灸，此法常用于中风脱证、急性腹痛、吐泻、痢疾、四肢厥冷等症。

4. 隔饼灸：皮肤和艾炷间隔上药饼施灸，即称为隔饼灸。根据病情需要，所选用药饼不同，又有不同的名称。

（1）附子饼灸：皮肤和艾炷之间隔上附子饼施灸，即为附子饼灸。

将附子压成细末，以黄酒调和作饼，0.6～0.9cm 厚，中心用粗针穿数孔，放于施术部位，上置大艾炷灸之，使患者有温热舒适感为度，灸数壮。适用于各种阳虚证，如外科中的疮毒窦道盲管，久不收口者，或既不消散又不化脓的阴性虚性病证等，有祛腐生肌作用；还可用于阳痿、早泄、肾虚火衰之症，有温肾、壮阳作用。

（2）豆豉饼灸：皮肤和艾炷间隔豆豉饼施灸，即为豆豉饼灸。

将豆豉压末，用黄酒调和，制成疮口大小，0.6～0.9cm 厚，中心用针穿数孔，置于疮面上，放上大艾炷灸之，使患者感到温热舒适为度。适用于外科的痈疽发背，溃后久不收口，疮色黑暗者，每日灸 1 次，直到疮口愈合为止，有散泄毒邪作用。

（3）胡椒饼灸：皮肤和艾炷之间隔上胡椒饼施灸，即为胡椒饼灸。

将白胡椒压面，用水调面粉作饼，约 0.3cm 厚，中央按成凹陷，内置入香散（丁香、肉桂、麝香），上置大艾炷灸之，使患者感到温热为宜。适用于风湿痹痛及局部麻木不仁等病。有温经散寒，通经止痛作用。

5. 黄蜡灸：根据《医宗金鉴》记载：黄蜡灸法，可治痈疽发背、恶疮顽癣。先以湿面随肿根作圈，高寸余，实贴皮上，如井口形，圈内铺蜡屑 1.0～1.3cm 厚，次以铜漏钓盛桑木炭火，悬蜡上烘之，令蜡熔化至沸，再添蜡屑，随熔随添以井满为度；皮不痛者毒浅，灸至觉痛为度；皮痛者毒深，灸至不痛为度，然后去火及钓，即喷冷水少许于蜡上，俟冷起蜡，蜡底之色青黑，此毒出之征也。如漫肿无头者，以湿纸试之，于先干处灸之，初起者一、二次即消，已成者二、三次即溃。疮久溃不敛，四围顽硬者，即于疮口上灸之，蜡从孔入，愈深愈妙，其顽腐瘀脓尽化，收敛甚速。

6. 硫黄灸：根据《东医宝鉴》记载：此法可治诸疮久不瘥，变成瘘管者。其方法是取硫黄一块，如疮口大小，安置疮上，另取少许硫黄，于火上烧之，用叉尖挑起，点硫黄令著，如此三五遍，以脓水干差为度。因为硫黄性温有毒，有温阳杀虫之效，所以用之灸瘘管，可收良效。

二、艾条灸

艾条灸是用艾条燃着后进行灸疗的方法。

艾条的制作：取艾绒 24g，平铺在 26cm 长、20cm 宽，质地柔软疏松而又坚韧的桑皮纸上，将其卷成直径约 1.5cm 的圆柱形，越紧越好，用胶水或浆糊封口而成（图 2－2－5）。也有在艾绒中掺入其他药物粉末的，这种艾条又称“药条”。

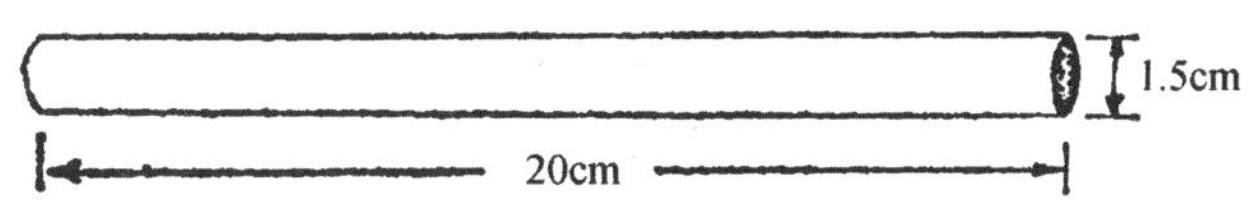

图 2－2－5　艾条

附：药条处方：肉桂、干姜、丁香、木香、独活、细辛、白芷、雄黄、苍术、没药、乳香、川椒各等份，研为细末，每支药条在艾绒中掺药 6g。

艾条灸分温和灸、雀啄灸、热熨灸三类。

1. 温和灸：将艾条的一端点燃，对准施灸部位，距 1.5～3cm 进行熏烤（图 2－2－6），使患者局部有温热感而无灼痛，一般每处灸 3～5 分钟，至皮肤稍起红晕为度称温和灸。对于昏厥、局部感觉减退的患者和小儿，医者可将示、中两指，置于施灸部位两侧，这样可以通过医者手指的感觉来测知患者局部受热程度，以便随时调节施灸距离，掌握施灸时间，防止烫伤。温和灸适用于风寒湿痹等症。

2. 雀啄灸：将艾条燃着的一端，与施灸部位并不固定在一定的距离，而是像雀啄食一样，一上一下地移动称雀啄灸（图 2－2－7）。适用于小儿病、晕厥、胎位不正、无乳等症。

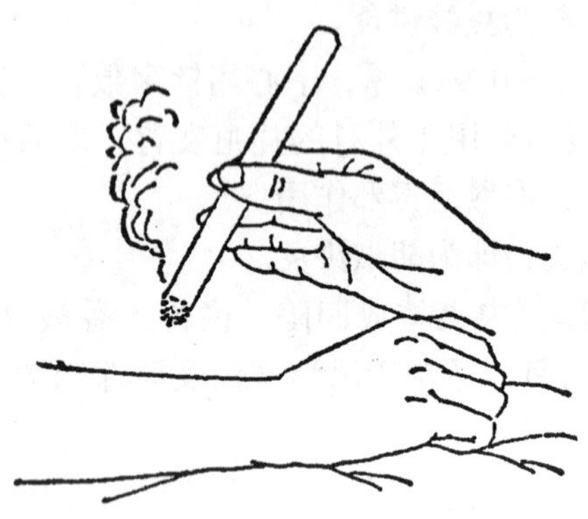

图 2－2－6　温和灸

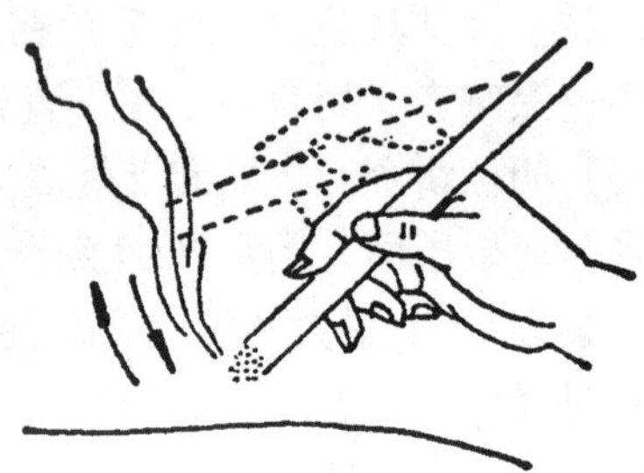

图 2－2－7　雀啄灸

3. 热熨灸：将艾条燃着的一端，与施灸部位，距离 1～3cm，如熨衣服一样，来回旋转移动进行施灸称热熨灸。适用于面积较大的风湿痛、软组织损伤等症。

4. 太乙针：是用纯净细软的艾绒 100g 平铺在 40cm 见方的桑皮纸上。将人参 125g、穿山甲 250g、山羊血 90g、千年健 500g、钻地风 300g、肉桂 500g、小茴香 500g、苍术 500g、甘草 1000g、防风 2000g、麝香少许，共为细末，取药末 24g 掺入艾绒内，卷紧成爆竹状，外用蛋清封固，阴干后备用。

施灸时，将太乙针的一端点燃，用七层布包裹其燃着的一端，立即紧按于应灸的腧穴或患处，进行灸熨，针冷再燃再熨，如此反复灸熨 7～10 次为度。此法治疗风寒湿痹、顽麻、痿弱无力、半身不遂等均有效。

5. 雷火针：其制作方法与太乙针相同，惟药物处方有异。方用纯净细软的艾绒 100g，沉香、木香、乳香、羌活、干姜、茵陈、穿山甲各 9g，共为细末，麝香少许。施灸方法与太乙针相同。其适应证《针灸大成》载："治闪挫诸骨间痛，及风寒气痛而畏刺者。"临床除治上症外，大体与"太乙针"主治相同。

三、温针灸

温针灸又称针上加灸、传热灸、烧针尾。是针刺与艾灸结合使用的一种方法。适用于既需针刺留针，又需施灸的疾病。操作方法是针刺得气后，将毫针留在适当的深度，将艾绒捏在针柄上点燃（图 2－2－8），直到艾绒燃尽为止。或在针柄上穿置一段长 1～2cm 的艾条施灸，使热力通过针身传入体内，达到治疗目的。适应证比较广，如虚寒性病症，腰脊、关节、肢

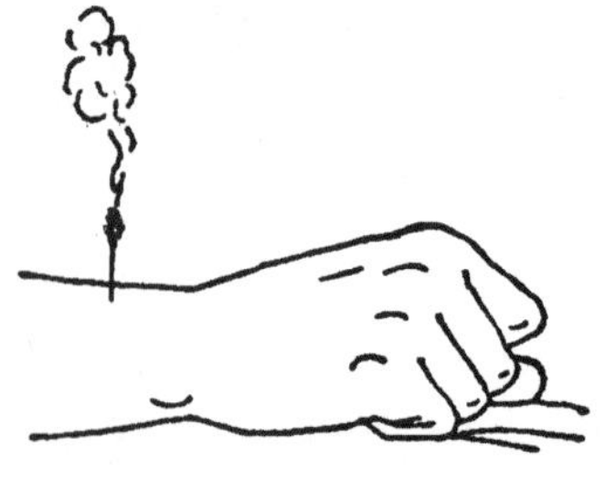

图 2－2－8　温针灸

体冷痛、胃腹冷痛、闭经、痛经等病候。此法要注意选择长短合适的毫针，施灸过程中，酌情调整针尾与皮肤的距离，以保证针灸部位有温热感又不烧伤为度。

四、温灸器灸

温灸器灸，又称灸疗器灸、温筒灸，是用一种特制的温灸器施灸的方法。

器具：温灸器的样式有多种，一般是用金属片制成的，分内外两层，都有数个小孔，内层内侧装艾绒和药物，外层是保护层。样式虽多，原理相同（市场有售），临床常用的有温灸盒和温灸筒（图 2－2－9、图 2－2－10）。

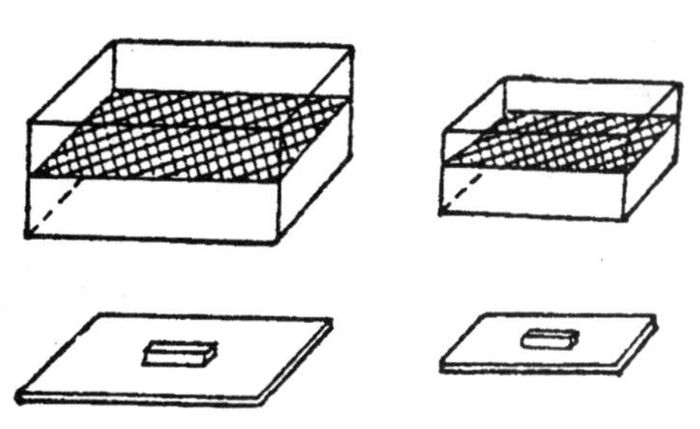

图 2－2－9　温灸盒

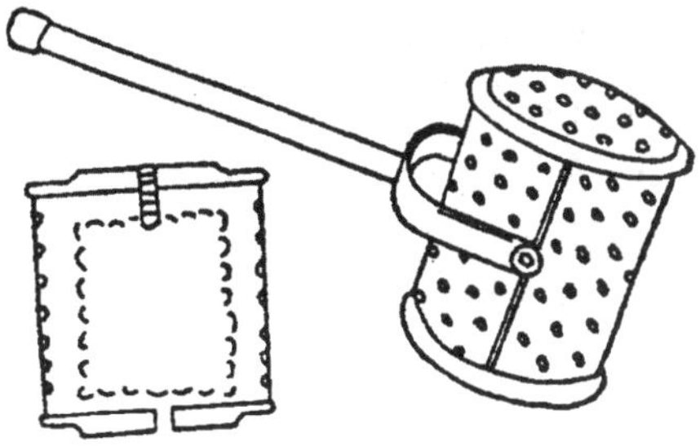

图 2－2－10　温灸筒

操作法：使用温灸器时，先将艾绒及药末放入小筒内燃着，然后在拟灸的腧穴或部位上来回熨烫，至局部发红为止。适用于妇人、小儿及惧怕灸者，可用于虚寒性腰痛、腹痛、关节痛等疾病。

五、药物灸

药物灸，又称天灸、自灸，近代又称“发泡疗法”。是用对皮肤有刺激性药物敷贴于穴位或患部使局部充血、起泡有如灸疮，故称药物灸。如毛茛灸、斑蝥灸、白芥子灸、蒜泥灸、蓖麻子灸等。简介如下。

1. 毛茛灸：毛茛是草乌头的嫩苗，采取其叶子并揉烂，敷贴于皮肤。初感局部热辣、充血，经时即发生水泡。一般 3～4 大后自行愈合。愈合后，局部呈现色素沉着，逐渐消退。临床将药物敷贴在内关、大椎穴时可治疗疟疾；痛痹可贴于患部。

2. 斑蝥灸：斑蝥是一种甲虫，含斑蝥素，对皮肤有较强的刺激作用。用时研成末，用甘油调和敷贴于皮肤，发泡作用很强，用于治疗面瘫、癣等。

3. 白芥子灸：白芥子含挥发油，对皮肤有刺激作用，用时研末水调，发泡效果显著，用于治疗关节疼痛等。或调和其他药物，如白芥子 50g，延胡索 50g，细辛、甘遂各 25g，共为细末，加麝香少许，调匀。外敷肺俞、膏肓、百劳等穴治疗哮喘；敷面部治面瘫。

4. 蒜泥灸：大蒜含精油，对皮肤有刺激作用。用时将大蒜捣成泥，敷贴皮肤 1～3 小时，以局部皮肤发痒、发红、起泡为度。如贴鱼际穴处，使之发泡，可治喉痹；贴合谷穴处发泡，可治扁桃体炎。

5. 蓖麻子灸：把蓖麻子去外壳，捣烂如泥备用。敷贴于百会穴，治疗子宫脱垂、脱肛；敷贴于涌泉穴处治疗滞产等。

6. 灯草灸：灯草灸又名十三元宵火。方法是用灯心草一根，以麻油浸之，燃着后，于应灸的腧穴处爆之。功能疏风解表，行气化痰，醒神止搐。多用于治疗腮腺炎、小儿脐风和胃痛、腹痛、痧胀等症。

第三节　灸法的作用

灸法是一种温热刺激，对虚寒证效果好。早在《黄帝内经》中对灸法已有较多记载。《黄帝内经·灵枢》说："阴阳皆虚，火自当之；……经陷下者，火则当之；经络坚紧，火所治之。"《黄帝内经·灵枢》说："陷下则灸之。"《黄帝内经·灵枢》说："陷下者，脉血结于中，中有著血，血寒，故宜灸之。"说明灸法能治疗很多疾病，其作用如下：

1. 有温补中气、回阳固脱的作用，故可用来治疗久泄、久痢、遗尿、崩漏、脱肛、阴挺及寒厥等。

2. 有温经通络、祛湿散寒的作用，故可用来治疗风、寒、湿邪为患的病证以及气血虚弱引起的眩晕、贫血、乳少、闭经等。

3. 有行气活血、消瘀散结的作用，用于治疗乳痈初起，瘰疬、痈肿未化脓者，也有一定疗效。

4. 有预防疾病、保健强身的作用，常灸大椎、关元、气海、足三里等腧穴，能鼓舞人体正气，增强抗病能力，起到防病保健作用。如《备急千金要方》中说："凡宦游吴蜀，体上常须三两处灸之，勿令疮暂瘥，则瘴疠、温疟、毒气不能着人。"《扁鹊心书》中还说："人于无病时，常灸关元、气海、命门、中脘，虽未得长生，亦可保百余年寿矣。"

5. 隔姜灸有解表散寒、温中止呕的作用，可用于外感表证、虚寒性呕吐、泄泻、腹痛等。

6. 隔蒜灸有清热、解毒、杀虫的作用，可用于疖肿疮疡、毒虫咬伤，对哮喘、脐风、肺痨、瘰疬等也有一定的疗效。

7. 隔盐灸有温中散寒、扶阳固脱的作用，可用于虚寒性呕吐、泄泻、腹痛、虚脱、产后血晕等。

8. 附子饼灸有温肾壮阳的作用，可用于命门火衰所致的遗精、阳痿、早泄或疮疡久溃不敛等病。

第四节　灸法的注意事项

一、取穴与体位

取穴的正确与否将直接影响灸法的治疗效果，所以在施灸前必须选好体位，再进行点穴，使体位和点穴统一起来。《备急千金要方》明确指出："凡点灸法，皆须平直，四体毋使倾侧，灸时孔穴不正，无益于事，徒破皮肉耳。若坐点则坐灸之，卧点则卧灸之，立点则立灸之，反此亦不得其穴矣。"《小儿明堂灸经》也记载："须得身体平直，毋令蜷缩，坐点勿令俯仰，立点勿令倾侧。”说明施灸时不但要点穴准确，还须嘱咐病人，不可移动体位。因为体位的变换，可以使腧穴因骨骼、肌肉的牵动而改变位置，必然会影响取穴的准确性。此外，还须注意的是体位必须平直，将拟施灸的腧穴，明显的暴露在外面，以防艾炷安放不平整，燃烧时火力不能集中，热力不能深透肌肤，而致减低疗效；同时也可防止施灸时艾炷落下，烫伤皮肤，给病人造成不必要的痛苦。

二、施灸的先后顺序

施灸的先后顺序是先灸上部，后灸下部；先灸背部，后灸腹部；先灸头身，后灸四肢。正如《急备千金要方》所说："凡灸法先发于上，后发于下；先发于阳，后发于阴。"《小儿明堂灸经》也记载："先灸上，后灸下；先灸少，后灸多。"这说明施灸的程序是由上及下，先背后腹，先头身而后及于四肢。但必须结合病情，因病制宜，灵活掌握，不可拘泥。

三、施灸量的大小

施灸量的大小，是以壮数计算，每燃尽一个艾炷，称为一壮。在直接灸时，是以小艾炷或中艾炷为主；间接灸时，是以中艾炷或大艾炷为主。而且要依患者的体质、病情、部位来考虑灸量的大小。《医宗金鉴》说："凡灸诸病，必火足气到，始能求愈。然头与四肢皮肉浅薄，若并灸之，恐肌骨气血难堪，必分日灸之，或隔日灸之，艾炷宜小，壮数宜少。有病必当灸巨阙、鸠尾者，必不可过三壮，艾炷如小麦，恐火气伤心也。腰背以下皮肉浑厚艾炷宜大，壮数宜多，使火气到，始能去痼冷之疾也。"《急备千金要方》说："头面目咽，灸之最欲生少；手臂四肢，灸之须小熟，亦不宜多；胸背腹，灸之尤宜大熟，其腰脊欲须少生。"《外台秘要》也记载；"凡灸有生熟，候人盛衰及老小也。衰老者少灸，盛壮强实者多灸。"所谓"生"是指少灸；"熟"是指多灸。上述记载是历代施灸的标准。一般来说，凡是新病、体质强壮的艾炷宜大，壮数宜多；久病、体质虚弱的艾炷宜小，壮数宜少。从部位来说，胸部不宜用大艾炷，四肢末端，皮肉浅薄处不可多灸；腹部及肌肉丰厚处则可多灸。妇女、儿童艾炷宜小，壮年则可大。古代文献中有灸百壮者，都是指多次灸治的累积数。其他灸法的施灸量，可参考艾炷灸法。艾条灸、温灸器灸一般以时间计算。

四、灸疮的处理

在施灸操作过程中，若因施灸过量，或时间过长，局部出现水泡，不必刺破，可任其自然吸收；如果水泡较大，可用消毒针具刺破水泡，放出液体，再涂以龙胆紫。化脓灸者，灸疮化脓期间，1个月内勿做重体力劳动，疮面局部勿用手搔。为了保护痂皮，要避免摩擦，疮面宜保持清洁，以防止感染，局部可敷贴淡水膏，根据脓汁分泌的多少，每日换药1～2次，用消毒敷料覆盖。

五、灸法的禁忌

（一）病情禁忌

由于灸法是属于温热刺激，而热能伤阴，故阴虚阳亢和邪热内炽的病症皆不可灸。如阴虚痨瘵、咯血吐血、心悸怔忡、多梦遗精、中风闭证、高热神昏等病候，不宜施灸。若热病而误用灸法，致损阴血，助益有余之阳，甚则火毒内攻而成坏病。所以在临床应用时，必须细察病情，辨证论治。

（二）部位禁忌

凡颜面、眼区、重要脏器、血管表浅处、肌腱所在部位，以及妇女妊娠期的少腹部、腰尻部、乳头、阴部等均不宜施灸。

（三）穴位禁忌

如头维、人迎、哑门、睛明、攒竹等穴，均不宜灸。《针灸大成》记载禁灸穴有 45 个，《针灸集成》记载有 53 个。可是在这些禁灸穴位中，有的穴位灸后疗效很好，并没有发生意外，如灸少商治疗鼻衄、灸隐白治疗崩漏等等。古人提出的禁灸穴位，仅供参考。

六、灸法的补泻

关于艾灸法的补泻，建国以来，国内报道不多，但灸法同刺法一样，也有补泻的区分。《黄帝内经·灵枢》指出："以火补者，毋吹其火，须自灭也；以火泻者，疾吹其火，传其艾，须其火灭也。"朱丹溪解释说："灸法有补泻火，若补火，艾火至肉；若泻火，不要至肉，便扫除之，用口吹之，风主散故也。"《针灸大成》也说："以火补者，毋吹其火，待自灭，即按其穴；以火泻者，速吹其火，开其穴也。"说明补法的施灸，须艾火自灭，使火力缓缓透入深层，故能补虚扶羸，温阳起陷；而泻法的施灸，须用口吹，使火速燃，不燃至皮肉即可扫除，力促而短，目的在于起消散作用。

［附］拔罐法

拔罐法是以罐为工具，利用燃烧热力排除罐内空气，造成负压，使罐吸附在施术的皮肤部位，造成瘀血现象的一种疗法。本法最早见于马王堆汉墓出土的帛书《五十二病方》。晋代《肘后方》中，以牛角制罐，作外科吸脓血之用，故又称"角法"和"吸筒疗法"。

随着医疗实践的不断发展，罐的质料也大为改进，使用方法也有所发展，治疗范围也有所扩大，不仅用于外科，也用于内科的一部分病证。因拔罐法经常和针灸疗法配合使用，其作用与针灸疗法有相似之处，亦可按穴位应用，故附于此。

（一）罐的种类

罐的种类很多，临床常用的有以下几种（图 2－2－11）。

1. 竹罐：用直径 3～5cm 的竹子，制成 6～10cm 长的圆筒，一端留节做底，另一端做罐口，打磨光滑。它的优点是经济易制、轻巧，缺点是容易燥裂、吸附力较小。

2. 陶罐：是由陶土烧制而成，罐的两端较小，中间略向外凸出，罐口平滑，它的优点是吸附力较大，缺点是质重易碎。

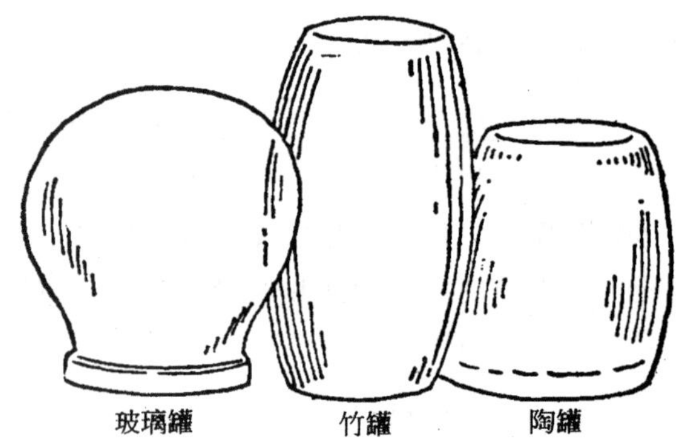

图 2－2－11　常用罐

3. 玻璃罐：是由玻璃制成的，目前较常用。形如球状，罐口平滑，有大中小三种不同型号。它的优点是质地透明，使用时可以窥察到罐内皮肤的充血、瘀血程度，便于随时掌握情况，缺点是容易破碎。

4. 抽气罐：用青霉素、链霉素药瓶，将瓶底切去磨平，切口须光滑，瓶口的橡皮塞须保留完整，便于抽气时应用。近来已发展成电动抽气罐。

（二）操作方法

1. 火罐操作方法：用燃烧时火焰的热力排除罐内空气，使罐内呈负压，将罐吸着在皮肤上。应用时有以下几种方法。

（1）闪火法：用镊子或止血钳子夹住 95% 乙醇棉球，点燃后在罐内壁中段绕 1～2 圈后，迅速退出后，尽快将罐罩在施术部位。此法比较安全，不受体位限制，节约棉球，临床最常用（图 2－2－12）。

（2）投火法：将小纸条或乙醇棉球点燃后投入罐内，然后速将罐罩在施术部位。此法适用于侧面横拔，否则，会因燃烧物落下而烧伤皮肤（图 2－2－13）。

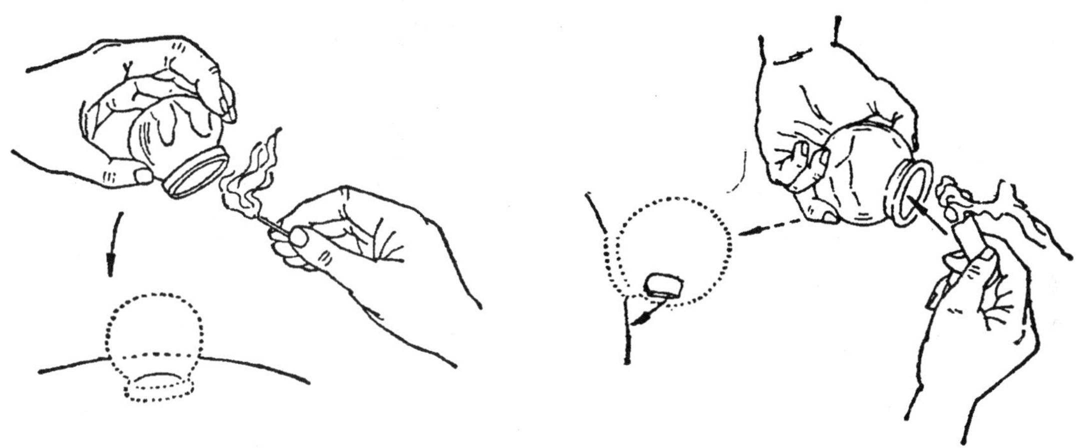

图 2－2－12　闪火法　　图 2－2－13　投火法

（3）贴棉法：用一小块棉花片，略浸 95% 乙醇，贴在罐内上、中段，点燃后，迅速罩在施术部位上，此法用于横位拔罐。

（4）架火法：用 2～3cm^2 不易燃烧的块状物作支架，或在小塑料瓶盖内置乙醇棉球，点燃后罩上罐。此法罩罐要准确，不要碰到燃烧的棉球，以防烧伤皮肤，适用于仰卧位或俯卧位。

2. 水罐操作法：此法一般用于竹罐。先将竹罐放在锅内加水煮沸，用镊子倒夹竹罐的底端，甩去罐内的沸水，并用折叠的冷毛巾紧扣罐口，使罐口迅速降温后按在施术部位，即能吸附，此法适用任何部位。

3. 抽气罐操作法：先将抽气罐放在施术部位，然后用注射器或抽气筒抽出罐内空气使之产生负压，即能吸住，此法适用任何部位（图 2－2－14）。

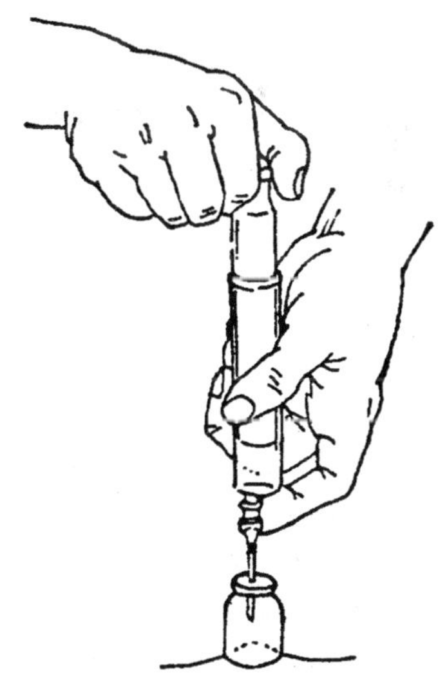

图 2－2－14　抽气罐法

（三）各种拔罐法的运用

1. 单罐：用于病变范围小或压痛点。可按病变部位或压痛范围的大小，选用适当口径的火罐。如胃病在中脘穴拔罐；冈上肌肌腱炎在肩髎穴处拔罐。

2. 多罐：用于病变范围比较广泛的疾病。可按病变部位的解剖形态等情况，酌量吸拔数个罐。如某一肌束劳损时可按肌束的位置成行排列吸拔多个罐，称为“排罐法”。治疗某些内脏或器官的瘀血时，可按脏器的解剖部位的范围在相应的体表部位吸拔几个罐。

3．闪罐：罐子拔上后，立即取下，反复吸拔多次，至皮肤潮红为止。多用于局部皮肤麻木或功能减退的虚证病例，如面瘫等。

4．留罐：拔罐后，留置一定时间，一般留置5～15分钟。罐大吸拔力强的应当减少留罐时间，肌肤薄浅处，留罐时间不宜过长，以免损伤皮肤。

5．推罐：又称走罐，一般用于面积较大，肌肉丰厚的部位，如背腰部、臀部等。此法须选用口径较大的罐，罐口要求平滑，最好用玻璃罐。先在罐口或欲拔罐部位涂一些凡士林等滑润油脂，将罐吸住后，以手握住罐子，即后边着力，前边略提起，慢慢向前推动，这样在皮肤表面上下或左右来回推拉移动数次，至皮肤潮红为止（图2－2－15）。

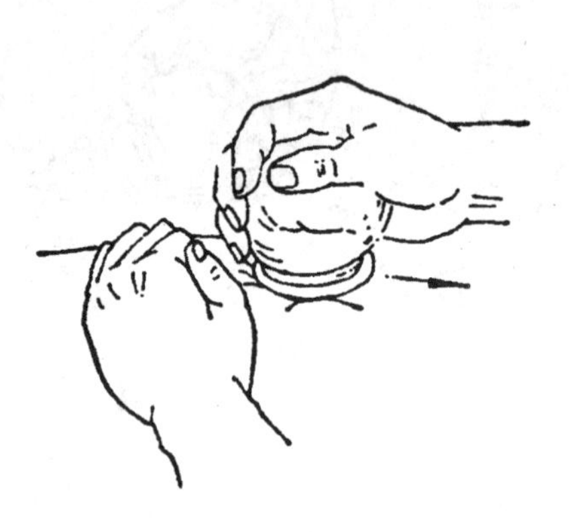

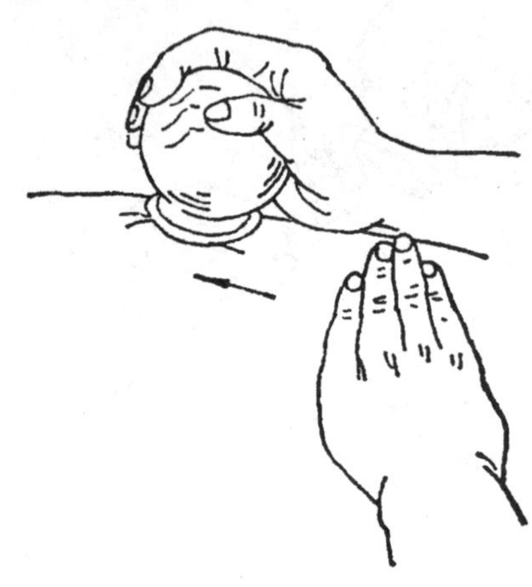

图2－2－15　走罐

6．药罐：常用的药罐有两种。

（1）煮药罐：将配制的药物装入布袋内，扎紧袋口，放入清水内煮至适当浓度，再把竹罐投入药汁内煮15分钟，使用时，按水罐法吸拔在需要的部位上，多用于风湿痛等病。常用药物配方：麻黄、蕲艾、羌活、独活、防风、秦艽、木瓜、川椒、生乌头、曼陀罗花、刘寄奴、乳香、没药各10g。

（2）储药罐：在抽气罐内事先盛储药液（约为罐子的1/3～1/2）。常用的药液为辣椒液、两面针酊、生姜汁、风湿酒等。然后按抽气罐操作法，抽去空气，使罐吸在皮肤上。也有在玻璃罐内盛储1/3～1/4的药液，然后用火罐法拔在皮肤上。常用于风湿痛、哮喘、咳嗽、感冒、溃疡病、慢性胃炎、消化不良、牛皮癣等。

7．留针拔罐：先在一定部位施行针刺，待达到一定的刺激量后，将针留在原处，再以针刺处为中心，拔上火罐（图2－2－16）。多用于治疗风湿病。

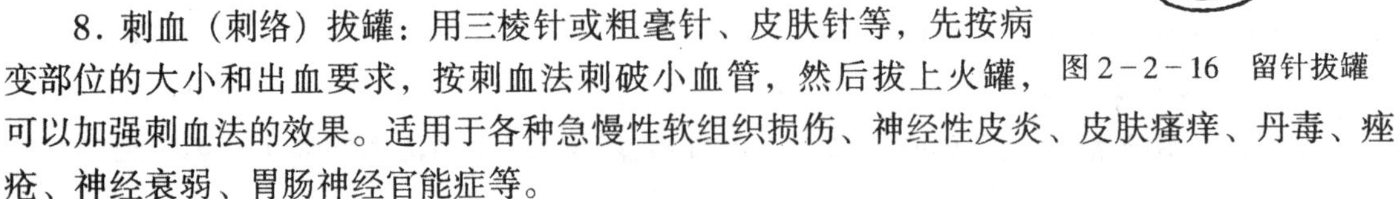

图2－2－16　留针拔罐

8．刺血（刺络）拔罐：用三棱针或粗毫针、皮肤针等，先按病变部位的大小和出血要求，按刺血法刺破小血管，然后拔上火罐，可以加强刺血法的效果。适用于各种急慢性软组织损伤、神经性皮炎、皮肤瘙痒、丹毒、痤疮、神经衰弱、胃肠神经官能症等。

（四）适应范围

拔罐法有温经通络，祛湿逐寒，行气活血，消肿止痛的作用。临床多用于以下几个方面。

1. 风湿痹痛，如肩痛、背痛、腰腿痛、落枕等，可在痛处拔罐。

2. 胃肠疾病，如胃痛、腹痛、呕吐、腹泻等，可在腹部及背部拔罐。

3. 肺部疾病，如哮喘、咳嗽等，可在背部拔罐。

4. 急性扭伤有瘀血者，疮疡和部分皮肤病如丹毒、神经性皮炎、痤疮等，可采用刺络拔罐法。

（五）注意事项

1. 患者要取舒适体位，应根据不同部位，选择不同口径的火罐，注意选择肌肉丰满、富有弹性、没有毛发和骨骼凸凹的部位，防止罐脱落。

2. 皮肤有溃疡、水肿及大血管部位，不宜拔罐；孕妇的腹部和腰骶部也不宜拔罐。

3. 常有自发性出血和损伤后出血不止的患者，不宜使用刺血拔罐法。

4. 起罐时手法要轻巧而缓慢，以一手抵住罐边皮肤，按压一下，使空气进入罐内，罐子即能取下，不可硬拉或转动，以防损伤皮肤。

5. 如出现烫伤、水泡，小的水泡可不必处理，任其自然吸收；如水泡较大或皮肤有破损，应用消毒针具刺破水泡，或用注射器抽出水液，然后涂以龙胆紫，并以纱布包敷，防止感染。

自学指导

【重点难点】

本节主要讲述了艾叶的功能和艾绒的制法。施灸的热源，从古至今均以艾绒为主，因为艾绒具有易燃而不焰，又不易熄灭，火力温和，其热力能透过组织深部的特性，病人亦少感痛苦的特点，目前仍广泛应用艾绒作为施灸材料。为什么要用陈久的艾绒进行施灸呢？这是根据陈艾绒的特点所决定的，因陈艾绒具备燃烧缓慢，火力温和，烟少，燃烧后艾灰不易脱落等优点，故取用陈艾为佳。而新艾有含挥发油多，燃烧快，火力强，烟尘大，艾灰易脱落，灼伤皮肤等缺点。故在《孟子·离娄》篇中有："七年之病，求三年之艾"的说法。说明慢性病可用采摘已三年的艾进行治疗，而三年之艾就是指陈艾而言，这是古人经验之谈，是有道理的。

艾绒必须保存在通风干燥的容器内，防止发霉，如果一旦发霉就会失去艾绒本来的性质，因艾绒除含氮有机物，碳氢化合物之外，还含有挥发油、苦艾醇、苦艾酮、多种维生素等，有兴奋中枢神经的作用。如果这些成分被破坏，再用于施灸，效果就会明显降低，所以艾绒一定要储藏好。

灸法的分类及其操作，是学习灸法的重点。灸法能补充针法和药物治疗的不足。正如《医学入门》中指出："凡病药之不及，针之不到，必须灸之。"所以，灸法也是一种重要的治疗方法。临床上必须掌握各种灸法的操作及其应用范围。

化脓灸在操作时为什么要用蒜汁贴艾炷？主要原因是大蒜含精油，对皮肤有刺激作用，能起发泡和消毒作用，减少感染机会。化脓灸已达到三度烧伤，灸后要保护局部清洁，以防感染，灸后要贴上淡水膏（樟丹 50g，麻油 300g 熬膏备用），再用敷料保护。化脓期每天要多换几次淡水膏，防止脓汁排泄不畅。

化脓灸后三度烧伤，患者极为痛苦，采用此法治疗前，必须征得患者同意，否则中途不合作，容易导致治疗失败。化脓灸虽然疼痛，却属于良性刺激，能改善体质，增强抗病能力，从而达到防病治病的目的。

非化脓灸在操作时为什么用凡士林贴艾炷？这是因为非化脓灸不需烧伤，只要达到皮肤红润为度，凡士林油没有发泡作用，故用之。在操作时一定不要烧伤皮肤，特别是面部，否则影响美观。

间接灸必须根据不同的病证选择不同的隔物，在操作中，只更换艾炷不更换隔物，将预定施灸的壮数灸完为止。

温针灸在操作时一定要把艾炷在针柄处固定牢，并嘱病人不要变动体位，防止燃着的艾炷脱落，烧伤皮肤或衣物。为了防止烧伤，也可用 5cm 长正方形的硬纸片，中间扎一孔套在针体上，覆盖在穴位的皮肤上，可起到保护皮肤，防止烫伤的作用。

本节重点讲述了灸法的作用。要掌握隔姜灸、隔蒜灸、隔盐灸、附子饼灸的不同作用及适应证。在临床上应用灸法治疗疾病，必须掌握灸法的作用，根据灸法的不同作用，采用不同的灸疗方法，才能有效地治疗各种不同的疾病。

本节主要讲述灸法的注意事项，重点掌握施灸的程序、禁忌。在施灸时一定要熟悉施灸的注意事项，才能提高灸治的疗效，防止灸疮的发生（化脓灸除外）。因此，施灸的体位要舒适、能持久，操作时穴位要平稳，这样就能做到取穴准确、平稳，防止艾炷脱落。施灸时按顺序操作可防止遗漏施灸点。此外，施灸应在通风环境中进行。施灸量的大小，是灸法治疗中很重要的环节，如果灸量不够，则达不到治疗效果；如果施灸量过大，又会发生灸疮或坏死。所以在施灸治疗中，必须根据病情、体质、年龄、部位给以恰当的施灸量，做到中病即止。灸法的禁忌，古代文献记载颇多，但从医学的发展观点来看，有些禁忌是有一定道理，也有一些禁忌是不必要的，因此，必须从临床实际出发，不可拘泥。

拔罐法是一种物理疗法，是使罐内空气因热而膨胀逸出，当罐口紧贴皮肤时，罐内温度下降，空气稀薄而产生负压，吸力增强，皮肤因被吸吮而高起，毛细血管扩张，局部充血，通过机体的调整功能，以疏通气血，宣泄风寒湿邪，从而直接改善局部状态，而达到治疗的目的。

拔罐应根据不同部位，选用大小合适的罐。应用投火法拔罐时，要在侧面横拔，火焰须旺，动作要快，使罐口略向上倾斜，避免火焰落下烫伤皮肤。应用闪火法时，蘸乙醇不要太多，以防乙醇滴下烧伤皮肤。用贴棉法时，须防止燃着棉花脱落。用架火法时，扣罐要准确，不要把燃着火架撞翻。用水罐时，应甩去罐内的沸水，以免烫伤病人的皮肤。拔罐时体位不要变动，防止罐脱落，拔罐后，局部瘀血未消退时，不要在原处拔罐。

【学习思考题】

1. 艾叶有什么功能？
2. 灸时为什么选陈艾？
3. 概述灸法的分类。

4. 概述艾炷灸、艾条灸、温针灸的操作方法及适应证。
5. 常用的间接灸法有哪些?
6. 常用的药物灸有哪些?
7. 艾炷分几种? 标准艾炷是指什么说的?
8. 灸法有哪些作用?
9. 隔姜灸、隔盐灸、隔蒜灸的作用及适应证有什么不同?
10. 施灸的顺序是什么?
11. 灸法的禁忌是什么?
12. 灸疮如何处理?
13.《黄帝内经·灵枢》中是怎样谈灸法补泻的?
14. 闪火法、投火法拔罐如何操作?
15. 拔罐法的适应范围是什么?
16. 使用拔罐法应注意什么?

第三章　其他针法

【目的要求】

1. 掌握三棱针、皮肤针、皮内针、火针、电针、穴位注射的操作方法及其适应证，并熟悉各种针法的注意事项。
2. 掌握耳穴的分布规律、常用耳穴的位置及其操作方法。
3. 熟悉头针各区的划定方法、主治作用及操作方法。

【自学时数】

10学时。

本章介绍的针法有三棱针法、皮肤针法、皮内针法、火针法、电针法、穴位注射法、耳针法、头针法。

第一节　三棱针法

三棱针是由古代九针中的锋针发展而来的。古称“锋针”，针长约5cm，是一种柄粗而圆，针身呈三棱形，针尖锋利的针具（图2－3－1），一般应用于刺络出血。《黄帝内经·素问》说：“菀陈则除之者，出恶血也。”《黄帝内经·灵枢》也说：“络刺者，刺小络之血脉也。”意思是说络脉壅滞，血瘀不通的疾病，在人体特定部位的浅表血管，放出少量的血液，排出血脉中瘀积的病邪，能达到治病的目的。

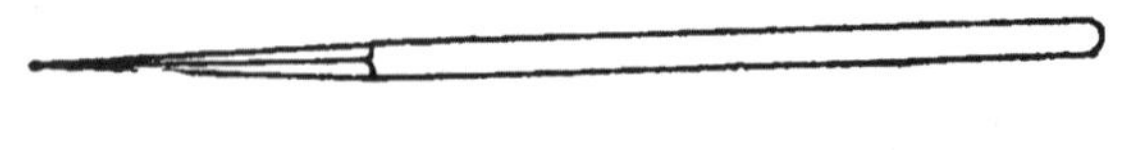

图2－3－1　三棱针

一、操作方法

1. 刺络法：刺络法又称“缓刺”。先用橡皮管或带子，结扎在针刺部位的近心端，消毒后，左手拇指压在针刺部位的下端，右手持三棱针刺入静脉，然后将针退出，使其流出少量血液，待出血停止后，再用消毒干棉球按压针孔（图2－3－2）。此法多用于曲泽、委中等穴，常用于治疗急性吐泻、中暑发热、急性腰扭伤等。

2. 点刺法：点刺法又称“速刺”。针刺前在预定针刺部位，用手指向针刺处推按，使血液积聚于针刺部位，之后用2%碘酒棉球消毒，再用75%乙醇棉球脱碘后，用左手拇指、示指和中指捏紧应刺的部位，右手持三棱针迅速刺入0.1～0.2寸深，立即退针，然后用手挤压局部，使之出血。最后用消毒干棉球按压针孔（图2－3－3）。此法多用于末端放血，如急性咽喉肿痛刺少商，肢端麻木刺相应的井穴，头痛刺太阳，重舌刺金津玉液。

3．挑刺法：挑刺法是以左手按压施术部位的两侧，使皮肤固定，右手持针，将腧穴或反应点的表皮挑破，深入皮内，将针身倾斜并轻轻地提高，挑断部分纤维组织，然后出针，局部消毒，覆盖敷料。此法常用于血管神经性头痛、小儿疳积、板牙。

4．散刺法：散刺法又称“豹纹刺”。是在病灶周围，用三棱针由外向内点刺数针，然后用两手轻轻挤压或者用火罐吸拔，使恶血出尽，以消肿痛（图2－3－4）。此法多用于局部瘀血、血肿或顽癣等。

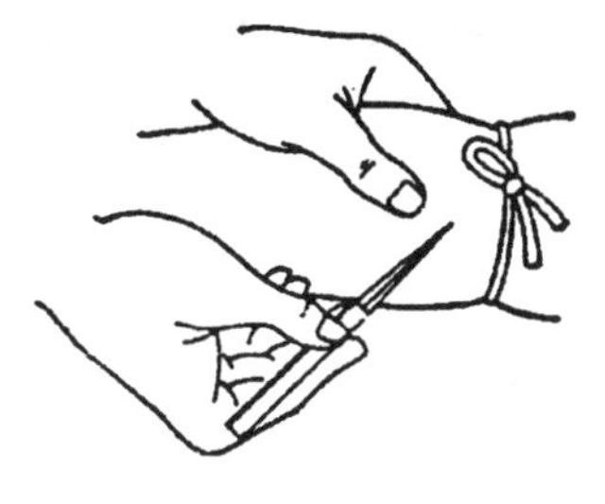

图2－3－2　刺络

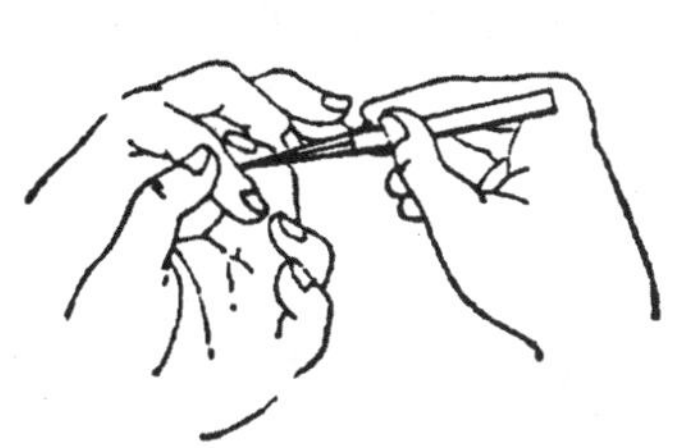

图2－3－3　点刺

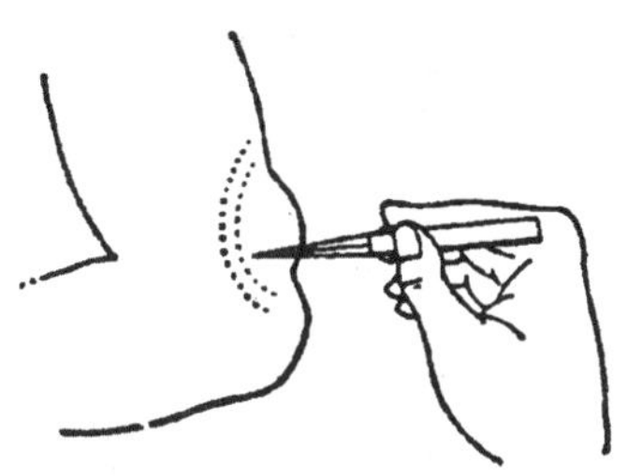

图2－3－4　散刺

二、适应范围

三棱针是在刺血泻络时使用，故有活血消肿，开窍泄热，通经活络的作用。适用实证、热证、瘀血、疼痛类病证。目前常用于昏厥、高热、中暑、中风闭证、急性咽喉肿痛、目赤肿痛、顽癣、疔疮初起、扭挫伤、疳积、痔疾、久痹、头痛、丹毒、颈椎病等。

三、注意事项

1．注意无菌操作，以防感染。

2．点刺出血时，手法宜轻、宜浅、宜快，出血不宜过多。勿刺伤深部动脉。

3．气血两亏的虚证及常有自发性出血或损伤后出血不止的患者，不宜使用。

第二节　皮肤针法

皮肤针又名“梅花针”、“七星针”，是用5或7枚不锈钢针，固定在针柄的一端而成，用它在一定部位的皮肤上进行叩刺的一种针具。

《黄帝内经·灵枢》记载：“半刺者，浅内而疾发针，无针伤内，如拔毛状，以取皮气。”“扬刺者，正内一，傍内四而浮之，以治寒气之博大者也。”“毛刺者，刺浮痹皮肤也。”这说明皮肤针刺法是在“半刺”、“扬刺”、“毛刺”等古代针法的基础上发展而来。现代又创造了一种滚刺筒，是用金属制成的筒状皮肤针，具有刺激面广、刺激量均匀、使用方便等优点。

一、操作方法

针具和施术部位按常规消毒，针具可在75%乙醇中浸泡30分钟。操作时用右手握针柄，以无名指、小指将针柄末端固定于小鱼际处，以拇、中两指夹持针柄，示指置于针柄中段上面（图2－3－5）。用力进行弹刺，使针尖垂直叩打在皮肤上，并立即弹起，反复进行。

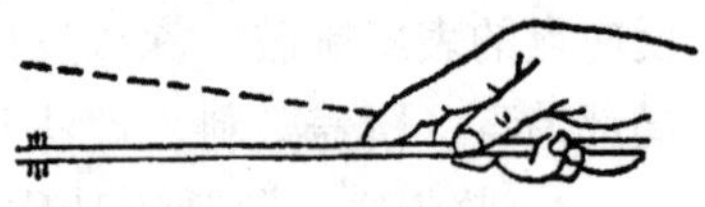
图2－3－5　皮肤针刺法

皮肤针叩刺的强度，是依据患者的体质、病情及叩刺部位而定的。叩刺强度分轻刺、重刺和中等刺激三种。轻刺用力小，针尖接触皮肤时间越短越好，使局部皮肤略有潮红即可；重刺用力稍大，针尖接触皮肤时间稍长，使叩刺部位的皮肤微出血为度；中等刺激法用力介于轻刺、重刺之间，使叩刺部位皮肤有潮红、有丘疹，不出血为度。叩刺的部位，可沿着经脉循行路线叩刺，也可选择有关的腧穴，还可在患部或脊椎两侧叩刺。

二、适应范围

一般疾病均可应用皮肤针治疗。在临床上多用于不寐、头痛、胁痛、斑秃、顽癣、高血压病、神经性皮炎、近视、面瘫、末梢神经炎等。

三、注意事项

1．针尖要平齐、无钩，叩刺时针尖与皮肤必须垂直，动作要轻捷，以减少疼痛。

2．针刺前针具及叩刺局部皮肤均应消毒，叩刺后，局部皮肤应再次进行消毒，并保持针刺局部清洁以防感染。

3．局部皮肤有外伤及溃疡者，不宜叩刺。

4．晕针时，处置同体针。

第三节　皮内针法

皮内针法是将特制的小型针具固定于腧穴的皮内或皮下，进行较长时间埋藏的一种方法，又称埋针法。

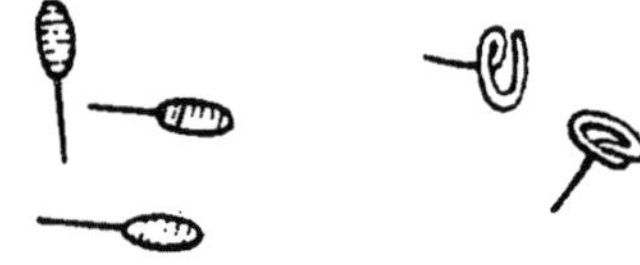
图2－3－6　皮内针

皮内针是用30～32号不锈钢丝制成图钉形和麦粒形两种不同形状的针具（图2－3－6）。图钉形（揿钉形）：针身长约0.2～0.3cm，针柄呈环形，针身与针柄呈垂直状。麦粒形（颗粒形）：一般针身长1～1.5cm，针柄形似麦粒，针身与针柄呈一直线。皮内针临床用于需作较长时间留针的病症，故又称“埋针”。

一、操作方法

1．图钉形皮内针：图钉形皮内针多用于面部和耳部腧穴埋藏。局部常规消毒后，用小镊子夹住针柄，针尖对准选定的腧穴，轻轻垂直刺入，使环状的针柄平整的留在皮肤上，然后以小方块胶布贴敷固定。

2. 麦粒形皮内针：麦粒形皮内针可用于身体大部分腧穴。用左手拇、示指按压腧穴附近上下皮肤，固定穴位，右手用小镊子夹住针柄，对准穴位沿皮下刺入 0.5～1.0cm，针柄留于皮外，用胶布将留于皮肤外的针身和针柄固定，再用较大的方块胶布把埋入皮肤内的针身和皮肤外部分覆盖上，以防止针具因活动而退出和汗水浸入针孔造成感染。

埋针时间的长短，要根据病情而定，一般以 2～3 天为宜，秋冬季节可埋 6～7 天，暑热天埋针不宜超过 2 天，以防感染。在留针期间，每隔 4 小时左右用手按压埋针处 1～2 分钟，以加强刺激，提高疗效。

二、适应范围

在针灸临床中多用于需要久留针的顽固性疼痛，久治不愈的慢性病症，如头痛、胃痛、胆绞痛、哮喘、不寐、高血压、面肌痉挛、遗尿、月经不调、痛经、痹证等。

三、注意事项

1. 不要在关节处埋针，以免活动时产生疼痛或折针。
2. 皮肤有化脓性炎症或破溃处，不宜埋针。
3. 埋针期间，注意清洁，避免针处着水。暑热天出汗较多，埋针时间不宜过长，以防感染。
4. 埋针期间，埋针处每天可用手按压数次，以加强刺激，提高疗效。

第四节　火　针　法

火针是用特制的针，烧红后刺入一定部位以治疗疾病的方法。《黄帝内经·灵枢》指出："焠刺者，刺燔针则取痹也。"明代吴鹤皋说："焠针者，用火先赤其针而后刺，此治寒痹之在骨也。"目前临床应用已不限于痹症，在外科治痈疽等症中也常用到。目前火针的针具是用不锈钢制成，一般长 75～100mm，直径约 0.5～1mm，根据深刺、浅刺的不同，形状分几种。深刺者较粗长，浅刺者较细短，其针柄多用竹或骨质包裹，以避免烫手。近人还有用钨丝、钼丝制成耐高热的毫针作火针用，在炽热时弹性好，便于临床应用。

一、操作方法

临床可根据病情需要进行深刺或浅刺。

1. 深刺法：深刺法适用于外科疾患，如痈疽、瘰疬、象皮腿等病。深刺部位要常规消毒，刺时先将针在酒精灯上烧红，对准病变部位，迅速刺入，立即退出，之后用消毒干棉球按压针孔。

2. 浅刺法：浅刺法适用于风湿病，对顽癣等一些皮肤病也可应用。针刺前常规消毒，将针在酒精灯上烧红，轻轻地在皮肤表面叩刺。一般风湿痛及肌肤冷麻等病，只要用单针刺即可；若治疗顽癣等，可采用多针浅刺。

二、适应范围

火针有温经散寒，软坚散结，祛腐作用。临床上用于痹证、胃下垂、阳痿、瘰疬、顽癣、腱鞘囊肿、血丝虫病象皮腿、痈疽、扁平疣、痣等。

三、注意事项

1. 使用火针时，必须细心慎重，动作敏捷、准确。
2. 避开血管、肌腱、神经干及内脏器官，以防损伤。面部除治疣和痣外，一般不用火针。
3. 火针刺激强烈，体质虚弱者及孕妇慎用或不用。
4. 施行火针后，保护针孔，不能用手搔抓和洗浴，以防感染。深刺后，要用消毒纱布敷贴，再用胶布固定 1～2 天，以保护针孔，防止感染。

第五节　电　针　法

电针法是针刺穴位得气后，联接电针机，利用接近人体生物电的微量、不同波型的脉冲电流，以加强对腧穴的刺激，治疗疾病的一种方法。目前不仅在临床治病上应用较广，而且还可应用于针刺麻醉。其优点是能代替医生作较长时间的持续行针，不仅节省人力，而且能比较客观地控制刺激量，提高疗效。

一、应用器材

电针机目前多用晶体管元件构成，虽然类型很多，但主要区别在于输出波型和频率的选择。都是采用振荡发生器输出脉冲电流，要求输出电压（峰值）在 40～80V 之间，输出电流小于 1mA。

二、操作方法

毫针刺入腧穴得到针感经补泻后，把电针机上的输出电位器调至“0”值，将一对输出导线，分别连接在两根针的针柄上，然后打开电源开关，选择需要的波型和频率，逐渐调高输出电流至所需的电流量，使病人出现能耐受的酸麻感。电针治疗中，人体经过多次刺激后，会产生适应性，刺激感由强变弱。此时，应加大刺激量或改变频率，以保持恒定的刺激作用。每次通电时间，一般为 10～20 分钟。治疗完毕时，把电位器调回到“0”值，关闭电源，然后撤去导线，取出毫针。

三、电针作用

电针有调整人体生理功能，有止痛、镇静，促进气血循环，调节肌张力等作用。电针电流的波型、频率不同，其作用亦不同，现分述如下：

1. 密波：频率在每秒 50～100 次为密波。其有止痛、镇静、缓解肌肉和血管痉挛作用。常用于针刺麻醉等。

2. 疏波：频率在每秒2～5次为疏波。其刺激作用较强。常用于治疗各种肌肉、关节、韧带、肌腱的损伤等。

3. 疏密波：疏密波是疏波和密波交替出现的一种波形。常用于扭挫伤、关节周围炎、坐骨神经痛、面瘫、肌无力等。

4. 断续波：断续波是有节律地时断时续出现的波形。常用于治疗痿证、瘫痪等。

5. 锯齿波：锯齿波是脉冲波幅按锯齿形自动改变的起伏波。其有提高神经肌肉兴奋性，改善气血循环的作用。

四、适应范围

凡毫针治疗有效的病症，均可应用。其中以癫证、神经衰弱、神经痛、脑血管意外后遗症、脊髓灰质炎后遗症、痿症、胃肠道疾病、痹证等效果好，也可用于针刺麻醉。

五、注意事项

1. 在治疗前，检查电针机输出是否正常，治疗后应将输出调节电钮等全部退至“0”位，随后关闭电源，撤去导线。

2. 电针刺激量较大，需防止晕针。调节电流量时，应逐渐从小到大，不能突然增强，防止引起肌肉强烈收缩，造成弯针、断针。

3. 有心脏病的患者，在应用电针时应严加注意，避免电流回路经过心脏；在邻近延髓、脊髓等部位用电针时，电流的强度要小些，切不可作强电刺激，以免发生意外，孕妇亦需慎用电针。

4. 毫针的针柄如经过温针火烧后，表面氧化不导电，不宜使用；若使用，输出线应夹持在针身上。

5. 如果电流输出时断时续，可能是导线接触不良所致，应检查修理后再使用。

第六节　穴位注射法

穴位注射法曾称“水针”疗法，是在穴位或相应部进行药物注射，通过针刺和药液对穴位的刺激及药理作用，从而调整机体的功能，改善病理状态治疗疾病的一种方法。

一、用具及常用药物

1. 用具：根据使用药物的剂量大小及针刺部位的深浅选用不同的注射器及针头。常用的注射器为1mL、2mL、5mL、10mL、20mL；针头为5～6号普通注射针头，齿科用5号长针头，封闭用长针头。

2. 药物：凡是可供肌内注射用的药物，均可供穴位注射用。常用的注射液有：维生素B_1、维生素B_6、维生素B_{12}注射液，维生素C注射液、盐酸普鲁卡因注射液、阿托品、利血平、抗生素、各种组织液以及当归、川芎、板蓝根、威灵仙等多种中药注射液。

二、操作方法

1. 注射部位：根据辨证论治，选取相应的腧穴、压痛点或反应物作为注射部位。一般每次选2～4穴，不宜过多。

2. 注射方法：首先让患者选取舒适体位，选择适宜的注射器和针头，抽好药液，按常规消毒注射部位的皮肤，将针头按穴位所规定的方向和深度刺入穴内，使穴位“得气”有酸胀感应后，如回抽无血，即可将药物注入。

一般疾病用中等速度推入药物；慢性病、体弱患者用轻刺激，将药液缓慢推入；急性病、体壮者用强刺激，快速将药液推入。如注射药液量多时，可将注射针头由深层逐步提到浅层，边退针边推药，或将针更换几个方向注射药液，以减轻疼痛。

3. 注射剂量：穴位注射的药物剂量决定于注射部位及药物性质和浓度。一般成人，中药制剂、维生素类每个穴一次可注射1～2mL；抗生素等药物，每次可按原药物剂量的1/10～1/2注射；5%～10%葡萄糖液，每次可注射5～20mL。四肢、腰、臀部肌肉较丰厚，注射量可多些，头面、耳部皮肉较薄浅，注射量每穴用0.1～0.5mL药液。

4. 注射疗程：急症患者每日1～2次。慢性病可每日或隔日注射1次，反应强烈者亦可隔2～3日1次，穴位可左右交替使用。10次为一疗程，每疗程完毕后，可休息3～5天再继续下一疗程。

三、适应范围

凡是针灸的适应证，大部分都可以用穴位注射治疗。多用于咳嗽、哮喘、痹证、痿证、面瘫、腰腿痛、胃脘痛、神经痛、扭挫伤等。

四、注意事项

1. 穴位注射时应注意药物的性能、药理作用、剂量、禁忌、副作用和过敏反应。凡是能引起过敏反应的药物（如青霉素、普鲁卡因等），必须先作皮试，阳性反应者不可应用。副作用较强的药物应慎用。

2. 一般药液不宜注射到关节腔、脊髓腔和血管内。这些药液误入关节腔，可引起关节红肿、发热、疼痛等反应；误入脊髓腔有损害脊髓的可能。

3. 在神经干通过的部位作穴位注射时，应避开神经干，或浅刺以不达到神经干所在的深度为宜。若针尖触及神经干，患者有触电感时，要稍退针，然后注入药物，以免损伤神经。

4. 注射躯干部位，不能过深，防止刺伤内脏。孕妇的下腹部、腰骶部及合谷、三阴交等穴，不宜作穴位注射，以免引起流产。

5. 严格遵守无菌操作规程，防止感染。

第七节 耳 针 法

耳针是用针刺或其他方法刺激耳郭上的腧穴或反应点，以防治疾病的一种方法。具有操作简便、适应证广、副作用少、经济有效等特点。

我国用耳穴诊治疾病已有悠久的历史，仅《黄帝内经》中就有三十余处有关记载。汉代张仲景说："救卒中而目闭者，捣韭汁灌之于耳。"说明耳有开窍醒神的作用。唐代孙思邈在《备急千金要方》中说："耳中孔上横梁（是指耳轮脚），针灸之，治马黄黄疸，寒暑疫毒。"指出耳穴可以治传染病。明代杨继洲在《针灸大成》中说："艾灸耳尖，治目生翳。"是说耳穴能治眼病。

目前应用耳针可以治疗疾病达150多种，不但能防治疾病，而且还应用于外科的耳针麻醉。目前在世界上已有几十个国家应用耳针治疗疾病。

一、耳郭表面解剖

耳郭主要是由弹性纤维软骨、软骨膜、韧带及覆盖在最外层的皮下组织和皮肤所构成。在皮下有丰富的神经、血管和淋巴分布。耳郭分前面和背面，耳郭前面为凹面，耳郭后面为凸面。其耳郭表面解剖如下（图2－3－7）：

1．耳轮：耳郭最外圈的卷曲部分。

2．耳轮脚：耳轮深入到耳腔内的横行突起部分。

3．耳轮结节：耳轮后上方的膨大部分。

4．耳轮尾：耳轮末端与耳垂的交界处。

5．对耳轮：在耳轮的内侧，与耳轮相对的隆起部，其上方有两分叉，向上分叉的一支称对耳轮上脚，向前分叉的一支称对耳轮下脚，其余部分称对耳轮体。

6．三角窝：对耳轮上、下脚与相应耳轮之间的三角形凹窝。

7．耳舟：耳轮与对耳轮之间的凹沟，又称舟状窝。

8．耳屏：耳郭前方呈瓣状的突起，又称耳珠。

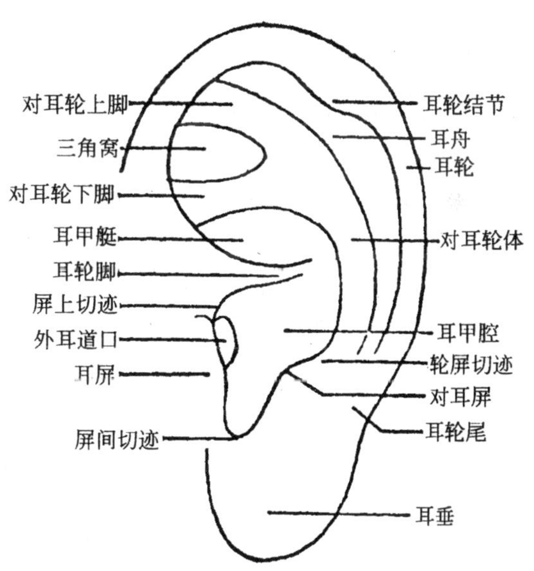

图2－3－7 耳郭表面解剖

9．屏上切迹：耳屏上缘与耳轮脚之间的凹陷。

10．对耳屏：耳垂上方，与耳屏相对的隆起部。

11．屏间切迹：耳屏与对耳屏之间的凹陷。

12．屏轮切迹：对耳屏与对耳轮之间的稍凹陷处。

13．耳垂：耳郭下部无软骨的部分。

14．耳甲艇：耳轮脚以上的耳甲部分。

15．耳甲腔：耳轮脚以下的耳甲部分。

16．外耳道口：耳甲腔前方的孔窍（图2－3－7）。

二、耳与经络脏腑

中医学认为人体虽然分脏腑、九窍、百骸等，但它们都是有机整体的一部分，同时每一个局部又是一个小整体。耳并不是一个孤立的听觉器官，它和经络脏腑有着密切关系。

在《黄帝内经》之前，《阴阳十一脉灸经》中，就提到了与上肢、眼、颊、咽喉相连系的“耳脉”。《黄帝内经·灵枢》中有六条阳经的经脉循行分别到耳中和耳的周围，到耳中的有手太阳、阳明经和手足少阳经四条经脉；到耳周围的有足阳明和足太阳经。六阴经的经脉循行虽不直接入耳，但其经别的循行到达颈项附近后，再合入相表里的阳经而上行，因此也和耳有一定的联系。所以《黄帝内经·灵枢》说：“耳为宗脉之所聚也。”《黄帝内经·灵枢》亦说：“十二经脉，三百六十五络，其血气皆上于面而走空窍。其精阳气上走于目而为睛，其别气走于耳而为听。”另外《黄帝内经·灵枢》和《奇经八脉考》中也指出耳与经筋、奇经八脉都有一定的联系。

耳不但和经络有联系，并且通过经络与脏腑也有着密切的关系。如《黄帝内经·素问》说：“南方赤色，入通于心，开窍于耳，藏精于心。”《黄帝内经·灵枢》说：“肾气通于耳，肾和则耳能闻五音矣。”《难经·四十难》也说：“肺主声，令耳闻声。”《证治准绳》有：“肺气虚则气少……是以耳聋”等记载。可见耳与脏腑在生理、病理方面也是息息相关的。

三、耳穴的分布

当人体的脏腑或躯体发病时，往往会在耳郭的一定部位出现某些病理反应，如压痛、变形、变色、结节、脱屑、导电性能改变等。针刺这些部位时可以防治疾病，这些部位就是耳穴。耳穴在耳部的分布有一定的规律：与身体各部相应的穴位在耳部的分布像子宫内一个倒置的胎儿。一般来说，与头面部相应的穴位在耳垂；与上肢相应的穴位在耳舟；与躯干和下肢相应的穴位在对耳轮体和对耳轮上、下脚；与内脏相应的穴位多集中在耳甲艇和耳甲腔，其中与胸腔脏器相应的穴位在耳甲腔，与腹腔脏器相应的穴位在耳甲艇；耳轮脚相当于横膈膜，消化道在耳轮脚周围呈环形排列。

四、常用耳穴的定位和主治

耳穴源于临床实践，在大量的医疗实践中，根据病人的反应，经过医务人员的反复观察，据不完全统计，在耳部已摸索出200多个耳穴。现将临床常用耳穴在耳部上的定位（图2－3－8）和主治列表如下（表2－3－1）。为加强理解和记忆，将部分常用耳穴的曾用名附在其后，以供参考。

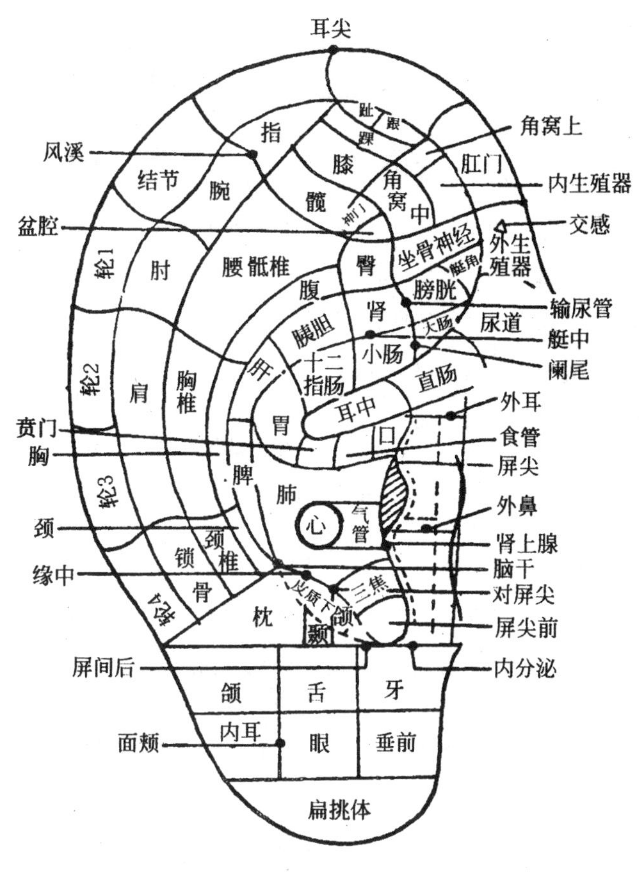

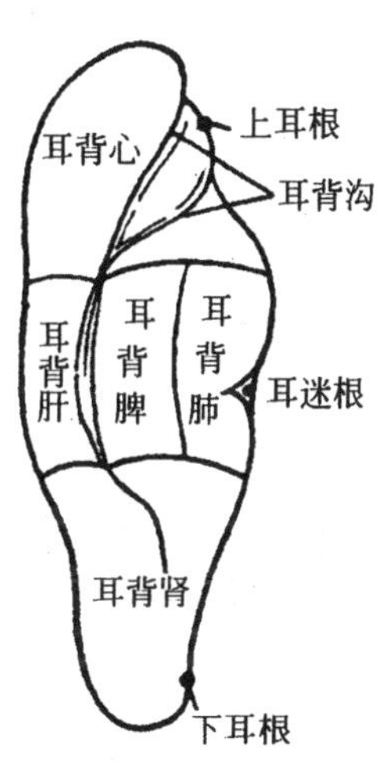

图2－3－8　常用耳穴示意图

表2－3－1　　常用耳穴定位和主治表

分部	穴　名	定　　位	主　　治
耳轮脚	耳中（膈）	在耳轮脚处	呃逆、荨麻疹、遗尿
耳　轮	直肠	在与大肠穴同水平的耳轮处	便秘、脱肛、里急后重、腹泻
	尿道	在直肠上方的耳轮处	遗尿、尿频、尿急、尿潴留
	外生殖器	在对耳轮下脚前方的耳轮处	睾丸炎、阴道炎、阳痿
	肛门	在三角窝前方的耳轮处	痔疾、肛裂
	耳尖	将耳轮向前对折时，耳轮上尖端处	急性结膜炎、麦粒肿、发热、不寐、高血压

续表

分部	穴　名	定　　位	主　　治
耳　舟	指	耳舟的顶部	相应部位疾病
	腕	平耳轮结节突起处的耳舟部	
	肘	在腕与肩穴之间	
	肩	与屏上切迹同水平的耳舟部	
	锁骨	与轮屏切迹同水平的耳舟部	
对耳轮上脚	跟	在对耳轮上脚的前上部	相应部位疾病
	趾	在对耳轮上脚的后上部	
	踝	在趾、跟区的下方	
	膝	在对耳轮上脚的中 1/3 处	
对耳轮下脚	臀	在对耳轮下脚外 1/3 处	坐骨神经痛
	坐骨神经	在对耳轮下脚的前 2/3 处	坐骨神经痛，下脚瘫痪
	交感（下脚端）	在对耳轮下脚与耳轮内侧交界处	消化、循环系统疾病，如胃肠疼痛、胆绞痛、心绞痛
对耳轮体	腹	在对耳轮体前部上 2/5 处	腹腔疾病、消化系统、妇科疾病
	胸	在对耳轮体前部中 2/5，与屏上切迹同水平处	胸胁痛、胸闷、肋间神经痛、乳腺炎
	颈	在屏轮切迹偏耳舟侧处，在对耳轮体前部下 1/5 处	落枕、颈部扭伤、单纯性甲状腺肿
	脊椎	对耳轮的耳腔缘。以直肠下段同水平与肩关节同水平为分界线，将脊椎分成三段，自上而下为腰骶椎、胸椎、颈椎	相应部位疾病
三角窝	内生殖器	在三角窝前 1/3 的下部	月经不调、白带、痛经、盆腔炎、阳痿、遗精、早泄
	神门	在三角窝后 1/3 的上部	失眠、多梦、烦躁、炎症
	盆腔	三角窝后 1/3 的下部	腰痛、盆腔炎、附件炎
耳　屏	外鼻	在耳屏外侧面中央	鼻疖、鼻炎、鼻前庭炎
	咽喉	在耳屏内侧面的上 1/2 处	咽喉肿痛、扁桃体炎、失语、哮喘
	内鼻	在耳屏内侧面的下 1/2，咽喉的下方	鼻炎、上颌窦炎、感冒、鼻衄
	屏尖	在耳屏上部隆起的尖端	炎症、疼痛性病症
	肾上腺（下屏尖）	在耳屏下部隆起的尖端	低血压、昏厥、眩晕、无脉症、咳嗽、哮喘、感冒、中暑、疟疾、腮腺炎
	外耳	在耳屏上切迹前方近耳轮部	耳鸣、耳聋、眩晕、外耳道炎

续表

分部	穴　名	定　　位	主　　治
屏轮切迹	脑干	在屏轮切迹处	后头痛、眩晕、假性近视
对耳屏	缘中（脑点）	在对耳屏尖与轮屏切迹处的中点	遗尿、崩漏、内耳眩晕症、尿崩症
	对屏尖（平喘）	在对耳屏的尖端	哮喘、咳嗽、痄腮、神经性皮炎
	皮质下（脑）	在对耳屏的内侧面	失眠、多梦、炎症、疼痛性病症、眩晕
	枕	在对耳屏外侧的后部	头晕、头痛、癫痫、哮喘、神经衰弱、晕厥
	额	在对耳屏外侧的前方	偏头痛、头晕
	颞	在对耳屏外侧面，枕与额之间	偏头痛、头晕
耳轮脚周围	口	在耳轮脚下方的前1/3处	面瘫、口腔炎、牙周炎、舌炎
	食管	在耳轮脚下方中1/3处	恶心、呕吐、吞咽困难、食管炎
	贲门	在耳轮脚下方后1/3处	恶心、呕吐、贲门痉挛、神经性呕吐
	胃	在耳轮脚消失处	胃痛、呕吐、消化不良、胃溃疡
	十二指肠	在耳轮脚上方外1/3处	十二指肠溃疡、幽门痉挛
	小肠	在耳轮脚上方中1/3处	心悸、消化不良、腹痛、腹胀
	大肠	在耳轮脚上方内1/3处	痢疾、腹泻、便秘、痤疮
	阑尾	在大肠与小肠区之间	单纯性阑尾炎、腹泻
耳甲艇	膀胱	在对耳轮下脚下缘的中部，大肠穴直上	膀胱炎、尿闭、遗尿、腰痛、坐骨神经痛
	肾	在对耳轮下脚的下缘，小肠穴直上方	泌尿、生殖、妇科疾病、腰痛、耳鸣、失眠、眩晕
	胰（胆）	在肝、肾穴之间，左耳为胰，右耳为胆	胰腺炎、糖尿病、胆道疾病
	肝	在耳甲艇的后下部	眼病、胁痛、眩晕、假性近视、更年期综合征、高血压
	脾	肝穴的下方，耳甲腔的外上方	消化系统疾病、血液病、崩漏
耳甲腔	心	在耳甲腔正中最凹陷处	心动过速、心律不齐、心绞痛、无脉症、神经衰弱、癔病、口舌生疮
	肺	在心穴的上、下、外三面	呼吸系统疾病、皮肤病
	气管	心区与外耳门之间	哮喘、支气管炎、咳嗽
	三焦	在屏间的上方、肺的下方	便秘、腹胀、浮肿
	内分泌（屏间）	屏间切迹内，耳甲腔底部	痛经、月经不调、更年期综合征、痤疮、间日疟、甲状腺功能减退或亢进症

续表

分部	穴名	定位	主治
耳垂	垂前	在耳垂正面前中部	神经衰弱、牙痛
	颌	在耳垂正面后上部	牙痛、颞颌关节功能紊乱症
	眼	在耳垂正面中央部	急性结膜炎、电光性眼炎、麦粒肿、假性近视
	面颊	在耳垂正面与内耳区之间	周围性面瘫、三叉神经痛、痤疮、扁平疣、面肌痉挛、腮腺炎
	内耳	在耳垂正面后中部	内耳性眩晕症、耳鸣、听力减退、中耳炎
	扁桃体	在耳垂正面下部	扁桃体炎、咽炎
耳背	耳背沟	在对耳轮沟和对耳轮上、下脚沟处	高血压、皮肤瘙痒症
	耳迷根	在耳郭背与乳突交界处（相当于耳轮脚同水平）的耳根部	胃痛、胆石症、胆道蛔虫症、腹痛、腹泻、气喘、鼻塞、心动过速
	上耳根	在耳根的最上缘	鼻衄
	下耳根	在耳垂与面颊相交的下缘	低血压、下肢瘫痪、小儿麻痹后遗症

五、耳针的应用

（一）选穴原则

1. 辨证选穴：根据中医的脏腑、经络学说辨证选用相关耳穴。如皮肤病，按“肺主皮毛”的理论，选用肺穴；眼病，根据“肝开窍于目”的理论，选用肝穴；因心主神明，故失眠选心穴等。

2. 对症选穴：根据现代医学的生理、病理知识，对症选用有关耳穴。如月经不调、更年期综合征选取内分泌；胃病等内脏疾病选用交感穴；心律失常选心穴。输液反应选用肾上腺穴等。

3. 按病选穴：根据病变部位，在耳郭上选取相应部位的耳穴。如胃病取胃穴；眼病取眼；腹泻选大肠、小肠穴；肩痛选肩等。

4. 经验选穴：根据临床经验选用有效耳穴。如麦粒肿、目赤肿痛选耳尖点刺出血；高血压选耳背沟等。

以上方法可以单独使用，亦可两种或两种以上方法配合使用，力求少而精，一般每次选用2～3穴。多用同侧，亦可取对侧或双侧。常见病耳针治疗处方可参见治疗篇各论。

（二）操作方法

1. 寻找反应点：根据病情需要确定处方后，除按耳穴的位置选穴外，还可结合寻找反应点进行针刺，有助于提高疗效。耳穴寻找方法有三种。

（1）肉眼观察法：肉眼观察法是直接观察耳郭的形态、色泽等方面的病理性改变。如硬结、丘疹、凹陷、水泡、鳞屑、色素沉着等。这些反应点可作为探查耳穴的参考。

(2) 压痛探查法：压痛探查法是用探棒或火柴棒头以均匀的压力，在与疾病相应的耳区周围逐渐向中间顺序探查。当触及反应点时，病人会有呼痛或皱眉、躲避等表现。但在探压时用力要均匀，时间要相等，并应事先提醒患者仔细体会各点的压痛程度，找出压痛最明显的反应点。

(3) 电阻测定法：电阻测定法是应用耳穴探测仪或经络探测仪等，在耳郭上探查导电性能良好的良导点，作为寻找耳穴的参考。当人体患病时，多数患者相应耳穴的电阻下降而皮肤导电量增高。利用这一原理，制成耳穴探测仪。探测时，病人手握一极，医者手执探测头，进行探测。

2. 消毒：使用耳针必须严格消毒。耳穴皮肤先用2%碘酒消毒，再用75%乙醇脱碘。如不严格消毒，感染后容易引发耳软骨膜炎，造成不良后果。

3. 针刺：根据需要选用0.5寸短柄毫针或用特制之图钉形皮内针，亦可行穴位注射和电针。毫针进针时以左手固定耳郭，右手进针。进针深度以刺入软骨但不透过对侧皮肤为度。穴位注射不透过软骨，药液注射在软骨与皮肤之间。皮内针、电针、穴位注射具体操作方法见本章第三、第五、第六节。其他还有用铁砂、磁石、菜籽、王不留行等作压迫刺激的。使用时将王不留行籽贴附在0.6cm×0.6cm大小的胶布中央，用镊子夹住胶布并敷在选用的耳穴上，每日自行按压3～5次，每穴每次按压约30秒至1分钟。3～7日更换一次。

多数病人针刺后，局部有疼痛或热胀感；亦有少数病人有酸、重，甚至有特殊之凉、麻、热等感觉沿着经络线放射传导。一般有这些感觉者疗效亦佳。

4. 留针：毫针一般留针20～30分钟，慢性、疼痛性疾病可留针1～2小时或更长时间。留针期间可间歇捻针，以加强刺激，也可应用耳穴埋针法。

5. 出针：出针后用消毒干棉球按压针孔，防止出血。必要时再涂以75%乙醇或碘酒以防感染。

6. 疗程：一般每天一次或隔日一次，连续10次为一疗程。

(三) 注意事项

1. 对初诊患者，在针刺前必须说明耳针疗法的特点，针刺耳穴后的反应，使患者有充分的思想准备，以配合医生治疗。

2. 严密消毒，预防感染。耳郭冻伤和有炎症的部位禁针。若见针孔发红，病人又觉耳郭胀痛，可能有轻度感染时，需及早处理，严密观察。应及时用2%碘酒涂擦，或服用消炎药。

3. 有习惯性流产史的孕妇应禁针。对年老体弱的高血压、动脉硬化病人，针刺前后应适当休息，针刺时手法宜轻，留针时间要短，以防意外。

4. 耳针亦可发生晕针，须注意预防，如发生晕针要及时处理。

5. 对扭伤及肢体活动障碍的病人，进针后待耳郭充血发热后，宜嘱病人适当活动患部，或在患部按摩、加灸等，可增加疗效。

第八节　头　针　法

头针，又称头皮针、颅针，是在头部特定的穴位线进行针刺防治疾病的一种疗法。头针的理论依据主要有二：一是根据传统的脏腑经络理论，二是根据大脑皮质的功能定位在头皮上的投影，选取相应的头穴线。

1970年以来，出现了以针刺头部某些穴区治疗病症的头针方法。不久，这种方法就被介绍到了其他一些国家。目前，这种疗法已成为临床医生常用的治病方法之一，并已发展成六种体系，应用于临床。头针所用的穴区都与经络、穴位、脏腑有密切联系。因此，其穴名也反映出经络、穴位等理论和特点。为了适应国际间头针疗法的推广和交流，促进其进一步发展，中国针灸学会按分区定经，经上选穴，并结合古代透刺穴位方法和原则，拟定了《头皮针穴名标准化国际方案》，并于1984年在日本召开的世界卫生组织亚太区会议上正式通过。本书对头穴线的名称和定位的编写，以《头皮针穴名标准化国际方案》为准。

一、标准头穴线的定位和主治

标准头穴线均位于头皮的部位，按颅骨的解剖名称分额区、顶区、颞区、枕区4个区，14条标准线（左侧、右侧、中央共25条）。兹将定位与主治分述如下：

（一）额中线

【部位】在头前部，从督脉神庭穴向前引一直线，长1寸（图2-3-9）。

【主治】癫痫、神志病、鼻病等。

（二）额旁1线

【部位】在头前部，从膀胱经眉冲穴向前引一直线，长1寸（图2-3-9）。

【主治】冠心病、心绞痛、支气管哮喘、支气管炎、失眠等。

（三）额旁2线

【部位】在头前部，从胆经头临泣穴向前引一直线，长1寸（图2-3-9）。

【主治】急慢性胃炎、胃和十二指肠溃疡、肝胆疾病等。

（四）额旁3线

【部位】在头前部，从胃经头维穴内侧0.75寸起向下引一直线，长1寸（图2-3-9）。

【主治】功能性子宫出血、阳痿、遗精、子宫脱垂、尿频、尿急等。

（五）顶中线

【部位】在头顶部，即从督脉百会穴至前顶穴（图2-3-10）。

【主治】腰腿足病，如瘫痪、麻木、疼痛，以及皮质性多尿、脱肛、小儿夜尿、高血压、头顶痛等。

（六）顶颞前斜线

【部位】在头顶部，头侧部，从头部经外奇穴前神聪穴（百会穴前1寸）至颞部胆经悬厘穴引一直线（图2-3-11）。

【主治】全线分5等份，上1/5治疗对侧下肢和躯干瘫痪，中2/5治疗对侧上肢瘫痪，

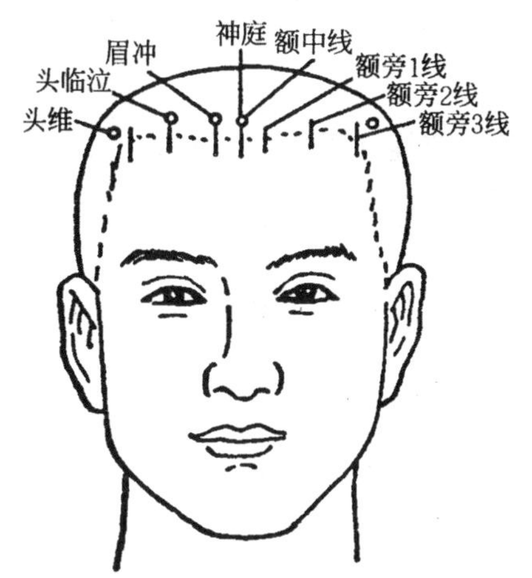

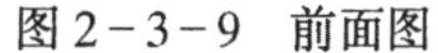

图 2－3－9　前面图

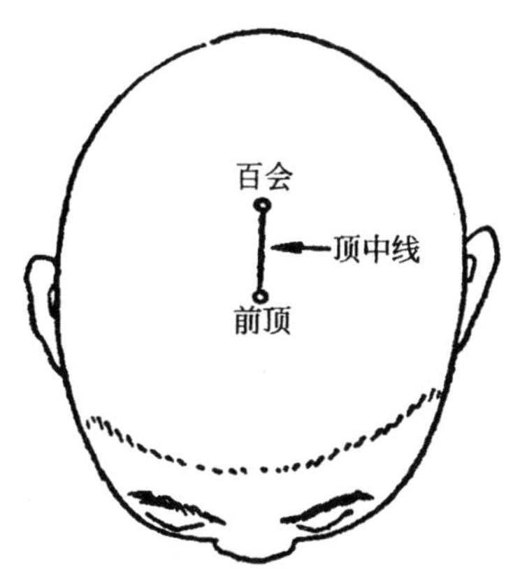

图 2－3－10　顶面图

下 2/5 治疗对侧中枢性面瘫、运动性失语、流涎、脑动脉粥样硬化等。

（七）顶颞后斜线

【部位】在头顶部，头侧部，顶颞前斜线之后 1 寸，与其平行的线。从督脉百会至颞部胆经曲鬓穴引一直线（图 2－3－11）。

【主治】全线分 5 等份，上 1/5 治疗对侧下肢和躯干部感觉异常，中 2/5 治疗对侧上肢感觉异常，下 2/5 治疗对侧头面部感觉异常。

（八）顶旁 1 线

【部位】在头顶部，督脉旁开 1.5 寸，从膀胱经通天穴向后引一直线，长 1.5 寸（图 2－3－12）。

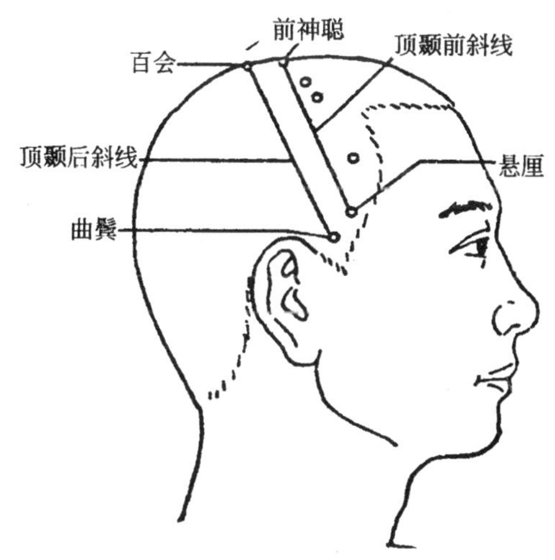

图 2－3－11　侧面图（一）

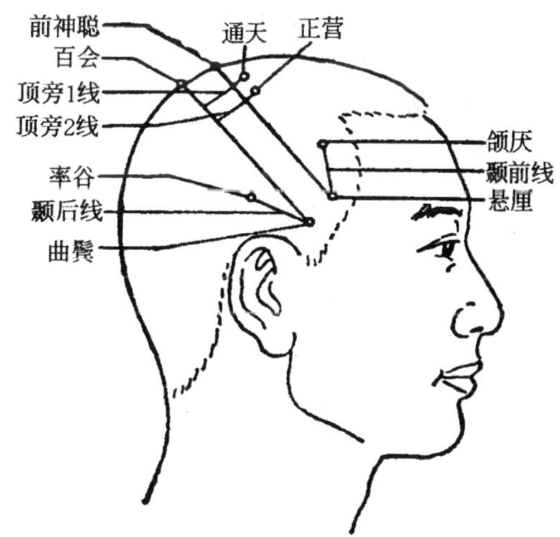

图 2－3－12　侧面图（二）

【主治】腰腿病症，如瘫痪、麻木、疼痛等。

（九）顶旁 2 线

【部位】在头顶部，督脉旁开 2.25 寸，从胆经正营穴向后引一直线，长 1.5 寸到承灵穴（图 2－3－12）。

【主治】肩、臂、手等病症，如瘫痪、麻木、疼痛等。

（十）颞前线

【部位】在头的颞部，从胆经颔厌穴至悬厘穴连一直线（图2－3－12）。

【主治】偏头痛、运动性失语、面瘫和口腔疾病。

（十一）颞后线

【部位】在头的颞部，从胆经率谷穴向下至曲鬓穴连一直线（图2－3－12）。

【主治】偏头痛、耳鸣、耳聋、眩晕等。

（十二）枕上正中线

【部位】在后头部，即督脉强间穴至脑户穴一段，长1.5寸（图2－3－13）。

【主治】眼病、足癣等。

（十三）枕上旁线

【部位】在后头部，由枕外粗隆督脉脑户穴旁开0.5寸起，向上引一直线，长1.5寸（图2－3－13）。

【主治】皮质性视力障碍、白内障、近视眼等。

（十四）枕下旁线

【部位】在后头部，从膀胱经玉枕穴向下引一直线，长2寸（图2－3－13）。

【主治】小脑疾病引起的平衡障碍、后头痛等。

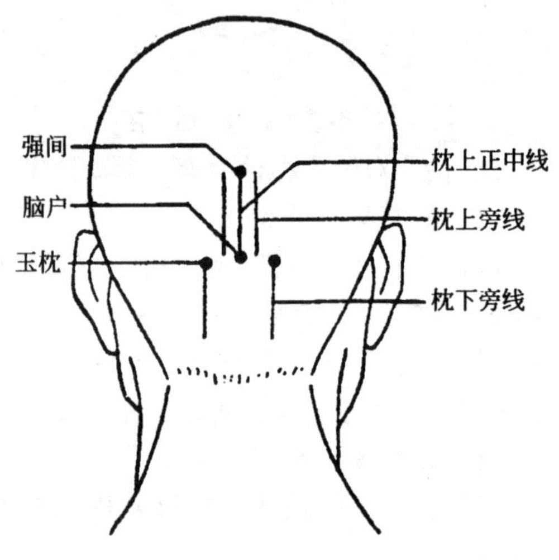

图2－3－13　枕区

二、操作方法

1. 体位：采用卧位或坐位皆可，但必须保证取刺激区准确，操作方便。

2. 选针：针具应选用26～28号，长1.5～2.5寸的毫针为宜。

3. 进针：根据不同疾病正确选好刺激区的部位，然后局部常规消毒，针与头皮呈30°左右夹角，用夹持进针法将针刺入帽状腱膜下，此时指下感到阻力减小，然后使针与头皮平行继续捻转进针，达到该区的长度，然后进行运针。

4. 运针：头针的运针只捻转不提插。捻针时用拇指掌侧面和示指桡侧面夹持针柄，以示指掌指关节连续伸屈，使针身左右旋转，每分钟要求捻转200次左右，一般捻转2～3分钟，留针5～10分钟，反复操作2～3次即可起针。偏瘫患者留针期间嘱其活动肢体，加强肢体的功能锻炼，有助于提高疗效。

5. 出针：出针时要用消毒干棉球压迫针孔，以防出血。如有出血或皮下有血肿，应轻度压迫按摩，血肿可自行吸收，无需特殊处理。

6. 疗程：每日或隔日1次，一般10次为一疗程，休息2～3天，再作下一疗程的治疗。

三、适应范围

头针主要适用于脑源性疾病引起的瘫痪、麻木、失语等症。此外，还可治疗临床上的一部分常见病和多发病，如眩晕、腰腿痛、夜尿、支气管哮喘、冠状动脉供血不足等。目前在头针治疗的基础上又创造了头针麻醉，已经应用于外科的多种手术。

四、注意事项

1. 对脑出血患者，要待病情及血压稳定后方可进行头针治疗，以防再次出血。若为缺血性中风者宜及早采用头针疗法。

2. 凡患者并发有高热、心力衰竭者不宜采用头针。

3. 头皮血管丰富，容易出血，出针时要用消毒干棉球压迫针孔，以防出血。

4. 头针刺激较强，捻针时要注意观察患者表情，以防止晕针。

自学指导

【重点难点】

使用三棱针在进行治疗时，首先要对针刺部位进行严密消毒，并要检查针具是否锋利。持针时以右手拇、示两指捏住针柄，中指扶护住针体，将针尖露出3～6mm，对准消毒的部位，刺入3～6mm深，以出血为度。出血时，不要按其针孔，任其流血，最初是紫色，待变鲜红色为度，一般不超过10mL。最后用消毒干棉球揉按针孔即可。根据不同病症可采用刺络、点刺、挑刺、散刺等方法操作。

三棱针刺法应用范围广，适用于临床各科，大约有70多种病症适宜应用。该方法疗效迅速，操作简便，无副作用。

皮肤针治病，不限于腧穴，也不是单纯“以痛为腧”，而是以祖国医学整体观为理论依据的。《黄帝内经·素问》指出：“凡十二经络脉者，皮之部也，是故百病之始生也，必先于皮毛。”说明十二皮部同十二经脉、十二脏腑有密切关系。皮肤针叩击皮部，可疏通经络脏腑之气，从而达到调整人体功能作用。

在皮肤针操作时，持针不要过紧或过松。如果握针太紧，会使腕关节肌肉紧张，影响操作；如果握针太松，会使针身左右摇动，造成疼痛或出血。叩刺速度要均匀，防止快慢不一、用力不匀地乱刺。叩刺时要使用手腕之力，针尖起落要呈垂直方向，即将针垂直刺下，垂直提起，如此反复操作。针刺部位须准确，每一针之间的距离，一般在1～1.5mm。

从叩刺部位来看，脊柱两侧，应从上而下，左右各叩打三行，椎体处宜叩刺棘突间；头部呈网状叩刺；胸部沿肋缘间隙叩刺；腹部呈网状叩刺；四肢按三阴、三阳经脉循行部位进行叩刺；各关节、口、眼、耳部按环形叩刺。

皮内针是从“九针”中毫针演变而成，是古代留针方法的发展，它是将针刺入皮内，固定留置一定时间，对腧穴经常刺激，而起到治疗作用。在选穴时，一定要选择易固定，又不妨碍肢体活动的部位，不要在关节部位埋针，以免活动时产生疼痛或折针。在用胶布固定时，一定要用小块胶布固定针柄，再用适当的大块胶布固定埋针的部位，以防针具因活动而退出。若进针时，皮下出血，该处就不宜留针，防止因针继续刺激该处，造成出血不止或血肿。埋针后患者出现疼痛或妨碍肢体活动时，应将针改变针刺方向重埋或另选其他腧穴。

应用火针进行治疗时，手法一定要熟练，动作敏捷，准确掌握进针的深度、角度、方向，才能达到应刺的部位。一般针具的针身长75～100mm，针柄可用竹子或骨质制成，避免烫伤医者的手。治疗顽癣时，可采用多针浅刺，但不能忽轻忽重，要均匀而稀疏，这样才不致发生刺脱皮肤等事故。

电针机的种类很多，因电源不同而分直流电针机和交流电针机；又可根据构造和性能不同而有低频震荡电针机、高频震荡电针机、感应断续脉冲电针机、蜂鸣式电针机、电子管电针机、半导体电针机等等，各有其不同特点。一般都要求输出电压（峰值）在40～80V，输出电流小于1mA。

临床使用电针机时，首先要检查电针机的输出电位器是否在“0”位，导线有无折断，一切正常，才能打开电源，选好波形和频率，进行应用。在使用电针机时，如果出现两侧对称穴位的感觉不同，一侧感觉过强，这时可以将左右输出电极对换。对换后，如果原感觉强的变弱，而弱的变强，则这种现象是由于电针机输出电流的性能所致。如果无变化，这说明是由于针刺在不同的解剖部位而引起。使用电针机能代替医者长时间的持续运针，节约人力，又能比较客观的控制刺激量，便于掌握刺激强度，提高疗效。

穴位注射的治疗作用是通过以下几方面的综合效能来实现的。

①针刺穴位的作用：经络学说认为，经络是气血运行的通路，内联脏腑，外络肢节，使气血循行畅通无阻，充分发挥其营内卫外作用，从而使脏腑组织间保持平衡，内外协调，人体得以健康。而穴位是分布在经络线上，位于体表呈点状，是脉气输注的部位，这就构成穴位的三个条件。腧穴对人体有三种主要功能，即刺激点、传导点、反应点。腧穴分布在一定的经脉上，经脉和脏腑相通。因此，针刺就是通过腧穴来调整经络与脏腑的功能，从而达到治愈疾病的目的。

②药物的刺激作用：穴位注射后，药物在穴位处滞留或存留时间较长，故可增强与延续穴位的治疗效能，并使之沿经络循行，以疏通经气，直达病所，发挥治疗作用。

③药物的治疗作用：穴位注射是把药液注入穴位内，在作用于经络系统和神经系统的同时，还在局部以弥散、渗透等方式进入血液、淋巴和组织等细胞外液，并通过血液和淋巴液将药物带入更深的组织中，药物分解后，可影响细胞膜的通透性，并进入细胞内直接影响组织器官的功能活动，以发挥其治疗作用，调动人体的抗病能力。

总之，穴位注射治疗的综合效能，可能是通过大脑皮质的感受，经过传出神经，使之传到一定的脏器和内分泌腺上，使脏器功能得到调整，使内分泌腺体分泌某些激素，来抵抗外来致病因素的侵袭。从而达到战胜疾病，恢复健康的目的。

耳针疗法具有操作简便、适应证广、疗效迅速等特点，是针灸学的主要内容之一。临床如何选好耳穴，是治疗的关键。选穴不能只限耳穴分布图或模型上所标出的位置生搬硬套，必须结合肉眼观察法、压痛探查法或电阻测定法等选定反应点。压痛探查法是目前临床常用的探穴方法。以特制的探棒或毫针针尾、火柴棒等施加均匀的压力，耐心寻找，当探棒压迫痛点时，病人会出现一些反应，如皱眉、呼痛、躲闪等。探查时手法宜轻、慢、均匀，从反应区域边缘逐渐向中心探寻压痛点。有的病人耳郭反应部位还会出现变形、变色，或脱屑、水泡、丘疹、色素沉着、小的硬结等，这些部位一般压痛明显，可作为探找耳穴的参考。少数病人耳部上一时测不到压痛点，可用手指按压一下该区域以后再测，或在对侧耳郭的反应区探查；如仍无痛点，可休息片刻。若再探查不到反应点，一般可按对症选穴治疗。亦可用耳穴探测仪进行探测，当耳塞喇叭发出声音处即为敏感点。探测时病员一手拿住手握极，医生在病人耳部上进行探测，当极棒触及压痛点（良导点）时，病人就会感到尖锐刺痛，同时耳塞也发出“丝丝”的声音，此点即是刺激点。

耳针疗法，除用针刺方法外，也可用压丸法（铁砂、麻籽、磁块等），还可在耳郭的反应点上，把王不留行籽用胶布固定，可随时压迫，使之产生刺激，达到治疗作用。因其有效、方便、无痛，深受患者的欢迎。

耳针在临床上治疗疾病是广泛的，不但能治疗许多功能性疾病，而且对一部分器质性疾病也有明显疗效，还可以应用于戒烟、戒酒、减肥。

本节重点要掌握标准头穴线的位置、主治和操作方法。

运用头针治疗时，在治疗前必须有明确的定位诊断，为选刺激区提供依据，否则不能收到好的效果。而标准线要按规定的方法选取。

头针的操作，其中捻针是很重要的一环，在捻针时要固定、快速、持续捻转，这就要求肩、肘、腕关节及拇指固定。一般以拇指掌侧面和示指第一节桡侧面夹持针柄，以示指的掌指关节连续屈伸，快速捻针，每分钟要捻 180～200 次，持续 0.5～1 分钟，间歇 5～10 分钟，再用上法捻针 2 次即可出针。捻针时只能进行捻转，不能进行提插，以防刺伤血管和神经，造成出血和疼痛。

【学习思考题】

1．三棱针有哪几种操作方法？怎样操作？
2．三棱针的适应范围是什么？
3．应用三棱针时要注意什么？
4．皮肤针如何操作？主要治疗哪些疾病？
5．使用皮肤针应注意什么？
6．皮内针有哪几种？如何操作？
7．皮内针的适应范围是什么？
8．应用皮内针时应注意什么？
9．火针操作有哪几种方法？如何应用？
10．火针的适应范围是什么？
11．应用火针治疗时应注意什么？
12．使用电针机时应如何操作？
13．电针机的适应范围怎样？
14．使用电针机应注意什么？
15．如何进行穴位注射？
16．哪些病症可以采用穴位注射方法？
17．试述穴位注射的注意事项。
18．耳郭表面各部的名称是什么？
19．试述耳穴在耳郭的分布规律。
20．举例说明耳针的选穴原则是什么？

21．怎样测定耳穴？交感、神门、肾上腺、皮质下、胃、心、内分泌诸穴如何定位？
22．耳针应该怎样操作？
23．应用耳针时应注意哪些问题？
24．头针的主要适应证是什么？
25．试述头针的操作方法。
26．试述头针的顶颞前斜线、顶颞后斜线、颞前线、颞后线、枕下旁线的定位和主治。
27．应用头针疗法要注意哪些事项？

第三篇 针灸治疗

本篇是在掌握经络腧穴理论和刺灸方法的基础上，进一步阐发运用针灸治疗疾病的具体内容，本篇分总论和各论两个部分。治疗总论主要介绍八纲、脏腑、经络的辨证和针灸施治原则，以及配穴处方。治疗各论部分论述针灸临床各科常见病证的辨证施治。

第一章 治疗总论

【目的要求】

1. 掌握脏腑经络辨证在针灸临床上的应用。
2. 掌握针灸施治原则。
3. 掌握针灸配方原则及特定穴的临床运用。

【自学时数】

2学时。

针灸治疗疾病尽管与内服药物治疗有所不同，但它同样必须根据中医基础理论为指导，同时切实掌握经络、腧穴和刺灸等内容，根据患者的具体情况进行辨证施治，才能正确地运用针灸治疗疾病。其疾病的发生和发展，临床证候的表现虽然错综复杂，但究其原因则不外人体阴阳脏腑、经络功能的失调。针灸治病，就是根据阴阳脏腑、经络学说，运用“四诊”、“八纲”的辨证方法，将临床上各种不同的证候加以归纳分析，以明确疾病的病因病机；疾病所在的部位是在经在脏、在表在里；疾病的属性是寒是热、属虚属实。在此基础上，进行相应的配穴处方，依方施术，或针或灸，或补或泻，或补泻兼施。以通其经脉，调其气血，使阴阳归于平衡，脏腑功能趋于和调，而达到防治疾病的目的。

第一节　八纲脏腑经络证治

中医学辨证论治内容十分丰富，就针灸学科而言，辨证论治主要强调八纲证治、脏腑证治和经络证治。八纲是各科证候的总的概括，八纲辨证是各种辨证的总纲。因此，中医治病，无论运用何种方法，采用何种手段，均需掌握八纲论治内容。人体的一切功能活动均离不开脏腑经络而存在，临床上所表现的一切证候也不外乎是脏腑经络功能失调的病理反映。人体各脏腑、经络的生理功能不同，所反映的病理变化，临床证候亦非一样。这就需要运用辨证方法，对这些病理变化、临床证候加以分析归纳，找出其病因病机和病位，以便做出正确的诊断和治疗。

一、八纲证治

八纲是指阴、阳、表、里、寒、热、虚、实八类基本证候。这八类辨证法则，无论病变发生于任何脏腑、经络，都离不开阴阳、表里、虚实、寒热的范围。也就是把复杂的病情，概括为八个证候类型，即以“四诊”所搜集到的临床资料进行综合分析，用八纲进行归纳，来说明、判断疾病的病位、性质和邪气盛衰等情况的辨证方法。

（一）阴阳

在八纲辨证中，阴阳是辨证的总纲，是表里、寒热、虚实的综合。一切疾病的病理变化都可归纳为阴阳偏盛偏衰两大类。凡是不及的、抑制的、衰退的、寒性的皆属阴；凡是太过的、兴奋的、亢进的、热性的皆属于阳，这是中医辨证基本的分类。

1. 阴证：其临床表现为颜面苍白，暗淡无光，恶寒，不渴，懒言，声音低微，大便溏，小便清长，舌质淡，脉沉细微弱，苔白。临床上阴证多为里虚寒证，在治疗上针用补法，宜深刺久留针，并用灸法以温阳散寒。

2. 阳证：其临床表现为颜面潮红有光，发热，烦热，烦渴，呼吸迫促，声音洪亮，大便秘结，小便短赤，舌质红，苔黄，脉洪大滑数。阳证多为表实热证，在治疗上针用泻法，宜浅刺少留针，或点刺出血，少灸或不灸以泄阳经之邪热。

以上是阴阳的基本分类，在这个基础上，还必须结合表里、寒热、虚实等纲进行具体分析，才能全面地掌握疾病的性质。

（二）表里

表里是鉴别疾病部位的深浅和病情轻重的两个纲领。表是指人体的浅表部位，其病发生在皮肤、肌肉、经络等。疾病反映于体表的证候称作表证。里是指病变生于脏腑的称作里证。一般说，表证病情相对较轻，里证病情相对较重。

1. 表证：其临床表现为发热，恶风寒，头痛身痛，苔薄白，脉浮为主。由于感受邪气的不同和患者个体差异，表证在临床上又有表寒、表热、表虚、表实之分。表证治宜取督脉、手太阴、手阳明和足太阳经腧穴为主，宜浅刺疾出，不留针。

2. 里证：其范围很广，临床表现相当复杂，就其疾病性质和邪正盛衰而言，里证可分为里寒、里热、里虚、里实 4 类证型。临床治疗多与脏腑经络辨证论治结合，取与有关脏腑相连属的经脉腧穴为主，宜深刺。

（三）寒热

寒热是鉴别疾病性质的两个纲领。寒证，是感受寒邪或机体活动功能衰退所表现的征象。热证，是感受热邪或机体的功能亢进所表现的征象。

1. 寒证：其临床表现为恶寒喜温，口不渴或渴喜热饮，面色苍白，手足不温，腹痛便溏，小便清长，舌质淡，舌白而滑，脉沉迟或沉细。治疗宜以温热法，多取任脉和手足三阴经腧穴为主，宜留针，并用灸法。

2. 热证：其临床表现为高热烦渴，面目红赤，口渴喜冷饮，烦躁不安，大便秘结，小便短赤，舌红苔黄而干，脉数等症状。治疗宜清法，多取督脉和手足三阳经腧穴，针刺用泻法或补泻兼施，少留针，或点刺出血。

（四）虚实

虚实是鉴别人体正气强弱和邪气盛衰的两个纲领。《黄帝内经·素问》说："邪气盛则实，精气夺则虚。"虚证，是指正气不足的证候，多见于慢性病和重病之后，或禀赋不足，正气虚弱。实证，是指邪气亢盛的证候，多见于急性病，或体质强实，病势较盛者。

1. 虚证：其临床表现为精神委靡，面色㿠白，形体消瘦，心悸气短，自汗盗汗，大便溏薄，小便频数或不禁，舌淡少苔，脉无力。治疗宜取任脉和手足三阴经腧穴为主，针用补法，并用灸法。在临床上虚证又有阴虚、阳虚、气虚、血虚，并区别脏腑之虚。治疗上则应采取补阴、补阳、补气、补血和调补有关脏腑的方法。

2. 实证：其临床表现为烦躁不安，胸腹胀满，疼痛拒按，大便秘结或里急后重，小便不通或淋沥涩痛，舌红苔厚腻，脉有力。在治疗上宜取督脉和手足三阳经腧穴为主，针用泻法。临床上实证可分为气实、血实、实热、实寒的不同，分别采用破气、活血、清热、温寒手法治疗。

二、脏腑证治

（一）肺

肺居胸中，司呼吸，主一身之气，外合皮毛，上与喉鼻相通，为清肃之脏。外邪侵入皮毛口鼻，多传入肺脏。肺主治节，朝百脉，与五脏六腑关系最为密切，故肺病日久可以影响其他脏腑，而其他脏腑病变亦可影响于肺，其中以脾肺兼病、肺肾兼病为多见。其经脉下络大肠，与大肠为表里。

1. 脏病证治

风寒袭肺：风寒袭肺，肺气失宣。症见恶寒发热，头痛，身痛，无汗，鼻塞流涕，咳嗽而痰稀薄，口不渴，舌质淡苔白薄，脉浮紧。治疗宜取手太阴、阳阴经穴为主，针用泻法并可灸，以疏风散寒，宣肺化痰而止咳。

热邪伤肺：热邪伤肺，肺失清肃。症见身热口渴，咳嗽，痰色黄粘，喘促气粗，胸闷烦躁，鼻衄，咽喉肿痛，舌红而干，苔黄脉数。治疗宜取手太阴、手阳明经穴为主，针用泻法，或用三棱针点刺出血，以疏风散热，宣肺止咳化痰。

痰浊阻肺：痰浊阻肺，肺失清肃。症见咳嗽痰稠，咯出不爽，喉中痰鸣，胸胁支满而痛，张口抬肩，不能平卧，恶心纳呆，舌质淡，苔黄腻或白腻，脉滑。治疗宜取手太阴与足阳明经穴为主，针用泻法，并可施灸，以宣肺化痰，痰浊可除。

肺气不足：劳伤过度，肺气不足。症见喘息气短，言语无力，咳声低微，自汗恶风，身倦少言，面色㿠白，舌淡苔薄白，脉象虚弱。治疗宜取肺俞、脾俞与手足太阴经穴为主，针用补法兼灸，以达恢复肺脾功能，而起到补肺益气作用。

肺阴亏损：肺阴不足虚热内生。症见干咳少痰，咳唾不爽，咽干口燥，痰中带血，午后潮热，两颧泛红，骨蒸盗汗，手足心热，舌质红，脉细数。治疗宜取手太阴经穴和背部俞穴为主，针用补法或平补平泻，不灸，以达补益肺阴，虚热乃解。

2. 经脉证治

外邪痹阻：风寒湿邪痹阻经脉，症见肩背痛，手臂部内侧前缘酸重疼痛。治疗宜取本经及其邻近部位的经穴，针用泻法或用艾灸，或针灸并用以达疏通经络之气。

肺热上扰：邪热壅滞经脉，随经上冲。症见咽喉红肿、疼痛，缺盆中痛。治疗宜取手太阴、阳明经穴为主，针用泻法或点刺出血，禁灸，以达清泻邪热。

（二）大肠

大肠为传导之官，职司传导糟粕，并使之变化成形。因大肠经脉络于肺，并与脾、胃关系最为密切。因此大肠病变，在腑有寒热虚实之异，在经多属实证。

1. 腑病证治

大肠寒证：外受寒邪，内伤生冷，传导失常。症见腹痛肠鸣，大便泄泻，或兼有恶寒发热，舌苔白滑，脉象沉迟。治疗取本腑募穴及下合穴为主，针灸并用，以达散寒止泻。

大肠热证：邪热侵于大肠，气血壅滞。症见肛门热痛，大便臭秽异常，便下鲜血或下痢赤白，小便短赤，身热口渴。如热结而为肠痈，则腹痛拒按，腿屈不能伸，舌苔黄燥，脉多滑数。治疗宜取本腑的募穴、下合穴及手足阳明经穴为主，针用泻法，不灸，使邪热外泄。

大肠虚证：久痢不止，下痢久延。症见大便不禁，肛门滑脱，精神倦怠，面色萎黄，舌淡苔薄，脉象细弱。治疗宜取足太阴、阳明及任脉经穴为主，针用补法，重灸，以达补虚恢复大肠功能。

大肠实证：积滞内停，邪壅大肠。症见大便秘结，或下痢不爽，里急后重，腹痛拒按，舌苔厚腻，脉象滑数。治疗宜取手足阳明经穴为主，针用泻法，不灸，以达疏导大肠积滞。

2. 经脉证治

外邪痹阻：风寒湿邪，痹阻经脉。症见肩前疼痛，臂痛不举、麻木，大指、次指痛而不能运用。治疗宜取手阳明经穴为主，针用泻法，或用灸法，以达散邪通络。

邪热上冲：大肠经之火邪，循经上扰。症见龈肿齿痛，喉痹，鼻衄，颈肿，口臭，口歪，舌红苔黄，脉象洪滑而数。治疗宜取手足阳明经穴为主，针用泻法，或点刺出血，禁灸，以清泻其邪热。

（三）胃

胃在膈下，上接食管，下通小肠，主纳谷，为“水谷之海”。胃是六腑之一，是化物器官，饮食通过胃之液化作用，化生精微，以滋养五脏，因此，五脏六腑得以发挥其功能。胃气主降，以下行为顺。因此，胃腑发生病变有虚实寒热之异，在经脉多属实证。

1. 腑病证治

胃虚证：胃病日久，胃气虚惫。症见胃脘隐隐作痛，痛而喜按，时嗳气，气馁少力，面色少华，舌淡红，脉缓软而弱。治疗宜取本腑俞、募及足阳明经穴为主，针用补法，多灸，以补益胃气，温胃化谷。

胃实证：包括两种情况，一系胃火炽盛，症见消谷善饥．口渴欲饮；一系食滞留阻，症见胃腑胀闷，甚则疼痛拒按，舌红苔黄，脉象滑实。治疗宜取足阳明经穴和本腑募穴为主，针用泻法，以泻阳明之热，疏导食滞。

胃寒证：胃阳不足，寒邪偏盛。症见胃脘胀痛，时时泛吐清水，喜热饮，寒甚则四肢厥冷，呕吐呃逆，舌苔白滑，脉象沉迟或弦紧。治疗宜取俞、募与足阳明、手厥阴经穴为主，针用平补平泻，多灸，以达调节腑气，温经散寒。

胃热证：胃阴不足，热邪偏盛。症见善饥嘈杂，口干喜冷饮；热邪导致胃气上逆，则食入即吐；胃火下移大肠，则大便燥结，苔黄厚而燥，脉象洪大有力。治疗宜取手足阳明经穴为主，针用泻法，不灸，以泻阳明之邪热。

2．经脉证治

外邪痹阻：风寒湿邪痹阻经脉。症见缺盆中痛，膺乳肿痛。治疗宜取足阳明经穴为主，针用泻法加灸，以达疏通经络，温经散寒。

胃热上冲：胃经蕴热，随经上扰。症见口渴，口唇生疮，颈肿，喉痹，齿痛龈肿，甚则腐烂出血，苔黄，脉象洪数。治疗宜取手足阳明经穴为主，针用泻法，不灸，以达清泻阳明之蕴热。

（四）脾

脾主中州，司运化，输布水谷精微，升清降浊，为生化之源。又具有益气、统血、主肌肉、四肢等生理功能。因此脾的病变在脏有寒热虚实之异，在经多属实证。

1．脏病证治

脾虚证：脾失健运，水饮内停。症见面色萎黄，少气懒言，食欲不振，肌肉消瘦，腹满便溏，四肢不温，足跗浮肿，舌淡苔白，脉象濡弱或沉缓。治疗宜取本脏募、俞与足太阴、阳明经穴为主，针用补法，重灸。

脾实证：饮食停滞，中焦受阻。症见腹部胀满，或疼痛拒按；若湿热蕴蒸，症见肤黄溺赤；湿阻而脾气不运，症见脘闷而腹满，大小便不利。治疗宜取足太阴、阳明经穴为主，针用泻法，以升清降浊，理气化湿。

脾寒证：阴阳衰微，水湿不化，致阴寒偏盛；或过食生冷，致脾阳不振。症见腹痛隐隐，泄泻绵绵，甚至完谷不化，小便清长，四肢清冷，舌淡苔白，脉象沉迟。治疗宜取本脏募、俞与足太阴、阳明经穴为主，针用补法，重灸，以达健脾利湿，温运脾阳。

脾热证：脾为湿土，易受邪热，湿热交蒸。症见脘痞不舒，身重困倦，口腻而粘，不思饮食；亦有口腻泛甜，泛浊唾涎沫，小便短少而黄，苔黄腻，脉濡数。治疗宜取足太阴、阳明经穴为主，针用泻法，不灸，以达清热利湿。

2．经脉证治

邪热上扰：脾经蕴热，随经上扰。症见舌本强痛，嗳气呕吐，胃脘痛，腹胀，身重，或有溏泻、黄疸等。治疗宜取足太阴、阳明经穴为主，针用泻法，不灸，以达清泄脾经蕴热。

外邪痹阻：风寒湿邪，痹阻经脉。症见下肢前缘酸重、冷痛，四肢屈伸不利，痿痹不仁，足大趾运动障碍等。治疗宜取本经及其邻近经穴为主，针用泻法，或用艾灸，以疏通经络，温经散寒。

（五）心

心主血脉，又主神明。前者是指推动血液循环的心脏功能而言，后者是指统管整个思维活动的功能而言。由于它在生理上具有主血脉和主宰神明的功能，故当外感六淫或七情内伤而致思维活动失常，都可引起心的病变，其病变可分为虚证、实证，在经脉病多属实证。

1．脏病证治

心虚证：包括心阳不足、心阴亏虚两个方面。心阳不足多因心气不足，损及心阳所致。症见嗜卧、心悸不宁，有恐惧感，兼有气短、气促，甚至口唇指甲青紫，舌质淡或夹有瘀点瘀斑，脉微弱兼有结代。治疗宜取本经背俞和手少阴、任脉经穴为主，针用补法兼灸，以达补益心阳，温经通脉。

心阴亏虚多因心血亏耗，心阴受损所致。症见心悸不宁，虚烦不安，少寐多梦，掌心发热，健忘，盗汗，舌质淡红或舌尖干赤少苔，脉象细数。治疗宜取背俞与手足少阴、厥阴经穴为主，针用补法，不灸，以滋补心肾之阴，使心肾相交，水火相济，心阴得复。

心实证：包括心火上炎和痰火蒙蔽神明两方面。心火上炎多因诸经有热，化火上炎所致。症见心烦口渴，口舌生疮，木舌，重舌，小便短赤，甚则吐血、衄血，舌赤苔黄，脉数。治疗宜取手少阴、厥阴、太阳经穴为主．配以手阳明经穴为辅，针用泻法，不灸，以泻诸经之热。

痰火蒙蔽神明，多因外感邪热内蕴或五志之火过极，导致痰火蒙蔽神明。症见神昏谵语，惊狂，不寐，壮热面赤，舌赤或干裂，苔黄，脉滑洪数。治疗宜取手少阴、厥阴经穴为主，甚者并用手足阳明、督脉及十二井穴，针用泻法，或用三棱针点刺出血，以泻诸经之热，经气得通，痰火得泻。

2．经脉证治

外邪痹阻：风寒湿邪，痹阻经脉。症见胸痛，背痛，臑臂内廉痛，经脉循行的部位有酸重感，麻木不仁。治疗宜取本经及其邻近部位经穴为主，针用泻法或灸，以疏散外邪，温通经脉之气。

心火上扰：心经邪热，循经上扰。症见嗌干目黄，口舌糜烂，重舌、木舌、疮疡或麻木等。治疗宜取手少阴、厥阴、太阳经穴为主，针用泻法，或三棱针点刺出血，不灸，以泻心与小肠经之热邪。

（六）小肠

小肠为受盛之官，职司分清浊，主化物。因此其病理变化主要是分别清浊的功能失常，肠中水液不能充分泌渗吸收，以致水谷不分，清浊混淆。其病在腑有寒热之别，在经络多属实证。小肠与心互为表里，在病理上又相互影响。

1．腑病证治

小肠寒证：饮食生冷，伤及中阳。症见肠鸣腹泻，腹痛喜按，小便短少，苔白，脉沉迟。治疗宜取本腑俞、募、下合穴为主，兼取足阳明经穴为辅，针用补法加灸，以达温运肠胃。

小肠热证：心火下移小肠。症见小便热赤或涩痛，甚则溺血，心烦口渴，或口舌生疮，舌尖赤、苔黄，脉数。治疗宜取手少阴、太阳经穴为主，针用泻法，不灸，以泻诸经之邪热。

2．经脉证治

外邪痹阻：风寒湿邪，痹阻经脉。症见颈、肩、臂、肘外后廉痛，臂痛不举，或上肢外侧麻木，痛痹不用。治疗宜取本经及其邻近部位的经穴，针用泻法并灸，以疏通经络，温经散寒。

邪热上扰：邪热壅滞经脉，循经上扰。症见目赤颊肿，耳鸣，耳聋，目黄。治疗宜取手少阴、太阳经穴为主，针用泻法，或三棱针点刺出血，不灸，以清泻邪热。

（七）肾

肾主水，藏精，主骨生髓，又为命门火所寄，故称水火之脏，为先天之本。当外感病邪或房室过度时都可引起肾脏发生病变，其病变可分为阴虚和阳虚，经脉病多为实证。

1. 脏病证治

肾阴虚证：久病之后，真阴耗伤。症见形体虚弱，头昏耳鸣，少寐健忘，腰腿酸软，多梦遗精，口干咽燥，时有潮热，或咳嗽，痰中带血，舌红少苔，脉细数。治疗宜取背俞、足少阴经穴为主，兼取足厥阴、手太阴经穴为辅，针用补法，不灸，以达补肾扶元，滋阴降火。

肾阳虚证：分为肾阳不足、肾不纳气、阳虚水泛等。

肾阳不足多由肾气素亏，或劳损过度，久病失养所致。症见阳痿早泄，溲多遗溺，腰脊酸楚，足膝无力，头昏耳鸣，面色白而畏寒，舌质淡，脉弱。治疗宜取背俞及任督二脉经穴为主，针用补法，重灸为主，使经气振奋，恢复肾阳，固摄精气。

肾不纳气多由劳伤肾气，或久病气虚，肾失摄纳之权。症见气短喘逆，呼吸不续，动则尤甚，自汗懒言，头晕畏寒，两足逆冷，舌淡，脉弱或浮而无力。治疗宜取背俞及任督二脉经穴为主，针用补法并加灸，以达温补肾阳，纳气归肾。

阳虚水泛多由禀赋素虚，久病失调所致。症见周身浮肿，肤冷，下肢尤甚，按之陷而不起，腹部胀满，大便泄泻，舌苔润滑，脉沉迟无力。治疗宜取背俞及任脉、足少阴、太阴经穴为主，针用补法，重灸，以温补肾阳，化气行水，益火之源，以消阴翳。

2. 经脉证治

外邪痹阻：风寒湿邪，痹阻经脉。症见下肢内侧后廉酸重，冷痛或痿弱，足冷不能立地。治疗宜取本经和邻近经穴为主，针用泻法或施灸，以疏通经络，温经散寒。

（八）膀胱

膀胱为州都之官，以藏津液，主气化行水，职司小便。其病理变化主要为膀胱的启闭失常。在腑有虚寒和实热之分，在经脉多为实证。

1. 腑病证治

膀胱虚寒证：下焦虚寒，脬气不固。症见小便频数或遗尿，少腹冷痛，喜温喜按，舌淡苔白，脉象沉迟。治疗宜取本腑俞募及任脉、肾经穴为主，针用补法，可灸，以达振奋膀胱约束功能。

膀胱实热证：湿热内蕴，气机阻滞。症见小便短涩不利，黄赤混浊，甚或闭而不通，或淋沥不畅，兼夹脓血沙石，茎中热痛，少腹急胀，舌赤苔黄，脉多数实。治疗宜取本腑俞、募及任脉、足三阴经穴为主，针用泻法，不灸，以疏诸经之气，使气化畅利，湿热下行，则诸症自除。

2. 经脉证治

外邪痹阻：风寒湿邪，痹阻经脉。症见后头、项、背、腰、尻、脚酸重冷痛。治疗宜取本经及其邻近部位的经穴，针用泻法，并加施灸，以疏通经络，温经散寒。

邪热壅滞：膀胱蕴热，壅滞经脉。症见鼻衄，头痛，目胀痛，痔疾等。治宜取本经和足少阴经腧穴为主，针用泻法，不灸，以清热化湿。

（九）心包

心包为心之宫城，有护卫心脏作用。故凡病邪内传于心，诸如温邪逆传，痰火内闭等，多是心包代其受邪。由于心包代心行令，为神明出入之窍，在主宰思维活动的生理功能方面与心是一致的，因此，邪入心包，其病理变化亦主要是表现在神志方面，故临床以神昏谵语或癫狂躁扰等神志失常为其主症。心包病变的具体证治与心病相同，不予重复。

（十）三焦

三焦为六腑之一，职司一身之气化。凡人体内脏的功能活动，诸如气血律液的运行布化，水谷的消化吸收，水分的代谢等，都赖其“气化”作用而维持正常活动。三焦的气化功能，实是概括了人体上、中、下三个部分所属脏器的整个气化作用。故当其发生病变，影响范围也比较广泛。就其病理机制而言，关键在于气化功能失司，水道通调不利，以致水湿潴留体内，泛滥为患，故临床上以肌肤肿胀、气逆、腹满、小便不利等为主症。

由于三焦联系脏腑，所以其病变又每与肺、脾、肾、膀胱等脏器有着密切的关系。例如三焦气化失司，可影响到肺气的宣降；又如三焦不利，可导致脾胃的升降失常；三焦化气行水功能失职，亦能使肾和膀胱温化水液的功能受到影响。三焦病变可分为虚证和实证，经脉病多属实证。

1. 腑病证治

三焦虚证：肾气不足，三焦气化不行，水湿内停。症见肌肤肿胀，腹中胀满，气逆腹冷或遗尿，小便不禁，苔多白滑，脉沉细或沉弱。治疗宜取俞、募及下合穴为主，兼取任脉等经穴，针用补法，并灸，以温补肾阳，助命门相火，使气化水行。

三焦实证：湿热蕴结，三焦气化失常，水液潴留。症见身热气逆，肌肤肿胀，小便不通，舌红苔黄，脉滑数。治疗宜取俞、募及下合穴为主，针用泻法，不灸，以疏通经气，湿邪外泄，而化气行水的功能得以恢复正常。

2. 经脉证治

外邪痹阻：风寒湿邪，痹阻经脉。症见肩、肘、臂外侧酸胀冷痛、麻木，臂痛不能举，屈伸不利等。治疗宜取本经及邻近经穴为主，针用泻法，可灸，以疏通经络，温经散寒。

邪热上扰：外感风热，或内热循经上冲，或七情抑郁，经气痹阻。症见耳聋、耳鸣、目赤、眦痛、颊肿、喉痹、腋肿、瘰疬、胁痛、身热口渴，甚或大便秘结、小便黄赤，舌红苔黄薄。治疗宜取手足少阳经穴为主，针用泻法，刺出血、不灸，以疏导经气，清泻邪热。

（十一）肝

肝为风木之脏，内寄相火，而性喜条达，并且具有储藏血液的功能，故其病变机制一般较为复杂，但主要亦不外肝气郁结，肝火亢盛，肝阳上扰以及肝风内动等。肝气郁结，多由七情内伤所致，因肝喜条达而恶抑郁，恼怒太过，则木失调达，疏泄无权，以致气机郁结；肝郁太过，气郁化火则形成肝火亢盛；肝体阴而用阳，如肝阴不足则肝阳势必上扰而为本虚标实之候；肝阳亢盛太过则引动肝风，煽动相火，以致内风扰动。

此外，由于肝开窍于目，又主一身之筋，所以目疾与筋病又每与肝脏有关；又由于肝为藏血之脏，所以妇女崩漏等病，亦与肝有着一定的关联。

1. 脏病证治

肝实证：肝实证包括肝气郁结、肝火亢盛、肝风内动等。

肝气郁结多因情志抑郁所致。症见胁肋疼痛或走窜不定，胸闷不舒，气逆干呕，或呕吐酸水，或腹痛泄泻，舌红苔薄，脉弦。治疗宜取本经腧穴为主，兼取足少阳、太阳、阳明经穴，针宜平补平泻，以通经气而疏肝木，兼以调和脾胃。

肝火亢盛多因气郁化火所致。症见头目胀痛，或巅顶痛，眩晕，目赤肿痛，心烦不寐，舌红苔黄，脉弦有力。治疗宜取本经腧穴为主，针用泻法，不灸，以泻肝经之火。

肝风内动多由肝肾阴虚，阴虚阳亢引动肝风，煽动相火，导致内风扰动。症见猝然昏倒，不省人事，四肢抽搐，角弓反张，或口渴，半身不遂，语言謇涩，苔腻，脉弦。治疗宜取足厥阴、督脉及十二井穴为主，针用泻法，或用三棱针点刺出血，以醒脑开窍，平熄肝风。

肝虚证：肝阴不足，虚阳上扰。症见头目昏眩，两目干涩或雀目，耳鸣（但声音低弱，按之即减轻），肢体麻木或颤动，或出现烘热，咽干，少寐多梦，舌红少津，脉弦细或弦数等。治疗宜取足厥阴、少阴经穴为主，针用平补平泻，只针不灸，以滋补肝肾之阴，潜纳虚阳。

2．经脉证治

外邪痹阻：寒湿之邪，侵袭经脉。症见睾丸偏坠胀痛，疝气，牵动少腹疼痛，或经脉循行部位疼痛、麻木、拘急。治疗宜取本经及任脉经穴为主，针用泻法，并施灸，以温通经气，疏散寒邪。

风火上扰：肝风或肝热，循经上扰。症见头晕目眩，目瞤，面肌抽动，口㖞，吞咽不利等。治宜取本经和手厥阴经穴为主，针用泻法，不灸，以平肝熄风。

（十二）胆

胆属六腑之一，内藏精汁，以助胃之消化。与传化之腑有异，故又称“奇恒之府”。胆附于肝而为表里，在生理上关系密切，在病理上互相影响。例如肝郁可引起胆汁疏泄不畅，而胆汁瘀结亦可导致肝失调达。又由于胆主决断，其性刚强，故胆气虚弱之体，必见胆怯之象。胆腑病变有虚实之分，经脉病变多属实证。

1．腑病证治

胆实证：胆火亢盛。症见头痛目赤，口苦，胁痛，耳聋，耳鸣，呕吐苦水，舌红起刺，脉多弦数。治疗宜取足少阳经穴为主，针用泻法，不灸。以达疏通经络，清泻胆火。

胆虚证：气血不足，胆气虚弱。症见胆怯，易惊善恐，或夜寐不安，视物模糊，舌质淡苔白，脉象多细弱。治疗宜取本腑背俞与足少阳经穴为主，针用补法，加灸，以达温经壮阳。

2．经脉证治

邪热上冲：胆腑之邪热，循经上扰。症见偏头痛，耳后及目外眦痛等；阻滞经气，则症见胁痛，耳鸣，耳聋，口苦，善太息。治疗宜取本经及足厥阴经穴为主，针用泻法，或三棱针点刺出血，不灸，以疏导经气，清泻邪热。

外邪痹阻：风寒湿邪，阻滞经络。症见胸胁疼痛，髀、股、膝外至胫、绝骨、外踝前及诸节皆痛，小趾次趾不用。治疗宜取本经及病变部位邻近经穴为主，针用泻法，加灸，以达温通经络。

第二节　针灸治疗原则

针灸治疗疾病以四诊所取得的资料为基础，再用八钢进行辨证，从复杂的病情变化过程中，找出疾病的规律，即病证的阴阳、表里、虚实、寒热，然后用针灸施治。八纲中的阴阳是表里、虚实、寒热的概括。阴证多为里、虚、寒，阳证多为表、实、热。表里是指受邪部位的深浅，如病在经络为表，病在脏腑为里。虚实是指正气与邪气的强弱而言，是决定针与灸，补与泻的关键。寒热是指疾病的属性，寒证多见肢冷，便溏，喜热；热证则见面赤，喜凉，恶热等现象。《黄帝内经·灵枢》说："凡用针者，虚则实之，满则泻之，宛陈则除之……。"《黄帝内经·灵枢》还说："盛则泻之，虚则补之，热则疾之，寒则留之，陷下则灸之，不盛不虚以经取之。"

虚则补之是补法。"虚"是指正气（气血）不足而言，多由身体素虚或久病所致，临床多表现为衰弱的现象，如体倦懒言，面色无华等虚弱的症状，阳虚气虚的可用艾灸以振奋人体的气化功能，起到补益扶正作用；对于阴虚者，针刺宜用补法调之。"陷下则灸之"，是针对脏腑经络之气虚弱，失去固摄之权，如阳气暴脱，汗出不止，肢冷脉微，气息奄奄，以及脱肛、子宫下垂等症，其治疗均当艾灸，尤其阳气暴脱者，须用大艾炷重灸，以升举下陷之气，扶阳固脱。针与灸各有其适应证，应因症制宜，分别应用。

"寒者温之"，是指疾病的性质属寒，由于机体的阳气偏虚，不能抗御寒邪，以致形寒肢冷，腹痛便溏，冷痛等症。施用灸法，以温通经络，激发阳气，助阳以散寒邪。

"寒则留之"，是指阳气偏虚，寒邪较盛，脏腑经络之气凝滞，其症多见恶寒喜热，或痹痛怕冷，胃肠虚寒，消化不良，治疗必须深刺久留针，以激发经气，使阳气来复以散寒邪。

"满则泻之"、"盛则泻之"是泻法。"满盛"是指病邪方盛满实的时候，概括有阴、阳的实证，以及躯体某些部位的红肿疼痛等症，针刺治疗时，必须用泻法或放血。

"热则疾之"，是指邪热较盛的热性病，如外感风寒，腠理闭塞，卫气不得宣散，以致发热不解。治疗方法，宜疾刺疾出针，或放血，以祛邪热，《黄帝内经·素问》说："察其阴阳所在而调之。以平为期"就是这个道理。

"宛陈则除之"，是放血法。多指经络之瘀滞，或邪入血分的一些疾病，如闪挫或因气滞血瘀而出现的肿痛，以及邪入营分的闭厥等症，宜用三棱针刺十二井穴，及其局部的络脉出血，以祛瘀、止痛、解毒、泻热，达到通调经气的作用。

不盛不虚用平补平泻法。平补平泻法是用于临床证象"虚实"不明显或"虚实"难辨的疾病，只取其相关的经穴，是临床上常用的一种治疗方法。

第三节　配 穴 处 方

配穴处方是根据病人体质和病情，从全身的腧穴中选出一些对这种病症有效的腧穴，进行针刺或艾灸。所以针刺和艾灸治病是通过针刺与艾灸某些腧穴来完成的。在临床上对腧穴的选取和处方的组成恰当与否，是直接与治疗效果有密切关系的。处方除了依据辨证及标本缓急之外，还必须结合腧穴的特殊功能而进行配穴处方。从临床需要出发，可选一种或多种选穴方法组成处方，也可多种方法结合起来使用，这些都是根据临床实际情况来决定的。

一、取穴原则

配穴处方主要是以脏腑经络学说为依据，而腧穴的选取，又可分为近取、远取和对症取穴三种，这三种方法可以单独选用一种使用，也可几种结合使用。

1. 近部取穴法：近部取穴法是指在病痛的局部和邻近部位取穴。多用于局部症状比较显著的部位，例如红肿疼痛、麻木，对急慢性病痛都可适用。此种取穴法，临床上多用于治疗器官、经脉、经筋、四肢关节等部位的病痛。如眼病取睛明；面瘫取地仓、颊车；鼻病取迎香；膝肿取犊鼻、阳陵泉；耳病取听会、翳风等。

2. 远部取穴法：远部取穴法是指在距离病痛较远的部位取穴治疗。这种方法是传统的循经取穴法。是根据十二经脉的标本，脏腑的属络，五官的联系来取用四肢肘膝以下经穴为主进行治疗。在这方面历代医家给我们积累了丰富经验，如《四总穴歌》指出："肚腹三里留，腰背委中求，头项寻列缺，面口合谷收。"另外用头面躯干经穴作为远道取穴，如脱肛灸百会，下肢痿痹取肾俞等都属于远道取穴的范围。还有上病下取，下病上取，左病右取，右病左取等法，正如《肘后歌》中指出："头面之疾针至阴，腿脚有病风府寻，心胸有病少府泻，脐腹有病曲泉针。"还有其他许多针灸治疗歌赋，都反映了远道取穴的重要性，直到今天，还指导着针灸临床实践。

3. 随证取穴法：随证取穴，或称辨证取穴。近部取穴法和远道取穴法都是以患部与取穴位置的距离为依据的。而对症取穴法则是针对全身性的某些疾病，结合腧穴的特殊作用的一种取穴方法。例如：外感发热身痛，可取大椎、合谷、复溜；身体虚损可取关元、气海、足三里、三阴交；人中穴用于昏迷急救；百会治疗脱肛、阴挺。对症取穴均各有所主治，皆为对症取穴的范围，常为临床所采用。

上述取穴原则在临床上除可单独应用外，还常相互配合选用。例如：治疗哮喘实证，可选取膻中、中府、尺泽、列缺，取中府为近部取穴，取尺泽、列缺为远部取穴，取膻中为随证取穴。

二、配穴方法

配穴方法，是在选穴原则的基础上，根据各种不同病症的治疗需要，选取主治相同或相近，具有协同作用的腧穴加以配伍应用的方法。配穴是选穴原则的具体应用，配穴是否正确，直接影响治疗效果。因此，配穴方法在针灸处方中占重要位置，历代医家也总结出多种配穴方法。

1. 本经配穴法：某一脏腑、经脉发生病变时，即选该脏腑经脉的腧穴，配成处方。如肺病咳嗽，可取局部腧穴肺募中府，同时远取本经之尺泽、太渊。《黄帝内经·灵枢》载："厥头痛，项先痛，腰脊为应，先取天柱，后取足太阳"等，均属于本法的具体应用。

2. 表里经配穴法：本法是以脏腑经脉的阴阳表里的关系为配穴依据的。即某一脏腑经脉有病，取其表里经腧穴组成处方施治。例如《黄帝内经·灵枢》说："寒气客于胃，厥逆从下上散，复出于胃，故为噫。补足太阴、阳明。”这就是表里经配合应用。特定穴中的原络配穴法，也是本法在临床上的具体运用。

3. 上下配穴法：上，指上肢和腰以上；下，指下肢和腰部以下。《黄帝内经·灵枢》说：“病在上者下取之；病在下者高取之；病在头者取之足；病在腰者取之膕。”上下配穴法在临床上应用广泛。例如：治疗胃病取内关、足三里；咽喉病、牙痛取合谷、内庭；脱肛、子宫下垂取百会、长强，这些都是根据《黄帝内经》的启示在临床上的具体应用。此外，八脉交会穴配合应用等，也属于本法的具体应用。

4. 前后配穴法：前指胸腹，后指背腰。选取前后部位腧穴配合应用的方法称为前后配穴法。在《黄帝内经·灵枢》中所指“偶刺”法和俞募配穴法，亦名腹背阴阳配穴法，均属本法范畴。凡治疗脏腑疾患，均可采用此法。例如，胃痛前取中脘、梁门，后取胃俞、胃仓。

5. 左右配穴法：本法是指选取躯干、肢体左右两侧腧穴配合应用的方法，即左病可右取，右病可左取，但在临床应用时，亦可左右穴同时取用，以加强协同作用。《黄帝内经》中的“巨刺”、“缪刺”就是左右配穴法的运用。例如，胃病取双侧的胃俞、足三里；心病取双侧心俞、内关。

第四节　特定穴的应用

特定穴的含义，是指十四经中具有某种特殊作用的腧穴，由于分布和作用的不同，故各有不同的含义和名称，如五输穴、原络穴、俞募穴、八脉交会穴、八会穴、郄穴、下合穴、交会穴等。特定穴的临床应用范围较广，在选穴配伍上也有一定的特点。

（一）*五输穴的应用*

五输穴即“井、荥、输、经、合”等穴，是十二经脉分布于肘膝以下的五个特定穴，简称为“五输穴”。

这是古人将经脉运行的情况用自然水流的动向作比喻，谓经脉之气的运行，犹如水之流动，即由小到大，由浅入深，用以说明经气在运行过程中所经过部位的浅深不同，其作用也有区别。这也说明了五输穴的特性，古人认为经气所出，如水之源头，“所出为井”，井穴主治心下满；经气流过之处，如刚出的泉水流动很微，“所溜为荥”，荥穴主治身热；经气灌注之处，如水流由浅向较深灌注，“所注为输”，输穴主治体重节痛；经气经过的部位，如水之通畅流行，“所行为经”，经穴主治喘咳寒热；其经气最后汇合而深入，如江河入海，“所入为合”，合穴主治逆气而泄。

五输穴是人体十二经脉、十五络脉之气上下出入之所，因此，各脏腑经络有病，都可取用五输，也可按五脏、五输与五行的关系来运用（表 3－1－1、表 3－1－2）。如肝经属木，肝实证泻行间，行间为荥火，说明五输穴具有自身的五行属性。五输穴五行属性按“阴井木”，“阳井金”的阴阳五行学说归类。如肝经属木，肝实证泻行间，行间为荥火，是实则泻其子（木能生火）；肝虚证补曲泉，曲泉为合水，是虚则补其母（水能生木）等，各经五输穴在临床应用时，以此类推。

表 3-1-1　阴经五输穴表

阴经＼五输	井（木）	荥（火）	输（土）	经（金）	合（水）
肺手太阴	少商	鱼际	太渊	经渠	尺泽
心包手厥阴	中冲	劳宫	大陵	间使	曲泽
心手少阴	少冲	少府	神门	灵道	少海
脾足太阴	隐白	大都	太白	商丘	阴陵泉
肝足厥阴	大敦	行间	太冲	中封	曲泉
肾足少阴	涌泉	然谷	太溪	复溜	阴谷

表 3-1-2　阳经五输穴表

阳经＼五输	井（金）	荥（水）	输（木）	经（火）	合（土）
大肠手阳明	商阳	二间	三间	阳溪	曲池
三焦手少阳	关冲	液门	中渚	支沟	天井
小肠手太阳	少泽	前谷	后溪	阳谷	小海
胃足阳明	厉兑	内庭	陷谷	解溪	足三里
胆足少阳	足窍阴	侠溪	足临泣	阳辅	阳陵泉
膀胱足太阳	至阴	足通谷	束骨	昆仑	委中

（二）原络穴的应用

原穴：原穴在六阳经中，排列在五输穴的“输穴”之后；而六阴经则以“输穴”为原穴。原穴与三焦有密切关系。三焦是原气的别使，它导源于脐下肾间动气，而输布全身，和调内外，宣上导下，关系着整个人体的气化功能，特别是对促进五脏六腑的生理活动有一定的意义。针刺原穴，能通达三焦原气，调整内脏功能，所以《黄帝内经·灵枢》对于原穴的主治作用指出：“凡此十二原者，主治五脏六腑之有疾者也。”这充分说明原穴对治疗内脏病有重要作用。

络穴：络穴除在十二经中各有一个外，还有任、督二脉的络穴和脾之大络，合计为十五络穴。络穴和络脉有密切的关系。络脉在表里经之间有相互联络的作用，因此，络穴的主治特点，在于治疗表里两经的有关病证。如足太阴经络穴公孙，不仅主治脾病，也能治疗胃病。至于长强、鸠尾、大包则治疗患部及内脏病为主。

原穴、络穴可以单独应用，亦可配合应用，如配合应用，称为原络配穴法，又称主客配穴法。这是根据脏腑经络的表里关系而配合的。如肺经（里）先病，大肠经（表）后病，则取手太阴原穴太渊为主，手阳明络穴偏历为客，反之，大肠经先病，肺经后病，则取手阳明原穴合谷为主，手太阴络穴列缺为客（表 3-1-3）。

表 3-1-3 **原络穴表**

十二原穴	经	十五络穴
太渊	肺手太阴经	列缺
神门	心手少阴经	通里
大陵	心包手厥阴经	内关
太白	脾足太阴经	公孙
太溪	肾足少阴经	大钟
太冲	肝足厥阴经	蠡沟
腕骨	小肠手太阳经	支正
阳池	三焦手少阳经	外关
合谷	大肠手阳明经	偏历
京骨	膀胱足太阳经	飞扬
丘墟	胆足少阳经	光明
冲阳	胃足阳明经	丰隆
	督脉别络	长强
	任脉别络	鸠尾
	脾之大络	大包

（三）俞募穴的应用

俞、募穴与脏腑的病变有密切关系，脏腑发生病变时，每在俞、募穴上出现反应，表现压痛或敏感等。因此，某一脏腑有病，可以用其所属俞穴和募穴治疗。如胃病取胃俞和中脘，膀胱病取膀胱俞和中极等。俞、募穴也可单独使用，五脏有病，多取背部的俞穴，六腑有病，多取胸腹部的募穴。这就是《难经》所说："阴病引阳，阳病引阴"的意义。如肺经发生病变，出现咳嗽，多痰，胸闷等症状，可针刺背部肺俞；如胃病疼痛，呕吐，可针刺胃募中脘。

另外，背部五脏俞穴，还可治疗与五脏有关器官的病证。如肝开窍于目，刺肝俞可治疗目疾；肾开窍于耳，刺肾俞可治疗耳聋耳鸣等（表 3-1-4）。

表 3-1-4 **俞募穴表**

俞穴（背部）		脏腑	募穴（胸腹）	
（足太阳经）	肝俞	肝	期门	（足厥阴经）
（足太阳经）	心俞	心	巨阙	（任脉）
（足太阳经）	厥阴俞	心包	膻中	（任脉）
（足太阳经）	脾俞	脾	章门	（足厥阴经）
（足太阳经）	肺俞	肺	中府	（手太阴经）
（足太阳经）	肾俞	肾	京门	（足少阳经）
（足太阳经）	大肠俞	大肠	天枢	（足阳明经）
（足太阳经）	小肠俞	小肠	关元	（任脉）
（足太阳经）	三焦俞	三焦	石门	（任脉）
（足太阳经）	胆俞	胆	日月	（足少阳经）
（足太阳经）	胃俞	胃	中脘	（任脉）
（足太阳经）	膀胱俞	膀胱	中极	（任脉）

（四）八脉交会穴的应用

是根据奇经八脉与十二经脉的联系而运用的。如胸腹胀满、脘痛纳少等症，可取内关与公孙，因阴维通于内关，冲脉通于公孙，阴维与冲脉合于心、胸、胃之故。又如咽痛、胸满、咳嗽，可取列缺与照海，因任脉通于列缺，阴跷通于照海，任脉与阴跷合于肺系、咽喉、胸膈之故（表 3－1－5）。

表 3－1－5　　八脉交会穴配合主治表

经名	穴位	主治范围
冲	公孙	心、胸、胃
阴维	内关	
带	足临泣	目外眦、耳后、肩、颈、颊
阳维	外关	
督	后溪	目内眦、颈、项、耳、肩
阳跷	申脉	
任	列缺	肺系、喉咙、胸膈
阴跷	照海	

（五）八会穴的应用

八会穴是指脏、腑、气、血、筋、脉、骨、髓八个聚会穴。在临床应用上，凡脏、腑、气、血、筋、脉、骨、髓的病变，都可取其所聚会的腧穴进行治疗，如腑病取中脘，脏病取章门，气病取膻中，血病取膈俞等（表 3－1－6）。

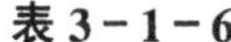

表 3－1－6　　八会穴表

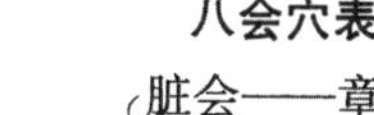

八会穴
- 脏会——章门
- 腑会——中脘
- 气会——膻中
- 血会——膈俞
- 筋会——阳陵泉
- 脉会——太渊
- 骨会——大杼
- 髓会——绝骨（悬钟）

（六）郄穴的应用

十二经脉各有一个郄穴，奇经的阴维、阳维、阴跷、阳跷四脉也各有一个郄穴，总称十六郄穴。郄穴主治特点，对本经循行部位与所属内脏的急性病痛，治疗效果较好，如吐血取孔最，胃脘疼痛取梁丘等（表 3－1－7）。

表 3-1-7　　**十六郄穴表**

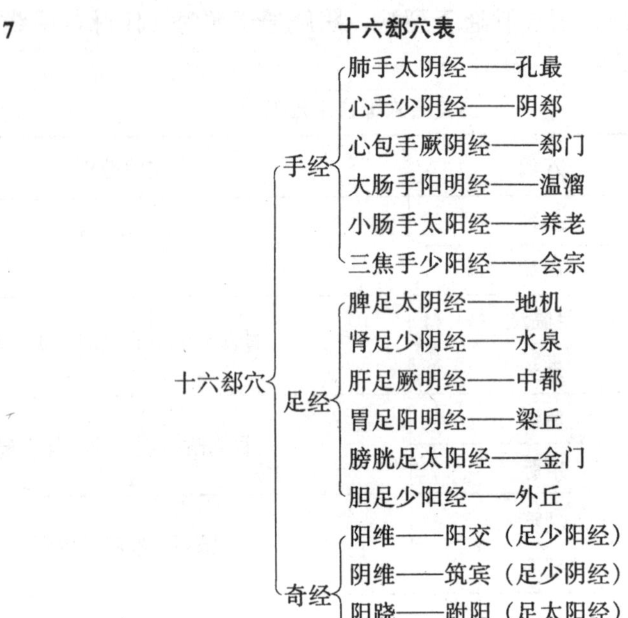

- 十六郄穴
  - 手经
    - 肺手太阴经——孔最
    - 心手少阴经——阴郄
    - 心包手厥阴经——郄门
    - 大肠手阳明经——温溜
    - 小肠手太阳经——养老
    - 三焦手少阳经——会宗
  - 足经
    - 脾足太阴经——地机
    - 肾足少阴经——水泉
    - 肝足厥明经——中都
    - 胃足阳明经——梁丘
    - 膀胱足太阳经——金门
    - 胆足少阳经——外丘
  - 奇经
    - 阳维——阳交（足少阳经）
    - 阴维——筑宾（足少阴经）
    - 阳跷——跗阳（足太阳经）
    - 阴跷——交信（足少阴经）

（七）下合穴的应用

下合穴的应用，是根据《黄帝内经》“合治内府”的原则，疾病属于哪一腑，即取用该腑的下合穴进行治疗。如肠痈为大肠腑病，可取用上巨虚穴治疗。因上巨虚是大肠的下合穴，大肠、小肠都与胃相连，所以其下合穴在足阳明胃经上，可治疗有关的腑病（表 3-1-8）

表 3-1-8　　**六腑下合穴表**

- 手
  - 阳明（大肠）——上巨虚 }属胃经
  - 太阳（小肠）——下巨虚 }属胃经
  - 少阳（三焦）——委阳——属膀胱经
- 足（属本经）
  - 阳明（胃）——足三里
  - 太阳（膀胱）——委中
  - 少阳（胆）——阳陵泉

（八）交会穴的应用

交会穴是指两经或两经以上的经脉交叉、会合部位的腧穴。其中主要的一经，即腧穴所属的一经称为本经，相交会的经称为他经。交会穴不但能治本经的疾病，还能兼治所交会的经脉的疾病。例如：三阴交既是足太阴脾经腧穴，又是三阴经交会穴，故不仅可以治疗脾经病证，也可治疗足厥阴肝经、足少阴肾经病证；关元、中极既是任脉腧穴，又是任脉、足三阴之交会穴，故不仅能治疗任脉病证，也可治疗足三阴经病证。历代文献对交会穴的记载略有不同，但绝大部分内容出自《针灸甲乙经》。据该书所载经脉交会穴如表 3-1-9。

表 3-1-9 经脉交会腧穴表

○所属经 √交会经

穴名＼经名	足太阴经	手太阴经	足厥阴经	手厥阴经	足少阴经	手少阴经	足太阳经	手太阳经	足少阳经	手少阳经	足阳明经	手阳明经	任脉	冲脉	督脉	带脉	阴维脉	阳维脉	阴跻脉	阳跻脉	备注
承浆											√	√	○		√						《针灸大成》
廉泉													○				√				
天突													○				√				
上脘								√			√		○								
中脘								√		√	√		○								手太阳、少阳、足阳明所生
下脘	√												○								
阴交													○		√						
关元	√		√		√								○								
中极	√		√		√								○								
曲骨			√										○								
会阴													○	√	√						
三阴交	○		√		√																
冲门	○		√																		
府舍	○		√																		
大横	○																√				
腹哀	○																√				
中府	√	○																			
章门			○						√												
期门	√		○														√				
天池				○					√												
横骨					○										√						
大赫					○										√						
气穴					○										√						
四满					○										√						
中注					○										√						
盲俞					○										√						
商曲					○										√						
石关					○										√						
阴都					○										√						

续表

经名 / 穴名	足太阴经	手太阴经	足厥阴经	手厥阴经	足少阴经	手少阴经	足太阳经	手太阳经	足少阳经	手少阳经	足阳明经	手阳明经	任脉	冲脉	督脉	带脉	阴维脉	阳维脉	阴跻脉	阳跻脉	备注
腹通谷					○									√							
幽门					○									√							
照海					○														√		
交信					○														√		
筑宾					○												√				
神庭							√				√				○						
水沟											√	√			○						
百会							√								○						
脑户							√								○						
风府															○			√			
哑门															○			√			
大椎							√		√		√				○						
陶道							√								○						《铜人腧穴针灸图经》
长强					√				√						○						《铜人腧穴针灸图经》
长强					√										○						
睛明							○	√			√								√	√	《黄帝内经·素问》
大杼							○	√													
风门							○								√						
附分							○	√													
跗阳							○													√	
申脉							○													√	
仆参							○													√	
金门							○											√			
臑俞								○										√		√	
秉风								○	√	√		√									
颧髎								○		√											
听宫								○	√	√											
瞳子髎								√	○	√											
上关									○	√	√										
颔厌									○	√	√										
悬厘									○	√	√										
曲鬓							√		○												

续表

经名 / 穴名	足太阴经	手太阴经	足厥阴经	手厥阴经	足少阴经	手少阴经	足太阳经	手太阳经	足少阳经	手少阳经	足阳明经	手阳明经	任脉	冲脉	督脉	带脉	阴维脉	阳维脉	阴跷脉	阳跷脉	备注
率谷							√		○												
浮白							√		○												
头窍阴							√		○												
完骨							√		○												
本神									○									√			
阳白									○									√			
头临泣							√		○									√			
目窗									○									√			
正营									○									√			
承灵									○									√			
脑空									○									√			
风池									○									√			
肩井									○	√								√			
日月	√								○									√			
环跳							√		○												
带脉									○							√					
五枢									○							√					
维道									○							√					
居髎									○											√	
阳交									○									√			
天髎										○								√			
翳风									√	○											
角孙									√	○		√									
耳和髎								√	√	○											
承泣											○		√							√	
巨髎											○									√	
地仓											○	√								√	
下关									√		○										
头维									√		○							√			
气冲											○			√							冲脉所起
臂臑												○									手阳明络之会
肩髃												○								√	
巨骨												○								√	
迎香											√	○									

自 学 指 导

【重点难点】

1. 人体一切功能活动，都离不开脏腑经络。尽管疾病的变化多端，但究其实质，总不外乎脏腑、经络的病机反映。由于各个脏腑、经络的生理功能不同，因此，其病理变化所反映的证候亦各具有一定的规律性。临床上掌握了这些发病规律，进行分析、归纳，判断其病机，明确病位及其性质，就有利于正确施治。所以俞嘉言曾强调指出，“医者不明脏腑、经络，开口动手便错”。这正说明了医生临床辨证施治，必须以脏腑、经络的理论为指导，尤其对于针灸治疗的运用，更具有重要意义。因此本节着重介绍了十二脏腑、分经取穴的方法，对于指导针灸临床具有重要意义。

2. 疾病的发生、发展，从疾病的性质来说，有虚实寒热之分；从病邪侵犯的部位而论，有表里深浅的不同。因此，用针灸治病，必须有一个施治准则，作为临床掌握运用的依据。这就是在临床上用四诊所取得的临床资料为基础，再进行辨证，从复杂的疾病变化过程中，找出疾病的发展规律，确定治疗原则，然后采用针灸进行治疗，才能达到治疗的预期目的。

3. 针灸治病，必先辨证，才能论治。而论治的关键之一则是配方取穴，因此，在针灸临床中，一定要掌握针灸配方与选穴的理论和基本方法，来指导临床实践，提高治疗效果。首先要掌握配方原则，即局部取穴、远部取穴、随证取穴等。根据这个原则就便于配穴处方，配方是将主治相同或相似的腧穴同时配合应用，以发挥其协同作用，使其相得益彰，因此配方在针灸处方中占有重要的位置。配穴的方法很多，根据疾病的具体情况来选择不同的配方，才能达到治愈疾病的目的。每种配穴法都可以单独应用，亦可把几种配穴方法配合使用。例如本经配穴法，肺病出现咳嗽、咳血即可取本经的局部穴肺募中府，远部取本经的尺泽、太渊诸穴来治疗。也可结合其他配穴方法来应用，如前后配穴，配与治肺病有关的腧穴肺俞，就又构成俞募配穴法来治疗肺系疾病。这使初学者有法可循，有方可考。

4. 特定穴是具有特殊治疗作用并有特定称号的腧穴。临床要根据患者病情，结合特定穴的功能主治特点，选用不同的特定穴进行治疗，均可收到良好的治疗效果。例如五输穴，可以治疗全身性疾病。《难经·六十八难》说：“井主心下满，荥主身热，输主体重节痛，经主喘咳寒热，合主逆气而泄。”这是对五输穴临床应用的概括。原穴和络穴，均分布在四肢腕踝关节附近。原穴在临床上可以治疗各自脏、腑病变；络穴在临床上具有主治表里两经有关病证的作用。两者既可单独使用，也可配合使用，配合使用可以治疗脏腑病和表里两经有关病证。俞、募穴的应用，俞穴和募穴与各自所属的脏、腑有密切关系，在临床上用于治疗脏、腑病以及与脏腑有关的疾病。八脉交会穴既能治疗奇经的病证，也能治疗正经的病证。这八个腧穴位于上肢四个穴，位于下肢四个穴，运用时上下肢各取一穴，组成四对，所以又称上下配穴法，用以治疗有关病证。八会穴是指脏、腑、气、血、筋、脉、骨、髓等精气所会聚的腧穴，如果这八种生理组织中的一种发生病变，则取有关的会穴进行治疗，如脏有病，取章门，筋有病，取阳陵泉等。郄穴是经气所深聚的部位，临床用这十六个郄穴分别治疗有关的急性病证，如咳血取孔最，胃脘痛取梁丘等。下合穴是治疗六腑病候的主要穴位，故有“合治府病”之说。交会穴是指几条经脉和这个腧穴交会，亦能治疗这几条经脉的病证。如大椎为督脉与手足三阳经交会穴，能治疗诸阳经病证。三阴交是脾经与肝、肾两经的交会穴，能治疗脾、肝、肾三经的病证。综上所述，特定穴在临床上是比较常用的，应用也是比较广泛的，所以，掌握特定穴的理论，对指导临床治疗有重要意义。

【学习思考题】

1. 针灸辨证的特点是什么？
2. 五脏病变分哪几种类型？各在哪些经脉上选穴治疗？
3. 六腑病变分哪几种类型？各在哪些经脉上选穴治疗？
4. 风寒袭肺和热邪伤肺两证有何不同？如何施治？
5. 胃虚证和胃寒证在施治上有何不同？
6. 肾阴虚和肾阳虚临床表现有哪些不同？怎样施治？
7. 肝气郁结和肝阴亏虚两证在治疗上有什么不同？怎样施治？
8. 《黄帝内经·灵枢》中提出的针刺准则是什么？怎样理解？
9. 《黄帝内经·灵枢》中提出的灸法准则是什么？怎样理解？
10. “寒者温之”和“寒者留之”有何不同？
11. 平补平泻法在临床上怎样应用？
12. 针灸取穴的原则是什么？并举例说明。
13. 针灸常用的配穴方法有哪几种？举例说明。
14. 针灸配方时应注意的问题是什么？
15. 何谓五输穴？分别指出十二经脉的五输穴的名称。
16. 十二经脉五输穴的五行属性如何？
17. 五输穴在主治病证方面有何特点？
18. 何谓原穴？十二经原穴各是何穴？
19. 为什么原穴治疗脏腑病有重要作用？
20. 什么叫络穴？十五络穴在分布上有何特点？
21. 临床上怎样运用原穴和络穴治疗疾病？
22. 试述十二脏腑俞、募穴的分布特点和临床运用。
23. 俞、募穴治病的机理何在？
24. 郄穴有什么意义？郄穴常用来治疗哪些病症？请写出各经郄穴的名称。
25. 试述八会穴的含义、名称及其在临床上应用的特点。
26. 八脉交会穴各通何经？可配合治疗哪些部位的疾病？
27. 怎样理解八脉交会穴？
28. 什么叫交会穴？有何临床意义？

第二章　内科病证

【目的要求】

1. 掌握中风、头痛、痹证、癫狂、不寐、中暑、心悸、胃痛、腹痛、泄泻、痢疾等病证的病因、辨证治疗和随证加减。
2. 掌握眩晕、面瘫、腰痛、胁痛、痿证、呃逆、郁证、痫证、哮喘、呕吐、便秘、脱肛、遗精等病证的辨证治疗。
3. 熟悉疟疾、感冒、咳嗽、肺痨、黄疸、噎膈、癃闭、水肿、疝气等病证的治疗方法。

【自学时数】

10学时。

针灸治疗疾病，是以“四诊”为依据，以“八纲”为辨证纲领，以“脏腑经络辨证”为基本内容，以针法为基本治疗方法。本章分述了内科常见病症及常见急症的病因病机、辨证和治疗。

第一节　感　　冒

感冒是以头痛、鼻塞、流涕、喷嚏，或有恶寒、发热等为主要临床表现的常见外感疾病。全年均可发病，但以冬、春季节多见。由于感邪不同，体质强弱不同，故临床上可根据症候表现分为风寒、风热两大类，并有夹湿、夹暑的兼症。在病情上也有轻重之分，轻者一般称为“伤风”，重者在一个时期内广泛流行时称为“时行感冒”。

现代医学中亦称感冒，属上呼吸道感染的范畴；流行性感冒属时行感冒的范畴。

【病因病机】

感冒发生，主要由于体虚抗病能力降低，当气候急剧变化时，人体的卫外功能不能适应，致肺卫失调，或衣着不慎，感寒冒风所致。本病多发生于气候突变，寒温失常之时。感受风邪常见寒热、暑湿夹杂为患，冬季多属风寒，春季多属风热，夏季多夹暑湿，秋季多兼燥气。外邪乘虚由皮毛、口鼻而人，引起一系列肺卫症状，由于外邪有偏寒、偏热和夹湿的不同，其病机亦有所不同。偏于寒者，寒邪束表，毛窍郁闭，腠理不开，无汗表实，肺气不宣；偏于热者，或风寒化热，热郁肺卫，肌表不固，腠理疏泄，汗出表虚，肺失清肃；夹湿者，湿留肌腠，阻遏阳气，表卫失和，留恋难解。小儿脏腑娇嫩，易虚易实，转变尤速，易化热生风，出现高热抽搐等症。

【辨证分型】

1．风寒：鼻塞声重，喷嚏，流清涕，喉痒，咳嗽，痰多清稀，恶寒发热，四肢酸楚，头痛身痛，无汗，舌苔薄白，脉浮紧。

2．风热：发热，微恶风寒，汗出，头痛，全身不适，鼻塞涕浊，咳嗽痰稠，咽喉红肿疼痛，目赤，口干而渴，舌苔薄黄，脉浮数。

3．暑湿：头重如裹，肢体困重，身热不扬，微恶风寒，鼻塞流涕，汗出，口渴而粘，胸脘满闷，呕恶，小便短黄，舌苔黄腻，脉多濡数或浮数。

【治疗】

（一）刺灸法

1．风寒感冒

【治则】祛风散寒，解表宣肺。取手太阴、阳明、足太阳和足少阳经穴为主。

【处方】列缺、风门、风池、迎香、支正、合谷。

【方义】取手太阴经穴列缺配迎香，宣降肺气，通利鼻窍，以治鼻塞、喉痒、咳嗽等症。太阳主一身之表，外感风寒先犯太阳，故取手太阳经穴支正配足太阳风门以疏调太阳经气，散风寒解表邪，以治恶寒发热、四肢酸楚、头痛身痛等症。阳维主阳之表，故取足少阳、阳维会穴风池以疏解表邪。手太阴与手阳明经互为表里，故取手阳明原穴合谷以疏利阳明，即可增强解表宣肺的作用，又可防止外邪传入阳明。

【随证配穴】头痛甚配太阳；咳嗽甚配尺泽；气虚感冒配足三里。

【操作】毫针刺用泻法，风门可拔火罐，每日 1 次，每次留针 20～30 分钟，10 次为 1 疗程。

2．风热感冒

【治则】疏散风热，清肃肺气。取手太阴、阳明、少阳经穴为主。

【处方】大椎、曲池、合谷、鱼际、外关。

【方义】督脉为阳脉之海，大椎为督脉经穴，为诸阳之会，有表散阳邪而解热之功。合谷、曲池分别属手阳明原穴、合穴，手阳明与手太阴相表里，两穴并用，具有清利肺气，解热保津作用，善治发热、咽喉肿痛、口干而咳。鱼际为肺经荥穴，用以清泻肺热，化痰止咳，利咽止痛。外关为手少阳之络穴，通于阳维，可疏散风热，以治发热、头痛、目赤等症。

【随证配穴】咽喉痛配少商点刺出血；全身酸楚配身柱。

【操作】毫针浅刺用泻法，每日 1 次，每次留针 20～30 分钟。10 次为一疗程。

3．暑湿感冒

【治则】清暑湿，调肺卫。取手足太阴、阳明和三焦经穴为主。

【处方】孔最、合谷、中脘、足三里、支沟。

【方义】孔最、合谷有宣肺解表，清暑化湿之功，以治头重、肢困、鼻塞和寒热等症。

中脘、足三里有理脾化湿，和胃降浊之功，以治胸脘满闷，呕恶等症。支沟是手少阳经穴，有通调三焦气化之功。上述诸穴配合，以增强祛暑化湿之效。

【随证配穴】湿甚者，可配阴陵泉；暑甚者，可委中穴刺络放血。

【操作】毫针刺用泻法，每日1次，每次留针20～30分钟，10次为1疗程。

（二）耳针法

取穴：肺、内鼻，下屏尖、胃、脾、三焦。刺法：中强刺激，捻针2～3分钟，留针30～60分钟。咽喉疼痛者，可加咽喉、扁桃体。

（三）电针法

取穴：风寒者，取风池、外关；风热者，取太阳、合谷。以上两方取用单侧两穴。通电时，风池和太阳不宜进针太深。

（四）火罐法

取穴：大椎、身柱、大杼、风门、肺俞和太阳穴部位。

【文献摘录】

感冒：陶道、肺俞，治发热时病（《百症赋》）。

太阳病，初服桂枝汤，反烦不解者，先刺风池、风府。太阳病欲作再经者，刺足阳明，使经不传而愈（《伤寒论》）。

伤寒在表，发热恶寒，头顶痛，腰脊强，无汗，脉浮，刺合谷（《伤寒论》）。

感冒：风池、风府、大椎、瞳子髎、曲池、足三里、支沟、内庭、附分、魄户、新建（《新针灸学》）。

第二节　中　　暑

中暑是发生于夏季的一种急性疾病。盛夏季节，天气酷热，长时间处在高温环境中，或烈日暴晒等，均可发生中暑。本病有轻有重，症候表现亦异，但见头晕，头痛，懊侬，呕恶者，称为“伤暑”；猝然昏倒者，称为“暑厥”；兼见抽搐者，称为“暑风”。

【病因病机】

中暑的发生，每因体质虚弱，暑热或暑湿秽浊之气乘虚伤及人体。轻则暑邪郁于肌表，以致表卫失和，汗出不畅，邪热不得外泄，出现身热、头痛、头昏、少汗等症；或暑湿内蕴，脾胃不和，则出现恶心呕吐、纳呆、懊侬等症。重则暑邪由表及里，邪热炽盛，犯及心包，蒙蔽心窍，出现壮热、昏倒、抽搐等症；或头昏、面白肢冷、脉微欲绝等危象。

【辨证分型】

1. 轻证：头晕，头痛，身热，少汗，胸脘痞闷，懊侬，恶心，烦渴，神疲倦息，舌苔白腻或淡黄厚腻，脉濡数。

2. 重证：壮热，神昏，肌肤灼热，口干唇燥，面红目赤，或烦躁不安，抽搐，舌质红绛，舌苔少，脉微而数。

【治疗】

（一）刺灸法

1．轻证

【治则】解表清暑，和中化浊。取督脉和手足阳明、心包经穴。

【处方】大椎、合谷、陷谷、内关、足三里。

【方义】大椎属督脉穴，为诸阳之会，配合谷、陷谷解表清暑，疏泄阳明。内关通阴维脉，阴维脉循行于腹里，分布于胃、心、胸、之间，配足三里和中化浊，益气阴扶正气，以防暑邪内犯。

【操作】毫针刺用泻法。

2．重证

【治则】清泄暑热，开窍醒脾，取督脉和任脉经穴为主。

【处方】百会、人中、十宣、曲泽、委中、阳陵泉、承山、神阙、关元。

【方义】取百会、人中以开窍醒脑；十宣为阴阳交接处，具有调节阴阳，开窍苏厥之作用。曲泽为手厥阴之合，委中为足太阳之合，用三棱针点刺浮络出血，以泻营血之暑热。取筋会阳陵泉和承山，，以舒筋解痉。虚脱者，可急灸神阙、关元以回阳固脱救逆。

【操作】毫针刺用泻法，并可放血；气阴两脱者，可用灸法。

（二）刮痧法

适用于中暑轻证，用光滑的陶瓷汤匙，蘸食油或清水，刮脊背两侧、颈部、胸肋间隙、肩、肘窝及腋窝等处，刮至皮肤呈紫红色为度。

（三）耳针法

取穴：脑、心、下屏尖、枕、耳尖。刺法：取双侧，强刺激，轻捻5分钟，留针30分钟，耳尖针刺放血。

【文献摘录】

中暑：人中、中脘、气海、曲池、合谷、中冲、三里（足）、内庭（《针灸逢源》）。

中暑不省人事：取百会、人中、承浆、气海、中脘、风门、脾俞、合谷、中冲、少冲、足三里、内庭、阴交、阴谷、三阴交（《针灸全书》）。

第三节　疟　　疾

疟疾是以寒战壮热，出汗后热退如常人，休作有时为特征。俗称“打摆子”、“发寒热”，是感受“疟邪”（疟原虫）所引起的传染病。多发于夏秋之间，其他季节也有散在发生。现代医学认为疟疾是由疟原虫引起的传染病。

【病因病机】

本病是感受疟邪所致。多由外感风寒暑湿，饮食所伤，劳倦过度，起居失宜等，导致正气虚弱，抗邪能力低下而诱发本病。

疟邪侵入人体，伏于半表半里，出入营卫之间。发病时，则正邪交争，而寒热往来，入与阴争则寒，出与阳争则热。若疟邪暂时匿伏，尚未与营卫相争，则寒热休止。邪在阳分则病浅，发作日早；邪陷阴分则病深，发作日迟，故疟疾有一日一发，二日一发，三日一发的不同。久疟不愈，反复发作，耗伤气阴，正虚邪恋，遇劳即发，则成劳疟。久疟不已，导致气血瘀滞，结于胁下，形成痞块，则为“疟母”。

现代医学认为疟疾是疟原虫寄生人体引起的疾病，由蚊虫叮咬或输入带疟原虫血液而感染，导致肝细胞和红细胞寄生增值，红细胞周期性大破坏而发病。

【辨证分型】

本病以寒热往来，汗出而息，休作有时为特征。病始呵欠乏力，毛孔粟起，旋即寒战鼓颔，肢体酸楚，继而内外皆热，体若燔炭，头痛如裂，面赤唇红，口渴引饮，而后汗出淋漓，热退身凉；苔白腻或黄腻，脉寒战时弦紧，发热时滑数或弦数。如夹湿痰，则有呕恶、脘痞、胸闷、咳嗽等症。如疟邪内陷，内热炽盛，则可出现高热、神昏、嗜睡、痉厥等症。久疟不愈，发作休止无定时，面色不华或萎黄，神疲乏力，形体消瘦，舌质淡，脉细无力或细涩，遇劳即发可成为劳疟。久疟不已，营血不和，血瘀痰凝，胁下结块，形成疟母。

现代医学分疟疾为“间日疟”、“三日疟”、“卵圆疟”、“恶性疟”，一般恶性多凶险发作。

【治疗】

（一）刺灸法

【治则】和解少阳，祛邪截疟。取少阳、督脉、太阳、阳明、厥阴经穴。

【处方】大椎、后溪、间使、液门、曲池。

【方义】大椎是手足之阳经与督脉之会，能宣通诸阳之气而达疟，为截疟要穴。后溪是手太阳经穴，为八脉交会穴之一，通督脉，能宣发太阳与督脉之气，祛邪外达。间使属手厥阴经，为治疟的经验穴。液门是手少阳经穴，能和解少阳，治寒热往来之症。曲池是手阳明经穴，能清泻阳明，以退炽热。

【随证配穴】汗不出可加合谷；呕吐加内关；头痛加风池；腹痛加足三里；疟母加痞根、章门。

【操作】毫针刺用泻法，在发作前1～2小时针刺，每日1次，每次留针30分钟，10次为1疗程。

（二）耳针法

取穴：下屏尖、脑、屏间、肝、脾。刺法：在发作前1～2小时针刺，用较强刺激，留针1小时，连续针刺3天。

【文献摘录】

百会、经渠、前谷（《神应经》）。

大椎（或陶道）、间使、后溪、复溜，中刺激（《中国针灸学》）。

疟先寒后热，取公孙、后溪、曲池，劳宫；疟先热后寒，取公孙、曲池、百劳、绝骨（《针灸大全》）。

疟寒多热少，取大椎、后溪、百劳、曲池（《针灸大成》）。

久疟不愈，黄瘦无力，灸脾俞七壮（《类经图翼》）。

第四节　咳　　嗽

咳嗽是肺系疾病的主要症状之一。《黄帝内经·素问》有：“五脏六腑皆令人咳，非独肺也”之说，是指咳嗽不仅发生于肺系疾患，其他脏腑有病，累及肺系时，也能发生咳嗽。咳嗽一般分为外感与内伤咳嗽，内伤咳嗽感受外邪，又能急性发作。慢性咳嗽迁延日久，或年老体弱者，常可并发咳喘（喘证）。

现代医学的上呼吸道感染、支气管炎、支气管扩张、肺炎和肺结核等疾病，可参考本症辨证施治。

【病因病机】

咳嗽的发病，有外邪伤及肺卫引起的外感咳嗽；有其他脏腑病变累及于肺，引起的内伤咳嗽。由于机体肺卫功能低下，风寒、风热、风燥等外邪从皮毛而入，内迫于肺，或邪气从口鼻而入，内伤于肺，以致肺气不宣，清肃失职，津液不布，凝聚为痰，阻塞气道，气逆则咳；或肺气郁闭，久而化火，灼肺伤津，煎津为痰，肺失清肃而致咳嗽；其他脏有病累及于肺，肺气不降，亦能令人咳，如脾气虚弱，不能运化，痰浊内生，上渍于肺，阻塞气机，肺气不降；或肝郁气滞，郁而化火，上灼于肺（木火刑金），炼津为痰，阻碍肺气的肃降，气逆而咳。

【辨证分型】

（一）外感咳嗽

1．风寒：咳嗽喉痒，痰稀色白或痰中有泡沫，常伴有头痛，发热，鼻塞流涕，骨节酸痛，舌苔薄白，脉象浮数或浮紧。

2．风热：咳嗽频剧，痰稠而黄，可伴有口渴，鼻燥咽痛，身热，恶风汗出，舌苔薄黄，脉象浮数。

（二）内伤咳嗽

1．痰湿犯肺：咳嗽声重，痰多易咳出，痰白或灰暗，胸脘痞闷，食纳量少，神疲乏力，面色不华，大便溏稀，舌苔薄黄少津，脉象弦数。

2．肝火灼肺：气逆咳嗽，咳引胁痛，痰少而粘，每因情志变化而加重，面赤目红，咽干，口苦，舌尖红赤，舌苔薄黄少津，脉象弦数。

【治疗】

（一）刺灸法

1．外感咳嗽

（1）风寒咳嗽

【治则】宣肺解表，镇咳化痰。取手太阴、阳明经穴为主。

【处方】列缺、合谷、肺俞、外关。

【方义】手太阴与手阳明为表里关系，取其手太阴经穴列缺，配肺俞宣通肺气，镇咳化痰。合谷是手阳明原穴，配外关疏散风热表邪，宣肺镇咳。

【操作】毫针浅刺用泻法，重者可艾灸或拔火罐，每日1次，每次留针20～30分钟。

(2) 风热咳嗽

【治则】疏散风热，清肺化痰。取手太阴、阳明和督脉经穴。

【处方】尺泽、肺俞、曲池、大椎。

【方义】尺泽是五输穴中的合穴，五行属性属水，配肺俞清肺化痰而镇咳。大椎是督脉要穴，有解表退热，镇咳化痰之功，配曲池增强其疏风清热的作用，使痰火得清，肺气得降，咳嗽则止。

【操作】毫针浅刺用泻法，每日1次，每次留针20～30分钟。

2. 内伤咳嗽

(1) 痰湿犯肺

【治则】健脾燥湿，化痰止咳。取手足太阴、阳明经穴。

【处方】肺俞、脾俞、太渊、太白、丰隆。

【方义】原穴为本脏真气所输注，故取肺原太渊与脾原太白穴，配合肺俞、脾俞，以健脾燥湿，理肺降气。因脾为生痰之源，肺为储痰之器，脾肺同取，乃标本同治也。丰隆是足阳明经的络穴，能调运中焦脾胃之气，使气行津布，痰湿得化。

【操作】毫针浅刺平补平泻法，或加灸法，每日1次，每次留针20～30分钟。

(2) 肝火灼肺

【治则】清肝泻火，润肺化痰。取手太阴、足厥阴经穴为主。

【处方】肺俞、尺泽、阳陵泉、太冲。

【方义】肺俞清肺化痰，尺泽为肺经合穴，泻之清肺热；阳陵泉、太冲清肝胆之火，以免肺受其灼。

【操作】毫针刺用平补平泻手法，不灸，每日1次，每次20～30分钟。

(二) 耳针法

取穴：支气管、肺、神门、枕。刺法：每日或隔日1次，留针30分钟至1小时。外感咳嗽加肾上腺、交感；内伤咳嗽加脾、肾。10次为1疗程。

(三) 穴位注射法

取穴：定喘、大杼、风门、肺俞。刺法：采用维生素B_1注射液，或胎盘注射液，选注上背部肺俞等穴，每次取穴一对，注射0.5mL。由上而下，依次轮换取穴。隔日1次，20次为1疗程。

(四) 穴位埋针法

取穴：大椎、定喘、肺俞、心俞、膈俞。气喘者取定喘；年老体弱者加膏肓俞、足三里等。一般间隔一个月埋线1次，总次数根据病情决定。

(五) 发泡法

斑蝥粉如米粒大，置于肺俞、脾俞、肝俞上，以胶布固定，约12～20小时，揭去胶布，即见小水泡，任其自然吸收。如已溃破，则涂以2%的龙胆紫，敷以消毒纱布，以防感染。此法适用于慢性咳嗽发作期。

【文献摘录】

久咳不愈：肺俞、足三里、膻中、乳根、风门、缺盆（《针灸大成》）。
咳嗽面赤热：取支沟，痰热取肺俞、膻中、尺泽、太溪（《类经图翼》）。
咳嗽：大杼、肝俞、天突，尺泽、外关、经渠、三阴交，每日针治一次（《中国针灸学》）。

第五节 哮　　喘

哮喘是一种常见的反复发作性的病证，虽同是呼吸急促的疾病，但在症状表现上有所不同。哮是发作性的痰鸣气喘疾患，以呼吸气急，喉间哮鸣为特征；“喘”是以呼吸气促，甚至张口抬肩，鼻翼煽动为特征。因二者在临床上每同时举发，有时在症候上不易截然区分，其病因病机也大致相同，故合并叙述。本病一年四季均可发作，尤以寒冷季节和气候急剧变化时较多，且易复发，男女老幼皆可罹患。

哮喘可包括现代医学支气管哮喘、慢性喘息性支气管炎、肺气肿、肺炎、心源性哮喘等病。

【病因病机】

或风寒或风热之邪，侵袭于肺，阻遏肺气；或体质偏异，嗅吸花粉、烟尘、漆气，或其他味等，损害肺气，肺失宣降，津液不布，疑结为痰，阻塞肺机，气道不利，而致哮喘。亦有因脾胃不和，偏食过咸，或肥甘厚味，或进食虾蟹鱼腥等，损害脾气，脾失健运，痰浊内蓄，复因外邪、饮食、异味、劳倦、情志等诱因，触动宿痰，痰随气升，气因痰阻，相互搏击，阻塞气道，不能升降，以致呼吸困难，喘鸣则作。亦有因久喘伤肺，肺气不足，无力肃降，气壅肺胀，而致气急喘促。

哮喘初病多属实证，若长期反复发作，导致肺气日益耗散，必然累及脾肾，多为虚证。脾虚则痰浊更滋生，上渍于肺；又脾气虚，不能化生精微气血，肺失所养，而肺气更虚，以致哮喘缠绵；肾虚则气失摄纳，呼多吸少，动则喘甚。若累及于心，心阳不振，每易发生虚脱，是为哮喘之危候。

现代医学对本病的病因和发病机制尚未完全明了，一般认为与炎症和免疫缺陷有关。

【辨证分型】

1．实证：风寒袭肺者，症见呼吸困难，喉间哮鸣，胸闷如阻，咳嗽，痰稀多沫或痰白而粘，咳吐不利，形寒无汗，头痛，口不渴，舌苔薄白，脉象浮紧。感受风热，或因寒化热者，症见喘促气急，或喉中有痰鸣声，痰粘色黄，咳吐不利，胸高气粗，烦闷不安，汗出，口渴，大便秘结不通，舌质红，舌苔黄腻，脉象滑数。或兼头痛、发热、微恶风寒等表证。

2．虚证：病久肺气不足，症见喘促短气，言语无力，咳声低弱，自汗畏风，舌质淡红，脉象细弱。若肺阴亦虚者，除咳喘之外，兼见口干鼻燥，咽喉不利，面红或颧赤，舌质红赤，脉细数。脾虚则兼见面色不华，纳呆，脘闷不适，倦怠，四肢不温，大便溏薄，舌胖嗽，舌苔厚腻，脉象濡弱。若哮喘年久，肾虚不能纳气，则呼多吸少，动则喘甚，气不得续，神疲乏力，汗出，肢冷，面青，舌质淡，脉沉细无力。

【治疗】

（一）刺灸法

1．风寒袭肺

【治则】散寒宣肺平喘。取手太阴、足太阳经穴。

【处方】列缺、尺泽、肺俞、风门。

【方义】列缺、尺泽宣肃手太阴经气，有宣肺解表，化痰平喘之效。肺俞、风门属足太阳经而位近肺脏，能宣发足太阳经气，有祛风散寒，宣肺平喘的作用。

【操作】毫针刺用泻法，背部穴位可加灸，或拔火罐，每日1次，每次留针30分钟，10次为1个疗程。

2．风热痰遏

【治则】宣肺清热，化痰平喘。取手太阴、阳明经穴为主。

【处方】合谷、大椎、丰隆、膻中、中府、孔最。

【方义】合谷、大椎疏表散热清肺。中府、孔最宣肺解表，化痰平喘。丰隆调理脾胃，运湿化痰。膻中宽胸降气而平喘。

【操作】毫针刺用泻法，每日1次，每次留针20～30分钟，10次为1疗程。

3．虚证

【治则】调补脾肾，益肺平喘。取手太阴、足少阴、任脉及背俞穴为主。

【处方】肺俞、膏肓俞、气海、肾俞、足三里、太渊、太溪。

【方义】肺原太渊，肾原太溪，补二穴以达补肺益肾。灸肺俞、膏肓俞补益肺气。肾俞、气海补益肾气，肺肾气充，则上能主而下能纳，气机得以升降，使哮喘得平。取足三里调理脾胃，以资生化之源，使水谷精微上归于肺，肺气充则自能卫外，不受外邪。

【操作】毫针刺用补法，亦可用艾灸，拔火罐，每日1次，每次30分钟，10次为1个疗程。

（二）耳针法

取穴：平喘、下屏尖、肺、神门、脑、屏间、下脚端。刺法：每次取2～3个耳穴，实证用强刺激，虚证用轻刺激，留针5～10分钟，每日1次，10次为一个疗程。

（三）皮肤针法

刺法：哮喘发作期，可用皮肤针叩击鱼际及前臂手太阴肺经循行部位15分钟，两侧胸锁乳突肌15分钟，对哮喘有缓解作用。

（四）灸法

取穴：肺俞、脾俞、肾俞、大椎、膻中。灸法：艾炷如枣核大，隔姜灸，每穴3～5壮，不发泡，皮肤微红为度，每日1次。适用于缓解期，习惯在伏天用此法治疗。

【文献摘录】

诸喘气急：天突、璇玑、华盖、膻中、乳根、期门、气海，背脊中第七椎节下穴。哮喘：璇玑、华盖、膻中、肩井、肩中俞、太渊、足三里均灸（《类经图翼》）。

哮喘：俞府、天突、膻中、肺俞、足三里、中脘、膏肓、气海、关元、乳根（《针灸大成》）。

第六节　肺　痨

肺痨是一种具有传染性的慢性传染病。以咳嗽、胸闷、咳血、潮热、盗汗和逐渐消瘦为特征。本病有传染性、故古代文献又有“传注”、“传尸”等称。此外，亦有根据症状和预后而命名为“骨蒸”、“痨瘵”等。

现代医学的肺结核属于本病的范畴。

【病因病机】

本病的致病因素，不外内因与外因两个方面。外因是痨虫传染，侵入肺脏；内因是体质虚弱，正气不足，抗病能力低下，痨虫乘虚而入。两者又往往互为因果。

本病初起，病变主要在肺，在病变继续加重的过程中，可累及脾肾等脏。由于痨虫袭肺，损害肺阴，阴虚内热，灼伤肺络，症见干咳少痰，咳血，咽干音哑等。久则耗伤肺气，肺虚不能输布津液，肾又失去资生之源，则病累及于肾，肾阴亏损，虚火内蒸，症见骨蒸潮热。肾阴被耗，虚火内炽，愈致灼肺阴耗肺气，则症见盗汗，皮肤干燥，胸痛等。肺虚日久，耗夺母气以自养，则病及于脾，脾气虚弱，则纳少，消瘦，乏力，气短等。若肺痨渐重，阴损及阳，脾肾阳虚，还能出现浮肿，肢冷，气喘等症。

【辨证分型】

肺痨初起有轻度咳嗽，疲倦乏力，食纳不佳，形体日渐消瘦，胸中隐痛，痰中偶带血丝；继则咳嗽加剧，或干咳少痰，午后潮热，两颧发赤，盗汗，皮肤干燥，心烦失眠，胸痛，咳血量增多，男子遗精，女子经闭，舌质红赤，苔少，脉细而数。如病久不愈，日趋加重者，则极度消瘦，声音嘶哑，气息短促，或大量咳血，或面及下肢浮肿，食少，便溏，舌质光滑，脉象微细。

【治疗】

（一）刺灸法

【治则】养阴润肺，益气补肺，温健脾肾。取手太阴经穴及背俞穴为主。

【处方】尺泽、肺俞、膏肓俞、大椎、三阴交、太溪。

【方义】尺泽为肺经合穴，配肺俞，以养阴清火润肺。膏肓俞主治诸虚百损，是治肺痨有效经验穴，配大椎以调补肺气，固本培元。三阴交健脾益肺。太溪为肾经原穴，有滋补肾阴，壮水制火之功。

【随证配穴】潮热盗汗加阴郄；咳血加孔最；胸痛配内关；便溏配天枢；遗精配肾俞、三阴交；月经不调配归来；气短配气海。

【操作】毫针刺用平补平泻法，阴虚多用针法，阳虚多用灸法，每日 1 次，每次留针 20～30 分钟，10 次为 1 疗程。

（二）耳针法

取穴：肺区敏感点、脾、肾、屏间、神门。刺法：一般可用毫针法、电针法，隔日 1 次，10 次为 1 个疗程。

（三）穴位注射法

取穴：结核、中府、肺俞、大椎。并可配用膏肓俞、曲池、足三里。刺法：选用维生素 B_1 注射液 100 毫克或链霉素 0. 2 克，每次选择 2～3 穴，可轮流使用。

【文献摘录】

传尸痨瘵：鸠尾、肺俞、中极、四花（先灸）、膻中、涌泉、百会、膏肓、足三里、中脘（后刺）（《针灸大成》）。

骨蒸劳热，元气未脱者，灸崔氏四花穴（《医学正传》）。

久咳劳热者，灸肺俞（《灸法秘传》）。

第七节　中　　风

中风是以猝然昏仆，不省人事，或神志尚清，不经昏仆，骤见口角㖞斜，语言不利，半身不遂等为主要症状的一种临床常见多发病。因其发病急骤，症状变化多端，如风性善行数变，故名中风，又因其发病突然亦称“卒中”。本证多发于中年以上之人，在发病前常有头痛、眩晕、肢麻等先兆症状。

现代医学的脑溢血、脑栓塞、脑血栓形成、蛛网膜下腔出血和脑血管痉挛等病及其后遗症，可参考本节辨证施治。

【病因病机】

中风发生，风、火、痰是其主因，病及心、肝、脾、肾等脏。本病形成，或因正气不足，脉络空虚，营卫失和；或房劳不节，劳伤过度，耗伤肾阴，肝阳偏亢；或恣食肥甘，体肥痰盛，气血不调；或五志过极，心火亢盛，暴怒伤肝等多种因素，复因外风、忧思、恼怒和酗酒等诱因，可导致经络脏腑功能失调，阴阳偏颇，气血逆乱而发生中风。

肝风内动，痰浊瘀血阻滞经络，肢体筋脉失于濡养或拘紧，病位较浅，病情较轻，神志尚清，不经昏仆，肌肤不仁，肢体不遂，口角㖞斜，舌蹇语涩等，证属中经络。

肝风上扰，风阳暴升，气血并冲于上，夹杂痰火，蒙闭心窍，心神昏冒，病位较深，病情较重，突然昏仆，不省人事，口角㖞斜，半身偏瘫，牙关紧闭或目合口开等，证属中脏腑。

中经络者，反复发作，病位可由浅入深，病情由轻转重，可发展成中脏腑之证；中脏腑者，经救治脱险，病情缓和，由重转轻，多遗留口角㖞斜、半身不遂、语言不利等经络症候。

【辨证分型】

（一）中风先兆

多因气血上逆而病。症见眩晕、心悸、肢体麻木、手足乏力，舌强等症。

（二）中经络

病在经络，病情较轻而缓。多无神志改变。若脉络空虚，风邪入中，症见手足麻木，口角㖞斜，语言不利，甚或半身不遂，肌肤不仁，脉弦滑或弦。若因肝肾阴虚，风阳上扰，症见头晕头痛，耳鸣目眩，突然口角㖞斜，舌强语謇，肢体麻木，半身不遂，舌红苔黄，脉多弦或弦滑。

（三）中脏腑

病深入腑入脏，病情危重。症见猝然昏倒，神志不清，半身瘫痪，舌强失语，口角㖞斜。根据病因、病机不同及临床症状表现又分闭证与脱证。

1. 闭证：肝阳上亢，气火冲逆。不省人事，牙关紧闭，口噤不开，两手紧握，肢体强痉，大小便闭。兼见面赤气粗，口臭身热，躁动不安，唇舌红，苔黄腻，脉弦滑而数，证属阳闭；若兼见面白唇暗，痰涎壅盛，静而不烦，四肢欠温，舌苔白腻，脉沉滑缓，证属阴闭。

2. 脱证：证属重危，真气衰微，阳气将脱，阴阳有离决之势。症见突然昏倒，不省人事，神志昏沉，目合口开，手撒，鼻鼾息微，四肢逆冷，汗多不止，肢体软瘫，二便自遗，脉细弱，或沉伏欲绝。如见汗出如油，面赤如妆，脉微欲绝，或浮大无根，证属元气衰微，真阳外越之危候。

【治疗】

（一）刺灸法

1. 中经络

(1) 半身不遂

【治则】滋养肝肾，通经活络。取手足阳明经穴为主，辅以太阳、少阳经穴。初病可单刺患侧，久病可刺双侧，先刺健侧，后刺患侧。即“补健侧，泻患侧”的疗法。

【处方】

上肢：肩髃、曲池、手三里、外关、合谷。

下肢：环跳、阳陵泉、足三里、解溪、昆仑。

【方义】风病多犯阳经，阳主动，肢体活动障碍其病在阳，故本方取手足三阳经穴，又阳明为多气多血之经，故以阳明经穴为主。阳明经气血通畅，肢体活动功能易于恢复。半身不遂迁延日久，患侧肢体容易出现筋肉萎缩或强直拘紧，根据经脉循行路线的不同，分取手足阳明经的穴位，目的在于调和经脉，疏通气血。

【随证配穴】除上述穴位外，半身不遂还可取患侧井穴，点刺出血，取接续经气之意；上肢可加刺大椎、肩髃、阳池、后溪等穴；下肢加刺腰阳关、风市、悬钟等穴；当健侧关节部位屈曲拘挛者，可加刺其局部腧穴；语言蹇涩加廉泉、通里；肌肤不仁可用皮肤针叩刺患部。

【操作】毫针刺法，补虚泻实，每日 1 次，每次留针 20～30 分钟，10 次为 1 疗程。

(2) 口角㖞斜

【治则】疏调阳明，通经活络。取手足阳明、太阳经穴。初起单取患侧，病久可取双侧。

【处方】

地仓、颊车、合谷、内庭、太冲。

【方义】手足阳明经脉分属于口面部，足太阳经筋为目上冈，足阳明经筋为目下冈。口角㖞斜是经脉瘀滞，气血不通，筋脉失养所致。故取地仓、颊车等穴，直达病所，以舒筋活络，调和气血；远取合谷、太冲、内庭，以调和本经的经气，使气血得以通畅，濡养筋脉。

【随证配穴】按病位不同，还可酌取牵正、水沟、阳白、下关等穴，为局部取穴之意。

【操作】毫针刺用平补平泻法，每日1次，每次留针20～30分钟，10次为1疗程。

2．中脏腑

（1）闭证

【治则】平肝熄风，清心豁痰，醒脑开窍。取督脉和十二井穴为主，辅以手足厥阴、足阳明三经穴位。

【处方】人中、十二井穴、太冲、丰隆、劳宫。

【方义】本方组穴有平肝熄风，清泻火热，豁痰开窍之功。闭证乃因肝阳暴涨，气血上冲，夹杂痰火，闭阻清窍所致。取十二井穴点刺放血，以清心泻热，豁痰开窍；人中是督脉的要穴，有调和督脉气血，启闭开窍之功。肝脉上达巅顶，泻肝经的原穴太冲，以镇肝降逆，潜阳熄风。脾胃失和，运化失职，痰浊内生，取阳明经的别络丰隆穴，以调理脾胃，蠲化痰浊。“荥主身热”，取手厥阴心包之荥劳宫，泻之以清心泻热。

【随证配穴】牙关紧闭配下关，颊车；两手握固配合谷；语言不利配天突，上廉泉。

【操作】毫针刺用泻法，十二井穴点刺放血，或向上斜刺，每日1次，每次留针30分钟。

（2）脱证

【治则】回阳固脱，取任脉经穴为主。

【处方】关元、神阙（隔盐灸之）。

【方义】任脉为阴脉之海，脱证为阳气衰微之证，根据阴阳互根的道理，元阳外脱，应从阴救阳。关元是任脉与足三阴经之会穴，为三焦元气所出，联系命门真阳，是阴中有阳的穴位，神阙位于脐中，为真气所系，故用大艾炷重灸二穴，以救将绝之阳。

【随证配穴】汗出不止加阴郄、复溜；小便失禁加三阴交。

【操作】关元穴大艾炷灸，神阙隔盐艾灸，直至四肢转温为止。

（二）头针法　取对侧面运动区为主，并可配足运感区。失语者用语言区。刺法：沿皮下刺入0.5～1寸，频频捻针，用于中风后遗半身不遂，有时收到较好效果。

（三）耳针法　取下屏尖、神门、肾、脾、心、肝、眼、胆、缘中、耳尖、瘫痪相应部位、降压沟等。刺法：每次取3～5穴，双侧，用毫针中等刺激，闭证耳尖可放血。后遗症隔日1次，10次为1疗程，休息5天，再作第二疗程，疗程多少，视病情而定。

（四）电针法　选取上述四肢穴位2～3对，进针后作提插行针，使针感向远端扩散，然后用电针机通电，刺激量逐渐加强。通电时间均半分钟，稍停后再通电半分钟，可重复3～4次，使患者产生酸麻感，并使有关肌群出现节律性收缩。

【文献摘录】

凡初中风跌倒，卒暴昏沉，痰涎壅滞，不省人事，牙关紧闭，刺少商、商阳、中冲、关冲、少泽。中风筋急不能行，内踝筋急，灸内踝上四十壮；外踝筋急，灸外踝上三十壮。步行无力疼痛，针灸昆仑（《针灸大成》）。

卒中暴脱，若口开手撒，遗尿者，虚极而阳暴脱也。脐下大艾灸之（《证治准绳》）。

中风半身不遂（风痱），先于无病手足，针宜补不宜泻，次针其有病手足，宜泻不宜补。合谷、手三里、曲池、肩井、环跳、血海、阴陵泉、足三里、绝骨、昆仑（《玉龙经》）。

第八节　呃　　逆

呃逆是胸膈气逆上冲，喉间呃呃连声，声短而频，令人不能自己控制，甚至妨碍谈话、咀嚼、呼吸和睡眠等。古代文献称为“哕”，俗称“打呃”。

呃逆有的偶然发作，其症轻微，持续数分钟至数小时，可以不治自愈。亦有的继发于其他急、慢性疾病的过程中，持续不断或间歇发作，须治疗才能渐平。

临床上，呃逆与嗳气、干呕同属于胃气上逆所致。但症候表现不同，应加以区别。如《景岳全书·呃逆》所说：“哕者，呃逆也……干呕者，无物之吐即呕也……噫者，饱食之息即嗳气也……噫者，饱食之息即噫气也……后人但以此为鉴，则异说之疑可尽释参。”

本症常见于胃肠神经官能症引起的膈肌痉挛。其他如胃、肠、纵隔、食管等疾病引起膈肌痉挛亦发生呃逆之症。

【病因病机】

呃逆的发生是由于多种原因引起的胃气上逆所致。胃处中焦，上贯胸膈，以通降为顺。若饮食不节，过食生冷或服寒凉药物，寒气蕴蓄胃中，胃阳被遏；或过食辛热炙煿，或服温燥药物，燥热内盛，阳明腑实；或情志郁怒，郁而化火，肝火犯胃；或年老体弱，久病久痢，以致脾胃阳虚，痰浊中阻，清气不升，浊气不降；或热病耗津及汗吐下太过耗伤胃阳，虚火上逆等等，均可导致胃气不降，上逆胸膈，气机逆乱而发呃逆。

【辨证分型】

1. 实证：呃逆初起，呃声响亮有力，形神不衰，多属实证。胃寒者，呃声沉缓有力，胃脘冷胀，喜食热饮，手足不温，食纳量少，小便清长，大便溏薄，舌苔白滑，脉象迟缓。胃热者，呃声响亮，连续有力，胃脘灼热，喜食冷饮，口臭，口干渴，面赤，小便短黄，大便干燥，舌苔黄而少津，脉象滑数。肝气犯胃者，呃逆常因情志改变而发或加重，伴有胸胁胀痛，口苦，嗳气，情绪易动，大便不调，舌苔薄白或薄黄，脉弦。

2. 虚证：久病呃逆，呃声低而无力，神疲气怯，形体消瘦，多属虚证。脾胃阳虚者，呃声低弱，气短乏力，形体瘦弱，面色不华，手足不温，不思饮食，食后脘胀，或泛吐痰涎，大便溏泻，舌质淡胖，脉细或濡。胃阴不足者，呃声断续而急促，口咽干燥，烦渴，消瘦，颧赤，手足心热，舌质红赤，苔少或光滑无苔，脉细而数。

【治疗】

（一）刺灸法

【治则】和胃降逆。寒证多用灸以温阳，热证多用针以清热，气滞则疏肝理气，阳虚则温中益气，阴虚则生津益胃。

【处方】中脘、内关、足三里、膈俞。

【方义】中脘是胃的募穴，足三里是胃的合穴，两穴同用，泻之能清胃降气，补之能益气温中。膈俞利膈镇逆。内关解郁和中。阳虚者灸之，阴虚者针之。本方通治呃逆。

（二）耳针法

取穴：耳中、下脚端、胃、肝、脾。刺法。在穴位范围找压痛点，强刺激，留针30分钟。顽固性呃逆，可用埋皮内针法。

【文献摘录】

五噎五膈取天突、膻中、心俞、上脘、中脘、下脘、脾俞、胃俞、通关（在中脘两旁各五分，与阴都穴相同）、中魁、大陵、三里（《医学纲目》）。

呃逆：寒证取上脘、章门、脾俞、内关；热证取内关、合谷、列缺、膈俞、足三里；虚证取中脘、期门、气海、脾俞、胃俞；实证取上脘、足三里（《针灸学简编》）。

第九节　噎　　膈

噎是吞咽之时，梗噎不顺；膈是胸膈阻塞，饮食不下，或食入即吐。噎虽可单独出现，而又每为膈的前驱，因此噎膈并称。

现代医学的食管癌、贲门癌、贲门痉挛、食管憩室、食管炎，食管神经官能症等，可参考本节辨证施治。

【病因病机】

本证多因忧思伤脾，脾伤气结，津液不能输布，聚而为痰，痰气交阻食管；或恼怒伤肝，肝郁气滞，气滞则血行不畅，遂积成瘀，瘀阻不通；或偏嗜烟酒辛热，积热消阴，以津伤血燥，日久瘀热停留，阻于胃脘食管，而发噎膈。由于水谷难下，气血生化之源亏乏，以至津涸液枯，日渐消瘦，进而元气大伤，上下阻隔，成为危候。

【辨证分型】

本证轻重程度不一，轻者仅有吞咽不顺，胸胁胀闷，情绪舒畅时可减轻，全身症状亦不明显，工作起居影响不大；进一步发展，可出现不同程度的吞咽困难和胸膈阻闷或疼痛，汤水尚能通过，进固体食物则梗阻难下，形体逐渐消瘦，口干舌燥，嗳气等；重者吞咽时胸膈疼痛，汤水难下，或食入随即吐出，甚至吐出物如赤豆汁，形体日渐消瘦憔悴，精神衰惫，浮肿，腹胀，肢冷等。

总之，在辨证上应察其标本虚实。初期以标实为主，根据气结、痰阻、血瘀的不同进行辨证选穴，才能收到一定疗效。

【治疗】

（一）刺灸法

【治则】理气宽胸，祛痰化瘀。取任脉、足阳明经穴为主，辅以背俞及手厥阴经穴。

【处方】天突、膻中、足三里、内关、上脘、胃俞、脾俞、膈俞。

【方义】气会膻中配天突宽胸利膈，散结清咽。内关配上脘和胃化痰，调气止痛。膈俞为血之会穴，又位近膈部，故能宽胸利膈，活血化瘀。足三里、胃俞、脾俞调理脾胃，补益气血，以扶正祛邪，使气机运化而消瘀阻。

【操作】毫针刺初期用平补平泻手法，后期用补法，并可加灸，每日 1 次，每次留针 20～30 分钟，10 次为 1 疗程。

（二）耳针法

耳穴：神门、胃、食管、耳中。

刺法：取双侧，用中等刺激，每日 1 次，10 次为 1 个疗程。

【文献摘录】

噎食不下：取劳宫、少商、太白、公孙、足三里、中魁、膈俞、心俞、胃俞、三焦俞、中脘、大肠俞（《神应经》）。

五噎五膈：取天突、膻中、心俞、上脘、中脘、下脘、脾俞、胃俞、通关（在中脘两旁各五分，与阴都穴相同）、中魁、大陵、三里（足）（《医学纲目》）。膈气形体羸瘦，六脉沉涩，针膻中、气海，又各灸七壮（《针灸大成》）。

第十节　胃　　痛

胃痛，又称胃脘痛，以胃脘部经常发生疼痛为主症。由于痛的部位在心口窝部，故有心口窝痛和心腹痛等，古代文献所称心痛，多指胃痛而言，至于心脏疾病所引起的心痛，称为“真心痛”，与胃痛不能相混。

现代医学的急、慢性胃炎、胃及十二指肠溃疡病、胃癌和胃神经官能症等，均属于中医“胃痛”范畴。

【病因病机】

感受寒邪，内犯于胃，胃气逆乱；过食生冷，寒积于中，胃气不和；饮食不节，食滞不化或过食辛辣厚味，湿热内生，脾胃不和；情志所伤，肝郁气滞，横逆犯胃；素体脾胃虚弱，或劳倦过度，或病脾虚，中阳不振，寒邪内生，胃失温降均能导致胃痛。

胃痛初起，多因气机阻滞，不通则痛；气滞日久，既能导致气滞血瘀，脉络受伤，吐血、便血，又能导致气郁化热，耗伤胃阴，胃失濡养，口干而苦。

【辨证分型】

胃痛的辨证，主要辨别是病邪（寒、热、食滞）阻滞，还是脏腑失调（肝气郁结，脾胃虚弱）所引起，是实证（病邪阻滞，肝郁，肝火）还是虚证（脾胃阳虚，胃阳不足）；证属气滞，还是血瘀等。

1. 寒邪犯胃：胃痛暴作，畏寒喜暖，温熨脘部可使痛减，口不渴，或口渴喜热饮，苔白，脉弦紧。

2. 伤食气滞：胃脘胀痛，嗳腐吞酸，或呕吐不消化食物，吐后痛减，大便不调，舌苔厚腻、脉滑。

3. 肝气犯胃：胃痛及胁，每因情志因素而发或加重，嗳气频繁，大便不爽，苔多薄白，脉弦。

4. 脾胃虚寒：胃痛隐隐，泛吐涎水，喜暖喜按，纳少，神疲，甚者手足不温，大便溏薄，舌质淡，脉细弱。

上述诸证，日久郁滞化热者，则胃痛有灼热感，口干或苦，舌质红，苔黄或少苔、脉弦或数；或气滞血瘀者，痛如针刺，痛位固定不移而拒按，甚则吐血、便血，舌质紫暗或有瘀斑点，脉涩。

【治疗】

（一）刺灸法

1. 实证

【治则】散寒止痛，疏肝理气，消食导滞。取胃之募穴、合穴，手足厥阴和足太阴经穴。

【处方】中脘、足三里、内关、公孙、太冲。

【方义】胃的募穴中脘，配胃的合穴足三里，有调和胃气，导滞止痛之效。内关、公孙是八脉交会配穴法，能宽胸解郁，善治心胃疼痛。太冲疏肝理气。

【操作】毫针刺用泻法，每日1次，每次留针20～30分钟，10次为1疗程。寒气凝滞可温针灸，或背俞穴拔火罐。

2. 虚证

【治则】温中健脾和胃止痛，阳虚者温中散寒；阴虚者养阴益胃。取俞、募穴及足太阴、阳明经穴为主。

【处方】脾俞、胃俞、中脘、章门、足三里、内关、三阴交。

【方义】本方用脾胃的俞募穴配足三里、三阴交、内关灸之能温中散寒，健脾和胃。针用补法能补脾健中，养胃和络。

【操作】毫针刺，用补法，亦可温针灸，每日1次，每次留针20～30分钟，10次为1疗程。

（二）耳针法

取穴：胃、脾、下脚端、神门、脑。刺法：选2～3穴，疼痛剧烈时用强刺激，疼痛缓解时用轻刺激，留针30分钟，隔日1次，或每日1次，10次为1疗程。

（三）拔罐法

选用上腹部和背部穴位拔火罐，在针灸后进行，适用于虚寒性胃痛。

（四）埋线法

取穴：①足三里（左）、胃俞透脾俞；②中脘透上脘、足三里（右）；③下脘、灵台、梁门。方法：三组穴位轮流使用，用羊肠线埋植，每次间隔20～30天。

【文献摘录】

胃痛：膈俞、脾俞、胃俞、内关、阳辅、商丘，均灸（《神灸经纶》）。

胃脘痛：太渊、鱼际、三里、两乳下各一寸，各灸三十壮；膈俞、胃俞、肾俞，随年壮（《神应经》）。

胃脘冷积作痛：中脘、上脘、足三里（《针灸大成》）。

脾胃虚寒，呕吐不已：内庭、中脘、气海、公孙（《针灸大全》）。

第十一节　腹　　痛

腹痛是指胃脘以下，耻骨毛际以上的部位发生以疼痛为主要症状的病症。腹痛在临床上极为常见，涉及范围也很广。腹内脏腑、经络受到外邪或内伤等，均可产生腹痛。本节主要讨论有关内科常见消化系统的腹痛。至于急腹症、妇科疾病所致腹痛，属外科、妇科范围，其他如痢疾、胃痛、泄泻等所致的腹痛，可参考有关章节，不属本节讨论内容。

【病因病机】

寒邪内积：过食生冷，寒凝气滞，肠胃气机阻滞，或脐腹暴受外寒，侵入厥阴之经，寒主收引，拘急作痛。如《黄帝内经·素问》中说："寒气客于肠胃之间，膜原之下，血不得散，小络急引，故痛。"

脾阳不振：平素脾阳不振，以致运化失司，寒湿阻滞，或脾虚不能运化水谷精微，气血虚亏，不能温养脏腑、经脉而致腹痛。

肝郁气滞：恼怒忧思过度，肝气郁结，枢机失于条达，气血郁滞，导致腹痛。

饮食停滞：暴饮暴食，或过食膏粱厚味，损伤肠胃，致食积不化，阻滞气机不通则痛。

【辨证分型】

1. 寒邪腹痛：腹痛急暴，得温痛减，遇寒加甚，口不渴，大便溏薄或泄泻，腹中肠鸣，小便清利，舌苔白腻，脉沉紧。若兼表寒，则恶寒发热。

2. 食滞腹痛：脘腹胀痛，痛处拒按，厌食恶心欲吐，嗳腐吞酸，或痛而欲泻，泻后胀痛减缓，舌苔腻，脉滑实。若化热，则大便秘结，口渴，小便短赤，苔黄腻，脉滑数或洪数。

3. 阳虚腹痛：腹痛绵绵，活动及劳累后加重，时痛时止，痛时按之较舒，神疲畏寒，四肢不温，面黄唇淡，大便溏薄，舌苔薄白，脉沉细。

4. 肝郁腹痛：脘腹胀痛，攻窜不定，或引及少腹，胁胀，嗳气，常因情志所伤而发或加重，多躁善怒，舌苔薄白，脉沉弦。

【治疗】

（一）刺灸法

1. 寒邪腹痛

【治则】温中散寒，理气止痛。取任脉和足太阴、阳明经穴为主。

【处方】中脘、神阙、关元、足三里、公孙。

【方义】取中脘以温中散寒，通理胃肠之腑气。配合足三里、公孙健脾和胃，理气止痛。灸神阙、关元温暖下元，以祛寒止痛。

【操作】毫针刺用泻法，可用温针灸，神阙隔盐灸，每日1次，每次20～30分钟，10次为1疗程。

2. 食滞腹痛

【治则】消食导滞，调理肠胃。取任脉、足阳明经穴为主。

【处方】中脘、天枢、气海、足三里、里内庭。

【方义】取中脘通理脾胃，消食导滞。天枢、足三里以通腑理气，消食导滞。气海行气止痛。里内庭为治疗伤食的经验穴。

【操作】毫针刺用泻法，并可灸，每日1次，每次留针20～30分钟，10次为1疗程。

3. 阳虚腹痛

【治则】温肾助阳，健脾益气。取背俞、任脉经穴为主。

【处方】脾俞、肾俞、胃俞、中脘、气海、章门、足三里。

【方义】取脾俞、胃俞配腑会中脘，脾募章门健脾温中，益气生血，血主濡之，气主煦之，经脉通利，其痛可止。肾俞益肾壮阳，温里祛寒。气海、足三里调理肠胃，以助消谷运化之功能。

【操作】毫针刺用补法，并灸，每日1次，每次20～30分钟，10次为1疗程。

4. 肝郁腹痛

治法：疏肝解郁、理气止痛。取手足厥阴、任脉经穴为主。

【处方】膻中、太冲、内关、阳陵泉。

【方义】气会膻中，配太冲能疏肝解郁，理气止痛。内关属手厥阴经，通阴维脉，配阳陵泉能解郁除烦，使肝气和畅，情志怡悦，则腹痛可止。

【操作】毫针刺用泻法，每日1次，每次20～30分钟，10次为1疗程。

（二）耳针法

取穴：大肠、小肠、胃、脾、神门、下脚端。刺法：每次取2～3穴，留针10～20分钟，每日或隔日1次，10次为1疗程。

【文献摘录】

腹痛：内关、足三里、阴谷、阳陵泉、复溜、太溪、昆仑、行间、太白、中脘、气海、膈俞、脾俞、肾俞（《神应经》）。

绕脐痛：灸水分、天枢、阴交、足三里（《类经图翼》）。

腹中切痛而鸣，当脐痛：取巨虚、上廉（《卫生宝鉴》）。

第十二节　泄　　泻

泄泻又称腹泻。是指排便次数增多，粪便稀薄，甚至如水样而言。本病症的病理变化主要在脾胃和大小肠，亦可涉及到肾。《黄帝内经》称为“泄泻”。又有“濡泄”、“洞泄”“注泻”和“飧泄”等称。汉唐时代称为“下利”，宋代后统称“泄泻”。

现代医学中的急、慢性肠炎、肠结核和胃肠神经功能紊乱等引起的腹泻，均可参考本证辨证施治。

【病因病机】

根据本病症的病理变化和临床表现可概分为急性和慢性两类。

1. 急性泄泻：多由饮食生冷和不洁之物，或兼受寒湿暑热之邪，损伤于脾，扰于肠胃，运化传导功能失常，清浊不分，水食相杂而下，而发生泄泻。

2. 慢性泄泻：多因脾胃素虚，或久病气虚，脾阳不振，健运失职，水谷停滞，清浊不分，混杂而下；或肝郁气滞，横逆犯胃，运化失常；或肾阳不振，命门火衰，不能温煦脾胃，腐熟运化功能失常，完谷不化，水湿积滞，泛滥于肠而致泄。

【辨证分型】

1. 急性泄泻：发病较急，排便次数增多。偏于寒湿者，大便清稀，水谷相杂，肠鸣腹痛，口不渴，身寒喜温，舌苔白腻，脉濡缓；偏于湿热者，大便色黄褐而臭，泻下急迫，肛门灼热，心烦口渴，小便短赤，或有身热，舌苔黄腻，脉濡数。

2. 慢性泄泻：发病势缓，或由急性泄泻迁延而来，病程较长。脾虚者，大便溏薄，谷食不化，反复发作，稍进油腻食物，则大便次数增多，面色萎黄，神疲，不思饮食，喜暖畏寒，舌淡苔白，脉濡缓无力；肝郁乘脾者，平素多有胸胁胀闷，嗳气食少，每因抑郁恼怒或情绪紧张时，发生腹痛泄泻，舌淡红，脉弦；肾虚者，黎明之前，腹部作痛，肠鸣即泻，泻后痛减，腹部畏寒，腰酸腿软，消瘦，面色黧黑，舌淡苔白，脉沉细。

【治疗】

（一）*刺灸法*

1. 急性泄泻

【治则】化浊导滞，调理脾胃。取手足阳明和足太阴经穴为主。

【处方】合谷、中脘、天枢、足三里、阴陵泉。

【方义】合谷是大肠之原，中脘为胃募，天枢为大肠募，取三穴以调理胃肠之运化与传导功能。足阳明合穴足三里，可通降胃腑气机，脾与胃相表里，故取阴陵泉调理脾经经气，使脾气健运，水精四布，小便通利，湿浊得化，可达止泻的目的。

【随证配穴】热甚配内庭；食滞配上脘。

【操作】毫针刺用泻法，每日1次，每次留针20～30分钟，10次为1疗程。

2. 慢性泄泻

【治则】健脾胃，疏肝气，温肾阳。取任脉、足阳明及背部俞穴。

【处方】中脘、天枢、足三里。

【随证配穴】脾虚配脾俞、关元俞；肝郁配太冲；肾虚配肾俞、命门；腹胀配公孙。

【方义】中脘、天枢、足三里健脾益气，调理肠胃，固涩止泻。脾俞、关元俞健脾益气。肝俞、行间抑肝扶脾。肾俞、命门补肾壮阳，温煦脾土，属标本兼顾之法。

【操作】毫针刺，脾肾虚弱用补法，肝郁泻太冲，每日 1 次，每次留针 20～30 分钟，10 次为 1 疗程。

（二）耳针法　取穴：小肠、大肠、胃、脾、肝、肾、下脚端、神门。刺法：每次酌取 3～5 穴，中等刺激，急性泄泻留针 5～10 分钟，每日 1～2 次。慢性泄泻留针 10～20 分钟，隔日 1 次，10 次为 1 疗程。

【文献摘录】

大肠病者，肠中切痛而肠鸣濯濯，冬日重感于寒即泄，当脐而痛不能久立，与胃同候，取巨虚上廉（《黄帝内经》）。

飧泄：太冲、神阙（灸）、三阴交（《神应经》）。

洞泄不止，取肾俞、中脘（《针灸逢源》）。

第十三节　痢　　疾

痢疾为常见的肠道传染病，多发于夏秋季节，临床上以腹痛，腹泻，里急后重，下痢赤白脓血为主症。现在临床一般为湿热痢、疫毒痢、寒湿痢、噤口痢和休息痢。

现代医学认为痢疾是由痢疾杆菌引起的。细菌性痢疾、阿米巴痢疾属本证范畴。另外，一些结肠病变如非特异性溃疡性结肠炎、过敏性结肠炎等，可参考本证辨证施治。

【病因病机】

痢疾的发病，是因饮食生冷不洁，感受湿热疫毒，损伤脾胃及肠所致。外邪与食滞，损伤脾胃，交阻肠腑，大肠传导功能失职，湿热郁蒸或疫毒内蕴，气血阻滞、脉络受损，化为脓血，下痢赤白。由于湿与热各有偏盛，热盛伤血，则赤多白少，为湿热痢；湿盛伤气，则白多赤少，多为寒湿痢；热毒炽盛，邪陷心营，病属重急为疫毒痢；湿热犯胃，胃气不降，呕恶不能食者，为噤口痢；若痢疾迁延日久，正虚邪恋，则成久痢；若时发时止则为休息痢。

【辨证分型】

1. 湿热痢：腹痛，下痢赤白，里急后重，肛门灼热，小便短赤，或有身热，心烦口渴，舌苔黄腻，脉来滑数。

2. 寒湿痢：下痢赤白粘冻，白多赤少，或下痢粘白冻，腹痛，里急后重，喜暖畏寒，倦怠，口淡不渴，舌苔白腻，脉濡缓。

3. 疫毒痢：发病急骤，高热，头痛，烦躁，口渴，腹痛较剧，里急后重，下痢紫红色脓血，严重者并可出现神昏痉厥，四肢厥冷等危象，舌质红绛，舌苔黄燥，脉细而数。

4. 噤口痢：下痢赤白，腹痛，里急后重，饮食不进，或不思饮食，食则呕恶，胸中懊侬，神疲，舌质红，舌苔黄腻，脉濡数。

5. 休息痢：下痢时发时止，或轻或重，日久不愈，发则便下脓血，里急后重，腹部疼痛，休则大便不调。偏阳虚者，面色不华，四肢不温，舌淡苔白，脉濡缓；偏阴虚者，午后身热，心烦口渴，舌质光绛，脉细数。

【治疗】

（一）刺灸法

【治则】清热化湿解毒，辅以调气和血导滞。取手足阳明经穴为主。

【处方】合谷、天枢、上巨虚（或足三里）。

【随证配穴】湿热痢加曲池、内庭；寒湿痢加中脘、气海；疫毒痢加大椎、十宣放血；噤口痢加中脘、内庭；休息痢加脾俞、胃俞、关元、肾俞。

【方义】合谷为手阳明之原，天枢为大肠之募，上巨虚为大肠之下合穴，取三穴通调大肠腑气，使气调而湿化滞行。取曲池、内庭清泄肠胃湿热。取大椎、十宣放血，以达清泄湿热，解毒开窍。取中脘调和脾胃，化湿降浊。气海调气以行滞，灸则温通散寒。关元、肾俞壮肾气以培元。脾俞、胃俞理脾胃，化秽浊，久痢脾肾虚寒者宜用。

【操作】毫针刺用泻法，偏寒者加灸，久痢体虚宜兼顾脾胃，每日 1 次，每次 20～30 分钟，10 次为 1 疗程。

（二）耳针法　取穴：大肠、小肠、胃、直肠下段、神门、脾、肾，每次取 3～5 穴。急性痢疾用强刺激，留针 20～30 分钟，每日 1～2 次。慢性痢疾用轻刺激，留针 5～10 分钟，隔日 1 次。

（三）穴位注射法　取穴：用 25% 葡萄糖或维生素 B_1 50mg，分注两侧天枢穴，每穴 1mL，每日 1 次。

【文献摘录】

赤白痢疾：如赤，内庭、天枢、隐白、气海、内关；如白，外关、中脘、隐白、天枢、申脉（《针灸大成》）。

赤白痢：长强、命门。里急后重：下脘、天枢、照海。久痢：脾俞、天枢、三焦俞、大肠俞、足三里、三阴交，均灸（《神灸经纶》）。

痢疾取合谷、三里，甚者加中膂俞（《针灸资生经》）。

第十四节　便　　秘

便秘是指粪便在肠内滞留，粪质干燥坚硬，排便时艰涩难下，或大便秘结不通，排便时间延长，或虽有便意而排便困难者。

本节主要讨论热秘、气秘、虚秘和寒秘。单纯性的习惯性便秘，亦可参照本节施治。

【病因病机】

1. 偏实、偏热：多由素体阳盛，嗜食辛热厚味，以致肠胃积热；或热病后期，邪热内燔，津液受灼，肠燥便结，腑气不通；或情志不畅，气机郁滞，疏泄失职，以致肠腑传导不利，而成“气闭”。

2. 偏虚、偏寒：多由病后、产后，气血未复；或年老体弱，气血亏虚，气虚则无力传导，血虚则肠失润下；或下焦阳气不足，温煦失权，不能化气布津，阴寒凝结，肠道腑气受阻，大便艰难。

【辨证分型】

1. 热秘：大便干燥，小便短赤，面红身热，或兼有腹胀，口干，心烦，舌苔黄燥，脉滑实。

2. 气秘：大便秘而不甚干结，胸胁胀满，嗳气频作，甚至腹中胀痛，口苦，遇情志不舒则便秘或加重，舌苔薄腻，脉弦。

3. 虚秘：大便秘结，临厕努挣，便后疲乏，甚则汗出气短，面色无华，头昏心悸，舌质淡，脉细无力。

4. 寒秘：大便艰涩，难以排出，小便清长，面色㿠白，腹中或有冷痛，四肢不温，喜暖怕寒，或腰膝有冷感，舌淡苔白，脉沉迟。

【治疗】

（一）刺灸法

1. 实证

【治则】清热理气，通导肠腑。取手、足阳明经穴为主。

【处方】天枢、支沟、曲池、内庭

【方义】便秘原因虽多，但均与大肠传导功能失调有关。故取大肠募穴天枢，以通大肠之腑气，腑气通则传导功能复常。支沟通三焦气机，三焦气顺则腑气通调。曲池清泄大肠热。内庭乃胃经荥穴，可宣散肠胃积热。

【随证配穴】热秘加曲池、合谷；气秘加中脘、行间；寒秘加灸神阙、气海。

【操作】毫针刺用泻法，每日1次，每次留针20～30分钟，10次为1疗程。

2. 虚证

【治则】健脾益气，温阳通便。取足阳明胃经和背俞穴为主。

【处方】大肠俞、天枢、支沟、上巨虚

【方义】大肠俞乃大肠腑气转输之处，配其募穴天枢，调理气血，疏通腑气。支沟通三焦气机，通调腑气。上巨虚是大肠下合穴，有“合治内府”之意，调理腑气，恢复大肠传导功能。

【操作】毫针刺用补法或平补平泻手法，每日1次，每次留针20～30分钟，10次为1疗程。

（二）耳针法

取穴：直肠下段、大肠、脑。刺法：用中强刺激，间歇运针法，留针 10～20 分钟。

【文献摘录】

大便秘结不通，章门、太白、照海（均先补后泻）（《针灸大成》）。

热秘、气秘，取长强、大敦、阳陵泉。大便秘结补支沟，泻足三里（《医学入门》）。

大便难用力脱肛，取内关、照海、百会、支沟（《针灸大全》）。

第十五节　脱　　肛

脱肛又称肛管直肠脱出，是指直肠粘膜、肛管、直肠向下移位，脱出于肛门之外。多发于小儿、老年人和多产妇女。

【病因病机】

1. 本病多由素体虚弱，中气不足，或劳累过度而致中气下陷，气不能摄；也有因久泻久痢，或妇人脾虚，因产努责太过，下不能固而成，均属虚证。

2. 热积大肠，胃火下注，或因湿热盘居下焦，因发痔疮等肛门疾患，局部肿胀，加之排便努责而脱出者，则属实证。

【辨证分型】

1. 实证：多见于痢疾和痔疮时，肛门肿胀，努责不遗余力，迫使直肠脱垂，脱出部红肿疼痛，或兼口干溲赤，烦热，腹痛，苔黄腻，脉滑数。

2. 虚证：发病缓慢，初起仅在大便时感受肛门部肿胀，肠端轻度脱垂，便后尚能自行回纳。若迁延失治，则稍劳累后即发。直肠脱垂后收摄无力，须以手推托助其回纳。伴有神疲乏力，面色萎黄，头昏心悸等症候，舌淡苔白，脉多濡细。

现代医学认为，直肠脱垂与解剖缺陷有关，如骶骨前面弧度较平，直肠失去骶骨支持作用，且肠管方向较垂直，肠管容易向会阴部下移和套入，多见小儿发育未充或先天发育不全、年老久病、营养不良、神经麻痹等，使骨盆底部组织软化，而致直肠脱出；也可由习惯性便秘，长期腹泻，多次分娩，久咳，体力劳动强度过大，致使腹压增高，引起直肠脱出。

【治疗】

（一）刺灸法

【治则】实证清化湿热消肿，取足阳明、足太阳经穴为主。虚证益气升提，取督脉经穴为主。

【处方】虚证：百会、神阙、长强、足三里；

实证：大肠俞、上巨虚、阴陵泉。

【方义】百会为督脉与三阳经的交会穴，气属阳，统于督脉，故灸之能升阳提气。神阙能温固下元。长强为督脉之别络，又位近于肛门，针刺本穴，可加强肛门的约束功能。配合足三里补脾益气，故适用于脱肛的虚证。大肠俞与天枢泻之能清泻大肠湿热。上巨虚为大肠下合穴，也有清泻大肠湿热的作用。阴陵泉利尿以化湿热，可以加强疗效。

【随证配穴】肺气不足加肺俞；肾虚配肾俞、三阴交；湿热下注配三阴交、承山。

【操作】毫针刺，湿热下注用泻法，虚证用补法，百会可施灸，每日 1 次，每次留针 30 分钟，10 次为 1 疗程。

（二）耳针法

取穴：直肠下段、脑、神门。刺法：用中强刺激，留针 30 分钟，每日1 次。

（三）挑治法

在第 3 腰椎与第 2 骶椎之间，脊柱中线旁开 25～40mm 外的纵线上，任选一点进行挑治。

【文献摘录】

脱肛久痔：取二白、百会，精宫、长强（《针灸大成》）。

脱肛：取大肠俞、百会、长强、肩井、合谷、气冲（《医学纲目》）

大肠虚冷，脱肛不收：取内关、百会、命门、长强、承山（《针灸大全》）。

第十六节　胁　　痛

胁痛是指一侧或两侧胁肋疼痛为主要症状的病症，是临床常见的一种自觉症状。《黄帝内经·灵枢》指出："邪在肝，则两胁中痛。"《黄帝内经·素问》又说："邪客于足少阳之络，令人胁痛不得息。"说明胁痛与肝胆关系密切。

本证可见于现代医学的肝脏、胆囊、胸膜等急、慢性疾患，以及肋间神经痛等。

【病因病机】

肝居胁下，其脉布于两胁，胆附于肝，其脉循于胁，若情志郁结，肝失条达，经脉受阻，经气不利，发为胁痛；或脾胃湿热，移于肝胆，失其疏泄；或外感湿热邪毒，伤及肝胆，肝胆失于条达；或跌仆闪挫，胁肋脉络损伤，气血不畅，停瘀不化，而致胁痛。肝病日久不愈，精血亏损，肝阴不足，虚热内生，脉络失养，亦能发生胁痛。

现代医学认为胁痛是一个自觉症状，除肝胆疾患引起外，邻近组织脏器病变亦可引起胁痛，如胸膜炎、结核、肿瘤、外伤，肋间神经痛等，临床治疗时应加以鉴别。

【辨证分型】

1. 肝郁胁痛：胁肋以胀痛为主，走窜不定，疼痛每因情志变化而增减。常伴有胸闷不舒，善怒，纳呆，嗳气等症，苔薄，脉弦。

2. 湿热胁痛：右侧胁下作痛，口苦，脘闷纳呆，恶心呕吐，或有目黄身黄，小便短黄，舌苔黄腻，脉弦数。

3．瘀血胁痛：胁痛如刺，痛有定处，有慢性胁痛或跌仆损伤病史，胁下或有癥块，胀痛拒按，舌质紫暗，脉沉涩。

4．阴虚胁痛：胁肋隐痛，其痛绵绵不休，每因劳累症状加重，口干咽燥，头晕目眩，腰酸乏力，舌红少苔，脉细弦而数。

【治疗】

（一）刺灸法

1．肝郁胁痛

【治则】疏肝理气，解郁止痛。取足厥阴、少阳经穴为主，任脉及背俞穴为辅。

【处方】中庭、肝俞、期门、侠溪。

【方义】期门为肝之募穴，配肝俞为俞募配穴法，有疏肝理气，解郁止痛之功。侠溪为胆之荥穴，配中庭善解少阳之郁火，止胸胁疼痛。

【操作】毫针刺用泻法，每日 1 次，每次留针 20～30 分钟，10 次为 1 疗程。

2．湿热胁痛

【治则】清热化湿，疏肝利胆。取足厥阴、手足少阳经穴为主。

【处方】期门、日月、支沟、阳陵泉、太冲。

【方义】期门、日月是肝胆之气募集之处，有疏泄肝胆经气，使气血畅通，奏理气止痛之效。支沟、阳陵泉、太冲，泻之能和解少阳而清热化湿，是治疗胁痛常用穴。

【操作】毫针刺用泻法，每日 1 次，每次留针 20～30 分钟，10 次为 1 疗程。

3．瘀血胁痛

【治则】祛瘀通络，行气止痛。取足厥阴、少阳经穴为主，足太阴和背俞穴为辅。

【处方】大包、京门、行间、膈俞、三阴交。

【方义】膈俞为血会，配三阴交以活血消瘀。大包是脾之大络，配京门以通络止痛。行间疏肝行气，气行则血行，血行则络通，而胁痛可止。

【操作】毫针刺用泻法，每日 1 次，每次留针 20～30 分钟，10 次为 1 疗程。

4．阴虚胁痛

【治则】滋阴养血，和络止痛。取足太阴、阳明及手少阴经穴为主。

【处方】阴郄、心俞、血海、三阴交、足三里。

【方义】阴郄配心俞敛汗保阴养血。血海、足三里益气养血，阴血充足，则脉络得以濡养而胁痛可止。

【操作】毫针刺用补法或平补平泻，每日 1 次，每次留针 20～30 分钟，10 次为 1 疗程。

（二）耳针法

取穴：胸、神门、肝。刺法：取患侧 2～3 穴，留针 20～30 分钟，实证用强刺激，虚证用轻刺激。

（三）皮肤针法

用皮肤针叩胁肋痛部，加拔火罐。适用于劳伤胁痛，有化瘀止痛作用。

（四）穴位注射法

用 10％葡萄糖注射液 10mL，加维生素 B_{12}注射液 1mL，注射于相应节段的夹脊穴，直刺达肋间神经根部附近，待有明显针感后，将针稍向上提再注射药液。可分几个点注射。适用于肋间神经痛。

【文献摘录】

胁痛：取阳谷、腕骨、支沟、膈俞、申脉（《神应经》）。

胸胁中痛：取大包。胸胁痛无常处：取环跳、至阴。胸胁胀切痛：取太白。胸胁痛：取天井、支沟、间使、大陵、三里、太白、丘墟、阳辅（《神应经》）。

胸连胁痛：取期门、章门、丘墟、行间、涌泉（《针灸摘英集》）。

第十七节　黄　　疸

黄疸以目黄、身黄、小便黄为主要症状。本病症与现代医学的黄疸含义相同，均指巩膜黄染的一类疾患。如病毒性肝炎、肝硬化、钩端螺旋体病、胆道和胰腺疾病等出现黄疸时，可参考本节辨证施治。

【病因病机】

感受湿热邪毒，郁而不达，内阻中焦，湿热交蒸于肝胆；或饮食所伤，嗜酒过度，损伤脾胃，湿浊内生，郁而化热，熏蒸肝胆，气滞瘀积，以致肝失疏泄，胆液外溢，浸渍肌肤，下流膀胱而致目黄、身黄、尿黄；若病久不愈，脾胃虚寒，或病后脾阳受损，湿浊内阻，湿从寒化，寒湿郁滞中焦，肝失疏泄，胆液被阻，溢于肌肤发为阴黄。阳黄属阳盛热重，湿从热化；阴黄属阴盛寒重，湿从寒化。

【辨证分型】

黄疸的辨证，主要是分阳黄和阴黄。阳黄，一般病程较短，黄色鲜明，属于热证、实证；阴黄，一般病程较长，黄色晦暗，属于寒证、虚证。阳黄和阴黄在一定条件下可互相转化。阳黄迁延日久，湿从寒化，可转为阴黄；阴黄重感外邪，湿热内蒸，可变为阳黄，但属虚中夹实为患。

1. 阳黄：目肤色黄鲜明，发热，口干苦，渴喜凉饮，小便黄赤短少，腹胀满，胸闷呕恶，大便秘结，舌苔黄腻，脉滑数。

2. 阴黄：目肤色黄晦暗，神疲乏力，畏寒，纳呆，脘痞腹胀，右侧胁下疼痛，大便溏薄，舌质淡，苔白腻，脉濡细。

【治疗】

（一）刺灸法

1. 阳黄

【治则】疏泄肝胆，清化湿热。取足少阳、厥阴、太阳、太阴经穴为主。

【处方】胆俞、阳陵泉、阴陵泉、内庭、太冲。

【方义】湿热客于胆，胆郁不利而发黄，故取胆俞、阳陵泉以利胆泻热，配太冲疏利肝胆经气。阴陵泉为足太阴之合，内庭为足阳明之荥，二穴相配，泻脾胃湿热，使之下走膀胱从尿而出。

【操作】毫针刺用泻法，每日 1 次，每次留针 20～30 分钟，10 次为 1 疗程。

2. 阴黄

【治则】健脾利胆，温化寒湿。取足太阳、阳明、少阳及背俞穴为主。

【处方】至阳、脾俞、胆俞、中脘、足三里、三阴交。

【方义】阴黄偏于寒湿，阴盛寒重，故以健脾温运为主。至阳为督脉经气所注，针灸并用能温通阳气。中脘为六腑之会，合足三里、脾俞，三穴用补法，有健脾胃而化湿之功。取胆俞以通利胆腑，三阴交导湿下行从尿而出。

【操作】毫针刺用平补平泻或加温针灸，每日 1 次，每次留针 20～30 分钟，10 次为 1 疗程。

（二）耳针法

取穴：胆、肝、脾、胃、耳中、耳迷根。刺法：每次取 2～3 穴，针用中等刺激。每日 1 次，10 次为 1 疗程。

【文献摘录】

浑身发黄，腕骨、百劳（大椎）、足三里、涌泉（《针灸大成》）。

黄疸，身目俱黄，心痛，面赤斑，小便不利，取公孙、胆俞、至阳、委中、腕骨、神门、小肠俞（《针灸集成》）。

黄疸四肢俱肿，汗出染衣，取公孙、至阳、百劳、腕骨、中脘、三里（《针灸大全》）。

第十八节　水　肿

水肿是指体内水液潴留，泛滥肌肤，引起头面、眼睑、四肢、腹背甚至全身浮肿。严重者还可伴有胸水、腹水等。

水肿证，包括现代医学的急、慢性肾炎、充血性心力衰竭、肝硬化、内分泌失调和营养障碍等疾病所出现的水肿。

【病因病机】

人体水液的运行，是由于肺气的下降，脾气的转输，肾气的开阖，三焦的决渎和膀胱的气化而使小便通利。若因风邪外袭，肺气不降，不能通调水道，下输膀胱，致风水泛滥；或久居湿地，或涉水冒雨，水湿内侵，湿困脾土，健运失职，水湿不得下行，泛滥肌肤，发为水肿。阳水迁延不愈，脾肾受伤，正气虚损，能转为阴水；或饮食不调，饥饱不节，或劳倦过度，脾气受伤，不能健运，水湿内停，泛滥水肿；甚则肾气内伤，不能开阖和蒸化水液，膀胱气化失常，湿浊泛滥肌肤，均可形成水肿。阳水多属实证，阴水多属虚证，阴水复感外邪，肿势增剧，亦能出现阳水证候。水湿重证可出现胸水、腹水，甚至水凌心肺，出现危候。

【辨证分型】

1．阳水：初起面目先肿，继则四肢及全身皆肿，肿势较急，腰部以上肿甚，皮肤光泽，按之凹陷恢复较快，阴囊肿亮，胸中烦闷，呼吸气急，小便短少，常伴有发热、畏风、怕冷、咳嗽、咽喉肿痛等症，舌苔白滑，脉浮紧或浮数。

2．阴水：全身浮肿，腰部以下肿甚，按之凹陷恢复较慢，皮肤晦暗，面色灰滞或㿠白，脘腹满胀，腰痛酸重，神疲肢冷，气短，纳呆，便溏，尿量减少，舌质淡胖，苔白滑，脉沉细而弱。

【治疗】

（一）刺灸法

1．阳水

【治则】宣肺理脾，分利湿热。取手足太阳、手阳明经穴为主，背俞穴为辅。

【处方】肺俞、三焦俞、偏历、阴陵泉、合谷。

【方义】证属阳水，腰以上肿甚，治宜宣肺发散。故取肺俞配偏历，宣肺散风寒。外关配合谷发汗清热，使在肌表的风湿之邪从汗而解。三焦俞疏利三焦，通调水道。阴陵泉理脾利水，使内停之水湿下输膀胱，从尿而出，使肿消除。

【操作】毫针刺用泻法，每日1次，每次留针20～30分钟，10次为1疗程。

2．阴水

【治则】健脾温肾，利水消肿。取任脉、足阳明、足少阴经穴及背俞穴为主。

【处方】脾俞、肾俞、水分、气海、太溪、足三里。

【方义】证属阴水，腰下肿甚，治宜助阳分利。故取脾俞配足三里健脾化湿。肾俞配太溪温肾分利。重灸气海助阳化气，水分分利水湿，气行则水行，水行则肿消。

【随证配穴】下肢肿甚配阴陵泉。

【操作】毫针刺用补法并灸，亦可用温针灸每日1次，每次留针20～30分钟，10次为1疗程。

（二）耳针法

取穴：肝、脾、肾、脑、膀胱、腹。刺法：每次取2～3穴，双侧，针用中等刺激，隔日1次。

【文献摘录】

浑身浮肿：取曲池、合谷、三里、内庭、行间、三阴交（《神应经》）。

四肢面目浮肿，大热不退：取照海、人中、合谷、足三里、临泣、曲池、三阴交（《针灸大全》）。

水肿，腹上出水：针水沟，灸水分（《古今医案》）。

第十九节　心　　悸

心悸，又称惊悸，怔忡亦属心悸的范畴，是以心中悸动，甚则不能自主，胸闷心慌，善惊易恐为主症。

风湿性心脏病、冠状动脉粥样硬化性心脏病、肺源性心脏病、神经官能症，以及甲状腺功能亢进和贫血等出现心悸为主要症状者，可参考本节辨证施治。

【病因病机】

平素心虚怯弱，突受惊恐，以致心惊神摇，不能自主，渐至心悸不已；久病体虚或失血过多或劳伤心脾，气血虚弱，心失所养，以致惊悸不宁；或饮食损伤，脾虚不运，痰湿内生，郁而化热；或思虑烦劳，五志化火，煎津生痰，痰火扰心；或肾水不足，水不济火，虚火妄动，上扰于心，以致心惊不宁。亦有因心阳不振，血脉运行不畅，或由痹证发展而来，如《黄帝内经·素问》："脉痹不已，复感于邪，内舍于心"及"心痹者，脉不通，烦则心下鼓。"说明风寒湿热之邪搏于血脉，内犯于心，以致心脉痹阻，气滞血瘀而成怔忡，甚至损及心阳，出现心气虚衰之证。

【辨证分型】

1．气虚心悸：心悸怔忡，悸动不安，善惊易恐，不能自主，夜寐不宁易惊醒，气短，神倦，喜卧，舌苔薄白，脉细数或结代。

2．血虚心悸：心悸不宁，头晕目眩，面色无华，倦怠无力，短气，舌质淡红，脉细数。若心阴虚，虚火旺者，则见心中烦热，少寐多梦，手足心热，头昏，耳鸣腰酸，舌质红赤，脉细数。

3．痰火心悸：心悸时发时止，烦躁不宁，面赤，少寐多梦，头昏，胸闷，咳嗽，痰黄而粘，小便短黄，大便干燥，舌尖红赤，舌苔黄腻，脉滑数。

4．瘀血心悸：心悸怔忡，胸闷不舒，动则气喘，心痛时作或唇甲青紫，面色晦暗而虚浮，舌质紫暗或有瘀斑，脉涩或结代。久则心阳虚衰，怔忡不已，咳喘不能平卧，肢凉，浮肿，或有冷汗出，面白，尿少，舌质紫暗，脉微欲绝或结代，是危重之象。

【治疗】

（一）刺灸法

1．气虚心悸

【治则】补益心气，安心神。取手少阴、厥阴经穴及俞募穴。

【处方】心俞、巨阙、间使、神门。

【方义】心俞、巨阙为俞募配穴法，二穴合用，能补益心气。间使、神门宁心安神，主治心悸、心痛。

【操作】毫针刺用补法，每日1次，每次留针20～30分钟，10次为1疗程。

2．血虚心悸

【治则】补血养心，益气安神。取手少阴、足阳明经穴及背俞穴。

【处方】膈俞、脾俞、通里、神堂、足三里。

【方义】血会膈俞，配神堂补血养心。配通里安神定悸。取脾俞、足三里健脾益气，以生气血，养心定悸。

【操作】毫针刺用补法，或加灸，每日1次，每次留针20～30分钟，10次为1疗程。

3. 痰火心悸

【治则】清化痰热，安神定悸。取手三阴经穴及足阳明经穴。

【处方】灵道、郄门、肺俞、尺泽、丰隆。

【方义】灵道、郄门安神定悸。尺泽、肺俞泻肺清火。丰隆和中化痰，使痰火得出，则咳喘心悸可平。

【操作】毫针刺用泻法，每日 1 次，每次留针 20～30 分钟，10 次为 1 疗程。

4. 瘀血心悸

【治则】活血化瘀，理气益气。取手少阴、厥阴、足太阴及任脉经穴。

【处方】曲泽、少海、气海、血海。

【方义】心包是心的外卫，故取二经的合穴曲泽和少海，益心定悸止痛。心气虚衰则血运不畅，气血瘀滞，以致心脉瘀阻，心阳不振，故灸气海助阳益气。针血海活血化瘀。

【操作】毫针刺用泻法或平补平泻手法，每日 1 次，每次 20～30 分钟，10 次为 1 疗程。

（二）耳针法

取穴：心、脑、下脚端、神门、小肠。刺法：轻刺激。每次选择 2～3 穴，捻转刺激，留针 20 分钟，留针期间捻针 2～3 次，每日 1 次，10 次为 1 疗程。

【文献摘录】

心中虚惕，神思不宁：取内关、百会、神门。心脏诸虚，怔忡惊悸：取内关、阴郄、心俞、通里（《针灸大全》）。

怔忡、健忘、不寐：取内关、神门、少海（《病机沙篆》）。

皮肤针处方：主穴：郄门、内关、心俞、三阴交、膏肓、支正、关元、肾俞、夹脊（3～6 椎，18～21 椎）。备用穴：阴郄、膈俞、膻中、气海、京门、大钟（《针灸学》）。

第二十节　不　寐

不寐，即一般所说的“失眠”，是指经常不易入睡，或时睡时醒，醒后不易再睡，严重者可整夜不能入睡。常伴有头昏，神疲，心悸，健忘等症。古代文献中有“不得眠”、“不得卧”和“目不瞑”等称。

不寐之症，主要见于现代医学的神经官能症和更年期综合征等。

【病因病机】

本症多因劳倦思虑太过，伤及心脾，气血不足，心神失养，神不守舍；有因久病之人，肾阴不足，不能上奉于心，水不济火，心火亢盛，扰伤心神；或情志抑郁，郁而化火，扰乱心神；或饮食不节，脾胃不和，宿食停滞，酿成痰热而上扰，以致卧不得安。

现代医学认为本症是由于长期过度的紧张脑力劳动，强烈的思想情绪波动，久病后体质虚弱，使大脑皮质兴奋与抑制失于平衡，导致大脑皮质功能活动紊乱而成。

【辨证分型】

本症是指经常不能获得正常的睡眠而言。由其病因不同，兼症亦异。

1. 心脾不足：多梦易醒，心悸，健忘，头昏，神疲，食少，面色少华，舌质淡，脉细弱。

2. 肾虚：心烦不安，头晕，耳鸣，腰酸，遗精，或五心烦热，口干，舌质红，脉细数。

3. 肝郁化火，性情急躁易怒，口苦而干，头晕，胁肋胀痛，舌质红，舌苔黄，脉弦而数。

4. 胃中不和：脘闷嗳气，或脘腹胀痛，恶食嗳气，恶心，舌苔厚腻，脉滑。

【治疗】

（一）刺灸法

1. 心脾不足

【治则】补益心脾，养血安神。取手少阴、足太阳经穴和背俞穴为主。

【处方】脾俞、心俞、神门、三阴交。

【方义】脾俞、三阴交健脾益气，养血安神。心俞、神门养心安神，使心能藏神，神志安宁，夜易入寐。

【操作】毫针刺用补法，或针灸并用，每日 1 次，每次留针 20～30 分钟，10 次为 1 疗程。

2. 阴虚火旺

【治则】滋阴降火安神。取手足少阴、厥阴经穴为主。

【处方】大陵、太溪、神门、太冲。

【方义】大陵降心火，太溪滋肾阴，二穴相配交通心肾，以达宁心定志。太冲泻肝火，平肝阳。神门镇心安神。

【操作】针宜补泻兼施，每日 1 次，每次留针 20～30 分钟，10 次为 1 疗程。

3. 胃中不和

【治则】和胃安神。取任脉、足阳明、足太阴经穴为主。

【处方】中脘、丰隆、厉兑、隐白。

【方义】因胃不和而不能入寐，故取胃募中脘和络穴丰隆，以理脾和胃，化痰安神。阳明根于厉兑、太阴根于隐白，二穴同用，主治多梦失眠。

【操作】毫针刺用泻法，每日 1 次，每次留针 20～30 分钟，10 次为 1 疗程。

4. 肝火上扰

【治则】疏肝泻火，潜阳安神。取足少阳、足厥阴、手少阴经穴。

【处方】行间、足窍阴、风池、神门。

【方义】行间疏肝潜阳。足窍阴清泻肝胆之火。风池主治头痛头晕。神门宁心安神。

【操作】毫针刺用泻法，每日 1 次，每次 20～30 分钟，10 次为 1 疗程。

（二）耳针法

取穴：脑、下脚端、心、脾、肾、屏间、神门。刺法：每次可选择 2～3 穴，中强刺激，留针 20 分钟。

【文献摘录】

不得卧：取气冲、章门（《针灸资生经》）。

惊悸不得安卧：取神庭、气海，阴交、大巨。不嗜卧：取公孙。心热不寐：泻解溪，补涌泉（《针灸经验方》）。

第二十一节　郁　　证

郁证是由于情志不舒，气机郁滞所引起的一类病证。主要表现情绪抑郁，感情失常，或喜怒无常，以及咽中如有异物梗阻感等。本节主要讨论“梅核气”和“脏躁”。至于郁证引起的不寐、胁痛、头晕、心悸等，可参考有关章节辨证施治。

现代医学所说的癔病的更年期综合征等，可参考郁证辨证施治。

【病因病机】

郁怒不畅，肝失条达，肝郁抑脾，脾气郁结，生湿聚痰，痰气结于咽喉，自觉咽中有异物梗阻，是为梅核气。

郁证日久，心情抑郁，肝郁抑脾，脾虚不能化生气血，气血阴津不足，不能奉养心神，则神失所藏；或脾气虚弱，不能为胃行其津液，致肾阴亦虚，不能上济于心，心火妄动，神无所主，则心神不宁，哭笑无常。

【辨证分型】

1．梅核气：咽中不适如有物阻，吞之不下或下之即上，咯之不出，但吞咽并无障碍，胸中窒闷，或兼胁肋胀痛，情绪抑郁，多疑虑，善太息，舌苔白腻，脉象弦滑。

2．脏躁：情绪不稳，感情有时失常，时时悲泣，喜怒无常，每因精神激惹而发或加重，胸胁胀闷，舌苔薄白，脉沉弦。若兼脘闷，纳呆，心悸，失眠，面色不华，舌质淡，脉细弱，为心脾两虚之证。如兼眩晕，耳鸣，面色泛红，手足心热而有汗，腰酸膝软，健忘，虚烦不寐，舌质红赤，苔少或光滑无苔，脉细数，为心肾阴虚之证。

【治疗】

（一）刺灸法

1．梅核气

【治则】疏肝理气，解郁化痰。取任脉、足厥阴、阳明、手太阴、少阴经穴为主。

【处方】太冲、膻中、丰隆、鱼际、神门。

【方义】取太冲、膻中疏肝理气为主。鱼际、丰隆理气化痰利咽喉。又因情志之郁总由心神不宁，故取心经原穴神门，以宁心安神。

【操作】针用补泻兼施，每日1次，每次20～30分钟，10次为1疗程。

2．脏躁

【治则】滋阴益气，养心安神。取背俞、手厥阴、足太阴经穴为主。

【处方】膈俞、肾俞、心俞、内关、三阴交。

【方义】取膈俞、心俞、内关补养气血，宁心安神。三阴交健脾益心。肾俞滋肾水抑心火。

【操作】毫针刺用补法，每日1次，每次20～30分钟，10次为1疗程。

（二）耳针法

取穴：心、脑、枕、缘中、肝、屏间、神门、相应病变部位。刺法：发作期宜用毫针法、电耳针。根据症状，每次选用3～4穴，两耳同时针刺，用强刺激手法，每次留针20分钟，隔日1次，5～10次为1疗程。若用电脉冲刺激法，输出电流量宜由小到大，增加到患者能耐受为限。恢复期可用埋针法。

【文献摘录】

喜哭：取百会、水沟（《神应经》）。

咽中如梗：取间使、三阴交（《针灸大成》）。

脏躁主要穴位：大椎、心俞、间使、足三里、三阴交、鸠尾、丰隆。次要穴位：身柱、巨阙、中脘、内关、合谷、神门、期门（《临床针灸学》）。

第二十二节　痫　　证

痫证，即癫痫。痫是指间歇发作。又因发作时有似羊叫声，故俗称“羊痫风”。本病发作时突然仆倒，昏不知人，口吐涎沫，两目上窜，四肢抽搐，或口中如作猪羊叫声，移时苏醒，醒后如常人。是一种短暂的意识和心理障碍性疾病。

现代医学分原发性癫痫和继发性癫痫，是以大脑灰质神经元异常放电为其病理基础。原发性的病因不明，一般认为与遗传有关。继发性是由于其他疾病引起的，主要有先天性脑畸形，脑部感染，脑肿瘤、脑寄生虫、颅脑外伤、脑动脉硬化、中毒等，可有多种类型。

【病因病机】

本病是由情志因素、饮食因素和先天因素等造成脏腑失调，积痰内风所致。如惊恐伤及肝肾；或肝肾阴虚，生热煎津，肝风易动；或饮食不节，损伤脾胃，湿浊痰积；或禀赋之因；这是痫证发病的内在基础。复因情志所伤，或劳累过度等因素，触动积痰，每易导致气逆或阳升风动，夹痰上扰，阻闭心窍，以致突然昏仆，发为癫痫。如《临证指南》中说：“痫证或由惊恐，或由饮食不节，或由母腹中受惊，以致脏气不平，经久失调，一触积痰，厥气内风，卒焉暴逆，莫能禁止，待其气反然而已。”

现代医学认为痫证发作是脑部神经元兴奋性增高而产生异常放电的结果，而脑缺氧、低血糖、脑血管病等对诱发脑部神经元的异常放电有很大关系。

【辨证分型】

发病之前，常有头晕、胸闷、神疲等先兆，旋即昏仆，不省人事，面色青白，牙关紧闭，双目上窜，口吐涎沫，四肢抽搐，甚至二便失禁。发作后自觉头昏，肢软无力，神疲不适等，舌苔薄腻，脉弦滑。本病属实证居多，但反复久发，或其他原因，亦能导致虚证。

癫痫的发作无定期，数日数月或数年一次，甚至一日发作数次，大抵发作间隔时间长者病情较轻，发作频者病情较重。每次发作持续时间一般是几分钟、十几分钟为多，亦有一两小时或数小时方能复苏。本病有大发作（重）及小发作（轻）之别。重则如上所述，轻则表现为一般的意识障碍或丧失，病人突然中断活动，手中物件突然落下；或头突然向前倾下，或眼睛上翻，呆木不动，呼之不应，经数秒钟或数十秒钟后即可恢复，事后对发作情况完全不知。

【治疗】

（一）刺灸法

【治则】涤痰熄风，开窍定痫；虚者兼补心肺。取任脉、督脉穴为主。

【处方】鸠尾、大椎、腰奇、间使、丰隆。发作时加人中、百会、后溪穴。

【方义】鸠尾为任脉之络穴，大椎为六阳经之交会穴，两穴并用具有协调阴阳，降气解郁的功能。取丰隆调理脾胃，促进运化，豁其痰浊，以消生痰之源。间使疏通心包经气，以开窍醒神。腰奇为治痫证有效的经验穴，与鸠尾配用，效果较好。人中开窍醒脑，为急救三要穴。百会穴宁神定志。后溪穴通督脉，统督阳气，驾御神机。

【随证配穴】肝肾阴虚配太溪；脾胃虚弱配足三里；昏迷配涌泉。

【操作】毫针刺用泻法，发作时针刺水沟穴，向上刺，雀啄捻转以眼球充满泪水为度。每日 1 次，每次留针 30 分钟，10 次为 1 疗程。

（二）耳针法

取穴：胃、脑、神门、枕、心、缘中。刺法：每次选用 3～4 穴，留针 30 分钟，间歇捻针，间日 1 次，10 次为 1 疗程。

（三）埋针法

常用穴：大椎、腰奇、鸠尾；备用穴：翳明、神门。方法：每次选用 2～3 穴，埋入医用羊肠线，隔 20 日 1 次，常用穴和备用穴可轮换使用。

（四）水针法

取穴：足三里、内关、大椎、风池。刺法：采用 100mg 维生素 B_1 注射液或 0.5～1mg 维生素 B_{12} 注射液，每穴注射 0.5mL，每次选用 2～3 穴。

【文献摘录】

癫痫：取攒竹、天井、小海、神门、金门、商丘、行间、通谷、心俞（灸百壮）、后溪、鬼眼（《神应经》）。

癫痫：取涌泉、心俞、三里、鸠尾、中脘、少商、巨阙（《针灸大成》）。

癫痫：取鸠尾、后溪、涌泉、心俞、阳交、三里、太冲、间使、上脘（《医学纲目》）。

第二十三节　癫　　狂

癫与狂都是精神失常性疾病。根据临床症状表现癫、狂有所区别。癫证以沉默痴呆，语无伦次，静而多笑为特征；狂证以狂言妄语，喧扰不宁，动而多怒为特征。癫属阴，狂属阳。二者在症状上有时不能截然分开，而且又能相互转化，故癫狂并称。本证多发于青壮年。

癫狂包括了现代医学所说的精神分裂症（狂是狂躁性精神病，癫是抑郁性精神病）和反应性精神病。本证以基本个性改变，思维、感情、行为具有非现实性，不易理解和彼此分离不相协调为特点，可根据其特征作出不同的治疗。另外，脑器质性疾病所引起的心理障碍等，可参考本证辨证施治。

【病因病机】

1．癫证：多由情志所伤，忧郁伤肝，肝气郁结，致脾气不伸，痰浊内生，痰气上逆，迷蒙心窍，精神抑郁，沉默痴呆，发为癫证。亦有思虑过度伤心脾，久则心虚耗神，不能自主，喃喃独语；或脾虚气血不足，心神失养，以致神无所主，语无伦次，颠倒错乱，发为癫证。

2．狂证：多由恼怒悲愤，伤及肝胆，肝郁化火，煎津为痰，结为痰火，上扰心窍，以致神志逆乱，狂躁不宁，发为狂证。

癫证主要是痰气郁结，狂证主要是痰火上扰所致。癫证痰气郁而化火，可转为狂证；狂证郁火得泄，痰气郁滞，亦能转为癫证。

现代医学对本病的病因尚未清楚，近年来发现与脑内一些神经介质如儿茶酚胺，5－羟色胺等多种物质代谢障碍可能有关。

【辨证分型】

1．癫证：发病较缓，沉默痴呆，精神抑郁，表情淡漠；或喃喃独语，语无伦次，或时悲时喜，哭笑无常，多疑善惊，失眠多梦，不断饮食，舌苔薄腻，脉弦细或弦滑。

2．狂证：发病较急，狂躁不安，两目怒视，叫骂不休，不识亲疏，甚至打人毁物，气力逾常，登高而歌，弃衣而走，夜不入睡，头痛，面目红赤，舌质红赤，苔黄腻，脉弦滑。久则神疲倦怠，不思饮食，形体消瘦，颧赤，口干唇裂，舌红，少苔，脉细。

【治疗】

（一）刺灸法

1．癫证

【治则】疏肝理气，化痰安神。取背俞穴为主，佐以原穴和络穴。

【处方】心俞、肝俞、脾俞、神门、丰隆。

【方义】取心俞以清心开窍。肝俞以疏肝理气。脾俞以健运脾气。取神门以养心安神。取丰隆以和脾胃、化痰浊。

【随证配穴】癫证日久，心脾亏损配足三里、三阴交。

【操作】毫针刺用泻法或平补平泻，每日1次，每次留30分钟，10次为1疗程。

2．狂证

【治则】清肝泻火，镇心豁痰。取督脉为主，配以足阳明及手厥阴经穴。

【处方】大椎、风府、水沟、内关、丰隆。

【方义】大椎、水沟二穴并用能清泄阳邪，醒脑开窍。风府是髓海之下俞，取此有醒脑的作用。内关配丰隆，理脾和胃，清心豁痰，使心神得宁而狂躁自止。

【随证配穴】狂躁日久，耗气伤阴加太溪。

【操作】毫针刺用泻法，每日1次，每次留针30分钟，10次为1疗程。

（二）耳针法

取穴：心、脑、肾、枕、额、神门。刺法：每次选3～4穴，留针30分钟，癫证用轻刺激，狂证用强刺激。

（三）穴位注射法

取穴：心俞、膈俞、间使、足三里、三阴交。刺法：采用20～50mg氯丙嗪注射液，每天1次，每次选用1～2穴，各穴交替使用。

（四）电针法

取穴：百会、人中、通里、丰隆。针后在四肢穴位通以脉冲电流15～30分钟。癫证用断续波进行时间较短的强刺激。狂证用连续波进行时间较长的刺激。

【文献摘录】

癫疾：取上星、百会、风池、曲池、尺泽、阳溪、腕骨、解溪、申脉、昆仑、商丘、然谷、通谷、承山，针三分速出，灸百会（《神应经》）。

发狂，登高而歌，弃衣而走：取神门、后溪、冲阳（《神应经》）。

发狂不识人：取巨阙。心悸发狂，不识亲疏：取内关、少冲、心俞、中脘、十宣（《针灸大全》）。

第二十四节　癃　闭

癃闭是以排尿困难，甚则小便闭塞不通为主症的疾患。其中又以小便不畅，点滴而下，病势较缓者为癃；小便闭塞，点滴不出，病势较急者为闭。二者在临床上有的难以截然分开，故统称为癃闭。

本节讨论的内容是指各种原因引起的尿潴留。至于因肾功能衰竭等所引起的无尿症，是水液不能下输膀胱，水泉枯涸，与膀胱有尿而不能排出的癃闭截然不同，自当分别论治，不能混为一谈。

【病因病机】

癃闭多因年老体弱，肾阳不足，命门火衰，致使膀胱气化无权，而尿不能排出；或久病体弱，致中气不足，膀胱传送无力，尿液难以排出，潴留于膀胱而致癃闭，此属虚证。若中焦湿热移注膀胱，或肾热移于膀胱，形成湿热互结，阻遏膀胱气化；或跌打外伤，以及下腹部手术等，引起瘀血凝滞，或肿块沙石压迫阻塞尿路，小便难以排出，因而形成癃闭。另外，肺为水之上源，若肺热气壅，不通肃降通调水道，或肝郁气滞，疏泄不及，影响三焦及膀胱气化，致使水道的通调受阻，亦能形成癃闭。

现代医学认为动力梗阻引起的尿潴留，多见于麻醉、手术后和中枢神经系统或周围神经的损伤、炎症等所引起。

【辨证分型】

1. 实证：小便点滴而出，或点滴不下，努责无效，或尿量极少，淋沥不爽而尿赤灼热，小腹胀满而痛，烦躁不安，口干渴，口苦而粘，面赤气粗，舌苔黄腻，舌质红赤，脉弦数。若属瘀血者，舌质隐青或见紫斑点，脉涩。因外伤或手术引起癃闭者，有病史可查。若尿毒内攻或上犯清窍，可见气促，心烦，甚则神昏等症。

2. 虚证：小便点滴而下，排出无力，时欲小便而不得出，或淋漓不爽，甚至点滴不出，小腹膨隆，神疲乏力，面色㿠白，气短而语声低细，腰膝酸软，脘闷不适，不思饮食，大便溏薄，时觉肛门下坠，舌质淡白，舌苔微腻，脉沉细而弱。

【治疗】

（一）刺灸法

1. 实证

【治则】清热利湿，行气活血，通利小便。取足太阴、太阳、任脉经穴为主。

【处方】三阴交、阴陵泉、膀胱俞、中极。

【方义】本证多因湿热下注，交阻尿道，或因外伤、手术损伤，气血凝滞，阻闭尿道所致，故取三阴交、阴陵泉疏通足三阴的气血，使瘀得散；清利脾经湿热，膀胱气化得通。又取膀胱俞、中极为俞募相配，疏通膀胱气化而通利小便。

【随证配穴】肺热壅盛配尺泽；肝郁气滞配太冲；外伤血瘀阻络配血海。

【操作】毫针刺用泻法，每日 1 次，每次 30 分钟，10 次为 1 疗程。

2. 虚证

【治则】温阳益气，通利小便。取足少阳、太阳、背俞和任脉经穴为主。

【处方】阴谷、肾俞、三焦俞、气海、委阳、脾俞。

【方义】肾阳不足，命门火衰，脾胃虚弱，中气不足，治当温补脾肾，益气助阳为主，故取肾经合穴阴谷，配肾俞、脾俞以补益脾肾之气，启闭利尿。又因脾肾气虚导致三焦决渎无力，或肝郁气滞，疏泄不及，影响三焦水液的运行及膀胱气化功能，通调受阻，故取三焦俞及其下合穴委阳以通调三焦，化气行水，通利小便。复灸任脉经穴气海温补下焦元气，以助膀胱气化，启闭通尿。

【操作】毫针刺用补法，或灸，每日 1 次，每次 20～30 分钟，10 次为 1 疗程。

（二）耳针法

取穴：膀胱、肾、尿道、外生殖器、三焦、下脚端、脑。刺法：中等刺激。每次选 2～3 穴，留针 30～50 分钟，每 10 分钟捻针 1 次。

（三）电针法

针双侧维道，沿皮刺，针尖向曲骨透刺，约2寸。通电15～30分钟。

【文献摘录】

癃闭：取气海、大陵（《针灸大成》）。

小便不利：取阴陵泉、气海、三阴交（《针灸大成》）。

转胞：脐下急痛，小便不通，取阴陵泉、灸关元二七壮（《针灸逢源》）。

皮肤针处方：主穴：肾俞、膀胱俞、曲泉、水泉、三焦俞、曲骨、阴陵泉、关元、气海、夹脊（2～5椎，18～21椎）。备用穴：三阴交、委阳、中极、石门、水道（《针灸学》）。

针法处方：三焦俞、小肠俞、阴交、中极、中封、太冲、至阴（《针灸学》）。

第二十五节　遗　　精（附：阳痿）

遗精有梦遗与滑精之分，有梦而遗精的，称为“梦遗”；无梦而遗精，甚至清醒精液自流者，称为“滑精”。常伴有头昏，心悸，乏力，腰酸等症。二者虽症候有轻重的区别，但病因基本是一致的，故合并讨论。此外，必须指出，成年未婚男子，或婚后夫妻分居者，一个月遗精一两次，并无病态出现，属生理现象。病理性的遗精可见于神经官能症（性神经衰弱）、前列腺炎以及某些慢性疾病等。

【病因病机】

遗精多因劳神过度，多思妄想，以致心阴暗耗，心火独亢，不能下交于肾，阴虚火旺，扰动精室而遗精；青年早婚，或恣情纵欲，肾精不藏。肾阴虚则相火妄动，扰动精室，以致不能封藏，肾之阳气虚则精关不固而自遗；亦有因过食肥甘厚味，醇酒辛辣，损伤脾胃，酿成湿热，流注下焦，干扰精室，而发遗精。

现代医学认为，遗精是男子性功能障碍的一种表现，多属非器质性病变，而由大脑皮质功能或脊髓性功能中枢紊乱所致。

【辨证分型】

梦遗者，每在睡时，入寐纷纭，阳事易举，发生遗精，若久遗而又频繁，则常伴有头昏，心悸，神疲乏力，心烦少寐，腰酸，舌质偏红，脉细无力；属湿热下注者，可伴有口苦而粘，纳呆，小便热赤，舌苔黄腻，脉濡数。滑精者则不拘昼夜，动念而遗，或精液自滑，腰酸腿软，面色不华，形体消瘦，困倦无神，或有畏寒，耳鸣，或兼阳痿，早泄，舌质淡白，脉象沉细。

【治疗】

（一）刺灸法

【治则】梦遗以滋阴清火，交通心肾为主。滑精以补肾固精为主，取任脉、背俞和手足少阴经穴为主。

【处方】关元、大赫、志室。梦遗加心俞、神门、内关；滑精加肾俞、太溪、足三里。

【方义】关元为足三阴与任脉之会，为人体元气之根本，用以补肾滋阴，配合志室、大赫以固摄精关。梦遗加心俞、神门、内关以清心宁志，交通心肾；滑精加肾俞、太溪以补肾滋阴，配足三里调理脾胃，以充生化之源，或清化湿热。

【操作】梦遗毫针刺用平补平泻法，滑精毫针刺用补法或针灸并用，每日 1 次，每次 20～30 分钟，10 次为 1 疗程。

（二）耳针法

取穴：精宫、屏间、神门、肝、肾。刺法：每次取 2～4 穴，用轻刺激，留针 10～30 分钟，或埋针 3～5 天。

（三）皮肤针法

叩刺腰骶部及下肢内侧，每次 15 分钟，以皮肤微现红晕为度，每日或隔日 1 次。

（四）穴位注射法

取穴：关元、中极。方法：用少量维生素 B_1 注射，或当归注射液注入关元、中极，进针后针感传向前阴时再推药。隔日 1 次，10 次为 1 疗程。

【附】 阳痿

阳痿即阳事痿弱不举，或举而不坚，性交困难或时间短暂而早泄。阳痿属现代医学的神经衰弱症。

本证多因恣情纵欲，久犯手淫，以致伤精肾虚，命门火亏，精气虚寒，宗筋失其温养所致。亦有因思虑过度，惊恐不宁，伤及心肾而发。亦有因湿热下注宗筋弛纵而致阳痿。

治疗上主要是补肾助阳为主。取任、督二脉及背俞穴为主。针用补法，或针、灸并用。取肾俞、命门、三阴交、关元等穴。因阳痿主要是肾气虚弱所致，故取肾俞、命门、三阴交培补肾气；关元穴为元气之所存，补之则元气得充，肾阳得助。电针常选八髎、然谷或关元、三阴交。耳针常选精宫、外生殖器、睾丸、屏间。穴位注射常选关元、中极、肾俞等穴。

【文献摘录】

梦遗失精：取曲泉（百壮）、中封、太冲、至阴、膈俞、脾俞、三阴交（《神应经》）。

遗精白浊：取心俞、肾俞、关元、命门、白环俞、三阴交（《针灸大成》）。

阳不起：取灸命门、肾俞、气海、然谷（《类经图翼》）。

第二十六节　疝　　气

凡睾丸、阴囊肿大或疼痛者，名疝气。本病以腹痛控睾，肢冷，痛甚欲厥为寒疝；睾丸肿大，硬痛或积液，阴囊红肿热痛为湿热疝，小肠脱入阴囊，阴囊偏大为狐疝。

现代医学所称疝气，是指狐疝而言；其他各种原因引起的睾丸肿大，阴囊肿大或积液，腹外疝，肠套叠，肠嵌顿，阴囊积液等，均可参考本节辨证施治。

【病因病机】

坐卧湿地，或经受雨淋风冷，寒湿之气循任脉与足厥阴经，凝滞于睾丸、阴囊，气血瘀阻而肿大，遂成寒疝。寒湿之气蕴积化热，或肝脾二经湿热下注，以致睾丸肿痛，或阴囊积液，或阴囊红肿热痛，而成热疝。强力负重，劳累过度，损伤筋脉，中气下陷，以致小肠脱入阴囊，时上时下，而成狐疝。

【辨证分型】

1．寒疝：睾丸阴囊肿大冷痛，痛引少腹，甚则上攻胸胁，痛甚欲绝，茎缩囊冷，四肢冷凉，面色苍白，舌苔薄白，脉弦紧或沉细。

2．湿热疝：阴囊红肿灼热，睾丸胀痛，或伴有身热，口中粘腻，小便短黄，大便不调，舌苔黄腻，脉濡数。若热退湿留，阴囊积水而肿大者，亦属水疝。

3．狐疝：少腹部与阴囊牵连坠胀疼痛，甚则控引睾丸，立则下坠，阴囊胀大，卧则入腹，阴囊则消，重则非以手推托不能复原入腹；有的疝块增大，不能回纳，同时伴有阵发性腹痛、恶心、呕吐等，甚至出现身热、肢凉、面白、汗出等虚脱之象，须急用外科手术治疗。

【治疗】

（一）刺灸法

1．寒疝

【治则】温化寒湿，疏通经脉。取任脉、足厥阴经穴。

【处方】关元、三阴交、大敦、气海。

【方义】疝气多属任脉，足厥阴之病。足厥阴经绕阴器，足三阴经交于任脉，故取任脉关元、气海，疏通任脉气血，温化寒湿。大敦是肝经井穴，是治疗疝气的常用穴，可收疏肝行气，散结止痛之效。足三阴经交会穴三阴交，有温通三经经气，以化寒湿之功。

【操作】毫针刺用平补平泻手法或灸，每日 1 次，每次留针 30 分钟，10 次为 1 疗程。

2．湿热疝

【治则】清热化湿，散结消肿。取任脉和足厥阴、太阴经穴为主。

【处方】关元、归来、太冲、阴陵泉、三阴交。

【方义】本方取关元与太冲相配，疏解足厥阴经和任脉经气的郁热。阳明合于宗筋，故取归来为佐，阴陵泉、三阴交分利其湿热从水道而出，则肿胀热痛之势可逐渐消退。

【操作】毫针刺用泻法，每日 1 次，每次留针 30 分钟，10 次为 1 疗程。

3．狐疝

【治则】补气升陷，缓急止痛。取任脉经穴为主。

【处方】关元、三角灸、大敦。

【方义】关元为三焦之气所出，取之以培元补气，使气充而升举复原。配以三角灸经常施灸，助关元以举下陷之气。大敦属肝经，肝经绕络阴器，为治疗疝气的要穴。

【操作】毫针刺用补法，并灸，每日 1 次，每次留针 20～30 分钟，10 次为 1 疗程。

（二）耳针法

取穴：外生殖器、神门、下脚端、小肠、肾、肝。刺法：每次取 2～3 穴，用强刺激，留针 10～20 分钟，隔日 1 次。

【文献摘录】

小肠气，一切冷气，连脐腹结痛，小便遗尿：灸大敦三壮（《针灸大成》）。

寒疝腹痛：取阴市、太溪、肝俞（《神应经》）。

诸疝：取关元灸三七壮，大敦灸七壮（《世医得效方》）。

诸疝大法：取大敦、行间、太冲、中封、蠡沟、关门、关元、水道、三阴交、足三里（《医学纲目》）。

第二十七节 头 痛

头痛是临床上常见的一种自觉症状，可见于多种急慢性疾病中。本节所讨论的头痛，是以头痛作为主要症状者。若属某些疾病过程中出现的兼症，不属本节讨论的内容。头痛的原因多端，其痛的性质多种多样，但总不外乎外感和内伤两大类。

头痛可见于内、外、神经、精神、五官科等各种疾病中，在内科临床上遇到的头痛多见于感染性发热性疾病、高血压、颅内疾病、神经官能症、神经性的偏头痛等。

【病因病机】

头为诸阳之会，又为髓海所在，五脏六腑之气血，皆上会于头，故外感六淫，上犯巅顶，阻遏清阳；或内伤诸疾，气血逆乱，瘀阻经络，脑失所养，均可发生头痛。感受风寒，上犯于头，寒凝血滞，经脉拘急，而致头痛。外感风热，上扰于头，气血逆乱，或风夹湿邪，蒙闭清窍，清阳不升，亦能致头痛。情志内伤，肝失条达，郁而化火，上扰清空；或肝肾阴虚，肝阳上亢，气血上冲，清窍不利，而致头痛。脾虚不运，痰湿内生，阻遏清阳，浊阴不降，亦可致头痛。或脾虚气血不足，产后、病后、劳伤等，造成气虚血少，不能上系于脑，因而引起头痛。此外，久病入络，或跌仆震伤，使气血瘀滞，不通则痛。

【辨证分型】

1. 外感头痛：一般发病较急，痛势较剧，多属实证。外感风寒者，头痛多连项背，恶风寒，口不渴，苔薄白，脉浮紧；外感风热者，头胀痛，甚则头痛如裂，恶风发热，面赤口干，舌苔薄黄，脉浮数；外感风湿者，头痛如裹，肢体沉重，苔白腻，脉濡。

2. 肝阳头痛：头痛而眩，心烦易怒，面红目赤，口干苦，夜寐不深，舌红苔黄，脉弦。常因精神紧张或情志所伤而发或加重。

3. 气血虚头痛：头痛加晕，痛势绵绵，遇劳则甚，神疲乏力，心悸，面色不华，唇色淡红，脉细无力。

4. 瘀血头痛：头痛经久不愈，痛处固定不移，痛如锥刺，或有头部撞击史，舌质瘀斑，脉细涩。

【治疗】

（一）刺灸法

1. 外感头痛

【治则】祛散外邪，通经止痛。取手足少阳、阳明，足太阳经穴。

【处方】风池、头维、通天、太阳、合谷、外关。

【方义】本方以近部取穴为主，远部取穴为辅。通天疏散太阳，风池和解少阳，头维、合谷清泄阳明，外关通于阳维脉，上述诸穴共收祛散外邪，清头止痛之效。太阳为经外奇穴，有清头明目之功。本方通调三阳经气，又能使脉络通畅，气血和调，而止头痛。

【随证配穴】前头痛配印堂；偏头痛配外关；后头痛配大杼；头顶痛配四神聪；风热配曲池；风寒配风门拔火罐；风湿配头维、阴陵泉。

【操作】毫针刺用泻法，风寒可灸，每日 1 次，每次留针 20～30 分钟，10 次为 1 疗程。

2. 肝阳头痛

【治则】平肝潜阳，清头明目。取足少阳、厥阴、少阴经穴。

【处方】悬颅、颔厌、太冲、太溪。

【方义】足厥阴经脉达于巅，足少阳经脉布于头之两侧，故取悬颅、颔厌，使针感直达病所，有清泻肝胆之热，熄风镇痛作用。远部取太冲平肝潜阳，太溪滋补肾阴，育阴潜阳。

【随证配穴】口苦，胁痛配阳陵泉。

【操作】毫针刺用泻法，每日 1 次，每次留针 20～30 分钟，10 次为 1 疗程。

3. 气血虚头痛

【治则】补养气血，填精益髓。取督脉、背俞穴和足阳明、太阴经穴。

【处方】上星、血海、足三里、肝俞、脾俞、肾俞。

【方义】督脉并入脊里入脑。本方取上星调和督脉，和血止痛。足三里、血海健脾益胃，补气养血。肝藏血，脾统血，肾藏精，故取肝、脾、肾的背俞，以养血、藏血和填精充髓，使气血充盛，髓海得以充养而头痛可蠲。

【随证配穴】纳差配中脘；心悸配大陵。

【操作】毫针刺用补法，每日 1 次，每次留针 20～30 分钟，10 次为 1 疗程。

4. 瘀血头痛

【治则】活血化瘀，行气定痛。取阿是穴和手阳明、足太阴经穴。

【处方】阿是穴、合谷、三阴交。

【方义】取阿是穴，主要是疏通经络，活血化瘀，理气止痛。同时选用合谷及三阴交穴，以理气和血止痛。

【随症配穴】肝郁配太冲。

【操作】毫针刺用泻法，每日 1 次，每次留针 20～30 分钟，10 次为 1 疗程。

（二）温针法

用较粗毫针刺颈部风府、哑门、风池等穴，每次用 1～2 穴，温针灸 3～5 壮，隔 1～2 日 1 次。适用于偏于虚寒的头痛。

（三）皮肤针法

用皮肤针重叩太阳、印堂及头痛处出血，加拔火罐。本法适用于风袭经络、肝阳亢逆引起的头痛。

（四）耳针法

枕、额、脑、神门。刺法：每次取 2～3 穴，留针 20～30 分钟，间隔 5 分钟捻转 1 次，或埋针 3～7 日。顽固性头痛可用耳背静脉放血法。

（五）穴位注射法

于肩胛上角（天髎）找敏感点，向肩胛冈上推注 10%葡萄糖液 15 毫升，产生明显酸胀感。隔 1～2 日 1 次。适用于偏头痛。顽固性头痛，用普鲁卡因和咖啡因混合液（0.25%普鲁卡因 3.5mL，咖啡因 0.5mL）注入风池，每穴 0.5～1mL。或在压痛点内注射 0.1mL。

【文献摘录】

头风：取上星、前项、百会、阴谷、合谷、关冲、昆仑、侠溪（《神应经》）。

头风顶痛：取百会、后顶、合谷（《针灸大成》）。

偏正头痛及两额角痛：取后溪、头临泣、丝竹空、太阳、列缺、合谷（《针灸大成》）。

第二十八节　面　　瘫

面瘫即单纯的一侧面颊筋肉弛缓，口眼㖞斜，无半身不遂、神志不清等症状。可发生于任何年龄，无明显季节性，而以青壮年为多见。

现代医学的颜面神经麻痹症，即周围面神经瘫痪与中枢性面瘫（中风）不同，应注意区别。

【病因病机】

多因卫阳不固，脉络空虚，风寒或风热之邪损伤面部筋脉，以致经络不和，气血阻滞，肌肉纵缓不收而成面瘫。

现代医学认为本病可因风寒导致面神经血管痉挛、缺血、水肿，使面神经受压，神经营养缺乏，甚至引起神经变性而致病，亦有因病毒感染引起的非化脓性炎症所致。

【辨证分型】

面瘫一般发病突然，每在睡眠醒来时，出现一侧面部板滞、麻木、瘫痪、不能作蹙额、皱眉、露齿、鼓颊等动作，口角向健侧㖞斜，口唇闭合不全，饮水时常由患侧流出。露睛流泪，若强令闭眼，则眼珠上翻，露出白睛。患侧额纹、鼻唇沟变浅或消失。少数患者初起时有耳后、耳下及面部疼痛。严重时还可出现患侧舌前 2/3 部位味觉减退或消失，听觉过敏等症。亦有兼外感表证或继发于感冒者。

【治疗】

（一）刺灸法

【治则】祛风邪，通经活络为主。以手足阳明经为主，手足少阳、太阳经为辅。面部诸穴酌予斜刺或透穴。

【处方】地仓、颊车、合谷、阳白、四白。

【方义】本方重点采取面部近取与循经远取相结合的方法。所选穴位能通经脉（阳明、太阳经脉)，祛风邪，调气血，使筋肉得以濡养，则面瘫自可痊愈。

【操作】毫针刺，初期用泻法，后期用补法，并加灸，每日1次，每次留针20～30分钟，10次为1疗程。

（二）电针法

选取面部穴针刺后，通电5～10分钟，以瘫痪肌肉出现收缩表现为好，每日或隔日1次。

（三）皮肤针法

用皮肤针叩刺阳白、太阳、四白、牵正等穴，使局部微红或轻微出血为度，用小罐吸拔5～10分钟，隔日1次，10次为1疗程，此法宜用于恢复期及其后遗症。

（四）穴位敷贴法

将马钱子剉成粉，约一二分，撒于膏药或胶布上，贴在患侧的下关穴，隔2～3日更换1张，一般需更换4～5次。

【文献摘录】

口眼㖞斜：凡歪向右者，为左边脉中风而缓也，宜灸左歪陷中二七壮；凡歪向左者，为右边脉中风而缓也，宜灸右歪陷中二七壮，艾炷大如麦粒，频频灸之，以取尽风气，口眼正为度（《卫生宝鉴》）。

口眼㖞斜：取颊车、水沟、列缺、太渊、合谷、二间、地仓、丝竹空（《神应经》）。

口歪：取温溜、偏历、二间、内庭（《普济方》）。

第二十九节　眩　　晕

眩是眼花，晕是头晕，二者常同时存在，故统称为“眩晕”，是临床一种常见的自觉症状。轻者平卧或闭目片刻即止；重者头昏眼花，视物翻复，旋转不定，不能站立，可伴有恶心、呕吐、汗出，甚至昏倒等症状。

本病症可见于现代医学所说的耳源性眩晕、脑动脉硬化、高血压、严重贫血、神经官能症、心血管病以及某些脑部疾患以眩晕为主症者。

【病因病机】

1．实证：素有阳盛之体，肝阳上亢，气血并冲于上，清窍不利，发为眩晕；或因情志不舒忧郁恼怒，肝郁化火，使肝阴暗耗，阴不敛阳，阳亢风动，上扰清窍，发为眩晕；或素体肥胖或恣食肥甘，伤及脾胃，失其健运，聚湿生痰，痰湿交阻，致清阳不升，浊阴不降，清窍受蒙而发眩晕。

2．虚证：素体虚弱，或久病不愈，或失血之后，虚而不复；或脾胃虚弱，不能健运水谷以生化气血，以致气血两虚。气虚则清阳不展；血虚则脑失所养。或先天不足，或劳伤过度，导致肾精亏耗，生髓不足，不能上充于脑，脑海空虚，而致眩晕。

【辨证分型】

1．实证：眩晕耳鸣，头痛目胀，每遇烦劳或恼怒而加重，急躁易怒，面赤口苦，少寐多梦，舌质红，苔黄，脉弦；或眩晕而头重如裹，胸脘满闷，恶心，呕吐痰涎，不思饮食，舌苔白腻，脉滑。

2. 虚证：头晕目眩，两目昏黑，视物旋转，泛泛欲吐，动则加剧，遇劳即发，兼有面色不华，四肢乏力，神疲，心悸耳鸣，腰酸，少寐，舌质淡，脉沉细。

【治疗】

（一）刺灸法

1. 实证

【治则】平肝潜阳，理脾化痰。取任脉、督脉和足三阴经穴。

【处方】中脘、阴陵泉、行间、水泉、印堂。

【方义】行间平肝降逆。水泉滋阴潜阳。印堂是经外奇穴，能清头目而止眩晕。胃募中脘理脾化痰，和胃止呕。阴陵泉理脾化湿，湿除痰自化，清阳得升，浊阴得降。

【操作】毫针刺用泻法，每日 1 次，每次留针 20～30 分钟，10 次为 1 疗程。

2. 虚证

【治则】补气血，益精气。取督脉及足少阳、阳明经穴，针宜补法，可灸。

【处方】百会、风池、膈俞、肾俞、足三里。

【方义】灸百会升清阳，降浊气，以醒头目。针风池以疏泄浮阳而熄内风。膈俞、肾俞补气血，益精气。足三里补中益气，化血生精，使元气精血充盛，则髓海得以充养。

【随证配穴】耳鸣配翳风。

【操作】毫针刺用补法可灸，每日 1 次，每次留针 20～30 分钟，10 次为 1 疗程。

（二）耳针法

取穴：肾、神门、枕、内耳、脑。刺法：每次取 2～3 穴，中、强度刺激，留针 20～30 分钟，间歇捻针。每日 1 次，5～7 次为 1 疗程。

（三）头针法

取穴：双侧晕听区。刺法：每日 1 次，5～10 次为 1 疗程。

（四）穴位注射法

取穴：合谷、太冲、翳明、内关、风池、四渎。刺法：每次取 2～3 穴，每次注射 5% 或 10% 葡萄糖注射液 3～5mL，或维生素 B_{12} 注射液 0.5mL，隔日 1 次，5～7 次为 1 疗程。

【文献摘录】

头眩：取目窗、络却、百会、申脉、至阴（《神应经》）。

眩晕呕吐者：针风府；头眩善呕烦满者针神庭、承光；头旋耳鸣取络却；头晕面赤，不欲言，泻攒竹、三里、合谷、风池（《玉龙经》）。

痰厥头晕及头目昏沉：取外关、大敦、肝俞、百会（《针灸大全》）。

第三十节　痹　　证

“痹”有闭阻不通之意，指风寒湿邪侵袭经络，致气血阻闭，运行不畅，引起筋骨、肌肉、关节等处肿痛、酸楚、重着、麻木和屈伸不利等，统称为痹证。

本证可包括现代医学的风湿热、风湿性关节炎、类风湿性关节炎、骨关节炎和神经痛等。

【病因病机】

痹证的发生，是由于卫气不固，腠理空疏，或劳累之后，汗出当风，涉水冒寒，久卧湿地等，以致风寒湿邪乘虚侵人，阻闭经络，气血不畅，发为风寒湿痹。《黄帝内经·素问》说："风寒湿三气杂至，合而为痹。"

由于素体不同，感受风寒湿邪也各有偏胜，若偏于风胜者，为风痹（行痹）；偏于寒胜者，为寒痹（痛痹）；偏于湿胜者，为湿痹（着痹）。如阳盛之体，内有蕴热，感受风寒湿邪，易于化热，为热痹。又风痹或寒痹、湿痹，经久不愈，邪留经络，亦易化热，转为热痹。痹证迁延不愈，病邪由浅入深，由经络而侵入脏腑，如《黄帝内经》所说的"病久不去者，内舍于其合也"，除可出现心痹之外，还可出现肝肾不足等证候。

【辨证分型】

1．行痹：肢体关节疼痛，游走不定，关节活动不便，或见寒热等表证，舌苔薄白或腻，脉多浮。

2．痛痹：肢体关节疼痛较剧，痛有定处，得热痛减，遇寒痛增，苔薄白，脉弦紧。

3．着痹：肢体关节疼痛沉重肌膄麻木，痛有定处，活动不便，苔白腻，脉濡。

4．热痹：关节疼痛，局部灼热，或红肿，痛不可触，不能伸屈，多兼有身灼、汗出恶风、口渴，舌苔黄燥，脉滑数。

【治疗】

（一）刺灸法

【治则】疏通经络，行气活血，以除风寒湿邪之闭滞。取疼痛近处或患部与循经选穴为主，亦可采用阿是穴。

【处方】根据风寒湿邪的偏盛不同和发病部位，进行分部随症配穴如下：

肩部：肩髎、臑俞、肩髃。
肘臂：曲池、合谷、天井、外关、尺泽。
腕部：阳池、外关、阳溪、腕骨。
背脊：水沟、身柱、腰阳关。
髀部：环跳、居髎、悬钟。
股部：秩边、承扶、阳陵泉。
膝部：犊鼻、梁丘、阳陵泉、膝阳关。
踝部：申脉、照海、昆仑、丘墟。
行痹加膈俞、血海。
痛痹加肾俞、关元。
着痹加足三里、商丘。
热痹加大椎、曲池。

【方义】以上各部处方，主要是根据病所的经络循行部位选穴，大抵风寒湿痹宜针灸并用，热痹单针不灸。其总的治则是通经络，调气血，以疏风散寒，化湿清热，使痹可蠲。

膈俞、血海有活血养血的作用，以治行痹，取血行风自灭之意。肾俞、关元益火之原，助阳驱寒，以治痛痹。着痹取商丘、足三里健脾化湿。大椎、曲池清热解表治热痹。

【操作】毫针刺，行痹、热痹，或痛在皮肤、肌肉者，用毫针泻法浅刺，并可用皮肤针叩刺。痛痹多灸，深刺留针，如疼痛剧烈的可兼用揿针或隔姜灸。病在筋骨亦可采用深刺留针。着痹可针灸并施，或兼用温针、皮肤针和拔罐法。每日 1 次，每次留针 20～30 分钟，10 次为 1 疗程。

（二）耳针法

取穴：相应区压痛点、下脚端、神门。刺法：应用较强刺激，留针 10～20 分钟。视病情轻重可每天或隔日针刺 1 次。10 次为 1 疗程。

（三）皮肤针法

用皮肤针重叩背脊两侧或关节局部，使叩处出血少许，并可加拔火罐。每隔 3 天叩刺 1 次，5 次为 1 疗程。本法常用于关节肿痛者。

（四）穴位注射法

系用当归、防风、威灵仙等注射液，注射于肩、肘、髋、膝部穴位，每次 0.5～1.0mL，注意勿注入关节腔。每隔 1～3 日注射 1 次，10 次为 1 疗程。每次取穴不宜过多，如果多发性关节病变，可选取重点部位注射，以后可轮换进行。

【文献摘录】

四肢痛风：取公孙、曲池、风市、外关、阳陵泉、三阴交、手三里（《针灸大成》）。

风痹：取阳辅、阳关、委中、天井、尺泽、少海（《神应经》）。

冷风湿痹：取环跳、阳陵泉、三里，其痹不知痛痒者，烧针尾三五壮即知（《医学入门》）。

两膝红肿疼痛：取膝关、委中、足三里、阴市（《针灸资生经》）。

第三十一节　痿　　证

痿证，是指肢体筋脉弛缓，肌肉萎缩，软弱无力，活动困难，甚至运动功能丧失而成瘫痪的一类病证。其证以下肢较多见，故有“痿躄”之称。

本证多见于多发性神经炎、小儿麻痹症和后遗症、急性脊髓炎、进行性肌肉萎缩、重症肌无力、周期性瘫痪症、癔病性瘫痪和表现为软瘫的中枢神经系统感染后遗症等。

【病因病机】

本证多因感受温热毒邪，或病后余邪未尽，耗伤肺之津液，以致筋脉失于濡润；脾胃湿热，筋肉失其濡养，或外感湿热，浸淫筋脉，影响气血的运行，遂使筋脉肌肉弛纵不收；亦有因脾胃虚弱，津液气血之源不足，肌肉筋脉失养；或久病体虚，肝肾亏损，精血不足，则筋骨经脉失其荣养，而致痿证。

【辨证分型】

痿证可发于下肢或上肢，一侧或双侧，或仅从指趾开始，自觉软弱无力，活动困难，但严重者足不能任地，手不能握物，久则肌肉痿削，甚至瘫痪。痿者不痛，与痹证的酸重疼痛防碍运动者不同。

痿证的治疗首先应辨别虚实。一般来说，初起邪热未尽和湿热浸淫者多属实证，但须审辨实中有虚。脾胃虚弱和肝肾亏虚者属虚证，但往往兼有湿热之证。

1. 肺热伤津：兼有发热，皮肤干，心烦，口渴，咳嗽咽干，小便短黄，舌质红，舌苔黄，脉细数。

2. 湿热浸淫：兼有微肿、麻木，或有发热，脘腹闷，小便混浊，舌苔黄腻，脉濡数。

3. 脾胃虚弱：兼面色萎黄，食少，短气，自汗，便溏，舌质淡，脉细弱。

4. 肝肾亏虚：兼腰膝酸软，头晕目眩，滑精或遗尿，舌红少苔，脉细数。

【治疗】

（一）刺灸法

【治则】清热化湿、调理脾胃、补养肝肾为主。取手足阳明、太阴经穴，兼取足少阴、厥阴经穴。

【处方】上肢：肩髃、曲池、合谷、阳溪。
下肢：髀关、梁丘、足三里、解溪。
肺热伤津：尺泽、肺俞。
湿热浸淫：阴陵泉、脾俞。
脾胃虚弱：中脘、足三里、胃俞。
肝肾亏虚：肝俞、肾俞、悬钟、阳陵泉。

【方义】本方根据《黄帝内经》“治痿独取阳明”的治疗原则，取手足阳明经穴转换使用。因阳明为多气多血之经，又主宗筋，用泻法，以清其热，热退后，方可用灸法或针灸并施。配尺泽、肺俞清肺热生津液；配阴陵泉、脾俞清湿热，因肺主治节，脾主运化，清上源，健中洲，使肺清津生，脾运湿化。取中脘、足三里、胃俞调理脾胃，增加食欲，润宗筋，利关节，充血脉以养肌肉。肝肾亏虚者，当取肝俞、肾俞调补二脏精气；肝主筋，故取筋会阳陵泉；肾主骨髓，故取髓会悬钟，四穴相配有坚筋强骨的功效。

【操作】毫针刺，属肺热及湿热者，单针不灸，多用泻法；脾胃虚弱，肝肾亏虚者，针用补法，施灸。每日 1 次，每次留针 20～30 分钟，10 次为 1 疗程。

（二）耳针法

取穴：肺、胃、大肠、肝、肾、脾、神门、相应部位。刺法：每次选 3～5 穴，留针 10 分钟，隔日 1 次，10 次为 1 疗程。

（三）皮肤针法

用皮肤针轻叩背部肺俞、胃俞、肝俞等穴和手足阳明经线，隔日 1 次，10 次为 1 疗程。

【文献摘录】

脚弱无力：取公孙、足三里、绝骨、申脉、昆仑、阳辅（《针灸大成》）。

手足麻痹：取足临泣、太冲、曲池、大陵、合谷、三里、中渚（《针灸大成》）。

足麻痹：取环跳、阴陵、阳陵、阳辅、太溪、至阴（《神应经》）。

手腕无力：取列缺（《神应经》）。

第三十二节　腰　　痛

腰痛是指以腰部疼痛为主要症状的病症。其疼痛部位或在腰部的正中，或在一侧，或两侧俱痛。因腰为肾之府，肾经经脉循行“贯脊属肾”，故腰痛病症与肾的关系最为密切，另外，腰脊部经脉、经筋、络脉的病损，亦可产生腰痛。

现代医学的肾脏疾病、风湿病、类风湿病、腰部肌肉、骨骼的劳损及外伤等，均可出现腰痛。本节重点叙述寒湿腰痛、劳损腰痛和肾虚腰痛。其他原因引起的腰痛，可参考有关篇章论治。

【病因病机】

1. 寒湿腰痛：居处冷湿，或涉水冒雨，或劳累汗出，感受寒湿之邪，致经脉受阻，气血运行不畅而发生腰痛。

2. 劳损腰痛：多因负重闪挫，或劳伤过度，伤损腰部，气血瘀滞，经络受阻而发腰痛。

3. 肾虚腰痛：年老体衰，或久病体弱，或劳欲过度，肾精亏虚，肾气虚惫而致腰痛。

【辨证分型】

1. 寒湿腰痛：腰部冷痛重着，转侧不利，或拘急不可俯仰，或痛连腰、脊、腿、臀部，虽静卧也不减，天气寒冷或阴雨则发或加重，舌苔白腻，脉沉濡。

2. 劳损腰痛：多有陈伤宿疾，劳累时加重，腰部强硬酸痛，其痛固定不移，转侧痛甚，舌质或有瘀斑，脉涩。

3. 肾虚腰痛：起病缓慢，隐隐作痛，以酸软为主，腿膝无力，遇劳则甚，卧则减轻。症兼神疲，面色㿠白，手足不温，舌淡，脉沉细者为肾阳虚；伴有虚烦，面色潮红，手足心热，舌质红赤，脉细数者为肾阴虚。

【治疗】

（一）刺灸法

【治则】根据病因分别以祛寒湿、通经络补肾为法。取足太阳、督脉经穴为主。

【处方】肾俞、委中，局部腧穴或阿是穴。

寒湿加风府、腰阳关；劳损加膈俞、次髎；肾虚加命门、志室、太溪。

【方义】腰为肾之府，取肾俞补益肾之精气，灸之能散寒化湿，通经活络。膀胱之脉挟脊抵腰络肾，循经远取委中，以疏通足太阳经气，为治腰背疼痛之要穴。局部腧穴和阿是穴，属近部取穴法，有通经活络止痛作用。风府祛风散寒，与腰阳关同属督脉，共有宣导阳气的作用。膈俞为血之会穴，委中为血郄，合次髎以通利膀胱经气，活络行瘀，腰部劳损者宜之。灸命门、补志室以温补肾阳。太溪为足少阴经之原穴，为脏病取原之意。

【操作】毫针刺，根据病证虚实不同，酌用毫针补泻，或平补平泻，或针灸并用。

（二）耳针法

取穴：腰椎、骶椎、肾、神门。刺法：取患侧，进针后频频捻针，并嘱患者活动肢体，作举手、弯腰、转侧等动作。

（三）皮肤针法

取穴：肾俞，阳关（腰），上、次、中、下髎，命门，委中，夹脊（11～21 椎）；备用穴：风湿取风门、风府、脾俞、三焦俞；肾虚取京门、大杼、太溪、膀胱俞。

【文献摘录】

腰痛：取肩井、环跳、阴市、三里、委中、承山、阳辅、昆仑（《神应经》）。

挫闪腰胁痛：取尺泽、曲池、合谷、手三里、阴陵泉、阴交、行间、足三里（《神应经》）。

肾虚腰痛，重不能举：取足临泣、肾俞、脊中、委中（《针灸大全》）。

腰痛，血滞于下：取委中刺出血，仍灸肾俞、昆仑（《丹溪心法》）。

自学指导

【重点难点】

1．感冒是临床最常见的疾病之一，发病率较高。特别是时行感冒，多在人口稠密的地方和公共场所传播流行，由于发热，症状较重，对人体健康影响很大，所以，应以预防为主，发病后应积极治疗。平时要加强卫生宣传工作，锻炼身体，增强免疫功能及抗病能力。在本病流行期间，避免接触患者，可采用针灸及药物治疗，以避免传染和控制流行。

感冒的辨证，主要根据寒热的或轻或重，有汗无汗，渴与不渴，咽喉痛与否，脉数与否和舌苔的黄白等，以区分风寒和风热之证；时行感冒在辨证上多属风热。对于虚性感冒，应根据临床表现分为阴虚、阳虚、气虚和血虚等，分别选其穴位，给予补法和灸法。

感冒的针灸治疗除按上述治则处方治疗外，还应根据病情随证配穴。如头痛甚加印堂、太阳；背痛酸楚可加肺俞拔火罐，或用推罐法由大椎向下推至腰部，再向上推，最后可停留在肺俞部 10～20 分钟取下。咽喉肿痛加少商，用三棱针点刺出血。小儿因感冒引起高热惊厥可加人中、十宣，毫针浅刺疾出，不按针孔，并可挤出血珠。暑湿证热甚重加大椎，湿重加阴陵泉，腹胀便溏加天枢。感冒证属阳虚、气虚加灸足三里、膏肓；阴虚、血虚加肺俞、血海、复溜，针用补法。

2．暑病有阴证和阳证之分。如暑天酷热时节，在烈日下行路或劳动，暑热之邪伤及人体，邪郁肌表，或暑热内犯心包，属阳证，称为中暑；如因避暑于凉亭水阁，深庭广厦之中，或露卧当风，过食生冷，致寒邪闭遏，阳气不能疏布或阴寒人侵肠胃，清浊相干，属阴证，称为伤暑。中暑重证，猝然昏倒，手足厥冷的又称为暑厥；中暑昏倒之后，肢体抽搐，角弓反张的称为暑风。现代医学称本病为日射病。

中暑发病急骤，应迅速及时抢救，应迅速将病人移到通风阴凉的地方，施以针刺。危重者，要严密观察病情，尽量采取综合抢救治疗措施。高热无汗者，可用30%酒精擦身；面色苍白、肢冷者，可用温水擦身，或用热毛巾敷关元、气海穴。

除按上述辨证处方选穴外，还可随证选穴。如头痛加头维；呕吐加中脘；汗出肢冷、脉微欲绝加气海、太渊、阴郄等穴。

3. 中医所说的疟疾（疟证）属半表半里的少阳证，以寒热往来为主要表现。

临床上一般以寒战和发热的多少、轻重分为正疟、温疟、寒疟、瘴疟、劳疟。正疟因邪在半表半里，寒热往来的症状比较典型。温疟为里热较盛，热多寒少，或有时但热不寒。寒疟为里寒极盛，阳气被遏不达，寒多热少，或有时但寒不热。瘴疟为瘴毒所伤，热毒炽盛，热甚寒微为热瘴；瘴毒湿浊，壅闭于内，寒甚热微为冷瘴。久疟不愈，反复发作，体虚消瘦，或遇劳即发为劳疟。久疟不已，胁下结块为疟母。

针灸治疗间日疟效果较好，不仅能控制症状，而且能使疟原虫转阴。一般认为要在发作前2～3小时针刺，据临床观察，在疟疾发作时针刺同样有效。疟疾发作时，可加十宣放血；湿痰可加肺俞、丰隆；痉厥可加内关、人中；久疟可加脾俞、胃俞、足三里；痞块可加章门、痞根。至于恶性疟疾证情重者，应采取综合治疗措施，如药物治疗等。本证应与似疟非疟的疾病作鉴别，如回归热、黑热病、病毒性感染等。

4. 咳嗽之症，首当分辨外感与内伤。外感咳嗽起病较急，病程较短，初期常伴有寒热、头痛等表证，多属实证。内伤咳嗽起病较缓，一般有较长的咳嗽病史并伴有其他脏腑病证，多属虚证或属虚中夹实之证。

外感咳嗽，其病尚浅而易治。内伤咳嗽，多呈慢性反复发作，其病较深，治疗难取速效，但若能及时治疗，注意气候变化、饮食起居，进行适当的体育锻炼，以增强体质，提高抗病能力，并能采用“急则治其标，缓则治其本”的治疗措施，是能够收到良好疗效的。

由于本症主要发生在肺，所以治疗应以理肺为主，取用肺的俞穴及手太阴经的腧穴为主，并结合不同病因，辨证施治。如风寒佐以解表祛风法；风热佐以祛风清热法；痰湿佐以健脾化湿祛痰法；肝火佐以清肝法等。外感一般用针，内伤可酌用灸法。除按上述的辨证处方选穴外，还可随症选穴，如外感咳嗽头痛加风池、上星；肢体痛楚加昆仑、温溜；咽喉干痛加少商点刺出血；汗出不畅加合谷以助发汗；多汗而热不退加陷谷、复溜，滋阴清热。内伤咳嗽兼喘加定喘穴；胸脘痞闷加足三里、内关；咽喉干痒加照海；咳逆咳血加孔最。

5. 本节讨论的哮喘主要是指现代医学所说的支气管喘息和慢性喘息性支气管炎而言。呼吸急促、困难是哮喘的主要特征，但有些疾病，如悬饮、支饮、水气凌心和肺胀等，亦能出现程度不同的呼吸急促、困难的症状，必须加以鉴别。

哮喘有虚与实的区别，但临床上往往是虚实夹杂，如痰气壅实于上，肾气亏虚于下的“上实下虚”证等。一般来说，实喘多因邪盛痰阻，肺气壅闭，治疗宜祛邪除痰；虚喘则往往肺脾肾俱虚，治疗宜标本兼顾，并配合药物治疗。

哮喘缓解后应针对病因，治其本，以防复发。伴有咳嗽者，应在缓解期积极治疗咳嗽，以减少发作。对于哮喘的病人，除积极治疗之外，应注重预防。如气候突变或转冷，就应当注意衣着和起居，过敏体质者，应该避免接触过敏原等。

除按上述辨证处方选穴治疗外，还可随症选穴，如鼻塞流涕加巨髎；头痛、肩背酸痛加温溜；寒热加支正；喘甚加肺俞、云门等穴拔火罐。虚喘肺脾虚者，加脾俞健脾和胃，以扶后天之本；肺肾虚者，加命门补肾纳气，以培先天之本。心阳虚，出现大汗出，手足厥冷，面色苍白者，加内关、神门补益心阳，灸气海、关元、命门回阳救逆，以防虚脱。

6. 中医学早已认识到肺痨是一种传染病，但在晋、唐以前一般认为是一种毒气或邪气所致。宋元以后，则明确提出"痨虫"传染而形成本病，如说："痨虫"是在正气不足的条件下才能侵入人体发病。如《古今医话》中说："凡此诸虫，着于怯弱之人，日久成劳瘵之证"。所以在治疗上，当以补虚为主，参以杀虫为辅。

本病的预后，主要看治疗的早迟而异。若病情较浅，为期不长者，治疗及时很快康复；如病情较重，治疗不及时者，亦有病情恶化，出现极度消瘦，肌肤甲错，声音嘶哑，泄泻不止，内热不退，喘息气短，汗出不止，面浮足肿，脉小数疾者，均为预后不良。

由于及时应用有效抗痨药，不但发病率大大降低，而发病者很易得到有效的治疗。针灸治疗虽然有一定疗效，如能配合抗痨药治疗，更能发挥其相辅相成的作用。为了提高针灸的疗效，除按上述的处方选穴外，还应随症选穴，如潮热加鱼际、劳宫；盗汗加阴郄、复溜；咳血加中府、孔最；声音嘶哑者加太渊、照海；遗精加志室、关元；经闭者加血海、地机；肢冷者加灸关元。

7. 年老体肥痰盛，或素有肝阳上亢之人，若常有头痛、眩晕、肢麻、语言不利、情绪易动等表现，往往是中风的先兆。应及时治疗，加强护理，保持情志平静，防止过劳，起居适宜，饮食清淡，避免风寒。并可针灸风市、足三里等穴，以防中风的发生。

中风之时，病情危重者，应尽量在原地抢救，避免搬动颠簸，以防病情加重。待病情缓和之后，再转移治疗。

中风发作时，根据病情的轻缓或危重，辨别证属中经络还是中脏腑；中脏腑还应区分闭证与脱证，这对于抢救与治疗措施和判断预后是很重要的。在抢救与治疗时，除针灸之外，尽量采取综合措施，以图收到良效。

采取针灸抢救与治疗时，除按上述治法处方之外，还可根据病情随证选穴，如中经络出现的半身不遂，上肢还可轮取肩髃、阳池、后溪等穴；下肢轮取风市、阴市、悬钟等穴。病程日久，上肢宜配大椎、肩外俞；下肢宜配腰阳关、白环俞；肘部强紧加曲泽；腕部强紧加大陵；膝部强紧加曲泉；踝部强紧加太溪；手指强紧加八邪；足趾强紧加八风；语言蹇涩加廉泉、通里；肌肤不仁可用皮肤针轻叩患部。口角㖞斜还可轮取迎香、颧髎、瞳子髎、下关等；流涎加承浆；善怒加太冲；多愁加内关等穴。中脏腑者，若神志渐醒，可减十二井、人中，以避免强烈刺激损伤气血，配加百会、印堂、风市和三阴交等穴。牙关紧闭者，酌加颊车、地仓、合谷等穴；语言不利加哑门、廉泉、通里、关冲；吞咽困难加照海、天突；脱证虚汗不尽者加阴郄；鼾睡不醒者加申脉；小便失禁者加水道、三阴交、足三里；虚阳浮越，面白颧赤，脉浮大无根者，可重灸命门、气海俞、肾俞和涌泉等穴。

8. 呃逆辨证，首先要掌握虚实，分清寒热。在治疗方面，除针对其病因，分别采用祛寒、清热、解郁、化痰及温补脾胃的治法外，均需和胃、利膈、降逆之法。中脘、内关、足三里、膈俞为通治呃逆的要穴。胃寒加灸梁门；胃热针泻陷谷；阳虚加灸气海；阴虚针补太溪；肝气横逆针泻期门、太冲。

呃逆的原因很多，但总由胃气上逆动膈而成。而引起胃失和降的病理因素，则有寒气蕴蓄、燥热内盛、气郁化火、痰阻中焦以及正气亏虚等方面。此外，呃逆的发生与轻重，与肺气的通降有一定关系，因手太阴肺经之脉，环循胃口而上膈，属肺；肺胃之气又同主降。膈居肺胃之间，当各种致病因素乘袭肺胃之时，亦每使膈间之气不畅，故胃气上逆时，往往断续冲出喉间，而引起呃逆之证。

呃逆轻重不同，有偶然发作，或偶因进食，吞咽过猛，阻滞食管，刺激胸膈，而发生呃逆，大都轻浅，常可自愈，或用纸捻触鼻孔引嚏，或语言猝然惊吓一下，使患者精神转移，有时也能使呃逆停止。一般初病、实证疗效较好；病程长的虚证，疗效较差。如呃逆见于危重病后期，正气虚败，呃逆不止，饮食不进，出现虚脱倾向者，预后不良。《景岳全书·呃逆》篇说："凡杂证之呃，虽由气逆，然有兼寒者，有兼热者，有因食滞而逆者，有因气滞而逆者，有因中气虚而逆者，有因阴气竭而逆者，但察其因而治其气，自无不愈。……然实呃不难治，而惟元气败竭者，乃最危之候也。"

9. 现在一般人认为，一提到噎膈就会立即想到食管癌，这是不全面的，因为凡是吞咽困难，或吞咽时胸膈疼痛，食入随即吐出者，统称为噎膈。能出现上述症候的疾病不单是食管癌，其他如贲门痉挛、食管憩室、食管炎、食管功能疾病及纵隔病所引起的食管受压等病，均可出现程度不同的吞咽困难。这一点是应该注意的，防止出现诊断和治疗上的片面性。

噎膈轻重程度不一，轻者仅有吞咽困难，全身症状并不明显，工作、起居影响不大；重者，则饮食不下或食入即吐，甚至吐出赤豆汁样物，形体日渐消瘦憔悴。在治疗时，应察其标本虚实。初起以标实为主，根据气结、痰阻、血瘀的不同，分别进行治疗。后期以本虚为主，应根据津血枯涸及阳气衰弱的情况，辨证施治。临床实践表明，食管癌及食管器质性狭窄针灸仅能缓解症状，其余各证则有一定疗效。但对食管功能性疾病的效果最佳。

［附］反胃

反胃又名"翻胃"。其病因病机基本上与噎膈相同，但病变部位和主要症候有所不同。因反胃多因幽门不全梗阻和全梗阻、痉挛或胃内肿瘤等所致。胃脘疼痛，呕吐的特点多是朝食暮吐，暮食朝吐，食物在胃停留的时间较长。无吞咽困难、格拒和旋食旋吐，食物不得入胃的现象。

临床症候除呕吐的特点之外，脘腹胀而痛，吐后较舒，神疲乏力，面色不华，四肢不温，舌质淡，舌苔白，脉细浮无力。多属脾胃虚弱，无力和降；或命门火衰，不能温煦脾土，脾胃虚寒之证。

治宜温运脾胃，和胃降逆。取胃俞、脾俞、中脘、章门、梁门、关元、足三里、肾俞等穴。针灸并用。

10. 胃痛的部位在胃脘近心口窝处，痛时有的牵连胁背，或兼有恶心、呕吐、泛酸、嘈杂、大便不调，甚至呕血、便血等。

胃痛的辨证，主要应辨别是病邪阻滞，还是脏腑失调；是实证，还是虚证；是寒证，还是热证；是气滞，还是血瘀等几方面。这对于确定取穴、手法有重要意义，并直接关系到疗效，必须注意。

病邪阻滞者多为急性胃痛，脾胃虚弱者多为慢性胃痛。一般来说，病邪阻滞易治，脾胃虚弱者难治。胃痛日久，不论病邪阻滞，或胃脾虚弱，都有转化血瘀的可能。另外，上述诸种类型，往往不是单一出现或固定不变的，经常会出现虚实兼见，寒热交杂。因此，临床必须全面分析，才能得到正确的治疗。

为了提高和巩固疗效，除按上述辨证选穴外，还可随证选穴，如痛甚加梁丘；胁痛加阳陵泉；口苦舌红加少府；胃中有灼热感加太溪；便血加血海；吐血加膈俞。除此以外，胃痛患者应注意饮食调养，精神乐观，戒烟酒和忌食刺激性食物等，对减少复发，减轻胃痛和恢复健康是有重要意义的。

11．腹痛牵涉的范围较广，因此临床辨证时，需细致观察和全面考虑。应根据病因、疼痛部位和疼痛性质等，分辨其寒、热、虚、实，在气在血，在脏在腑。大抵以疼痛的部位而言，脐以上痛者，多属胃肠之病；脐以下痛者，多属肠疾或厥阴肝经之病；脐周疼痛者，多属虫积；右小腹痛者，多属肠痈。以疼痛的性质而言，虚痛按之较舒，实痛按之痛甚；有形而痛多属实，无形而痛多属虚；痛时得暖则缓多为寒；痛时喜凉多属热；脐周疼痛，时发时止，多为虫痛，脘腹胀痛多属食积；腹部胀痛，时聚时散，痛无定处多属气滞；腹部刺痛，部位不移，拒按，多属瘀痛。

腹痛的寒、热、虚、实，也不是固定不变的，往往可以互为因果，相互转化，或相互相兼。如寒痛日久不愈，可以郁而化热，转为热痛，或寒热交错；素有脾胃虚弱，又伤饮食，可出现虚实夹杂之证。气滞痛可导致血瘀痛；虫积可夹食滞，食滞又利于虫的寄生等。因此，在辨证施治时，必须抓住主要矛盾，腹痛虽多以“通”字立法，但此“通”字，并非单指攻下通利而言。仍以实者泻之，虚者补之，寒者热之，热者清之为治疗原则。

腹痛的针灸治疗，除上述的辨证处方选穴外，还可随症选穴，如恶寒发热加合谷、风池；口渴加内庭；吞酸加阳陵泉；便溏加三阴交；胁痛加期门。至于妇科疾病、急腹症和痢疾泄泻等引起的腹痛，可参考有关章节，不属本节讨论内容。

12．泄泻是以排便次数增多，大便清稀为特征。在辨证时，应首先辨别虚实，其次是寒热。一般而言，大便清稀，食谷不化，喜暖畏寒，多属寒证；大便色黄褐而臭，泻下急迫，肛门灼热，多属热证；病程短，腹痛拒按，泻后痛减，多属实证；病程较长，腹痛隐隐，喜暖喜按，多属虚证。

泄泻有时虚实兼夹，寒热并见，又能互相转化。一般而言，外邪或饮食所伤多属实证；泄泻日久不愈，或反复发作，耗伤正气，多属虚证。实证以祛邪为主，泄泻初发不宜过早固涩，以免固闭邪气；虚证宜温补为主，久泄不止宜固涩，恐伤阴津和正气。

慢性泄泻多属虚属寒，治疗时可针灸并用；急性泄泻多属实属热，治疗时以针为主；若泄泻严重，有脱液现象时，是由实转虚，亦当灸之，以救阴回阳固脱。一般说来，由于针灸治疗本病症效果较好，不必用辅助疗法。对暴泄有脱液现象者，除进行针灸疗法外，还需注意补液。在治疗同时还应注意饮食，避免生冷、油腻之物。

除按上述急性泄泻和慢性泄泻处方选穴外，还可随症选穴。如热甚加内庭、商阳、少泽点刺放血；肢冷脉伏加神阙隔姜灸；脘痞加公孙；胁痛加阳陵泉；短气气喘加气海。

13．痢疾是以下痢赤白脓血，腹痛，里急后重为主要临床表现，而泄泻则以排便次数增多，粪便稀薄，甚至水样便为主要临床表现。痢疾初期常以大便稀薄，次数增多开始，有的痢疾脓血便不太明显，所以应该详细询问，周密观察，特别是配合化验室检查是很必要的。至于现代医学所说的慢性非特异性溃疡性结肠炎所引起的腹泻，大便亦含血、脓和粘液，但一般不发热，里急后重不明显，病程缓慢，有反复发作的趋势，多发于20～40岁，根据病史，临床表现及化验室检查不难鉴别。

痢疾的辨证首先应该区分其寒热虚实。一般说来，发病初期，体强，腹痛，里急后重，下痢脓血，身热，苔黄腻，脉滑数，多为实证、热证，宜清热化湿解毒，调气和血导滞，忌用收涩止泻之法。久痢不止，或病程日久（脾阳不振、大肠虚弱、脾肾不固）多为虚证，根据病情可温补固涩，慎用攻伐之法。若见虚实夹杂，则宜攻补兼施。有的久痢时发时止，多因治法不当，止涩太早，正虚邪恋，治宜扶正祛邪，顾及肾气为本。

针灸治疗痢疾效果较好，但疫毒痢（中毒性痢疾），病情急暴险恶，应采取综合治疗和中西医结合抢救措施。发病期间应隔离，卧床休息，饮食米汤、稀粥等清淡易消化的食品为宜，忌食生冷肥腻和不易消化之物。对下痢伤津的病人，应注意保护阴津，宜多饮水。平时应注意饮食卫生，勿食不洁和腐馊变质的食物。

14. 大便干燥，排便困难，经常三五日或七八日解便一次，有时甚至更久。有的患者，大便日解一次，但大便干燥，排便亦困难；亦有少数患者，时有便意，大便并不干燥，但排便滞涩困难。便秘不愈，常会引起其他症状，如腑气不通，浊气不降，可引起腹胀，甚至腹痛，头昏头胀，食欲不振，失眠等。由于便秘也会引起痔疮、肛裂。气虚便秘也会造成脱肛等。临床上有些疾病，如热性病和肠道病等，亦能引起便秘，这时可治标也可治本，或标本兼治。

便秘原因虽多，但在辨证上应区分虚实两大类。实证有燥热、气滞；虚证有气虚、血虚和阳虚。应辨证选穴，手法或泻或补，或针或灸，或针灸同用。上述各种便秘，有的独见，有的相兼并见，所以治法应灵活运用。更不能一律用通下之法，而应根据不同的病因和症候，采用不同的治疗方法，才能收到预期的疗效。

便秘患者，特别是单纯性便秘者，应养成定时排便的习惯，多食蔬菜水果，少食炙爆辛辣之物，进行适当的体育锻炼。除针灸治疗之外，还可配合中、西药，或用蜜煎导法。另外，用盐水或肥皂水灌肠或甘油锭通便，简便经济，可配合应用。

除按上述处方治疗之外，还可根据病情随症配穴。烦热、口渴加少府、廉泉；腹胀甚加大横；胁痛甚加期门、日月；头痛加印堂；口臭加承浆；多汗加阴郄；心悸加内关；脱肛加长强、百会；腰痛加委中。

15. 脱肛轻重不一，一般分为三度：

一度脱垂：为直肠粘膜脱出，脱出物淡红色，长 3～5cm，触之柔软，无弹性，不易出血，便后可自然回复。

二度脱垂：为直肠全层脱出，长 5～10cm，呈圆锥形，淡红色，表面为环状而有层次的粘膜皱襞，触之较厚，有弹性，肛门松弛，便后有时需用手回复。

三度脱垂：直肠及部分乙状结肠脱出，长达 10cm 以上，呈圆柱形，触之很厚，肛门松弛无力。

脱肛多数发病缓慢，无明显全身症状，但也有部分患者有明显全身症状。因其原因不同，所以在治疗时应全面考虑。有的因久泻久痢不愈而造成脱肛者，应积极治疗久泻或久痢；若因脾胃虚弱，中气不足而下陷者，应调治脾胃，补益中气。除针灸治疗之外，还可配合药物治疗。在针灸治疗的同时还可配合外治法，如熏洗法；以苦参汤加石榴皮、枯矾、五倍子，煎水熏洗，1 日 2 次。外敷法：五倍子散或马勃散外敷，以达收敛，固涩作用。

16. 以胁痛为主要表现的疾病很多，如急慢性肝炎、胆囊炎、胆石症、胸膜炎、胁肋部外伤和肋间神经痛等。胁痛的辨证，当以气血为主。大抵胀痛，游走无定，多属气郁；刺痛，而痛有定处，多属血瘀；隐痛绵绵，多属血虚；肝胆湿热胁痛，多疼痛较剧。临床辨证时，还应结合其他见证而施治。一般而言，实者多用理气、化瘀、清化湿热为法；虚者多用滋阴、养血、柔肝为法。

针刺治疗胁痛，除按上述辨证处方外，还应根据病情随证选穴，如泛酸加胃俞；少寐加神门；热重加大椎；潮热加膏肓；头晕加灸百会；跌仆闪挫可结合痛部取穴。

17．黄疸病症，除身黄、小便黄外，必须有目黄才是诊断的重要依据。黄疸的分类始自《金匮要略》，有黄疸、谷疸、酒疸、女劳疸、黑疸五种。其后《诸病源候论》分为二十八候；《圣济总录》又分为九疸、三十六黄。元代《卫生宝鉴》根据黄疸的性质，概括为阳证和阴证两大类，也就是后人所说的“阳黄”和“阴黄”，至今仍为临床实践所采用。

针灸治疗黄疸有较好疗效，但该病多为病毒传染所致，必须严格消毒，以防交叉感染。除针灸治疗外，可采用中药或中西医综合措施为妥。

黄疸的治疗，除按上述阳黄和阴黄的辨证处方选穴外，还可随症选穴。如胸闷呕恶，加内关、公孙；腹胀便秘，加大肠俞、天枢；热重，加大椎；神昏，加人中、中冲、少冲（放血）；神疲畏寒，加命门、关元；大便溏薄，加天枢、关元。

18．水肿初起，一般都从眼睑部开始，继则发展到头面四肢及全身。也有从下肢开始肿，然后波及全身的。水肿证严重者，可兼见腹满胀、胸闷、气短不能平卧等症候。在治疗上有发汗、利尿、逐水、宣肺、健脾、温肾等法，这几种治疗方法，可一法独用，或数法合施，有的可先攻后补，或先补后攻，应视其病情，辨证施治。

《黄帝内经》按证候分为风水、石水、涌水。《金匮要略》按病因脉证分为风水、皮水、正水、石水；又按五脏之水分为心水、肝水、肺水、脾水、肾水。到了元代的《丹溪心法》将水肿分为阳水与阴水两大类，对临床实践很有指导意义，因此至今仍为医者采用。

水肿证的针灸治疗，除按阳水、阴水的辨证处方选穴外，还可随症选穴，以便提高疗效。如面部肿甚者，加水沟；咽喉肿痛者，加少商（点刺放血）；脘痞者，加中脘；便溏者，加天枢；水肿晚期，水凌心肺者，可针内关、神门、尺泽、中脘、气海、十宣、人中、血海、太冲等穴急救，并须立即采取综合治疗措施。

水肿初期，应吃无盐饮食，肿势渐消后，逐步改为低盐饮食，最后恢复普通饮食。除此以外，还应卧床休息，保温，防外感，忌食辛辣、烟、酒等。

19．惊悸、怔忡虽属心悸的范畴，严格说来还是有区别的。惊悸之症，虽多因惊恐、恼怒而发，但一般常见于素体较虚或心胆气虚之人。正如《医宗必读·惊》篇说：“外有危险，触之而惊，心胆强者，不能为害。心胆怯者，触而易惊。”所以在处方选穴时，除镇心安神之外，还应注重补养。怔忡之症，是由内在病因而发，外无所惊，心中惕惕而悸，悸动不能自主，甚则心痛阵作。病情有轻有重或由轻而重，亦有虚实之分，以虚为多或虚实夹杂。所以处方选穴时应虚者补虚；实者祛邪；虚实夹杂又宜标本兼顾。

针灸治疗心悸不仅能控制症状，而且对疾病的本身也有改善和治疗的作用，特别是对神经官能症疗效更佳。但对器质性心脏病出现心衰倾向时，则应针对病的轻重缓急，及时采用综合治疗措施。本证除了针灸和药物治疗外，还应注意摄养，避免精神刺激和过劳。

为了提高针灸的疗效，除按本节的辨证处方选穴外，还应随症选穴。如善惊加大陵；多汗加膏肓俞；烦热加劳宫；耳鸣加中渚；虚火面赤加太溪；失眠加厉兑；便秘加大肠俞；脉微欲绝加内关、太渊；浮肿加灸水分。

本证针灸治疗效果较好，但在针灸治疗时亦应辨别虚实。虚证多属阴血不足，或阴虚火旺，重在心脾肝肾；实证多因肝郁化火，食滞痰浊，胃中不和。虚者应补其不足，益气养阴生血，滋补肝肾；实者应泻其有余，健脾和胃，清降痰火。实证日久，气阴耗伤，亦能转变虚证。或针或灸，或针灸并用，应加选择。

20．不寐的针灸治疗，除按上述辨证处方选穴外，还应当随症加减，以便提高其疗效。

如多梦加魄户；健忘灸志室、百会；耳鸣加听宫、翳风；遗精加志室；懊侬呕恶加内关；头晕加印堂、合谷；目赤加太阳、阳溪。

本病症除针灸和药物治疗以外，应当注意病人的精神因素，必须解除病人的杂念和烦恼，消除思想顾虑，安定情绪，避免过度精神紧张，睡前不用烟酒浓茶等兴奋之品，要坚持适当的劳动和体育锻炼，增强体质，养成良好的生活习惯，这些都是防治不寐的有效方法。单纯靠针灸和药物治疗，而不注意精神因素和生活方面的调摄，往往收不到预期的效果。

21.《景岳全书·郁证》中提出：五气之郁，因病而郁；情志之郁，因郁而病，两者有所不同。本节所讨论的梅核气和脏躁重点是情志致郁，尤以气郁为主。多因郁怒、思虑、悲哀、忧愁七情之所伤，导致肝郁气滞，脾气不伸，心神失常而成。初则因气滞而夹湿痰、食积、热郁者，多属实证；久病由气及阴或血，由实转虚。所以初起实证无不以理气开郁为主，如《医方论·越鞠丸》中说："凡郁病必先气病，气得疏通，郁于何有?"若病迁延日久，影响诸脏，则应结合其他兼症以分析其病在气在血，偏寒偏热，属虚属实，以及病与何脏有关而辨证处方选穴。

梅核气和脏躁证类似现代医学中的"癔病"，是一种心因性的情志病。在患者意识清楚的情况下，精神治疗极为重要。正如《临证指南医案·郁证·华岫云按》所说："郁症全在病者能移情易性"，医者应关心病人的疾苦，做好思想工作，恰如其分地解除病人的顾虑，充分调动病人的积极因素，树立战胜疾病的信心，以便提高疗效。另外，适当结合气功、太极拳和体育锻炼等，亦有助于疾病的恢复。

本病症状复杂，变化万千，所以取穴时，除按上述辨证处方选穴外，还应随症选穴。如咽喉干痛加天鼎、商阳；失眠加灸厉兑；神志朦胧加人中、中冲；四肢震颤加太冲、阳陵泉；木僵加百会、大陵；口噤加合谷、颊车；呃逆加中脘、足三里；失语加通里；耳聋加听会、中渚。

22. 痫证虽有比较典型的症候，但发作情况各有不同。如发作持续时间有长有短；发作间歇亦有长有短；发作时又有轻重之分。大抵发作时的轻重与积痰的深浅、正气的盛衰有关。一般初起正气未衰，积痰不重，发作持续时间短，间歇期长。如反复发作，正气渐衰，积痰不化，就会越发越频，使正气更衰，互为因果，其病亦渐加重。

痫证的治疗应当根据标本缓急而有所不同。发作时，以急救为先，治标、控制发作为当务之急，可选用人中等穴，清心开窍，熄风定痫；间歇期（平时）应当调理脏腑以治本为主，或标本兼顾，如健脾化痰，补益肝肾，养心安神等，以防复发。

痫证常用的随证选穴：发作时加人中、颊车、神门；夜间发作加照海；白昼发作加申脉。并可选用百会、风池等穴。发作时间较长，持续昏迷不醒者，酌针涌泉，灸气海。平时可加中脘、足三里、百会等穴。临床证明埋线及耳针具有较好疗效。

除针灸和药物的治疗外，患者的护理、生活和工作安排亦属主要。必须避免劳逸无度及精神刺激，保持心情舒畅，解除思想顾虑，力求解除发作之诱因；不宜做驾驶工作及高空作业、水上作业，不宜骑自行车，以免突然昏倒发生意外。发作期间，须注意口齿，保护舌体，以防咬伤。昏迷时间较长者，要注意口腔卫生及痰涎的排出。

23. 癫与狂，一属痰气，一属痰火，又有阴阳和虚实之分，两者既能单独存在，又能相互转化，所以在治疗上必须辨证施治。处方选穴和刺法的强弱，应根据病情灵活掌握，不可拘泥。

对癫狂的治疗，除按上述处方选穴外，还可根据病情随症选穴。如妄见加睛明；妄闻加听宫；悲泣加太渊；热重加大椎、百会；狂怒加太冲、支沟。

在患者发病过程中，由于其他疾病引起神志失常，谵语狂躁等症状，虽可用针刺对症治疗，但需首先治疗原发病，不可与癫狂证相混淆。

本病证的发生与发作，常与情志有关，故应避免精神刺激。在治疗上必须注意精神因素。另外要加强护理工作，以防意外。除针灸治疗外，应配合药物治疗，才能收到较满意效果。

24. 癃闭的病位虽主要在膀胱，但正常人小便的通利，有赖于三焦的气化，而三焦的气化又离不开肺的通调，脾的运化，肾的蒸化和肝的疏泄。所以本证与其他脏腑有密切关系，但不一定诸脏均病。除此以外，还有其他原因所引起的尿路阻塞，如外伤、手术、瘀血、肿瘤、结石等，均能引起癃闭。

本证的主要表现是排尿困难，小便点滴而下或点滴不下，小腹胀满，有的突然出现，有的逐渐形成。病情严重者，还能出现其他兼症，如头晕、心悸、气短、浮肿、恶心、呕吐等，甚至会出现昏迷抽搐等尿毒内攻之症。

癃闭与淋证应加以区别，虽都是排尿困难，但癃闭一般是单指小便困难不通，而淋证是指小便频数短涩，滴沥刺痛，欲出未尽，每日排出的尿量多为正常，小腹拘急，或痛引腰腹。如《医学心语·小便不通》篇说："癃闭与淋证不同。淋则便数而茎痛，癃闭则小便点滴而难通。"

癃闭的针灸治疗，除按上述的实证和虚证的辨证处方选穴外，还可随症选穴。如肛门作坠加次髎；心烦加内关；尿毒内攻气短加尺泽、少商放血；神昏加人中、中冲放血。其他还可采用取嚏或探吐法：打喷嚏或探吐，能开肺胃之气，举中气，而通下焦之气，是一种简单方法，有的能收到通利小便的作用。其方法是用消毒棉签向鼻中取嚏或喉中探吐，以图上窍开则下窍得通。另外，还可采用外敷法，用大蒜一头，栀子三枚，盐少许，捣烂，摊纸贴脐部；或食盐250g炒热，布包熨小腹，有时也能通利小便。

25. 遗精的辨证，前人有"有梦为心病，无梦为肾病"之说，其实单凭有梦无梦，并不足为辨证的依据。遗精主要病在心、肝、肾三脏，而与肾的关系尤为密切。一般说来梦遗病轻易治，滑精较重难治。遗精一证有虚实之分，实证多属心火亢盛，相火妄动，或湿热浸淫，扰动精室而遗精；虚证多属肾气不足，下元虚惫，或虚火扰动精室，封藏失职，精关不固所致。

遗精、阳痿除按上述辨证处方选穴外，还可随症选穴。如失眠加神门、厉兑；头昏加百会；自汗加阴郄、足三里；少气加灸肺俞；胃脘不适、纳呆加中脘、商丘。

遗精、阳痿多属功能性疾患，与精神因素关系密切。因此，在针灸治疗的同时，应该认真进行解释工作，消除患者的疑虑心理，使其正确对待疾病，克服诱发遗精的各种因素，建立良好生活习惯，坚持适当的体育锻炼，将有助于提高疗效和疾病的恢复。由于某些器质性病变引起者，须同时治疗其原发病。

26. 早在《黄帝内经》就有七疝记载，《儒门事亲》所论七疝为寒疝、水疝、筋疝、血疝、气疝、狐疝、癫疝，基本上是以症状而命名。其中狐疝是指可复性腹股沟疝而言。如说："狐疝装如瓦，卧则入小腹，行立则出小腹入囊中。狐则昼出穴而溺，夜则入穴而不溺。此疝出入上下往来正与狐相似，故名。"本节所述之疝气，除包括现代医学的腹外疝外，还包括睾丸炎、睾丸肿大、阴囊病变和阴囊积液等。古代文献中所说的腹中作痛，控引上下，亦属疝证的范畴，类似现代医学所说的肠痉挛、肠套叠和肠梗阻等。

针灸治疗疝气有效。一般以气疝效果最佳，狐疝也有效，水疝、血疝、癫疝如阴囊已呈明显增大者，效果较差。狐疝如小肠坠入阴囊不能复原或出现嵌顿，以及积液长期不能吸收者，应采用综合治疗或手术治疗。本证在饮食及起居方面，须注意节欲、强力负重与禁食厚味及刺激等。

疝气的针灸治疗，除按上述辨证处方选穴外，还须随症选穴。如厥逆加灸神阙、足三里；少腹痛胀加大巨、关元；恶寒身热加合谷、外关；食少、疲乏加足三里、中脘。

27．头痛的辨证关键，首先要分清是外感头痛，还是内伤头痛。外感头痛多由风邪或夹寒，或夹热，或夹湿所致；内伤头痛有虚有实，或虚中夹实，如气血虚头痛为虚，瘀血头痛多为实，肝阳头痛有虚有实，或虚中夹实。查出原因，分清标本，辨别虚实，选穴施治。

外感头痛一般发病较急，痛势较剧，多表现为掣痛、灼痛、跳痛、胀痛、重（沉）痛，其痛多无休止，多属实证。内伤头痛一般起病缓慢，病势较缓，多表现为隐痛、空痛、昏痛，其痛时发时止（往往与劳累和情志等因素有关）多属虚证。

头为诸阳之会，手足三阳经均循头面，厥阴经上会于巅顶，故可以根据头痛部位，按其经络循行，辨证选穴。大抵太阳头痛，在头后部，下连于项；阳明头痛，在前额部及眉棱等处；少阳头痛，在头之两侧，并连及耳部；厥阴头痛，在巅顶部位，或连于目系。

根据上述辨证选穴的原则之外，还可随症选穴。如目赤加关冲放血；面觉烘热加内庭；呕吐加内关；便溏加天枢；气血虚头痛缓解后，酌灸肝俞、脾俞、肾俞、气海等穴；眉棱痛加攒竹；侧头痛加太阳；后头痛加瘛脉；头顶痛加四神聪。若按头痛部位分经选穴时，前头部选上星、头维；巅顶部选百会、通天；侧头部选率谷、太阳；后头部选后顶、天柱。

28．面瘫是单纯性的口角㖞斜，属颜面神经麻痹，无其他部位的麻痹或瘫痪，发病时神志正常，也叫周围性面神经麻痹。中风后遗症的口角㖞斜，属偏瘫的一部分，发病时神志多不清，也叫中枢性面瘫，根据病史和局部（中风的面瘫以口颊部为主，额部筋肉之纵弛常不显著）及全身症状是不难鉴别的。在针灸治疗上，中枢性面瘫的口角㖞斜疗效差，更不易奏效。另有属于麻风、梅毒、肿瘤等继发的不典型的面瘫者，则当别论。

面瘫的治疗，除按上述处方选穴外，还可随症选穴。如不能抬眉者加攒竹；鼻唇沟平坦者加迎香；人中沟㖞斜者加水沟；颏唇沟㖞斜者加承浆；乳突痛者加翳风；舌麻味觉减退或消失者加廉泉。这样随症选穴可以提高疗效。

在治疗期间可以配合温热敷，每次 10 分钟，每日 2 次，局部应避免风寒，必要时可戴口罩眼罩。眼闭不全者，目干而燥，灰尘亦容易侵入，每天点眼药水数次，以防感染等。

29．眩晕病症在临床上比较常见，由于原因不同，眩晕的表现及兼症亦异。内科疾病所引起的眩晕，大多无真正旋转感，并有原发疾病的症候可以鉴别，加之素有肝阳上亢（高血压病）、不寐证（神经衰弱）等不同兼症。内耳眩晕证，眩晕呈阵发性，有明显的外景旋转，或自身摇晃感，不能坐立，体位改变时加重，伴有耳鸣欠聪，眼球震颤等症。如有长期使用链霉素等药物史者，多属药物中毒引起的眩晕证，常以耳聋耳鸣为主症。

眩晕有虚实之分，病因有风、火、痰、虚之别。各类眩晕，可单独出现，或相互并见，临证时须详察病情，辨证施治。根据病情的急缓，在治法上有从标从本之异。症急、病程短者多属实，可用清火、化痰、平肝、潜阳、熄风等法；症缓、病程长者属虚，应用补气血，益肝肾等法，并可根据标症的情况，酌情兼治。

眩晕常用的随症选穴：心悸加内关；少寐加神门；耳鸣加听宫；胁胀加阳陵泉；头重如裹加头维；痰多加丰隆。

30．痹证的记载最早见于《黄帝内经》，如《黄帝内经·素问》说："所谓痹者，各以其时，重感于风寒湿之气也"，提出了风寒湿邪是本病的病因。又根据其发病时间、部位不同，分为骨痹、筋痹、脉痹、肌痹和皮痹等痹。痹证日久不愈，可进一步侵入五脏，则成为五脏痹证，如《黄帝内经·素问》说："骨痹不已，复感于邪，内合于肾；筋痹不已，复感于邪，内合于肝；脉痹不已，复感于邪，内合于心；肌痹不已，复感于邪，内合于脾；皮痹不已，复感于邪，内合于肺。"其中心痹较为常见。所以，对痹证应积极治疗，以防进一步发展，病邪由浅入深，由经络至脏腑，而产生相应的脏腑病变，其治疗亦难，预后不良。

痹证的发病原因为素体虚弱，卫阳不固，感受风寒湿邪，流注经络关节，气血运行不畅所致。由于风寒湿三气的偏盛，分为痛痹、行痹和着痹。这主要是根据病人的临床表现而定，如关节疼痛游走不定，则为行痹；疼痛较剧，遇寒则重，得热则缓为痛痹；疼痛沉重，痛有定处为着痹。这在选穴和手法上是有一定区别的。

本症针灸治疗效果较好，但对一些顽固病例应配合药物、推拿和熏洗等方法治疗。

31．痿证须与痹证相鉴别，因严重的痹证，肢体关节疼痛，活动困难，长期废用，亦有类似痿证的肢体瘦削枯萎的表现，但痿证肢体关节一般不痛，而痹证均有疼痛，两者病因病机不同，因此选穴和手法亦异。遵《黄帝内经·素问》"治痿独取阳明"之说，故不论选方用药，针灸取穴，都应重视调理脾胃这一治疗原则。

痿证的治疗，除针灸治疗之外，还要配合内服药物或推拿等综合疗法，并适当加强肢体的活动，这对于提高疗效和痿证的恢复是很重要的。

痿证一般疗效较差，除按上述处方选穴之外，还应随症选穴。如发热加大椎；多汗加太溪；胃热口渴泻中脘、内庭。有时还可酌加患部循行经脉所过处的腧穴作为辅助。对于长期卧床不起者应加强护理，特别是注意防止褥疮的发生。

32．腰痛是指以腰部疼痛为主要症状的一种病症。多种疾病均能引起腰痛，而本节所讨论的腰痛是指寒湿腰痛、劳损腰痛和肾虚腰痛。在辨证上应分清虚实，大抵寒湿腰痛多属实证，肾虚腰痛为虚证，劳损腰痛者多为虚实并见。其虚以肾虚为本，感受寒湿或跌仆闪挫等为标，因此在选穴治疗上要顾及补肾强腰之法，以达扶正祛邪的目的。

腰痛的治疗除针灸和药物治疗外，其他如推拿、理疗及拔罐等疗法也易收到良好疗效。

由于腰痛多与肾虚有关，所以平素应注意节欲保精。劳作时注意避免负重、扭伤及涉水受寒等。

【学习思考题】

1．感冒的特点及病因是什么？

2．风寒、风热和暑湿感冒各有哪些临床特点？

3．谈谈风寒、风热和暑湿感冒的针灸治法、处方和方义。

4．感冒的随症选穴是哪些？

5．试述中暑的轻、重证的临床表现。

6．中暑轻证的针灸治法、处方和方义是什么？

7. 中暑重证的针灸治法、处方和方义是什么?
8. 中暑重证应采取哪些综合治疗措施?
9. 疟疾发作时有哪些临床表现?
10. 疟疾的病因及病机是什么?
11. 疟疾的针灸治法、处方及方义是什么?
12. 疟证分类及根据是什么?
13. 咳嗽分哪两大类? 主要发病原因是什么?
14. 风寒、风热、痰湿犯肺、肝火灼肺咳嗽各自临床特点是什么?
15. 风寒咳嗽、风热咳嗽的针灸治法、处方和方义是什么?
16. 痰湿犯肺、肝火灼肺咳嗽的针灸治法、处方和方义是什么?
17. 咳嗽的病人，除针灸或药物治疗外，应该注意什么?
18. 试述哮与喘的特征。为什么统称哮喘?
19. 如何辨别哮喘的虚实?
20. 哮喘的风寒袭肺及风热痰遏的针灸治法、处方及方义是什么?
21. 虚喘的针灸治法、处方及方义是什么?
22. 肺痨有哪些特征?
23. 肺痨的初期（轻者）与病久重症的临床表现有何有同?
24. 治疗肺痨有哪些常用穴? 请解释方义。
25. 肺痨常用的随症选穴有哪些?
26. 试述中风的病因及概念。中风包括现代医学哪些疾病?
27. 如何鉴别中风的中经络与中脏腑，脱症与闭症?
28. 怎样处理中风脱症与闭症?
29. 怎样治疗中风后遗症?
30. 何谓呃逆及主要病因是什么?
31. 哪些疾病能引起呃逆? 与嗳气、干呕如何鉴别?
32. 如何辨别呃逆的虚、实、寒、热及预后?
33. 呃逆的针灸处方及方义是什么?
34. 何谓噎膈? 哪些疾病能出现噎膈之症?
35. 噎膈与反胃如何鉴别?
36. 噎膈的针灸治法、处方、方义是什么?
37. 反胃的原因及常用穴是哪些?
38. 如何辨别胃痛的寒、热、虚、实?
39. 胃痛的实证和虚证的针灸治法、处方和方义是什么?
40. 胃痛的随症选穴及注意事项有哪些?
41. 腹痛的范围是什么?
42. 寒邪、气滞、阳虚、肝郁腹痛的治法、处方及方义是什么?
43. 如何辨别腹痛的寒、热、虚、实及相互关系?
44. 治疗腹痛的常用随症选穴有哪些?
45. 如何辨别泄泻的寒热虚实?

46．分述急性、慢性泄泻的针灸治法、处方和方义。
47．泄泻在针灸治疗和护理时应注意什么？
48．痢疾的特点及辨证要点是什么？
49．谈谈痢疾的针灸治法、处方（包括加减）及方义。
50．试述治疗痢疾时应注意哪些问题？如何护理？
51．何谓便秘？试述便秘的分类及特点。
52．试述便秘的针灸治法、处方及方义。
53．便秘除针灸治疗外，还应注意什么？
54．便秘除按上述处方治法外，随症选穴是哪些？
55．试述脱肛的发病原因及辨证要点。
56．脱肛虚、实证的针灸治法、处方及方义是什么？
57．脱肛在治疗时应考虑哪些问题？
58．胁痛与哪些脏腑关系密切？常见于哪些疾病？
59．胁痛分哪几种类型？各有哪些特点？
60．试述胁痛各类型的针灸处方及方义。
61．胁痛的随证选穴是哪些？
62．黄疸的特点是什么？
63．阳黄与阴黄的区别是什么？
64．试述阳黄与阴黄的针灸治则、处方及方义。
65．水肿证包括现代医学哪些疾病？
66．阳水与阴水各有哪些特点？
67．试述阳水与阴水的针灸治则、处方及方义。
68．试述心悸的特点及哪些疾病能出现心悸？
69．气虚、血虚、痰火、瘀血心悸的临床特点是什么？
70．气虚心悸和血虚心悸的针灸治法、处方及方义是什么？
71．痰火心悸和瘀血心悸的针灸治法、处方及方义是什么？
72．何谓不寐证？有哪几种表现？
73．不寐的病因病机是什么？
74．心脾不足、阴虚火旺不寐的针灸治法、处方及方义是什么？
75．不寐证的随症选穴主要有哪些？
76．不寐证除针灸和药物治疗外，还应注意哪些因素？
77．何谓郁证？有哪些主要临床表现？
78．郁证的主要病因、病机以及梅核气、脏躁的临床特点是什么？
79．梅核气的针灸治法、处方及方义是什么？
80．脏躁的针灸、治法、处方及方义是什么？
81．郁证除针灸和药物治疗外，还应注意什么？为什么？
82．痫证发作时的典型症状是什么？
83．痫证的发作及间歇期有哪些不同情况？
84．痫证的针灸治法、处方和方义是什么？

85. 痫证常用的随症选穴有哪些?
86. 痫证除针灸和药物治疗外，还应注意哪些问题?
87. 癫证与狂证的特征是什么?
88. 癫与狂为什么并称?
89. 癫证的针灸治法、处方及方义是什么?
90. 狂证的针灸治法、处方及方义是什么?
91. 对癫狂病人的针灸治疗应注意什么问题?
92. 何谓癃与闭? 主要病因是什么?
93. 如何辨别癃闭的虚实?
94. 癃闭虚证的针灸治法、处方及方义是什么?
95. 癃闭实证的针灸治法、处方及方义是什么?
96. 癃闭与淋证如何鉴别?
97. 何谓梦遗、滑精? 常伴有的症候是什么?
98. 遗精、阳痿的主要病因是什么?
99. 遗精的针灸治法、处方及方义是什么?
100. 阳痿的针灸治法、常用穴及方义是什么?
101. 遗精、阳痿除针灸、药物治疗外，还应注意哪些问题? 为什么?
102. 疝的概念及分类? 包括现代医学哪些疾病?
103. 寒疝、湿热疝、狐疝的临床表现是什么?
104. 寒疝的针灸治法、处方及方义是什么?
105. 湿热疝的针灸治法、处方及方义是什么?
106. 狐疝的针灸治法、处方及方义是什么?
107. 外感头痛与内伤头痛的特点是什么?
108. 试述外感头痛的针灸治法、处方及方义。
109. 肝阳头痛、气血虚头痛、瘀血头痛的针灸治法、处方及方义是什么?
110. 如何根据头痛部位分经选穴?
111. 如何鉴别单纯性面瘫与中风的?
112. 试述面瘫的针灸治法、处方和方义。
113. 面瘫的随症选穴有哪些?
114. 应如何护理面瘫患者? 应注意哪些问题?
115. 眩晕证的临床特点是什么?
116. 如何辨别眩晕证的虚实?
117. 眩晕虚证的针灸治法、处方和方义是什么?
118. 眩晕实证的针灸治法、处方和方义是什么?
119. 如何鉴别内科疾病引起的眩晕和内耳眩晕证?
120. 何谓痹证? 包括现代医学的哪些疾病?
121. 临床上如何辨别痛痹、行痹、着痹和热痹?
122. 试述痹证总的治疗原则和一般取穴方法。
123. 痹证易发生在哪些部位? 常选哪些穴位治疗?

124. 痹证除按局部及循经选穴外，行痹、痛痹、着痹和热痹的常用穴是哪些？为什么？
125. 何谓痿证？如何与痹证鉴别？
126. 痿证的辨证要点是什么？
127. 痿证总的治疗原则是什么？
128. 试述痿证的针灸处方、选穴及方义。
129. 本节讨论的腰痛范围及病因是什么？
130. 试述腰痛的辨证及治则。
131. 概述腰痛的针灸处方及方义。

第三章　皮外科病证

【目的要求】

1. 掌握疔疮、乳痈、肠痈、扭伤等病证的病因、辨证治疗和随症加减。
2. 掌握痔疮、瘰疬、瘿气、牛皮癣、斑秃、风疹等病证的辨证治疗。
3. 熟悉丹毒、扁平疣、破伤风等病证的治疗方法。

【自学时数】

6 学时。

本章分别论述皮外科常见病证及常见急症的病因病机、辨证和治疗。

第一节　疔　　疮

疔疮好发于颜面和手足部，是发病迅速而危险性较大的外科疾病。因其初起形小根深，底脚坚硬如钉，故名疔疮。又因发病部位和形状各异，而有不同名称。如生于人中部位的称"人中疔"，生于鼻部的称"鼻疔"，生于指端的称"蛇头疔"，疔疮旁有一根红丝蔓延的称"红丝疔"。现代医学将本病列入"疔"的范围，属于急性化脓性感染性疾病。

【病因病机】

总由火热之毒为病。多由恣食膏粱厚味及酗酒等，以致脏腑蕴热，毒由内发；或因肌肤不洁，邪毒外侵，发于腠理；若毒邪盛，或处理不当，则流窜经络，内攻脏腑而成危候。

【辨证分型】

1. 初期：状如粟粒，色黄、或紫、或起水泡、脓泡，或痒或麻，渐渐红肿热微痛，根结坚硬如钉。轻者无全身症状，重者伴有畏寒发热，此期约 1～4 天。

2. 中期：肿势逐渐增大，四周浸润明显，疼痛加剧，脓头破溃，伴有发热口渴、便秘、溲赤等全身症状，此期约 5～7 天。若出现壮热烦躁、眩晕、呕吐、神志昏聩者，为疔毒内攻之象，称为"疔毒走黄"。

3. 后期：顶高根软溃脓，疔根随脓外出，即肿消痛止而愈，此期约为 7～10 天。

【治疗】

（一）刺灸法

【治则】清热解毒。取督脉、手阳明经穴为主。

【处方】身柱、灵台、合谷、委中。

【方义】本方有疏通诸阳经经气作用。身柱为督脉脉气所发，督脉统率诸阳，灵台为治疗本病的经验穴，故泻身柱、灵台二穴有疏泄阳经邪火郁热之功效。合谷为手阳明经原穴，阳明多气多血，泻之以泄阳明火毒，对面唇疔疮尤为适宜。委中为血之郄，刺血以清泄血中蕴热。合之，起到清热解毒作用。

【随证配穴】根据患部所属经脉，循经配穴。如生于面部，属于少阳经的，配阳陵泉、足窍阴、关冲；生于面部，属于太阳经的，配少泽、足通谷；发于手部，可配足部同名经腧穴；发于足部的，可配手部同名经腧穴。如系红丝疔的，可沿其止点依次点刺到起点，泄其恶血。

【操作】毫针刺用泻法，每日 1 次，每次留针 30 分钟，10 次为 1 疗程。或用三棱针点刺出血。

（二）耳针法

取穴：神门、下屏尖、脑、枕等相应部位。刺法：每次选 2～3 穴，中强度刺激，留针 30～60 分钟，每日 1～2 次。

（三）挑治法

选穴：脊柱两旁丘疹样突起处，或取心俞、脾俞、膈俞等。方法：常规消毒后，用三棱针或粗针挑取白色纤维样物，每日 1 次。

【文献摘录】

疔疮：取合谷、曲池、三里、委中（《针灸大成》）。

若疔疮在两胁间，毒气欲奔心，乃危急之证也。可急于疮尖上用艾炷灸三、五壮，仍于灸穴前后左右针出小血（《外科准绳》）。

大蒜捣烂膏涂疮四周，留疮顶，以艾炷灸之，以爆为度（《医学正传》）。

第二节　乳　　痈（附：乳癖）

乳痈是乳房部急性化脓性疾病的统称。发生于妊娠期的，名内吹乳痈；发生于哺乳期的，名外吹乳痈。本病以初产妇多见，好发于产后第 3～4 周，相当于现代医学的急性化脓性乳腺炎。

【病因病机】

本病多由忧思恼怒，肝气郁结；或多食厚味，胃经积热；或因乳头皮肤破裂，外邪之毒侵入乳房，致使脉络阻塞，排乳不畅，火毒与积乳互凝，而结肿成痈。

【辨证分型】

本病以乳房红肿疼痛为主症。初起乳房结块，肿胀疼痛，排乳不畅，同时全身不适，寒热往来，此时痈脓尚未形成；如果乳房肿胀加剧，焮红疼痛，发热不退，常为化脓之征象；如硬块中央渐软者则示已成脓；如排脓通畅，一般溃后肿消痛减，则将渐愈。如口渴欲饮，或恶心呕吐，口臭，便秘，苔黄腻，脉弦数，属胃热蕴滞；如见胸闷胁痛，呕逆纳呆，苔薄脉弦，系肝气郁结。

【治疗】

（一）刺灸法

1．胃热

【治则】清热散结。取手足阳明经穴为主。

【处方】膺窗、下巨虚、丰隆、温溜。

【方义】乳房属足阳明胃经分野，乳痈多由肝胆之气郁结，阳明热毒壅滞，气血阻遏所致。取膺窗可通阳明经气。取下巨虚以泻胃火。佐足阳明之络穴丰隆以降痰化浊。温溜为手阳明之郄穴，意在清邪热，理肠胃，刺之可以消肿散结。

【随证配穴】乳汁壅胀加膻中、少泽以宽中通乳；头痛发热加刺合谷、风池以清热止痛。

【操作】针用泻法，留针30～60分钟，在留针期间可捻转提插，强刺激行针3～5分钟，或先针后灸，每日1次。病情重者可1日2次，10次为1疗程。

2．气郁

【治则】疏肝解郁。取手足厥阴经穴为主。

【处方】期门、行间、内关、天池、肩井。

【方义】肝之募穴期门，为足厥阴、太阴、阴维之会，性善疏肝调气，化瘀宽胸，佐以行间、内关，可宣泄厥阴壅滞，宽胸理气。天池穴位近乳房，能疏通厥阴之经气，消患部气血之阻遏。肩井为治疗乳痈的经验穴，系足少阳胆经、手少阳三焦经、足阳明胃经和阳维脉的交会穴，凡与其所交会之经脉，均循行于胸、乳部位，故针刺此穴可通调诸经之气，有清热散结，消肿止痛之功。

【随证配穴】若呕逆重则针太冲、公孙及局部配乳根穴。

【操作】毫针刺用泻法，每日1次，每次留针20～30分钟，10次为1疗程。

（二）耳针法

取穴：乳腺、屏间、下屏尖、胸。刺法：强刺激，留针20～30分钟，或用王不留行子贴压上述穴位。

（三）艾灸法

方法：初起时用葱白或大蒜捣烂敷患处，用艾条灸10～20分钟，每日1～2次。

（四）刺血法

部位：在患者背部，第7颈椎以下至第12胸椎以上的部位。方法：先在患者背部丘疹（红疹的直径约为0.5cm，高出皮肤表面，颜色鲜红，指压不退，稀疏散在，数量不等），对丘疹及周围常规消毒后，在疹处进行针刺，并以手挤压使之少许出血。所有丘疹处均须刺出血，只针1次。

【文献摘录】

膺窗、临泣（足）、神封、乳根、足三里、下巨虚、下廉、天溪，均治乳痈（《针灸资生经》）。

乳痈：肩髃、灵道灸七壮，温溜灸，小人七壮，大人二七壮，足三里、条口、下巨虚各二七壮（《类经图翼》）。

乳痈：膺窗、乳根、肩井、曲泽、上巨虚、太冲，强刺激（《中国针灸学》）。

附：乳癖

本病是女性乳房部位常见的慢性肿块，多见于中老年妇女。病因多由郁怒、忧思或房劳不节损及肝肾所致。

主要症状为患者一侧或两侧乳房发生多个大小不等的圆形结节，表面光滑，活动度好，无疼痛感（少数病例有轻微胀痛），症状在行经前加重，月经后减轻。亦可因情志喜怒而消长。

治疗取足阳明经穴为主。

主穴：屋翳、膻中、足三里、天宗、肩井、乳根。配穴：肝郁加肝俞、太冲以疏肝，血虚加血海、三阴交以健脾养血。上述穴位均取双侧，针刺后留针20～30分钟，留针期间运针2～3次。肝郁用泻法，血虚用补法。8次为1疗程，休针2～3天后，再继续第二疗程。

第三节　肠　　痈

肠痈以右少腹痛为主症。因本病有右腿不能伸直的体征，故又有缩脚肠痈之称。根据其临床症状相当于现代医学的阑尾炎，故急、慢性阑尾炎可参照治疗。

【病因病机】

肠痈发病，多由湿热积滞肠腑不能传化糟粕，气血瘀滞，血败肉腐而成痈肿。其病因可分为以下三种：

（一）饮食失调

膏粱厚味，或多食生冷，饥饱劳伤，致肠腑壅滞，郁湿化热而成痈。

（二）气滞血瘀

因寒湿不适，或兼七情郁结，或产后败血留滞，亦可导致本病发生。

（三）活动过剧

急走跳跃，蹬高蹲下，或负重挫损，尤其以饱食后剧烈活动，致肠络受伤而易发病。

【辨证分型】

初起绕脐疼痛，随即转移于右下腹，以手按之，其痛加剧，痛处固定不移，腹皮微急，右腿屈而难伸，发热恶寒，恶心欲吐，便秘溲赤，舌苔薄腻而黄，脉象数而有力。若腹痛加剧，腹皮拘急、拒按、局部可触及肿块，壮热自汗，舌苔黄腻，脉洪数，则为重证。

（一）食滞中阻

脘腹胀满疼痛，拒按，恶食，嗳嗳食臭，苔厚腻，脉弦滑。

（二）气血凝滞

腹痛固定不移，拒按或有积块，舌质红，苔薄白，脉弦涩。

【治疗】

（一）刺灸法

1．食滞中阻

【治则】清热导滞。取足阳明、足太阴经穴为主。

【处方】阑尾、足三里、大横、陷谷、大肠俞。

【方义】本方主要作用是通调足阳明，太阴的经气，促使肠胃气血通畅，机能恢复正常，以收清热导滞，散瘀止痛之功。阑尾穴位于足阳明经上，是治疗肠痈的经验穴。足三里是胃经的合穴，据“合治内腑”，针之有疏导足阳明胃经腑气的作用。大横、陷谷为脾、胃经穴位，再配理气化滞的大肠俞，可助中焦运化，通调肠腑消痈导滞之效。

【随证配穴】呕吐者，加刺内关、中脘以消食止呕；高热者，加刺大椎、曲池以清热；腹胀者，加刺内庭以消除腹胀；便秘者，加刺支沟，丰隆以通便。

【操作】毫针刺用泻法，留针30～60分钟，一般每日针刺1～2次，重者可隔4小时针刺1次。

2．气血凝滞

【治则】行气通腑化瘀。取足阳明，任脉经穴为主。

【处方】天枢、上巨虚、中脘、手三里。

【方义】本方作用在于行气通腑化瘀。天枢为大肠之募穴，可疏通大肠，和营通络。上巨虚为大肠之下合穴，功善通肠化滞。再配腑之会中脘，大肠经穴手三里，共达通腑行气化瘀之目的。

【操作】毫针刺用泻法，留针30～60分钟，每日针刺1～2次。

（二）耳针法

取穴：阑尾、下脚端、神门。刺法：捻转后留针20～30分钟，1日1～2次，强刺激手法。

（三）穴位注射法

取穴：阑尾、腹部压痛点。方法：用10%葡萄糖注射液，每穴注射5～10mL，注射深度15～22mm，每天1次。亦可用蒸馏水或0.25%普鲁卡因穴位注射，每穴5mL。

【文献摘录】

肠痈：屈两肘，灸肘尖锐骨各百壮（《备急千金要方》）。

肠痈痛：取太白、陷谷、大肠俞（《针灸大成》）。

急性肠痈：取血海、委中、阴陵泉、地机、三阴交、行间、天井、曲池、合谷，强刺激。

慢性肠痈：取气海俞、大肠俞、冲门、血海、阴陵泉、三阴交，痛点用艾条灸（《中国针灸学》）。

第四节　痔　　疮

凡肛门内外有小肉突出的叫痔。如生于肛门内的为内痔；生于肛门外的为外痔；内外兼有的为混合痔。一般内痔多见。因痔核上出现肿痛、瘙痒、流水、出血等症，所以通称痔疮。本病为多发于成年人的一种慢性病。

【病因病机】

本病多因久坐久立，或负重远行；或饮食失调，嗜酒辛辣等；或久痢，或长期便秘；或劳倦、胎产等，均可导致肛肠气血失调，络脉瘀滞，蕴生湿热，浊气壅滞肛门而为病。

【辨证分型】

内痔初起，痔核很小，质柔软，疮面鲜红或青紫色，常因大便时摩擦而出血，或出血如射，或点滴不已。如反复发作，可因痔核增大引起大便困难，小便不利，兼见口渴，舌红脉数，证属湿热瘀滞。亦有因出血过多，引起气血亏损，面色萎黄，痔核脱出于肛门之外而不能回纳，短气懒言，食少乏力，舌淡，脉弱，证属气虚下陷。若脱出之痔核不能及时复位，因嵌顿或感染，均可发生剧痛、肿胀、溃烂、坏死，或因化脓而继发肛漏。

外痔于肛门之外发生皮瓣，逐渐增大，按之质地较硬，呈光滑状，一般无疼痛，又不出血。偶在发炎时方觉疼痛，炎症消失后，皮瓣依然存在。

【治疗】

（一）刺灸法

1．湿热瘀滞

【治则】清热化瘀。取足太阳经穴为主。

【处方】次髎、长强、会阳、承山、二白。

【方义】长强属督脉，会阳属足太阳经，亦为督脉之气所发，同足太阳经穴次髎合用，可疏导肛门局部瘀滞之气血。因足太阳经经别，自腨至腘，别入于肛，故刺承山可清泻肛肠湿热。二白为治疗痔疮的经验穴。

【随证配穴】肛门肿痛加秩边、攒竹以泄肛门热毒；出血加血海、气海以理气止血；便秘加大肠俞、上巨虚以宽肠通便。

【操作】毫针刺用泻法，强刺激，或先泻后补，留针15～30分钟，每日或隔日1次，10次为1疗程。

2．气虚下陷

【治则】益气升陷。取督脉、任脉经穴为主。

【处方】百会、神阙、关元俞。

【方义】百会位于巅顶，督脉与诸阳经在此交会，补之灸之可举阳气之下陷，为下病上取之意。神阙温阳补气，隔姜或隔盐灸。关元俞属足太阳经，其脉系于肛门，善治虚血证。

【操作】针用补法或针灸并施，每日1次，每次留针20～30分钟，10次为1疗程。

（二）挑治疗法

选点：痔的反应点也叫痔点，一般在背部第7颈椎至第4骶椎间，两侧到腋后线的范围内寻找反应点，丘疹等刺激点。

方法：病人反坐于靠背椅上，用两手扶于靠背架上，暴露背部。局部常规消毒，于反应点处作局麻，用粗短圆利针或三棱针，快速刺破表皮，再进入6～9mm深，挑破皮下组织的白色纤维，以纤维挑尽为止，然后局部敷盖消毒纱布，用胶布固定，一般每周1次，每次选1～2个痔点。

（三）穴位注射法

在上唇系带两侧各注入1%盐酸普鲁卡因注射液1～1.5mL，每日1次，适用血栓性外痔。

【文献摘录】

飞扬主痔篡伤痛；商丘、复溜主痔泄后重；劳宫主热痔；会阴主寒痔；承筋、承扶、委中、阳谷主痔痛（《备急千金要方》）。

痔疮：取二白、百会、精宫、长强（《针灸大成》）。

痔疮：取长强、腰阳关、次髎、二白、三阴交，强刺激。脱肛痔血时，依次灸腰俞、腰阳关、百会各5～7壮（《中国针灸学》）。

第五节　瘰　疬

本病好发于颈项及耳前后，亦可延及颌下、缺盆、胸腋等处。因其结核累累如贯珠之状，故名瘰疬。俗称“瘰子颈”或“老鼠疮”，即慢性瘰疬。颈部淋巴结核可参考本节辨证治疗。

【病因病机】

瘰疬为病，多因情志不畅，肝气郁结，气郁化火，炼液为痰，凝阻经络，久则肾水亏耗而肝火愈盛，痰火互结形成结核，渐至血瘀肉腐而溃烂不收。

【辨证分型】

慢性瘰疬初起一粒或数粒不等，小的如枣核，大的如梅子。皮色不变，按之坚硬，推之能动，不热不痛。病久则瘰疬逐渐增大，与表皮粘连，有的数个相互成串，推之不能活动，微觉疼痛。将溃时皮肤渐转暗红，疼痛亦加剧，溃破之后脓水清稀，夹有败絮样物质。

（一）肝郁气滞

兼见精神抑郁，胸胁胀痛，脘痞纳呆，苔薄，脉弦。

（二）肾阴亏虚

溃久不愈，兼见骨蒸潮热，盗汗，咳嗽，虚烦不寐，头晕，神疲，舌红少苔，脉细数。

（三）兼感内热

兼见发热头痛，骨节酸楚，苔薄黄，脉浮数。

【治疗】

（一）刺灸法

1．肝郁气滞

【治则】疏肝解郁。取厥阴、少阳经穴为主。

【处方】章门、天井、足临泣。

【方义】脾募章门，乃足厥阴、少阳之会，功能疏泄肝胆，健脾化湿以除痰。天井是治疗瘰疬的经验穴，且为手少阳的合（土）穴，按实则泻其子的原则，泻之可清三焦之火，配足临泣穴消颈部之瘰疬。

【随证配穴】胸胁胀痛加阳陵泉、内关以疏肝解郁；脘痞纳少加中脘、足三里以健中消痞。

【操作】毫针刺用泻法，留针 10～25 分钟，每日 1 次，或隔日 1 次，10 次为 1 疗程，疗程间隔 7 天。

2．肾阴亏虚

【治则】滋阴降火。取手少阳、足少阴经穴为主。

【处方】天井、少海、百劳、肾俞、脾俞。

【方义】少海为手少阴合穴，降心火而化痰浊，配天井是治瘰疬的成方，《胜玉歌》曰“瘰疬少海天井边”。百劳属经外奇穴，主治瘰疬。肾俞滋阴降火，脾俞健运中州，属扶正固本的治法。

【随症配穴】盗汗加阴郄、膏肓以敛阴止汗；咳嗽加列缺、肺俞以补肺止咳。

【操作】毫针刺用补法，每日 1 次，10 次为 1 疗程。

3．外感风热

【治则】疏风清热。取阳明、少阳经穴为主。

【处方】曲池、支沟、肘尖、章门。

【方义】曲池为手阳明的合穴，能发汗清热。支沟是手少阳的经穴，可疏风解表。章门主治马刀肿瘘。肘尖为治瘰疬的经验穴。

【操作】毫针刺用补法，每日 1 次，10 次为 1 疗程。

（二）火针法　方法：瘰疬未溃者，可用火针自核正中刺入核心，每核 1 针，隔 2～3 日 1 次。

（三）挑割疗法　取穴：取正坐位或俯卧位，从第 6 至第 9 胸椎旁开 1.5 寸，根据经络循行路线寻找阳性点（压痛点及针头样小红点）为挑割部位。操作：常规消毒，局麻后用手术刀片向外划破表皮约 2cm 长，将白色纤维逐一挑断，以挑至脂肪处为止。术毕用针缝合，敷以消毒纱布。相隔 1 月挑割 1 次。轻型者 1 次，中型者 1～3 次，重型者 2～4 次。

【文献摘录】

1．捣生商陆根作饼子，置漏上，以艾炷灸饼上，干熟易之，灸三四炷。大陵、三里、臂臑，主寒热颈瘰疬（《备急千金要方》）。

2．瘰疬沿颈生者：灸肩尖（即肩髃）、肘尖、人迎七壮，肩外俞二七壮、天井二七壮、骑竹马灸三七壮（《类经图翼》）。

3．瘰疬：挑刺肺俞、膈俞、脾俞、肝俞或背部两肩胛下角以上，脊柱两侧找红色小米粒大，略高于皮肤，压之不退色的“结核点”，左病右找，右病左找，两侧有病左右找。以上两种方法，每用一种，每次取穴 1～2 点（《新针灸学》）。

第六节　瘿　　气

瘿气以颈部肿大为主症，俗称“大脖子”。古典医书将本病分为气瘿、肉瘿、血瘿、筋瘿和石瘿五类。本节叙述以气瘿为主。

单独性甲状腺肿、甲状腺肿瘤与甲状腺炎等可参考本节论治。

【病因病机】

瘿气多由情志抑郁，气结不化，津液凝聚成痰，气滞血瘀，气、痰、瘀三者互结于颈部而成。或由外感六淫之邪，山岚沙水病气侵犯，或水土不宜，均可导致气血郁滞，经络阻塞而成本病。

【辨证分型】

颈部粗大，漫肿或结块，皮宽而不紧，皮包不变，缠绵难消，且皮下溃破。初起时一般全身症状不显著。而后部分病人可出现咽干口燥，烦躁易怒，心悸多汗，眼球突出，五心烦热等症。阴虚火旺者兼见形体消瘦，易饥多食，失眠，潮热盗汗，舌红少苔，脉见细数。气阴两虚者，兼见气短乏力，便溏纳少，面色萎黄，自汗，舌淡少津，脉见细弱。

【治疗】

（一）刺灸法

1．阴虚火旺

【治则】滋阴降火。取手少阳，足少阴厥阴经穴为主。

【处方】臑会、气舍、间使、太冲、太溪。

【方义】臑会为手少阳、阳维脉之会，刺之能宣通三焦之经气，疏导经络之壅滞。配足阳明之气舍，治瘿气瘤肿。间使穴调心气，疏解厥阴与少阳邪气。泻太冲降肝火。补太溪益肾滋阴。本方补泻兼施，标本兼顾，以达滋阴降火，化滞消瘀之目的。

【操作】毫针刺用补泻兼施，每日 1 次，每次留针 20～30 分钟，10 次为 1 疗程。

2．气阴两虚

【治则】益气养阴。取阳明、任脉经穴为主。

【处方】合谷、天鼎、天突、关元、照海、阴郄。

【方义】阳明经循行于颈部，取合谷以疏阳明之经气，消气血之凝滞。天突、天鼎二穴均分布于颈间，近取使气血运行通畅。关元调摄元气，与阴郄、照海相配，益气补阴，通瘀散结。本方消补兼施，常用于气瘿久病者。

【操作】毫针刺用补法，每日 1 次，每次留针 20～30 分钟，10 次为 1 疗程。

（二）耳针法

取穴：神门、脑、屏间及相应部位（适用于单纯性甲状腺肿），甲亢者酌加心、脾、缘中。刺法：每次取 2～3 穴，每日 1 次。

（三）挑治疗法

挑治部位：两侧锁骨上窝痣点，针头大小，平皮肤或突出皮肤，褐黑色或灰白色，表面有光泽，压之不退色，典型痣点周围皮肤稍皱，边缘清楚，天突穴或天突穴附近，或甲状腺表面最高点。挑治方法：病人坐在椅子上，两手放平，自然体位，头稍后仰，背靠椅背，以暴露出挑治部位。找好后常规消毒，用大针轻轻挑破皮肤，把皮下周围的白色纤维挑断，每点挑开皮肤越小越好，皮下可扩大 0.5～1.0cm，深度 0.3～0.5cm，挑完后再用碘酒消毒创面，不必敷贴，嘱病人当天避免水浸湿，以防感染。每 7～10 天挑 1 次，每次挑 1～2 个痣点，挑时要有一定的刺激强度，使病人感到胀、酸、牵拉感觉。

【文献摘录】

诸瘿：灸肩髃左右相对宛宛处，男左十八壮，右十七壮，女右十八壮，左十七壮，或再三取差止（《备急千金要方》）。

五瘿：取扶突、天突、天窗、缺盆、膺窗、俞府、膻中、合谷、十宣（出血）、列缺（《针灸大全》）。

甲状腺肥大：取风池、大椎、大杼、天突、水突、命门、中渚为一组；天柱、身柱、风门、廉泉、人迎、腰阳关、带脉为一组。每日轮针一组，用中刺激针治（《中国针灸学》）。

第七节　丹　　毒

丹毒因其发病时皮肤突然发红，状如涂丹，故名丹毒。是一种急性、接触性、传染性皮肤病。由于发病部位不同而有多种名称。如发于头面的称“抱头火丹”，发于躯干的称“内发丹毒”，发于腿部的称“流火”、“腿游风”，游走全身的称“赤游丹”，新生儿发生丹毒的称“赤游风”。

【病因病机】

本病多由火邪侵犯血分，热邪郁于肌肤而发。或因体表失于卫固，邪毒乘隙而入，以致经络阻滞，气血壅遏而成。

【辨证分型】

发病迅速，患处皮肤焮红灼热疼痛，按之更甚，边缘清楚而稍突起，很快向四周蔓延，中间由鲜红转为暗红，经数天后脱屑而愈。或发生水泡，破烂流水，疼痛作痒。

发于头面者，多偏风热，症见发热恶寒，头痛，骨节酸楚，胃纳不香，便秘溲赤，舌质红，苔薄白或薄黄，脉洪数或滑数；发于下肢者，多偏湿热，症见发热心烦，口渴胸闷，关节肿痛，小便黄赤，苔黄腻，脉濡数。如见胸闷呕吐，壮热谵语，甚至痉厥神昏等，则为毒邪内攻。

【治疗】

（一）刺灸法

1. 风热证

【治则】疏风散热解毒。取手足阳阴、足太阳经穴为主。

【处方】曲池、解溪、委中、风门、阿是穴。

【方义】本方具有宣散风热，清泄血毒的作用。曲池散阳明邪热以调营和血。解溪清热化滞，手足阳经穴相配清泄之力增强。风门为督脉、足太阳之会，疏风解表。委中有“血郄”之称，与阿是穴散刺出血，清泻血分郁热，乃“菀陈则除之”之意。

【操作】针用泻法，或三棱针点刺委中、阿是穴出血，或刺络拔火罐 10 分钟，每日 1～2 次。

2. 湿热证

【治则】清热利湿。取手足阳明、足太阴经穴为主。

【处方】合谷、足三里、血海、阴陵泉、阿是穴。

【方义】本方具有清热利湿的作用。合谷清热达邪，通降肠胃。足三里、阴陵泉分别为足阳明、足太阴之合穴，表里兼顾，刺之则有助脾胃清利湿热作用。血海清血活络，四穴同用共奏清热利湿之功。

【操作】毫针刺用泻法，或用三棱针点刺出血。

（二）耳针法

取穴：神门、下屏尖、脑、枕。刺法：中强刺激，每次选 2～3 穴，留针 30～60 分钟。

（三）刺络拔罐法

方法：在红肿部用三棱针散刺或用皮肤针叩刺，放出少量血液，刺后加拔火罐，留罐 10 分钟，每日 1～2 次。

【文献摘录】

用温水洗患处，三棱针刺毒上二三十针，或磁锋砭之亦妙（《疮疡全书》）。

浑身发红丹：取百会、曲池、三里、委中（《针灸大成》）。

第八节　扁　平　疣

疣为发生于皮肤浅表部的小赘生物。通常分为寻常疣、扁平疣、传染性软疣、掌跖疣和丝状疣等，病毒性感染是其发病的主要原因。本节仅叙述扁平疣。

【病因病机】

扁平疣系由风热之邪搏于肌肤，或怒动肝火，或因血虚肝失所养，以致气血凝滞，郁于肌肤而成。

【辨证分型】

本病为表面光滑的扁平小疣，如米粒或黄豆大小，呈淡褐色或正常肤色，一般无痛痒。

【治疗】

（一）刺灸法

【治则】清热养血，通络化瘀。依扁平疣所发部位，按循经取穴同局部取穴相结合的原则，取阳经穴为主。

【处方】中渚、丘墟、曲池、鱼际、阿是穴。

【方义】扁平疣好发的颜面、手背为少阳、阳明经所循行。中渚是手少阳经之输，刺之以疏少阳气机，解三焦邪热。配以足少阳经原穴之丘墟，使肝胆郁热得除。取曲池疏表泄蕴热。肺主皮毛，刺手太阴经之荥（火）穴鱼际，可泄肺经之风热。佐以局部穴位，疏理病位气血，以期祛邪消疣。

【操作】毫针刺用泻法，血虚用补法，每日1次，每次留针10～15分钟。

（二）艾灸法

用艾条于病变部位上熏灸15分钟左右，每日1次，10次为1疗程，至脱落为止。

【文献摘录】

赘疣诸痣：灸奇穴，更灸紫白二癜风，手之左右中指节，屈节尖上宛宛上（《医宗金鉴》）。

疣目：着艾炷疣上灸之，三壮即除。支正治生疣目（《针灸资生经》）。

第九节　牛　皮　癣

本病因患处皮肤如牛领之皮，厚而且坚，故命名为牛皮癣。神经性皮炎可参考本节治疗。

【病因病机】

初起多由于风湿热三邪蕴阻肌肤经脉所致；日久由于营血不足，血虚生风化燥，皮肤经络失于濡养，以致患处皮肤粗糙脱落白屑。

【辨证分型】

本病多发于颈项部，其次是眼睑、骶部、四肢内侧、外阴等处，严重者可播散全身。初期多为皮肤间歇性瘙痒，后则出现扁平的圆形或多角形坚实的丘疹，密集成群，多呈肤色，淡褐色或暗褐色，日久则丘疹融合扩大成片，皮肤肥厚，呈席纹状，称苔癣样变或称革化。搔之微有脱屑，阵发性剧痒难忍，因搔抓可在病变的周围出现抓痕和血痂。

（一）风湿化热

病程较短，患部皮疹伴有潮红、湿润、糜烂和血痂，舌苔薄黄或黄腻，脉濡数。

（二）血虚风燥

病程较长，局部干燥，肥厚脱屑，状如牛领之皮，舌苔薄，脉细。

【治疗】

（一）刺灸法

1．风湿化热

【治则】疏风清热利湿。取手足太阴经穴为主。

【处方】阴陵泉、太白、太渊、风池、阿是穴。

【方义】本病之初起系风湿热邪蕴蒸于脾肺二经所致，故治宜疏调手足太阴经气，以祛风清营而化湿热。阴陵泉运中焦而化湿滞。太白扶脾土而调气机。太渊可祛风理肺。肺主一身之表，上焦肺气清肃则外邪自解，佐以风池，加强疏邪清热之功效。

【操作】毫针刺用泻法，阿是穴的刺法是沿病变基底部皮下从四方向中心横刺数针，每日1次，每次留针20～30分钟，10次为1疗程。

2．血虚风燥

【治则】养血润燥。取足阳明、太阴经穴为主。

【处方】曲池、血海、三阴交、膈俞、阿是穴。

【方义】本病日久伤及脾胃。营出中焦，太阴虚则运化乏力，阳明虚则不能化生精血，刺曲池疏导阳明经气以调气和血。配以足太阴经之血海、三阴交，健中焦以利输布。再佐以膈俞补血理虚损。脾胃得健，气调血充则风燥自去。

【操作】毫针刺用补法，每日1次。

（二）针灸法

取穴：阿是穴。方法：用艾条进行熏灸，每次30分钟。

（三）刺络拔罐法

取穴：阿是穴。方法：用七星针在患处来回移动叩击后，再拔火罐，每日1次，每次15分钟。本法适用于血虚风燥型牛皮癣。

（四）耳针法

取穴：肺、神门、下屏尖、肝、脑。刺法：中强刺激，留针1小时，每日1次。

【文献摘录】

神经性皮炎：取风池、大椎、曲池、合谷、足三里、血海、承扶、委中等，局部用梅花针重刺激（《针灸学手册》）。

神经性皮炎：取曲池、血海，备用穴合谷、三阴交、阿是穴。方法：中强刺激，每日1次。局部阿是穴沿病灶基底部皮下从四方向中心横刺数针（上海中医学院《针灸学》）。

第十节　斑　　秃

斑秃是指头皮部突然发生斑状脱发，亦称圆形脱发，又称“油风”。往往于精神过度紧张后发生，起病突然，严重者全部头发均脱落，甚至累及眉毛、胡须、腋毛、阴毛等。

【病因病机】

由于肝肾不足，营血不能荣养皮肤，以致毛孔开张，风邪乘虚袭人，致风胜血燥；或因肝气郁结，气机不畅，以致气滞血瘀，发失所养而成。

【辨证分型】

患部头发迅速地成片脱落，呈圆形或不规则形，小如指甲，大如钱币，数目一至数个不等，皮肤平滑有光泽，一般可分两型：

1. 血虚型：伴有头晕，失眠，舌淡红，苔薄，脉细弱。
2. 血瘀型：起病突然，病程较长，面色黯晦，舌边有瘀血点或舌色暗红，脉涩或微细。

【治疗】

（一）刺灸法

【治则】养血祛风，活血化瘀。取足太阳、督脉经穴为主。

【处方】百会、风池、太渊、阿是穴。

血虚加膈俞、足三里；血瘀加血海、合谷。

【方义】头为诸阳之首，百会为手足三阳经与督脉交会穴，配风池可疏散在表的风邪。肺主皮毛，取肺经原穴太渊，配阿是穴直达病所，补之能益气生血，泻之能活血化瘀，故本方为治疗脱发之主方。

【操作】毫针用补泻兼施，局部可用梅花针叩刺，每日1次，10次为1疗程。

（二）皮肤针法

病程短者，轻叩患部以微出血为度，病程长者，叩患部微红即可，隔日1次，10次为1疗程。

（三）艾灸法

用艾条在患部上熏灸，至皮肤呈微红晕时为止。

【文献摘录】

斑秃：取新建、大椎、肺俞、膏肓、肾俞、大肠俞、极泉、少海、曲池、合谷、足三里、悬钟、阴陵泉、三阴交等穴（《新针灸学》）。

第十一节　风　　疹

风疹，即荨麻疹，是一种常见的皮肤病。其特征是皮肤出现鲜红色或苍白色瘙痒性风团，时隐时现，故又叫“瘾疹”、“风疹块”。急性者短期发作后多可痊愈，慢性者常反复发作，可历数月或经久难愈。

【病因病机】

本病多由腠理不固，为风邪侵袭，遏于肌表而成；或因体质因素，不耐鱼虾荤腥等食物；或患肠道寄生虫病，导致胃肠积热，郁于肌表而发风疹。

【辨证分型】

本病以皮肤瘙痒异常，成块成片为主症。发病迅速，皮肤奇痒，搔之疹块突起。多成块成片，此起彼伏，颜色为红色或白色，疏密不一，反复发作，消退后不留痕迹，部分患者有发热，腹痛，腹泻等，发生于咽喉部者，可引起呼吸困难，甚至造成窒息。慢性者时隐时现，顽固缠绵。

（一）风邪外袭

起病急骤，身热口渴，或兼咳嗽，肢体酸楚，苔薄，脉濡数。

（二）胃肠湿热

发疹时伴有脘腹疼痛，神疲纳呆，大便秘结或泄泻，苔黄腻，脉滑数。

【治疗】

（一）刺灸法

1．风邪外袭

【治则】疏风和营。取督脉、足太阳经穴为主。

【处方】风池、百会、委阳、鱼际、天井。

【方义】百会配风池可振奋手足三阳经经气，起宣达风邪的作用，故二穴相配善治风疾。委阳为三焦下合穴，配三焦经合穴天井，宣通三焦。肺主皮毛，故配手太阴荥穴鱼际，疏风泄热，调和营卫，营卫调和，风疹渐消而愈。

【操作】毫针刺用泻法，也可用皮肤针叩刺，每日 1 次，每次 20～30 分钟，10 次为 1 疗程。

2．胃肠湿热

【治则】清泄湿热。取阳明、太阴经穴为主。

【处方】曲池、足三里、血海、列缺、大肠俞。

【方义】本病系因湿热蕴于胃肠，故取手足阳明经之合穴曲池、足三里以调理胃肠而解内蕴之湿热。血海理血和营，为治荨麻疹之效穴。列缺为手太阴之络穴，别走阳明，配大肠俞，以清阳明蕴热。

【操作】毫针刺用泻法。

（二）耳针法

取穴：神门、肺、脾、下屏尖、脑。刺法：中等刺激，留针 15～30 分钟，每日 1 次。

【文献摘录】

风热瘾疹：取曲池、曲泽、合谷、列缺、肺俞、鱼际、神门、内关（《针灸集成》）。

风毒瘾疹：取曲池、绝骨、委中出血（《玉龙歌》）。

风疹：取血海、三阴交、曲池、合谷（《中国针灸学概要》）。

第十二节　破　伤　风

本病先由跌仆、金刃及竹木等造成肢体破伤，然后风邪由创口侵入而发病。因其主症是角弓反张，筋肉拘急，故名破伤风。妇女产后风和小儿脐风也属本病范围。

【病因病机】

本病由于跌仆、金刃与竹木刺戳等创伤，风毒自创口袭于经络，循经窜扰，引动内风，以致筋脉拘急而成。如延误失治，则正气不支，邪毒内陷，变证丛生而成危候。

【辨证分型】

在体表创伤经过一段时间后，出现牙关紧闭，甚至四肢抽搐，角弓反张，颈项强直，面现苦笑之状，脉见沉数或弦数。如迁延不愈正气大虚，邪毒内陷，则见神昏，呼吸急促，语声难出，脉沉等危候。

【治疗】

（一）刺灸法

【治则】解毒熄风。取督脉和手足太阳、阳明经穴为主。

【处方】百会、大椎、人中、委中、后溪、丰隆、三间。

【方义】本病之邪毒，多侵犯阳经，尤以督脉、足太阳经为最。故本方取百会、大椎、人中以疏通督脉经气，主治脊强反折。后溪、委中调整太阳经气，解除项背强直。三间清热解痉。丰隆通络化痰，使阳明经气调和，则口噤、苦笑诸症可除。

（二）耳针法

取穴：脑、枕、心、缘中、神门。刺法：中强刺激，每次取2～3穴，留针30分钟，每日1～3次。

【文献摘录】

破伤风：取大迎治风痉口噤，哑门治寒热风痉、脊强反折，腰俞主反折（《针灸资生经》）。

破伤风：身躯反折，取肝俞；口噤不开取颊车、承浆、合谷（《针灸大成》）。

第十三节　扭　　伤

扭伤是指四肢关节或躯体部的软组织损伤，如皮肤、肌肉、肌腱、韧带、血管等，而无骨折、脱臼、皮肉破损的损伤症候。临床主要表现为受伤部位肿胀疼痛，关节活动障碍等。

【病因病机】

本病多由剧烈运动或持重，跌仆、牵拉以及过度扭转等原因，引起筋脉及关节损伤，经气运行受阻，气血壅滞局部而成。

【辨证分型】

扭伤部因瘀阻而肿胀疼痛，伤处肌肤出现红肿青紫。新伤局部有微肿，按压疼痛，表示伤势较轻；如红肿较剧，关节屈伸不利，表示伤势较重。陈伤一般肿胀不明显，常因风寒湿邪侵袭而反复发作。损伤部位常发生于颈、肩、腕、腰、髀、膝、踝等处，以腰、踝为多见。

【治疗】

（一）刺灸法

【治则】以受伤局部取穴为主。

【处方】颈部　风池、天柱、大杼、后溪。
　　　　肩部　肩髃、肩髎、肩贞。
　　　　肘部　曲池、小海、天井。
　　　　腕部　阳池、阳溪、阳谷。
　　　　腰部　肾俞、腰阳关、委中。
　　　　髀部　环跳、秩边、承扶。
　　　　踝部　解溪、昆仑、丘墟。

【方义】扭伤取穴，一般是根据损伤近部取穴的原则，以达到行气血，通经络的目的，使受伤组织功能恢复正常。伤势较重的，可应用循经近刺和远刺相结合的方法。

【操作】毫针刺用泻法，陈伤留针加灸，或用温针。

（二）刺络拔罐法

皮肤针重叩压痛部至微出血，加拔火罐，留罐 10～15 分钟。适用于新伤局部血肿明显，陈伤瘀血久留，寒邪袭络等病证。

（三）耳针法

取穴：相应敏感点、脑、神门、下屏尖。刺法：中强刺激，留针 10～30 分钟，每日或隔日 1 次。适用于各部急性扭伤。

【文献摘录】

闪着挫痛：取气海（《医学纲目》）。

挫闪腰痛：取尺泽、委中、人中、昆仑、束骨、支沟、阳陵泉（《针灸大成》）。

自 学 指 导

【重点难点】

1. 疔疮是发病迅速而危险性较大的疾病。故预防、辨证、治疗和疔毒走黄的抢救为本节的重点。

疔疮发生后，如果治疗不及时，或处理不当，发于颜面的，容易“走黄”危及生命，发于手足的，也可损筋伤骨，影响功能。因此，平素应忌食膏粱厚味、酗酒，保持皮肤清洁，以预防本病的发生。如病已发生，要正确处理。初起，患部切勿挤压、针挑，红肿发硬时忌手术切开，以免引起感染扩散。发生于颜面的疔疮，容易走黄。因头面为诸阳之会，且面部具有丰富的血管网，罹患本病后，若不及时处理，妄加挤压，或不慎碰伤，或过早切开等，都可导致毒邪在皮下组织扩散，也可经眼内角的静脉和眼静脉传播到颅内静脉窦引起严重的全身感染，此为“疔毒走黄”，所以证情凶险，要及时进行抢救。

针刺疗法对本病早期疗效较好，一般除按本节介绍方法处理外，还可根据患部所属经脉取穴。如系红丝疔，可沿红丝从终点依次点刺到起点，以泄其恶血。如已成脓、应予外科处理。

2. 乳痈多发生于哺乳期的妇女，发病率占产妇的1%。本节重点讲述病因病机，辨证和治疗，如何鉴别乳痈成脓、未成脓是本节的难点。

如发生本病，应及早治疗。针刺对乳痈早期出现肿块尚未化脓者有效。除按本节辨证治疗外，可随症选穴。如乳房壅胀加刺膻中、少泽；头痛发热加刺合谷、风池等。若已化脓，须外科处理。

3. 阑尾炎可发生于任何年龄，多见于青壮年，是外科急腹症中最常见的疾病之一。本节重点介绍肠痈的病因、辨证和治疗，辨证为本节的难点。

本病的预防，应该从调节饮食，避免多食生冷，饥饱劳伤，或防止饱食后剧烈活动着手。如发生本病，应早期治疗，最好不要超过24小时。如单纯性阑尾炎，采取本节方法针刺效果良好。遇有兼症者，可随症选穴。兼有呕吐者，加刺内关、中脘点刺出血，加拔火罐以和胃降逆止呕；高热、白细胞增多者，加刺大椎、曲池，以清泻郁热；腹胀者，加刺内庭以疏利腹部的气机，以达健胃消积除胀之功；便秘者，加刺曲池疏泄邪热而存津液，取支沟、丰隆清肠热以通便；痛甚不可忍者，可取10%葡萄糖注射液10～15mL，分别注入双侧阑尾点以止痛。如阑尾化脓，应针刺配合药物治疗，但应注意观察，防止阑尾穿孔破溃，如阑尾穿孔破溃，应立即转外科手术治疗。

针刺治疗阑尾炎的机理，目前临床和动物实验均进行了不少研究。有人观察针刺足三里、阑尾等穴，可使阑尾运动增强，紧张度增加或阑尾弧度变动、移位，呈卷曲运动，或见分节气泡、粪石移动和内容物排空；有粘连的阑尾，针刺作用则不明显。针刺同时对大肠运动功能也有影响，如直肠蠕动频率及幅度增加。对毛细血管通透性增高时，针刺可使之降低，反之则可使之升高。在观察针刺对淋巴循环的影响时，发现针刺可解除淋巴管痉挛，改善淋巴循环，从而减轻炎症时渗出和水肿形成。实验证明，针刺可增强白细胞吞噬能力，并对内分泌腺有影响。由此，推测其作用机制可能是促使阑尾腔内积聚物易于排出，并增加机体的抗炎能力，加速炎症的消退，促进机体康复。

4．痔，首见于《黄帝内经·素问》：“因而饱食，筋脉横解，肠辟为痔。”这与现代医学的认识是一致的。现代医学认为痔疮是指直肠末端粘膜下和肛管皮下的静脉丛发生扩大、曲张所形成柔软的静脉团。《外台秘要》又分为内痔和外痔，并对其症状作了论述。本节的重点是辨证，难点是治疗。

痔疮治疗，方法很多。在治疗上除针刺外，还可采用灸法、挑刺疗法等，并根据不同症状加以选穴。如肛门肿痛加刺秩边、攒竹（均泻）；出血加刺血海（泻）、气海俞（补）；便秘加刺大肠俞（补）、上巨虚（泻）。针灸治疗痔疮消肿、止痛的作用显著，国外资料也有类似记载，如日本课谷伊三朗灸陶道、腰俞等穴治疗痔疮17例，全部治愈，其中6例灸后即时止痛。可见针灸对痔疮有较好的疗效，但根本治疗须由专科处理。在治疗期间应尽量避免重体力劳动，少吃刺激性食物，保持大便通畅，尤其挑治治疗应注意无菌操作，术后嘱患者注意局部清洁，暂时勿着水，防止感染。

5．本章还介绍了瘰疬的病因病机，辨证和治疗。辨证是本节的难点，重点是治疗部分。

瘰疬之名，首见于《黄帝内经·灵枢》，以后历代文献多有记载，而且名称甚多，有以经络部位命名的，如生于项前的属阳明经，名痰疬；生于颈项两侧的属少阳经，名气疬；有以病因命名的，如风毒、热毒；有以形态命名的，若累累如贯珠的名瘰疬；三五堆叠的名重瘰疬等等。总之，病名虽多，但按其性质可分慢性、急性两类。急性的多因外感风湿而发，是属风热痰毒范畴，证治与痈相仿；慢性的多因气郁虚劳所致，即本节所论述之瘰疬。

瘰疬多见于儿童或青年人，针灸对本病有较好疗效，初期效果尤佳。方法除按本节辨证施治外，还可随症选穴治疗，如上方分型中所示。但对化脓的瘰疬部位不宜针刺，如已破溃应行外科手术治疗。治愈后应戒过劳，节房事，适喜怒，减少复发。

6．本章介绍了瘿气的病因、辨证和治疗。重点是治疗和预防。瘿气多流行于山区高原地带，但平原地带亦有发现。好发于青年，女多于男，尤以怀孕期及哺乳期妇女更为多见，但在流行地区内常出现于入学年龄的儿童。本病主要成因是饮水或食物中含碘不足。所以在流行地区内，要改善水源，食用碘化食盐（即每千克食盐中，加入5～10mg碘化钾），妇女孕期或哺乳期要多吃含碘多的食物，如海带等，平时要保持心情舒畅，勿郁怒动气，预防此病的发生。

一旦患病，要采取综合疗法。针灸对本病有较好的疗效，除按本节辨证治疗外，还可随症选穴。如心悸加内关、神门；突眼加天柱、风池；失眠加心俞、胆俞；潮热加大椎、劳宫；盗汗加阴郄、后溪；易饥、消瘦加三阴交、足三里；手颤多汗加合谷、复溜、脾俞；胁痛加肝俞、期门；胸闷加膻中；声嘶加天突等。同时给予碘剂内服，可增强疗效。如甲状腺显著肿大，出现压迫症状者，可考虑手术。甲状腺功能亢进，出现高热，呕吐，谵妄，脉细数者，为甲状腺危象，应迅速进行抢救。

针刺治疗甲状腺肿的机制，有关研究资料表明，当针刺天突、气舍等穴后，发现对^{131}I的吸收率较针前降低，基础代谢变化与^{131}I的吸收相类似，血浆蛋白结合碘的检查亦呈相应变化，但使甲状腺部位的^{131}I放射强度的半衰期延长，同时尿^{131}I排出呈显著减少，因此认为针刺的治疗作用，主要通过加强机体和甲状腺对碘的储存与利用。在针刺某些穴位后，患者尿中的皮质类固醇含量增加，而血中嗜酸性粒细胞的数量减少，同时60%患者的颈围缩小。因此认为针刺经穴治疗甲状腺肿的原理可能与肾上腺皮质激素的分泌有关。

7．本节重点介绍了丹毒的发病原因、主要症状和针刺疗法。其治疗为重点，辨证为难点。

本病现代医学认为因溶血性链球菌（丹毒链球菌）侵入皮肤或粘膜内的网状淋巴管所引起的急性感染性疾患。本病的特点为发病迅速，患处皮肤焮红灼热疼痛，边缘清楚而稍突起。发于头面者，多偏风热；发于下肢者，多偏湿热。由于发病部位不同，尚有其特殊表现。发生于头皮者，因组织致密，常有剧痛；发生于面部者，易发生毒邪内攻；如邪毒来自鼻腔者，先发于鼻额，次肿及眼睑，面部呈蝴蝶状；发生于小腿及阴囊者，常有季节性，邪毒多由趾间损伤或足癣糜烂处侵入，开始小腿红肿，甚而扩延至大腿，患侧腹股沟淋巴结肿痛，容易复发，常因反复发作而致淋巴管阻塞，最后形成阴囊肿大或象皮腿。因此应积极治疗原发病灶，如小腿丹毒应彻底治疗足癣，颜面丹毒应治疗鼻炎及鼻粘膜损害，并避免手指挖鼻孔。

针刺对本病有一定疗效，但需不断总结经验。在辨证的基础上，还可随症选穴治疗。如症见高热可加大椎、陶道；便秘加内庭；心烦加大陵；呕吐加内关、中脘；谵语加十宣点刺出血。针刺治疗本病应注意消毒，防止感染。对患者要注意隔离，其用过的敷料要烧毁，防止接触传染。如出现混合感染而形成溃疡，或出现败血症及脓毒血症时，应考虑综合治疗。

8．疣，其病名首见于《黄帝内经·灵枢》，扁平疣是疣中较常见的病毒性赘生物。多发生于青年男女，尤其青春期前后的女性为多。常对称发生于颜面及后背，有时亦见于前臂、肩胛及膝部等处。有时可自行消退，但亦可复发。其症状特点为表面扁平光滑，状如米粒或黄豆，淡褐色或正常肤色，一般不痒。针刺对本病有一定疗效，除按发病部位循经取穴和局部取穴相结合外，还可针对出现的症状选穴治疗。如风热加配风池、商阳；郁火者加行间、侠溪、足临泣；血虚加肝俞、膈俞、曲泉。此外，还可采用艾灸、皮肤针等疗法，疗效更佳。

9．牛皮癣是一种慢性瘙痒性皮肤病，目前病因尚不十分明确，但一般认为与神经系统功能紊乱有关，故现代医学称为“神经性皮炎”。《外科正宗》说：“牛皮癣如牛领之皮，顽硬且坚，抓之如朽木。”状如牛领之皮，厚而硬为其特征。又因其病程长，易反复发作，因此又称“顽癣”。牛皮癣诊断不难，但治疗不易，临床治疗方法虽多，但疗效不够理想，复发率较高。

针刺加艾灸对本病疗效较好，但需辨证施治，掌握针刺方法。如出现兼症，还可随症选穴。失眠加神门、照海；头晕加心俞、脾俞等。在治疗中还应注意调整病人的精神状态，树立信心坚持治疗。避免各种刺激因素，尤应禁止搔抓和热水烫洗。

10．斑秃是临床常见疾病之一，男女老少皆可发病，但以青、中年为多见。本节介绍了斑秃的临床症状和治疗方法，其中治疗方法为重点。斑秃虽然不危及生命，但经久难愈，亦给患者带来精神上的痛苦，甚至影响工作和学习，应当采取综合方法进行治疗。针灸治疗本病效果满意，主要方法以皮肤针为主，配合体针、电针，局部外涂酊剂者疗效更佳。

皮肤针治疗斑秃的机制，不仅因叩刺皮肤可以疏通脏腑之气，调整机体的作用，同时又因局部重点叩刺，可直达病所，调整经络之气，气血通畅，促使毛发新生。现代医学认为皮肤针疗法是一种机械刺激，当皮肤受到刺激后，由痛觉感受器通过神经系统反射性地引起血管扩张，血流量增加，局部营养状态得到改善，因而有利于毛发的新生。

斑秃治疗效果虽然较好，但时间较长，一定要帮助患者树立治疗信心，坚持治疗才能达到治愈疾病的目的。

11．风疹是一种常见的过敏性疾患，分急、慢性两种。本节介绍其发病原因，辨证和治疗。辨证和治疗为本节重点。本病的主症是皮肤瘙痒异常，风团成块成片，其特征是发病快，皮肤奇痒，搔之疹块突起，此起彼伏，疏密不一，反复发作，消退后不留痕迹，因此诊断不困难。本病主因是风邪，风为百病之长，善行而数变，风与寒相合而成风寒之邪，风与热相合而为风热之邪，两邪客于肌肤皮毛腠理之间，则起风瘙瘾疹。因此首当防邪之侵袭，其次要查找过敏源，进行病因治疗，防止复发。

急性者短期发作后多可痊愈，慢性者常反复发作，可历数月或经久难愈。总的治疗原则，以祛风为主，急则多实宜泻；慢则多虚宜补。针灸治疗本病效果好，除按本节辨证施治外，还可随症选穴。如出现发热，加刺大椎、风池；腹痛加刺肝俞、阴市、太溪；喘息加刺尺泽、肺俞、膻中；遇寒发作加刺膏肓、身柱、至阳、太渊；咽痛加刺少商，或三棱针点刺出血。病在上肢多加合谷；病在下肢多加足三里；病在全身多加风市；风团色红者多加膈俞等。

本病的发病原因，有人认为是刺激因素作用于肥大细胞，使肥大细胞释放大量组织胺，导致皮内毛细血管扩张，管壁渗透性增加，血清蛋白与水分渗出，并大量进入皮内组织引起水肿所致。针灸治疗多取足阳明胃经、足太阴脾经穴为主，如足三里、三阴交、血海等穴可收到满意效果，这和脾主运化，健脾而利湿，致水湿不停而收到治疗效果是一致的。

12．破伤风见于宋代《太平圣惠方》，且叙述颇详："身体强直，口噤不能开，四肢颤掉，骨体酸痛，面目㖞斜，此皆损伤之处中于风邪，故名破伤风。"根据多有外伤史，出现张口不利，继而牙关紧闭，苦笑面容，角弓反张，项背强直，轻微外界刺激则全身肌肉阵发性痉挛，则诊断并不困难。但本病病情急剧，后果严重，所以应防患于未然，如发生本病更应积极采取综合措施进行治疗。

现代医学认为本病是破伤风杆菌自伤口侵入，在体内繁殖，且分泌毒素引起的一种以肌肉阵发性痉挛和紧张性收缩为特征的急性感染。预防本病的发生，首先要做好卫生宣传教育工作，使广大群众对破伤风有正确认识，并重视预防注射；其次要正确处理伤口，及时施行彻底清创术，对创道较深，有粪土或铁锈等污染的伤口，应及时用1∶5000高锰酸钾水溶液或3%氧化氢溶液冲洗，清除血块、异物和坏死组织，消除缺氧环境；最后要采取自动免疫和被动免疫的办法，增强抗毒免疫力，有效地预防破伤风的发生。

如已发生破伤风，必须坚持中西医结合的综合治疗。应以熄风、解毒、镇痉为原则，以中和毒素和控制痉挛。有效的解毒可以防止和减少痉挛的发生，而有效的镇痉又可以保存机体抵抗力和加强解毒能力。因此，提高机体抵抗力，加强护理，防止并发症等，乃是必要的措施。护理一般应隔离于安静而弱光的病室，尽量避免声、光、风、震动等外界刺激，必要的治疗，应争取在安静下进行。同时要注意口腔清洁，保持呼吸道通畅，及时吸出口、鼻、咽腔的分泌物，如痰涎壅盛，不易吸出，或出现喉头痉挛，致呼吸困难或窒息时，应及早进行气管切开术。还要定期翻身擦背（应在使用镇静剂后），以防止褥疮和其他并发症的发生。

在治疗上，有条件的地方，要应用破伤风抗毒血清，早期对中和血中的游离毒素有效。在采取综合措施的基础上配合针刺治疗。但毫针宜粗，留针时间宜长，一般为1～2小时，亦可长达1～2天。同时还要注意随症选穴。如出现牙关紧闭加下关、颊车、合谷、内庭；角弓反张加风府、长强、承山、昆仑；四肢抽搐加曲池、外关、合谷、风市、阳陵泉、申脉、太冲等，可收到较好效果。

13. 扭伤是指任何关节（包括可动和微动关节），突然发生超生理范围的活动时，就可引起关节周围的关节囊、韧带肌腱、肌肉过度牵拉，过度伸展而造成部分纤维断裂或完全断裂的损伤。扭伤是临床常见病之一。本节重点介绍其病因、症状和治疗方法。

扭伤不仅给病人带来痛苦，而且严重的会影响学习和工作，因此不仅要积极治疗，也要注意预防。预防的方法很多，首先要加强体育锻炼，使腰部肌肉、韧带坚强有力，能耐受外力撞击；其次要做好劳动保护，尤其当弯腰抬东西或搬重物时，避免用力过猛，以防损伤腰部；再有在劳动中用扎宽腰带保护腰部，可以减少因劳动不慎而发生的腰部损伤。

一旦发生扭伤，要及早对症治疗，避免遗留经久不愈的慢性疼痛。治疗前要做详细检查，排除骨折、脱臼、韧带断裂等。对扭伤的治疗，一般采取综合治疗措施为宜，如药物、按摩和针灸等。急性单纯性扭伤，可单用针灸治疗，此类病人正气未伤，局部瘀血阻于经络，针刺可收到立竿见影之效。如扭伤迁延3～5天，针刺之外，还可配服中药，5～7天时，再加按摩等方法，会收到更好效果。

【学习思考题】

1. 何谓疔疮？其主要症状特点是什么？
2. 简述针刺治疗疔疮的方法。
3. 何谓“红丝疔”？如何治疗？
4. 简述根据患部按经取穴治疗疔疮的规律。
5. 何谓“疔毒走黄”？如何预防？
6. 何谓乳痈？其发病的原因是什么？
7. 分别叙述胃热型和气郁型乳痈的取穴、方义。
8. 简述刺血法在治疗乳痈中的应用。
9. 如何用三棱针点刺治疗乳腺炎？
10. 何为肠痈？其发病原因是什么？
11. 如何预防肠痈的发生？
12. 肠痈的辨证要点是什么？如何辨证治疗？
13. 在针灸治疗肠痈病中如何随症选穴？
14. 在针灸治疗肠痈中应注意哪些？
15. 何谓痔疮？发病原因是什么？
16. 什么是内痔、外痔？如何鉴别？
17. 湿热瘀滞型痔疮，怎样进行针刺治疗？
18. 简述气虚下陷型痔疮的症状、取穴和方义。
19. 简述针挑疗法治疗痔疮的方法。
20. 何谓瘰疬？其发病原因是什么？
21. 瘰疬分几种证型？其主要区别是什么？
22. 试述肝郁气滞型瘰疬的症状、治法、处方和方义。
23. 怎样用火针治疗瘰疬？
24. 挑割疗法的治疗瘰疬如何操作？

25. 何谓瘿气？其发病原因是什么？
26. 怎样预防瘿气的发生？
27. 试述瘿气的阴虚火旺、气阴两虚型的取穴、方义。
28. 瘿气在针刺治疗中，如何随症选穴？
29. 简述针挑疗法治疗瘿气的方法。
30. 何谓丹毒？其发病特点是什么？
31. 怎样预防丹毒的发生？
32. 简述丹毒的证型、针灸处方和方义。
33. 为什么要积极治疗丹毒的原发病灶？
34. 简述刺络拔罐法在治疗丹毒病中的应用。
35. 何谓疣？
36. 扁平疣的症状特点是什么？
37. 简述针刺治疗扁平疣的原则和方法。
38. 怎样用皮肤针治疗扁平疣？
39. 何谓牛皮癣？其症状特征是什么？
40. 牛皮癣风湿化热和血虚风燥在症状上有何区别？
41. 试述血虚风燥型牛皮癣的取穴、方义。
42. 试述针和灸结合治疗牛皮癣的方法。
43. 何谓斑秃？其发病原因是什么？
44. 治疗斑秃应采取哪些综合方法？
45. 为什么说皮肤针是治疗斑秃的主要方法？
46. 简述皮肤针治疗斑秃的方法。
47. 何谓风疹？其症状特征是什么？
48. 治风疹的原则是什么？为什么首当防止风邪？
49. 治风疹为什么多取足阳明、足太阴经穴？
50. 对风疹应当怎样辨证针刺治疗？
51. 当风疹出现不同症状时应当怎样随症选穴？
52. 何谓破伤风？其临床症状特征是什么？
53. 怎样预防破伤风的发生？
54. 对破伤风病人应如何护理？
55. 对破伤风为什么要采取综合疗法？
56. 简述针刺治疗破伤风的方法、取穴和方义。
57. 针刺治疗破伤风应注意什么？怎样进行随症选穴？
58. 什么是扭伤？
59. 怎样预防扭伤的发生？
60. 针刺治疗急性腰扭伤，为什么会收到立竿见影的效果？
61. 试述治疗扭伤的针灸治法、处方和方义。
62. 怎样利用刺络拔罐和耳针的方法治疗扭伤？

第四章　妇科病证

【目的要求】

1. 熟练掌握月经不调、痛经、经闭、乳少、阴挺等病证的辨证、治疗和随症加减。
2. 掌握崩漏、带下、妊娠恶阻、产后腹痛、产后血晕等病证的辨证和治疗。
3. 熟悉滞产、胞衣不下的针刺方法。

【自学时数】

6 学时。

本章分别论述妇科常见病证及常见急症的病因病机、辨证和治疗。

第一节　月经不调

凡是经期出现异常者，即指月经的周期、经色、经量、经质出现异常改变，统称为“月经不调”。临床上称月经先期为“经早”，月经后期为“经迟”，月经先后不定期为“经乱”。

【病因病机】

1. 经早：多因素体阳盛，嗜食辛辣之品，助阳生热；或情志抑郁，肝郁化火，热蕴胞宫，血热妄行；或久病之后损气伤阴，阴虚内热，冲任不固，均可导致月经先期。

2. 经迟：多由素体阳虚，寒邪内生；或行经之际，淋雨涉水，贪食生冷，寒邪搏于冲任，血为寒凝，经行受阻；或肝气不疏，气滞血瘀，胞脉血运不畅；或病后失调，产孕过多，营血亏损；或饮食劳倦，脾胃两虚，生化之源不足，气衰血少，均可引起月经后期。

3. 经乱：乱因肝郁、肾虚所致。肝藏血而主疏泄，若郁怒伤肝，肝气疏泄太过则月经偏于先期，疏泄不及则月经偏于后期。肾主封藏而司生育，若素体肾气不足，或房室不节，或孕育过多，肾失封藏，损伤冲任，血海溢蓄失调，致使月经周期错乱。

现代医学认为，月经受垂体前叶和卵巢内分泌激素的调节，而呈现有规律的周期性子宫腔流血。如丘脑下部－垂体－卵巢三者之间的动态关系失去平衡，则导致其功能异常而产生月经不调。

【辨证分型】

1．经早：月经周期提前7天以上，甚至1月两潮者。月经量多，色深红或紫红，经质粘稠，兼见心胸烦热，面赤口干，小便黄，大便干，舌红苔黄，脉滑数者，为实热证。月经量少色红，经质粘稠，潮热盗汗，手足心热，腰膝疲软，舌红苔少，脉细数者，为虚热证。经量或多或少，经色紫红，或夹有瘀块，经行不畅，或胸胁及乳房作胀，小腹胀痛，心烦易怒，口苦咽干，舌苔薄白，脉弦数者，为郁热证。月经量多色淡，质地清稀，神疲肢倦，心悸气短，纳少便溏，小腹下坠，舌淡苔薄，脉弱无力者，为气虚证。

2．经迟：月经周期推迟7天以上，甚至四五十天一潮者。经期延后，月经色黯而量少，小腹冷痛，得热则减，或畏寒肢冷，面色苍白，舌苔薄白，脉沉紧者为寒实证。月经色淡而量少，经质清稀，小腹隐隐作痛，喜热喜按，小便清长，大便溏薄，舌质淡苔薄白，脉沉迟者为虚寒证。月经量少色淡，经质清稀，面色苍白，头晕目眩，心悸少寐，舌淡苔少，脉细弱者为血虚证。月经错后，经量少，经色黯红夹有瘀块，少腹胀痛，胸胁乳房作胀，舌苔薄白，脉弦者为气滞证。

3．经乱：月经不能按周期来潮，或提前或延后，经量或多或少，经色紫黯，经行不畅，胸胁乳房胀痛，嗳气不舒，常叹息，苔薄白，脉弦者为肝郁证。经来先后不定，量少色淡，腰膝酸软，头晕耳鸣，舌淡苔白，脉沉弱者为肾虚证。

【治疗】

（一）刺灸法

1．经早（月经先期）

【治则】清热调经。取任脉和足三阴经穴为主。

【处方】关元、血海。

【随证配穴】实热配太冲、血海；虚热配三阴交、然谷；郁热配行间、地机；气虚配足三里、脾俞。

【方义】本方配穴的主要作用是清热和血，调理冲任。关元属任脉经穴，又是足三阴经的交会穴，“冲脉起于关元”，故关元是调理冲任的要穴。配合血海调血，冲任调和，经血则按时而行。实热者配曲池、太冲以清解血分之热。虚热者配三阴交、然谷以益阴清热。郁热者配行间、地机以疏肝解郁，清泻血分之热。气虚者配足三里，脾俞以益气摄血。

【操作】毫针刺，实证用泻法，虚证用补法，气虚者针后加灸或用温针灸，每日1次，每次留针30分钟，10次为1疗程。

2．经迟（月经后期）

【治则】温经和血。取任脉和足三阴经穴为主。

【处方】气海、气穴、三阴交。

【随症配穴】寒实配归来、天枢；虚寒配命门、太溪；血虚配足三里、脾俞、膈俞；气滞配蠡沟。

【方义】肾气旺盛，月经才能应时来潮。气海是任脉经穴，气穴是肾经和冲脉之会，二穴相配有调和冲任的作用。三阴交为足三阴经之会，功能益肾调血，补养冲任。寒实者灸阳明经穴归来、天枢以温通胞脉，活血通经。虚寒者加灸命门、太溪温肾壮阳以消阴翳。血虚者加足三里、脾俞、膈俞，调补脾胃以益生血之源。气滞者取蠡沟疏肝解郁，理气行血。

【操作】毫针刺，寒证、虚证针上加灸，气滞者针用平补平泻法，每日1次，每次留针30分钟，10次为1疗程。

3. 经乱（月经先后不定期）

【治则】调肝补肾。取任脉和足三阴经穴为主。酌情补泻。

【处方】关元、三阴交。

【随症配穴】肝郁配太冲、肝俞、期门；肾虚配肾俞、太溪、水泉。

【方义】关元与三阴交相配可和肝补肾，调理冲任。肝郁者配太冲、肝俞、期门以疏肝解郁。肾虚者配肾俞、太溪、水泉调补肾气，以益封藏，则血海蓄溢有时，经血可调。

【操作】毫针刺，虚证用补法，肝气郁用平补平泻手法，每日1次，每次留针30分钟，10次为1疗程。

（二）耳针法　取穴：子宫、屏间、卵巢、脾、肝、肾。刺法：中等刺激，每次取2～3穴，留针15～20分钟，隔日1次，也可耳穴埋针。

（三）埋线疗法　方法：用1cm长消毒羊肠线埋植于三阴交，或中极透关元等，在经前、经后均可治疗，作用较持久。

【文献摘录】

月事不利：气冲、行间（《针灸甲乙经》）。

月水不调，固结成块，针间使（《针灸大成》）。

血块月事不调，关元、间使、阴跷、天枢皆针，石门……灸七壮至百壮（《针灸集成》）。

第二节　痛　　经

妇女在行经前后，或行经期，出现周期性小腹及腰部疼痛，甚则剧痛难忍，并随着月经周期发作，称为“痛经”，亦称“经行腹痛”。本病以青年妇女较为多见。子宫发育不良、或子宫过于前屈和后倾、子宫颈管狭窄、子宫内膜增厚、盆腔炎、子宫内膜异位等病所引起的痛经，均可参照本节辨证治疗。

【病因病机】

本病的主要机制，是气血运行不畅。常由于经期受寒饮冷，坐卧湿地，寒湿伤于下焦，客于胞宫，经血为寒湿所凝，运行不畅而作痛；或肝郁气滞，血行受阻，冲任运行不畅，经血滞于胞宫，不通则痛；或禀赋虚弱，肝肾不足，孕育过多，精血亏损，行经之后血海空虚，胞脉失于滋养，故经后作痛。

现代医学认为，痛经常与生殖器局部病变，精神因素和神经、内分泌有关。

【辨证分型】

1. 寒湿凝滞：经前或行经期间小腹冷痛，按之痛甚，重则连及腰脊，得热痛减，经水量少，色黯，常伴有血块，苔薄白，脉沉紧。

2. 肝郁气滞：经前或经期小腹胀痛，胀甚于痛，经水不畅，月经量少，常伴有血块，兼见胸胁乳房胀痛，舌质黯或有瘀斑，苔薄，脉沉弦。

3. 肝肾亏损：经期或经后小腹绵绵作痛，按之痛减，经色淡，质清稀，腰脊酸痛，头晕耳鸣，面色苍白，精神倦怠，舌质淡，脉沉细。

【治疗】

（一）刺灸法

1. 寒湿凝滞

【治则】温经化瘀，散寒利湿。取任脉、足太阴经穴为主。

【处方】中极、次髎、地机。

【方义】中极属任脉经穴，通于胞宫，灸之可调理冲任，温通胞脉。地机是脾经郄穴，既可健脾利湿，又可调血通经止痛。次髎为治疗痛经的经验穴。三穴合用，有通经止痛之功。

【操作】毫针刺用泻法，寒邪甚者可艾灸，每日1次，每次留针30分钟，10次为1疗程。

2. 肝郁气滞

【治则】疏肝解郁，理气调经。取任脉、足厥阴经穴为主。

【处方】气海、太冲、三阴交。

【方义】气海为任脉经穴，通于胞宫，可理气活血，调理冲任。太冲为足厥阴经原穴，有舒肝解郁，调理气血的作用。三阴交配合气海，可增强调气行血，导血下行的功能，气调血行，痛经乃止。

【操作】毫针刺用泻法，每日1次，每次留针30分钟，10次为1疗程。

3. 肝肾亏损

【治则】补肝肾，调冲任。取背俞、任脉、足少阴经穴为主。

【处方】肝俞、肾俞、关元、足三里、血海。

【方义】肝俞、肾俞、血海三穴可补养肝肾，调理冲任。关元有益精血，补肝肾，养冲任的作用。配足三里补脾胃益气血，气血充足，胞脉得养，则冲任自调。

【操作】毫针刺用补法，可温灸，每日1次，每次留针30分钟，10次为1疗程。

（二）耳针法

取穴：子宫、屏间、下脚端、肾。刺法：中等刺激，每次2～3穴，留针15～20分钟。

（三）穴位注射法

方法：用1%普鲁卡因1mL注射于上髎、次髎穴的皮下，每日1次。

【文献摘录】

少腹胀满痛引阴中，月水至则腰背痛……刺水道入二寸半，灸五壮，在大巨下三寸（《备急千金要方》）。

行经头晕，少腹痛：灸内庭（《神灸经纶》）。

少腹胞中痛：取太冲，光明（《医宗金鉴》）。

第三节 经 闭

凡发育正常女子年龄超过 18 岁，仍不见月经来潮，或已形成月经周期，但又中断 3 个月以上者，称为“经闭”。现代医学称前者为原发性闭经，后者为继发性闭经。至于妊娠期、哺乳期、绝经期以后的停经，均属生理现象，不属经闭范畴。但卵巢、内分泌障碍等原因引起的经闭，可参照本节辨证施治。

【病因病机】

经闭原因，归纳不外虚、实两类。虚者，多由先天不足，肾气未充，或早婚多产，耗损精血；或饮食劳倦，损及脾胃，化源不足；或大病久病，耗损气血；或失血过多等，均可造成血海空虚，冲任失养，无血以行，导致经闭。实者，多由肝气郁结，气机不畅，血脉不行；或饮冷受寒，邪气客于胞宫，血脉凝滞；或脾失健运，痰湿内盛，阻于冲任等，均能使冲任不通，胞脉闭阻而导致经闭。

现代医学认为，正常月经有赖大脑皮质、下丘脑、垂体、卵巢、子宫等功能的协调，如果这些环节发生病变，即可导致经闭。其他如甲状腺、肾上腺皮质功能障碍，或某些精神因素、寒冷、消耗性疾病、放射线等也能引起经闭。

【辨证分型】

1．血枯经闭：超龄月经未至，或先见经期错后，经量逐渐减少，终至闭止。如兼见头晕耳鸣，腰膝酸软，口干咽燥，五心烦热，潮热汗出，舌质红，脉弦细者为肝肾不足；如兼见心悸怔忡，气短懒言，神倦肢软，纳少便溏，舌质淡，脉细弱者为脾胃虚弱；如兼见面色无华，皮肤干燥，形体消瘦，舌淡脉细者为血亏。

2．血滞经闭：经闭不行，精神抑郁，烦躁易怒，胸胁胀满，小腹胀痛拒按，舌质紫黯或有瘀点，脉沉弦者为气滞血瘀；形寒肢冷，小腹冷痛，喜得温暖，苔白脉沉迟者为寒凝血滞；形体肥胖，胸胁满闷，神疲倦怠，白带量多，苔腻脉滑者为痰湿阻滞。

【治疗】

（一）刺灸法

1．血枯经闭

【治则】补气养血。取任脉、背俞穴为主。

【处方】肝俞、脾俞、膈俞、肾俞、关元、足三里、三阴交。

【方义】本方的主要作用为调理脾胃，补益肾气，充养冲任；脾胃为后天之本，故取脾俞、足三里、三阴交健脾以调生化之源。肾为先天之本，肾气旺则精血自充，故取肾俞、关元以补肾气。肝藏血，脾统血，故取肝俞、脾俞和血会膈俞以调血。共奏益其源，调其流，冲任得调，血海充盈，月事应时而下之效。

2．血滞经闭

【治则】舒肝理气，健脾化痰，温经散寒。取任脉、足太阴经穴为主。针用泻法，并灸。

【处方】中极、地机、合谷、三阴交、太冲、丰隆。

【方义】中极属任脉，能调理冲任以通经血。地机为足太阴经郄穴，为血中之气穴，能行血祛瘀。合谷是手阳明经原穴，功善行气。三阴交为足三阴经的交会穴，与合谷相配，既可行气调血，又可健脾利湿，理气化痰。太冲为足厥阴经原穴，可舒肝理气。丰隆足阳明经络穴，能健脾化痰。本方共奏气调血行，冲任调达，经闭乃通之效。

（二）耳针法

取穴：子宫、屏间、脑、卵巢、肝、肾、三焦、胃、脾。刺法：中等刺激，每次用3～4穴，隔日1次，10次为1疗程，也可用耳穴埋针法。

（三）皮内针法

方法：将麦粒形皮内针埋藏在气海或血海穴处，一般埋藏2～3天为宜。

（四）皮肤针法

部位：督脉、膀胱经（腰骶部）。刺法：轻度或中度叩刺，以皮肤充血为度，隔日1次。

【文献摘录】

若血闭不通，逆气胀，血海主之（《针灸甲乙经》）。

经闭：取曲池、支沟、足三里、三阴交（《针灸大成》）。

月经不通：取合谷、阴交、血海、气冲（《针灸集成》）。

第四节　崩　　漏

妇女非周期性子宫出血，称为崩漏。一般以发病急骤、出血量多为“崩”；发病势缓，出血量少，淋漓不断为“漏”。崩和漏可互相转化。如血崩日久，或经急救止血处理，有时可转为漏；漏势发展，亦能成崩。崩漏是多种妇科疾病所表现的共有症状，功能性子宫出血或其他原因引起的子宫出血，皆可参照本节诊治。

【病因病机】

崩漏发生的主要机制，是由于冲任损伤，不能固摄所致。导致冲任损伤的原因有虚实之分。虚者多为素体脾虚，或饮食劳倦，损伤脾气，中气不足，统摄无权，冲任不固；或肾阳虚惫，失于封藏，冲任不固；或肾阴不足，虚火妄动，精血失守。实者多为素体阳盛，或外感邪热，或食辛辣助阳之品，热伤冲任，迫血妄行；或肝气郁结，气郁化火，木火炽盛，藏血失职；或湿热蕴结下焦，伤及胞络等均可导致崩漏。

【辨证分型】

1．实证：血崩其血色深红，气味臭秽，血质浓稠，口干喜饮，心烦易怒，舌红苔黄，脉滑数者为血热；其血色黯红，兼见带下如注，色如米泔，或黄绿如脓，气味臭秽，阴部痒痛，舌苔黄腻，脉濡数者为湿热；如症见胸胁胀痛，心烦易怒，时欲叹息，脉弦数者为郁热；如血中夹有瘀块，腹痛拒按，瘀块排出后痛减，舌质黯红，脉沉涩者为血瘀。

2．虚证：血崩下血，或淋漓不绝，血色淡红，质清稀，面色㿠白，身体倦怠，气短懒言，不思饮食，舌质淡，苔薄白，脉细弱者为气虚；若血色淡红，小腹冷痛，四肢不温，喜热惧寒，大便溏薄，舌淡苔白，脉沉细者为阳虚；出血量少，色鲜红，头晕耳鸣，五心烦热，失眠盗汗，腰膝酸软，舌红苔少，脉细数者为阴虚。

【治疗】

（一）刺灸法

1．实证

【治则】血热者，清热凉血；湿热者，清热利湿；气郁者，疏肝理气；血瘀者，调血祛瘀。取任脉、足太阴经穴为主。

【处方】气海、三阴交、隐白。

【随症配穴】血热者配血海、水泉；湿热者配中极、阴陵泉；气郁者配太冲、支沟、大敦；血瘀者配地机、气冲、冲门。

【方义】本方主要作用是调理冲任以止血。取任脉经穴气海和足三阴经交会穴三阴交，调理冲任，以制约经血妄行。隐白为脾经井穴，是治疗崩漏的常用效穴。血热者加血海、水泉，以清泄血中之热而止血。湿热者配中极、阴陵泉，以清利下焦湿热。气郁者配太冲、支沟，以疏肝理气。大敦为足厥阴肝经井穴，有藏血止崩漏的作用。血瘀者配地机、气冲、冲门，以调经祛瘀，经血有所固收。

【操作】毫针刺用泻法，每日 1 次，每次留针 20～30 分钟，10 次为 1 疗程。

2．虚证

【治则】气虚者，补益中州；阳虚者，温补肾阳；阴虚者，调补肾阴。取任脉、足少阴、足太阴经穴为主。

【处方】关元、三阴交、肾俞、交信。

【随症配穴】气虚配气海、脾俞、膏肓俞、足三里；阳虚配气海、命门、复溜；阴虚配然谷、阴谷。

【方义】本方主要作用是补益脾肾，固摄经血。关元与三阴交相配，补之可益肾之收藏、脾之统血、肝之藏血，固摄经血。肾俞为肾之背俞穴，交信为足少阴经穴，又为治疗崩漏的效穴，二穴可增强肾脏的固摄作用。气虚者配气海、脾俞、膏肓俞、足三里，调补中气，使统血有权。阴虚者配然谷、阴谷，益阴清热，以制经血之妄行。阳虚者艾炷灸气海、关元、复溜，培本固元，收摄经血。

【操作】毫针刺用补法，可施灸，每日 1 次，每次留针 20～30 分钟，10 次为 1 疗程。

（二）耳针法

取穴：子宫、卵巢、屏间、肝、肾、神门。刺法：中等刺激，每次选用 3～4 穴，每日或隔日 1 次，留针 30～60 分钟，也可用耳穴埋针法。

（三）皮肤针法

常用穴：膈俞、肝俞、脾俞、胃俞、肾俞、膏肓俞、八髎、华佗夹脊穴（胸 1～骶 4）、百会、足三里、关元、血海、三阴交等。刺法：轮流选用上穴，中度叩刺，每日或隔日 1 次。

（四）头针法

选取生殖区左右两侧同时捻针，约 3～5 分钟，间歇 5 分钟左右，再捻第二遍，1 日 1 次。

【文献摘录】

血崩：取膈俞、肝俞、肾俞、命门、气海、中极、血海、复溜、行间，均灸（《类经图翼》）。

漏血：取交信、合阳（《百症赋》）。

妇人血崩不止，灯心草一根蘸香油点燃，烧大敦穴十下即止……如止而又崩，即在原处烧，若原处起泡，挑破烧之，无不止矣，此治崩证神效第一方也（《验方新编》）。

第五节　带　下　病

带下，是指妇女阴道内流出的一种粘稠液体，如涕如脓。因与带脉有关，故称带下。临床以带下色白者较为多见，所以又通称白带。阴道炎、宫颈炎、盆腔炎等病均可引起带下，临床可参照本节进行论治。

带下多由脾虚运化失常，水湿内停，郁久而化热，湿热下注；或肾气不足，下元亏损，任带失于固约；或行经产后，胞脉空虚，湿毒秽浊之气乘虚而入，均可损伤冲任而为带下。

【辨证分型】

1. 脾虚：带下色白或淡黄，质粘稠，无臭味，绵绵不断，面色萎黄，纳少便溏，精神疲倦，四肢倦怠，舌淡苔白腻，脉缓弱。

2. 肾虚：带下色白，量多，质清稀，淋漓不断，腰部酸痛，小腹发凉，小便频数而清长，夜间尤甚，大便溏薄，舌质淡苔薄白，脉沉迟。

3. 湿毒：带下状如米泔，或黄绿如脓，或夹有血液，量多而秽臭，阴中瘙痒，口苦咽干，小腹作痛，小便短赤，舌红苔黄，脉象滑数。

【治疗】

（一）刺灸法

1. 脾虚

【治则】健脾益气，利湿止带。取任脉、带脉、足太阴经穴为主。

【处方】气海、带脉、白环俞、三阴交、足三里。

【方义】本方有健脾利湿，调理任、带的作用。取带脉以固摄本经之气。气海调理任脉，理气化湿。白环俞能通调膀胱之气而化湿邪。足三里、三阴交，健脾利湿。脾健湿除，带脉固摄，则带下自除。

【操作】毫针刺用补法，并灸，每日 1 次，每次留针 20～30 分钟，10 次为 1 疗程。

2. 肾虚

【治则】温补肾阳，固摄任带。取任脉、带脉、足少阴经穴为主。

【处方】关元、带脉、肾俞、次髎、照海。

【方义】取关元、肾俞、照海，重用灸法，有补益肾气，温暖下焦，固摄带脉的作用。带脉穴、次髎，施以艾灸，为治疗带下病的有效穴位。

【操作】毫针刺用补法，重用艾灸，每日1次，每次留针20～30分钟，10次为1疗程。

3．湿毒

【治则】清热解毒，利湿祛邪。取任脉、带脉、足太阴经穴为主，辅以足厥阴经穴。

【处方】带脉、中极、阴陵泉、下髎、行间。

【方义】取带脉、中极清泻下焦湿热，调理任带以行约束之权。下髎为治疗湿热的有效穴位，与阴陵泉相配可清热解毒，利湿止带。

【操作】毫针刺用泻法，每日1次，每次留针20～30分钟，10次为1疗程。

（二）耳针法

取穴：子宫、膀胱、卵巢、屏间、肝、脾、肾、三焦、神门。刺法：中等刺激，每次选3～5穴，每日或隔日1次，留针15～20分钟。

（三）皮内针法

方法：将麦粒形皮内针埋藏在脾俞或丰隆穴，一般埋藏2～3天为宜。

【文献摘录】

女子赤白带，心下积胀，次髎主之（《针灸甲乙经》）。

赤白带下：取带脉、关元、气海、三阴交、白环俞、间使（三十壮）（《针灸大成》）。

淋带赤白：取命门、神阙、中极（七壮，治白带极效）（《类经图翼》）。

第六节　妊娠恶阻

妊娠早期出现恶心呕吐、头晕择食、恶闻食臭，或食入即吐，甚则呕吐苦水，或血性物者称为“妊娠恶阻”。这是妊娠早期最常见的疾患。若仅有恶心嗜酸、择食，或晨间偶有呕吐痰涎，则是妊娠早期常有的反应，经过一段时间，即可自行恢复。

【病因病机】

恶阻主要是由胃气不降所致。多由胃气素虚，孕后月经停闭，经血不泻；冲脉之气较盛，冲脉隶于阳明，其气上逆犯于胃，胃失和降，发为呕恶；或郁怒伤肝，肝失疏泄，郁而生热，肝热上逆犯胃，发为呕恶；或因脾虚失运，痰湿内生或素有痰饮，阻于中焦，冲气夹痰湿上逆而致呕恶。

【辨证分型】

1．胃虚恶阻：受孕后二三个月，脘腹胀满，恶心呕吐，或食入即吐，或呕吐清涎，神倦思睡，舌淡苔白，脉缓滑无力。

2．肝热恶阻：妊娠初期，呕吐苦水或酸水，口干、口苦，胃脘满闷，胁肋胀痛，嗳气叹息，精神抑郁，头胀头晕，苔微黄，脉弦滑。

3．痰滞恶阻：妊娠初期，呕吐痰涎，胸闷纳呆，心悸气短，口淡乏味，苔白腻，脉象滑。

【治疗】

（一）刺灸法

1．胃虚恶阻

【治则】健脾和中，调气降逆。取任脉、足阳明经穴为主。

【处方】足三里、上脘、中脘、公孙。

【方义】中脘为胃之募穴，上脘为足阳明胃经和任脉交会穴，足三里为足阳明胃经的下合穴，三穴相配，和胃降逆。合冲脉的交会穴公孙，既可健脾和胃，又可降冲气之上逆。

【操作】毫针刺用补法，每日1次，每次留针20～30分钟，10次为1疗程。

2．肝热恶阻

【治则】清肝和胃，降逆止呕。取手足厥阴、足阳明经穴为主。

【处方】内关、太冲、中脘、足三里、三阴交。

【方义】泻内关、太冲以清泻肝热、和胃降逆。合三阴交益阴血调肝阳。再配以中脘、足三里健胃止呕。

【操作】毫针刺用泻法，每日1次，每次20～30分钟，10次为1疗程。

3．痰滞恶阻

【治则】健脾化痰，降逆和胃。取足太阴、阳明经穴为主。

【处方】阴陵泉、丰隆、足三里、中脘、幽门。

【方义】阴陵泉可健脾化痰。丰隆功善豁痰。幽门是冲脉和足少阴肾经的交会穴，可降逆止呕。合中脘、足三里，共奏健脾化痰，降逆和胃之效。

【操作】毫针刺用泻法，每日1次，每次20～30分钟，10次为1疗程。

（二）耳针法

取穴：胃、脾、肝、三焦、神门。刺法：轻刺激，每次选2～3穴，每日1次，10次为1疗程。亦可用耳穴埋针法。

（三）穴位注射法

取穴：内关、足三里。方法：用1%普鲁卡因注射液或维生素B_1注射液，每穴注0.5～1mL，每日1次。

【文献摘录】

恶阻：取风池、肝俞、大肠俞、次髎、膻中、不容、中注、天柱、胆俞、小肠俞、中髎、中庭、承满、带脉（《中国针灸学》）。

恶阻：取风池、内关、足三里（《新针灸学》）。

恶阻：取足三里、内关、中脘、太冲（《临床针灸新编》）。

第七节　滞　　产

滞产，是指产妇临产后总产程超过 24 小时者。滞产常常发生在子宫收缩异常（即产力异常），胎头和骨盆不相称或胎位不正常等情况。本节主要讨论产力异常引起的滞产。古代所说的难产多属本病范畴。

【病因病机】

滞产发生的原因，多因体质虚弱，正气不足；或产时用力过早，耗血伤气；或临产胞浆早破，浆血干枯，致气血虚弱，产力不足而滞产；或因产妇精神紧张，或妊娠期间过度安逸，或临产感受寒邪，均可导致血流不畅，气机不利而滞产。

【辨证分型】

1. 气血虚弱：产时腹部阵痛微弱，坠胀不甚，或下血量多，色淡，久产不下，面色苍白，神疲倦怠，心悸气短，脉大而虚或沉细而弱。

2. 气滞血瘀：腰腹剧痛，下血量少，色黯红，久产不下，面色青黯，精神紧张，胸脘胀闷，时欲呕恶，舌质黯红，苔腻，脉弦大而至数不均。

【治疗】

（一）刺灸法

1. 气血虚弱

【治则】补养气血，益气催产。取足阳明、太阴、少阴经穴为主。

【处方】足三里、三阴交、复溜、至阴。

【方义】足三里、三阴交强壮脾胃，生化气血。复溜补肾，以助产力。至阴是足太阳膀胱经井穴，为催产之经验要穴。

2. 气滞血瘀

【治则】理气行血，化瘀催产。取手阳明、足太阴经穴为主。

【处方】合谷、三阴交、独阴。

【方义】合谷为手阳明经原穴，三阴交为足三阴经之交会穴，两穴相配可理气行血，除气血之瘀滞。独阴为经外奇穴，有催产的作用，灸之可引产。

【操作】毫针刺用泻法，每日 1 次，每次 30 分钟。

（二）耳针法

取穴：子宫、脑、膀胱、腰。刺法：强刺激，每次选 2～3 穴，每隔 3～5 分钟捻转 1 次，每日 1 次或 2 次。

（三）穴位注射法

取穴：合谷、三阴交、关元。方法：用 0.5% 普鲁卡因 10mL，加入缩宫素 10U，每穴注射 1mL。

【文献摘录】

难产：取合谷补，三阴交泻，太冲（《针灸大成》）。
文伯泻死胎于阴交，应针而陨（《通玄指要赋》）。
难产：……足小趾尖灸三壮即顺生（《针灸集成》）。

第八节 胞衣不下

胎儿娩出后，经过较长时间胎盘不能娩出，称“胞衣不下”，亦称“息胞”，现代医学名“胎盘滞留”。

【病因病机】

胞衣不下的原因主要是由于气虚和血瘀。因于气虚者，多由于产妇体质虚弱，元气不足，或产程过长，用力过度，耗伤气血，无力送出胞衣；因于血瘀者，多由于产时调摄失宜，或感受寒邪，致气血凝滞，或败血瘀滞胞中，致胞宫活动力减弱，不能促使胞衣排出。

【辨证分型】

1. 气虚：产后胞衣不下，少腹微胀，按之不痛，有块不坚，阴道流血量多，色淡，并伴有面色晄白，神疲肢怠，畏寒喜热，舌质淡，苔薄白，脉虚弱。

2. 血瘀：产后胞衣不下，小腹冷痛，拒按，按之有块而硬，恶露甚少，色黯红，舌质深红或紫，脉沉弦或沉涩。

【治疗】

（一）刺灸法

1. 气虚

【治则】益气养血，佐以化瘀。取任脉、足太阴经穴为主。

【处方】关元、三阴交、独阴。

【方义】关元属任脉通于胞宫，三阴交是足三阴经的交会穴，二穴相配，针补并灸，可益气养血。独阴为经外奇穴，是治疗胞衣不下的经验穴。

【操作】毫针刺用补法，并灸，每日1次。

2. 血瘀

【治则】行气活血，温经祛瘀。取任脉、手阳明、足太阴经穴为主。

【处方】中极、气海、合谷、三阴交、肩井、独阴。

【方义】中极、气海属任脉经穴，皆通于胞宫，泻之可活血祛瘀，促使胞衣排出。补合谷泻三阴交而行气活血，配独阴治疗胞衣不下。肩井对孕妇有禁针之说，其性主降主坠，针之可下胞衣。

【操作】毫针刺用泻法，并灸，每日1次。

（二）耳针法

取穴：肝、脾、子宫。刺法：强刺激，每日1次，每次留针15～20分钟。

（三）电针法

取穴：合谷、三阴交、关元。刺法：针刺得气后，通电针30分钟。

【文献摘录】

胞衣不下：取中极、三阴交（《外台秘要》）。

胞衣不下：取中极、肩井（《针灸大成》）。

胞衣不下：取足小趾尖三壮，中极、肩井（《针灸集成》）。

第九节　产后腹痛

产妇分娩之后，小腹疼痛，称为“产后腹痛”，亦名“儿枕痛”。

【病因病机】

本病多由于产时出血过多，冲任空虚，胞脉失养；或血少气衰，运行无力，而致血虚腹痛；或产后胞脉空虚，寒邪乘虚侵入，气血为寒邪凝滞，阻于胞脉而成寒凝腹痛；或产后恶露未尽，肝气郁结，气滞血瘀，瘀阻脉络而发血瘀腹痛。

【辨证分型】

1. 血虚腹痛：小腹隐痛，腹软喜按，恶露量少色淡，头晕耳鸣，大便燥结，舌苔淡薄，质淡红，脉虚细。

2. 寒凝腹痛：小腹冷痛拒按，得热稍减，面色青白，四肢不温，舌质黯淡，苔白滑，脉沉紧。

3. 血瘀腹痛：小腹胀痛，痛连胸胁，或小腹可摸到硬块，恶露量少，涩滞不畅，色紫黯有块，舌质微紫，脉弦涩。

【治疗】

（一）刺灸法

1. 血虚腹痛

【治则】补血益气，调理冲任。取任脉、足阳明、太阴经穴为主。

【处方】关元、气海、膈俞、足三里、三阴交。

【方义】关元、气海属任脉，通于三阴，配血会膈俞，有补养气血，调理冲任的作用。三阴交、足三里可调补脾胃，以益生化之源。

【操作】毫针刺用补法，并灸，每日1次，每次留针20～30分钟，10次为1疗程。

2. 寒凝腹痛

【治则】助阳散寒，温通胞脉。取任脉、足太阴经穴为主。

【处方】关元、肾俞、气海、三阴交。

【方义】灸关元、肾俞可助阳散寒。针气海、三阴交可调气活血。四穴相配可奏温通胞脉之功。

【操作】毫针刺，针灸并用，每日 1 次。

3．血瘀腹痛

【治则】行气化瘀，通络止痛。取任脉、足阳明、厥阴经为主。

【处方】中极、归来、膈俞、血海、太冲。

【方义】中极、归来功能行气化瘀。太冲为肝经原穴，有舒肝理气的作用。膈俞、血海活血通滞。五穴相合，以达行气化瘀、通络止痛之目的。

【操作】毫针刺用泻法，酌灸，每日 1 次。

（二）耳针法

取穴：子宫、肝、肾、神门、屏间、下脚端、下屏尖。刺法：强刺激。每日 1 次，留针 15～20 分钟，亦可用耳穴埋针。

【文献摘录】

产后血块痛：取气海、三阴交（《针灸大成》）。

产后腹痛：取气海百壮（《针灸集成》）。

第十节　产后血晕

产妇分娩后，突然发生头晕眼花，不能坐起，或泛恶欲呕，甚则神志昏迷，不省人事，称为“产后血晕”。

【病因病机】

本病主要是产妇平素气血衰弱，复因产后失血过多，气随血脱，心神失养，发为晕厥；或产时感寒，恶露不下，血瘀气逆，并走于上，心神受扰而致血晕。

【辨证分型】

1．血虚气脱：产后失血过多，突然晕厥，不省人事，面色苍白，甚则四肢厥冷，冷汗淋漓，六脉微细，或浮大而虚。

2．寒凝血瘀：产后恶露不下，或下亦很少，少腹阵痛拒按，甚则心下急满，气息喘促，神昏不省人事，两手握拳，牙关紧闭，面色紫黯，口唇舌质发紫，脉涩。

【治疗】

（一）刺灸法

1．血虚气脱

【治则】回阳救逆，补气益血。取任脉、足太阴经穴为主。

【处方】关元、气海、三阴交、足三里。

【方义】本方配穴的主要作用是回阳救逆，益气养血。任脉主阴，气海、关元为元气之根，重灸之可回阳救逆，此乃补阴救阳之义。足三里和三阴交调理后天，以益生化之源，这是治本之法。

【操作】毫针刺用补法，并灸，每日 1 次，每次留针 20～30 分钟。

2. 寒凝血瘀

【治则】行血祛瘀，温经散寒。神志昏迷，先救其急，宜醒脑开窍法。取任脉、足太阴经穴为主。

【处方】中极、阴交、三阴交、支沟、公孙。

【方义】中极、阴交皆属任脉，灸之可调理冲任，温经散寒。三阴交为足三阴经的交会穴，公孙为冲脉交会穴，泻之，可导血下行，平冲降逆。更合以支沟，调理三焦气机，使气行瘀化，营卫通畅，筋脉得养则神昏抽搐之症可除。

【操作】毫针刺针灸并用，每日 1 次，每次留针 20～30 分钟。

（二）耳针法

取穴：神门、下脚端、肝、升压点、子宫、下屏尖、脑、心。刺法：毫针刺，每次选取 2～3 穴，间歇运针，留针 1～2 小时。

【文献摘录】

产后血晕不识人，取支沟、足三里、三阴交（《针灸大成》）。

产后血晕：取足三里、三阴交、神门、关元（《针灸集成》）。

产后血晕：取阴交、三阴交、阳池（《标幽赋》）。

第十一节　乳　　少

产后乳汁甚少或全无，称为“乳少”，亦称“缺乳”，“乳汁不足”或“乳汁不行”。本证不仅出现在产后，也可出现在哺乳期。

【病因病机】

乳汁为气血所化，如脾胃虚弱，化源不足，或临产失血过多，气血损耗，均能影响乳汁的生成；或产后情志不调，肝失条达，气机不畅，经脉壅滞，气血不能化为乳汁，或化而不能运行等，均能导致乳少。

【辨证分型】

1. 气血虚弱：乳汁不行，或行亦甚少，乳房无胀感，面色苍白，唇爪无华，或精神倦怠，食少便溏，舌淡无苔，脉虚细。

2. 肝郁气滞：产后乳汁不行，乳房胀满而痛，或见精神抑郁，胸闷胁胀，胃脘胀满，食欲减退，苔薄脉弦。

【治疗】

（一）刺灸法

1．气血虚弱

【治则】益气补血，佐以通乳。取阳明经穴为主。

【处方】膻中、乳根、脾俞、足三里。

【方义】脾俞、足三里，可健运脾胃，益气补血。乳房为阳明经所过，取乳根可疏通阳明经气而催乳。膻中调气，以助催乳之效。

【操作】毫针刺用补法，并灸，每日1次，每次留针20～30分钟，10次为1疗程。

2．肝郁气滞

【治则】疏肝解郁，佐以通络。取手足厥阴经穴为主。

【处方】膻中、乳根、少泽、内关、太冲。

【方义】膻中、乳根调气通络催乳。少泽为通乳效穴。内关、太冲均属厥阴经，有疏肝解郁，宽胸理气的作用。诸穴合用可达理气通乳之功。

【操作】毫针刺用平补平泻法，每日1次，每次留针20～30分钟，10次为1疗程。

（二）耳针法

取穴：胸区、屏间、脑点、肾、肝。刺法：毫针刺，每次选用2～3穴，每日1次，每次留针15～20分钟。

（三）穴位注射法

取穴：膻中、乳根、肝俞、合谷。方法：取0.5%普鲁卡因20mL，加维生素$B_1$100mg，每穴注射3～5mL，每日2次，3日为1疗程。

【文献摘录】

乳难：取中封（《针灸甲乙经》）。

无乳：取膻中（灸），少泽（补），此二穴神效（《针灸大成》）。

乳少：取膻中、少泽（烧）（《针灸聚英》）。

第十二节　阴　　挺

阴道中有肿物脱出，形如鸡冠、鹅卵，色淡红，称为“阴挺”。本病包括现代医学的子宫脱垂、阴道壁膨出、阴痔等疾病。本节重点讨论子宫脱垂。本病以劳动妇女及多产妇为多见。

【病因病机】

本病主要发生在素体虚弱，中气不足，或分娩用力过度，或产后过早体力劳动，或便秘等，导致气虚下陷，系胞无力，而致子宫脱出；或因产育过多，或为房事所伤，肾气亏耗，带脉失约，冲任不固，不能系胞，使子宫脱垂。

【辨证分型】

1. 气虚：阴道中有鹅卵状物脱出，自觉小腹下坠，遇劳则甚，精神疲惫，四肢乏力，白带量多，舌淡苔薄，脉虚弱。

2. 肾虚：阴道中有鹅卵状物突出，小腹下坠，腰腿酸软，小便频数，无白带，阴道干涩，头晕耳鸣，舌淡红，脉沉弱。

【治疗】

（一）刺灸法

1. 气虚

【治则】益气升阳，固摄胞宫。取督、任脉经穴为主。

【处方】百会、气海、维道、足三里。

【方义】百会为督脉经穴，位于巅顶，取“下病高取”，“陷者举之”之意。维道为足少阳、带脉之会，能维系带脉，收摄胞宫。气海属任脉，通于胞宫，可调补冲任，益气固胞。足三里健脾益胃，升补中气。诸穴相合，具有益气升阳，固摄胞宫的作用。

【操作】毫针刺用补法，并灸，每日1次，每次留针20～30分钟，10次为1疗程。

2. 肾虚

【治则】调补肾气，固摄胞宫。取任脉、肾经穴为主。

【处方】关元、子宫、大赫、照海。

【方义】关元属任脉，通于胞宫，配合大赫、照海，可补益肾气，固摄胞宫。子宫穴为经外奇穴，是治疗阴挺的有效穴位。

【操作】毫针刺用补法，并灸，每日1次，每次留针20～30分钟，10次为1疗程。

（二）电针法

取穴：子宫穴、足三里。刺法：足三里用补法；子宫穴用75mm长毫针向子宫方向斜刺，以病人感到子宫有抽动感，腰部和阴部有酸胀感为度，通电15～20分钟。

（三）头针法

选穴：双侧足运感区、生殖区。刺法：每次捻转2～3分钟，留针5～10分钟，10次为1疗程，停针3～5日，作第二疗程。

【文献摘录】

阴挺出：取照海、水泉、曲泉、大敦、上髎（《针灸资生经》）。

产后阴下脱：取脐下横纹二七壮、照海七壮（《妇人良方》）。

自学指导

【重点难点】

1．月经不调是以月经周期或经量出现异常为特征。如《妇科玉尺》云："经贵乎如期，若来时或前或后，或多或少，或月二三至，或数月一至，皆为不调。"本节分别介绍了经早、经迟、经乱的辨证和治疗。辨证是难点，治疗是重点。在辨证上除根据期、量的改变外，还要参考色、质的变异。临证时应期、量、色、质全面分析，辨证施治。在治疗上一般采取综合治疗方法。针灸治疗本病，除参照本节介绍的方法外，还应注意随症选穴。若出现心烦应加刺间使；盗汗加刺阴郄、后溪；月经过多加灸隐白；小腹冷痛加刺关元；心悸失眠加刺神门；经行不畅加刺蠡沟。

月经不调常与精神因素、生活调养和饮食卫生有关，因此日常应注意生活调养和经期卫生。如精神舒畅，调节温寒，适当休息，戒食生冷和辛辣食物等可减少月经不调的发生。

2．痛经病的特点是经行小腹疼痛，并随月经周期而发作。本节介绍了其病因、辨证和治疗。治疗为重点，辨证为难点。根据疼痛发生的时间、疼痛的性质，辨其寒、热、虚、实。一般以经前、经期疼痛为实，经后痛者为虚。痛时拒按属实，喜按属虚。得热痛减属寒，得热痛剧为热。痛甚于胀，血块排出疼痛减轻者为血瘀，胀甚于痛为气滞。绞痛、冷痛属寒，刺痛属热。绵绵作痛或隐痛为虚。

痛经的治疗，应注意辨证施治。治疗原则应根据"通则不痛"的原理，主要是以通调气血为主。如因虚而致痛经者，以补为主。因气郁而致滞血，以行气为主，佐以活血。因血瘀而不通者，以行血逐瘀为主。病因不同，治法各异，着重调血通经，则病自除。

针灸治疗痛经疗效较好，除按本文辨证施治外，还应注意随症选穴。如出现腹痛连腰加命门、肾俞；腹胀满加天枢、气穴；胁痛加阳陵泉、光明；胸闷加内关；头晕耳鸣加悬钟、太溪等。此外，现代医学认为本病发病多与内分泌失调、子宫发育不良或精神因素有关，所以除治疗外，还要指导患者经期注意避免精神刺激，防止过劳、受凉或过食生冷，以减少痛经的发生。

3．经闭在临床上分原发性和继发性两种。继发性经闭多因贫血、营养不良、感受风寒及精神刺激等引起，因而除积极治疗外，还要注意增强营养，避免精神刺激，以减少本病的发生。

本病证型虽多，但不外虚、实两类。一般以胸胁胀满，小腹胀痛为实；头晕肢软、纳少、心悸失眠，腹无胀痛为虚。临床以虚证为多见。治疗时应遵"虚者补之，实者通之"的原则。切勿虚实不分，滥用通破之法。针灸治疗经闭，一般根据虚实的不同表现而采取相应措施，或针或灸，或针灸并施。例如血滞经闭以针为主，血虚闭经以灸为主。同时还要注意随症选穴，可收到满意效果。如出现腰膝酸软者，加命门、腰眼、阴谷；潮热盗汗者，加膏肓俞、然谷；纳少泄泻者，加天枢、阳陵泉、中脘；心悸、怔忡者，加内关；小腹胀痛者，加气海、四满；胸胁胀满者，加期门、支沟；白带多者，加次髎等。

4．崩漏是妇科常见病之一。崩与漏的临床表现虽然不同，但其发病机制则一，在疾病发生、发展的过程中，常可互相转化。如血崩日久，气血大衰，可变成漏；久漏不止，病势日进，亦能成崩。如《济生方》曰："崩漏之疾，本乎一证，轻者谓之漏下，甚者谓之崩中。"

崩漏发病缓急不同，出血新久各异，应本着"急则治其标，缓则治其本"的原则，掌握塞流、澄源、复旧三法，随证运用。塞流，即是止血，用于崩症大出血时，如不迅速止血，就会造成脱症。但止血方法，又须视其寒、热、虚、实，分别施治，不可专事止涩。澄源，就是求因，即澄清本源的意思。是治疗崩漏的重要环节，必须详审，切忌不问原因，概用寒凉或温补之法，以犯虚虚实实之戒。复旧，即是固本，为调理善后之法。固本的含义有两个方面：一为先天，一为后天。因经病之由，其本在肾。若出血日久，气血两衰，此时重在调理脾胃以固后天之本，取其后天以养先天之义。若失血伤精后，肾元大亏，不能温运脾阳者，此时则重在补先天以助后天，使本固血充，则经自调。

针灸治疗本病，首先应作妇科检查，查明原因，如绝经期妇女，应警惕肿瘤所致。然后据上述原则，参照本节辨证施治，同时还要注意随症选穴。如出现体温高者，加刺大椎、曲池；心烦者，加刺间使；带下者，加刺下髎；阴部痒痛者，加刺蠡沟、血海；胸胁胀痛者，加刺膻中、期门、阳陵泉；腹痛拒按者，加刺合谷、中极、四满；大便溏泻者，加刺天枢；失眠者，加刺神门；盗汗者，加刺阴郄；腰膝酸软者，加刺腰眼等。如大量出血，出现虚脱时，应及时采取抢救措施。此外，还要指导患者注意饮食调摄，忌食生冷，防止过劳等，使身体早日恢复健康。

5．"带下"首见于《黄帝内经·素问》，其义有二，有广义、佚义之分。广义带下，是泛指妇科的经、带、胎、产疾病而言，因这些疾病都发生在束带以下的部位。如《史记·扁鹊仓公列传》称妇科医生为带下医。狭义带下，是指妇女阴道内流出的一种粘稠液体，如涕如脓，绵绵不断，通常称为白带。如王孟英说："带下女子生而即有，津津常润，本非病也。"女子在发育成熟期，或经期前后，或妊娠初期，白带可相应增多，不作病论。如带下量多，或色、质、气味发生变化，或伴有全身症状者，即称"带下病"，这是本节讨论的主要内容。

针灸治疗本病有一定的疗效，但应查明原因，明确诊断，再予治疗。如病人年龄在40岁以上，带下赤黄，应排除癌的可能性。在治疗上要根据本文所讲述的内容进行辨证施治，同时还要注意随症选穴。如出现带下连绵不绝者，加冲门、气冲、中极；纳少便溏者，加中脘、天枢；腰部酸痛者，加腰眼、小肠俞；带下量多者，多加大赫、气穴；阴中痒痛者，加蠡沟、太冲、独阴；带下色红者，加间使等，这样会收到更好的效果。此外，还要指导患者做好经期卫生，保持外阴部清洁，平时节制房事等，以减少本病的发生和进一步巩固疗效。

6．妊娠恶阻，又称妊娠呕吐，古人也称"子病"、"病儿"、"食病"、"阻病"等。这是妊娠早期最常见的疾患。其病因，通常认为与内分泌变化和精神因素有关。轻度的恶心、呕吐和厌食属正常现象。如呕吐频频，饮食难进，持续过久会影响孕妇健康，严重时可引起脱水，甚至酸中毒，应及时进行治疗。本病的治疗原则，以调气和中，降逆止呕为主。并应安静休息，切忌恣食生冷，或油腻之品，宜少食多餐，调养胃气。

针灸对本病有明显疗效。应参照本节所述，辨证施针。但因妊娠早期，胞胎未固，针治时取穴不宜过多，手法不宜过重，以免影响胎气。尤其有习惯性流产史，精神紧张或体质虚弱者，更应慎用针刺，以防流产。为了取得好的临床效果，在辨证的基础上，还要注意随症选穴。如出现呕吐严重者，加内关；脘腹胀满者，加下脘；呕吐苦水者，加阳陵泉；胁肋胀痛者，加膻中、日月；头胀头晕者，加百会、印堂；胸闷者，加膻中；心悸者，加内关等。

7. 滞产是在产力异常情况下，所造成的产妇总产程延长，一般超过 24 小时即为滞产。产力是促使胎儿自子宫内娩出的动力，包括子宫收缩力及腹压（腹肌及膈肌收缩的力量）两方面的力量，其中以子宫收缩力为主。正常子宫收缩有一定的节律性、一定的强度和频率。如果产道及胎儿、胎位均正常，仅子宫收缩失去节律性，或强度、频率有所改变，影响产程进展而致难产者，为产力异常。产力异常，可分子宫收缩乏力、子宫收缩不协调和子宫收缩过强三种。另外，腹压乏力，亦可使产程延长。分娩时久产不下，对母婴健康危害大，易于发生胎儿宫内窒息，产生血晕，产生发热等。因此，要做好产前检查，如发现异位，要及时纠正和处理，预防难产、滞产的发生。一旦发生滞产，首先应解除其思想顾虑，消除紧张情绪，鼓励产妇多进饮食，使产妇有适当休息和睡眠，保持充沛的精力，排空膀胱，全身情况改善后，产力常可恢复正常，缩短产程。

滞产有气血虚弱和气滞血瘀两种类型：产时腹阵痛微弱，坠胀不甚，神疲倦怠，心悸气短者为气血虚弱；腹痛剧烈，出血量少，色黯红，精神紧张者为气滞血瘀。

针灸具有催产作用。在治疗中应参照本节所述内容进行辨证施针，同时还要根据不同症状进行选穴。如气滞血瘀，腹痛剧烈者，应加太冲；胸胁胀满者，加内关、气海，用灸法；心悸气短者，加内关、太溪等。但因子宫畸形，骨盆狭窄或胎位不正等引起的滞产，应作其他处理。

8. 胞衣不下，即“胎盘滞留”。古人对本病比较重视，如《宝庆方》说：“产科之难，临产莫重于催生，既产莫重于胞衣不下。”这便指出了本病的严重性。

本病在临床上多伴有不同程度的阴道出血，如在短时间内出血不多，可用针灸辨证治疗。辨证的重点在辨虚实。虚者流血量多，色淡，少腹微胀，按之不痛；实者流血量少，色黯，腹痛拒按。根据虚补实泻的原则，参照本节所述进行针刺治疗，有一定疗效。为提高效果，要注意随症选穴。如小腹寒痛者，重灸气海、中极；败血瘀滞胞宫者，加针三阴交、天枢；阴道出血较多者，加刺隐白；神倦肢怠，恶寒者，加灸神阙等。若大量出血，则易导致失血休克，此时应及时取出胎盘，以免危及生命。有时也表现为阴道出血甚少，或无阴道出血，而表现为宫腔内积血，子宫底逐渐升高，当按压子宫或加腹压时，可有大量血块或血液涌出。严重者也可进入休克状态，应百倍警惕，采取综合医疗措施。

9. 产后腹痛，即产妇分娩后，以小腹疼痛为主症的疾患。本病的发生，主要是气血运行不畅，迟滞而致痛。导致不畅的主要原因有血虚和血瘀两个方面。在辨证上，血虚以小腹隐痛、按之痛减、恶露量少、色淡为主症；血瘀以小腹疼痛、拒按、恶露量少、色黯有块为主症。在治疗时应注意加以辨证，对胞衣不下、恶露不下引起的腹痛，应注意问诊和检查，对症治疗。对产后腹痛的患者，应注意生活调理，忌食生冷，防止感受风寒，避免忧思喜怒。

一般诊治本病给以止痛剂或暂时止痛或疼痛减轻，但效果不显著。针灸治疗本病有较好的效果，可参照本节内容辨证施治。为了提高疗效，还可随症选穴。如头晕者，加百会、四神聪；便秘者，加照海、支沟；四肢厥冷者，重灸神阙、阴交；腹痛剧烈者，加刺命门、次髎；胸腹胀痛者，加期门、膻中；腹痛恶露不下者，加气海、阴交等。

10. 产后血晕症多由产后大出血而引起，如处理不及时，可危及生命。导致产后出血的原因，常见的有子宫收缩无力、胎盘滞留、产道损伤以及凝血机制障碍等因素。本病一旦发生，应该积极抢救，进行抗休克处理，同时查明出血原因，对症治疗，以达到迅速止血的目的。

针灸对本病有一定疗效。在积极抢救的过程中，可配针灸治疗。血虚气脱者，宜回阳救逆，补气益血，针灸并施，标本兼治；出血多者，可加刺隐白、大敦；心悸怔忡者，可加神门、郄门；寒凝血瘀者，宜行血祛瘀，温经散寒，针灸并用；出现昏迷者，加刺人中、百会、十二井穴；小腹疼痛拒按者，加刺归来；心下急满者，加刺幽门、石关、巨阙；抽搐者，加刺太冲、合谷、颊车等。

11．乳少，多因身体虚弱，气血生化之源不足；或因肝郁气滞，乳汁运行受阻所致。证有虚实之分。若胀硬而痛，或伴有发热者，多为肝郁气滞，为实。在治疗时应首辨虚实。虚者补气养血，佐以通乳；实者舒肝解郁，通络下乳。

针灸治疗乳少效果较好。在辨证的基础上，做到随症选穴，可收到更好效果。如食少便溏者，加刺中脘、天枢；失血过多者，加刺肝俞、膈俞；胸胁胀满者，加刺期门；胃脘胀满者，加刺中脘、足三里等。此外，在治疗的同时，还应注意增进营养，可多食猪蹄、鲫鱼汤等食品，对于气血虚弱者尤当注意。另外还要注意哺乳方法是否妥当，不当时，应及时纠正。

12．阴挺，也叫“阴菌”、“阴脱”，因多发生在产后，故又叫“产肠不收”或“子肠不收”。它包括现代医学所说的“子宫脱垂”和“阴道前后壁膨出”等。本节主要讨论的内容为“子宫脱垂”。

子宫脱垂多发生于劳动妇女，严重地影响妇女的身体健康与生产劳动，因此，必须做好对子宫脱垂的预防工作，提高妇女的健康水平。其预防要点如下：①大力宣传计划生育，避免生育过多过密，是预防子宫脱垂的重要措施。②推广新法接生，提高接产技术，正确处理各个产程，及时缝合会阴及阴道裂伤，保证产假休息和避免重体力劳动。③加强妇女劳动保护，认真做好经期卫生，避免超重劳动和长期蹲、站位劳动。④加强体育锻炼，增强体质，积极治疗慢性咳嗽和便秘等。

本病诊断不难，但有气虚、肾虚之别。气虚者，遇劳则甚，精神疲惫，四肢无力；肾虚者，腰腿酸软，小便频数。由于症状不同，治有所异。气虚宜益气升阳；肾虚者宜调补肾气。针灸治疗本病时，除按气虚、肾虚辨证施治外，还应根据出现的不同症状加以选穴。如出现小腹下坠者，加刺中脘、脾俞；腰膝酸软者，加刺肾俞、曲泉；头晕耳鸣者，加刺百会、肾俞等。但在治疗期间，应避免负重，停止房事，并嘱患者坚持作提肛肌锻炼，每日1次，每次10～15分钟，有利于本病康复。

【学习思考题】

1．何谓月经不调？

2．怎样预防月经不调的发生？

3．经早与经迟在病因、症状上有何不同？如何辨证取穴？

4．试述经乱的病因、症状、治法、取穴和方义。

5．月经不调如出现兼症时，应如何随症选穴？

6．经早、经迟、经乱在经期、量、质、色上有何不同？

7. 何谓痛经？其症状特点是什么？
8. 如何辨别痛经的寒热虚实？
9. 具体叙述寒湿凝滞、肝郁气滞、肝肾亏损三型痛经的针刺方法。
10. 怎样预防痛经的发生？
11. 痛经出现不同症状时，应如何随症选穴？
12. 什么叫经闭？
13. 如何区分经闭的虚实？
14. 针刺治疗经闭应采取哪些方法？
15. 血枯经闭和血滞经闭有何区别？怎样对症选穴？
16. 什么是崩漏？其发病原因是什么？
17. 如何辨证针治崩漏病？
18. 简述崩漏三法的内容。
19. 如何区分崩漏证的虚实？
20. 什么是带下病？其含义是什么？
21. 怎样预防带下病的发生？
22. 试述脾虚、肾虚和湿毒型带下的症状特点和针刺治疗。
23. 什么叫妊娠恶阻？
24. 胃虚、痰湿、肝热恶阻如何鉴别？
25. 恶阻在辨证的基础上，如何针治？简述其处方、方义。
26. 在针刺妊娠恶阻时，应注意哪些事项？出现不同症状时，应如何随症选穴？
27. 什么是滞产？
28. 怎样防止滞产的发生？
29. 发生滞产应如何处理（治疗）？
30. 发生滞产的原因是什么？
31. 试述胞衣不下对产妇的危害性。
32. 怎样辨别胞衣不下的虚实？
33. 结合本节试述胞衣不下的治疗。
34. 如何鉴别产后血虚、血瘀腹痛？
35. 血虚、血瘀腹痛在针灸治疗上有何不同？举例说明。
36. 怎样根据不同症状对产后腹痛进行随症选穴？
37. 什么是产后血晕？引起原因是什么？
38. 针刺治疗产后血晕应注意什么？
39. 简述血虚气脱和寒凝血滞血晕的主症、取穴和方义。
40. 何谓乳少？
41. 怎样辨乳少的虚实？
42. 怎样辨证施针治疗乳少？应当注意些什么？
43. 什么叫阴挺？
44. 概述阴挺发生的原因和预防措施。
45. 怎样对阴挺辨证施针和随症选穴？

第五章　儿科病证

【目的要求】

1. 熟练掌握顿咳、小儿泄泻，小儿痿证、小儿遗尿等病证的辨证治疗、方义。
2. 一般掌握疳疾、急惊风、痄腮的针刺方法。

【自学时数】

4学时。

本章分别论述儿科常见病证及常见急症的病因病机、辨证和治疗。

第一节　顿　　咳

顿咳，是以阵发性发作，连续性咳嗽，最后伴有吸气性吼声为特征。发作一阵后暂时缓解，然后再次发作，每日数次至数十次不等，故名顿咳。又因其病程较长，缠绵难愈，故又称“百日咳”。

【病因病机】

本病主要是由于调护失宜，外感疫邪之气引起痰浊内生，阻于气道，肺失宣降，以致肺气上逆，发为咳嗽；咳嗽日久不愈，每可伤及肺络，可见咳血等证。

【辨证分型】

1. 初咳期：病初与感冒类似，证见咳嗽，打喷嚏，流鼻涕，吐泡沫样的稀痰，苔薄白，脉象浮，指纹淡红。
2. 痉咳期：咳嗽逐渐加重，呈阵发性发作，咳则连声不断，咳后有回吼声，至咳出粘痰，或呕出乳食，阵咳始暂时停息。如此反复发作，入夜尤甚。或兼见身热，口干舌燥，便秘溲赤，或痰中带血，鼻中衄血，舌苔黄，脉滑数，指纹紫红。
3. 恢复期：咳嗽次数和持续时间逐渐减短，回吼声亦逐渐消失，呕吐减少，或咳而无力，痰稀而少，气短声怯，自汗无力，唇色淡白，舌淡苔少，指纹青淡。

【治疗】

（一）刺灸法

1. 初咳期

【治则】宣肺解表，止咳祛邪。取手太阴、阳明经穴为主。

【处方】风门、列缺、合谷。

【方义】病初邪气在表在肺，所以取风门解表祛邪。取肺经络穴列缺，大肠经原穴合谷，表里相配宣肺解表。三穴相合共达宣肺解表，止咳祛邪的作用。

【操作】毫针刺宜泻，不留针，每日 1 次，10 次为 1 疗程。

2. 痉咳期

【治则】清热泻肺，止咳化痰。取督脉、手太阴经穴为主。

【处方】大椎、身柱、尺泽、丰隆。

【方义】病之中期，邪热与痰浊阻于气道，肺失肃降，取督脉经穴大椎、身柱，清泻热邪，兼以止咳。合手太阴肺经穴尺泽，足阳明经穴丰隆，泻肺降逆，化痰止咳，以达清热化痰，降逆止咳的作用。

【操作】毫针刺用泻法，每日 1 次，10 次为 1 疗程。

3. 恢复期

【治则】健脾补肺。取背俞穴和手太阴、足阳明经穴为主。

【处方】肺俞、脾俞、太渊、足三里。

【方义】顿咳后期日趋向愈，邪气已衰，正气亦虚，治在健脾益肺，以治其本。取肺俞、脾俞和强壮穴足三里补脾益肺。太渊为肺经原穴，有补肺止咳的作用。

【操作】毫针刺用补法，每日 1 次，每次留针 20～30 分钟，10 次为 1 疗程。

（二）皮肤针法

治疗部位：督脉（项部、背部）、大椎、中脘、内关、太渊、丰隆。刺法：中度刺激，每日 1 次。

（三）耳针法

选穴：支气管、肺、神门、下脚端。刺法：每次用 2～3 穴，两耳交替应用，每日 1 次。

【文献摘录】

小儿咳嗽不瘥：灸肺俞穴（《古今医统大全》）。

久病咳：取少商、天柱（灸三壮）（《针灸大成》）。

第二节　小儿泄泻

泄泻，是以大便次数增多，便下稀薄，或水样便为特征的一种病证。本病是小儿常见病，四季皆可发生，夏秋两季多见。

【病因病机】

外感暑湿，饮食不洁，困扰脾胃，以致运化失常，清浊不分，形成泄泻；或饮食不节，乳食停滞，损伤肠胃，消化不良，水谷不分，并走肠间，形成泄泻；或久病脾胃虚弱，肾阳不足，命门火衰，不能温运水谷，下注于肠，遂成泄泻。

【辨证分型】

1．湿热泻：泻下稀薄，色黄而秽臭，腹部疼痛，身热口渴，肛门灼热，小便短赤，舌苔黄腻，脉滑数。

2．伤食泻：腹部胀痛，痛则欲泻，泻后痛减，大便腐臭，状如败卵，嗳哕腐食，或呕吐不消化食物，舌苔垢腻，脉滑而实。

3．脾虚泻：时泻时止，或久泻不愈，大便溏或完谷不化，每于食后作泻，纳呆，神疲肢倦，面色萎黄，舌淡苔白，脉缓。

4．肾虚泻：久泻不止，完谷不化，澄澈清冷，腹痛隐隐，喜热恶寒，四肢厥冷，精神委靡，睡后露睛，舌质淡，苔薄白，脉微细。

【治疗】

（一）刺灸法

1．湿热泄泻

【治则】清热利湿，和中止泻。取阳明经穴为主。

【处方】中脘、天枢、足三里、曲池、内庭。

【方义】天枢、中脘是大肠和胃的募穴，是腑气募集之所。曲池、足三里是手、足阳明的合穴，“合治内腑”，可通降胃腑气机。内庭是足阳明的荥穴，“荥主身热”。本方集中使用受病经腑的特定腧穴，对于清热利湿、和中止泻，有相得益彰之效。

【操作】毫针刺用泻法，每日 1 次，每次留针 20～30 分钟，10 次为 1 疗程。

2．伤食泄泻

【治则】消食导滞，和中止泻。取阳明经穴为主。

【处方】中脘、建里、天枢、气海、足三里、里内庭。

【方义】方用中脘、天枢、足三里调理胃肠以助消化。建里、气海理气导滞。里内庭为经外奇穴，善治伤食。食滞得化，则泻可止。

【操作】毫针刺用泻法，每日 1 次，每次留针 20～30 分钟，10 次为 1 疗程。

3．阳虚泄泻

【治则】健脾益肾，温阳止泻。取足阳明、背俞穴为主。

【处方】脾俞、肾俞、足三里、章门。

【方义】肾俞、脾俞健脾温肾。章门与足三里相配健脾补胃，以助运化。肾能温煦，脾得运化则泄泻可止。

【操作】毫针刺用补法，并灸，每日 1 次，每次留针 20～30 分钟，10 次为 1 疗程。

（二）耳针法

取穴：大肠、小肠、胃、下脚端、神门。刺法：每日 1～2 次，中强刺激，留针 20～30

分钟，慢性泄泻可隔日1次。

（三）穴位注射法

取穴：足三里，大肠俞。方法：注射维生素B_{12}，每穴0.1mL，每日1次，4次为1疗程。

【文献摘录】

虚寒久泻：取关元、中极、中脘、梁门。如腹痛，手足冷加天枢；腹满加三阴交；手中厥冷加气海，均用灸法（《神灸经纶》）。

吐泻，脉沉细，手足冷者，灸脐下一百五十壮。慢惊吐泻，灸中脘五十壮（《扁鹊心书》）。

第三节　疳　　疾

疳疾，是以面黄肌瘦，毛发焦枯，饮食反常，腹部膨胀，精神委靡为特征的一种慢性营养障碍性疾病，可由多种慢性疾患引起。本病多见于5岁以下婴幼儿。常见于小儿喂养不良，病后失调，慢性腹泻，肠道寄生虫等。

【病因病机】

小儿乳贵有时，食贵有节，若乳食无度，或恣食肥甘生冷，壅滞中焦，损伤脾胃，运化失常，形成积滞，积滞日久，纳运无权，乳食精微无从运化，以致脏腑肢体缺乏濡养，渐于身体羸瘦，气液亏损，终成疳疾。或饮食不洁，感染虫疾，耗夺血气，不能濡养脏腑筋肉，日久成疳。

现代医学认为本病多因长期喂养不当，食物不能充分吸收利用，以致不能维持正常消化功能。

【辨证分型】

1．主证：形体干枯羸瘦，精神疲惫，气血不荣，头发稀疏，饮食异常等。

2．脾胃虚弱：大便溏泄，完谷不化，腹部凹陷如舟，四肢不温，睡卧不宁，露睛，甚至伴有发育障碍，唇舌色淡，饮食异常，脘腹胀大，青筋暴露，经常腹痛，睡中咬牙，舌质淡，脉细无力或脉细弦。

【治疗】

（一）刺灸法

1．脾胃虚弱

【治则】调理脾胃，培中化滞。取足阳明、任脉、背俞穴为主。

【处方】中脘、下脘、脾俞、胃俞、足三里、四缝。

【方义】疳证的主要病理在于脾胃虚弱和积滞，故用中脘、下脘、脾俞、胃俞配足三里以调补脾胃。四缝奇穴，刺出少量黄水，以消食导滞，是治疗疳证的有效穴。

【操作】毫针刺用补法，宜浅刺。每日1次，每次留针20～30分钟，10次为1疗程。

2. 感染虫疾

【治则】调理脾胃，培中驱虫。取足阳明、任脉经穴为主。

【处方】巨阙、中脘、天枢、百虫窝、足三里。

【方义】巨阙行气降逆。中脘、天枢调节胃肠以利虫体下行。百虫窝为经外奇穴，是治疗诸虫的要穴。足三里培中健脾，共奏培中驱虫之效。

【操作】毫针刺先泻后补法，每日1次，每次留针20～30分钟，10次为1疗程。

(二) 皮肤针法

选穴：脾俞、胃俞、三焦俞、华佗夹脊穴（7～17椎）、足三里、四缝。刺法：轻叩刺，每日叩10～20分钟，隔日1次。

(三) 割治法

方法：取鱼际部位，纵切约0.4cm，取出脂肪0.3g左右，然后作外科包扎。

【文献摘录】

小儿疳瘦，于胸下胃尖上灸三壮，次于脊下端尾脆骨尾上灸三壮（《原机启徵》）。

小儿疳瘦，灸尾间骨上三寸陷中三壮（《针灸大成》）。

第四节　急 惊 风（附：慢惊风）

惊风，是以四肢抽搐，口噤不开，角弓反张和意识不清为特征的一种病证，严重者可出现神志不清，故又称“惊厥”。其中发病迅速，证情急暴者称为急惊风。多发于5岁以下的小儿。本病证常见于现代医学的中枢神经系统感染，如“流脑”、“乙脑”、高热、血钙过低，大脑发育不全、癫痫所致抽搐以及中毒型菌痢等。

【病因病机】

1. 外感时邪：小儿肌肤薄弱，腠理不密，极易感受风邪，由表入里，小儿“稚阴未长”，所以易从火化。小儿肝常有余，所以火热之邪，最易引动肝风，风火相煽则见神昏、抽搐、项强等症；或外感暑邪，暑属阳，化火最速，易陷厥阴，逆传心包而致神昏、抽搐之症。

2. 痰火积滞：乳食不节，积滞胃肠，气机阻塞。气有余便是火，火能生痰生风，亦可酿成本病。

3. 暴受惊恐：小儿神气怯弱，元气未充，尤多痰热，如乍见异物，乍闻怪声，或不慎跌扑等，暴受惊恐，恐则气下，惊则气乱，神无所依；或痰热上壅，蒙蔽清窍，均可引起惊厥的发生。

【辨证分型】

1. 急惊风：属热证、实证。来势急骤，发作前常有壮热面赤，烦躁不宁，摇头弄舌，咬牙龂齿，睡中易惊，或昏沉嗜睡等先兆。但为时短暂，很快即出现急惊风的症状，神志昏迷，两目上视，牙关紧闭，颈项强直，角弓反张，四肢抽搐，脉象弦数或滑数。

2. 外感惊风：兼见发热，头痛，咳嗽，咽红，或恶心呕吐，或口渴烦躁。

3. 痰热惊风：兼见发热，腹胀腹痛，纳呆呕吐，喉间痰鸣，便闭或大便腥臭，夹有脓血。

4. 惊恐惊风：不发热，四肢欠温，夜卧不宁，或昏睡不醒，醒后哭啼易惊。

【治疗】

（一）刺灸法

1. 外感惊风

【治则】清热祛邪，开窍熄风。取督脉和手阳明经穴为主，辅以足厥阴经穴。

【处方】水沟、大椎、合谷、太冲、阳陵泉、十二井穴。

【方义】水沟通调督脉，开窍醒脑。诸阳之会大椎清泻热邪。刺十二井穴出血，既可泄热，又有开窍醒神之效。太冲配合谷，古称“四关”，有清热镇惊，平肝熄风的功效。筋会阳陵泉以舒筋止痉。

【随证配穴】壮热配大椎、十宣放血；痰多配丰隆；惊恐配神门。

【操作】毫针刺用泻法，每日 1 次，每次留针 20～30 分钟，10 次为 1 疗程。

2. 痰热惊风

【治则】清热豁痰，开窍熄风。取督脉和足阳明经穴为主，辅以足厥阴经穴。

【处方】水沟、颅息、中脘、丰隆、神门、太冲。

【方义】水沟属督脉通于脑，有醒脑开窍之功。颅息属三焦经，可镇惊止痉。中脘、丰隆导滞化痰。神门为心经原穴，太冲为肝经原穴，二穴相配可清心泻肝，镇惊熄风。

【操作】毫针刺用泻法，每日 1 次，每次留针 20～30 分钟，10 次为 1 疗程。

3. 惊恐惊风

【治则】镇惊安神。取督脉和手少阴经穴为主，辅以足厥阴经穴。

【处方】前顶、印堂、神门、太冲、涌泉。

【方义】前顶属督脉，印堂为奇穴，二穴有镇惊的作用，善治惊风。神门为心经原穴，有宁心安神的作用。太冲为肝经原穴，合肾经井穴涌泉，平肝熄风以止惊厥。

【操作】毫针刺用泻法，酌用灸法。

（二）耳针法

取穴：下脚端、神门、脑、缘中、心。刺法：毫针刺、每隔 10 分钟捻转 1 次，可留针 60 分钟。

（三）穴位注射法

取穴：耳门、听宫、听会、肝俞（双）、大杼（双）。方法：针取耳前 3 穴，将鲁米那钠注入；将维生素 B_1 注入肝俞、大杼，每穴 0.5mL。

【文献摘录】

小儿惊痫：本神及前顶、囟会、天柱主之，如反视临泣主之（《针灸甲乙经》）。

目上视不识人：取神庭、囟会（《针灸资生经》）。

急慢惊风：灸前顶，若不愈灸攒竹、人中各三壮（《针灸聚英》）。

【附】慢惊风

慢惊风，是惊风的一种证型。临床以发病缓慢，无热，抽搐时发时止，缓而无力为其特点。大多出现在大病、久病之后，但也有因小儿体弱，一病就成慢惊风。慢性脑炎、脑脊髓膜炎后遗症，可参照本病辨证治疗。

【病因病机】

慢惊风的病因，多见于大吐大泻之后，或脾胃素弱，饮食停滞，或过服寒凉及攻伐的药物，损伤脾胃，化源不足，木失滋荣，虚风内动；或热病伤阴，肾阴不足，肝血亏损，木失濡养，虚风内动。

【辨证分型】

主症：面黄肌瘦，形神疲惫，四肢倦怠或厥冷，呼吸微弱，囟门低陷，昏睡露睛，时有抽搐。

1. 脾阳虚弱：兼见大便稀薄，色青带绿，足跗和面部浮肿，脉象沉迟无力，舌质淡白。

2. 肝肾阴亏：兼见神疲虚烦，面色潮红，舌光少苔或无苔，脉沉细而数。

【治疗】

1. 脾阳虚弱

【治法】温补脾胃，扶元固本为主，佐以平肝熄风。取任脉、足阳明经穴为主。针用补法，并灸。

【处方】脾俞、胃俞、中脘、章门、气海、足三里、太冲。

【方义】脾俞、胃俞、中脘、章门健脾益胃，资助运化。足三里、气海是强壮要穴，功能培补脾胃，扶正固本。太冲平肝熄风。诸穴相配可达补益中州，化生气血，濡润肝木的作用。

2. 肝肾阴亏

【治法】育阴潜阳，养肝熄风。取任脉和足三阴经穴为主。针用补法。

【处方】百会、颅息、关元、三阴交、曲泉、涌泉。

【方义】百会、颅息平肝潜阳，镇惊熄风。关元是任脉和足三阴经的交会穴，有培元益气的作用。三阴交是足三阴经的交会穴，既能调阴柔肝，又可健脾以益生血之源。曲泉为肝经合穴，涌泉为肾经井穴，二穴相配有养肝熄风的作用。

【其他疗法】

皮肤针　选穴：神庭、前顶、囟会、百会、大椎、身柱、筋缩、命门、华佗夹脊穴（7～17椎）、膀胱经背俞穴，关元、足三里。刺法：轻刺激。

【文献摘录】

小儿惊痫，如瘛疭脊急，筋缩主之（《针灸甲乙经》）。

小儿慢惊：灸尺泽、印堂三壮（《古今医统大全》）。

第五节　小儿痿证

小儿痿证，是由感受时疫病毒引起的一种传染性疾病。临床表现早期类似感冒，如发热、呕吐、腹泻、肢痛，继而出现肢体瘫痪；后期可见肌肉萎缩，关节畸形。本病多发生于1～5岁幼儿，学龄儿童亦有之，常流行于夏秋季节，其他季节也可发生。

【病因病机】

本病多由感受风、湿、热邪引起。风热袭肺，耗伤肺之津液，肺朝百脉而输布津液，肺热叶焦筋脉失养而成痿；或湿热蕴蒸阳明，阳明受病则宗筋弛缓，不能束筋骨利关节而成痿；或病久不愈，精血亏损，则出现筋软骨萎，肌肉萎缩，弛缓不收等症。

【辨证分型】

1. 肺热证：症见发热，咳嗽，咽红，呕吐，腹泻，肢体疼痛，继而痿软无力，苔薄白，脉细数。

2. 湿热证：症见发热，肢体疼痛而沉重，不敢触动，继而肢体痿软，或腹肌弛缓呈膨出状，或兼见烦躁，或兼见嗜睡，汗多，舌质红，苔黄腻。

3. 肝肾亏损证：在病的后期，症见筋损骨痿，肌肉萎缩，骨长缓慢，关节畸形，舌淡脉沉细。

【治疗】

（一）刺灸法

1. 肺热证

【治则】宣肺解表，散风清热。取手太阴、阳明经穴为主。

【处方】合谷、列缺、风池、曲池。

【方义】合谷为手阳明大肠经原穴，列缺为手太阴肺经络穴，二穴原络相配，可宣肺解表。风池为足少阳胆经和阳维脉的交会穴，可散风疏络。曲池为大肠经合穴，能散风清热通络祛邪。

【操作】毫针刺用泻法，每日1次，每次留针20～30分钟，10次为1疗程。

2. 湿热证

【治则】清热利湿。取阳明、太阴经穴为主。

【处方】曲池、足三里、阴陵泉、三阴交。

【方义】曲池、足三里属手足阳明经，可清热利湿，疏通经络。阴陵泉、三阴交属足太阴脾经，功在健脾利湿。四穴相配可达清热利湿，祛邪通络的作用。

3. 肝肾亏损证

【治则】补益肝肾，调理阳明。取背俞穴和阳明经穴为主，辅以患部取穴。

【处方】肝俞、肾俞、腰阳关、阳陵泉、绝骨、太溪、曲池、足三里。

【方义】肝俞、肾俞、太溪三穴相配补益肝肾。腰阳关为督脉经穴，位于腰部，益髓通络，是治疗痿证的有效穴位。阳陵泉为筋之会，绝骨为髓之会，可补益筋髓。曲池、足三里属手足阳明经，阳明多气多血又主宗筋，所以取二穴有“治痿独取阳明”之意。

（二）耳针法

选穴：肺、神门、脑、颈椎、胸椎、腰骶椎。刺法：每次选3～4穴，每日1次，留针30分钟。

（三）皮肤针法

治疗部位：上肢瘫痪者，取督脉（颈部至胸椎 4）、手阳明经、手太阳经以及曲池、合谷、外关（患肢）；下肢瘫痪者，取督脉、膀胱经（腰骶部）、以及足阳明胃经、足太阴脾经、足厥阴肝经、足少阳胆经的循行路线（患肢）；腹肌瘫痪者，加腹部的足阳明胃经、足太阴脾经、足少阳胆经循行部位。刺法：用皮肤针轻度或重度叩刺，每日叩打 1 次，每次 30 分钟，以红晕为度。

（四）穴位注射法

选穴：可参照本节体针辨证选穴。方法：常用 10% 葡萄糖注射液，维生素 B_1，盐酸呋喃硫胺，复方当归液，维生素 B_{12}，加兰他敏注射液等。10% 葡萄糖须注射在肌肉肥厚处，如殷门、伏兔、足三里等穴，每穴可注射 10mL。其他药液用量依病情增减，瘫痪轻者用 1 支，重者用 2 支，每次选 2～4 穴，每穴 0.5～1mL，每日或隔日 1 次，连续 10～20 次为 1 疗程。

（五）穴位埋线　参照针灸处方和穴位埋线法。

【文献摘录】

痿躄：取光明（《黄帝内经·灵枢》）。
痿躄：取丘墟（《针灸甲乙经》）。
足痿不收：取复溜（《针灸大成》）。

第六节　小儿遗尿

遗尿，是指 5 周岁以上的，具有正常排尿功能的小儿，睡眠中小便经常自遗，醒后方觉的一种病证，俗称“尿床”。偶见疲劳或临睡前饮水过多而尿床者，不做病态。

【病因病机】

肾主闭藏，司气化，膀胱有储藏和排泄尿液的功能，若肾气不足，下元不固，每致膀胱约束无权，而发生遗尿；肺主一身之气，有通调水道，下输膀胱的功能；脾主中气，有运化水谷而制水的作用，若脾肺气虚，上虚不能制下，膀胱约束无力，因而发生遗尿。

【辨证分型】

1．肾阳不足：睡中遗尿，醒后方觉，一夜可发生 1～2 次或更多，兼见面色㿠白，智力迟钝，腰膝酸软，小便清长而频数，甚则肢冷恶寒，脉沉迟无力。

2．肺脾气虚：多发生于病后或身体虚弱者，睡中遗尿，但频而量少，兼见面色㿠白，精神倦怠，四肢乏力，食欲不振，大便稀溏，舌质淡，脉缓或沉细。

【治疗】

（一）刺灸法

1. 肾阳不足

【治则】温补肾阳，固摄下元。取任脉经穴和背俞穴为主。

【处方】关元、中极、肾俞、膀胱俞、太溪。

【方义】关元、肾俞、太溪补益肾气，肾气充实，膀胱则约束有权。肾与膀胱相表里，故又取膀胱俞和中极，俞募相配，补肾固脬，以振奋膀胱功能。

【随证配穴】尿频严重者，配百会。

【操作】毫针刺用泻法，每日1次，每次留针20～30分钟，10次为1疗程。

2. 脾肺气虚

【治则】补益脾肺之气。取任脉、太阴、足阳明经穴为主。

【处主】气海、太渊、足三里、三阴交。

【方义】用足三里、三阴交补益中气。太渊补益肺气。气海属任脉，能调补下焦。诸穴相配，使脾气能升，肺气能降，膀胱约束有权，则遗尿可止。

【操作】毫针刺用补法，宜灸，每日1次，每次留针20～30分钟，10次为1疗程。

（二）耳针法　选穴：肾、膀胱、缘中、脑、枕、尿道区敏感点。刺法：每次选用2～3穴，针刺留针20分钟。亦可耳穴埋针。

（三）头针法　选穴：足运感区、生殖区。刺法：沿皮刺，捻转1分钟，或通以电疗机，留针15分钟。

【文献摘录】

遗尿：取关门、神门、委中（《针灸甲乙经》）。

遗尿：取气海、关元、阴陵泉、大敦、行间（《类经图翼》）。

遗尿：取关元、中府、神门（《普济方》）。

第七节　痄　　腮

痄腮，又名“蛤蟆瘟”。临床是以发病急，耳下腮部肿胀疼痛为特征的一种急性传染性疾病。现代医学称之为“流行性腮腺炎”。本病一年四季皆可发生，而以冬春季较多见，发病年龄多见于5～9岁的小儿。

【病因病机】

痄腮主要由风热疫毒所引起。病邪从口鼻而入，夹痰火壅阻少阳经络，郁而不散，结于腮颊所致。络脉壅滞，气血流通受阻，故表现于两侧或一侧耳下腮颊部漫肿，坚硬作痛；少阳与厥阴相表里，足厥阴之脉绕阴器，若受邪较重内传厥阴则可伴有睾丸红肿疼痛，若湿毒内窜心肝，则发生惊厥昏迷。

【辨证分型】

1. 轻证：耳下腮部疼痛肿胀，咀嚼不便，或伴有恶寒发热，全身轻度不适等症，舌苔微黄，脉浮数。

2. 重证：腮部焮热肿痛，咀嚼困难，高热头痛，烦躁口渴，大便干结，小便短赤，或伴有呕吐，睾丸肿痛，甚则神昏惊厥，舌苔黄，脉滑数。

【治疗】

（一）刺灸法

1. 轻证

【治则】散风解表，清热解毒。取手少阳、阳明经穴为主。

【处方】颊车、翳风、外关、合谷。

【方义】本病主要是由外感风热疫毒，壅阻少阳经脉所致。取手少阳之会翳风，合以阳明经穴颊车，能宣散局部气血之壅滞。外关为手少阳经穴，又为阳维脉的交会穴，配以阳明经穴合谷，既能散风解表，又能疏解热邪而解表。

【操作】毫针刺用泻法，每日1次，每次留针20～30分钟，10次为1疗程。

2. 重证

【治则】清热解毒，通络消肿。取手少阳、阳明经穴为主。

【处方】禾髎、外关、关冲、合谷、曲池、少商、丰隆。

【方义】禾髎属手少阳经穴，能通经活络，消除局部之肿痛。外关、关冲亦属手少阳经，能疏解少阳邪热。合谷、曲池属手阳明经，配肺经井穴少商，既可疏风散热，又可清热解毒。丰隆为足阳明经络穴，能清降痰火，消肿定痛。

【操作】毫针刺用泻法，每日1次，每次留针20～30分钟，10次为1疗程。

（二）耳针法

选穴：腮腺穴、面颊区、神门、耳轮4、5、6。刺法：选2～3穴，用强刺激，每日1～2次，三天为1疗程。

（三）灯心草灸法

选穴：角孙。方法：用灯心草蘸麻油点燃后快速触点角孙穴，至出现爆竹样声音为止。

【成方选辑】

腮颊肿：取合谷、列缺、地仓、颊车、承浆、三里、金津、玉液（《针灸大成》）。

腮颊肿：取侠溪、和髎、少商（《针灸资生经》）。

痄腮：取风池、大杼、曲池、天井、外关、合谷、液门(《中国针灸学》)。

自 学 指 导

【重点难点】

1.“顿咳”又叫百日咳，是小儿时期常见的一种急性呼吸道传染病。由百日咳嗜血杆菌所引起。四季皆可发生，但冬春二季尤多。以5岁以下的小儿为多见，年龄越小，病情大多愈重。若无并发症，预后一般良好。发病最初二三周传染性最强，主要通过咳嗽时飞沫传播。临床经过分为三期，初起类似外感，继而出现阵发性痉咳，咳后有特殊的吸气性吼声，即鸡鸣样回声，后期痉咳减缓，病始恢复。病后可获有持久的免疫力，二次发病者极少。目前由于广泛推行预防接种，已大大降低了发病率。

“顿咳”一病，诊断并不难。首先要询问发病前1～3周有否百日咳接触史及预防接种等情况；其次见有典型痉咳伴有回声，舌系带溃疡，目胞浮肿者，可诊断为本病。感冒病儿，经治好转，而咳嗽不但未减反而加重，且夜间较白日为甚，肺部又无明显阳性体征者，应疑为本病。

针灸对本病有较好的效果，应参照本节分期辨证选穴治疗。初咳期出现恶寒无汗，可加刺大杼、大椎；喉痹者，加刺天突；咽红而痛者，加刺少商；痉咳期，咳嗽重者，加刺肺俞、天突；回吼声明显者，加刺天突、筋缩；身热者，加刺曲池；咳血、衄血者，加刺中府、上星。恢复期，体弱虚损者，加刺膏肓；纳少便溏者，加刺中脘、天枢、气海；手足欠温者，加刺关元。

2. 百日咳的传染性很强，患者是主要传染源。因此，对确诊的患儿，除了积极治疗外，应立即隔离，时间从发病日算起40天或痉咳出现后30天为限。但伴有夹杂症者，尚应适当延长隔离期限。患儿污染的环境及物品，用一般消毒法及采取通风、日晒等清洁措施。对易感儿，应做好预防接种和药物预防。

3. 小儿泄泻，是二岁以下婴幼儿常见的一种消化道疾病。主要是由小儿脾胃薄弱，或内伤乳食，或感受外邪，或脾胃虚寒等而引起。其症状特点是大便次数增多，便下稀薄，或如水样。本病最易耗伤气液，重症患者可引起伤阴、伤阳或阴阳俱伤之危重证候；迁延日久不愈，常导致小儿营养不良，生长发育迟缓，疳积等慢性疾患。因此对本病应抓住治疗、护理和预防三个环节。治疗应以调理脾胃为主，辅以利湿为原则，采取综合措施。针灸对本病有较好的疗效，但需辨证施针配以随症选穴。如在湿热泄泻型中热重于湿者，加刺曲池、大椎；湿重于热者，加刺阴陵泉；在伤食泄泻型中出现呕吐者，加内关、上脘；腹胀痛者，加刺下脘、合谷；在阳虚泄泻型中出现腹胀者，加刺气海、公孙；腹痛者，加刺气海、神阙；手足厥冷者，加刺气海、关元等。

护理，控制饮食是重要的一环。轻症病例要减少饮食，母乳喂养者要缩短喂奶时间，延长间隔时间。重症病例，开始须禁食8～12小时，随着病情好转，逐渐给予少量母乳或米汤等易消化之食物，在禁食期间应注意液体的补给。同时要勤换尿布，每次大便后用温水冲洗臀部，揩干后扑上滑石粉，以防止皮炎。糜烂部分宜在空气中暴露，使局部干燥，然后涂麻油调青黛散或2%龙胆紫。

预防，提倡母乳喂养，增添副食不宜太早，品种不宜太多，夏天或患病时不宜断奶。喂食尽量做到定时定量。同时要注意饮食卫生，积极治疗各种感染性疾病，避免腹部、骶部受凉等，以减少或避免发生本病的机会。

4. 疳疾是指小儿脾胃虚损，运化失宜，吸收功能长期障碍，脏腑失养，气液干涸，形体羸瘦，饮食反常，影响生长发育，病程较长的一种慢性疾患。本病多见于3岁左右的婴幼儿。临床以不同程度的形体干枯羸瘦，气血不荣，头发稀疏，精神疲惫，腹部胀大，青筋暴露；或者腹凹如舟，饮食异常为其特征。

本病主要病因，是由于乳食不节，喂养不当，营养失调，或其他疾病导致气液消耗过度而引起。古代医家对疳的含义有两种解释，一是“疳”者“甘”也。是指发病原因，认为小儿恣食肥甘生冷，伤害肠胃，形成积滞，日久成“疳”。二是“疳”者“干”也。是指病机和症状，认为主要是气液耗伤过重，形体消瘦，形成疳证。对积滞转化成疳的由来，古代医籍也作了进一步的详尽阐述，如“积为疳之母，无积不成疳”，以及“疳之成多起于积，治疳必先去积”，从而说明，积和疳两者之间有着密切的联系，截至目前，仍有其指导临床实践的现实意义。

治疗本病，应以调理脾胃为主。但需根据不同的见症，分别采取先攻后补或先补后攻，或攻补兼施或内外分治等法。针灸对本病有一定疗效，可参照本节辨证施针，同时要注意随症选穴。如积滞者，加建里；腹胀便溏者，加章门、天枢、气海、公孙；四肢不温者，加气海；睡眠不宁者，加间使；不思饮食者，加四缝穴；目珠红赤，睛生云翳者，加行间、阳陵泉等，可加强治疗效果。

有文章报道，针刺四缝穴后，从钡剂胃肠道的观察中，可以看出针刺改善了肠胃运动功能。葡萄糖耐量曲线得到改善，血红蛋白、嗜酸性白细胞、血清蛋白及白细胞吞噬能力、血清蛋白结合碘测定均有增加。对营养不良合并佝偻病的患者，针刺四缝穴后，发现血清钙磷增高，碱性磷酸酶降低，从而在理论上论证了针刺对本病的疗效。

本病的预防较治疗更为重要。小儿饮食最好是母乳，并要定时定量，不宜过饥过饱，或过食油腻，在治疗中更应注意饮食调养。要经常带小儿到屋外，利用自然条件，呼吸新鲜空气，多晒太阳，增强体质。如发现小儿体重不增，或减轻，肌肉松弛，面色苍白，应引起注意，分析原因，及时检查，及时治疗。

5. 惊风又称为“惊厥”，民间亦称“抽风”，是一个症候。临床上以抽痉或伴有神昏为其特征。在任何季节，很多疾病中，都可发生，一般以1～5岁婴幼儿为多见，年龄越小，发病率越高，7岁以上则逐渐减少。其病势突然，来势凶险，变化迅速，往往威胁小儿生命，为儿科危重急症之一。惊风曾见于《小儿药证直诀》，并把它分为急惊风和慢惊风二大类。近代习惯上将小儿期间抽搐、痉挛的症状称为惊风。

惊风可由多种原因引起，但以外感时邪，内蕴痰热及大病久病之后，脾虚肝旺，肝肾阴亏为其主要发病因素。根据本病病变性质不同，其病势有急有缓，有虚有实，故将惊风分为急惊风与慢惊风二大类：急惊风发病大多暴急；慢惊风一般多由久病而来，也可由急惊风转变而成。若慢惊风进一步发展，病久延绵不愈，阳气衰败，虚风内动者，则称“慢脾风”，是慢惊风中的危重证候。

由于惊风是小儿危重急症，因此在治疗时应抓住危及生命的主要矛盾，及时止痉，防止窒息及呼吸、循环衰竭，同时要积极寻找病因进行治疗。治惊的原则是急惊风以疏风清热、开窍豁痰、平肝熄风、安神镇惊为主；慢惊风以温中健脾、温阳逐寒、育阴潜阳、柔肝熄风为主。针灸对止痉镇惊有明显疗效，可参照本节辨证施针。如注意随症选穴还可提高疗效。如急惊风出现高热者，加曲池、十宣穴；呕吐者，加中脘、内关；神昏烦躁者，加中冲、少冲；角弓反张者，加百会、印堂；目上视者，加神庭、囟会、筋缩；牙关紧闭者，加颊车、合谷；四肢抽搐者，加阳谷、昆仑；腹胀者，加天枢、气海；昏睡不醒者，加人中。慢惊风出现瘛疭者，加肝俞、筋缩；大便清冷者，加灸神阙；昏睡者，加大陵、神门；心烦者，加大陵、心俞；善惊者，加然谷。在积极治疗的同时，还应认真细致地进行护理。首先将患儿平放，头侧卧，解开衣领，并用多层纱布包裹的压舌板，放于上下齿之间，以防咬伤舌体。

其次要保持呼吸道通畅，必要时给氧，随时吸出咽喉分泌物及痰涎，以防阻塞呼吸道而引起窒息。第三要保持室内安静，避免刺激，密切观察，注意呼吸、脉搏、体温、血压、瞳孔、面色等变化。

6．小儿痿证，系指“小儿麻痹症”。本病是由特异性嗜神经病毒引起的急性传染病。主要损害脊髓前角的运动神经原。临床特征先为发热（双峰热）、肢痛，伴有胃肠道或上呼吸道症状，继而发生肢体麻痹和弛缓性瘫痪。常流行于夏秋之间。1～5岁的小儿多见。近年来，由于采用了口服脊髓灰质炎减毒活疫苗，发病率已明显下降。

本病的传染源是急性期患者的粪便及其上呼吸道分泌物。鼻咽部病毒仅在病初一周内排出，而粪便排出病毒能维持2～6周，故病毒污染的饮食、水源，经口摄入为主要传染途径。其次则由空气、飞沫传播。因此在流行期间，儿童应少去人群聚集之处，避免过分疲劳和受凉，推迟进行各种预防注射和不急需的手术，尽量避免各种能使人体抵抗力减弱的因素；患者应自发病日起至少隔离40天，最初一周尤需注意呼吸道隔离。患者排泄物用半量的含氯石灰搅拌混合1小时，床单、食具可煮沸消毒，便器用3%含氯石灰澄清液浸泡。不能煮沸的衣物可在日光下曝晒2小时，地面可用肥皂水或碱水洗刷。对密切接触者应严密观察20天；2个月～7岁的儿童，要口服脊髓灰质炎减毒活疫苗，以加强免疫；患者应注意卧床休息，以减少瘫痪的发生与进展。对本病的治疗，方法较多。急性期可参照本节进行治疗。如有发热者，加大椎；肢体疼痛者，加足三里、阳陵泉；呕吐腹泻者，加中脘、足三里。后遗症期，上肢瘫痪者，颈部夹脊穴、臑俞、肩髃、肩髎、手三里、合谷、外关；举肩困难者，肩井、巨骨、天宗、臂臑；伸屈肘无力者，天府、天泉、尺泽、曲泽、内关、外关；手内外旋困难者，阳溪、后溪、阳池、四渎、少海；腕下垂者，外关、四渎、阳池；下肢瘫痪者，腰部夹脊穴、环跳、殷门、伏兔、绝骨、阳陵泉；抬腿困难者，髀关、阴市、梁丘；膝伸展无力者，阴市、梁丘、上巨虚；膝反屈者，承扶、丘墟、申脉；足外翻者，三阴交、太溪、照海；跛行者，承山、昆仑、太溪；腹肌瘫痪者，梁门、天枢、带脉、关元、中脘、气海；面神经瘫痪者，颊车、地仓、合谷；腰肌瘫痪者，膈俞、期门、鸠尾；膀胱肌瘫痪者，肾俞、膀胱俞、中极、关元、百会。后遗症期，应配合功能锻炼，有助于恢复。关节严重畸形者，可考虑矫形手术。

7．遗尿俗称“尿床”，是指3周岁以上小儿，睡眠中小便自遗，醒后方觉的一种病症。3周岁以下的婴幼儿，由于智力发育未臻完善，排尿的正常习惯尚未养成，或者贪玩少睡，精神过度疲劳，均能引起暂时遗尿，这不属于病态。若5周岁以上幼儿，尚不能自控排尿，每睡即遗，形成惯例，则应视为病态。本病若经久不愈，可影响小儿的精神和生活，应及早治疗。

本病的预防，要使小儿养成按时排尿的习惯和合理的生活习惯。对较大儿童，勿使其过度疲劳。要积极预防与治疗引起遗尿的原发疾病。患儿晚饭及临睡前，最好不给以流质饮食，少喝水。临睡前先让患儿排空小便，入睡后注意患儿遗尿时间，按时唤醒，从而养成自行排尿的习惯。积极鼓励较大儿童消除顾虑、克服怕羞以及精神紧张等不良因素，对治愈遗尿建立信心。针灸对本病有较好疗效，可参照本节辨证和随症选穴治疗。如出现智力迟钝者，可加百会、神门；小便数遗者，加大敦；便溏者，加脾俞、肾俞等。

8．痄腮即流行性腮腺炎，是由腮腺炎病毒所引起的一种急性传染病。临床以发热、耳下腮部肿胀疼痛为主要特征。本病全年都可发生，但以冬春多见，散发为主，亦可引起流行。发病年龄以5~9岁小儿为多，6个月以下的婴儿则很少发病，年长儿童或可并发睾丸炎，个别病例亦可并发脑膜炎，但一般预后较好，患病后可获终身免疫。

本病根据接触史和耳下腮部肿胀疼痛的特征并不难诊断。其预防方法主要是隔离，一般应隔离患者至腮腺完全消肿为止。同时还可在流行或与病人有接触史的人群中，采用中药预防。

针灸治疗本病疗效好，方法简单，可参照本病辨证选穴。如出现恶寒发热者，可加刺列缺；全身不适者，加刺大椎；高热者，加大椎、十二井穴点刺出血；睾丸肿痛者，加太冲、曲泉；头痛者，加侠溪、风池；惊厥神昏者，加十宣、人中穴点刺出血。

【学习思考题】

1. 什么是顿咳?
2. 怎样预防顿咳?
3. 顿咳的辨证特点是什么?
4. 试述顿咳痉咳期的治疗方法和选穴。
5. 小儿泄泻的症状特点是什么?
6. 小儿泄泻有几种证型?总的治疗原则是什么?针刺治疗应怎样随症选穴?
7. 怎样进行小儿泄泻的护理和预防?
8. 小儿疳疾的症状特征是什么?
9. 怎样辨证施针和随症选穴治疗疳疾?
10. 怎样预防和护理疳疾?
11. 什么叫惊风?如何区分急、慢惊风?
12. 小儿急惊风是重急症，应采取那些急救措施?
13. 举例说明针灸治疗急、慢惊风的选穴与治法。
14. 小儿痿证的临床特征是什么?
15. 怎样预防小儿痿证的发生?
16. 治疗小儿痿证怎样进行穴位注射和穴位埋线方法?
17. 试述小儿痿证后遗症的针刺治疗方法。
18. 什么叫遗尿?
19. 怎样预防遗尿?
20. 针刺遗尿有几种方法?怎样选穴与配方?
21. 痄腮的主要临床特征是什么?
22. 试述痄腮的辨证施针法和灯心草灸法。

第六章　眼耳鼻咽喉科病证

【目的要求】

1. 熟练掌握近视、耳鸣耳聋、牙痛等病的辨证治疗和随症选穴。
2. 掌握目赤肿痛、聋哑、咽喉肿痛的辨证治疗。
3. 了解眼睑下垂、鼻渊、鼻衄的治疗方法。

【自学时数】

4 学时。

本章分别论述眼耳鼻咽喉科常见病证及常见急症的病因病机，辨证和治疗。

第一节　目 赤 肿 痛

目赤肿痛，为多种眼疾患中的一个急性症状，临床以目赤而痛、羞明多泪为主症，俗称“红眼”或“火眼”。根据其临床症状有“风热眼”、“天行赤眼”等名称，包括现代医学的急性结膜炎、流行性角结膜炎和假膜性结膜炎等。

【病理病机】

本病证多由外感风热之邪，致经气阻滞，火郁不宣；或因肝胆火盛，循经上扰，乃致经脉闭阻，血壅气滞而成。现代医学认为本病由细菌或病毒感染，或过敏而成。

【辨证分型】

1. 主症：目睛红赤、畏光、流泪、目涩难开。
2. 外感风热：伴有头痛、发热、恶风、脉浮数等。
3. 肝胆火盛：伴有口苦、烦热、舌尖边红，脉弦数等。

【治疗】

（一）刺灸法
【治则】清泄风热，消肿定痛。取手阳明、足太阳经穴为主。
【处方】合谷、太冲、睛明、太阳。

【配穴】外感风热配少商、上星；肝胆火盛配行间、侠溪。

【方义】目为肝窍，阳明、太阳、少阳的经脉均循行于目部，故取手阳明经合谷以调阳明经气，疏泄风热。太冲以导厥阴经气而降肝火。睛明为足太阳、足阳明之交会穴，能宣泄患部之郁热，有通络明目作用。太阳为经外奇穴，点刺出血以泄热疏风消肿。外感风热配手太阴井穴少商，督脉上星穴，以疏风清热。肝胆火盛配足厥阴荥穴行间，足少阳荥穴侠溪，以泻肝胆之火。

【操作】毫针刺用泻法，每日1次，每次20～30分钟，10次为1疗程。太阳穴可点刺出血。

（二）耳针法

选穴：眼、目$_1$、目$_2$、肝。刺法：留针30分钟。或耳尖、耳背小静脉放血。

（三）针挑法

可在肩胛间按压敏感点选点挑治，或在大椎穴及旁开0.5寸处选点挑治；又可在太阳、印堂及眼睑等处选点挑治。

【文献摘录】

眼暴赤肿痛：取神庭、上星、囟会、前顶、百会（出血），又取光明、地五会（《医学纲目》）。

眼赤暴痛：取睛明、合谷、足三里、太阳（《针灸大成》）。

第二节　眼睑下垂

本病特征是上眼睑下垂，掩盖部分或全部瞳孔而致不同程度遮挡视力的眼睑疾患。有单侧和双侧之分，先天与后天之别。在中医眼科文献中有“上胞下垂”、“睑废”、“雎目”之称。本节包括重症肌无力、上睑下垂和先天性上睑下垂。

【病因病机】

由于先天禀赋不足，脾肾两虚，以致眼睑松弛。或因风邪外袭筋脉，阻塞经络；或因脾虚气弱，气血不和，脉络失养。另外，因沙眼及外伤等亦可引起本病。

【辨证分型】

本病临床常见上睑半掩瞳孔，上眼睑下垂，眼肌无力睁开，双侧下垂者影响瞻视，重者眼球转动不灵，视一为二。如兼有精神疲乏，食欲不振，脉虚无力者为脾虚气弱；若眩晕，面色少华，眼睑麻木不仁，脉弱或涩为气血不足；如突然发病，兼有其他肌肉麻痹症状者，多属风邪客于眼睑。

【治疗】

（一）刺灸法

1．风邪客络

【治则】祛风通络。取眼周穴位为主。

【处方】攒竹、丝竹空、阳白、风池、合谷。

【方义】本方取足太阳膀胱经攒竹，手少阳三焦经丝竹空，足少阳胆经阳白以通络明目、平肝熄风。配足少阳胆经风池，手阳明大肠经合谷以通经活络，疏风解表。

【操作】毫针刺用泻法，每日1次，每次20～30分钟，10次为1疗程。

2．中气不足

【治则】补中益气。以取眼周穴位为主。

【处方】攒竹、丝竹空、阳白、足三里、三阴交。

【方义】方取眼周穴位攒竹、丝竹空、阳白以通络明目。配足阳明胃经足三里，足太阴脾经三阴交以健脾胃、和气血。

【操作】毫针刺用补法，每日1次，每次20～30分钟，10次为1疗程。

（二）梅花针法

沿患侧头部足太阳膀胱经、足少阳胆经路线及眼部眼轮砸肌，自上而下，自内向外叩刺。

【文献摘录】

上眼睑下垂：取①攒竹、鱼腰、丝竹空。
②阳辅、申脉。
③陷谷（灸）。
④绝骨、申脉（《针灸配穴》）。

眼睑下垂：取阳白、丝竹空、鱼腰、攒竹（《穴位注射疗法》）。

第三节　近　　视

近视是一种屈光不正的眼病。凡近看清楚，远看模糊的为近视眼，古称“能近怯远症”。发病年龄常见于青少年。

【病因病机】

形成近视的原因很多，以阅读、书写、近距离工作时的照明不足，姿势不正，持续时间过久，距离过近为主要因素。此外，肝肾亏虚也会酿成本病。

【辨证分型】

近视的主要症状是视物模糊，视力减退。近视在进展期主要表现是双眼球痛，看书视物模糊不清，不能远距离看视。近视较重者视力在0.1～0.3，轻度近视一般视力在0.5～0.7。目为司视之窍，五脏六腑之精气皆上注于目而能视，若肝肾阴虚则目昏花、失眠、健忘、腰酸、舌红脉细。

【治疗】

(一) 刺灸法

【治则】清肝明目。以取眼部穴位为主。

【处方】睛明、攒竹、承泣、光明、风池。

【方义】睛明、攒竹、承泣为治眼疾之常用穴，有清肝明目的作用。风池为手、足少阳与阳维脉之会穴，有通经活络，养血明目之功。光明为足少阳络穴，有调肝明目的作用。

【随证配穴】脾胃虚弱配四白、足三里、三阴交。

【操作】毫针刺用平补平泻手法，每日 1 次，每次留针 30 分钟，10 次为 1 疗程。

(二) 耳针法

取穴：眼、肝、肾。刺法：留针 30 分钟，隔日针治一次，10 次为一疗程。

(三) 梅花针法

点刺眼周穴位及风池穴，每日针 1 次，10 次为一疗程。或用电梅花针治疗，效果更好。

【文献摘录】

近视眼：取臂臑、光明、足三里、鬓角透太阳（《针灸研究进展》）。

近视循经对症取穴：

①睛明、四白、阳白、风池、肝俞。

②球后、攒竹、肾俞、翳风。

③四白、风池、目窗、光明、太冲（《简明针灸学》）。

第四节 耳鸣耳聋

耳鸣、耳聋，都是听觉异常疾患的症状。耳鸣是指自觉耳内鸣响。耳聋是指听力减退或听觉丧失。耳鸣常常是耳聋的先兆。两者在病因及治疗方面大致相同，故合并论述。对听觉器官发育不良所致的先天性耳聋、中耳炎、听神经病变、高血压和某些药物中毒引起的耳聋可参照本节治疗。

【病因病机】

本病可分虚实两类。如因暴怒、惊恐、肝胆火旺，以致少阳经气闭阻；或因痰热郁结，壅遏清窍属实证。如因肾精亏耗，精气不能上达于耳者属虚证。

【辨证分型】

1. 实证：暴病耳聋，或耳中闷眩，鸣声不断，声响如蝉鸣或海潮声，按之不减。肝胆火旺，多见面赤，口干，烦躁易怒，脉弦。痰热郁结，多见胸闷痰多，脉滑数等症。

2. 虚证：久病耳聋，或耳鸣时作时止，声细调低，操劳则加剧，按之鸣声减弱，多兼有头昏、腿酸、遗精、带下、脉虚细等症。

【治疗】

（一）刺灸法

1. 实证

【治则】清肝泻火，活血通窍。取手足少阳经穴为主。

【处方】翳风、听会、中渚、侠溪。

【随证配穴】肝胆火旺配太冲、丘墟；痰热郁结配丰隆、劳宫。

【方义】手足少阳两经经脉均绕行于耳之前后，因此取手少阳之中渚、翳风，足少阳之听会、侠溪以疏导少阳经气。本方取患部两穴，远道两穴，以疏调三焦与胆经经气的阻滞。肝胆火盛，配肝经原穴太冲，胆经原穴丘墟，用泻法清肝胆之火，取“病在上，取之下”和“盛则泻之”之意。痰热郁结，取丰隆、劳宫，以泄热豁痰，壅遏之气自通。

【操作】毫针刺用泻法，每日1次，每次留针30分钟，10次为1疗程。

2. 虚证

【治则】补益肾精。取手足少阳经穴为主。

【处方】翳风、听会、肾俞、关元，太溪。

【方义】取手少阳之翳风，足少阳之听会，以疏导少阳经气。取足少阴之原穴太溪，以益肾补虚。虚证其治在肾，肾开窍于耳，肾虚则精气不能上注于耳，故取肾俞、关元以培肾固本，调补肾经元气，使精气上输耳窍，则奏止鸣复聪之效。

【操作】毫针刺用补法，并可用小艾炷灸患部腧穴。

（二）耳针法

选穴：脑、屏间、肝、肾。刺法：取单侧或双侧穴位，用强刺激，或用电针，留针30～60分钟，每天1次或隔日针治，15～20次为一疗程。

（三）穴位注射法

选穴：听宫、翳风、完骨、肾俞等穴。方法：采用维生素B_1，维生素B_{12}，每穴0.2～0.5mL。进针15～25mm；也可用1%普鲁卡因作穴位封闭。

【文献摘录】

耳鸣：取百会、听宫、耳门、络却、阳溪、阳谷、后溪、腕骨、中渚；重听：取耳门、翳风、风池、侠溪、听会、听宫（《神应经》）。

耳聋：灸上星二七壮、翳风七壮；针听宫、肾俞、外关、偏历、合谷（《类经图翼·针灸要览》）。

第五节　聋　　哑

聋和哑是两种不同的症状，由于患者两耳丧失听力，失掉学习语言的能力，从而不会说话，以致聋哑。

【病因病机】

本证多因外感风热之邪，郁而不宣，热毒壅遏清窍；或因热邪炽盛，侵犯经络，以致气机阻滞，耳窍失聪；或因脓毒蕴耳，听觉障碍，不能闻声，久则因聋致哑。

【辨证分型】

聋哑证可分先天性和后天性两类。先天性聋哑从幼小即两耳失聪，因而无以学习言语，遂因聋致哑。后天性聋哑多因疾病、药物中毒或爆炸性震伤等原因造成耳聋，如发生在学习语言年龄之前，均可导致哑。

【治疗】

（一）刺灸法

【治则】疏通经络，聪耳开窍。取手足少阳经穴为主。

【处方】治聋：耳门、听宫、听会、翳风、中渚、外关。治哑：哑门、廉泉、通里。

【方义】手足少阳两经的经脉均绕行于耳部前后，取手少阳三焦经的翳风、耳门、中渚、外关，足少阳胆经的听会，可疏导少阳经气。听宫为手太阳小肠经的腧穴，是手太阳、手足少阳三脉之会穴，能疏导三经之气，以达疏通经络，聪耳开窍的目的。哑门为督脉与阳维之会，用于舌强不语，有通窍开音之功。廉泉穴为任脉、阴维之会，可利舌本，治喑哑。通里穴为手少阴之络，心开窍于舌，心的脉络系于舌本，故有调心气，宁神志，利舌本的作用。

【操作】毫针刺用泻法，一般原则为先治聋，后治哑，聋哑兼治，针训结合。

（二）穴位注射法

取穴：听宫、听会、耳门、翳风、外关、肾俞、三阴交。操作：采用维生素 B_1 注射液，中等刺激，每次注射 0.5～1mL。隔 1～2 日 1 次，7～10 次为 1 疗程，间歇 5～7 天，再行下 1 疗程。

（三）辅助治疗法

1．对舌尖不能顶上腭及口唇，或伸舌时舌尖下卷变形者，施行舌系带修补术。

2．对鼓膜内陷者，可用手捏紧两侧鼻孔，自行鼓气。

3．对外耳道有耵聍及异物者应取出。

4．有急、慢性化脓性中耳炎者，须配合药物治疗。

（四）语言训练法

1．口语训练：适用于听力差或无听力者。

2．语音训练：适用于有一般听力和发声能力的患者。

3．语言训练：适用于听力较好，有辨别语言能力的患者。

【文献摘录】

聋哑：取耳门、翳风、哑门、中渚、外关，配翳明、曲池、百会、人中。

外伤性聋哑：取①耳门、哑门、中渚；②下关、翳风、廉泉。

药物中毒性聋哑：取耳门、翳风、中渚、外关、听会、瘈脉、哑门、四渎。

中耳炎性聋哑：取耳门、翳风、中渚、外关、哑门。

传染病性聋哑：取耳门、下关、翳风、中渚、外关（《针灸学》）。

聋哑：取耳门、听宫、翳风、哑门、廉泉、风池（《针灸处方集》）。

治聋：取听宫、听会、翳风、外关、阳陵、肾俞、太溪。

治哑：取廉泉、天突、哑门、颊车、合谷、三阴交（《临床针灸新编》）。

第六节　鼻　　渊

鼻渊是以鼻塞流腥臭、脓涕、鼻塞，嗅觉丧失为主症，重者称为“脑漏”，常见于现代医学鼻炎、急慢性鼻窦炎和鼻旁窦炎等。

【病因病机】

肺开窍于鼻，鼻渊的发生，与肺经受邪有关。有因外感风寒袭肺，蕴而化热，肺气失宣，客邪上干清窍而致鼻塞。风邪解后，郁热未清，酿为浊液，壅于鼻窍，则发为鼻渊。亦有因肝胆火盛，影响清窍引起鼻渊。

【辨证】

1. 风寒化热证：恶寒发热，头痛鼻塞，多涕，咳嗽痰多，舌质红，苔薄白，脉浮数。
2. 肝胆火盛证：鼻塞流涕，涕多黄稠，气味腥臭难闻，头痛目眩，口苦咽干，舌质红苔黄，脉弦数。

【治疗】

（一）刺灸法

1. 风寒化热证

【治则】祛风散热，宣肺开窍。取手太阴经、手阳明经穴为主。

【处方】列缺、迎香、合谷、印堂。

【方义】手太阴肺经列缺，是八脉交会穴，又是肺经之络穴，有宣泄肺热和祛风作用。合谷系手阳明大肠经之原穴，有通经活络，疏风解表的作用。手阳明与手太阴互为表里，其脉又上夹鼻孔，故二穴合用，有疏调手阳明经气之功。印堂位在督脉而近鼻部，有通鼻窍和清邪热的作用。迎香治鼻塞，不闻香臭最为有效。

【操作】毫针刺用泻法，每日 1 次，每次留针 20～30 分钟，10 次为 1 疗程。

2. 肝胆火盛证

【治则】清肝热，泻胆火，通鼻窍。取手阳明经、足厥阴经、足少阳经穴为主。针用泻法。

【处方】迎香、太冲、风池、印堂。

【方义】迎香、印堂穴近鼻部，有通窍、清热的作用。太冲是肝经的原穴，有舒肝理气，活血通络的作用。风池为胆经与阳维脉之会穴，有疏风解热，清头开窍的作用。四穴合用有清肝热，泻胆火，通鼻窍之功。

【操作】毫针刺用泻法，每日 1 次，每次留针 20～30 分钟，10 次为 1 疗程。

（二）耳针法

选穴：内鼻、下屏尖、肺、额，过敏者加平喘、屏间。刺法：捻转留针 20～30 分钟，或埋揿针 5～7 天。

（三）穴位注射法

选穴：迎香、合谷。方法：用复方维生素B注射液注射穴位，每穴0.2～0.5mL，每次选用1穴，隔天1次。

【文献摘录】

上星、曲差、印堂、风门、合谷（《类经图翼·针灸要览》）。

上星、风府。未效时复刺禾髎、风池、人中、百劳、风门（《针灸大成》）。

风池、肩中俞、上星、迎香、手三里、合谷、膈俞，上星灸5～7壮（《中国针灸》）。

第七节 鼻 衄

鼻衄，即鼻出血，是多种疾病的常见症状。血液不循常道，上溢鼻窍，渗于血络外，谓之鼻衄。一般以小量出血称“鼻衄”，严重出血不止称“鼻洪”。

【病因病机】

肺气通于鼻，足阳明之脉起于鼻之交頞中，如风热袭肺，或嗜食肥甘而致胃火炽盛，均能导致血热妄行而为鼻衄。亦有因肝肾阴虚，虚热内生，虚火上炎，血随火升，从清窍溢出，亦有因外伤而致者。

【辨证分型】

1. 肺经蕴热：鼻衄而伴有发热，咳嗽痰少，口干，舌质红，脉数。

2. 胃火炽盛：鼻衄而兼口渴引饮，烦躁口臭，大便燥结，舌质红，苔黄，脉数或脉洪。

3. 阴虚火盛：鼻衄时作时止，口干少津，潮热盗汗，头晕，目眩，耳鸣，舌质红少苔，脉细数。

【治疗】

1. 肺经蕴热

【治则】疏风清肺止血。取手太阴、手阳明经穴为主。

【处方】风池、迎香、少商、合谷。

【方义】取足少阳胆经风池，以调和气血，疏风解热。迎香为手阳明大肠经与足阳明胃经的交会穴。手阳明与手太阴表里相合，又与足阳明经相接，故取合谷以清泻诸经之热，二穴合用有清热止血的作用。少商为手太阴肺经之井穴，点刺出血以清肺热。四穴合用，有疏风清肺止血之效。

【操作】毫针刺用泻法，每日1次，每次留针20～30分钟，10次为1疗程。

2. 胃火炽盛

【治则】清胃泻热止血。取足阳明、督脉经穴为主。

【处方】内庭、上星、风府。

【方义】足阳明胃经的荥穴内庭，以清泻胃火。督脉为阳脉之海，阳热亢盛则迫血妄行，故取督脉的上星。督脉和阳维脉之交会穴风府，以解上亢之热而止衄。

【操作】毫针刺用泻法，每日1次，每次留针20～30分钟，10次为1疗程。

3. 阴虚火盛

【治则】滋阴降火。取足少阴、足厥阴经穴为主。针用平补平泻。

【处方】太溪、太冲、申脉。

【方义】取足少阴肾经原穴太溪，足厥阴肝经原穴太冲，二穴相配有滋肾阴、降肝火的作用。申脉系阳跷脉所生之处，为八脉交会穴之一，三穴均为足部穴位，有“上病下取”之意，共奏滋阴降火止衄之功。

【操作】毫针刺用平补平泻法，每日1次，每次留针20～30分钟，10次为1疗程。

【文献摘录】

鼻衄：取风府、风池、合谷、三间、二间、后溪、前谷、委中、申脉、昆仑、历兑、上星、隐白（《针灸大成》）。

鼻衄：取上星（灸二七壮）、绝骨、囟会。灸项后发际两筋间宛宛中（《针灸大成》）。

鼻衄：取上星、迎香、合谷、少商、内庭、三阴交、复溜（《针灸学简编》）。

第八节　牙　　痛

牙痛为口腔疾患中常见的症状。遇冷、热、酸、甜等刺激时发作或加重。本症可见于多种现代医学牙病，如牙髓炎、冠周炎、龋齿根发炎，牙周炎和牙本质过敏等，任何年龄和季节均可发病。

【病因病机】

手足阳明经脉分别入上下齿，大肠、胃腑有热，或风邪外袭经络，郁于阳明易化火，火邪循经上炎而引起牙痛。肾主骨，齿为骨之余，肾阴不足，虚火上升亦可引起牙痛。亦有多食甘酸，口腔不洁，垢秽蚀齿而作痛的。

【辨证分型】

1. 风火牙痛：牙痛甚而龈肿，兼形寒身热，舌苔薄白，脉浮数。
2. 实火牙痛：牙痛甚剧，兼有口臭，口渴，便秘，舌苔黄，脉弦。
3. 虚火牙痛：牙痛隐隐，时作时止，牙齿浮动，口不臭，舌尖红，脉细。

【治疗】

（一）刺灸法

【治则】疏风通络，清热止痛。取手足阳明经穴为主。

【处方】合谷、下关、颊车。

【随证配穴】风火牙痛配外关、风池；实火牙痛配内庭、劳宫；虚火牙痛配太溪、行间。

【方义】手阳明之脉入下齿中，足阳明之脉入上齿中，故本方取合谷、下关、颊车等阳明经穴为主。风池、外关，疏解表邪。内庭泻胃火。劳宫清心火。太溪用以滋肾水之不足，制火之有余。肾水亏耗，每致木火上升，故泻肝经之荥穴行间，有滋水涵木之意。

【操作】毫针刺用泻法，每日1次，每次留针20～30分钟，10次为1疗程。

（二）耳针法

选穴：上颌、下颌、屏尖、神门。方法：捻转留针20～30分钟，或埋揿针2～3天。

（三）指压法

取穴：①前三齿上牙痛取迎香、人中，下牙痛取承浆；②后五齿上牙痛取下关、颧突凹下处，下牙痛取耳垂与下颌角连线中点、颊车、大迎。方法：以指切压，用力由轻逐渐加重，施压15～20分钟。

（四）穴位注射法

方法：用0.5%～1%盐酸普鲁卡因溶液注入合谷或患侧下关，每穴0.5mL。

【文献摘录】

合谷、内庭、浮白、阳白、三间（《针灸聚英》）。

风池、少海、阳谷、阳溪、二间、液门、颊车、内庭、吕纲（在内踝骨尖上，灸二七壮）（《针灸大成》）。

上牙痛：取下关、内庭；下牙痛：颊车、合谷；风火牙痛加风池，虚火太溪；合并头痛加太阳，牙龈肿痛局部刺出血（《实用针灸学》）。

第九节　咽喉肿痛

咽喉肿痛是咽喉疾患中常见的病症之一。属于“喉痹”、“乳蛾”等范畴。包括现代医学的急性咽喉炎、急性扁桃体炎和慢性咽喉炎。

【病因病机】

咽喉为肺胃所属，咽接食道，通于胃，喉连气管，通于肺。如因外感风热犯肺，热邪熏灼肺系；或因过食辛辣之品，引动肺、胃火热上蒸，而致咽喉肿痛，属实热证；如肾阴亏耗，阴液不能上润咽喉，虚火上炎，亦可致咽喉疼痛，属虚热证。

【辨证分型】

1. 风热证：初起咽喉间轻度红肿疼痛，恶寒发热，以后红肿显著，疼痛加重，咳嗽痰多稠粘，喉间如有物梗阻，吞咽不利，舌质淡红，苔薄白，脉浮数。

2. 实热证：高热口渴引饮，头痛，口臭，痰稠黄，大便结，小便黄，舌质红赤，苔黄厚，脉洪数。

3. 虚热证：咽喉稍见红肿，疼痛较轻，或吞咽时觉痛楚，口干舌燥，颊赤，唇红，手足心热，入夜则见证较重，舌质红，脉细数。

【治疗】

（一）刺灸法

1. 风热证

【治则】疏风、清肺、利咽。取手太阴经、手阳明经穴为主。

【处方】少商、尺泽、合谷、曲池

【方义】少商系手太阴肺经的井穴，点刺出血，可清泻肺热，为治喉症的主穴。配手太阴合穴尺泽，以泻肺经实热，取实则泻其子之意。取手阳明大肠经原穴合谷，合穴曲池，有疏风解表作用，亦有清利咽喉的功效。

【操作】毫针刺用泻法，少商穴点刺出血，每日1次。

2. 实热证

【治则】清里热，利咽喉。取手足阳明经穴为主。

【处方】商阳、内庭、天突、丰隆。

【方义】取手阳明大肠经井穴商阳，点刺出血，配足阳明胃经荥穴内庭，可清泻阳明之郁热。天突系阴维脉、任脉之交会穴，可清利咽喉。丰隆系足阳明胃经的络穴，有清热、涤痰、利咽之功。

【操作】毫针刺用泻法，每日1次。

3. 虚热证

【治则】滋阴降火，清肺利咽。取手太阴、足少阴经穴为主。

【处方】太溪、照海、鱼际。

【方义】太溪是足少阴肾经原穴，照海是足少阴经和阴跷脉的交会穴，为治咽痛之效穴，二经均循行喉咙，取之能调两经经气，滋阴降火，导虚火下行。鱼际为手太阴肺经荥火穴，可利咽喉清肺热。三穴同用，使虚火得清，不致灼伤阴液，故适用于虚热型的咽喉肿痛。

【操作】毫针用平补平泻法，每日1次。

（二）耳针法

选穴：咽喉、心、下屏尖。刺法：用毫针刺，间歇捻转，留针1小时，每日1次。

（三）耳后紫络（耳后浅显静脉）放血法

部位：耳郭背面上缘浅显静脉。方法：当咽喉红肿时，耳后浅显静脉红紫明显。操作时，先在局部皮肤常规消毒，后以锋针在同侧点刺，使其出血数滴即可。

【文献摘录】

咽肿：取中渚、太溪。

单蛾：取少商、合谷、廉泉。

双蛾：取玉液、金津、少商（《针灸大成》）。

急性咽喉炎：取天突、鱼际、内庭。

慢性咽喉炎：取天突、尺泽、太溪（《新针灸学》）。

自 学 指 导

【重点难点】

1. 目赤为眼科常见的急性传染病，常可引起流行，好发于春秋季节。其传染途径多由患眼分泌物直接或间接接触健康人的眼内而发病，故应注意预防。流行季节，要常用消炎眼药水点眼，保持眼部卫生。或用菊花、夏枯草、桑叶等煎水代茶饮。游泳季节，严禁患者到公共游泳场所游泳。患者的手帕、洗 脸用具、枕套等均须隔离和消毒。临床诊断时，医护人员双手及接触过患者眼分泌物的医疗器械、污物等，均须严加消毒处理。患本病后，睡眠要足，减少视力活动，勿食辛辣之品。

针刺对本病有明显疗效，应参照本节所述辨证施针治疗，但针刺眼区局部穴位时，针具要严格消毒，进出针要缓慢，轻捻转不宜提插，出针后应压迫 1 分钟，以防止感染和出血。

2. 眼睑下垂的临床表现，轻者上睑半掩瞳仁，重者遮盖整个黑睛，无力睁开。患者为了瞻视，常需借额之牵引而睁眼，日久则额皮皱折，眉毛高耸。双侧下垂者影响瞻视更甚，每需仰首张口，使眼珠轻度下转，甚至需用手指拉起上胞方能视物。重症肌无力眼睑下垂者，其眼睑下垂程度晨起较轻，午后较重。病情较甚者，尚有眼珠转动不灵，视一为二等。如延误失治可发展为全身乏力，吞咽困难，呼吸障碍等症。使用新斯的明后，症状可暂时消退或缓解。先天不足，睑肌发育不全者多呈双侧性，注射新斯的明不能缓解。因沙眼、梅毒、肿物及外伤而致者，可查到原发病史及外伤史。

在治疗上，可参照本节辨证施治，一般以取局部穴为主，风邪伤络者，加风池、合谷；中气不足者，加足三里、三阴交。从现代医学角度看，由动眼神经麻痹引起的上睑下垂可用针刺治法。先天性上睑下垂可用手术矫正。重症肌无力所致者可配合药物治疗。如因外伤、沙眼等引起，则须治其原发病。

3. 近视，一般分为轴性、屈光性、假性三种近视。轴性近视，即眼球前后径较正常眼为长的近视眼，是临床最常见的一种。屈光性近视，即眼屈光间质的屈光力增强所致的近视眼，如圆锥角膜、球形晶状体等。假性近视，即学龄期青少年儿童，因学习或工作时的光线不良，体位不正、目标过近或使用目力不当，使调节太过以致视力过度疲劳，睫状肌长期痉挛，导致晶状体亦同样持续处于凸度增加的状态，而出现近视症状者，称为假性近视。若不及时治疗，每可由假性变为器质性近视。

近视的主要临床表现：患者常感视远朦胧，视近清晰。高度近视者眼球较为突出，前房加深，瞳孔较大，并常眯目视物，若视近距离细小物体，或阅读书报时，每将目标移近眼前，以提高其清晰度。

近视除假性近视外，都应配镜矫正视力。针刺对假性近视有一定疗效，应参照本文辨证治疗。本疗效巩固、持久，必须和近视眼的防治密切结合。预防近视的重点，是做好中小学青少年的视力保护工作，如教室的良好照明，阅读和写字的正确姿势等。当前推广的眼保健操是根据中医推拿及经络穴位的治疗经验结合医疗体育创造的一种按摩法，对保护眼部健康和预防近视发生起到一定的作用。

4. 耳鸣、耳聋都是一种症状，常常出现在神经官能症、脑动脉硬化和多种耳疾中。中医学认为由肾虚、肝胆火旺等引起。辨证有虚实之分。实证暴病耳聋，鸣声不断，按之不减；虚证久病耳聋，鸣声时作时止，声细调低，按之声减。治疗虚宜补，实宜泻。针灸对神经性耳鸣耳聋疗效较满意。主要取耳区穴位和循行于耳区经脉的腧穴，起到直接调气通窍作用。如由其他病继发引起者，应根据不同病因，对症治疗。如耳鸣耳聋同时存在，应首先治疗耳鸣，排除耳鸣对听力的干扰，耳鸣减退或消失，听力可伴随提高。治疗此病还可结合一种自我按摩疗法。患者以两手掌心紧按外耳道口，同时 4 指在枕部或乳突部反复敲击，继而手掌起伏，使外耳道口有规律地开合，坚持每天早晚各作数分钟，有一定疗效。

对本病应加强预防，在日常生活中，应做到适劳逸、慎喜怒、避房劳，注意摄生调养。

5. 聋哑是一种丧失听觉和说话能力的病症。其病因很多，概括可分为先天性或后天性两类。先天性聋哑多因母体药物中毒，患病或精神因素，致胎儿发育不全或生理缺陷所致；后天性聋哑则多见于婴幼儿时期，因病（常见为脑病）或药物中毒（如链霉素过敏），致听力障碍，不能学习说话，久之因聋而成哑。

先天性聋哑出生到长大，均缺乏听和说话的能力。同时常伴有大脑发育不全，如智力迟钝、流涎，牙齿和肢体骨骼发育不正常等症状，并有类同的家族史。后天性聋哑病人智力体质发育正常，如病前有听力，且能说话，病后成聋，虽然听力丧失，但尚能保存病前的语言水平。如果病后有残存听力，并能说简单语言，叫做不完全聋哑。

聋哑症的根本问题是聋，治疗聋哑症时必须从治聋着手，针灸配穴宜根据病情，采用局部与远隔经络穴位，交替使用，当听力有所恢复时再进行治哑，要做到聋哑兼治，治疗和语言训练相结合。针灸对后天性聋哑，尚有残存听力，病程短的疗效较好。先天性聋哑或全聋哑且病程长的，疗效较差。哑门穴的深处为延脑，进针时要特别慎重，以防刺入延脑造成呼吸麻痹。对不能合作的儿童可暂不针此穴。对舌系带过短而限制舌体运动者，应做舌系带修剪术。

6. 鼻渊常见于鼻炎、鼻旁窦炎，是常见病证。临床上分为急慢性鼻炎和急慢性鼻旁窦炎。急性鼻炎多数因滤过性病毒感染引起的鼻腔粘膜急性炎症，慢性鼻炎是急性鼻炎反复发作的结果；急性鼻窦炎往往是急性鼻炎的延伸，而慢性鼻窦炎多为急性鼻窦炎转变而成。其主要临床表现为鼻塞，鼻流脓涕，并伴有头痛，头晕和嗅觉减退症状。

针刺治疗慢性鼻炎有一定疗效。对鼻旁窦炎效果较差，可做辅助治疗。治疗可参照本节辨证取穴，但主穴应是迎香、合谷。近代临床实践证明迎香、合谷两穴，治疗鼻炎确有良效，各种类型的鼻炎均可用此穴治之，迎香、合谷均为大肠经之穴，可疏调阳明经气，因手阳明经脉循鼻旁而又与肺相表里，肺开窍于鼻，因此取此穴治疗鼻炎有良好的效果。

7. 衄血，即鼻出血，是一个症状，许多疾病均可发生。在局部原因方面有：指甲挖鼻，鼻部或头部外伤，各种原因所致的鼻粘膜干燥和溃疡、肿瘤等；在全身性原因方面有：剧烈运动、咳嗽、打喷嚏，急性热性传染病，血液病，维生素缺乏症，血管硬化，高血压，肝硬化，倒经（于月经时鼻出血）等。但自发性鼻出血，多数是由于鼻中隔前下部粘膜的小血管破裂所致。鼻出血，有时可以自行停止，但持续的大量出血，病人可出现面色苍白，脉搏细弱，头晕无力，血压下降，甚至休克死亡。长期反复出现的大量鼻出血，可导致继发性贫血。故对本病的治疗，除作及时止血处理外，还必须做病因治疗。针灸治疗对本病的即时止血，常有良效。一般取用的穴位有：迎香、素髎、人中、上星、印堂、天柱、风池、风府、大椎、身柱、肩井、肩中俞、曲池、手三里、合谷、委中、足三里、内庭等。鼻部、额部穴位，用轻刺激，其他穴位重刺激。每次治疗选取近处穴1～2个，配用远隔穴1～2个。在针刺的同时，还可给予冷湿敷。一般可以做到即时性止血，如鼻衄不止，应考虑到其他疾病引起，尤其应警惕鼻咽部肿瘤，需根据不同疾病，给予转科、会诊。此病在治疗期间应严禁剧烈活动和饮酒。

8．牙痛是口腔疾病中最常见的一个症状，一般有“虫痛”和“火痛”之分。其病因除蛀齿外，多因阳明之热，如胃有湿热郁而化火，或外感风寒入阳明郁而化热等。现代医学认为急性牙髓炎、冠周炎、牙周炎、急性根尖周炎、牙本质过敏等均可引起。故牙痛须作详细检查，明确诊断，进行病因治疗。

9．龋齿，患牙的硬组织有大小不一、边缘不整的洞形缺损，多呈黑色；齿髓炎，多为持续性跳痛或阵发性加剧，夜间尤甚，有时肿胀。针灸对龋齿牙痛只起暂时止痛作用，由阳明火热上扰所致牙痛，多取合谷、三间（手阳明大肠经穴）、下关、颊车、内庭（足阳明胃经穴）。下关、颊车为局部取穴，可疏泻局部邪热；合谷、三间能疏风清热；内庭可清泻胃火。此外，要注意随症选穴，如上牙痛者，针下关、内庭；下牙痛者，针颊车、合谷；风火牙痛者，针风池；虚火牙痛者，针太溪；合并头痛者，针太阳、头维等。

针刺手法是获得良好效果的重要因素之一，单是选穴准确而没有恰到好处的针刺手法，也不可能收到预期的效果。如针刺下关，用持续提插刮针手法有显著的止痛作用。如果再配合谷，就会收到更好的效果。

为减少牙痛病的发生，要加强口腔卫生宣传，注意口腔清洁，发现龋齿应及早治疗。

10．咽喉肿痛是咽喉病最常见的症状之一。历代医书把很多咽喉病都包括在喉痹范畴内，如喉风、乳蛾、白喉、喉痈等。但咽与喉部位不同，临床各有特点，应辨别不同疾病，审因施治。病初邪在表，以肺热症状为主，宜疏风清热，解毒利咽；邪热传里，胃腑热盛，宜泻热解毒，利咽消肿。如出现阴虚，宜滋阴降火，清利咽喉。针刺对此病有显著疗效，一般可选用合谷、内庭、曲池为主穴，天突、少泽、鱼际为配穴。肿痛甚时，刺少商、商阳出血；高热针合谷（双）、曲池（双）；阴虚配用照海、太溪等。吞咽困难可用推拿法治疗，耳后紫络用三棱针放血疗法，方法简单，效果显著。

本病的预防应加强身体锻炼，增强体质，提高机体抵抗力；同时要注意口腔卫生，及时治疗邻近组织疾病，避免过食辛辣刺激性食物。如患此病不宜吸烟、饮酒以及食酸辣等刺激性食物。

【学习思考题】

1．何谓目赤肿痛？怎样针刺治疗？

2．急性传染性结膜炎的传染途径是什么？怎样预防？

3．什么叫眼睑下垂？

4．眼睑下垂的临床表现如何？

5．风邪客络和中气不足的眼睑下垂，在针刺取穴上有何异同？为什么？

6．什么是近视？

7．怎样预防青少年近视？

8. 试述体针、梅花针治疗近视眼的方法。
9. 何谓耳鸣耳聋？其发病原因是什么？
10. 肝胆火旺和肾虚耳鸣耳聋应如何鉴别？
11. 肝胆火旺耳鸣耳聋的治疗原则、取穴和方义是什么？
12. 什么是聋哑？怎样区分先天性聋哑和后天性聋哑？
13. 为什么治哑必先治聋？
14. 怎样针刺聋哑症？
15. 什么是鼻渊？
16. 为什么迎香、合谷二穴是治疗鼻渊的首选穴位？
17. 什么是鼻衄？造成鼻衄的原因是什么？应怎样预防？
18. 对鼻衄应采取什么方法进行治疗？
19. 针刺治疗鼻衄，一般应选取那些穴位？
20. 牙痛病发生的原因是什么？应该怎样预防？
21. 针刺治疗牙痛为什常选用合谷、下关、颊车、内庭等腧穴？
22. 试述风火牙痛、实火牙痛的针刺选穴和方义。
23. 何谓咽喉肿痛？其治疗原则是什么？
24. 试述实热型咽喉肿痛的症状和针刺治法、处方、方义。
25. 应如何预防咽喉肿痛的发生？

第七章 急 症

针灸治疗急症，以急则治其标为原则。一般以对症治疗为主，根据临床症候，结合病因病机，选取相关经脉腧穴，待病情缓解后，亦可标本兼治。特殊病证，亦应以综合疗法配合治疗。

【目的要求】

1. 掌握晕厥、虚脱、高热、抽搐、急痛病证的病因和辨证治疗及临床处置。
2. 熟悉出血证的针灸治疗方法。

【自学时数】

6学时。

本章分别论述常见急症的病因病机、辨证和治疗。

第一节 晕 厥

晕厥，是指一过性脑血流量不足或脑缺氧而引起的短暂性意识丧失，以突然昏倒，不省人事，四肢厥冷，移时方苏为主症，属于中医“厥证”、“脱证”的范围。本病常因精神刺激、惊恐、体位变动而诱发。

现代医学昏厥、暴厥、低血糖昏迷、癔病性昏迷和休克、虚脱等，均可参照本节治疗。

【病因病机】

厥证主要是由于阴阳失调，气机逆乱所致。

1. 气厥：恼怒惊吓，以致气机逆乱，壅阻清窍，而致昏仆；或由于元气素弱，偶因过劳，或遇悲恐，气虚下陷，清阳不升，突然昏厥。

2. 血厥：肝阳素旺，又加暴怒，气血并走于上，闭阻清窍，突然昏倒；或因失血过多，气随血脱，并能发生晕厥。

3. 寒厥：元阳亏损，不能温行经络，寒邪直中于里，发为寒厥。

4. 热厥：邪热过盛，阳郁于里不能外达，发为热厥。

5. 痰厥：素体肥胖，嗜食肥甘，运化失常，聚湿生痰，又逢恼怒气逆，痰随气升，上蒙清窍，突然昏倒而厥。

现代医学认为，晕厥主要是由各种原因引起的脑组织短暂性缺血、缺氧所致。

【辨证分型】

（一）实证

1. 气厥：素体健壮，偶因恼怒，突然昏倒，口噤握拳，呼吸气粗，四肢厥冷，舌苔薄白，脉沉弦。

2. 血厥：病起暴怒之后，突然昏仆，不省人事，牙关紧闭，面赤唇紫，舌红，脉沉弦。

3. 热厥：初病身热头痛，胸腹灼热，渴欲饮水，便秘尿赤，烦躁不安，继则神志昏瞶，手足厥冷，脉浮数。

（二）虚证

1. 气厥：素体虚弱，疲劳惊恐，而致眩晕昏仆，面色苍白，呼吸微弱，汗出肢冷，舌质淡，脉细数无力。

2. 寒厥：面青身冷，蜷躯而卧，口不干不渴，下利清谷，四肢厥逆，意识朦胧，舌苔薄白，脉沉细。

【治疗】

（一）刺灸法

1. 实证

【治则】苏厥开窍醒神。取督脉、厥阴经为主。

【处方】水沟、中冲、涌泉、内关、足三里。

【方义】水沟为督脉经穴，督脉入络于脑，又总督诸阳，故针刺水沟取醒脑开窍之功，又有泄热启闭之效。中冲刺之能调阴阳经气之逆乱，是治疗昏厥的要穴。涌泉乃肾经井穴，能引气下行，最能醒脑开窍，多用于昏厥之重证。足三里可补气血而和中，以资气血之源。内关为心包经络穴，可醒神宁心。上述诸穴配伍可起到苏厥开窍醒神的作用。

【随证配穴】气厥配太冲以疏肝理气，调节气机；血厥配行间以降肝火；热厥配十二井穴以调节阴阳，泄热启闭；痰厥配巨阙、丰隆开窍豁痰。

【操作】毫针刺用泻法，不留针。

2. 虚证

【治则】回阳救逆。取督脉经穴为主。

【处方】水沟、百会、气海。

【方义】水沟位居任督交接之处，取之可连接阴阳经气。百会为督脉经穴，气海为任脉经穴，督脉总督一身之阳，任脉总任一身之阴经穴，故刺之有调节阴阳作用，又百会善于醒神升阳，气海可回阳固脱，故二穴相配可达回阳救逆之目的。

【随证配穴】气厥配足三里益气升阳；血厥配关元益阴固脱；寒厥灸神阙温阳散寒。

【操作】毫针刺用补法，或针灸并用或单灸。

（二）耳针法

取穴：心、神门、下脚端、脑。刺法：实证用强刺激，虚证用轻刺激。每次取 2～3 穴，留针 30 分钟，每 5 分钟捻转 1 次。

【文献摘录】

尸厥：取列缺、中渚、金门、大都、内庭、厉兑、隐白、大敦（《针灸大成》）。
一妇人死去已二日矣，川医作风治之，不效。灸中脘五十壮即愈（《扁鹊心书》）。

第二节　高　　热

凡体温超过39℃时，称为高热。引起高热的原因很多，高热是临床常见的一个症状。本节主要介绍外邪所致高热。

急性感染性疾病、急性传染病、中暑、风湿热等可参考本节治疗。

【病因病机】

引起高热的主要原因是外感风热，风热之邪从口鼻或皮毛侵袭人体，肺失清肃宣散，则可见发热恶寒等症；或温邪在表不解，内入气分，或内陷营血，亦可引起高热；或外感暑热，内犯心包，可见壮热神昏；或外受疫毒郁于肌肤，内陷脏腑，也可引起壮热之症。

【治疗】

（一）刺灸法

【治则】疏风泄热。

【处方】曲池、合谷、大椎、外关、风池。

【方义】取手阳明经合穴曲池、原穴合谷，疏泄阳明而清热。大椎属督脉，又为诸阳之会，而疏泄诸阳经邪热。外关为手少阳经络穴，通于阳维脉，以疏散表邪。风池属足少阳经，为风邪聚会之处，针用泻法，以疏泄风邪之热。

【配穴】神昏配人中醒脑，十宣开窍泻热；烦躁配神门、中冲安神宁心。

【操作】毫针刺用泻法，每日1次。

（二）耳针法

取穴：耳尖、下屏尖、神门、肺、脑、轮1～6。刺法：每次选2～4穴，强刺激，留针20分钟，间歇捻针或耳尖放血。

（三）刮痧法

用光滑平整的汤匙蘸食油或清水，刮背脊两侧、颈部、胸部、肋间、肩肘、肘窝及腘窝等处，刮至皮肤出现紫红色为度。

【文献摘录】

大热：取曲池、三里、复溜（《针灸大成》）。
身热如大汗不出：取命门、中脘、胆俞、孔最（三壮）、肺俞、太溪、合谷、支沟（《针灸集成》）。

第三节 抽 搐

抽搐是四肢不随意的肌肉抽动，或兼有颈部强直，角弓反张。抽搐同时，常见意识丧失或发作后昏迷。

临床有发热性抽搐和无热性抽搐两类。发热性抽搐，每因邪热伤损营血，内陷心包，热盛动风；无热性抽搐，系因津血虚少，筋脉失养，肝风内动。

小儿惊厥、流行性乙型脑炎、破伤风、癫痫、颅脑外伤，以及癔病性抽搐可参考本节治疗。

【病因病机】

抽搐发病的主要病理在于津血虚少，筋脉失养。或由于高热消烁津液，肝木失于濡养，肝风内动；或邪热内传营血，热动肝风，引起本证。

【治疗】

【治则】熄风定惊，清热开窍。

【处方】合谷、太冲、阳陵泉。

【方义】合谷为手阳明原穴，清热镇静。太冲为足厥阴原穴，平肝熄风。阳陵泉为足少阳合穴，又为筋之会，调理筋脉。

【随证配穴】热盛配大椎、外关疏风清热；神昏配人中、十宣开窍泄热醒神。

【文献摘录】

脊反折：取哑门、风府（《针灸大成》）。

角弓反张：取天突（先针）、膻中、太冲、肝俞、委中、昆仑、大椎、百会（《针灸集成》）。

第四节 脱 证

脱证，是以亡阴亡阳为特征的病证，以面色苍白，神志淡漠，或昏迷、肢冷汗出、血压下降为特征的危重证候，有暴脱、虚脱之分。临床上因中风、大汗、剧泻、大失血等导致阴阳离决者，称为暴脱；若久病元气虚弱，精气逐渐消亡所引起者则称虚脱。

现代医学的心力衰竭、周围循环衰竭或药物过敏或中毒休克等均可参照本节辨证治疗。

【病因病机】

脱证的病因病机主要是在高热大汗、剧烈吐泻、失血过多的情况下，阴液、阳气迅速亡失所致。汗为阴液，血亦属阴，大汗、大出血则阴随血汗而消亡，由于阴阳互根，阴竭则阳亡，精乃气血所化，血脱则精亡，阳亡则阴无以化而告竭，所以亡阴与亡阳，互为因果，难以截然分开，只是先后主次不同而已。

【辨证分型】

面色苍白或发绀，神志淡漠，反应迟钝或昏迷，或烦躁不安，尿量减少，张口出汗，肢冷肤凉，血压下降，脉数细或芤大无力。

汗出粘而热，兼见肌肤热，手足温，口渴喜冷饮，甚则昏迷，脉细数，按之无力为亡阴证。大汗淋漓，汗清稀而凉，兼见肌肤凉，手足冷，口不渴，喜热饮，蜷卧神疲，甚则昏不知人，脉微欲绝为亡阳证。

【治疗】

（一）刺灸法

【治则】回阳固脱，调节阴阳。取督脉、任脉经穴为主。

【处方】水沟、素髎、神阙、关元、涌泉、足三里。

【方义】督脉总统一身之阳，任脉维系一身之阴，取二经穴为主，调节阴阳以防离决。水沟、素髎，有醒脑和振奋阳气的作用。神阙、关元重灸有回阳固脱的作用，二穴又系于元气，阴中有阳，故用于本证较为适宜。涌泉为足少阴经井穴，可引上越之浮阳下归其宅。取足三里以益气助阳，固表止汗。如亡阴加太溪以补阴；亡阳加气海以回阳；心阳不振加内关以振奋心阳。

【操作】毫针刺用补并灸，水沟横刺，关元、神阙重灸。

（二）耳针法

取穴：下屏尖、心、脑、枕。刺法：轻刺激，间歇运针，留针1～2小时。

【文献摘录】

久冷伤惫脏腑，泄利不止，中风不省人事等疾，宜灸神阙（《针灸资生经》）。

尸厥卒倒气脱：取百会、人中、合谷、间使、气海、关元（《类经图翼》）。

第五节　急　　痛

急痛，即剧痛症，是泛指人体不同部位出现的剧烈疼痛。本症可出现于许多疾病的变化过程中，人体的各个部位和脏器，也都可以发生剧痛。这里仅就发生于内脏的急性痛症，作概括介绍。剧痛，多为危急证的临床表现，如针刺不效，应及时采取其他方法抢救，以免贻误。

心绞痛、胆绞痛、急性胃炎、急性胰腺炎、急性阑尾炎、急性肠梗阻、急性腹膜炎、溃疡病急性穿孔、泌尿系结石等所引起的剧痛，可参照本节辨证治疗。

引起本证的原因，主要由于感受寒邪，客于经脉，内传脏腑，气血凝滞，不通则痛；或由于忧思悲怒，气机不畅，气滞则血瘀，阻于经脉发为疼痛；或由于结石等原因，引起剧痛。

【治疗】

心绞痛

心绞痛起病急，心痛彻背，背痛彻心，或胸部刺痛，固定不移，胸闷气短，心悸自汗，重则喘息，不能平卧，面色苍白，四肢厥冷，舌质紫暗，脉沉细。多因劳累、饱餐、情绪激动而诱发。

（一）刺灸法

【治则】行气通阳，活血止痛。取任脉、手厥阴经穴为主。

【处方】膻中、内关、心俞、足三里。

【方义】本证主要是由气滞血瘀或胸阳痹阻而引起，方用气会膻中，调气行瘀。合手厥阴与阴维脉的交会穴内关，理气活血。合心俞宁心安神，合足三里调气通阳。四穴相合可达通络止痛的作用。如胸部刺痛加膈俞、厥阴俞以行瘀止痛；面色苍白，四肢厥冷加灸关元、气海以温经补气。

【操作】毫针刺用泻法。

（二）耳针法

【取穴】心、屏间、下脚端、神门、肾、脑、小肠。

【刺法】针用泻法，每次选3～4穴，留针1小时，每10分钟捻转1次。

急性胆囊炎、胆石症

急性胆囊炎、胆石症表现为胁肋部（右上腹部）剧痛，阵发性加剧或痛无休止，局部拒按，常伴有恶心，呕吐，食欲减退，或寒热往来，口苦咽干，目黄身黄，尿少而黄，便秘，舌苔薄白或黄腻，脉弦细或弦数。

（一）刺灸法

【治则】疏肝利胆，行气止痛。取足少阳、厥阴经穴为主，辅以阳明经穴。

【处方】日月、中脘、太冲、阳陵泉、足三里、期门、胆囊穴。

【方义】本证主要由于肝郁气滞，湿热蕴结所致。方用日月、阳陵泉、太冲疏肝利胆。用中脘、足三里清利湿热，通导腑气，疏调肝胆气机。胆囊穴是治疗胆腑疾病的经验穴。

【随证配穴】如恶心、呕吐加内关以理气止呕；寒热往来加支沟、外关以清少阳之热；上腹部阵发性疼痛加中脘、章门以调中止痛。

【操作】毫针刺用泻法。

（二）耳针法

取穴：下脚端、神门、肝、胆。刺法：强刺激，留针30分钟。

急性阑尾炎

腹痛阵作，或有绕脐痛，或腹部骤然剧痛，痛如刀割，腹部膨胀，拒按，或并见汗出肢冷，面色苍白，或腹部持续性疼痛，拒按，兼见发热，恶心呕吐，大便秘结，小便黄，脉沉弦。

（一）刺灸法

【治则】通腑导滞，行气止痛。取任脉、手足阳明经穴。

【处方】中脘、天枢、气海、合谷、足三里、阑尾穴。

【方义】本证主要由于邪滞胃肠，或阳明热盛所引起。方用中脘、足三里和胃降逆。配合谷祛邪导滞。天枢通调胃肠。气海理气止痛。阑尾穴是治疗阑尾炎经验效穴，以调整阳明腑气。

【操作】毫针刺用泻法，强刺激，12 小时内针刺 1～2 次，每次留针 30 分钟。

（二）耳针法

取穴：神门、下脚端、胃、肠。刺法：强刺激，留针 60 分钟。

肾绞痛、泌尿系结石

突发腰痛剧作，痛连少腹，或小便突然中断，疼痛剧烈，上连腰腹，常伴有尿血，或小便浑赤，溺时涩痛，淋沥不畅，苔薄白或黄腻，脉弦或弦数。

（一）刺灸法

【治则】益肾祛邪，调气止痛。取足少阴、太阳经、任脉穴为主。

【处方】照海、肾俞、委阳、中极。

【方义】本证主要是由于邪气阻肾，气机不利，或湿热蕴结下焦所致。方用照海、肾俞、益肾祛邪。委阳疏理三焦气机。中极调理膀胱气化，清利下焦湿热。如尿血加血海以止血。尿中有结石加然谷以利肾排石。

【操作】毫针刺用泻法，或酌情施灸，每日 1 次，每次留针 20～30 分钟。

（二）耳针法

取穴：神门、肾、输尿管、压痛点。刺法：强刺激，留针 30～60 分钟。

【文献摘录】

厥心痛，与背相控，善瘈，如从后触其心，伛偻者，肾心痛也。先取京骨，昆仑，发针不已，取然谷。厥心痛，腹胀胸满，心尤痛甚，胃心痛也，取之大都，太白。厥心痛，痛如似锥针刺其心，心痛甚者，脾心痛也。取之然谷，太溪。厥心痛，色苍苍如死状，终日不得太息，肝心痛也。取之行间、太冲。厥心痛，卧苦徒居心痛间，动作痛益甚，色不变，肺心痛也。取之鱼际、太渊（《黄帝内经·灵枢》）。

胁肋疼痛：取支沟、章门、外关。复刺后穴：行间、中封、期门、阳陵泉（《针灸大成》）。

胃脘痛：取太渊、鱼际、三里、两乳下（各一寸，灸三十壮）、膈俞、胃俞、肾俞（随年壮）（《针灸大成》）。

肠痈痛；取太白、陷谷、大肠俞（《针灸大成》）。

绕脐痛：大肠病也。水分、天枢、阴交、足三里（《类经图翼》）。

胸痛如刺：取手足青、间使、内关、下三里、支沟、太溪、少冲、膈俞（七壮）（《针灸集成》）。

淋痛：取列缺、中封、膈俞、肝俞、脾俞、肾俞、气海、石门、间使、三阴交、复溜、涌泉（《神灸经纶》）。

第六节　出　　血

凡血液不循常道，上溢于口鼻诸窍，下出于前后二阴，或渗溢于肌肉皮肤，统称“出血”，又称血证。可见于各器官多种疾病。

血与气相互依赖，循环运行于脉中，周流不息。如果阴阳偏盛，则气血失调；阳盛生热，灼伤脉络，迫血妄行；或气虚不能摄血，血液外溢，均可导致血证。

血证的范围相当广泛，本篇概述咳血、吐血、鼻衄、便血、尿血等。

咳　血

咳血是肺络受伤所引起的病症。以咳嗽，痰中带血，或大口咳血，血色鲜红或黑黯为主症。

【治疗】

（一）刺灸法

【治则】清肺养阴止血。

【处方】孔最、尺泽、鱼际、肺俞、太溪。

【方义】取手太阴经郄穴孔最，以应肺之急症。合尺泽清肺热。鱼际益肺阴。肺俞理肺气。太溪滋阴降火。上穴共奏清肺养阴止血之效。

【操作】毫针刺用泻法，留针20～30分钟，每日1次。

（二）耳针法

选穴：气管、支气管、肺、脑、下屏尖。刺法：每次取2～3穴，强刺激，留针20分钟，间歇捻针。

吐　血

吐血是上消化道出血的表现，又称呕血。以呕吐鲜血或吐血紫黯，夹有食物残渣为主症，伴脘腹胀痛，或大便色黑。

【治疗】

（一）刺灸法

【治则】治宜和胃降逆，凉血止血。

【处方】中脘、郄门、梁丘、足三里。

【方义】中脘为胃之募穴，和胃降逆。郄门为心包经郄穴，清热凉血止血。梁丘为胃经郄穴，和胃止血。足三里为胃经合穴，补益中气以摄血。

（二）耳针法

选穴：胃、脾、下脚端、脑。刺法：中或强刺激，留针20分钟，间歇捻针。

鼻　衄

鼻衄即鼻出血，是一种常见症状，可见于热病、血液病等多种疾病，轻证涕中带血，重证鼻血不止。

【治疗】

（一）刺灸法

【治则】清热宣肺，凉血止血。

【处方】大椎、上星、少商、隐白。

【方义】大椎、上星均属督脉，清热凉血而止衄。少商为肺经井穴，宣肺凉血而止衄。隐白为脾经井穴，益脾气而摄血。

（二）耳针法

选穴：内鼻、肺、胃、脑。刺法：中或强刺激，留针 20 分钟，间歇捻针。

便　血

血液自肛门排出称为便血。便血量多少不一，血色鲜红和黯红。常见于痔、肛裂、肠道溃疡或炎症、直肠或结肠肿瘤等。

【治疗】

（一）刺灸法

【治则】清热利湿，和营止血。

【处方】大肠俞、中髎、承山、长强。

【方义】取大肠俞、中髎以清利下焦湿热。承山属膀胱经，其经则别入肛中而善治痔疾。近取督脉之络穴长强而善治肠风下血。

（二）耳针法

选穴：直肠下段、大肠、三焦。刺法：中或强刺激，留针 20 分钟，间歇捻针。

尿　血

尿血指尿液中混有血液，甚或尿出血块。常见于肾结核、尿路结石、肾炎、肿瘤等。

【治疗】

（一）刺灸法

【治则】清热利湿，凉血止血。

【处方】中极、膀胱俞、三阴交、太溪。

【方义】中极为膀胱募穴，配以膀胱俞以俞募配穴，清利膀胱湿热。三阴交、太溪理血和营，凉血止血。

【操作】毫针刺用平补平泻，每日 1 次，每次留针 20～30 分钟。

（二）耳针法

选穴：尿道、膀胱、输尿管、肾。刺法：取 2～3 穴，中或强刺激，留针 20 分钟，间歇行针。

【文献摘录】

凡唾血，泻鱼际，补尺泽（《针灸甲乙经》）。

衄血不止：取承浆、委中主之（《针灸甲乙经》）。

吐血等症：取膻中、中脘、气海、三里、乳根、支沟（《针灸大成》）。

便血：取承山、复溜、太冲、太白（《针灸大成》）。

尿血：取膈俞、脾俞、三焦俞、肾俞、列缺、章门、大敦（《类经图翼》）。

自学指导

【重点难点】

针灸治疗急症，历史悠久，经验丰富。从现有文献资料查证，针灸治疗急症源于《黄帝内经》。针灸治疗急症，要随其特点，采取相应的紧急措施，防止病情的进展，从而达到治愈的目的。因此治疗急症时要本着抓住主症，明确诊断，分清急缓，治标顾本，审察整体，辨证治疗的原则，达到迅速准确地了解病情，认识疾病的本质，为治疗急症提供可靠的客观依据。

【学习思考题】

1. 何谓晕厥证?
2. 晕厥证的发病原因是什么?
3. 简述气、血、寒、热、痰厥的临床表现。
4. 晕厥证有虚实之别，试述其针刺处方和治法。
5. 何谓高热?
6. 本节所述引起高热的原因是什么?
7. 简述高热的证型、症状。
8. 简述高热的选穴及针刺方法。
9. 如何应用刮痧法治疗高热?
10. 何谓抽搐?
11. 抽搐发病的原因是什么?
12. 分述高热伤阴和热入营血两证的主要症状。
13. 简述痉证的针刺处方和方义。
14. 何谓脱证?
15. 脱证发病原因是什么?
16. 亡阴亡阳证的症状是什么?
17. 简述针刺治疗脱症的处方、方义和治法。
18. 何谓急痛证? 其发病原因是什么?
19. 何谓心绞痛? 简述其症状、针灸治法和处方。
20. 何谓胆绞痛? 简述其症状、针灸治法和处方。
21. 试述急性阑尾炎的症状、针灸处方、方义。
22. 简述肾绞痛的针灸、处方和治法。
23. 何谓出血? 概述其发病原因。
24. 简述咳血、鼻衄、吐血的症状和针刺选穴。
25. 何谓便血、尿血? 分述其针刺选穴和方法。

第八章　其　　他

第一节　减　　肥

肥胖症，是指人体脂肪积聚过多，体重超过标准体重的20%以上而言。肥胖的部位，常表现为颈、小腹和臀部脂肪明显积聚。临床上分为单纯性肥胖和继发性肥胖两类。单纯性肥胖临床最为常见，且针灸治疗宜以单纯性肥胖为主。

单纯性肥胖：可无明显的神经、内分泌和代谢障碍症状，主要是体重肥胖，但重度肥胖者可伴有疲乏无力、畏热、多汗、行动迟缓、腹胀或呼吸短促，或心悸、少气懒言、动则汗出、怕冷，甚至面部、肢体浮肿等。

继发性肥胖：除肥胖症状外，常并发于神经、内分泌及代谢疾病，或与遗传、药物有关。

由于肥胖症容易合并高血压、糖尿病、动脉粥样硬化、冠心病、痛风、胆囊炎、胆石症、阳痿和月经不调等多种疾病，肥胖也可以加速人的衰老，故肥胖症日益引起临床的重视。

【治疗】

（一）刺灸法

【治则】健脾化湿，调和气机。

【处方】曲池、天枢、足三里、丰隆、三阴交、太冲。

【方义】取曲池、天枢、足三里以健脾胃，疏导阳明之气，通调肠胃，利气机。丰隆可清热利湿，化痰消脂。三阴交为肝脾肾三经交会穴，针之可平肝滋肾，健脾化湿。太冲可调节肝肾之气。

【随症加减】脾胃气虚者，加脾俞、胃俞；多汗者，加合谷、复溜；阳痿或月经不调者，加命门、关元、肾俞。

【操作】毫针刺用泻法，每日1次，每次留针30分钟，10次为1疗程。在针刺期间嘱患者适当控制饮食。

（二）耳针法

取穴：胃、内分泌、三焦、缘中、肌点。刺法：毫针刺，或用王不留行籽贴压，每次餐前30分钟按压耳穴3～5分钟，有灼热感为宜，10次为1疗程。

（三）艾灸法　取阳池、三焦俞，配以地机、命门、三阴交、大椎。方法：每次选主穴及配穴各一，常用隔姜灸法，艾柱高1cm，底部直径0.8cm，姜片厚2mm，每次5～6壮，每日1次，1个月为1疗程。

（四）梅花针法　取颈椎4～7、胸椎8～12两侧阳性物、足三里、中脘、内关、大椎。性腺功能不足为主的肥胖症，重点加刺胸腰部和小腿内侧；肝脏疾患引起的肥胖症，重点加刺后颈、骶部、肝区和上腹部；妇科病引起的肥胖，重点加刺腰骶部、腹股沟及带脉区。在脊柱两侧触及条索或泡状软性物、压痛点，用梅花针作较重或重刺激叩击。叩击腹部时让患者站立作深吸气动作。

【文献摘录】

李士杰等，观察针刺治疗肥胖症253例，年龄13～65岁，体重69.5～157kg。选耳穴三焦、肺和内分泌三穴轮流使用，用揿针每次埋1穴，留针5天，6次为1疗程。结果体重减轻3kg到大于10.5kg者占196例（77.5%），无效（体重下降小于2.5kg）者57例。其中以三焦穴效果最佳，肺穴次之。而且以年龄小于45岁，体重大于91kg，能坚持治疗4个疗程以上者疗效较好。

陈俊鸿等，观察针灸治疗单纯性肥胖30例。分灸治组15例，选阳池、三焦俞等穴位，隔姜灸法，每日1次，每次5～6壮，1个月为一疗程。耳针组15例，取双耳穴甲腔左、右上肺，左、右下肺各为1组，揿针埋藏胶布固定，5天交换1次，1个月为一疗程，配以按摩。结果灸15例中5例有效，最多体重下降4kg，最少1.5kg；耳针15例中，8例有效，体重最多下降5kg，最少2kg。

第二节　戒　　烟

针灸戒烟，是指应用针刺疗法消除吸烟者对含有尼古丁的烟叶制品的瘾癖，消除中断吸烟后出现的全身软弱无力，烦躁，呵欠连作，咽喉不适，甚至焦虑，感觉迟钝等一系列症状。

烟草中含有有害物质，能危害人体的健康，对人体的呼吸、心血管、神经系统均有不同程度的损害，与许多疾病的发生相关，它是慢性支气管炎、肺心病、胃及十二指肠溃疡、肝硬化和癌症等多种疾病的发病率和死亡率增高的重要原因之一。

针刺可调整脏腑经络功能，从而调和气血、阴阳，增强体质，帮助吸烟者解除瘾癖。

【治疗】

（一）刺灸法

【治则】调和气血，安神除烦。

【处方】百会、神门、足三里、戒烟穴（位于列缺和阳溪之间）。

【方义】百会、神门，清心安神除烦。刺足三里穴，能疏泄阳明和手太阴经气血而清蕴毒。戒烟穴是戒烟的经验取穴，刺之有安神镇静清毒作用。

【随症加减】咽痒及不适者，刺颊车、三阴交；烦躁者，针涌泉；头昏欲眠者，取印堂、百会、劳宫。

【操作】毫针刺用泻法，瘾发时多捻转，每日1～2次，每次留针20～30分钟，10次为1疗程。

（二）耳针法

取穴：神门、口、交感、皮质下。刺法：毫针刺用泻法，两耳穴交替应用，每日1次，或用王不留行籽贴压穴位。

（三）电针法

取合谷、足三里（双）、耳穴神门、交感，配以颊车、孔最，每次取2穴，每日1次，针刺得气后反复轻插重提，大幅度快频率捻转，然后接电针仪以连续波通电15分钟，电流量以能耐受为度，10次为1疗程。

（四）穴位注射法

取穴：耳穴交感、神门、肺、胃。方法：双耳交替使用，每日1次，每次选2穴，每穴注射0.9%氯化钠液0.3～0.5mL，5次为1疗程。

（五）激光法

取穴：耳穴肺、心、胃、肝，配以外耳道、耳屏、对耳屏周围的敏感点。方法：用激光直接向耳穴或敏感点照射，每周2次，每次25～30分钟，8次为1疗程。

【文献摘录】

雷振萍等，观察了针灸戒烟108例，患者吸烟史2.5～20多年，吸烟量10～60支/日，取双侧合谷和足三里，每日针1次，每次1穴（二穴交替使用），10次为一疗程，针刺手法轻插重提，大幅度快频率捻转，并电针15分钟，所针穴位再用皮内针刺入1cm，胶布固定，按揉1～2分钟，每日2～3次。结果：有效（不想吸烟，停针1个月内不再吸烟者）82例，占75.9%，无效26例，占24%。吸烟者长者疗效差。

居贤水等，观察针刺戒烟80例，取双侧耳穴神门、戒烟Ⅰ区、戒烟Ⅱ区，每次针6个穴，通电30分钟，隔日1次，治疗1～3次。结果显效（完全停止吸烟）38例，有效（每日吸烟量减少2/3以上）11例，无效9例。在治疗过程中有部分人感到针刺后再次吸烟时，烟呈苦味或喉部干燥或乏味，故减少吸烟次数。

自 学 指 导

【重点难点】

1．针灸治疗肥胖症，能调理脾胃气机，祛除体内痰湿。临床对于单纯性肥胖有一定的疗效。目前临床耳针使用较为广泛，因为耳郭的神经和血管最为丰富，尤其是耳甲腔三角窝，刺激该处的神经有调整机体代谢平衡失调的作用。临床也有耳针与体针、灸法并用的，综合运用针灸疗法可以增强疗效。但对发育中的少年和老年性肥胖，乃至针后有饥饿感者疗效欠佳，妇女在服避孕药时也会影响疗效。继发性肥胖，尚需结合诱发因素，顾及原发性疾病进行辨证施治。

在针刺时，应配合其他辅助疗法，主要是控制饮食和坚持体育锻炼。建议病人控制盐、蛋白质、脂肪和糖类的摄入，多食蔬菜。体育锻炼，可采取做体操、气功、打太极拳、跑步等形式，按照循序渐进的原则进行，适量的运动不但可提高低下的肌张力，促进体内的循环和新陈代谢，而且可以消除一部分热量，减少聚积的脂肪。

2．临床针灸戒烟者有一定疗效，目前以耳针戒烟最为常用，“耳为宗脉所聚”，针刺耳穴可以通过经络、神经的调节作用去除烟瘾，治疗后吸烟量可明显减少，烟味可有显著改变（变苦、变辣、变凶、变淡无味、青草味、枯焦味）而不想吸烟，并有镇静安眠止痛和呼吸道病证减少等自觉良好反应，远期疗效也较显著。

针刺疗效与肾上腺系统活动功能感应有关，也与脑内吗啡样物质有关。针刺能有效地降低吸烟者体内高水平的肾上腺素、去甲肾上腺素、多巴胺，降低吗啡成瘾者血浆中促肾上腺素及皮质酮的水平，调整血浆－脑啡呔的含量而收到戒烟的疗效，针刺也可以引起植物神经的兴奋和相互抑制，通过神经递质和内分泌的改变而影响红细胞膜脂区的流动性，以使红细胞自身血浆电时间恢复到基础水平，故针刺是临床戒烟的有效方法。

在接受针刺戒烟期间应紧密配合卫生教育，以提高其戒烟毅力，使吸烟者充分认识到吸烟对身体健康的危害和戒烟的好处，以增强信心取得协作。同时，嘱病人增加饮食营养，参加各种娱乐活动以分散病人的注意力，也可适当内服宁神益志中药或维生素类药物，以增强体质。治疗期间病人不宜喝茶、咖啡和其他含有尼古丁及咖啡因的饮料。

附　　录

附录，不作为教学要求，然而作为成人自学，有些歌诀需熟读背诵，而子午流注属时间医学之范畴，其内容对创建时间医学提供资料，需进一步深入研究，故附录之，以备参考。

子午流注针法

子午流注针法，是以十二经脉肘膝以下的六十个经穴为基础，根据出井、溜荥、注俞、行经、入合的气血流注，盛衰开阖的道理，配合阴阳、五行、天干、地支等来逐日按时开穴的一种针刺取穴法。

人在自然界中，是一个适应周围环境的完整有机体，外界气候的温热寒冷和朝夕光热的强弱，对人体十二经脉气血流注有着不同程度的影响，因此，疾病的发生，常常形成“旦慧、昼安、夕加、夜甚”的不同表现，治疗用针，也就必须观察日月星辰、四时八节之时序，并根据气候的不同，来施以针刺治疗。所以《黄帝内经·素问》中指出：“先知日之寒温，月之虚盛，以候气之浮沉，而调之于身。”子午流注针法就是依据“朝则为春，日中为夏，日入为秋，夜半为冬”的自然周期现象，按着人体十二经脉的阴阳表里，营卫气血，在昼夜的循环中，利用一定时机和被影响所开的穴位去治疗。这种把人体内的气血周流，比做潮水一样，有着涨退节奏，即从子到午，从午到子，随着时间先后的不同，表现出周期性的盛衰开阖，这个发现说明了人体内部存在着“近似昼夜节奏”这一重要生理现象。事实上依赖于时间的生物学过程相当普遍。如人的体温、血糖、基础代谢、经络电等都发生昼夜性变化。同时生物体对同样强度的刺激也随着昼夜节奏的周期而反应有所不同。这就不难看出，子午流注以时间为针治中的主要条件，是有科学依据和物质基础的，应作更进一步的深入研究和整理提高，使其更完善地有系统地指导临床实践。

一、子午流注的意义

子午是指时间而言，是地支的第一数和第七数，子为夜半，午为日中，是阴阳对立的两个名词。是古代人们用来纪述年、月、日、时的符号，子为阳之始，午为阴之始。如以一年为例，子是十一月，午为五月，冬至在十一月，夏至在五月（农历），以气候言之，子时寒，午时热，再以一天言之，子为夜半的23～1点，午为日中的11～13点，可见子午含有阳极生阴、阴极生阳的意义，这都说明了子午是阴阳的起点与分界线。

流注二字，流指水流，注指注输，在这里是将人体的气血循环比做水流，以井、荥、俞（原）、经、合来作比喻，指出水之发出为井，渐成细流为荥，所注为俞，所行为经，然后汇合入于泽海，用来表示脉气的流注过程。

综上所述，说明了“子午流注”是将机体的气血循行，周流出入，比拟水流，或从子到午，或从午到子，随着时间先后的不同，阴阳各经气血的盛衰，也有固定的时间，气血迎时而至为盛，气血过时而去为衰，泻则乘其盛，补则随其去，逢时为开，过时为阖。由此可见，子午流注是在“人与自然”的理论指导下，逐渐演变而创立起来的具有特殊意义的一种针灸取穴方法。

二、子午流注的起源与发展

子午流注，历史悠久，源远流长，其理论体系溯源于《黄帝内经》。如《黄帝内经·素问》载有："天气始于甲，地气始于子，子甲相合，命曰岁立，谨候其时，气可与期。"《黄帝内经·素问》中说："天以六六为节，地以九九制会，天有十日，日六竟而周甲，甲六复而终岁，三百六十五日法也。"《黄帝内经·灵枢》中载有："岁有十二月，日有十二辰，子午为经，卯酉为纬。"《黄帝内经·灵枢》中说："人之合于天道也，内有五脏，以应……五时……。"《黄帝内经·素问》也说："人以天地之气生，四时之法成。"这是古代人们仰观天象，俯窥地理所体认出来的，用子午十二地支来代表、划分一年四季寒暑和一天昼夜的不同，从而认识到人体五脏与自然相适应，这就为子午流注按时分配脏腑的规律提供了基础。由于宇宙、环境有规律的变化，而人体气血流注也有一定的规律性，所谓"各有其时，更始更终，无有休止"，因而《黄帝内经·素问》中指出"凡刺之法，必候日月星辰，四时八正之气，气定乃刺之"，"先知日之寒温，月之虚盛，以候气之浮沉而调之于身"，说明按时针灸是从日、月运行节律与人体气血运行盛衰来立说的，由此可见昔时在治疗时，重视日时寒暖和脉气盛衰，这就为子午流注针法提供了理论基础。

继《黄帝内经》之后，又有《难经》、《针灸甲乙经》、《子午流注针经》诸书，均对井、荥、输（原）、经、合流注有所论述。特别是《难经》六十四、六十五难明确指出五输分属五行，对其意义等都做了分析说明，并对十天干的运用做了概括性的阐述。晋·皇甫士安在他撰著的《针灸甲乙经》中又将心经五腧穴补上，始成66个五俞穴，这为子午流注针法的临床应用，提供了依据。

宋金时代，由于干支学说盛行，对医学有着一定的影响，因而研究子午流注的医家，更是盛极一时，著述颇多。如南唐·何若愚运用子午流注针法，按时开穴，以补生数泻成数的河图、生成数，以及"五门十变"之说为基石，撰写《子午流注针经》三卷；窦汉卿提倡八法流注，按时治疗，著有《标幽赋》、《通玄指要赋》，对气血流注，时穴开阖的重要性也都做了扼要的叙述。如他指出"一日取六十六穴之法，方见幽微，一时取一十二经之原，始知要妙。……推于十干十变，知孔穴之开阖；论其五行五脏，察日时之旺衰"，足可证明他重视日时了，也为子午流注纳干法开穴奠定了基础。

明代针灸著述更多，诸家对流注针法的研究亦为重视。其中李梴、徐凤、杨继洲、高武等，都对流注针法的运用和机制作了发挥性的阐述。如高武所论"十二经病井荣输经合补虚泻实"法，又为子午流注纳支法的取穴开创先例。特别是徐凤著《针灸大全》记载了子午流注逐日按时定穴歌十首，这给运用子午流注针法的开穴提供了一个简明的方法，后世应用流注针法均以此为依据。

由于子午流注针法的取穴，较难于一般取穴法，加之后人缺乏研究，更兼"针刺，艾灸，究非奉君之所宜"，因而从清代以后，针灸每况愈下，几乎无人应用流注针法，致使古法失传。

解放后，在党中央的正确领导下，在党的中医政策感召下，老一辈中医发奋图强，曾有四川吴棹仙、江苏承淡安等先后发表著述，力推古法，从而丰富了针灸医学内容，为人民保健事业做出了贡献。

三、子午流注针法的组成

子午流注针法，是由天干、地支、阴阳、五行、脏腑、经络以及肘膝以下的五输穴联合组成一种逐日按时开穴针法，所以要运用它，就必须掌握这些内容，这是推算本法的必要条件，现分述如下。

1. 干支环周计算法：干指天干，支指地支，它是古代用来纪述年、月、日、时的符号，所以它等于12345678910等60个数。天干是甲、乙、丙、丁、戊、己、庚、辛、壬、癸；地支是子、丑、寅、卯、辰、巳、午、未、申、酉、戌、亥。天干起于甲，地支起于子，两者配合起来就成了甲子、乙丑。丙寅、丁卯……。如表附-1：

表附－1 **干支配合六十环周表**

1甲子	2乙丑	3丙寅	4丁卯	5戊辰	6己巳	7庚午	8辛未	9壬申	10癸酉
11甲戌	12乙亥	13丙子	14丁丑	15戊寅	16己卯	17庚辰	18辛巳	19壬午	20癸未
21甲申	22乙酉	23丙戌	24丁亥	25戊子	26己丑	27庚寅	28辛卯	29壬辰	30癸巳
31甲午	32乙未	33丙申	34丁酉	35戊戌	36己亥	37庚子	38辛丑	39壬寅	40癸卯
41甲辰	42乙巳	43丙午	44丁未	45戊申	46己酉	47庚戌	48辛亥	49壬子	50癸丑
51甲寅	52乙卯	53丙辰	54丁巳	55戊午	55己未	57庚申	58辛酉	59壬戌	60癸亥

由于天干起于甲而终于癸，计有十数：地支起于子而终于亥，计有十二数，到轮回第一个干支——“甲子”，须要天干轮六次，地支轮五次，即天干 10×6=60，地支 12×5=60，这就是六十环周法，它是计算年、月、日、时干支的基础。

2. 干支分配阴阳法：天干、地支原是代表年、月、日、时的符号，日时有单双，干支亦分阴阳，它的分法是根据自然次序之数决定的，也就是数的 1、3、5、7、9、11 奇数为阳，2、4、6、8、10、12 偶数为阴，同时在配合上又是阴和阴相配，阳与阳相合。如表附－2：

表附－2 **阴阳干支区别表**

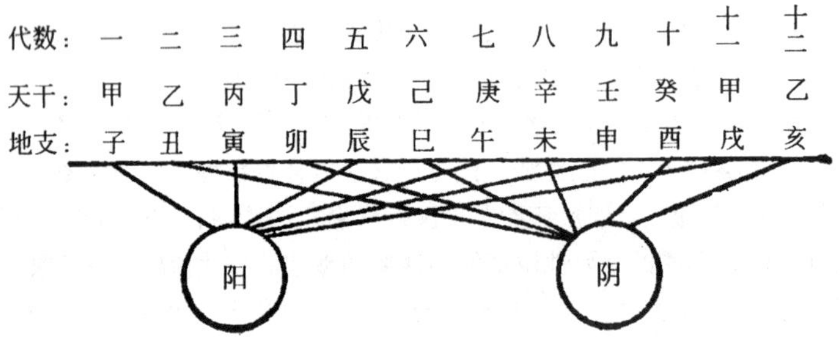

从上表可以看出，干、支的 1、3、5、7、9、11 奇数，代表着甲、丙、戊、庚、壬五阳干，子、寅、辰、午、申、戌六阳支，2、4、6、8、10、12 偶数，代表着乙、丁、己、辛、癸五阴干，丑、卯、巳、未、酉、亥六阴支。运用子午流注针法，就是在阳日阳时开阳经之穴，阴日阴时开阴经之穴，所以要牢记天干、地支的阴阳干支，以利推算。

3. 时间与时辰的分配：一天有二十四小时，古人用十二个地支时辰来代表，24∶12，得出一个地支时辰代表两个小时，它的分配是，夜间占四个时辰计八小时，黎明占两个时辰计四小时，白昼占五个时辰计十小时，黄昏占一个时辰计二小时，一般宜牢记子为夜半的 23～1 点，午为日中的 11～13 点，日出卯时为 5～7 点，日落酉时为 17～19 点，即可迅速推出。现表附－3：

表附－3 **时辰与时间关系**

时间	昼夜											
	夜		黎明		白昼					黄昏	夜	
时辰	子	丑	寅	卯	辰	巳	午	未	申	酉	戌	亥
时间	23～1	1～3	3～5	5～7	7～9	9～11	11～13	13～15	15～17	17～19	19～21	21～23

上述时间，是以当地时间为准，因为各个地区相距有差异。1884 年国际会议划分时区的办法，规定每隔经度 15°算一个时区，全球分 24 个时区，把通过英国伦敦格林威治天文台原址那条经线定为 0 度经线，作为 0 度中央经线，从西经 7.5 度至东经 7.5 度为中时区，向东划分十二个时区，向西划分十二时区。

地理经度和时间关系，因地球每 24 小时自转一周（360 度）则每小时自转 360÷24=15 度，每经度一度时刻差为 60÷15=4 分钟，作为地区时差计算基础。

我国北京时间是全国统一的标准时，使全国人民能正常地进行生产、工作、学习和生活，是非常必要的。但作为时空影响人体的自然变化，又应以北京时间为基础，按照时区加以运算。例如：北京约位于东经 116 度，哈尔滨是东经 126 度，则两地时差为（126－116）×4＝40 分钟．成都位于东经 104 度，（116～104）×4＝48 分钟。

4．年月干支推算法：子午流注针法的开穴，首先要将患者来诊年、月、日、时的干支找出，然后再逐日按时开穴，这就需要掌握年干支、月干支、日干支、时干支，特别是“日、时干支”更为主要。

推算年干支法，只要掌握六十环周法，按其次序顺推即得。如 2000 年为“庚辰”年，庚辰下一个干支是“辛巳”，则知 2001 年为“辛巳”年，余皆类推。

如果不知道当年的年干支，也不知道过去任何一年的干支，可采用：当年年数减 3，再从余数中除去干支 60 周转数，所得之数，就是所求的年干的代数。

这个计算法适用于公元 4 年以后的任何一年。推算一年中的月干支，以农历计，每年一月都是“子月”，五月都是“午月”，而一月都是寅月，再加上当年的年干来推算。一般宜牢记：甲巳上年丙作首，乙庚之年戊首头，丙寅之年庚寅上，丁壬壬寅顺行流，若言戊癸何方起，甲寅之上去寻求。按歌诀的第一句是说，逢甲年、巳年，它的一月、月干支都起于丙寅，丁卯即为二月的月干支，余皆类推。

5．日干支推算法：推算出年、月干支之后，就要推算出日干支，推算日干支是比较繁杂的。因农历的大小月和闰月不固定，所以，在月上推算日干支就不容易了。而阳历则不同，它除了每四年有一次闰二月外，每年的大小月都是固定不变的，所以利用阳历推算农历日干支，就方便得多。

此法是利用元旦干支的代数，用它作为基础，加上所求的日数，然后再按各月或加或减，再除去干支的周转数，所余之数即为所求的日干支代数，这是平年日干支的推算法。

若逢闰年，因二月多一天，所以在用上法推算时，从三月份起，应在所求出代数上再加一，即为闰年所求日干支的代数，至于各月或加减，宜牢记这样一首歌，并附表附－4。

表附－4　　各月干支加减表

年别 \ 干支加减数 \ 月数	1月		2月		3月		4月		5月		6月		7月		8月		9月		10月		11月		12月	
	干	支	干	支	干	支	干	支	干	支	干	支	干	支	干	支	干	支	干	支	干	支	干	支
平　年	减1	减1	加0	加6	减2	加10	减1	加5	减1	减1	加0	加6	加0	加0	加1	加7	加2	加2	加2	加8	加3	加3	加3	加9
闰年					余数加1																			

一五双减一，二六加零六，三减二加十，四减一加五，七零九加二，八加一七走，十上加二八，冬三腊三九，闰从三月起，余数均加一。例如，2000 年元旦是戊午，戊的代数为五，戊的代数为七，欲求 2000 年各月一号的日干支，即可按上述方法推算，所得的结果如表附－5：

表附－5　　2000年各月一日干支推算法表（闰年）

月　日	推算公式	所求的日干支
2月1日	干 5+1+0=6 支 7+1+6=14	己丑
3月1日	干 5+1－2+1=5 支 7+1+10+1=19	戊午
4月1日	干 5+1－1+1=6 支 7+1+5+1=14	己丑

续表

月　日	推算公式	所求的日干支
5月1日	干 5+1-1+1=6 支 7+1-1+1=8	己未
6月1日	干 5+1+0+1=7 支 7+1+6+1=15	庚寅
7月1日	干 5+1+0+1=7 支 7+1+0+1=91	庚申
8月1日	干 5+1+1+1=8 支 7+1+7+1=16	辛卯
9月1日	干 5+1+2+1=9 支 7+1+2+1=11	壬戌
10月1日	干 5+1+2+1=9 支 7+1+8+1=17	壬午
11月1日	干 5+1+3+1=10 支 7+1+3+1=12	癸亥
12月1日	干 5+1+3+1=10 支 7+91+9+1=18	癸巳

按：表中第一格的月日，乃指所求的月日，推算公式的第一数为该年元旦干支的代数，第二数为所求的日数，第三数为逐月加减数，第四数为所求的日干支的代数。

这是平年日干支的推算法，不论求哪月哪日，只要按上法推算都能迅速求出所需的日干支。

至于闰年的推算法，因二月为 29 天，故从三月份起，在应用上法时，在所求出的干支代数上再加一，即为所求日干支的代数。如 2000 年为闰年，它的元旦干支为"戊午"日，戊的代数为五，午的代数为七，欲求该年各月一日的干支，按上法推算，所得的结果，如表附-6：

按：表中第一格中的日月，乃指所求的日月，推算公式中的第一数为该年元旦干支的代数，第二数为所求的日数，第三数为逐月加减数，从三月份起第五数为闰年加一数，第六数为所求日干支的代数。

上述推算日干支法，只要掌握该年的基数（即元旦干支的代数），和逐月干支加减的口诀，就可以求出所须的日干支。这就需要首先掌握元旦干支，欲求以后各年的元旦干支，只要掌握平年元旦到下一年的元旦，干支数只差五天，而闰年则差六天，就是从本年元旦下一个干支顺数五个干支，即为平年下年元旦的干支，顺数六个干支，即为闰年下年元旦的干支。例如：2000 年元旦干支是戊午，因系闰年，应加六个干支，即为"甲子"，则知 2001 年元旦干支为"甲子"日。又如 2001 年元旦干支是甲子，因系平年，应加五个干支，即为己巳，则知 2002 年元旦干支是"己巳"日，余皆类推。这是因为阳历是以地球绕太阳运动作为根据的历法。地球绕太阳公转一周，需时三百六十五天五小时四十八分四十六秒，所以每年元旦到次年元旦，相差仅有五天，余下五小时四十八分四十六秒，积四年成一天，所以闰年二月份多一天，故闰年元旦到次年元旦，干支相差六天，这就是平年差五天，闰年差六天的缘故。

表附－6 　　　　　　　　**2001年各月一日干支推算法表（平年）**

月　　日	推算公式	所求的日干支
二月一日	干 1+1+0=2 支 1+1+6=8	乙未
三月一日	干 1+1−2=0 支 1+1+10=12	癸亥
四月一日	干 1+1−1=1 支 1+1+5=7	甲午
五月一日	干 1+1−1=1 支 1+1−1=1	甲子
六月一日	干 1+1+0=2 支 1+1+6=8	乙未
七月一日	干 1+1+0=2 支 1+1+0=2	乙丑
八月一日	干 1+1+1=3 支 1+1+7=9	丙申
九月一日	干 1+1+2=4 支 1+1+2=4	丁卯
十月一日	干 1+1+2=4 支 1+1+8=10	丁酉
十一月一日	干 1+1+3=5 支 1+1+3=5	戊辰
十二月一日	干 1+1+3=5 支 1+1+9=11	戊戌

至于求何年为闰年，最简单的方法，是用四去除公元数，凡除尽者为闰年，除不尽者为平年，即可掌握何年为闰年。但需注意，每百年停闰，每四百年又不停闰。如公元2100、2200、2300等年度停闰，计算时应注意，以免错误。一般宜牢记：

四除年数尽为闰，除不尽者不闰年，

百年整数停一闰，四百除尽仍为闰，

若逢年支申子辰，便是闰年二（月）多一。

为便于参考，现将今后六十年的元旦干支，列表附－7。

表附－7 　　　　　　　　**60年元旦干支表**

闰　年		平　年					
年　份	元旦干支	年　份	元旦干支	年份	元旦干支	年份	元旦干支
2001	戊午	2000	甲子	2002	已巳	2003	甲戌
2004	己卯	2005	乙酉	2006	庚寅	2007	乙未
2008	庚子	2009	丙午	2010	辛亥	2011	丙辰
2012	辛酉	2013	丁卯	2014	壬申	2015	丁丑

续表

闰　年		平　年					
年　份	元旦干支	年　份	元旦干支	年份	元旦干支	年份	元旦干支
2016	壬午	2017	戊子	2018	癸巳	2019	戊戌
2020	癸卯	2021	己酉	2022	甲寅	2023	己未
2024	甲子	2025	庚午	2026	乙亥	2027	庚辰
2028	乙酉	2029	辛卯	2030	丙申	2031	辛丑
2032	丙午	2033	壬子	2034	丁巳	2035	壬戌
2036	丁卯	2037	癸酉	2038	戊寅	2039	癸未
2040	戊子	2041	甲午	2042	己亥	2043	甲辰
2044	己酉	2045	乙卯	2046	庚申	2047	乙丑
2048	庚午	2049	丙子	2050	辛巳	2051	丙戌
2052	辛卯	2053	丁酉	2054	壬寅	2055	丁未
2056	壬子	2057	戊午	2058	癸亥	2059	戊辰

6. 时干支推算法：推出什么年、月、日干支之后，就要推算出什么时干支，才能完全掌握年、月、日、时的干支，同时子午流注、灵龟八法都从日干支、时干支上开穴，因此这些推算法，必须熟记，才能运用自如。

至于日上起时，因一天起于夜半的子时，故推算时，亦从子时起，然后顺排下去即知一天的时辰干支。它的推算，首先要牢记这样一首歌。

甲己还加甲，乙庚丙作初，
丙辛生戊子，丁壬庚子头，
戊癸起壬子，周而复始求。

所谓“甲己还加甲”，是指甲、己二日，一天夜半的子时起于“甲子”，以下就是乙丑、丙寅、丁卯……因为由甲到戊是五天，整六十个时辰，恰为一周，戊的下边就是己，也就是再周的开始，所以仍是“甲子”，余皆类推。

7. 天干与经络脏腑的配合：子午流注计法，在逐日按时、循经取穴的应用方面，主要以干支来作为经穴和日时的代名辞，所以要掌握天干与脏腑、经络的配合，这就是昔称的“十二经纳天干法”，至于它们的配属，可牢记这样一首歌：

甲胆乙肝两小肠，丁心戊胃己脾乡，
庚属大肠辛属肺，壬属膀胱癸肾脏，
三焦阳腑须归丙，包络从阴丁火旁，
阳干宜纳阳之腑，脏配阴干理自当。

8. 地支与脏腑经络的配合：子午流注针法的开穴，分有纳甲法，纳支法两种。纳支法又称为广义的流注法，它专以一天中的十二地支时辰为主，不问哪天何干，亦不问哪一个时辰是属于何干，而以十二时辰，代表十二经来取穴。由于十二经的气血，从中焦开始，上注于肺经，经过大肠……终于肝经，再返回肺经，周而复始的自然运行着。这个流行顺序以一天来说，是从寅时起，经过卯、辰、巳、午……止于丑时，再周而复始。气血按十二经的循行是永远不变的，而一天地支的循行也是固定的，所以才有肺寅大卯的配属。附歌诀：

肺寅大卯胃辰宫，脾巳心午小未中，
申膀酉肾心包戌，亥焦子胆丑肝通。

9. 子午流注针法所用的经穴——五输穴：五输穴，是指十二经分布在肘膝以下的井、荥、俞、（原）经、合穴而言，这些腧穴，出自《黄帝内经·灵枢》篇中，它是昔贤在临床实践中，发现这些腧穴不但是经气出入，气血交流，阴阳交会之处，也是治疗机体内外各种疾病的有效针灸部位，所以历代医家都特别重视，例如，孙思邈提出的《千金要穴》有八个是五输穴。《玉龙歌》载有一百二十个腧穴，五输穴占四十八个。《胜玉歌》载有六十六个腧穴，其中有二十三个是五输穴。廖润鸿认为："周身三百六十穴，统于六十六穴"。由此可见，五输穴早为历代医家所重视。子午流注针法开穴，就是运用五输穴，配合天干、地支，根据气血流注的盛衰来按时开穴治疗。现将十二经的五输穴与五行关系等列表附－8，以供参考。

表附－8　　五输穴与脏腑阴阳、五行的分配

阳经六输							阴经五输					
穴名 经别	井（金）	荥（水）	俞（木）	原	经（火）	合（土）	穴名 经别	井（木）	荥（火）	俞（土）	经（金）	合（水）
胆（木）	窍明	侠溪	临泣	丘墟	阳辅	阳陵泉	肝（木）	大敦	行间	太冲	中封	曲泉
小肠（火）	少泽	前谷	后溪	腕骨	阳谷	小海	心（火）	少冲	少府	神门	灵道	少海
胃（土）	厉兑	内庭	陷谷	冲阳	解溪	三里	脾（土）	隐白	大都	太白	商丘	阴陵泉
大肠（金）	商阳	二间	三间	合谷	阳溪	曲池	肺（金）	少商	鱼际	太渊	经渠	尺泽
膀胱（水）	至阴	通谷	束骨	京骨	昆仑	委中	肾（水）	涌泉	然谷	太溪	复溜	阴谷
三焦（相火）	关冲	液门	中渚	阳池	支沟	天井	心包（君火）	中冲	劳宫	大陵	间使	曲泽

【附】五输穴歌

少商鱼际与太渊，经渠尺泽肺相连。商阳二三间合谷，阳溪曲池大肠牵。厉兑内庭陷谷举，冲阳解溪三连。

隐白大都足太阴，太白商丘并阴陵。少冲少府属于心，神门灵道少海寻。少泽前谷后溪腕，阳谷小海小肠经。

至阴通谷束京骨，昆仑委中膀胱焉。涌泉然谷与大溪，复溜阴谷肾经传。中冲劳宫心包络，大陵间使曲泽联。

关冲液门中渚焦，阳池支沟天井言。窍阴侠溪临泣胆，丘墟阳辅阳陵泉。大敦行间太冲看，中封曲泉属于肝。

四、子午流注针法的临床运用

"子午流注针法"的运用，可分为两种，一为按天干开穴，一为按地支开穴，前者称为纳甲法，后者称为纳支法，兹将两种方法的运用，分述如下：

纳甲法

此法为临床常用的一种子午流注开穴法，运用此法，首先要将患者来诊的日、时干支推算出来（可按上述方法推算之），然后结合人体十二经脉的流行和井荥俞原经合的五行相生规律来顺次开穴。也就是说，此法是按时开穴，时上有穴，穴上有时，所以《针灸大成》中指出："按日起时，循经寻穴，时上有穴，穴上有时。"至于该法的具体运用，必须掌握以下几点规律。

1. 按时开穴：按时推算开穴，主要是根据日、时的干支，顺次推算取穴。它的规律是阳日阳时开阳经之穴，阴日阴时开阴经之穴，是本着阳进阴退的规律，不断地推演循环的。如表附－9：

表附－9　　　　子午流注按时开“井穴”表

日干	甲	乙	丙	丁	戊	己	庚	辛	壬	癸
时辰	甲→ 戌→	乙→ 酉…→	丙→ 申…→	丁→ 未…→	戊→ 午…→	己→ 巳…→	庚→ 辰…→	辛→ 卯…→	壬 寅	癸亥
经脉	胆	肝	小肠	心	胃	脾	大肠	肺	膀胱	肾
井穴	窍阴	大敦	少泽	少冲	厉兑	隐白	商阳	少商	至阴	涌泉

注：→阳进…→阴退

从上表可以看出，按时推算“阳进阴退”的原则。

天干属阳主进，故由甲进乙，由乙进丙，由丙进丁，……此为阳进；地支属阴主退，故由戌退酉，由酉退申，由申退未，……此为阴退。由此可见，按时推算皆本“阳进阴退”的规律，此为推算十二井穴按时开穴的方法，临床必须掌握。

至于癸日肾经开井穴涌泉，则不按“阴退”的原则，在癸丑时开穴，而在癸亥时开井穴涌泉，这是因为流注从甲日起开穴，前后经过九天，而每日值一经，每经值日十一个时辰，十日共一百二十个时辰，但十日仅值一百一十个时辰，相差十时，就是说，每天不是阳交于阴，就是阴交于阳，当每交一次，即差一个时辰，最后交到癸日，就空下十个时辰，因此癸日肾经井穴的开穴时间不能起于癸丑，应提前十个时辰在癸亥时开井穴涌泉，否则就不能与甲日戌时相交，影响流注一周与再周的循环。

2．循经开穴：子午流注的开穴，除本“阳进阴退”的原则之外，并根据时干配合脏腑阴阳，依照井荥俞原经合五行相生的顺序来开穴，就是说上法是每日开井穴的方法，而要推算一天中的时干开穴，就要本着阳日阳时开阳经之穴，阴日阴时开阴经之穴和五输五行相生的规律顺序开穴。如甲日胆经主气，到甲戌时开取胆经井穴窍阴之后，再按阳日阳时开阳经之穴及五输五行规律，则知甲戌时下一个阳时，当在乙日丙子时开取小肠经荥穴前谷，因为十天干的甲，在脏为木，属阳，其井穴为窍明，阳井属金，在脏为木，由于金能生水，故下一个阳时是丙子，当开小肠经荥水穴前谷，丙子下一个阳时就是戊寅时，戊为阳土属胃，当开胃经俞穴陷谷，戊寅下一个阳时就是庚辰，庚为阳金属大肠，当开大肠经经穴阳溪，庚辰下一个阳时，就是壬午，壬为阳水属膀胱，当开膀胱经合穴委中，壬午下一个阳时又转回到甲申，与第一个时辰甲戌同起于甲，此为“日干重见”，这是因为天干有十数，地支有十二数，因此十天配合每日十二时辰中，起于甲必重见于甲：起于乙，必重见于乙，其他丁、戊、己、庚、辛、壬、癸无不如此。凡遇到重见日，五输穴亦都开过，此时可按阳经，气纳三焦，以及他生我的原则，来开三焦经五输穴，如甲日五输开过之后，在重见甲申时，则应开三焦荥水穴液门，详见表附－10。

表附－10　　　　阴阳干支区别表

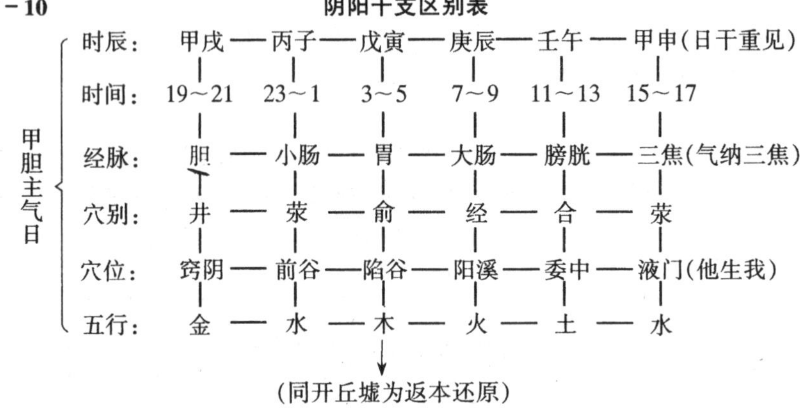

又如，乙日肝经主气，在乙酉时开取肝经井穴大敦，乙为阴，再按阴日阴时开阴经之穴，则知乙酉下一个阴时为丁亥，丁为阴火属心，当开心经荥穴少府。再下则为己丑，己为阴土属脾，当开脾经俞穴太白。

再下即为辛卯，辛为阴金属肺，当开肺经经穴经渠。再下即为癸巳，癸为阴水属肾，当开肾经合穴阴谷。再下则为乙未，与第一个时辰乙酉同起于乙，此为‘日干重见”，当五输开过之后，阴经则纳入心包络，再按我生他的原则，此时当开心包络荥火穴劳宫。详见表附-11：

表附-11　　阴阳干支区别表

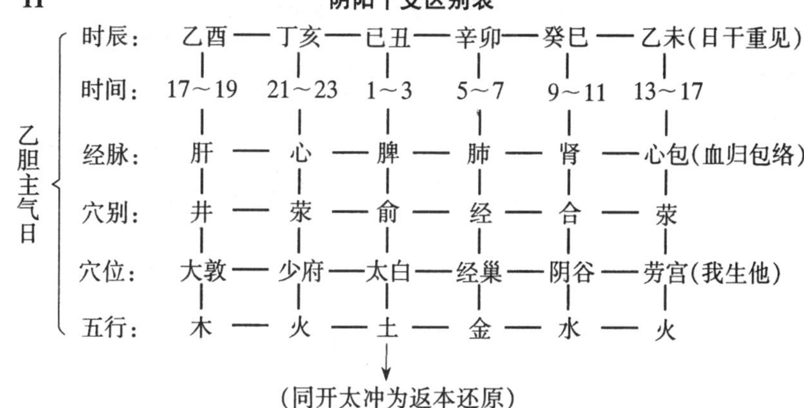

关于子午流注逐日按时开穴的规律，古人论述很多，但最简要的方法，就是掌握了日、时干支，然后查看。子午流注逐日按时定穴歌，即可迅速找出一天所开的经穴。附《子午流注逐日按时定穴歌》：

(1) 甲日戌时胆窍阴，丙子时中前谷荥，戊寅陷谷阳明俞，返本丘墟木在寅。庚辰经注阳溪穴，壬午膀胱委中寻，甲申时纳三焦水，荥合天干取液门。

(2) 乙日酉时肝大敦，丁亥时荥少府心。己丑太白大冲穴，辛卯经渠是肺经，癸巳肾宫阴谷合，乙未劳宫火穴荥。

(3) 丙日申时少泽当，戊戌内座治胀康，庚子时在三间俞，本原腕骨可祛黄，壬寅经火昆仑上，甲辰阳陵泉合长，丙午时受三焦火，中渚之中仔细详。

(4) 丁日未时心少冲，己酉大都脾土逢，辛亥太渊神门穴，癸丑复溜肾水通，乙卯肝经曲泉合，丁巳包络大陵中。

(5) 戊日午时历兑先，庚申荥人二间选，壬戌膀胱寻束骨，冲阳土穴必还原。甲子胆胆阳辅是，丙寅小海穴安然，戊辰气纳三焦脉，经穴支沟刺必痊。

(6) 己日巳时隐白始，辛未时中鱼际取，癸酉太溪太白原，乙亥中封内踝比，丁丑时合少海心，己卯间使包络止。

(7) 庚日辰时商阳居，壬午膀胱通谷之，甲申临泣为俞木，合谷金原返木归，丙戌小肠阳谷火，戊子时居三里宜，庚寅气纳三焦合，大井之中不用疑。

(8) 辛日卯时少商本，癸巳然谷何须忖，乙未太冲原太渊，丁酉心经灵道引，己亥脾合阴陵泉，辛丑曲泽包络准。

(9) 壬日寅时起至阴，甲辰胆脉侠溪荥，丙午小肠后溪俞，返本京骨本原寻，三焦寄有阳池穴，返本还原似的亲，戊申时注解溪胃，大肠庚戌曲池真，壬子气纳三焦寄，井穴关冲一片金，关冲属金壬属水，子母相生思义深。

(10) 癸日亥时井涌泉，乙丑行间穴必然，丁卯俞穴神门是，本寻肾水太溪原，包络大陵原并过，己巳商丘内踝边，辛未肺经合尺泽，癸酉中冲包络连，子午截时安定穴，留传后学莫忘言。

从子午流注逐日按时定穴歌可以看出，阳日阳时开阳经穴，阴日阴时开阴经穴，一日十二个时辰有六个时辰无穴可开，十日一百二十个时辰就有六十个时辰无穴可开，这给子午流注纳甲法的临床应用带来许多困难。到了明代，李梴根据十干化运，合日互用，又开了三十六个时辰的穴位（如甲日乙亥时无穴可开，根据合日互用可开己日乙亥时中封），但仍有二十四个时辰的是闭时闭穴。后世医家通过反复临床实践和推算，提出了一、四、二、五、三、零的反克取穴法。这个根据六甲周期，阳进阴退开井穴和阳日阳时开阳经，阴日阴时开阴经以及地支顺时推进等基础，进行推算，解决了癸日十时不开的不足，根据反克推算，就能将十日共一百二十个时辰纳甲法所要开的穴位全部开出，这为子午流注纳甲法的临床运用大大推进了一步。现将一、四、二、五、三、零反克取穴法列表附－12，以便运用。

表附－12　　　表　一、四、二、五、三、零反克取穴表

常规		一	四	二	五	三	0
五输纳穴		井	经	荥	合	输	纳、归
六甲	干　支	甲日，甲戌	巳日，甲子	戊日，甲寅	丁日，甲辰	丙日，甲午	乙日，甲申
	穴　名	窍　阴	阳　辅	侠　溪	阳陵泉	临　泣	液　门
六乙	干　支	乙日，乙酉	己日，乙亥	己日，乙丑	戊日，乙卯	丁日，乙巳	丙日，乙未
	穴　名	大　敦	中　封	行　间	曲　泉	太　冲	劳　宫
六丙	干　支	丙日，丙申	庚日，丙戌	庚日，丙子	己日，丙寅	戊日，丙辰	丁日，丙午
	穴　名	少　泽	阳　谷	前　谷	小　海	后　溪	中　渚
六丁	干　支	丁日，丁未	辛日，丁酉	庚日，丁亥	庚日，丁丑	己日，丁卯	戊日，丁巳
	穴　名	少　冲	灵　道	少　府	少　海	神　门	大　陵
六戊	干　支	戊日，戊午	壬日，戊申	辛日，戊戌	辛日，戊子	庚日，戊寅	己日，戊辰
	穴　名	厉　兑	解　溪	内　庭	足三里	陷　谷	支　沟
六己	干　支	己日，己巳	癸日，己未	壬日，巳酉	辛日，己亥	辛日，己丑	庚日，己卯
	穴　名	隐　白	商　丘	大　都	阳陵泉	太　白	间　使
六庚	干　支	庚日，庚辰	甲日，庚午	癸日，庚申	壬日，庚戌	壬日，庚子	辛日，庚寅
	穴　名	商　阳	阳　溪	二　间	曲　池	三　间	天　井
六辛	干　支	辛日，辛卯	乙日，辛巳	甲日，辛未	癸日，辛酉	壬日，辛亥	壬日，辛丑
	穴　名	少　商	经　渠	鱼　际	尺　泽	太　渊	曲　泽
六壬	干　支	壬日，壬寅	丙日，壬辰	乙日，壬午	甲日，壬申	癸日，壬戌	癸日，壬子
	穴　名	至　阴	昆　仑	通　谷	委　中	束　骨	关　冲
六癸	干　支	癸日，癸亥	戊日，癸丑	丁日，癸卯	丙日，癸巳	乙日，癸未	甲日，癸酉
	穴　名	涌　泉	复　溜	然　谷	阴　谷	太　溪	中　冲

附：几个问题的分析：

(1) 何谓“阳进阴退”？

“阳进阴退”是指天干为阳主进，地支为阴主退而言，它是推算次日的干支取井穴时辰的方法。如甲日甲戌时开取胆经井穴窍阴，要推算乙日开井穴的时间，根据阳进阴退的原则，则天干从甲进一数为乙，地支从戌退一数为酉，则知次日（乙日）开井穴大敦应在“乙酉”时。余皆类推。

(2) 明辨“经生经”“穴生穴”的原则。

每一天开取井穴之后，欲知以后各时辰应开之穴，即可按着“经生经”“穴生穴”的原则来推演。如甲日甲戌时开井穴后，根据经生经、穴生穴的原则，则知甲为阳木，下一个阳时为乙日的丙子，丙为阳火属小肠，这就充分体现了经生经的原则，而上时所开之穴属金，由于金能生水，故在丙子时当开小肠经荥水穴前谷，这又充分体现了穴生穴的规律，余皆类推。所以牢记经生经、穴生穴，就不难推算一天应开的经穴了。

(3) 何谓“返本还原”?

“返本还原”是指阳经开输穴的同时，必须同开原穴而言，其中本是指本日的值日经，原指值日经的原穴，因为“原”穴乃十二经出入的门户，故逢输必开原穴。

一般开原穴的时辰，是在开井穴以后的四个时辰，如以胆经为例，在甲戌时开井穴窍阴，到第二天乙日的戊寅时开取原穴丘墟，从戌到寅，正隔四个时辰八小时，所以宜牢记阳经原穴皆在开井后的四个时辰开穴，阴经无原，以输代之。

(4) 何谓“气纳三焦”,“血归包络”?

“气纳三焦”是指凡阳经开过五输穴之后，由于三焦为阳气之父，诸阳气皆归于三焦的原则，再按“他生我”的规律（它指三焦经五输穴，我指值日经），开取三焦经的输穴。如以胆经为例，当甲戌（开井金窍阴）、丙子（开荥水前谷）、戊寅（开输木陷谷）、庚辰（开经火阳溪）、壬午（开合土委中），到甲申时，五输已流过之后，则纳入三焦，根据“他生我”的原则，当开三焦经荥水穴液门，此即为气纳三焦，余皆类推。

至于“血归包络“是指凡阴经开过五输穴之后，由于包络为阴血之母，诸阴血皆归于包络的原则，再按“我生他”的规律（我指值日经，他指包络五输穴），开取心包经之输穴。如以肝经为例，当乙酉（开井木大敦）、丁亥（开荥火少府）、己丑（开输土太白）、辛卯（开经金经渠）、癸巳（开合水阴谷），到乙未时，五输已经流过之后，则纳入包络，根据“我生他”的原则，当开心包经荥火劳宫，此即为血归包络，余皆类推。

总上说明，凡开三焦经，心包经输穴，都在日干重见时开穴，也就是在主经开井穴之后的五个时辰开取三焦、心包经输穴，所以掌握这些规律，就不会将三焦、心包经输穴开错。

上述是心算法，为便于推算，还可利用转盘与指算法：

转盘推算法：子午流注计算盘，是由三个大小不同的盘构成的。

第一盘 1～0 是代表阳历日数。（1 包括 1、11、21、31 四天，2 包括 2、12、22 三天，余可类推（图附 - 1）。

第二盘 1～12 是代表阳历月数。其旁甲、乙、丙、丁……是代表日干。在第二盘的边缘附地支对时表（图附 - 1）。

第三盘第一、二两圈是子午流注穴位，第三圈是时辰，第四圈是日干（图附 - 1）。它的使用方法如下：

(1) 先将第一盘“1”对准第二盘本年元旦的日干，例如：1983 年元旦是“己”那么“1”就应对着“己”这一格。

(2) 推算时，先找日，后找月，从月旁找日干，从日干找某时应开某穴。例如推算 1960 年 1 月 7 日未时应开何穴，应先在第一盘找到 7 日这一格在同格第二盘上找一月，一月旁日干是甲，然后将第一盘（主穴）“门”缝转到甲日，接十二地支子、丑、寅、卯、辰、巳、午、未、申、酉、戌、亥的顺序，找到甲日辛未时尺泽穴（主），同时在对面己日“门”缝中出现辛未时鱼际穴（客穴）。若“主日”穴不开，可用“客日”开穴，若主客两日皆无开所穴，是为闭穴，可采用闭变开穴。

(3) 以上的推算指平年，若逢闰年推算时，1 月、2 月同上，3～12 月须将第一表移前一格，如 1980 年是闰年，元旦日是癸，推算 3～12 月的日干，应从癸移至下格甲，然后按上法推算。

(4) 推算下一年元旦干支，只要推算出本年 12 月 31 日的日干，就可以知道下一年元旦干支。例如 1983 年 12 月 31 日是“癸”,“癸”下为“甲”即是 1984 年元旦日干，依此类推。

指掌推算法。是根据上面所讲的规律，并把这些规律标在指掌上进行推算取穴。该法方便，可减少查表的麻烦，但也必须牢记推算日、时干支口诀以及《子午流注逐日按时定穴歌》，才能运用自如，它的具体推算：

（1）地支指掌标位：是将十二地支标记在指掌上，以利推算。一般将子时标定在环指第一节，丑定位于中指第一节，寅定位于食指第一节……详见图附－2。

（2）元旦干支指掌标位：根据前面推算元旦干支法，找出所求的元旦干支，将支定位在指上，再将干加在支的前面，则成元旦干支指位。

如求1983年元旦干支是“己丑”，即先将支（丑）定位，再将“己”加在（丑）支的前面，就成为“己丑”。

（3）日干支指掌标位：根据前面各月地支加减口诀，加上所求日人数，其合数除掉地支周转数，再从元旦地支标起，即可得出应求的日地支数，再将上述口诀所得日干加在日地支上面即得。

如已知1983年元旦日干支是“己丑”，求该年3月10日的干支，即可从指掌上找出“丑”位，配以天干的己，成为“己丑”，根据3月份地支应加十数，即所求日数10＋10＝20，再除去地支12周转数＝8。8数就是指掌应进数，就是从元旦支位向前数8位，则落在“酉”位上，酉就是所求10日的日支，再将6＋10－2＝14，除掉10进位得4为丁，将丁加在酉位上即成丁酉，丁酉就是所求3月10日的日干支。

又如，已知1988年元旦日干支是“己丑”求该年5月10日的干支，即可从指掌上找出“丑”位，配以天干的己，成为“己丑”，根据5月份地支应减一，即所求日数10－1＝9。9数就是指掌应进数，就是从元旦支位向前数9位，则落在“戌”位上，戌就是所求10日的日支。然后再将6＋10－1＝15，除掉10进位得5为戊，将戊加在戌位上，即成戊戌，戊戌就是所求5月10日的日干支。

（4）时干支指掌标位：由于一天起时，古代均从夜半子时算起，推算时首先牢记前面的“甲己还生甲，乙庚丙作初，丙辛生戊子，丁壬庚子头，戊癸起壬子，周而复始求”的口诀。就是逢甲、己日，它的夜半子时都起于“甲子”，顺次为乙丑、丙寅……。逢乙、庚日，它的夜半子时都起于“丙子”，顺次为丁丑、戊寅……它是根据一昼夜有十二个时辰，五日为一花甲环周，第六日出现重时，即甲与己，乙与庚……指掌推算即先标定“子”位，再根据口诀规律，把它加在子的前面，然后按天干顺推即得。

如逢甲日，求当日12点（午时）即从甲子标起，向前数到午为庚，则成庚午时。

如求丙日夜半亥时，根据口诀丙日子时起戊子，从戊向前顺推到亥为已，则成己亥时。

（5）指掌纳干开穴法：先在指掌上，将十干的甲配在十二地支的戌位上，然后按十干退位的方法就是由戌退酉，由酉退申……将乙配在酉上，丙配在申上……就成了甲日甲戌时开胆经井穴，乙酉时开肝经井穴……仅在壬寅时开膀胱井之后，相隔十时的癸亥时开肾经井穴，详见图附－3。

当得出开井穴之后，即可按着《子午流注逐日按时定穴歌》开出所需的经穴。

子午流注针法，在临床运用方面，虽有上述运用规律，但决不能离开症状，不分病情，死板固定的某时即取某穴治疗，而要在逐日按时开穴的基础上，根据病情症状，结合腧穴主治功能，灵活地运用，只有这样才能更好地发挥流注针法的效能，兹将有关问题，简述如下，以供参考。

①合日互用，增加开穴：合日互用又叫“夫妻互用”。《医学入门》中指出：“阳日阳时已过，阴日阴时已过，遇有急病奈何？曰：夫妻、母子互用，必适其病为贵耳。妻闭则针其夫，夫闭则针其妻，子闭针其母，母闭针其子，必穴与病相宜，乃可针也。”因为日随干支周转，五日为一周，十日为再周，一日有十二时，十日计有一百二十时，而流注针法仅用六十个腧穴，120比60，每一天仅有六个时辰有穴可开，余下的时辰则无穴可开，为扩大流注针法的应用，遇有急病，可按天干逢五相合的原则，即甲与己相合，乙与庚合，丙与辛合，丁与壬合，戊与癸合的化生规律，在甲日的阴时开取己日的经穴，反之，己日的阳时，亦可开取甲日的经穴。例如，甲日乙亥时，无穴可开，如遇病情适取中封，即可借取己日乙亥时的中封穴，反之己日乙丑时无穴可开，如遇病情适取行间，即可借取甲日乙丑时的行间穴，余皆类推，此即为合日互用，从而扩大了流注取穴的范围。详见表附－13～表附－17：

纳干法，通过合日互用，增加了开穴时辰。尚余12个时辰无穴可开，这叫闭穴，这些闭穴，还可根据五行化生的规律，掌握井经荥合输纳零的法则（即一、四、二、五、三、零规律）逢甲寅开侠溪，逢甲午开临泣，逢乙巳开太冲，逢丙辰开后溪，逢己未开商丘，逢庚午开阳溪，逢辛巳开经渠，逢辛酉开尺泽，逢壬辰开昆仑，逢壬申开委中，逢癸卯开然谷，逢癸未开太溪。

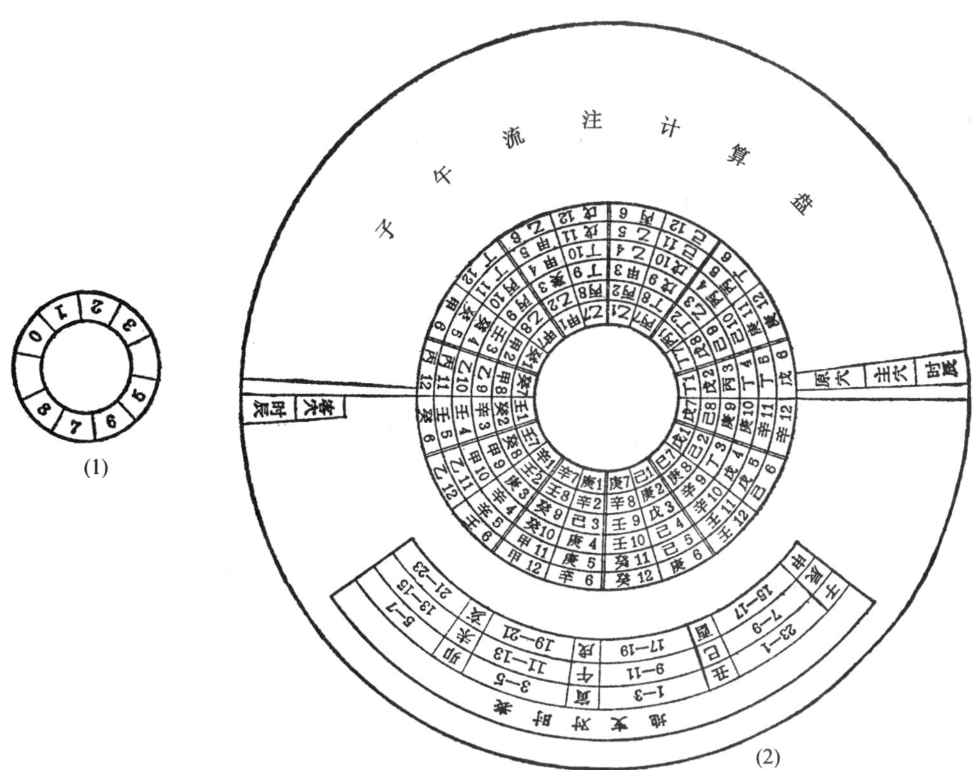

(1)

(2)

注：使用此转盘，应按顺时针方向推转，不要逆转，以免错误。

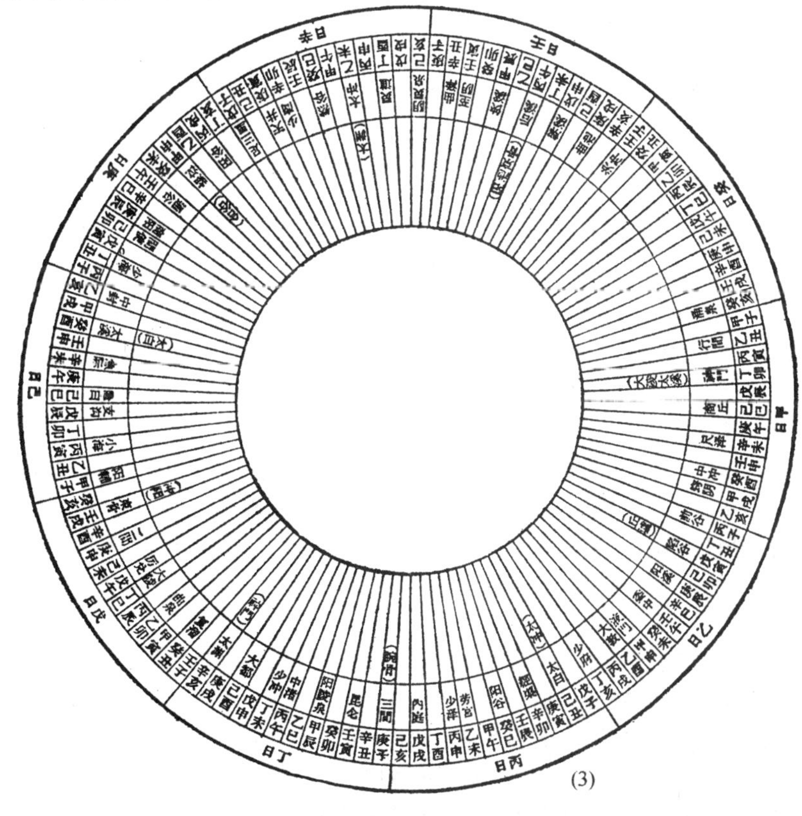

(3)

图附-1　子午流注计算盘

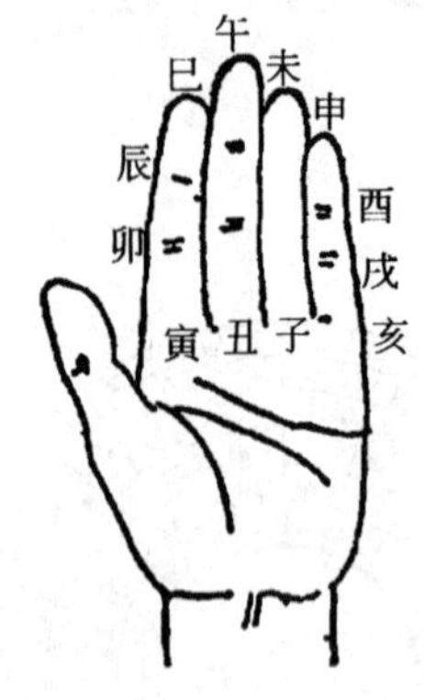

图附-2 指掌地支标位图

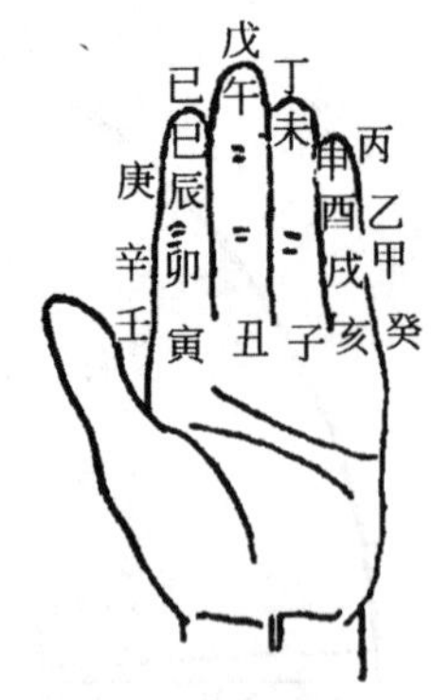

图附-3 指掌纳干开穴法

表附-13 **纳干法甲己两日互用开穴表**

时 \ 开穴 \ 日	甲 日	己 日	闭变开穴	时 \ 开穴 \ 日	甲 日	己 日	闭变开穴
甲子		阳辅		庚午			（阳溪）
乙丑	行间			辛未	尺泽	鱼际	
丙寅		小海		壬申			（委中）
丁卯	神门、太溪、大陵			癸酉	中冲	太溪、太白	
戊辰		支沟		甲戌	窍阴		
己巳	商丘	隐白		乙亥		中封	

②按时开穴，配穴治疗：按时开穴，配穴治疗，就是在气血流注，按时开穴的基础上，根据病情，酌情选配其他与病情相适应的腧穴进行治疗之。这样不但不影响流注针法的规律，反而增加治疗效果。它的选配原则，皆可先取流注开穴，后配局部、循经以及经验证明有效的腧穴针治之。例如：牙痛病人，适逢戊日庚申来诊，即可先开二间，再配颊车治疗之。又如耳部疾病，适逢丁日丙午时来诊，即可先开中渚，再配翳风，其效迅速。

③根据病情，定时治疗：病有虚实缓急，而俞穴又有其治疗范围。如遇慢性疾病，按时开穴的腧穴，又与病情不相适应，此时为提高疗效，在不影响病情的原则下，可采用“定时治疗”方法，选择流注经穴与病情相适的时间进行治疗之。例如：慢性胃病，即可约定在辛日戊子时针治，以提高疗效。所以李梴在《医学入门》中指出：“燕避戊己，蝠伏庚申，物性且然，况人身一小天地乎？故缓病必俟开阖，犹瘟疫必依运气；急病不拘开阖，犹杂病舍天时而从人之病也。”说明人与自然相应，除了急性病不能等待腧穴开阖的时刻外，一般慢性疾病，即可根据病情，候经穴正开的时刻进行治疗，效果良好。

④表里互用，原络配合：脏腑原有表里之分，在生理上表里两经的脉气可以互通，而在疾病过程中，又可以互传病邪和互相影响。根据此理，针灸配穴，亦可表里通用，互相配合。如脾与胃为表里，当脾失健运，则胃气不和，在治疗上即可取脾经的太白，亦可配胃经的三里。又如肺经有病，在开合水尺泽的同时，根据表里通用的原则，亦可配大肠经的荥穴二间，余皆类推。

表附－14　　纳干法乙庚两日互用开穴表

开 日 穴 时	乙　日	庚　日	闭变开穴	开 日 穴 时	乙　日	庚　日	闭变开穴
丙子	前谷			壬午	委中	通谷	
丁丑		少海		癸未			（太溪）
戊寅	陷谷、丘墟			甲申	液门	临泣、合谷	
己卯		间使		乙酉	大敦		
庚辰	阳溪	商阳		丙戌		阳谷	
辛巳			（经渠）	丁亥	少府		

表附－15　　纳干法丙辛两日互用开穴表

开 日 穴 时	丙日	辛日	闭变开穴	开 日 穴 时	丙日	辛日	闭变开穴
戊子		足三里		乙未	劳宫	太冲	
己丑	太白、太冲					太渊	
庚寅		天井		丙申	少泽		
辛卯	经渠	少商		丁酉		灵道	
壬辰			（昆仑）	戊戌	内庭		
癸巳	阴谷	然谷		己亥		阴陵泉	
甲午			（临泣）				

表附－16　　纳干法丁壬两日互用开穴表

开 日 穴 时	丁日	壬日	闭变开穴	开 日 穴 时	丁日	壬日	闭变开穴
庚子	三间、腕骨			丙午	中渚	后溪、京骨、阳池	
辛丑		曲泽		丁未	少冲		
壬寅	昆仑	至阴		戊申		解溪	
癸卯			（然谷）	己酉	大都		
甲辰	阳陵泉	侠溪		庚戌		曲池	
乙巳			（太冲）	辛亥	太渊、神门		

表附－17　　纳干法戊癸两日互用开穴表

开 日 穴 时	戊日	癸日	闭变开穴	开 日 穴 时	戊日	癸日	闭变开穴
壬子		关冲		戊午	厉兑		
癸丑	复溜			己未			（商丘）
甲寅			（侠溪）	庚申	二间		
乙卯	曲泉			辛酉			（尺泽）
丙辰			（后溪）	壬戌	束骨、冲阳		
丁巳	大 陵			癸亥		涌泉	

原络配合，是指在应开各经原穴的同时，再配以互为表里经的络穴而言。原穴是经气输注入经络的穴位，它的运用不受五行生克的限制，凡五脏六腑有疾皆可取用。如《黄帝内经·灵枢》中指出："凡此十二

原者，主治五脏六腑之有疾者也。”络穴是经脉别出之处，所谓“支而横出”，“别走邻经”，也是络脉与经气聚合的部位。在流注针法应用原络穴时，就是在开原穴的同时，配以相为表里经的络穴进行治疗。如乙日戊寅时取胆经原穴丘墟，即可配肝经络穴蠡沟；又如丁日庚子时取小肠经原穴腕骨，即可配心经络穴通里，这样按时开原，配以络穴，就会提高疗效。

⑤根据病情，适当刺激：流注针法，虽然根据气血盛衰的周期性去逐日按时开穴针治，气血盛衰的周期性去逐日按时开穴针治，以调和气血，补虚泻实，纠正阴阳的盛衰，使之平衡，为提高疗效给予适当的手法，适合病情的需要亦为重要。

由于流注针法，注重气血盛衰开阖，所以在手法上，除采用捻转、提插外，主要采用迎随补泻最为适宜。因这种补泻法，是建筑在十二经经脉气血流注基础之上的，故运用得当，可以调整气血的盛衰，提高针治疗效。

纳支法

纳支法是一种广义的取穴法，它比纳甲法推算简易。此法是以一天的十二时辰为主，不论每一个时辰配合什么天干，也不论时辰所属的阴阳，而仅按着一天中的时辰顺序，去配合十二经的气血流注，用井荥输经合的五行关系，通过补母泻子的方法达到治疗的目的。它的具体运用，可分如下两种；

1. 补母泻子取穴：它是根据脏腑配合时辰，结合各经症状的虚实，通过十二经的井荥输经合的五行关系，按着“虚则补其母，实则泻其子”的原则来取穴治疗的。如以肺经为例，肺实，即可在寅时取肺经合穴尺泽泻之。这是因为气血寅时注入肺经，此时肺气方盛，肺属金，金能生水，本经合穴尺泽属水，为本经子穴，所以当肺实在寅时泻其合水穴尺泽，此属迎而夺之，实则泻其子的法则，其他各经实证，皆依此类推。若属肺虚之疾，即可在卯时，开取肺经输土穴太渊补之。

因气血卯时始流过肺经，此时肺气方衰，肺属金，土能生金，本经输穴太渊属土，此属随而济之，虚补其母的法则。其他各经虚证，皆依此类推。

若遇补时间已过，或不虚不实的症状，亦可取与本经同一性质的经穴——本穴、原穴。如肺经疾患，可取经渠；大肠经疾患，可取合谷；胃经疾患，可取足三里等等。为便于参考，附表附－18：

表附－18　　补母泻子取穴法表

经别	五行	流注时间	病候举例	补法		泻法		本穴	原穴
				母穴	时间	子穴	时间		
肺	辛金	寅	咳喘、心烦、胸满	太渊	卯	尺泽	寅	经渠	太渊
大肠	庚金	卯	齿痛、咽喉及面口鼻疾	曲池	辰	二间	卯	商阳	合谷
胃	戊土	辰	腹胀、烦满、脚气	解溪	巳	厉兑	辰	三里	冲阳
脾	己土	巳	舌本强、腹胀满、体重、黄疸	大都	午	商丘	巳	太白	太白
心	丁火	午	咽干、舌痛、掌热	少冲	未	神门	午	少府	神门
小肠	丙火	未	项强、颔肿、肩痛	后溪	申	小海	未	阳谷	腕骨
膀胱	壬水	申	头项腰背腘腨疼、癫疾	至阴	酉	束骨	申	通谷	京骨
肾	癸水	酉	心悸、腰痛、少气	复溜	戌	涌泉	酉	阴谷	太溪
包络	丁火	戌	痉挛、心烦、胁痛、妄笑	中冲	亥	大陵	戌	劳宫	大陵
三焦	丙火	亥	耳聋、目痛、喉闭、癃闭	中渚	子	天井	亥	支沟	阳池
胆	甲木	子	头痛、胁痛、疟疾	侠溪	丑	阳辅	子	临泣	丘墟
肝	乙木	丑	胁痛、疝气、呕逆	曲泉	寅	行间	丑	大敦	太冲

2. 按时循经取穴：它是以一天分为十二时辰，一个时辰分配一经，即寅属肺，卯属大肠，辰属胃，巳属脾，午属心……。当某经发生疾患，即于某时采用某经的经穴治疗。如肺经有病则在寅时取肺经的经穴治疗，胃经有病则在辰时取胃经的经穴治疗，余皆类推。

灵龟与飞腾八法

灵龟八法又称“奇经纳甲法”。它是运用古代哲学的八卦九宫学说，结合人体奇经八脉气血的会合，取其与奇经八脉相通的八个经穴，按照日时干支的推演数字变化，采用相加、相除的方法，做出按时取穴的一种针刺法。此法包含着天人相应之说，阴阳消长之理，五行生克之变，气血流注之机，这种方法是在金·窦汉卿《针经指南》中所运用的八脉八穴基础上发展起来的。到宋、元干支盛行时才配以八卦九宫，到明·徐风著的《针灸大全》中才提出灵龟八法这一名词，所谓“按灵龟飞腾图有二，人莫适从，今取其效验者寻之耳”。后来杨继洲在《针灸大成》中指出：“八法神针妙，飞腾法最奇，砭针行内外，水火就中推，上下交经走，疾如应手驱，往来依进退，补泻逐迎随。用似船推舵，应如弩发机，气聚逢时散，身疼指下移，这般玄妙诀，料得少人知。”这种方法和子午流注针法有着相辅相成，并用不悖的意义。兹将灵龟八法的八脉、八穴和八卦干支等，分述如下。

一、灵龟八法的组成

1. 九宫八卦：八卦是古人取阴阳之像，结合自然界的天、地、水、火、风、雷、山、泽作成的。即：乾为天作☰形，坤为地作☷形，坎为水作☵形，离为火作☲形，巽为风作☴形，震为雷作☳形，艮为山作☶形，兑为泽作☱形。把八卦名称和图像结合四方，即成九宫。由于八卦各有方位，配合九宫，根据戴九履一，左三右七，二四为肩，八六为足，五十居中的九宫数字，每宫再配上一条奇经及其配属的穴位，就成为坎一联申脉，照海坤二五，震三属外关，巽四临泣数，乾六是公孙，兑七后溪府，艮八系内关，离九列缺主。此八穴的代表数字，在灵龟八法的推算中，占有极为重要的地位，所以运用本法必须牢记。

2. 八脉交会：八脉指任、督、冲、带、阴维、阳维、阴跷、阳跷。它具有统帅和调整十二经脉气血的作用。而十二经脉本身又有上下循行，交错相会的特性，所以在四肢部位的十二经上有八个经穴与八脉相通。即：小肠经后溪通于督脉，肺经列缺通于任脉，脾经公孙通于冲脉，胆经临泣通于带脉，肾经照海通于阴跷，膀胱经申脉通于阳跷，心包经内关通于阴维，三焦经外关通于阳维。另外这八个经穴彼此之间又有着密切的联系和贯通。如公孙与内关相通合于心、胸、胃；后溪与申脉相通合于目内眦、颈项、耳、肩膊、小肠、膀胱；临泣与外关相通合于目锐眦、耳后、颈项、肩；列缺与照海相通合于肺系、咽喉、胸膈等，这样就使八脉八穴分为四组，相互结合，有着一致的主治范围，并将其相互结合，称为“父母”，“夫妻”，“男女”，“主客”。为便于参考，列表附－19。

表附－19　　八法交会八脉表

八穴名称	互相关系	通于八脉	合于部位
公孙	父	冲脉	心、胸、胃
内关	母	阴维	
后溪	夫	督脉	目内眦、颈项、耳、肩膊、小肠、膀胱
申脉	妻	阳跷	
临泣	男	带脉	目锐眦、耳后、颊、颈、肩
外关	女	阳维	

续表

八穴名称	互相关系	通于八脉	合于部位
列缺	主	任脉	肺系、咽喉、胸膈
照海	客	阴跷	

3. 八法逐日干支代数：灵龟八法的组成，除八脉、八穴、八卦外，尚有日时干支数字作为八法取穴的依据，干支代数的来由，是根据五行生成数和干支顺序的阴阳定出的，它是演算灵龟八法穴位的基本数字，一般宜牢记下列歌诀，并附表附－20。

表附－20　　八法逐日干支数字表

代数	10	9	8	7
天干	甲已	乙庚	丁壬	戊癸　丙辛
地支	辰丑　戌未	申酉	寅卯	巳午　亥子

甲已辰戌丑未十，乙庚申酉九为期，丁壬寅卯八成数，戊癸巳午七相宜，丙辛亥子亦七数，逐日干支即得知。

4. 八法临时干支代数：每日时辰的干支，亦各有一个代数，这个代数与逐日干支代数有着同样的意义，是推演八法必须掌握的内容，一般宜牢记下列歌诀，以利推算表附－21。

甲已子午九宜用，乙庚丑未八无疑，丙辛寅申七作数，丁壬卯酉六须知，戊癸辰戌各有五，巳亥单加四共齐，阳日除九阴除六，不及零余穴下推。

表附－21　　八法临时干支数字表

代数	9	8	7	6	5	4
天干	甲已	乙庚	丙辛	丁壬	戊癸	
地支	子午	丑未	寅申	卯酉	辰戌	巳亥

二、灵龟八法的运用

运用灵龟八法，是将日、时的干支数字，共同加起来，得出四个数字的和数，然后按照阳日用九除，阴日用六除的公式，去除干支的和数，再将它的余数，求得八卦所分配的某穴的数字，就是当时应开的腧穴。它的公式是：（日干＋ 日支＋ 时干＋ 时支）÷ 9（阳）或6（阴）＝ 商……（余数）。

如欲求甲子日的子、丑等时，所开穴位，首先要从甲子日上起出时干来；甲子时按五虎建元（日上起时干）推算，则仍起于“甲子”，再按六十花甲子的顺序排列，第二个时辰就是“乙丑”。

八法逐日干支代数，甲为十，子为七；八法临时干支代数，甲为九，子亦为九。四数相加的总和为三十五，由于天干的甲属阳，故用九除，所剩的余数是八，八为内关穴所应，所以我们知道甲子日的甲子时为“内关”穴当开。

即日乙丑时的代数是十六，加上逐日甲子的代数十七，合为三十三数，由于天干的甲属阳，故仍用九除，所剩的余数是六，六为公孙穴的代数，所以甲子日乙丑时为“公孙”穴当开。

为便于掌握和运用灵龟八法开穴，兹绘灵龟八法逐日按时开穴环周盘，以便临床应用（图附－4）。

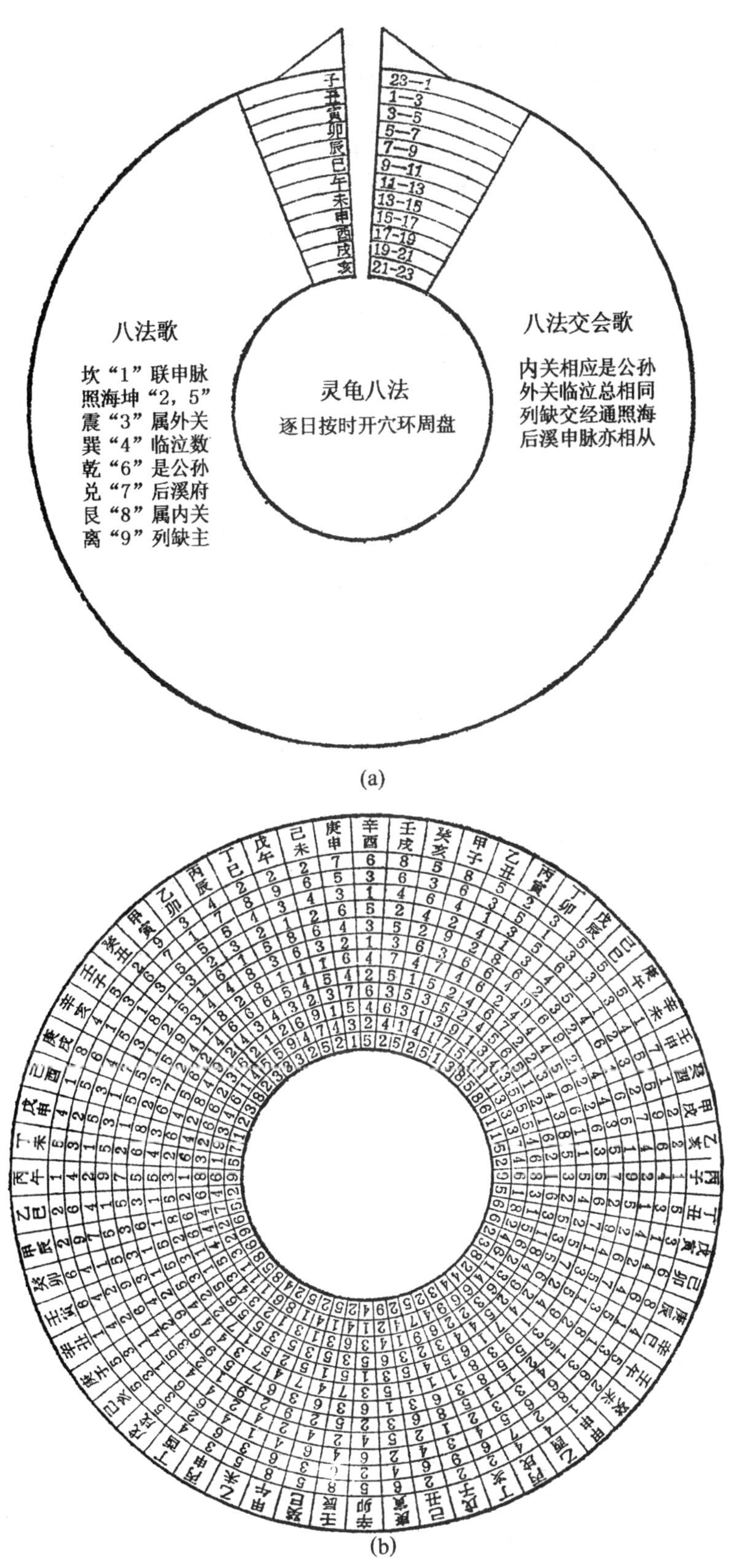

(a)

(b)

图附－4　灵龟八法逐日按时开穴环周盘

注：1. 图附－4（a）是八穴与八卦、九宫的关系，每穴各有代表性的数字，上边是十二时辰配合二十四小时。

2. 图附－4（b）中数字是代表八穴的穴名，即：1. 申脉，2. 照海，3. 外关，4. 临泣，5. 照海，6. 公孙，7. 后溪，8. 内关，9. 列缺。

3. 在制作时，图附－4（a）应较图附－4（b）小一圈，将图附－4（a）斜线剪掉，使成空缺，复于图附－4（b）上，露出第一圈的干支名称，加须查对开穴时间，将图附－4（b）当天干支名称，对准图附－4（a）空缺，再按时辰去对数字，即可知道所开的穴位。

如欲求乙丑日子时应开之穴，乙日的子时是起于“丙子”。天干乙的代数为九，地支丑的代数为十，时干丙的代数为七，地支子的代数为九，四数相加的合数为三十六数。由于乙日属阴，所以要被六除。其结果是除尽不余，遇到这种情况，阳日作九计算，应开的穴是列缺；阴日则作六计算，应开的穴是公孙。由于乙日为阴日，合数又被除尽。故应开之穴为公孙穴。

以上仅是开穴的公式计算方式，临床运用时，还有着父母、夫妻、男女、主客等的配用关系，就是公孙配内关，临泣配外关，后溪配申脉，列缺配照海，这样共同应用，就可以提高疗效。

附：飞腾八法

飞腾八法也是以八脉八穴为基础，按时开穴的一种取穴方法。它的应用和灵龟八法略有不同，本法不论日干支和时干支，均以天干为主，不用零余方法。其运用方法应牢记飞腾八法歌，并列表附－22说明。

表附－22　　八穴八卦天干配合表

壬甲	丙	戊	庚	辛	乙癸	己	丁
公孙	内关	临泣	外关	后溪	申脉	列缺	照海
乾	艮	坎	震	巽	坤	离	兑

飞腾八法歌

壬甲公孙即是乾，丙居艮上内关然，戊为临泣生坎水，庚属外关震相连，辛上后溪装巽卦，乙癸申脉到坤传，己土列缺南离上，丁居照海兑金全。

例如，本日天干是甲或是己，按“五虎建元”法推算，即是“甲己之日起丙寅”，“丙寅应取内关穴，因丙配艮封内关（其他如丙申、丙戌、丙子、丙辰、丙午皆同）。它如戊辰时取临泣，己巳时取列缺等，均同此例。

针灸经文节录

一、《黄帝内经·灵枢·九针十二原》

黄帝问于岐伯曰；余子万民，养百姓，而收其租税。余哀其不给，而属有疾病。余欲勿使被毒药，无用砭石，欲以微针通其经脉，调其血气，营其逆顺出入之会。令可传于后世，必明为之法。令终而不灭，久而不绝，易用难忘，为之经纪。异其章，别其表里，为之终始。令各有形，先立针经。愿闻其情。岐伯答曰：臣请推而次之，令有纲纪，始于一，终于九焉。请言其道。小针之要，易陈而难入，粗守形，上守神，神乎，神客在门，未睹其疾，恶知其原。刺之微，在速迟，粗守关，上守机，机之动，不离其空，空中之机，清静而微，其来不可逢，其往不可追。知机之道者，不可挂以发，不知机道，叩之不发，知其往来，要与之期，粗之暗乎，妙哉工独有之。往者为逆，来者为顺，明知逆顺，正行无问。逆而夺之；恶得无虚，追而济之，恶得无实，迎之随之，以意和之，针道毕矣。凡用针者，虚则实之，满则泄之，宛陈则除之，邪胜则虚之。大要曰：徐而疾则实，疾而徐则虚。言实与虚，若有若无，察后与先，若存若亡，为虚与实，若得若失。虚实之要，九针最妙，补泻之时，以针为之。泻曰：必持内之，放而出之，排阳得针，邪气得泄。按而引针，是谓内温，血不得散，气不得出也。补曰随之，随之意若妄之，若行若按，如蚊虻止，如留如还，去如弦绝，令左属右，其气故止，外门已闭，中气乃实，必无留血，急取诛之。持针之道，坚者为宝，正指直刺，无针左右，神在秋毫，属意病者，审视血脉者，刺之无殆。方刺之时，必在悬阳，及与两卫，神属勿去，知病存亡。血脉者，在腧横居，视之独澄，切之独坚。

九针之名，各不同形：一曰镵针，长一寸六分；二曰员针，长一寸六分；三曰鍉针，长三寸半；四曰锋针，长一寸六分；五曰铍针，长四寸，广二分半；六曰员利针，长一寸六分；七曰毫针，长三寸六分；八日长针，长七寸；九曰大针，长四寸。镵针者，头大末锐，去泻阳气。员针者，针如卵形，指摩分间，不得伤肌肉，以泻分气。针者，锋如黍粟之锐，主按脉勿陷，以致其气。锋针者，刃三隅，以发痼疾。铍针者，末如剑锋，以取大脓。员利针者，大如氂，且员且锐，中身微大，以取暴气。毫针者，尖如蚊虻喙，静以徐往：微以久留之而养，以取痛痹。长针者，锋利身薄，可以取远痹。大针者，尖如挺，其锋微员，以泻机关之水也。九针毕矣。夫气之在脉也，邪气在上，浊气在中，清气在下。故针陷脉则邪气出，针中脉则浊气出，针太深则邪气反沉，病益甚。故曰：皮肉筋脉各有所处，病各有所宜，各不同形，各以任其所宜。无实无虚，损不足而益有余，是谓甚病，病益甚。取五脉者死，取三脉者恇，夺阴者死，夺阳者狂，针害毕矣。刺之而气不至，无问其数；刺之而气至，乃去之。勿复针。针各有所宜，各不同形，各任其所为。刺之要，气至而有效，效之信，若风之吹云，明乎若见苍天，刺之道毕矣。黄帝曰：愿闻五脏六府所出之处。岐伯曰：五脏五腧，五五二十五腧；六府六腧，六六三十六腧。经脉十二，络脉十五，凡二十七气，以上下，所出为井，所溜为荥，所注为腧，所行为经，所入为合，二十七气所行，皆在五腧也。节之交，三百六十五会，知其要者，一言而终，不知其要，流散无穷。所言节者，神气之所游行出入也，非皮肉筋骨也。睹其色，察其目，知其微复，一其形，听其动静，知其邪正。右主推之，左持而御之，气至而去之。凡将用针，必先诊脉，视气之剧易，乃可以治也。五脏之气已绝于内，而用针者反实其外，是谓重竭，重竭必死，其死也静，治之者，辄反其气，取腋与膺；五脏之气已绝于外，而用针者反实其内，是谓逆厥，逆厥则必死，其死也躁，治之者，反取四末。刺之害中而不去，则精泄；害中而去，则致气。精泄则病益甚而恇，致气则生为痈疡。五脏有六府，六府有十二原，十二原出于四关，四关主治五脏。五脏有疾，当取之十二原，十二原者，五脏之所以禀三百六十五节气味也。五脏有疾也，应出十二原，而原各有所出，明知其原，睹其应，而知五脏之害矣。阳中之少阴，肺也，其原出于太渊二。阴中之太阳，心也，其原出于大陵，大陵二。明中之少阳，肝也，其原出于太冲，太冲二。阴中之至阴，脾也，其原出于太白，太白二。阴中之太阴，肾也，其原出于太溪，太溪二。膏之原，出于鸠尾，鸠尾一。肓之原，出于脖胦，脖胦一。凡此十二原者，主治五脏六府之有疾者也。胀取三阳，飧泄取三阴。今夫五脏之有疾也，臂犹刺也，犹污也，犹结也，犹闭也。刺虽久，犹可拔也；虽久，犹可雪也；结奋久，犹可解也，污虽久，犹可雪也。或言久疾之不可取者，非其说也。大善用针者，取其疾也，犹拔刺也，犹雪污也，犹解结也，犹决闭也。疾虽久，犹可毕也。言不可治者，未得其术也。刺诸热者，如以手探汤；刺寒清者，如人不欲行。阴有阳疾者，取之下陵三里，正往无殆，气下乃止，不下复始也。疾高而内者，取之阴之陵泉，疾高而外者，取之阳之陵泉也。

二、《黄帝内经·灵枢·小针解》

所谓易陈者，易言也．难入者，难著于人也。粗守形者，守刺法也。上守神者，守人之血气有余不足，可补泻也。神客者，正邪共会也。神者，正气也。客者，邪气也。在门者，邪循正气之所出入也。未睹其疾者，先知邪正何经之疾也。恶知其原者，先知何经之病所取之处也。刺之微在数迟者，徐疾之意也。粗守关者，守四肢而不知血气正邪之往来也。上守机者，知守气也。机之动不离其空中者。知气之虚实，用针之徐疾也。空中之机清净以微者，针以得气，密意守气勿失也。其来不可逢者，气盛不可补也。其往不可追者，气虚不可泻也。不可挂以发者，言气易失也。扣之不发者，言不知补泻之意也，血气已尽而气不下也。知其往来者，知气之逆顺盛虚也。要与之期者，知气之可取之时也。粗之暗者，冥冥不知气之微密也。妙哉！工独有之者，尽知针意也。往者为逆者，言气之虚而小，小者逆也。来者为顺者，言形气之平，平者顺也。明知逆顺正行无问者，言知所取之处也。迎而夺之者，泻也。追而济之者，补也。所谓虚则实之者，气口虚而当补之也。满则泄之者，气口盛而当泻之也。宛陈则除之者，去血脉也。邪胜则虚之者，言诸经有盛者，皆泻其邪也。徐而疾则实者，言徐内而疾出也。疾而徐则虚者，言疾内而徐出也。言实与虚若有若无者，言实者有气，虚者无气也。察后与先若亡若存者，言气之虚实，补泻之先后也，察其气之已下与常存也。为虚与实若得若失者，言补者必然若有得也，泻则怳然若有失也。夫气之在脉也，邪气在上者，言邪气之中人也高，故邪气在上也。浊气在中者，言水谷，皆入于胃，其精气上注于肺，浊溜于肠胃，言寒温不适，饮食不节，而病生于肠胃，故命曰浊气在中也。清气在下者，言清湿地气之中人也，必从足始，故曰清气在下也。针陷脉则邪气出者，取之上。针中脉则浊气出者，取之阳明合也，针太深则邪气反沉者，言浅浮之病，不欲深刺也，深则邪气从之入，故曰反沉也。皮肉筋脉各有所处者，言经络各有所主也。取五脉者死，言病在中，气不足，但用针尽大泻其诸阴之脉也。取三阳之脉者，唯言尽泻三阳之气，令病人恇然不复也。夺阴者死，言取尺之五里五往者也。夺阳者狂，正言也。睹其色，察其目，知其散复，一其形，听其动静者，言上工知相五色于目，有知调尺寸小大缓急滑涩，以言所病也。知其邪正者，知论虚邪与正邪之风也。右主推之，左持而御之者，言持针而出入也。气至而去之者，言补泻气调而去之也。调气在于终始一者，持心也。节之交三百六十五会者，络脉之渗灌诸节者也。所谓五脏之气已绝于内者，脉口气内绝不至，反取其外之病处与阳经之合，有留针以致阳气，阳气至则内重竭，重竭则死矣。其死也无气以动，故静。所谓五脏之气已绝于外者，脉口气外绝不至，反取其四末之输，有留针以致其阴气，阴气至则阳气反入，入则逆，逆则死矣。其死也阴气有余，故躁。所以察其目者，五脏使五色循明，循明则声章，声章者，则言声与平生异也。

三、《黄帝内经·灵枢·本输》

黄帝问于岐伯曰：凡刺之道，必通十二经络之所终始，络脉之所别处，五输之所留，六府之所与合，四时之所出入，五脏之所溜处，阔数之度，浅深之状，高下所至，愿闻其解。岐伯曰：请言其次也。肺出于少商，少商者，手大指端内侧也，为井木；溜于鱼际，鱼际者，手鱼也，为荥；注于太渊，太渊，鱼后一寸陷者中也，为腧；行于经渠，经渠，寸口中也，动而不居，为经；入于尺泽，尺泽，肘中之动脉也，为合，手太阴经也。心出于中冲，中冲，手中指之端也，为井木；溜于劳宫，劳宫，掌中中指本节之内间也，为荥；注于大陵，大陵，掌后两骨之间方下者也，为腧。行于间使，间使之道，两筋之间，三寸之中也，有过则至，无过则止，为经；入于曲泽，曲泽，肘内廉下陷者之中也，屈而得之，为合，手少阴也。肝出于大敦，大敦者，足大指之端及三毛之中也，为井木；溜于行间，行间，足大指间也，为荥；注于太冲，太冲，行间上二寸陷者之中也，为腧；行于中封，中封，内踝之前一寸半，陷者之中，使逆则宛，使和则通，摇足而得之，为经；入于曲泉，曲泉，辅骨之下，大筋之上也，屈膝而得之，为合，足厥阴也。脾出于隐白，隐白者，足大指之端内侧也，为井木；溜于大都，大都，本节之后，下陷者之中也，为荥；注于太白，太白，腕骨之下也，为腧；行于商丘，商丘，内踝之下，陷者之中也，为经；入于阴之陵泉，阴之陵泉，辅骨之下，陷者之中也，伸而得之，为合，足太阴也。肾出于涌泉，涌泉者，足心也，为井木；溜于然谷，然谷，然骨之下者也，为荥，注于太溪，太溪，内踝之后，跟骨之上，陷中者也，为腧；行于复留，复留，上内踝二寸，动而不休，为经；入于阴谷，阴谷，辅骨之后，大筋之下，小筋之上也，按之应手，屈膝而得之，为合，足少阴经也。膀胱出于至阴，至阴者，足小指之端也，为井金；溜于通谷，通谷，本节之前外侧也，为荥；注于束骨，束骨，本节之后，陷者中也，为腧；过于京骨，京骨，足外侧大骨之下，为原；行于昆仑，昆仑，在外踝之后，跟骨之上，为经；入于委中，委中，腘中央，为合，委而取之，足太阳也。胆出于窍阴，窍阴者，足小指次指之端也，为井金；溜于侠溪，侠溪，足小指次指之间也，为荥；注于临泣，临泣，上行一寸半陷者中也，为腧；过于丘墟，丘墟，外踝之前下，陷者中也，为原；行于阳辅，阳辅，外踝之上，辅骨之前，及绝骨之端也，为经；入于阳之陵泉，阳之陵泉，在膝外陷者中也，为合，伸而得之，足少阳也。胃出于厉兑，厉兑者，足大指内次指之端也，为井金；溜于内庭，内庭，次指外间也；注于陷谷，陷谷者，上中指内间上行二寸陷者中也，为腧；过于冲阳，冲阳，足跗上五寸陷者中也，为原，摇足而得之，行于解溪，解溪，上冲阳一寸半陷者中也，为经；入于下陵，下陵，膝下三寸，胻骨外三里也，为合；复下三里三寸为巨虚上廉，复下上廉三寸为巨虚下廉也，大肠属上，小肠属下，足阳明胃脉也，大肠小肠，皆属于胃，是足阳明也。三焦者，上合手少阳，出于关冲，关冲者，手小指次指之端也，为井金；溜于液门，液门，小指次指之间也，为荥；注于中渚，中渚，本节之后陷者中也，为腧；过于阳池，阳池，在腕上陷者之中也，为原；行于支沟，支沟，上腕三寸，两骨之间陷者中也，为经；入于天井，天井，在肘外大骨之上陷者中也，为合，屈肘乃得之；三焦下腧，在于足大指之前，少阳之后，出于腘中外廉，名曰委阳，是太阳络也。手少阳经也。三焦者，足少阳太阴（一本作阳）之所将，太阳之别也，上踝五寸，别入贯腨肠，出于委阳，并太阳之正，入络膀胱，约下焦，实则闭癃，虚则遗溺，遗溺则补之，闭癃则泻之。手太阳小肠者，上合手太阳，出于少泽，少泽，小指之端也，为井金；溜于前谷，前谷，在手外廉本节前陷者中也，为荥。注于后溪，后溪者，在手外侧本节之后也，为腧；过于腕骨，腕骨，在手外侧腕骨之前，为原；行于阳谷，阳谷，在锐骨之下陷者中也，为经；入于小海，小海，在肘内大骨之外，去端半寸陷者中也，伸臂而得之，为合，手太阳经也。大肠上合手阳明，出于商阳，商阳，大指次指之端也，为井金；溜于本节之前二间，为荥；注于本节之后三间为腧；过于合谷合谷，在大指歧骨之间，为原；行于阳溪，阳溪在两筋间陷者中也，为经；入于曲池，在肘外辅骨陷者中，屈臂而得之，为合，手阳明也，是谓五脏六腑之腧，五五二十五腧，六六三十六腧也。六府皆出足之三阳，上合于手者也。

缺盆之中，任脉也，名曰天突，一。次任脉侧之动脉足阳明也，名曰人迎，二。次脉手阳明也，名曰扶突，三。次脉手太阳也，名曰天窗，四。次脉足少阳也，名曰天容，五。次脉手少阳也，名曰天牖，六。次脉足太阳也，名曰天柱，七。次脉颈中央之脉，督脉也，名曰风府。腋内动脉，手太阴也，名曰天府。腋下三寸手心主也，名曰天池。刺上关者，呿不能欠，刺下关者，欠不能呿。刺犊鼻者，屈不能伸；刺两关者，伸不能屈。足阳明侠喉之动脉也，其腧在膺中，手阳明次在其腧外，不至曲颊一寸。手太阳当曲颊。足少阳在耳下曲颊之后。手少阳出耳后，上加完骨之上。足太阳侠项大筋之中发际。阴尺动脉在五里，五腧之禁也，肺合大肠，大肠者，传道之府。心合小肠，小肠者，受盛之府。肝合胆，胆者，中精之府。脾合胃，胃者五谷之腑。肾合膀胱，膀胱者津液之腑也。少阳属肾肾上连肺，故将两脏。三焦者，中渎之府也，水道出焉，属膀胱，是孤之府也。是六府之所与合者，春取络脉诸荥大经分肉之间，甚者深取之，间者浅取之。夏取诸腧孙络肌肉皮肤之上。秋取诸合，余如春法。冬取诸井诸腧之分，欲深而留之。此四时之序，气之所处，病之所舍，藏之所宜。转筋者，立而取之，可令遂已。痿厥者，张而刺之，可令立快也。

四、《黄帝内经·灵枢·官针》

凡刺之要，官针最妙。九针之宜，各有所为，长短大小，各有所施也，不得其用，病弗能移。疾浅针深，内伤良肉，皮肤为痈；病深针浅，病气不泻，支为大脓。病小针大，气泻太甚，疾必为害；病大针小，气不泄泻，亦复为败。失针之宜，大者泻，小者不移，已言其过，请言其所施。

病在皮肤无常处者，取以镵针于病所，肤白勿取。病在分肉间，取以员针于病所。病在经络痼痹者，取以锋针。病在脉，气少当补之者，取以鍉针于井荥分输。病为大脓者，取以铍针。病痹气暴发者，取以员利针。病痹气痛而不去者，取以毫针。病在中者，取以长针。病水肿不能通关节者，取以大针。病在五脏固居者，取以锋针，泻于井荥分输，取以四时。

凡刺有九，以应九变。一曰输刺，输刺者，刺诸经荥输脏腧也。二曰远道刺，远道刺者，病在上，取之下，刺府腧也。三曰经刺，经刺者，刺大经之结络经分也。四曰络刺，络刺者，刺小络之血脉也。五曰分刺，分刺者，刺分肉之间也。六曰大泻刺，大泻刺者，刺大脓以铍针也。七曰毛刺，毛刺者，刺浮痹皮肤也。八曰巨刺，巨刺者，左取右，右取左。九曰焠刺，焠刺者，刺燔针则取痹也。

凡刺有十二节，以应十二经。一曰偶刺，偶刺者，以手直心若背，直痛所，一刺前，一刺后，以治心痹。刺此者，傍针之也。二曰报刺，报刺者，刺痛无常处也。上下行者，直内无拔针，以左手随病所按之，乃出针复刺之也。三曰恢刺，恢刺者，直刺傍之，举之前后，恢筋急，以治筋痹也。四曰齐刺，齐刺者，直入一，傍入二，以治寒气小深者。或曰三刺，三刺者，治痹气小深者也。五曰扬刺，扬刺者，正内一，傍内四，而浮之，以治寒气之搏大者也，六曰：直针刺，直针刺者，引皮乃刺之，以治寒气之浅者也。七曰输刺，输刺者，直入直出，稀发针而深之，以治气盛而热者也。八曰短刺，短刺者，刺骨痹，稍摇而深之，致针骨所，以上下摩骨也。九曰浮刺，浮刺者，傍入而浮之，以治肌急而寒者也。十曰阴刺，阴刺者，左右率刺之，以治寒厥。中寒厥，足踝后少阴也。十一曰傍针刺，傍针刺者，直刺傍刺各一，以治留痹久居者也。十二曰赞刺，赞刺者，直入直出，数发针而浅之出血，是谓治痈肿也。

脉之所居深不见者，刺之微内针而久留之，以致其空脉气也。脉浅者勿刺，按绝其脉乃刺之，无令精出，独出其邪气耳。所谓三刺则谷气出者，先浅刺绝皮，以出阳邪；再刺则阴邪出者，少益深，绝皮致肌肉，未入分肉间也；已入分肉之间，则谷气出。故刺法曰：始刺浅之，以逐邪气而来血气；后刺深之，以致阴气之邪；最后刺极深之，以下谷气，此之谓也。故用针者，不知年之所加，气之盛衰，虚实之所起，不可以为工也。

凡刺有五，以应五脏。一曰半刺，半刺者，浅内而疾发针，无针伤肉，如拔毛状，以取皮气，此肺之应也。二曰豹文刺，豹文刺者，左右前后针之，中脉为故，以取经络之血者，此心之应也。三曰关刺，关刺者，直刺左右，尽筋上，以取筋痹，慎无出血，此肝之应也。或曰渊刺，一曰岂刺。四曰合谷刺，合谷刺者，左右鸡足，针于分肉之间，以取肌痹，此脾之应也。五曰输刺，输刺者，直入直出，深内之至骨，以取骨痹，此肾之应也。

五、《黄帝内经·素问缪刺·论篇》

黄帝问曰：愿闻禁数。岐伯对曰：脏有要害，不可不察。肝生于左，肺脏于右，心部于表，肾治于里，脾为之使，胃为之市。鬲肓之上，中有父母；七节之傍，中有小心。从之有福，逆之有咎。刺中心，一日死，其动为噫。刺中肝，五日死，其动为语。刺中肾，六日死，其动为嚏。刺中肝，五日死，其动为语。刺中肾，六日死，其动为嚏。刺中肺，三日死，其动为咳。刺中脾，十日死，其动为吞。刺中胆，一日半死，其动为呕。刺跗上中大脉，血出不止，死。刺面中溜脉，不幸为盲。刺头中脑户，入脑立死。刺舌下中脉太过，血出不止为喑。刺足下布络中脉，血不出为肿。刺郄中大脉，令人仆脱色。刺气街中脉，血不出，为肿鼠仆。刺脊间中髓，为伛。刺乳上，中乳房，为肿根蚀。刺缺盆，中内陷，气泄，令人喘咳逆。刺手鱼腹内陷，为肿。

无刺大醉，令人气乱。无刺大怒，令人气逆。无刺大劳人，无刺新饱人，无刺大饥人，无刺大渴人，无刺大惊人。

刺阴股中大脉，血出不止，死。刺客主人内陷中脉，为内漏为聋。刺膝髌出液，为跛。刺臂太阴脉，出血多立死。刺足少阴脉，重虚出血，为舌难以言。刺膺中陷，令人咳。刺少腹中膀胱溺出，令人少腹满。刺腨肠内陷，为肿。刺匡上陷骨中脉，为漏为盲。刺关节中液出，不得屈伸。

六、《黄帝内经·素问·缪刺论篇》

黄帝问曰：余闻缪刺，未得其意，何谓缪刺？岐伯对曰：夫邪之客于形也，必先舍于皮毛，留而不去，入舍于孙脉，留而不去，入舍于络脉，留而不去，入舍于经脉，内连五脏，散于肠胃，阴阳俱感，五脏乃伤，此邪之从皮毛而入，极于五脏之次也，如此则治其经焉。今邪客于皮毛，入舍于孙络，留而不去，闭塞不通，不得入于经，流溢于大络，而生奇病也。夫邪客大络者，左注右，右注左，上下左右与经相干，而布于四末，其气无常处，不入于经俞，命曰缪刺。帝曰：愿闻缪刺以左取右以右取左奈何？其与巨刺何以别之？岐伯曰：邪客于经，左盛则右病，右盛则左病，亦有移易者，左痛未已而右脉先病，如此者，必巨刺之，必中其经，非络脉也。故络病者，其痛与经脉缪处，故命曰缪刺。

帝曰：愿闻缪刺奈何？取之何如？岐伯曰：邪客于足少阴之络，令人卒心痛暴胀，胸胁支满，无积者，刺然骨之前出血，如食顷而已；不已，左取右，右取左。病新发者，取五日已。邪客于足少阳之络。令人喉痹舌卷，口干心烦，臂外廉痛，手不及头，刺手中指次指爪甲上，去端如韭叶，各一痏，壮者立已，老者有顷已，左取右，右取左，此新病，数日已。邪客于足厥阴之络，令人卒疝暴痛，刺足大指爪甲上，与肉交者各一痏，男子立已，女子有顷已，左取右，右取左。邪客于足太阳之络。令人头项肩痛，刺足小指爪甲上，与肉交者各一痏立已；不已，刺外踝下三痏，左取右，右取左，如食顷已。邪客于手阳明之络，令人气满胸中，喘息而支胠，胸中热，刺手大指次爪甲上，去端如韭叶，各一痏，右取左，右取左，如食顷已。邪客于臂掌之间，不可得屈，刺其踝后，先以指按之痛，乃刺之，以月死生为数，月生一日一痏、二日二痏、十五日十五痏、十六日十四痏。邪客于足阳跷之脉，令人目痛从内眦始，刺外踝之下半寸所，各二痏，左刺右，右刺左，如行十里顷而已。人有所堕坠，恶血留内腹中满胀，不得前后，先饮利药，此上伤厥阴之脉，下伤少阴之络，刺足内踝之下，然骨之前，血脉出血，刺足跗上动脉，不已，刺三毛上各一痏，见血立已，左刺右，右刺左。善悲惊不乐，刺如右方。邪客于手阳明之络，令人耳聋，时不闻音，刺手大指次指爪甲上，去端如韭叶各一痏，立闻；不已，刺中指爪甲上与肉交者，立闻。其不时闻者不可刺也。耳中生风者，亦刺之如此数，左刺右，右刺左。凡痹往来，行无常处者，在分肉间痛而刺之，以月死生为数。用针者，随气盛衰，以为痏数，针过其日数则脱气，不及日数则气不泻，左刺右，右刺左，病已止；不已，复刺之如法，月生一日一痏，二日二痏，渐多之，十五日、十五痏，十六日、十四痏，渐少之。邪客于足阳明之经，令人鼽衄，上齿寒，刺足中指次指爪甲上，与肉交者各一痏，左刺右，右刺左。邪客于足少阳之络，令人胁痛不得息，咳而汗出，刺足小指次指爪甲上，与肉交者各一痏，不得息立已，汗出立止，咳者温衣饮食，一日已，左刺右，右刺左，病立已；不已，复刺如法。邪客于足少阴之络，令人嗌痛，不可内食，无故善怒，气上走贲上，缪刺足下中央之脉，各三痏，凡六刺，立已，左刺右，右刺左。嗌中肿不能内唾，时不能出唾者，刺然骨之前，出血立已，左刺右，右刺左。邪客于足太阴之络，令人腰痛，引少腹控眇，不可以仰息，刺腰尻之解，两胂之上，是腰俞，以月死生为痏数，发针立已，左刺右，右刺左。邪客于足太阳之络，令人拘挛背急，引胁而痛，刺之从项始数脊椎侠脊，疾按之应手如痛，刺之傍三痏，立已。邪客于足少阳之络，令人留于枢中痛枢，髀不可举，刺枢中，以毫针寒则久留针，以月死生为数，立已。治诸经刺之，所过者不病，则缪刺之。耳聋，刺手阳明，不已，刺其脉通出耳前者。齿龋，刺手阳明。不已，刺其脉入齿中，立已。邪客于五脏之间，其病也，脉引而痛，时来时止，视其病，缪刺于之手足爪甲上，视其脉，出其血，间日一刺，一刺不已，五刺已。缪传引上齿，齿唇寒痛，视其手背脉血者去之，足阳明中指爪甲上一痏，手大指次指爪甲上各一痏，立已，左取右，右取左。邪客于手足少阴太阴足阳明之络，此五络皆会于耳中，上络左角，五络俱竭，令人身脉皆动，而形无知也，其状若尸，或曰尸厥。刺其足大指内侧爪甲上，去端如韭叶，后刺足心，后刺足中指爪甲一各一痏，后刺手大指内侧，去端如韭叶，后刺手心主，少阴锐骨之端各一　。立已，不已，以竹管吹其两耳，鬄其左角之发方一寸燔治，饮以美酒一杯，不能饮者灌之，立已。凡刺之数，先视其经脉，切而从之，审其虚实而调之，不调者经刺之，有痛而经不病者缪刺之，因视其皮部有血络者尽取之，此缪刺之数也。

七、《难经》节选

六十二难曰：脏井荥有五，府独有六者，何谓也？然：府者阳也，三焦行于诸阳，故置一俞名曰原。府有六者，亦与三焦共一气也。

六十三难曰：《十变》言，五脏六府荥合，皆以井为始者，何也？然：井者东方春也。万物之始生，诸蚑行喘息者，蜎飞蠕动，当生之物，莫不以春而生。故岁数始于春，日数始于甲，故以井为始也。

六十四难曰：《十变》又言，阴井木，阳井金；阴荥火，阳荥水；阴俞土，阳俞木；阴经金，阳经火；阴合木，阳合土。阴阳皆不同，其意何也？然：是刚柔之事也。阴井乙木，阳井庚金。阳井庚，庚者乙之刚也；阴井乙，乙者庚之柔也。乙为木，故言阴井木也；庚为金，故言阳井金也。余皆放此。

六十五难曰：经言所出为井，所入为合，其法奈何？然：所出为井，井者，东方春也，万物之始生，故言所出为井也。所入为合，合者，北方冬也，阳气入脏，故言所入为合也。

六十六难曰：经言肺之原出于太渊，心之原出于大陵，肝之原出于太冲，脾之原出于太白，肾之原出于太溪，少阴之原出于兑骨（神门穴也），胆之原出于丘墟，胃之原出于冲阳，三焦之原出于阳池，膀胱之原出于京骨，大肠之原出于合谷，小肠之原出于腕骨。十二经皆以俞为原者，何也？然：五脏俞者，三焦之所行，气之所留止也。三焦所行之俞为原者，何也？然：脐下肾间动气者，人之生命也，十二经之根本也，故名曰原。三焦者，原气之别使也，主通行三气，经历于五脏六府。原者，三焦之尊号也，故所止辄为原。五脏六府之有病者，皆取其原也。

六十七难曰：五脏募皆在阴，而俞皆在阳者，何谓也？然：阴病行阳，阳病行阴，故令募在阴，俞在阳。

六十八难曰：五脏六府各有井、荥、俞、经、合，皆何所主？然：经言所出为井，所流为荥，所注为俞，所行为经，所入为合。井主心下满，荥主身热，俞主体重节痛，经主喘咳寒热，合主逆气而泄。此五脏六府井荥俞经合所主病也。

六十九难曰：经言虚者补之，实者泻之，不虚不实，以经取之，何谓也？然：虚者补其母，实者泻其子，当先补之，然后泻之。不虚不实，以经取之者，是正经自生病，不中他邪也，当自取其经，故言以经取之。

七十难曰：经言春夏刺浅，秋冬刺深者，何谓也？然：春夏者，阳气在上，人气亦在上，故当浅取之；秋冬者，阳气在下，人气亦在下，故当深取之。

春夏各致一阴，秋冬各致一阳者，何谓也？然：春夏温，必致一阴者，初下针，沉之至肾肝之部，得气，引持之阴也。秋冬寒，必致一阳者，初内针，浅而浮之至心肺之部，得气，推内之阳也。是谓春夏必致一阴，秋冬必致一阳。

七十一难曰：经言刺荣无伤卫，刺卫无伤荣，何谓也？然：针阳者，卧针而刺之；刺阴者，先以左手摄按所针荥俞之处，气散乃内针。是谓刺荣无伤卫，刺卫无伤荣也。

七十二难曰：经言能知迎随之气，可令调之，调气之方，必在阴阳，何谓也？然：所谓迎随者，知荣卫之流行，经脉之往来也。随其逆顺而取之，故曰迎随。调气之方，必在阴阳者，知其内外表里，随其阴阳而调之。故曰调气之方，必在阴阳。

七十三难曰：诸井者，肌肉浅薄，气少不足使也，刺之奈何？然：诸井者，木也；荥者，火也，火者木之子，当刺井者，以荥泻之。故经言补者不可以为泻，泻者不可以为补，此之谓也。

七十四难曰：经言春刺井，夏刺荥，季夏刺俞，秋刺经，冬刺合者，何谓也？然：春刺井者，邪在肝；夏刺荥者，邪在心；季夏刺俞者，邪在脾；秋刺经者，邪在肺；冬刺合者，邪在肾。

其肝心脾肺肾，而系于春夏秋冬者，何也？然：五脏一病辄有五也。假令肝病，色青者肝也，臊臭者肝也，喜酸者肝也，喜呼者肝也，喜泣者肝也。其病众多，不可尽言也。四时有数，而并系于春夏秋冬者也。针之要妙，在于秋毫者也。

七十五难曰：经言东方实，西方虚，泻南方，补北方，何谓也？然：金、木、水、火、土，当更相平。东方木也，西方金也。木欲实，金当平之；火欲实，水当平之；土欲实，木当平之；补北方水。南方火，火者木之子也；北方水，水者木之母也。水胜火，子能令母实，母能令子虚，故泻火补水，欲令金不得平木也。经曰：不能治其虚，何问其余，此之谓也。

七十六难曰：何谓补泻？当补之时，何所取气？当泻之时，何所置气？然：当补之时，从卫取气；当泻之时，从荣置气。其阳气不足，阴气有余，当先补其阳，而后泻其阴；阴气不足，阳气有余，当先补其阴，而后泻其阳。荣卫通行，此其要也。

七十七难曰：经言上工治未病，中工治已病者，何谓也？然：所谓治未病者，见肝之病，则知肝当传之与脾，故先实其脾气，无令得受肝之邪，故曰治未病焉。中工治已病者，见肝之病，不晓相传，但一心治肝，故曰已病也。

七十八难曰：针有补泻，何谓也？然：补泻之法，非必呼吸出内针也。知为针者，信其左；不知为针者，信其右。当刺之时，必先以左手压按所针荥俞之处，弹而努之，爪而下之，其气之来，如动脉之状，顺针而刺之。得气，因推而内之，是谓补；动而伸之，是谓泻。不得气，乃与男外女内；不得气，是谓十死不治也。

七十九难曰：经言迎而夺之，安得无虚？随而济之，安得无实？虚之与实，若得若失；实之与虚，若有若无？何谓也？然：迎而夺之者，泻其子也，随而济之者，补其母也。假令心病，泻的手心主俞，是谓迎而夺之者也，补手心主井，是谓随而济之者也。所谓实之与虚者，牢濡之意也。气来实牢者为得，濡虚者为失，故曰若得若失也。

八十难曰；经言有见如入，有见如出者，何谓也？然；所谓有见如入者，谓左手见气来至乃内针者，针入见气尽乃出针。是谓有见如入，有见如出也。

八十一难曰：经言无实实虚虚，损不足而益有余。是寸口脉耶？将病自有虚实耶？其损益奈何？然：是病非谓寸口脉也，谓病自有虚实也。假令肝实而肺虚，肝者木也，肺者金也，金木当更相平，当知金平木。假令肺实而肝虚，微少气，用针不补其肝，而反重实其肺，故曰实实虚虚，损不足而益有余，此者中工之所害也。

针灸歌赋辑要

一、《玉龙歌》①

……中风不语最难医，发际顶门穴要知。更向百会明补泻，即时苏醒免灾危。鼻流清涕名鼻渊，先补后泻疾可痊，若是头风并眼痛，上星穴风刺无偏。头风呕吐眼昏花，穴取神庭始不差，孩子慢惊何可治，印堂刺入艾还加。头项强痛难回顾，牙疼并作一般看，先身承浆明补泻，后针风府即时安。偏正头风痛难医，丝竹金针亦可施，沿皮向后透率谷，一针两穴世间稀。偏正头风有两般，有无痰饮细推观，若然痰饮风池刺，倘无痰饮合谷安。口眼㖞斜最可嗟，地仓妙穴连颊车，㖞左泻右依师正，㖞右泻左莫令斜。不闻香臭从何治迎香二穴可堪攻，先补后泻分明效，一针未出气先通。耳聋气闭痛难言，须刺翳风穴始痊，亦治项下生瘰疬，下针泻动即安然。耳聋之症不闻声，痛痒蝉鸣不快情，红肿生疮须用泻，宜从听会用针行。偶尔失音言语难，哑门一穴两筋间，若知浅针莫深刺，言语音和照旧安。眉间疼痛苦难当，攒竹沿皮刺不妨，若是眼昏皆可治，更针头维即安康。两睛红肿痛难熬，怕日羞睛心自焦，只刺眼明鱼尾穴，太阳出血自然消。眼痛忽然血贯睛，羞明更涩最难睁，须得太阳针出血，不用金刀疾自平。心火炎上两眼红，迎香穴内刺为通，若将毒血搐出后，目内清凉始见功。脊背强痛泻人中，挫闪腰酸亦可攻，更有委中之一穴，腰间诸疾任君攻。肾弱腰疼不可当，施为行止甚非常，若知肾俞二穴处，艾火频加体自康。环跳能治腿股风，居髎二穴认真攻，委中毒血更出尽，愈见医科神圣功。膝腿无力身立难，原因风湿致伤残，倘知二市② 穴能灸，步履悠然渐自安。髋骨能医两腿疼，膝头红肿不能行，必针膝眼膝关穴，功效须臾病不生。寒湿脚气不可熬，先针三里及阴交，再将绝骨穴兼刺，肿痛顿时立见消。肿红腿足草鞋风，须把昆仑二穴攻，申脉太溪如再刺，神医妙诀起疲癃。脚背疼起丘墟穴，斜针出血即时轻，解溪再与商丘识，补泻行针要辨明。行步艰难疾转加，太冲二穴效堪夸，更针三里中封穴，去病如同用手拿。膝盖红肿鹤膝风，阳陵二穴亦堪攻，阴陵针透尤收效，红肿全消见异功。腕中无力痛艰难，握物难移体不安，腕骨一针虽见效，莫将补泻等闲看。急疼两臂气攻胸，肩井分明穴可攻，此穴原来真气聚，补多泻少应其中。肩背风气连臂

---

① 本篇为元代王国瑞所撰辑录时作了部分删改。

② 二市：即风市、阴市二穴。

疼，背缝二穴[①]用针明，五枢亦治腰间痛，得穴方知疾顿轻。两肘拘挛筋骨连，艰难动作欠安然，只将曲池针泻动，尺泽兼行见圣传，肩端红肿痛难当，寒湿相争气血狂，若向肩髃明补泻，管君多灸自安康。筋急不开手难伸，尺泽从来要认真，头面纵有诸般症，一针合谷效通神。腹中气块痛难当，穴法宜向内关防，八法有名阴维穴，腹中之疾永安康。腹中疼痛亦难当，大陵外关可消详，若是胁疼并闭结，支沟奇妙效非常。脾家之症最可怜，有寒有热两相煎，间使二穴针泻动，热泻寒补病俱痊。九种心痛及脾疼，上脘穴内用神针，若还脾败中脘补，两针神效免灾侵。痔漏之疾亦可憎，表里急重最难禁，或痛或痒或下血，二白穴在掌后寻。三焦热气壅上焦，口苦舌干岂易调，针刺关冲出毒血，口生津液病俱消。手臂红肿连腕疼，液门穴内用针明，更将一穴名中渚，多泻中间疾自轻。中风之症症非轻，中冲二穴可安宁，先补后泻如无应，再刺人中立便轻。胆寒心虚病如何，少冲二穴最功多，刺入三分不着艾，金针用后自平和。时行疟疾最难禁，穴法由来未审明，若把后溪穴寻得，多加艾火即时轻。牙疼阵阵苦相煎，穴在二间要得传，若患翻胃并吐食，中魁奇穴莫教偏，乳蛾之症少人医，必用金针疾始除，如若少商出血后，即时安稳免灾危。如今瘾疹疾多般，好手医人治亦难，天井二穴多着艾，纵生瘰疬灸皆安。寒痰咳嗽更兼风，列缺二穴最可攻，先把太渊一穴泻，多加艾火即收功。痴呆之症不堪亲，不识尊卑枉骂人，神门独治痴呆病，转手骨开得穴真。连日虚烦面赤妆，心中惊悸亦难当，若将通里穴寻得，一用金针体便康。风眩目烂最堪怜，泪出汪汪不可言，大小骨空皆妙穴，多加艾火疾应痊。妇人吹乳痛难消，吐血风痰稠似胶，少泽穴内明补泻，应时神效气能调。满身发热痛为虚，盗汗淋淋渐损躯，须得百劳椎骨穴，金针一刺疾俱除。忽然咳嗽腰背疼，身柱由来灸便轻，至阳亦治黄疸病，先补后泻效分明。肾败腰虚小便频，夜间起止苦劳神，命门若得金针助，肾俞艾灸起邅迍。九般痔疾最伤人，必刺承山效若神，更有长强一穴是，呻吟大痛穴为真。伤风不解嗽频频，久不医时劳便成，咳嗽须针，肺俞穴，痰多宜向丰隆寻。膏肓二穴治病强，此穴原来难度量，斯穴禁针多着艾，二十一壮亦无妨。腠理不密咳嗽频，鼻流清涕气昏沉，须知喷嚏风门穴。咳嗽宜加艾火深。胆寒由是怕惊心，遗精白浊实难禁，夜梦鬼交心俞治，白环俞治一般针。肝家血少目昏花，宜补肝俞力便加，更把三里频泻动，还光益血自无差。脾家之症有多般，致成翻胃吐食难，黄疸亦须寻腕骨，金针必定夺中脘。无汗伤寒泻复溜，汗多宜将合谷收，若然六脉皆微细，金针一补脉还浮。大便闭结不能通，照海分明在足中，更把支沟来泻动，方知妙穴有神功。小腹胀满气攻心，内庭二穴要先针，两足有水临泣泻，无水方能病不侵。七般疝气取大敦，穴法由来指侧间，肾气冲心何所治，关元带脉莫等闲。传尸劳病最难医，涌泉出血免灾危，痰多须向丰隆泻，气喘丹田亦可施。浑身疼痛疾非常，不定穴中细审详，有筋有骨须浅刺，灼艾临时要度量。劳宫穴在掌中寻，满手生疮痛不禁，心胸之病大陵泻，气攻胸腹一般针。哮喘之症最难当，夜间不睡气遑遑，天突妙穴宜寻得，膻中着艾便安康。鸠尾独治五般痫，此穴须当仔细观，若然着艾宜七壮，多则伤人针亦难，气喘急急不可眠，何当日夜苦忧煎，若得璇玑针泻动，更取气海自安然。肾强疝气发甚频，气上攻心似死人，关元兼刺大敦穴，此法亲传始得真。水病之疾最难熬，腹满虚胀不肯消，先灸水分并水道，后针三里及阴交。赤白妇人带下难，只因虚败不能安，中极补多宜泻少，灼艾还须着意看。吼喘之证嗽痰多，若用金针疾自和，俞府乳根一样刺，气喘风痰渐渐磨。伤寒过经犹未解，须向期门穴上针，忽然气喘攻胸膈，三里泻多须用心。脾泄之症别无他，天枢二穴刺休差，此是五脏脾虚疾，艾火多添病不加。口臭之疾最可憎，劳心只为苦多情，大陵穴内人中泻，心得清凉气自平。……

二、《肘后歌》

头面之疾针至阴，腿脚有疾风府寻，心胸有病少府泻，脐腹有病曲泉针。肩背诸疾中渚下，腰膝强痛交信凭，胁肋腿叉后溪妙，股膝肿起泻太冲。阴核发来如升大，百会妙穴真可骇。顶心头痛眼不开，涌泉下针定安泰。鹤膝肿劳难移步，尺泽能舒筋骨疼，更有一穴曲池妙，根寻源流可调停；其患若要便安愈，加以风府可用针。更有手臂拘挛急，尺泽刺深去不仁，腰疼刺入三分（一作三寸）深。狂言盗汗如见鬼，

---

① 背缝：在背部肩部端骨下，直腋缝尖

惺惺间使便下针。骨寒髓冷火来烧，灵道妙穴分明记。疟疾寒热真可畏，须知虚实可用意，间使宜透支沟中，大椎七壮合圣治；连日频频发不休，金门刺深七分是。疟疾三日得一发，先寒后热无他语，寒多热少取复溜，热多寒少用间使。或患伤寒热未收，牙关风壅药难投，项强反张目直视，金针用意列缺求。伤寒四肢厥逆冷，脉气无时仔细寻，神奇妙穴真有二，复溜半寸顺骨行。四肢回还脉气浮，须晓阴阳倒换求，寒则须补绝骨是，热则绝骨泻无忧；脉若浮洪当泻解，沉细之时补便瘳。百合伤寒最难医，妙法神针用意推，口禁眼合药不下，合谷一针效甚奇。狐惑伤寒满口疮，须下黄连犀角汤。虫在脏腑食肌肉，须要神针刺地仓。伤寒腹痛虫寻食，吐蚘乌梅可难攻，十日九日必定死，中脘回还胃气通。伤寒痞气结胸中，两目昏黄汗不通，涌泉妙穴三分许，速使周身法自通。伤寒痞结胁积痛，宜用期门见深功，当汗不汗合谷泻，自汗发黄复溜凭。飞虎一穴通痞气，祛风引气使安宁。刚柔二疾最乖张，口禁眼合面红妆，热血流入心肺腑，须要金针刺少商。中满如何去得根，阴包如刺效如神，不论老幼依法用，须教患者便抬身。打扑伤损破伤风，先于痛处下针攻，后向承山立作效，甄权留下意无穷。腰腿疼痛十年春，应针不了便惺惺，大都引气探根本，服药寻方枉费金。脚膝经年痛不休，内外踝边用意求，穴号昆仑并吕细，应时消散即时瘳。风痹痿厥如何治？大杼、曲泉真是妙，两足两胁满难伸，飞虎神针七分到，腰软如何去得根，神妙委中立见效。

三、《百证赋》①

百症俞穴，再三用心。囟会连于玉枕，头风疗以金针。悬颅含厌之中，偏头痛止；强间、丰隆之际，头痛难禁。原夫面肿虚浮，须仗水沟、前顶；耳聋气闭，全凭听会、翳风。面上虫行有验，迎香可取；耳中蝉噪有声，听会堪攻。目眩兮支正、飞扬，目黄兮阳纲，胆俞。攀睛攻少泽、肝俞之所，泪出刺临泣、头维之处。目中漠漠，即寻攒竹、三间；目觉䀮䀮急取养老、天柱。观其雀目肝气，睛明、行间而细推；审他项强伤寒，温溜期门而主之。廉泉、中冲，舌下肿疼堪取；天府、合谷，鼻中衄血宜追。耳门、丝竹空，住牙痛于顷刻；颊车、地仓穴，正口㖞于片时，喉痛兮液门、鱼际去疗，转筋兮金门、丘墟来医。阳谷、侠溪、颔肿口噤并治，少商、曲泽，血虚口渴同施。通天去鼻内无闻之苦，复溜祛舌干口燥之悲。哑门、关冲，舌缓不语而要紧，天鼎、间使失音嗫嚅而休迟。太冲泻唇㖞以速愈，承浆泻牙疼而即移。项强多恶风，束骨相连于天柱；热病汗不出，大都更接于经渠。且如两臂顽麻，少海就傍于三里；半身不遂，阳陵远达于曲池，建里、内关、扫尽胸中之苦闷，听宫、脾俞、祛残心下之悲。久知胁肋疼痛，气户、华盖有灵；腹中肠鸣，下脘、陷谷能平。胸胁支满何疗，章门容细寻；膈疼饮蓄难禁，膻中、巨阙便针。胸闷更加噎塞，中府、意舍所行，胸膈停留瘀血，肾俞、巨髎宜征。胸满项强，神脏、璇玑宜试，背连腰痛，白环、委中曾经。脊强兮水道、筋缩，目眩兮颧髎、大迎。痉病非颅息而不愈，脐风须然谷而易醒。委阳、天池，腋肿针而速散；后溪、环跳，腿疼刺而即轻。梦魇不宁，历兑相谐于隐白，发狂奔走，上脘同起于神门。惊悸怔忡，取阳交、解溪勿误；反张悲哭，仗天冲，大横须精。癫疾必身柱、本神之令，发热仗少冲、曲池之津。岁热时行，陶道复求肺俞理；风痫常发，神道还须心俞宁。湿寒湿热下髎定，厥寒厥热涌泉清。寒栗恶寒，二间疏通阴郄暗；烦心呕吐，幽门开彻玉堂明。行间、涌泉，主消渴之肾竭；阴陵、水分，去水肿之脐盈。痨瘵传尸，趋魄户、膏肓之路；中邪霍乱，寻阴谷、三里之程。治疸消黄，谐后溪、劳宫而看；倦言嗜卧，往通里、大钟而明。咳嗽连声，肺俞须迎天突穴；小便赤涩，兑端独泻太阳经。刺长强与承山，善主肠风新下血；针三阴与气海，专司白浊久遗精。且如肓俞、横骨，泻五淋之久积；阴郄、后溪治盗汗之多出。脾虚谷以不消，脾俞、膀胱俞觅；胃冷食而难化，魂门、胃俞堪责。鼻痔必取龈交，瘿气须求浮白。大敦、照海，患寒疝而善蠲；五里、臂臑生疬疮而能治。至阴、屋翳疗痒疾之疼多，肩髃、阳溪，消瘾风之热极。抑又论妇人经事改常，自有地机、血海；女子少气漏血，不无交信、合阳；带下产崩，冲门、气冲宜审；月潮违限，天枢、水泉细详。肩井乳痈而极效，商丘痔瘤而最良。脱肛趋百会、尾

① 摘自明代高武（《针灸聚英》）

骶之所，无子搜阴交、石关之乡。中脘主乎积痢，外丘收乎大肠。寒疟兮商阳、太溪验，痃癖兮冲门、血海强。夫医乃人之司命，非志士而莫为；针乃理之渊微，须至人之指教。先究其病源，后攻其穴道，随手功。应针取效。方知玄里之玄，始达妙中之妙。此篇不尽，略举其要。

四、《通玄指要赋》[①]

必欲治病，莫如用针，巧用神机之妙，工开圣理之深。外取砭针，能蠲邪而扶正；中含水火，善回阳而倒阴。原夫络别支殊，经交错综，或沟池溪谷以歧异，或山海丘陵而隙共。斯流派以难揆，在条纲而有统。理繁而昧，纵补泻以何功？法捷而明，自迎随而得用。且如行步难移；太冲最奇。人中除脊膂之强痛，神门去心性之呆痴。风伤项急，始求于风府。头晕目眩，要觅于风池。耳闭须听会而治也，眼痛则合谷以推之。胸结身黄，取涌泉而即可；脑昏目赤，泻攒竹以偏宜。但见两肘之拘挛，仗曲池而平扫；四肢之懈惰，凭照海以消除。牙齿痛，吕细堪治，头项强，承浆可保。太白宣通于气冲，阴陵开通于水道。腹膨而胀，夺内庭兮休迟；筋转而疼，泻承山而在早。大抵脚腕痛，昆仑解愈；股膝疼，阴市能医。痫发癫狂兮，凭后溪而疗理，疟生寒热兮，仗间使以扶持。期门罢胸满，血臌而可已，劳宫退胃翻心痛亦何疑！稽夫大敦去七疝之偏坠，王公谓此；三里却五劳之羸瘦，华佗言斯。固知腕骨祛黄，然骨泻肾。行间治膝肿目疾，尺泽去肘疼筋紧。目昏不见，二间宜取，鼻窒无闻，迎香可引。肩井除两臂难任；丝竹疗头疼不忍。咳嗽寒痰列缺其堪治，眵𥌆冷泪，临泣尤准。（头临泣穴）髋骨将腿痛以祛残，肾俞把腰疼而泻尽。以见越人[②]治尸厥于维会[③]，随手而苏；文伯[④] 泻死于胎于阴交[⑤]，应针而陨。圣人于是察麻与痛，分实与虚。实则自外而入也，虚则自内而出欤。故济母而裨其不足，夺子而平其有余。观二十七之经络[⑥]，一一明辨，据四百四之疾症[⑦]，件件皆除。故得夭枉都无，跻斯民于寿域；几微已判，彰往古之玄书。抑又闻心胸病，求掌后之大陵。肩背患，责肘前之三里，冷痹肾败，取足阳明之土；连脐腹痛，泻足少阴之水。脊间心后者，针中渚而立痊；胁下肋边者，刺阳陵而即止。头项痛，拟后溪以安然；腰脚疼，在委中而已矣。夫用针之士，于此理苟能明焉，收祛邪之功，而在乎捻指。

五、标幽赋

拯救之法，妙用者针。察岁时于天道，定形气于予心。春夏瘦而刺浅，秋冬肥而刺深。不穷经络阴阳，多逢刺禁；既论脏腑虚实，须向经寻。原夫起自中焦，水初下漏，太阴为始，至厥阴而方终；穴出云门，抵期门而最后。正经十二，别络走三百余支；正侧仰伏，气血有六百余候。手足三阳，手走头而头走足；手足三阴，足走腹而胸走手。要识迎随，须明逆顺。况乎阴阳，气血多少为最。厥阴、太阳，少气多血；太阴、少阴，少血多气；而又气多血少者，少阳之分；气盛血多者，阳明之位。先详多少之宜，次察应至之气。轻滑慢而未来，沉涩紧而已至。既至也，量寒热而留疾；未至也，据虚实而候气。气之至也，如鱼吞钩饵之浮沉；气未至也，如闲处幽堂之深邃气速至而速效，气迟至而不治。观夫九针之法，毫针最微，七星上应，众穴主持。本形金也，有蠲邪扶正之道；短长水也，有决凝开滞之机。定刺象木，或邪或正；口藏比火，进阳补羸，循机扪塞以象土，实应五行而可知。然是三寸六分，包含妙理；虽细桢于毫发；同贯多岐。可平五脏之寒热，能有调六腑之虚实。拘挛闭塞，遣八邪而去矣；寒热痛痹，开四关而已之。凡刺者，使本神朝而后人；既刺也，使本神定而气随。神不朝而勿刺，神已定而可施。定脚处，取气血为主

---

① 本篇为金·窦汉卿撰，一名《流注指要赋》。

② 越人：即秦越人，号扁鹊，战国时人。

③ 维会：即百会穴。

④ 文伯：姓徐，南齐时人。

⑤ 阴交：即三阴交。

⑥ 二十七之经络：即十二经、十五络。

⑦ 四百四之疾症：喻人周身各种疾患。

意；下手处，认水木是根基。天地人三才也，涌泉同璇玑、百会；上中下三部也，大包与天枢、地机。阳跷阳维并督带，主肩背腰腿在表之病；阴跷、阴维、任、冲脉，主心腹胁肋在里之疑。二陵、二跷、二交、似续而交五大；两间、两商、两井、相依而别两支。足见取穴之法，必有分寸，先审自意，次观肉分。伸屈而得之，或平直而安定。在阳部筋骨之侧，陷下为真，在阴分郄腘之间，动脉相应。取五穴用一穴而必端，取三经用一经而可正。头部与肩部详分，督脉与任脉异定。明标与本，论刺深刺浅之经；住痛移疼，取相交相贯之径。岂不闻脏腑病，而求门海俞募之微；经络滞而求原别交会之道。更穷四根三结依标本而刺无不痊；但用八法、五门分主客而针无不效，八脉始终连八会，本是纪纲；十二经络十二原，是谓枢要。一日取六十六穴之法，方见幽微，一时取一十二经之原，始知要妙。原夫补泻之法，非呼吸而在手指；速效之功，要交正而识本经。交经缪刺，左有病而右畔取；泻络远针，头有病而脚上针。巨刺与缪刺各异，微针与妙刺相通。观部分而知经络之虚实，视浮沉而辨脏腑之寒温。且夫先令针耀而虑针损；次藏口内而欲针温。目无外视，手如握虎；心无内慕，如待贵人。左手重而多按，欲令气散；右手轻而徐入，不痛之因。空心恐怯，直立侧而多晕；背目沉掐，坐卧平而没昏。推于十干十变，知孔穴之开阖；论其五行五脏，察时日之旺衰。伏如横弩，应若发机。阴交阳别而定血晕，阴跷阳维而下胎衣。痹厥偏枯，迎随俾经络接续；漏崩带下，温补使气血依归。静以久留，停针待之。必准者，取照海治喉中之闭塞；端的处，用大钟治心内之呆痴。大抵疼痛实泻，痒麻虚补。体重节痛而俞居，心下痞满而井主。心胀咽痛，针太冲而必除；脾冷胃痛，泻公孙而立愈。胸满腹痛刺内关，胁疼肋痛针飞虎。筋挛骨痛而补魂门，体热劳嗽而泻魄户。头风头痛，刺申脉与金门；眼痒眼疼，泻光明与地五。泻阴郄止盗汗，治小儿骨蒸；刺偏历利小便，医大人水蛊。中风环跳而宜刺，虚损天枢而可取。由是午前卯后，太阴生而疾温；离左酉南，月朔死而速冷。循门弹弩，留吸母而坚长；爪下伸提、疾呼子而嘘短。动退空歇，迎夺右而泻凉；推内进搓，随济左而补暖，慎之！大患危疾，色脉不顺而莫针；寒热风阴，饥饱醉劳而切忌。望不补而晦不泻，弦不夺而朔不济。精其心而穷其法，无灸艾而坏其皮；正其理而求其原，免投针而失其位。避灸处而加四肢，四十有九；禁刺处而除六腧，二十有二。抑又闻高皇抱疾未瘥，李氏刺巨阙而复苏；太子暴死为厥，越人针维会而复醒。肩井曲池，甄权刺臂痛而复射；悬钟、环跳、华佗刺躄足而立行。秋夫针腰俞而鬼免沉疴，王纂针交俞而妖精立出。取肝俞与命门，使瞽士视秋毫之末，刺少阳与交别，俾聋夫听夏蚋之声。嗟夫！去圣愈远，此道渐坠，或不得意而散其学，或愆其能而犯禁忌。愚庸智浅，难契于玄言；至道渊深，得之者有几？偶述斯言，不敢示诸明达者焉，庶几乎童蒙之心启。

六、《金针赋》

观夫针道，捷法最奇，须要明于补泻，方可起于倾危。先分病之上下，次定穴之高低。头有病而足取之，左有病而右取之。男子之气，早在上而晚在下，取之必明其理；女子之气，早在下而晚在上，用之必识其时。午前为早属阳，午后为晚属阴，男女上下，凭腰分之。手足三阳，手走头而头走足；手足三阴，足走腹而胸走手。阴升阳降，出人之机。逆之者为泻、为迎，顺之者为补、为随。春夏刺浅者以瘦，秋冬刺深者以肥。更观元气厚薄，浅深之刺犹宜。

原夫补泻之法，妙在呼吸手指。男子者，大指进前左转，呼之为补，退后右转，吸之为泻，提针为热，插针为寒；女子者，大指退后右转，吸之为补，进前，呼之为泻，插针为热，提针为寒。左与右各异，胸与背不同，午前者如此，午后者反之。是故爪而切之，下针之法；摇而退之，出针之法；动而进之，催计之法；循而摄之，行气之法。搓而去病，弹则补虚，肚腹盘旋，扪为穴闭。重沉豆许曰按，轻浮豆许曰提。一十四法，针要所备。补者一退三飞，真气自归；泻者一飞三退，邪气自避。补则补其不足，泻则泻其有余。有余者为肿为痛曰实；不足者为痒为麻曰虚。气速效速，气迟效迟……

且夫下针之先，须爪按重而切之，次令咳嗽一声，随咳下针。凡补者呼气，初针刺至皮内，乃曰天才；少停进针，刺至肉内，是曰人才；又停进针，刺至筋骨之间，名曰地才。此为极处，就当补之，再停良久，却须退针至人之分，待气沉紧，倒针朝病，进退往来，飞经走气，尽在其中矣。凡泻者吸气，初针至天，少停进针，直至于地，得气泻之，再停良久，即须退针，复至于人，待气沉紧，倒针朝病，法同前矣。其或晕针者，神气虚也，以针补之，口鼻气回，热汤与之，略停少顷，依前再施。

及夫调气之法，下针至地之后，复人之分，欲气上行，将针右捻；欲气下行，将针左捻；欲补先呼后吸，欲泻先吸后呼。气不至者，以手循摄，以爪切掐，以针摇动，进捻搓弹，直待气至。以龙虎升腾之法，按之在前，使气在后，按之在后，使气在前。运气走至疼痛之所，以纳气之法，扶针直插，复向下纳，使气不回。若关节阻涩，气不过者，以龙虎龟凤通经接气，大段之法，驱而运之，仍以循摄爪切，无不应矣。此通仙之妙。

况夫出针之法，病势既退，针气微松，病未退者，针气始根，推之不动，转之不移，此为邪气吸拔其针，乃至真气至，不可出之；出之者其病即复，再须补泻，停以待之，真候微松，方可出针豆许，摇而停之。补者吸之去疾，其穴急扪；泻者呼之去徐，其穴不闭。欲令凑密，然后吸气，故曰：下针贵迟，太急伤血；出针贵缓，太急伤气。已上总要，于斯尽矣。

考夫治病，其法有八：一曰烧山火，治顽麻冷痹，先浅后深，用九阳而三进三退，慢提紧按，热至，紧闭插针，除寒之有准。二曰透天凉，治肌热骨蒸，先深后浅，用六阴而三出三入，紧提慢按，寒至，徐徐举针，退热之可凭。皆细细搓之，去病准绳。三曰阳中隐阴，先寒后热，浅而深，以九六之法，则先补后泻也，四曰阴中隐阳，先热后寒，深而浅，以六九之方，则先泻后补也。补者直须热至，泻者务待寒侵，犹如搓线，慢慢一针，法浅则用浅，法深则用深，两者不可兼而紊之也。五曰子午捣臼，水蛊膈气，落穴之后，调气均匀，针行上下，九入六出，左右转之，十遭自平。六曰进气之诀，腰背肘膝痛，浑身走注疼，刺九分，行九补，卧针五七吸，待气上下，亦可龙虎交战，左捻九而右捻六，是亦住痛之针。七曰留气之诀，痃癖癥瘕，刺七分，用纯阳，然后乃直插针，气来深刺，提针再停。八曰抽添之诀，瘫痪疮癞，取其要穴，使九阳得气，提按搜寻，大要运气周遍，扶针直插，复向下纳，回阳倒阴，指下玄微，胸中活法，一有未应，反复再施。

若夫过关过节催运气，以飞经走气，其法有四。一曰青龙摆尾，如扶船舵，不进不退，一左一右，慢慢拨动。二曰白虎摇头，似手摇铃，退方进圆，兼之左右，摇而振之。三曰苍龟探穴，如入土之象，一退三进，钻剔四方，四曰赤凤迎源，展翅之仪，入针至地，提针至天，候针自摇，复进其原，上下左右，四围飞旋，病在上吸而退之，病在下呼而进之。

至夫久患偏枯，通经接气之法，已有定息寸数。手足三阳，上九而下十四，过经四寸，手足三阴，上七而下十二，过经五寸，在乎摇动出纳，呼吸同法，驱运气血，顷刻周流，上下通接，可使寒者暖而热者凉，痛者止而胀者消。若开渠之决水，立时见功，何倾危之不起哉？虽然，病有三因，皆从气血，针分八法，不离阴阳。盖经脉昼夜之循环，呼吸往来之不息，和则身体康健，否则疾病竞生。譬如天下国家地方，山海田园，江河溪谷，值岁时风雨均调，则水道疏利，民安物阜，其或一方一所，风雨不均，遭以旱涝，使水道涌竭不通，灾忧遂至。人之气血，受病三因，亦犹方所之于旱涝也。盖针砭所以通经脉，均气血，蠲邪扶正，故曰捷法最奇者哉。

嗟夫！轩岐古远，卢扁久亡，此道幽深，非一言而可尽，斯文细密，在久习而能通。岂世上之常辞，庸流之泛术，得之者若科之及第，而悦于心；用之者如射之发中，而应于目。述自先圣，传之后学，用针之士，有志于斯，果能洞造玄微，而尽其精妙，则世之伏枕之疴，有缘者遇针，其病皆随手而愈矣。

七、《铜人指要赋》

行针之士，要辨浮沉。脉明虚实，针别浅深。经脉络脉之别，巨刺缪刺之分。经络闭塞，须用砭针，疏导脏腑，寒温必明，浅深补泻，经气之正。自有常数，漏水百刻，五十度周，经络流注，各应其时，先脉诀病，次穴蠲疴。左手掐穴，右手置针。刺荣无伤卫，刺卫无伤荣。气悍则针小而入浅，气涩则针大而入深。气滑出疾，气涩出迟，深则欲留，浅则欲疾，候其气至，必辨于针。徐而疾者实，实而迟者虚之。虚则实之，满则泄之，菀陈则除之，邪胜则虚之。刺虚者须其实，刺实者须其虚。经气已至，慎守勿失，谨守其法，勿更变也。贼邪新客，未有定处，推之则前，引之则止，其来不可逢，其往不可追，损其有余，补其不足，先去血脉，而后调之，无问其病，以平为期。若有若无，若得若失，五脏以定，九候以备，诊脉病明，行针病愈。众脉不见，众凶不闻，外内相得，无以形先，可玩往来，乃施于人。手动若务，针耀而匀，伏如横弩，起如发机，见其乌乌，见其稷稷，从见其飞，不知其谁。静意是义，观适之变，是谓冥冥，莫知其形。如临深渊，手如握虎，如待所贵，不知日暮。其气已至，适而自护。五虚勿近，五实不远。扪而循之，切而散之，推而按之，弹而怒之，爪而下之，通而取之。阴募在腹，阳俞在背。脏病取原，府病取合。脏俞治脏病，府募治府病。出入导气，补泻同精。善行水者，不能注水；善穿水者，不能凿冻。权衡以平，气口成寸，以决死生。饮食入胃，游溢精气，上输于脾，脾气散精，上归于肺，通调水道，下输膀胱。食气入胃，散精于肝淫气于筋。食气入胃，浊气归心，淫精于肺。五劳五痹，九气七情，六淫六府，九窍九州，四气三因，伤风伤寒，杂病奇病，妇人小儿，盛则泻之，虚则补之，不盛不虚，以经取之。

八、《十二穴主治杂病歌》①

三里内庭穴，曲池合谷接，委中配承山，太冲昆仑穴，环跳与阳陵，通里并列缺，合担用法担，合截用法截，三百六十穴，不出十二诀。……

1. 三里

三里膝眼下，三寸两筋间。能通心腹胀，善治胃中寒。肠鸣并泄泻，腿肿膝胻酸。伤寒羸瘦损，气蛊及诸般。年过三旬后，针灸眼便宽。取穴当审的，八分三壮安。

2. 内庭

内庭次指外，本属足阳明。能治四肢厥，喜静恶闻声。瘾疹咽喉痛，数欠及牙疼酸。疟疾不能食，针着便惺惺。

3. 曲池

曲池拱手取，屈肘骨边求。善治肘中痛，偏风手不收。挽弓开不得，筋缓莫梳头，喉闭促欲死，发热更无休，偏身风癣癞，针著即时瘳。

4. 合谷

合谷在虎口，两指岐骨间。头痛并面肿，疟病热还寒。齿龋鼻衄血，口噤不开言。针入五分深，令人即便安。

5. 委中

委中曲瞅里，横纹脉中央。腰痛不能举，沉沉引脊梁。酸痛筋莫展，风痹复无常。膝头难伸屈，针入即安康。

6. 承山

承山名鱼腹，腨肠分肉间。善治腰疼痛，痔疾大便难。脚气并膝肿，展转战疼酸。霍乱及转筋，穴中刺便安。

7. 太冲

太冲足大指，节后二寸中。动脉知生死，能治惊痫风。咽喉并心胀，两足不能行。七疝偏坠肿，眼目似云朦。亦能疗腰痛，针下有神功。

8. 昆仑

昆仑足外踝，跟骨上边寻。转筋腰尻痛，暴喘满冲心。举步行不得，一动即呻吟。若欲求安乐，须于此穴针。

9. 环跳

环跳在髀枢，侧卧屈足取。折腰莫能顾，冷风并湿痹。脚胯连腨痛，转侧重欷歔。若人针灸后，顷刻病消除。

10. 阳陵泉

---

① 本篇为宋·马丹阳所撰。

阳陵居膝下，外腋一寸中。膝肿并麻木，冷痹及偏风。举足不能起，坐床似衰翁。针入六分止，神功妙不同。

11. 通里

通里腕侧后，去腕一寸中。欲言声不出，懊侬及怔忡，实则四肢重，头腮面颊红。虚则不能食，暴喑面无容，毫针微微刺，方信有神功。

12. 列缺

列缺腕侧上，次指手交叉。善疗偏头患，遍身风痹麻。痰涎频壅上。口噤不开牙，若能明补泻，应手却如拿。

附　　篇

模拟试题及参考答案

模 拟 试 题（一）

一、单项选择题（在备选答案中选择 1 个最佳答案，并把它的标号写在题后的括号内）

1. 在我国称为“针经”的著作是（　　）
   A. 黄帝内经　B. 灵枢　C. 明堂孔穴治要　D. 阴阳十一脉灸经
2. 手三阴经在上肢的分布规律是（　　）
   A. 太阴在前、厥阴在中、少阴在后　B. 太阴在前、少阴在中、厥阴在后　C. 少阴在前、厥阴在中、太阴在后　D. 少阴在前、太阴在中、厥阴在后
3. 腧穴的分类是（　　）
   A. 十二经穴、奇穴、阿是穴　B. 十二经穴、奇穴、特定穴　C. 十四经穴、奇穴、阿是穴　D. 十四经穴、特定穴、阿是穴
4. 根据骨度分 寸法除……外两者距离是 9 寸（　　）
   A. 耳后两完骨之间　B. 腋前纹头至肘横纹　C. 腋下至季胁　D. 天突至歧骨
5. 五输穴中所注为（　　）
   A. 井　B. 荥　C. 输　D. 合
6. 俞募配穴不正确的是（　　）
   A. 心包俞、膻中　B. 心俞、巨阙　C. 肝俞、期门　D. 三焦俞、石门
7. 八脉交会穴中主治肺、咽喉、胸膈疾病的是（　　）
   A. 公孙、内关　B. 后溪、申脉　C. 足临泣、外关　D. 列缺、照海
8. 手阳明大肠经有腧穴（　　）个
   A. 9　B. 19　C. 20　D. 21
9. 经脉循行入上齿的是（　　）
   A. 肺　B. 大肠　C. 胃　D. 脾
10. 手太阴肺经的起止穴是（　　）
   A. 中府、少商　B. 中极、商阳　C. 中极、少商　D. 中极、少冲
11. 肘横纹中，肱二头肌腱尺侧缘是（　　）

A. 尺泽　B. 曲池　C. 小海　D. 曲泽

12. 属于三焦经的穴位是（　　）

A. 风市　B. 风门　C. 风池　D. 翳风

13. 下列腧穴除……都是络穴（　　）

A. 丰隆　B. 光明　C. 复溜　D. 大钟

14. 经脉属水，五行也属水的腧穴是（　　）

A. 至阴　B. 足通谷　C. 束骨　D. 昆仑

15. 按子母补泻法治疗胃经实证取（　　）

A. 厉兑　B. 内庭　C. 陷谷　D. 解溪

16. 捻转补泻法的补法是（　　）

A. 针下得气后，捻转角度小，频率慢，用力轻　B. 针下得气后，捻转角度大，频率慢，用力轻　C. 针下得气后，捻转角度小，频度快，用力重　D. 针下得气后，捻转角度大，频率快，用力轻

17. 指切进针法适用于（　　）

A. 短针的进针　B. 长针的进针　C. 皮肉浅薄部位的进针　D. 皮肉丰富部位的进针

18. 斜刺的角度应是（　　）

A. 90°　B. 60°　C. 45°　D. 30°

19. 行针的基本手法是（　　）

A. 循法、震颤法　B. 提插法、捻转法　C. 刮柄法、弹针法　D. 摇柄法、搓柄法

20. 指出下列灸法的作用哪个是不正确的（　　）

A. 温经散寒　B. 补气活血　C. 扶阳固脱　D. 防病保健

21. 头针额中线上点的位置是（　　）

A. 神庭　B. 上星　C. 本神　D. 眉冲

22. 与内脏相应的穴位多集中在（　　）

A. 耳甲艇、耳甲腔　B. 对耳轮上、下脚　C. 耳轮脚周围　D. 耳舟

23. 上牙痛循经应取（　　）

A. 内庭　B. 中冲　C. 太冲　D. 后溪

24. 咽喉肿痛应首选（　　）

A. 少冲　B. 合谷　C. 商阳　D. 少商

25. 治疗湿热痢哪组穴为最佳处方（　　）

A. 合谷、天枢、中脘、气海、足三里　B. 合谷、曲池、内庭、天枢、足三里　C. 脾俞、胃俞、关元、肾俞、足三里　D. 中脘、天枢、足三里、阳陵泉

二、多项选择题（在备选答案中有2～5个是正确的，将其全部选出并将它们的标号写在题后的括号内，错选或漏选均不给分）

1.《针灸甲乙经》是参考哪几部书汇集而成（　　）

A.《黄帝内经》　B.《灵枢经》　C.《难经》　D.《明堂孔穴治要》　E.《阴阳十一脉灸经》

2. 经络的生理功能为（　　）

A. 运行气血，濡养周身　B. 抗御外邪，保卫机体　C. 反应病候，传注病邪　D. 沟通内外，联系肢体　E. 说明病理变化，指导临床治疗

3. 腧穴的主治作用有（　　）

A. 近治作用　B. 调整作用　C. 远治作用　D. 特殊作用　E. 局部作用

4. 骨度分寸为18寸的是（　　）

A. 印堂至大椎　B. 髀枢至膝中　C. 膝中至外踝高点　D. 横骨上廉至内辅骨上廉　E. 歧骨至横骨上廉

5.《黄帝内经》中四海有（　　）

A. 髓海绝骨　B. 气海关元　C. 脉海太渊　D. 血海之冲脉　E. 水谷之海为胃

6. 列缺穴属于何类特定穴（　　）

A. 经穴　B. 络穴　C. 郄穴　D. 原穴　E. 八脉交会穴

7. 风池穴的针刺方向应是（　　）

A. 针尖向上　B. 针尖向下　C. 针尖向鼻尖方向　D. 针尖向眼球方向　E. 垂直进针

8. 下列腧穴属于合穴的有（　　）

A. 承山　B. 委阳　C. 尺泽　D. 阳陵泉　E. 膝关

9. 足太阴脾经分布于踝关节以下穴位是（　　）

A. 三阴交　B. 商丘　C. 太白　D. 地机　E. 大都

10. 下列哪几条经脉入耳中（　　）

A. 手太阴经　B. 手太阳经　C. 足少阴经　D. 足厥阴经　E. 足太阳经

11. 下列腧穴平第四腰椎棘突下的是（　　）

A. 腰阳关　B. 大肠俞　C. 肾俞　D. 膀胱俞　E. 肝俞

12. 下列哪些经脉交会于目内眦（　　）

A. 足太阳膀胱经　B. 足太阴脾经　C. 足少阳胆经　D. 足阳明胃经　E. 手太阳小肠经

13. 能治疗耳病的经穴有（　　）

A. 手少阳经穴　B. 手太阳经穴　C. 足少阳经穴　D. 足阳明经穴　E. 手阳明经穴

14. 缓解滞针的常用方法有（　　）

A. 刮柄法　B. 摇柄法　C. 由局部向远端叩打　D. 捻转　E. 提插

15. 坐骨神经痛的治疗应以（　　）为主

A. 足阳明经穴　B. 足太阳经穴　C. 足少阳经穴　D. 督脉穴　E. 足少阳经穴。

三、填空题

1. 我国现有的最早针灸专著是________，它是晋代皇甫谧根据________、________编纂而成。
2. 十二经脉中，阳经与________交接在头面。
3. 两肩胛骨脊柱缘之间________寸。
4. 阴经都交会十仕脉，故任脉有________之称。阳经都交会于督脉，故督脉有________之称。
5. 肠痈的治疗，下合穴可取________；俞募配穴可取________、________，八会穴可用________。
6. 写出下列各经的郄穴名称：胃经________，肾经________、胆经________、心经________、三焦经________、脾经________。
7. 十二经脉中环绕或夹口唇的经脉有________、________和________。
8. 手少阴心经的郄穴是________，络穴是________。
9. 主治腰病、胸满、遗尿、积气、少腹痛是________脉。
10. 常用灸法为________、________、________三种。

四、名词解释

1. 经脉
2. 络穴
3. 髀关
4. 直接灸
5. 主客原络配穴法

五、简答题

1. 试述十二经脉的循行走向规律。
2. 手太阳小肠经"出肩解，绕肩胛，交肩上"的经脉上分布哪些腧穴?
3. 上、中、下脘主治的异同点有哪些。
4. 试述翳风穴治疗面瘫的机制。
5. 常用灸法的种类有哪几种。

六、论述题

1. 请写出中风（中脏腑）后遗症的针灸治法、处方及方义。
2. 请写出肝阳上亢型眩晕的治则、处方及方义。

模拟试题(二)

一、单项选择题（在备选答案中选择1个最佳答案，并把它的标号写在题后的括号内）

1.《针灸甲乙经》的作者是（　　）
　A. 杨继州　B. 高武　C. 徐凤　D. 皇甫谧
2. 手、足三阳经在四肢外侧的分布规律是（　　）
　A. 阳明在前、少阳在中、太阳在后　B. 少阳在前、太阳在中、阳明在后　C. 太阳在前、阳明在中、少阳在后　D. 阳明在前、太阳在中、少阳在后
3. 原穴的概念正确的是（　　）
　A. 是人体宗气所发之处　B. 是原气留止处　C. 是脏腑原气经过和留止的部位　D. 十二经脉均有独立部位
4. 根据骨度分寸法除……外两者间距离都是12寸（　　）
　A. 肘横纹至腕横纹　B. 腋以下至季肋　C. 前发际至后发际　D. 天突至歧骨
5. 五输穴中所行为（　　）
　A. 井　B. 输　C. 经　D. 合
6. 原络配穴法正确的是（　　）
　A. 太渊、内关　B. 冲阳、光明　C. 太溪、飞扬　D. 太白、解溪
7. 八脉交会穴中主治目锐眦、耳后、颊、颈、肩疾病的是（　　）
　A. 公孙、内关　B. 后溪、申脉　C. 足临泣、外关　D. 列缺、照海
8. 足阳明胃经有输穴（　　）
　A. 44个　B. 45个　C. 47个　D. 27个
9. 经脉循行"出肩解、绕肩胛、交肩上"的是（　　）
　A. 小肠经　B. 心包经　C. 三焦经　D. 大肠经
10. 足太阳膀胱经的起止穴是（　　）
　A. 睛明、足窍阴　B. 瞳子髎、足窍阴　C. 睛明、至阴　D. 睛明、侠溪
11. 脐下3寸是（　　）
　A. 关元　B. 气海　C. 中极　D. 阴交
12. 属于小肠经的穴位是（　　）
　A. 少冲　B. 中冲　C. 关冲　D. 少泽
13. 既是八会穴又是募穴的是（　　）

A. 关门　B. 期门　C. 章门　D. 石门

14. 经脉属火，五行属水的腧穴是（　）

A. 少海　B. 大陵　C. 神门　D. 中渚

15. 按子母补泻法治疗肝经实证取（　）

A. 大敦　B. 行间　C. 太冲　D. 中封

16. 徐疾补泻中的补法操作是（　）

A. 进针快、少捻转、出针慢　B. 进针快、多捻转、出针慢　C. 进针慢、少捻转、出针快　D. 进针慢、多捻转、出针快

17. 皮肉浅薄部位的腧穴宜采用（　）

A. 指切进针法　B. 夹持进针法　C. 舒张进针法　D. 提捏进针法

18. 平刺的角度应是（　）

A. 5°角　B. 10°角　C. 15°角　D. 20°角

19. 施灸的一般程序，除……外者是正确的（　）

A. 先上后下　B. 先阳部后阴部　C. 艾炷先小后大　D. 先腹后背

20. 隔附子饼灸的适应证是（　）

A. 阳痿、早泄　B. 呕吐　C. 中风脱症　D. 疮疡初起

21. 头针枕下旁线治疗（　）

A. 皮质性视力障碍　B. 尿失禁　C. 小便不利　D. 小脑性平衡障碍

22. 根据中医理论皮肤病选耳穴（　）

A. 心　B. 肺　C. 脾　D. 肝

23. 下牙痛循经应取（　）

A. 内庭　B. 合谷　C. 太冲　D. 后溪

24. 治疗高热首选穴是（　）

A. 大椎　B. 二间　C. 内庭　D. 鱼际

25. 肝阳上亢性头痛最佳取穴为（　）

A. 百会、通天、上星、头维、天柱　B. 风池、后顶、内庭、阳陵泉　C. 风池、百会、悬颅、侠溪、行间　D. 百会、肾俞、合谷、肝俞、足三里

二、多项选择题（在备选答案中有2～5个是正确的，将其全部选出并将它们的标号写在题后的括号内，错选或漏选均不给分）

1.《针灸大成》内容丰富，是继哪几部书之后对针灸学做了又一次总结（　）

A.《黄帝内经》　B.《备急千金要方》　C.《铜人腧穴针灸图经》　D.《针灸甲乙经》　E.《肘后备急方》

2. 十二经脉的走向规律是（　）

A. 手三阳从胸走手　B. 手三阳从手走头　C. 足三阴从头走足　D. 足三阴从足走胸（腹）　E. 手足阳明经逐经相传

3. 十四经穴的特点是（　）

A. 有固定名称　B. 有固定位置　C. 文献中归属于十四经系统　D. 主治全身疾病　E. 有特殊的治疗作用

4. 符合骨度分寸测量法的是（　）

A. 前发际至后发际为12寸　B. 天突至岐骨为8寸　C. 岐骨至脐中为8寸　D. 两乳头之间为9寸　E. 两完骨之间为8寸

5. 下列腧穴属于郄穴的有（　）

A. 养老　B. 孔最　C. 太渊　D. 郄门　E. 阳池

6. 下列腧穴中属于督脉的腧穴有（　　）

A. 肾俞　B. 腰俞　C. 命门　D. 肝俞　E. 风门

7. 经脉系统中同起于胞中的经脉有（　　）

A. 带脉　B. 任脉　C. 督脉　D. 冲脉　E. 阳维脉

8. 下列哪条经脉与胃经的经脉相联系（　　）

A. 足少阴经　B. 手少阴经　C. 手太阳经　D. 手太阴经　E. 督脉

9. 和舌有关的经脉（　　）

A. 肝经　B. 脾经　C. 胃经　D. 肾经　E. 心包经

10. 肩井穴（　　）

A. 与手阳明经相交　B. 与阳维脉相交　C. 与手太阳经相交　D. 与手少阳经相交　E. 与任脉相交

11. 下列穴位中属于足少阳胆经的有（　　）

A. 悬厘　B. 颅息　C. 率谷　D. 角孙　E. 完骨

12. 主客配穴法的概念是（　　）

A. 先病为客，取其络穴　B. 先病为主，取其原穴　C. 先病为主，取其络穴　D. 后病为客，取其络穴　E. 后病为主，取其原穴

13. 押手的目的（　　）

A. 固定穴位　B. 减少进针时疼痛　C. 辅助进针　D. 防止断针　E. 便于手法操作

14. 头针共分几个区（　　）

A. 额区　B. 顶区　C. 颞区　D. 枕区　E. 足运感区

15. 痫证发作时治宜（　　）

A. 醒脑熄风之法　B. 滋阴平肝之法　C. 豁痰开窍之法　D. 补益心脾之法　E. 平肝熄风之法

三、填空题

1. 唐代______在______中说明“阿是穴”的取法和应用。
2. 冲脉与____并行，十二经脉均来汇聚，故有______之称，亦称______。
3. 气街有四，分别是______、______、______、______。
4. 阳维脉的郄穴是______穴。
5. 四总穴是指______、______、______、______。
6. 治疗肺病咳血，宜取肺经的______。
7. 十二经脉中腧穴最多的经脉是______经，腧穴最少的经脉是______经、______经。
8. 在五输穴中井穴主治______、荥穴主治______、输穴主治______、经穴主治______、合穴主治______。
9. 肝病及胆用原络配穴治当取______和______。
10. 中风根据其辨证可分为______和______两证。

四、名词解释

1. 经络系统
2. 目系
3. 歧骨
4. 间接灸
5. 表里配穴法

五、简答题

1. 十二经脉的交接规律。
2. 足阳明胃经“其直者，从缺盆下乳内廉”的经脉线分布哪些腧穴。
3. 睛明、天突、风池穴的操作方法。
4. 针刺的补泻手法有哪些。
5. 间接灸的种类及适应证。

六、论述题

1. 请写出中风（中经络型）治法、处方及方义。
2. 请写出下列病症的诊断、证型、治法、处方及方义。

于××，男 42 岁，干部。右臂疼痛已 3 个月，右肩不能抬高，内旋，外展，后伸均受限，白天疼痛轻，夜间疼痛加重，每遇天气变化，受凉皆加重，睡眠时患侧不能压在下面，不能翻身，不能正常穿衣，曾服中西药治疗效果不明显，并且症状逐渐加重，不能坚持正常工作。查体：右肩局部有广泛性压痛，上举、外展、内收皆受限，但不红肿，脉象沉弦，舌质淡，苔薄白。

模拟试题（三）

一、单项选择题（在备选答案中选择 1 个最佳答案，并把它的括号写在题后的括号里）

1. 我国最早铸造针灸铜人的医家是（　　）

A. 王焘　B. 孙思邈　C. 王惟一　D. 杨继洲

2. 足三阴经在内踝上 8 寸以下的排列顺序是（　　）

A. 太阴在前、厥阴在中、少阴在后　B. 厥阴在前、太阴在中、少阴在后　C. 少阴在前、厥阴在中、太阴在后　D. 太阴在前、少阴在中、厥阴在后

3. 八脉交会穴均分布于（　　）

A. 头面部　B. 肘膝关节附近　C. 躯干部　D. 腕踝关节附近

4. 一夫法是将示指、中指、无名指、小指并拢作为 3 寸以（　　）

A. 小指中节横纹处为准　B. 中指中节横纹处为准　C. 示指中节横纹处为准　D. 小指前节横纹处为准

5. 五输穴中所溜为（　　）

A. 井　B. 荥　C. 输　D. 经

6. 原络配穴正确的是（　　）

A. 腕骨、通里　B. 冲阳、光明　C. 太溪、照海　D. 太白、解溪

7. 在八会穴的应用中取阳陵泉穴可治疗（　　）

A. 骨病　B. 髓病　C. 筋病　D. 脉病

8. 足太阳膀胱经有腧穴（　　）

A. 21 个　B. 47 个　C. 45 个　D. 67 个

9. 经脉循行“入下齿”的是（　　）

A. 肺经　B. 大肠经　C. 脾经　D. 胃经

10. 手少阳三焦经的起止穴是（　　）

A. 中冲、丝竹空　B. 关冲、丝竹空　C. 关冲、瞳子髎　D. 关冲、极泉

11. 悬钟穴的位置是（　　）

A. 距外踝前下缘 3 寸　B. 距外踝上缘 3 寸，腓骨后缘　C. 距商丘穴 3 寸，腓骨后缘　D. 距外

踝高点上3寸，腓骨前缘

12. 属于胆经的穴位是（　　）

A. 天冲　B. 天井　C. 天池　D. 天泉

13. 在下列腧穴中除……外都是原穴（　　）

A. 太渊　B. 合谷　C. 支沟　D. 腕骨

14. 经脉属水，五行属木的腧穴是（　　）

A. 大敦　B. 涌泉　C. 至阴　D. 足窍阴

15. 按子母补泻法治疗心经虚证取（　　）

A. 少冲　B. 少府　C. 神门　D. 灵道

16. 提插补泻的补法是（　　）

A. 重提轻插，幅度小，频率快　B. 重提轻插，幅度小，频率慢　C. 重插轻提，幅度小，频率慢　D. 重提轻插，幅度大，频率快

17. 隔姜灸的适应证是（　　）

A. 瘰疬肺痨　B. 腹痛腹泻　C. 阳痿早泄　D. 疮疡

18. 温和灸用来治疗（　　）

A. 慢性病　B. 急性病　C. 痛症　D. 新病

19. 头针额中线主治（　　）

A. 运动性失语　B. 遗尿　C. 癫痫　D. 失用症

20. 根据中医理论，耳鸣、耳聋选耳穴（　　）

A. 交感　B. 神门　C. 肾　D. 肝

21. 治疗心动过速或心动过缓的首选穴位（　　）

A. 郄门　B. 神门　C. 内关　D. 心俞

22. 应用循经取穴治腹痛时取（　　）

A. 委中　B. 太溪　C. 足三里　D. 列缺

23. 治疗不寐的主穴是（　　）

A. 心俞、肝俞、厥阴俞　B. 心俞、肾俞、太溪　C. 肾俞、足三里　D. 神门、三阴交

24. 中风闭证昏迷的最佳处方是（　　）

A. 水沟、中冲、百会、太冲　B. 下关、颊车、合谷　C. 中冲、太冲、丰隆、合谷　D. 合谷、百会、颊车

25. 小儿遗尿首选穴位（　　）

A. 肓俞　B. 京门　C. 中极　D. 气海

二、多项选择题（在备选答案中有2～5个是正确的，将其全部选出并将它们的标号写在题后的括号内，错选或漏选均不给分）

1. 奇经八脉中，其司下肢运动痹痿的是（　　）

A. 阴维脉　B. 阳维脉　C. 阴跷脉　D. 阳跷脉　E. 冲脉

2. 手指同身寸是以患者的手指为标准进行测量定位的方法，临床应用的有（　　）

A. 中指同身寸　B. 拇指同身寸　C. 横指同身寸　D. 示指同身寸　E. 简便取穴法

3. 下列腧穴位于腕横纹上3寸水平线的是（　　）

A. 支沟　B. 间使　C. 会宗　D. 温溜　E. 三阳络

4. 既是八脉交会穴又是络穴的是（　　）

A. 足临泣　B. 公孙　C. 后溪　D. 列缺　E. 照海

5. 关元穴与下列哪条经脉相交（　　）

A. 足太阴经　B. 足少阴经　C. 足少阳经　D. 足厥阴经　E. 足太阳经

6. 下列腧穴哪些是耳前的穴位（　　）

A. 耳门　B. 翳风　C. 听会　D. 听宫　E. 颊车

7. 膻中穴是（　　）

A. 八会穴　B. 八脉交会穴　C. 募穴　D. 交会穴　E. 下合穴

8. 下列各组经脉流注正确的是（　　）

A. 膀胱经→胃经→肺经→大肠经　B. 三焦经→胆经→肺经→肝经　C. 胆经→肝经→心经→小肠经　D. 三焦经→心包经→脾经→胃经　E. 肺经→大肠经→胃经→脾经

9. 下列穴位中三条经脉相交会的有（　　）

A. 神庭　B. 百会　C. 水沟　D. 大椎　E. 中脘

10. 与神庭穴相平的穴位有（　　）

A. 率谷　B. 曲差　C. 本神　D. 头临泣　E. 上星

11. 耳穴选穴处方的原则是（　　）

A. 按中医理论取穴　B. 按照现代医学知识取穴　C. 按照临床经验取穴　D. 按疾病相应部位取穴　E. 按近部取穴

12. 中风脱证（　　）

A. 证见神昏谵语　B. 治以温阳固脱　C. 用大艾炷隔附子饼重灸　D. 取任脉经穴为主　E. 用大艾炷隔盐灸

13. 治疗痿证选取阳明经穴（　　）

A. 根据"治痿独取阳明"的原则　B. 因为阳明为多气多血之经　C. 阳明主宗筋　D. 针宜补法　E. 宜用艾条灸之

14. 脾胃虚寒胃脘痛的治疗应取（　　）

A. 脾俞、章门　B. 太冲、太溪　C. 胃俞、中脘　D. 期门、阳陵泉　E. 内关、足三里

15. 治疗痛经实证应取（　　）

A. 中极　B. 次髎　C. 命门　D. 肾俞　E. 地机

三、填空题

1. 针灸首创于我国________时代，最早的针具叫________。
2. 经络的生理功能主要表现在________、________、________、________。
3. 腧穴可分为________、________、________三类。
4. 八会穴是指________、________、________、________、________、________、________、________的精气聚会的八个腧穴。
5. 督脉者起于________，并于脊里，________入脑，上巅至鼻柱。
6. 上肢的六个合穴是________、________、________、________、________、________。
7. 在十二经脉和奇经八脉中起止行经目内眦的经脉有________、________、________、______、______。
8. 第五胸椎棘突下，旁开 1.5 寸是________穴，属________经。
9. 三棱针刺法一般可分为________、________、________、________。
10. 咳嗽、气促、胸闷、痰多按俞募配穴法当取________和______。

四、名词解释

1. 六合
2. 募穴
3. 肺系
4. 行针

5. 提捏进针法

五、简答题

1. 奇经八脉的作用有哪些?
2. 足阳明胃经“下膝髌中，下循胫外廉，下足跗”的经脉线上分布哪些腧穴。
3. 简述阳溪、阳池、阳谷三穴主治异同点。
4. 简述耳穴在耳郭的分布规律。
5. 写出耳前三穴的名称、属经及定位。

六、论述题

1. 写出痛痹的治法、处方及方义。
2. 写出下列病证的诊断、证型、治法、处方、方义。

刘××，男17岁，学生。该患者嘴角右歪2天，于2天前晚上洗澡后，感左面部不适，麻木胀痛，次日早上起床后发现左眼闭合不全，嘴歪向右侧，口唇活动不灵，漱口时，水从左口角流出，吃饭时，左侧夹食，同时伴有耳部疼痛。检查：发育正常，营养好，左额纹消失，左眼闭合不全，眼裂左大于右，左口角下垂，不会鼓气，皱额，右侧鼻唇沟消失，两耳正常。舌红、苔薄、脉细数。

参考答案

模拟试题（一）

一、单项选择题

1. B　2. A　3. C　4. C　5. C　6. A　7. D　8. C　9. C　10. A　11. D　12. D　13. C　14. B　15. A　16. A　17. A　18. C　19. B　20. B　21. A　22. A　23. A　24. D　25. B

二、多项选择题

1. ABD　2. AB　3. ACD　4. AD　5. DE.　6. BE.　7. BC　8. BD　9. BCE.　10. BCE　11. AB　12. ACE.　13. ABC　14. ABC　15. BC

三、填空题

1.《针灸甲乙经》　《黄帝内经》　《明堂孔穴治要》
2. 阳经
3. 6寸
4. 阴脉之海　阳脉之海
5. 上巨墟　大肠俞　天枢　中脘
6. 梁丘　水泉　外丘　阴郄　会宗　地机
7. 手阳明大肠经　足阳明胃经　足厥阴肝经
8. 阴郄　通里
9. 任脉
10. 艾炷灸　艾条灸　温针灸

四、名词解释

1. 经脉有路径之含义，经脉贯通上下，沟通内外，是经络系统中的主干。
2. 络穴的“络”即联络之意，络脉从经脉分出的部位各有一个腧穴叫络穴。
3. 髀关是股四头肌的上端。
4. 直接灸是将大小适宜的艾炷，直接放在皮肤上施灸。
5. 主客原络配穴法是根据脏腑经络先病、后病为依据。运用时一般是先病脏腑为主，取其经的原穴，后病脏腑为客，取其经的络穴。

五、简答题

1. 手三阴经从胸走手，手三阳经从手走头，足三阳经从头走足，足三阴经从足走腹（胸）。
2. 肩贞、臑俞、天宗、秉风、曲垣、肩外俞、肩中俞。
3. 三穴均能治疗胃脘痛。上脘还能治疗癫痫，中脘还可治疗黄疸，下脘还可治疗痞块。
4. 翳风穴是手少阳三焦经腧穴，位于乳突前下方，平耳垂后下缘的凹陷中，此处正是茎乳孔所在之处，面神经穿出的部位，故针刺翳风穴可治疗面瘫。
5. 常用灸法：(1) 艾灸：1) 艾炷灸：①直接灸：瘢痕灸　无瘢痕灸。
②间接灸：隔姜灸　隔蒜灸　隔盐灸　隔附子饼灸
2) 艾卷灸：艾条灸：温和灸　雀啄灸　太乙针灸　雷火针灸　温针灸　温灸器灸
(2) 其他灸法：灯草灸
天灸——白芥子灸

六、论述题

1. 治法：取手足阳明经穴为主，辅以太阳、少阳经穴。
处方：上肢：肩髃、曲池、手三里、外关、合谷。下肢：环跳、阳陵泉、足三里、解溪、昆仑。面部：地仓、颊车、内庭、太冲。
方义：风病多犯阳经，故本方多以阳经腧穴为主，阳明为多气多血之经，阳明经气血通畅正气得以扶助，使肌体功能逐渐恢复。根据上下肢经脉循行路线的不同，分取手足阳经的穴位，具有调和经脉疏通气血的作用。取地仓、颊车是近取调整局部经气，治疗口歪、内庭、太冲为远取，以调经气。
2. 治则：清潜肝阳。
处方：风池、肝俞、肾俞、行间、侠溪。
方义：A. 取胆经风池、侠溪，肝经行间，用泻法清泄肝胆上亢之阳，是急则治其标之法。　B. 取背俞穴、肝俞、肾俞，用补法实肝肾之阴，而治其本。

模 拟 试 题（二）

一、单项选择题

1. D　2. A　3. C　4. D　5. C　6. C　7. C　8. B　9. A　10. C　11. A　12. D　13. C　14. A　15. B　16. C　17. D　18. C　19. D　20. A　21. D　22. B　23. B　24. A　25. C

二、多项选择题

1. AD　2. BCD　3. ABC　4. AC　5. ABD　6. BC　7. BCD　8. CD　9. BD　10. BD　11. ACE.　12. BD　13. ABC　14. ABCD　15. AC

三、填空题

1. 孙思邈　《备急千金要方》
2. 足少阴肾经　十二经脉之海　血海
3. 胸气有街　腹气有街　头气有街　胫气有街
4. 阳交
5. 足三里　委中　列缺　合谷
6. 孔最
7. 足太阳膀胱　手少阴心　手厥阴心包
8. 心下满　身热　体重节痛　喘咳寒热　逆气而泄
9. 太冲　光明
10. 中经络　中脏腑

四、名词解释

1. 经络系统是由经脉和络脉组成的。其中经脉包括十二经脉和奇经八脉，以及附属于十二经脉的十二经别、十二经筋、十二皮部。络脉有十五络、浮络、孙络等。
2. 眼球联系于脑的部位称目系。
3. 歧骨：凡骨之分歧处皆称歧骨，如肩峰锁骨与肩胛岗肩峰端之分歧处等称歧骨。
4. 间接灸是用药物将艾炷与施灸腧穴部位的皮肤隔开，进行施灸的方法。
5. 表里配穴法是以脏腑、经脉的阴阳表里配合关系，作为配穴依据，即某一脏腑经脉有病，专取其表里腧穴组成处方施治。

五、简答题

1. 阴经与阳经在四肢部衔接，阳经与阳经在头面部衔接，阴经与阴经在胸部衔接。
2. 缺盆、气户、库房、屋翳、膺窗、乳中、乳根。
3. 睛明：嘱患者闭目，医者左手轻推眼球向外侧固定，右手缓慢进针，紧靠眶缘直刺 0.5～1 寸不提插，不捻转，出针后按压针孔片刻，以防出血。

   天突：先直刺 0．2 寸，然后将针尖转向下方，紧靠胸骨后方刺入 1～1．5 寸。

   风池：针尖微下，向鼻尖斜刺 0．8～1．2 寸，或平刺透风府穴。
4. 行针的补泻手法有：A. 捻转补泻　B. 提插补泻　C. 疾徐补泻　D. 迎随补泻　E. 呼吸补泻　F. 开阖补泻　G. 平补平泻
5. A. 隔姜灸：治疗因寒而致的呕吐、腹痛、腹泻以及风寒痹痛。　B. 隔蒜灸：多用于治疗瘰疬、肺痨及疮疡初起。　C. 隔盐灸：多用于治疗伤寒阴证或吐泻并作，中风脱证等。　D. 隔附子饼灸：多用于治疗命门火衰而致的阳痿，早泄或疮疡久溃不敛等。

六、论述题

1. 治法：疏通经络，调和气血，毫针刺用补法。

   处方：肩髃、曲池、合谷、外关、环跳、阳陵泉、足三里、解溪、昆仑。

   方义：阳主动，肢体运动障碍，其病在阳，故本方取手足三阳经的腧穴。阳明为多气多血之经，阳明经气血通畅，正气旺盛，则运动功能易于恢复，半身不遂，迁延日久，患肢往往发生广泛性的筋肉萎缩或强直拘挛，故根据上下肢经脉循行路线，分别先用于足阳明经的要穴，目的在于加强疏通经脉，调和气血的作用，促进康复。
2. 诊断：肩周炎。

   证型：寒湿型。

治法：祛风散寒，化湿通络，平补平泻法。

处方：肩髃、肩贞、臂臑、曲池、外关。

方义：本方以患部取穴为，祛风散寒、活血通络，辅以远部取曲池、外关，疏导阳明少阳经气，清化湿热。

模拟试题（三）

一、单项选择题

1. C　2. B　3. D　4. B　5. B　6. A　7. C　8. D　9. B　10. B　11. D　12. A　13. C　14. B　15. A　16. D　17. B　18. A　19. C　20. C　21. C　22. C　23. D　24. A　25. C

二、多项选择题

1. CD　2. ABC　3. ABCD　4. BD　5. ABD　6. ACD　7. AC　8. BE　9. CDE　10. BCD　11. ABCD　12. BDE　13. ABC　14. ACE　15. ABE

三、填空题

1. 新石器　砭石
2. 运行气血　濡养周身　抗御外邪　保护机体
3. 十四经穴　奇穴　阿是穴
4. 脏、腑　气　血　筋　脉　骨、髓
5. 下极之俞　上至风府
6. 尺泽　曲池　少海　小海　天井　曲泽
7. 手太阳小肠经　足太阳膀胱经　足阳明胃经　阴跷脉　阳跷脉
8. 心俞　足太阳膀胱经
9. 腧穴点刺　刺络　散刺　挑刺
10. 肺俞　中府

四、名词解释

1. 阳经经别合于阳经经脉；阴经经别合于相表里的阳经经脉，故有“六合之称”。
2. 募穴是脏腑经气汇聚于胸腹部的腧穴。
3. 肺系是肺与喉咙相联系的部位。
4. 行针是将针刺入腧穴后，为了使之得气，调节针感以及进行补泻而施行的各种针刺手法。
5. 提捏进针法：用左手拇、示二指将针刺腧穴部位的皮肤捏起，右手持针，从捏起的上端的将针刺入的方法称提捏进针法。

五、简答题

1. ①沟通了十二经脉之间的联系。②对十二经气血有蓄积和渗灌的调节作用。
2. 犊鼻，足三里，上巨虚，丰隆，条口，下巨虚，解溪。
3. 三穴均能治疗局部病手腕及头痛。但三穴治疗头痛也有所不同，阳溪治疗前头痛。阳池治疗侧头痛，阳谷治后头痛。
4. 耳穴在耳郭的分布有一定规律，根据形如胚胎的耳穴分布图看到：与头面相应的穴位在耳垂，与上肢相应的穴位居耳舟，与躯干和下肢相应的穴位在对耳轮体部和对耳轮上、下脚，与内脏相应的穴位集中在耳甲。

5. 耳门：手少阳三焦经。耳屏上切迹前，下颌骨髁状突后缘凹陷中。

听宫：手太阳小肠经。耳屏前，下颌骨髁状突后缘，张口呈凹陷处。

听会：足少阳胆经。耳屏间切迹前，下颌骨髁状突的后缘，张口呈凹陷处。

六、论述题

1. 治法：温经散寒，通络止痛。

处方：梁丘，膝眼、阳陵泉，肾俞，气海。

方义：本病主要是感受寒邪而发病，治当以祛寒湿，疏通局部气血，梁丘、膝眼、阳陵泉通经止痛。肾俞是膀胱经腧穴，气海是任脉腧穴，二穴能行气以运血达到通则不痛的目的。

2. 诊断：面瘫。

证型：风寒型。

治法：祛风散寒，毫针用泻法。

处方：地仓、颊车、合谷、阳白、四白。

方义：本方重点在麻痹部位取穴，配合远部取穴，目的在于疏通阳明，太阳经脉，祛风散寒、清热、调和气血、使筋肉得以濡润温煦，则面瘫自可痊。

参 考 文 献

1 《黄帝内经素问》. 北京：人民出版社

2 《灵枢经》. 北京：人民卫生出版社

3 晋·皇甫谧.《针灸甲乙经》. 北京：商务印书馆

4 明·杨继洲.《针灸大成》. 北京：人民卫生出版社，1973.1～417

5 张缙.《针灸大成校释》. 北京：人民卫生出版社，1984.165～350

6 刘冠军.《针灸学》(全国高等中医院校函授教材). 长沙:湖南科学技术出版社,1987.1～382

7 刘冠军.《针灸学》(高等中医函授教材). 北京：光明日报出版社，1988.1～800

8 刘冠军.《子午流注与针灸推转盘》. 上海：上海科学技术出版社，1983.52～86

图书在版编目（CIP）数据

针灸学/刘冠军主编 .— 2 版.—长沙：湖南科学技术出版社，2012.7（2024.8 重印）
全国高等中医药院校成人教育教材
ISBN 978-7-5357-0282-1

Ⅰ. ①针... Ⅱ. ①刘... Ⅲ. ①针灸学—成人高等教育—教材 Ⅳ. ①R245

中国版本图书馆CIP数据核字（2012）第119626号

全国高等中医药院校成人教育教材
针 灸 学
委托修订：国家中医药管理局人事教育司
主编单位：长春中医学院
主　　编：刘冠军
责任编辑：石　洪
出版发行：湖南科学技术出版社
社　　址：长沙市芙蓉中路一段416号泊富国际金融中心
网　　址：http://www.hnstp.com
邮购联系：本社直销科　0731—84375808
印　　刷：湖南省汇昌印务有限公司
（印装质量问题请直接与本厂联系）
厂　　址：长沙市望城区丁字湾街道兴城社区
邮　　编：410299
经　　销：湖南省新华书店
版　　次：2012年7月第3版
印　　次：2024年8月第43次印刷
开　　本：787mm×1092mm　1/16
印　　张：32.25
字　　数：775 千字
书　　号：ISBN 978-7-5357-0282-1
定　　价：49.50元